# Stereotactic and Functional Neurosurgery
## Principles and Applications

# 立体定向与功能神经外科
# 从理论到实践

原著 [美] Nader Pouratian
　　 [美] Sameer A. Sheth
主译 陶 蔚

中国科学技术出版社
·北 京·

**图书在版编目（CIP）数据**

立体定向与功能神经外科：从理论到实践 / (美) 纳德·普拉蒂安 (Nader Pouratian), (美) 萨米尔·A. 谢思 (Sameer A. Sheth) 原著；陶蔚主译 . — 北京：中国科学技术出版社，2022.5

书名原文：Stereotactic and Functional Neurosurgery: Principles and Applications

ISBN 978-7-5046-9518-5

Ⅰ . ①立… Ⅱ . ①纳… ②萨… ③陶… Ⅲ . ①神经外科学 Ⅳ . ① R651

中国版本图书馆 CIP 数据核字 (2022) 第 050384 号

著作权合同登记号：01-2022-1367

First published in English under the title

*Stereotactic and Functional Neurosurgery: Principles and Applications*

edited by Nader Pouratian, Sameer A. Sheth

Copyright © Springer Nature Switzerland AG, 2020

This edition has been translated and published under licence from Springer Nature Switzerland AG.

All rights reserved.

| | | |
|---|---|---|
| 策划编辑 | 宗俊琳　焦健姿 | |
| 责任编辑 | 方金林 | |
| 装帧设计 | 佳木水轩 | |
| 责任印制 | 徐　飞 | |

| | | |
|---|---|---|
| 出　　版 | 中国科学技术出版社 |
| 发　　行 | 中国科学技术出版社有限公司发行部 |
| 地　　址 | 北京市海淀区中关村南大街 16 号 |
| 邮　　编 | 100081 |
| 发行电话 | 010-62173865 |
| 传　　真 | 010-62179148 |
| 网　　址 | http://www.cspbooks.com.cn |

| | | |
|---|---|---|
| 开　　本 | 889mm×1194mm　1/16 |
| 字　　数 | 734 千字 |
| 印　　张 | 29.5 |
| 版　　次 | 2022 年 5 月第 1 版 |
| 印　　次 | 2022 年 5 月第 1 次印刷 |
| 印　　刷 | 天津翔远印刷有限公司 |
| 书　　号 | ISBN 978-7-5046-9518-5 / R·2869 |
| 定　　价 | 280.00 元 |

# 译校者名单

主　译　陶　蔚

副主译　杜世伟　孟祥红

译校者　（以姓氏笔画为序）

刁　硕　付萌萌　付维亮　冯　刚

成　思　刘丹丹　苏　里　杜世伟

李瑞麒　吴　冲　吴戊辰　邱　明

陈　勇　尚宝祥　孟祥红　贾彬滨

陶　蔚　梅　涛　商继峰　彭德源

韩建国　魏明怡

## 内容提要

本书引进自世界知名的 Springer 出版社，由美国加州大学洛杉矶分校大卫·格芬医学院神经外科的 Nader Pouratian 教授和美国休斯敦贝勒医学院神经外科的 Sameer A. Sheth 教授，结合最新技术进展与多年临床实践经验精心打造，是一部细致全面、专注系统的立体定向与功能神经外科实用参考书。相较于其他神经外科著作，本书著者将理论与实践相结合，系统描述了立体定向基础理论、路径和靶点生理学基础、功能性脑疾病机制和手术操作技巧，以及功能神经外科的新进展、未来研究方向和发展蓝图，可以帮助读者更好地理解相关技术及疾病，临床实用性强。全书共五篇 38 章，编排简洁，阐释明晰，图文并茂，非常适合神经外科医师临床实践时参考，是一部不可多得的参考工具书。

# 译者前言

近几十年来，科技的进步日新月异，促进了功能神经外科技术的更新及革命。磁共振成像技术的进步、神经调控方式的多样化，以及立体定向机器人等新科技的出现，为功能性脑疾病的治疗提供了更多的方式和选择，使功能神经外科成为神经外科领域发展最迅速的亚专科，也使越来越多的医生和学者开始从事功能性脑疾病的诊疗和研究。

为了使临床医生能够更迅速和全面地了解功能神经外科，我们一直在寻找既包含立体定向功能神经外科基础理论介绍，又能体现功能神经外科现代技术水平和发展的著作。当我们收到编辑推荐的这部 *Stereotactic and Functional Neurosurgery: Principles and Applications* 时，甚是欣喜。本书著者均为世界上极具影响力的功能性脑疾病诊疗领域的权威专家，临床和科研经验极为丰富。本书实用性强，可以作为临床诊疗工作的参考；同时书中还对一些功能性脑疾病的新的治疗方法和新的治疗靶点进行了探讨，讨论了一些技术的扩展适应证的临床研究，为临床科研设计提供了参考。

本书理论基础知识与临床操作技能并重，旨在为临床工作提供有价值的帮助，适合功能神经外科相关专业的医生阅读。本书译者均为深圳大学总医院神经外科的医生，在此对大家的付出表示感谢。由于中外术语规范及语言表述习惯有所不同，加之译者翻译风格略有差异，中文翻译版中可能存在偏颇及疏漏之处，敬请广大读者朋友及同仁批评指正。

深圳大学总医院神经外科 陶蔚

# 献　词

感谢我的家人 Talia、Lylah、Noa 和 Ari，正是他们的鼓励和支持，让我能够更好地理解并耐心地治疗患者。

Nader Pouratian

感谢我的家人，感谢他们总是提醒我生命中最重要的是什么，感谢我的患者让我成为他们生命中的一部分。

Sameer A. Sheth

# 原书前言

　　立体定向和功能神经外科是神经外科中发展最快的领域之一。该领域的发展源于半个多世纪前，在当时相对有限的条件下主要专注于定向热凝毁损。这一领域在过去的几十年里已扩展到使用各种各样的操作技术来治疗更广泛的大脑功能紊乱，如今又以极快的速度发展，为应对日益增多的疾病，诞生了越来越多的治疗方式。基础科学研究大大推动了疾病诊疗和机制的快速发展。随着我们对神经和精神疾病发病机制的理解不断提高，我们精确、有效地定位功能紊乱靶点的能力也在同步增长，从而使更多的患者受益。这些不断增加的治疗机会、适应证和治疗选择需要与其他临床专业（包括神经病学、疼痛学、精神病学、理疗康复医学等）密切合作，相互了解疾病和技术。一旦人们对脑与身体之间的相互作用有了更多的了解，我们的领域将继续扩大，甚至超出了神经外科干预的范围，如与心血管系统或胃肠道系统的相互作用。

　　本书主要针对在该领域有一定资历的读者，包括现代立体定向和功能神经外科医师，他们需要熟悉数十年的外科技术、该领域的研究动态，以及众多相关专业领域。目标受众还包括从其他临床和基础科学角度推动该领域并对此感兴趣的人员，如神经内科医生、精神科医生、神经科学家、生理学家和工程师。本书的第一篇着重于实现精准的立体定向，回顾了精准到达靶点进行治疗的技术和原理。第二篇专门介绍了路径和靶点，讨论了多种脑功能定位技术，以确定最佳的靶点和合适的路径。这一步至关重要，因为目前越来越多的人认识到靶点的选择和位置是成功的决定因素。第三篇介绍了基于生物物理学的功能神经外科疗法，提供了该领域中所用技术治疗机制的最新综述，评估了从神经元到神经网络中神经组织间的相互作用。对于这方面的理解十分重要，这也是该领域发展最快的方面。第四篇则以上述部分提供的原理为基础，深入探讨该领域中常见疾病的各种治疗方法，以使读者依次、快速掌握每种疾病。第五篇则概述了该领域未来的研究和发展蓝图。

　　本书旨在为新手全面介绍立体定向和功能神经外科，同时也为寻求在该领域拓展新途径的有经验的从业者提供有益的参考。同样重要的是，我们邀请临床和基础神经科学等多学科领域的人员来使用本书，以便更好地理解立体定向和功能神经外科的原理和应用，进而在这个令人兴奋且不断发展的领域中寻找进一步发展的机会。

Nader Pouratian
Los Angeles, CA, USA

Sameer A. Sheth
Houston, TX, USA

# 目　录

## 第一篇　实现精准立体定向

**第 1 章**　传统框架和微型框架
Traditional and Mini-Frames ················································· 002

**第 2 章**　立体定向机器人
Stereotactic Robots ······················································· 009

**第 3 章**　术中磁共振成像和计算机断层扫描
Intraoperative Magnetic Resonance Imaging and Computed Tomography ···················· 019

**第 4 章**　立体定向放射外科中的无框架图像引导
Frameless Image Guidance in Stereotactic Radiosurgery ······························· 031

## 第二篇　确定路径和靶点

**第 5 章**　安全立体定向路径原理
Principles of Safe Stereotactic Trajectories ······································ 042

**第 6 章**　结构成像和靶点可视化
Structural Imaging and Target Visualization ······································ 049

**第 7 章**　基于网络的成像和连接组学
Network-Based Imaging and Connectomics ········································· 062

**第 8 章**　神经外科手术患者的微电极记录
Microelectrode Recording in Neurosurgical Patients ································· 078

**第 9 章**　局部场电位和皮层脑电
Local Field Potentials and ECoG ·············································· 091

**第 10 章**　唤醒测试确认靶点
Awake Testing to Confirm Target Engagement ······································ 101

**第 11 章**　基于云的立体定向和功能神经外科及注册
Cloud-Based Stereotactic and Functional Neurosurgery and Registries ···················· 113

## 第三篇　功能神经外科治疗的生物物理学

**第 12 章　反应性神经刺激**
Responsive Neurostimulation ················································································· 124

**第 13 章　脊髓电刺激**
Spinal Stimulation ··································································································· 148

**第 14 章　周围神经电刺激**
Peripheral Nerve Stimulation ··················································································· 159

**第 15 章　经颅磁刺激的无创中枢神经调控**
Non-invasive Central Neuromodulation with Transcranial Magnetic Stimulation ·············· 175

**第 16 章　消融：射频、激光和高强度聚焦超声**
Ablation: Radiofrequency, Laser, and HIFU ································································· 191

**第 17 章　放射外科**
Radiosurgery ········································································································· 200

## 第四篇　疾病和靶点

**第 18 章　帕金森病：脑深部电刺激**
Parkinson's Disease: Deep Brain Stimulation ······························································ 216

**第 19 章　帕金森病：毁损**
Parkinson's Disease: Lesions ··················································································· 232

**第 20 章　原发性震颤：脑深部电刺激**
Essential Tremor: Deep Brain Stimulation ··································································· 247

**第 21 章　原发性震颤：毁损**
Essential Tremor: Lesions ························································································ 253

**第 22 章　肌张力障碍**
Dystonia ·············································································································· 266

**第 23 章　癫痫的侵入性监测**
Epilepsy: Invasive Monitoring ·················································································· 281

**第 24 章　内侧颞叶癫痫**
Epilepsy: Mesial Temporal ······················································································ 289

**第 25 章　新皮层癫痫**
Epilepsy: Neocortical ······························································································ 314

**第 26 章　儿童癫痫**

Pediatric Epilepsy ················································································· 334

**第 27 章　癫痫的神经调控治疗**

Epilepsy: Neuromodulation ···································································· 340

**第 28 章　难治性抑郁症：脑深部电刺激**

Treatment-Resistant Depression: Deep Brain Stimulation ·················· 355

**第 29 章　强迫症：脑深部电刺激**

Obsessive-Compulsive Disorder: Deep Brain Stimulation ·················· 368

**第 30 章　强迫症：毁损**

Obsessive-Compulsive Disorder: Lesions ···································· 377

**第 31 章　抽动秽语综合征：脑深部电刺激**

Gilles de la Tourette Syndrome: Deep Brain Stimulation ·················· 388

**第 32 章　慢性疼痛的神经调控治疗**

Chronic Pain: Neuromodulation ······································· 397

**第 33 章　慢性疼痛的毁损技术**

Chronic Pain: Lesions ················································· 403

**第 34 章　丛集性头痛：脑深部电刺激**

Cluster Headache: Deep Brain Stimulation ···················· 413

## 第五篇　功能神经外科的未来

**第 35 章　扩展新适应证的策略与困境**

Developing New Indications: Strategies and Hurdles to Discovery ·················· 426

**第 36 章　影像学：患者的筛选、靶点和疗效生物标志物**

Imaging: Patient Selection, Targeting, and Outcome Biomarkers ·················· 434

**第 37 章　神经调控的临床研究设计**

The Design of Clinical Studies for Neuromodulation ···················· 444

**第 38 章　注册登记与大数据**

Registries and Big Data ······················································· 458

# 第一篇
# 实现精准立体定向
## Achieving Stereotactic Precision

**第 1 章** 传统框架和微型框架 / 002

Traditional and Mini-Frames

**第 2 章** 立体定向机器人 / 009

Stereotactic Robots

**第 3 章** 术中磁共振成像和计算机断层扫描 / 019

Intraoperative Magnetic Resonance Imaging and Computed Tomography

**第 4 章** 立体定向放射外科中的无框架图像引导 / 031

Frameless Image Guidance in Stereotactic Radiosurgery

# 第 1 章　传统框架和微型框架
## Traditional and Mini–Frames

Ahmad Alhourani　Abigail McCallum　Joseph S. Neimat　**著**

贾彬滨　冯　刚 **译**

陶　蔚 **校**

## 一、背景

立体定向的引入改变了神经外科手术，使得对先前难以接近的人类大脑区域可以进行精准定位的微创手术。Zernov[1] 于 1889 年进行了最初的原型设计，随后 Clarke 和 Horsley[2] 于 1906 年进行了实验，这为 Spiegel 和 Wycis[3] 于 1947 年使用的第一个立体定向系统奠定了基础。但是，立体定向方法的广泛应用始于引入了改进的框架设计，特别是流行的 Leksell 框架，该框架整合了 Cartesian 定位和极轨道选择[4]。尽管传统框架经过了多次修改才得到目前的版本，但它们都依赖于相同的基本原理。框架具有独立的坐标系，该坐标系与患者的参考点及其影像进行配准，并通过在框架中获取患者影像来计算该关系。最开始是使用脑室造影术来找到基准点，例如前 – 后连合线，然后用图谱的标准坐标进行定位。随着神经影像技术的进步和发展，通过影像可以直接看到靶点结构，靶点坐标直接转换为框架坐标。这种方法需要整个成像过程将患者牢固地固定在框架中，以保持恒定的关系。对于清醒的运动障碍病患者而言，这样的约束可能比较麻烦，因为患者和框架螺栓需要固定到操作台上以支撑框架的重量。随着技术的发展，替代方案越来越多，已经开发出了几种使患者感到更舒适的立体定向系统，并且具有相同的准确度和精密度。在本章中，我们将介绍 3 种最常用的系统，包括它们的设计理论基础和实际工作流程，并且根据每个系统得出的经验来描述它们的临床结果。

## 二、框架与基于影像的坐标系

随着影像技术的改进，可实现 CT 和 MRI 扫描的容积采集，生成一个具有设定坐标系的三维体积，其中每个点或体素都有不同的 X、Y 和 Z 值。由于体素尺寸是已知的并由扫描仪设置，因此可以使用简单的数学转换来融合不同的体积。此外，坐标可用于计算体积和靶点结构，并应用于导航，这项创新免去了使用框架提供独立 Cartesian 坐标系的需求。通过本质上是 3D CT 空间作为其隐式坐标系，开发了几种新的框架系统。该系统中平台和轨迹的定位基于简单的数学变换，该变换将附着点和注册点与同一三维空间中的靶点和轨迹相关联。下文描述的不同系统是相同原理的不同版本，每个都有其各自的优点和缺点。

### （一）传统框架

目前在神经外科手术中采用了几种立体

定向框架，其中，Leksell 框架仍然是最常用的。自 1949 年问世以来，它也因其在该领域的变革性作用而被认可。其背后的主要创新是使用弧中心原理，而不是先前框架中使用的纯 Cartesian 系统。它采用立体定向弧，靶点探针垂直于该弧安装。这相当于垂直于沿圆弧的任何点进入时，等同于半圆弧的半径，将到达圆弧中心。定位位置成为在 3D 空间中平移圆弧中心与靶点对齐的问题，这样可以在选择所需轨迹时具有极大的可变性。

其他框架模型采用相同的原理，但是在如何应用框架或如何描述坐标空间方面有所不同。例如，Leksell 框架将其 3D 空间的后上角作为零参考点，从而使其轴上的所有值均为正值。另一方面，CRW 框架使用框架的中心作为零点，因此它有正值和负值。

框架由几个部分组成：①固定器械，由 4 个固定点组成，用于坚固地固定到颅骨上，并与带刻度的框架相连。②安装在固定装置上的坐标框架，包含 6 个不透射线的柱子（每角有 4 个垂直柱子，两侧 2 个 N 形斜柱）。③立体定向弧。框架立体定向系统常用的注册方法依赖于使用坐标框架定义几何中心（图 1-1）。在固定框架之后，需要对患者进行影像扫描。4 个垂直立柱帮助定义 x 和 y 方向上的中心，而对角立柱定义 z 方向上的中心。找到几何中心之后，可以计算到靶点位置的距离，以将弧的中心平移到该位置。

基于框架定位的工作流程通常在一天内完成。将固定框架应用于患者，以维持患者空间和立体定向设备之间的固定关系。使用立体定向 / 容积 CT 或 MRI 扫描为患者进行影像扫描，以使框架与患者空间配准。立体坐标系是在这个图像集上建立的。由于 CT 比 MRI 速度更快，因此基于框架的 CT 更为常见，然后使用医生选择的导航软件将 CT 与术前 MRI 融合，

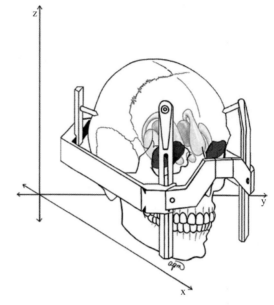

▲ 图 1-1 传统的立体定向框架和方法

应用于模型的 Leksell 框架的底部，显示了框架中固有坐标系的基底神经节

这种融合将坐标系从 CT 转移到 MRI。如果使用 MRI 进行基于框架的扫描，则无须进行此步骤。无论哪种方式，都在 MRI 上进行路径的立体规划，从而提供最佳的解剖细节。路径由两个点来定义：靶点和入点。计划软件提供了将靶点放置在几何弧中心的坐标，因此，根据以下 3 个坐标定义靶点：x（通常为左右）、y（通常为前后）和 z（通常为上下）。入点由另外 3 个坐标定义：矢状角（"环形"角）、冠状角（"弧形"角）和路径深度（通常框架中心：CRW 为 160mm，Leksell 为 190mm）。

工作流程包括颅骨钻孔，微电极标测，电极植入和宏刺激，这些将在后面的章节中详细介绍。

基于框架的系统的主要优点是其可靠性和通用性。路径可以更改为立体定向空间范围内的任何点，这允许在整个患者群体中进行大量不同的应用。但是，它们也有几个限制，首先，由于灭菌过程中金属框架的变化，应定期重新校准。其次，一次只能应用于一个路径。而且，

器械的重量很大，需要将患者固定在手术台上，从而避免患者移动，头部较大的患者可能会受困于固定架之内。输入错误的坐标来定义路径是较易发生的人为错误。最后，框架和立体定向弧占据了外科手术区域的大部分，必须定期地移开或摆开，以免妨碍手术通道。

在脑深部电刺激（DBS）手术中，据报道，这些传统框架的精度为 1.3~1.7mm [5-7]。

### （二）STarFix（手术靶向夹具）系统

STarFix 系统是依赖自定义微靶平台（MTP）的另一种立体定位方法。MTP 是一种轻巧的装置，可以包含一个或多个路径，直接连接到颅骨。图 1-2A 描绘了双侧 DBS 平台的模型。随着快速成型技术的出现，可以在相对较短的时间（短至 3 天，尽管通常建议 7 天）内制造和交付 MTP，使得该过程在临床上变得可行。框架由耐用的热塑性材料聚酰胺粉末制成。每个 MTP 都针对患者和目标路径进行了个性化处理，这与可用于不同患者和路径的其他系统不同。完整的系统包括计划软件、骨骼基准标记，以及允许路径调整的驱动器和减速器组合。其他框架系统的计划软件会生成与所选入点和路径相对应的框架设置，而 STarFix 计划软件会生成用于制造 MTP 的指令文件。最后，这些框架仅供一次性使用，但只要保留用于配准的骨标记物，就可以重复用于同一目标。

STarFix 系统依赖于与传统立体定向框架共通的几种基本原理。首先，它使用整合到平台中的几个基准点。其次，注册点和路径夹具之间存在严格的关系。为了整合患者的影像，系统依赖于 3 个关键数据点，即骨基准锚点的位置（通过记录骨基准锚点的位置使其更加准确），靶点位置和靶点路径。这些数据点用于计算数学变换，将成像空间转换为患者的物理空间。加入其他数据点，例如路径相对于 AC-PC 线和中线的方向，以便在可接受精确范围内的前后和内外侧方向上进行路径调整。

STarFix 系统具有独特的工作流程，因为它是需要制造框架的个性化系统。STarFix 系

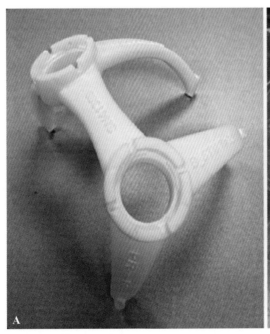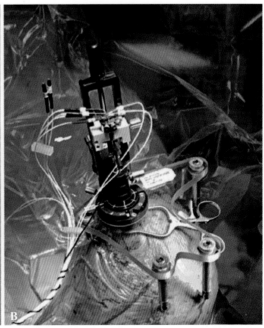

▲ 图 1-2 自定义微靶平台

A. 双侧脑深部电刺激靶点的 STarFix 系统示例；B. 使用装有微型驱动器的 Microtable 定位的单侧 VIM 路径

统的一般工作流程在 1～2 周内完成，分为两个独立的步骤。该工作流程，是从一个小型外科手术——植入骨基准标记开始，通常将其称为步骤 1（在某些中心被称为步骤 0）。这可以在局部麻醉或全身麻醉下进行，有时可在办公室进行。基准标记的数量根据路径的数量不同而不同。单侧手术至少需要 3 个，双侧手术通常要 4 个。值得注意的是，用于特殊应用（例如，立体定向脑电图）的具有两个以上路径的较大框架需要多达 6 个锚，才能获得适当的刚度。骨锚具有双重用途：①它们可用作图像配准的刚性参考点。②在靶点定位过程中，是需要安装在其上的 MTP 的刚性物理连接。因此，在两次操作之间，基准点必须固定在同一位置。骨质锚钉经历了几个版本，从外置的 MRI 可检测的柱子和帽子，到目前完全埋在头皮下的内化六角螺母。锚的放置仅需要简单的穿刺切口即可将其放置到颅骨上。用单根缝合线或缝合钉闭合切口。在患者仍处于全身麻醉状态下或手术当天，可在手术后即刻获得用于图像配准的 CT 成像。通常使用高分辨率的 MRI 进行靶点识别，并且可以在全身麻醉（如果使用）下获得优质无运动伪影的影像。通常，简单嘱咐患者保持锚定部位清洁，就可出院。

手术计划遵循与传统框架相似的步骤，在传统框架中，CT 和 MR 图像进行融合配准，从而确定靶点位置并选择最佳入点。但是，计划软件不生成坐标，而是创建自定义的 MTP 设计。将设计文件发送给制造商，然后 MTP 将在几天内交付给医院。可使用几种兼容的计划软件来生成设计文件，例如 Voxim、WayPoint Planner/Navigator 和 StimPilot。

步骤 2 可以在框架制造后的任何时间进行，但是在我们机构，通常是在步骤 1 以后的一周进行。我们更喜欢使用微电极记录进行电极放置，因此该步骤通常在局部麻醉和静脉镇静下进行。局部麻醉浸润后打开骨标志物切口。MTP 使用具有亚毫米级公差的连接器牢固地连接到骨锚。这样就无须将患者的头部锁定在手术台上。导向器用于通过 MTP 的环形开口在头皮和颅骨上标记入点。从钻孔，微电极映射，电极植入，以及宏刺激之后的步骤均与使用框架相同的标准方式进行。

用 STarFix 系统开展 DBS 手术有很多好处。首先，两条路径可以通过单独的微驱动器同时安装和映射，传统的框架一次只能执行一条路径。由于两侧可以同时浏览和记录，因此可以节省大量时间。其次，患者在手术过程中可以自由移动，从而为患者提供更好的舒适感，尤其是在患有严重震颤或运动障碍的患者。这种移动性可以帮助患者克服长时间处于僵硬状态的焦虑。因为手术当天无须进行影像扫描，所以手术当天的工作流程通常可更快进行。另外，对于安装在框架内的患者头部的尺寸没有限制。该设备的最新版称为 Microtable，该设备采用了相同策略的骨标记物植入和随后的固定装置应用。固定装置是一块 Lexan 板，上面钻有各种深度的孔以固定不同长度的夹具（图 1-2B）。生成的几何图形可以复制任何单一的立体定向路径，其精度与 STarFix 系统相同。Microtable 的优势在于可以在短短几分钟内安装固定装置，因此可用于当日手术。迄今为止，已在 20 多个手术中使用了该方法，并且预计在来年会发布有关安全性和准确性的相关信息。

局限性包括以下内容：框架在计划的路径周围不可变形，从而限制了对路径进行更改的可能。但是，可以使用驱动组件的各种偏移适配器来调整路径，从而允许在所有方向上与中心靶点之间的最大偏移为 11mm。此外，由于缺少稳定的参考影像（即传统框架的环形和靶心标记），因此没有使用最终确认的荧光透视影像。从成本的角度来看，初始开销比购买传统框架要低得多，但由于需要为每个案例生产新的框架，因此每个案例成本较高。最后，STarFix 系统与大多数微型驱动器和套管系统兼容。但是，距颅骨的框架高度与 Leksell 框架不同，并且在安装微电极和套管以计算到靶点的正确距离时，必须考虑到这种差异。STarFix 系统于 2001 年获得 FDA 批准，据报道，大量相关经验来自范德比尔特大学，该系统自 2002 年起被采用。他们的 265 名患者病例系列研究描述了 2002—2008 年使用系统的多次迭代（包括其当前成熟形式）执行的病例[8]。在 75 名患者中的靶点误差为（1.99±0.9）mm，所以表明该系统精度较高。考虑到脑部位移，靶点误差进一步降低至（1.24±0.4）mm。此系列病例研究证明了该系统的安全性，整个队列研究的并发症发生率均低于 0.2%。该系统的早期具有外置柱和盖子的系统，在 0.1% 的患者中，特别是在患有严重运动障碍的患者中，会有骨基准的移位。在目前的骨性基准内化模式中还没有看到这种并发症。工作流程的多步骤性质和多项操作引起了对感染风险增加的担忧。但是，只有 1 例骨标志物感染（0.004%）的报道，且仅通过去除基准点和短期应用抗生素即可治疗。

## 三、NexFrame 系统

NexFrame 系统是第一个用于 DBS 的真正无框架系统，因为它在参考点和路径之间缺乏刚性连接。它利用红外（IR）光学导航，类似于其他无框神经导航系统。但是，它依靠刚性对准标记和更严格控制的导向器，从而实现 DBS 导线植入所需的精度。它通常使用骨基准标记进行图像配准。然而，它们被用作光学跟踪的标记，以在手术过程中手动配准并对准路径[9]，并且不包含在固定装置本身之中。

与 STarFix 系统不同，NexFrame 系统是一个标准化框架，可以在定位过程中进行调整，因此不需要制造 STarFix 系统所需的时间。而且，它由一次性部件组成，因此在重复使用后不需要像传统框架一样进行重新校准。

工作流程遵循与 STarFix 系统相似的时间框架，尽管时间较短。在第一阶段，患者需要植入 4～6 个用于刚性注册的骨基准标记物。这可以在手术当天或手术前 1～2 天进行。获得带有基准点的 CT 图像，并将其与 StealthStation 上的术前 MRI 融合。靶点选择以相对于 AC-PC 界标的标准方式进行。然后标记基准点的中心，并选择入点。在入点上方钻一个标准的孔隙，并且该孔的底部连接到颅骨，以充当 NexFrame 系统和参考圆弧的底座。然后使用光学跟踪将基准标记用于配准患者位置。组装塔架并连接到基座，以与靶点对准。然后将 NexDrive 与发光二极管相连，以追踪电极的位置。最终区域仍可以调整，但受塔架的偏移限制。底座可能有两种运动：沿任意两个方向旋转 360° 和 25° 倾斜。

使用 NexFrame 系统的最大病例系列研究纳入 60 名患者，在 18 个月的时间内进行了 119 根电极植入[10]。在这项病例研究中，两个步骤均在相同的环境，并且全身麻醉的情况下完成。所有靶点（STN、GPi 和 VIM）的平均靶点误差为（1.24±0.87）mm，并与距脑室的距离相关。没有框架相关的并发症的报道。

在患者舒适度和双侧同时手术方面，NexFrame 系统与 STarFix 系统具有相似的优势。此外，它不需要 STarFix 系统所需的制造时间，因此可以大大缩短工作流程并在同一天内完成。尽管有经验的人手中的精确度可与其他有框和无框系统媲美，但可以精准框架定位以缩短确保安全路径的学习曲线。这可能会导致经验不足的人缺乏可重现的精确度。

## 四、系统对比

立体定向的目的是以最小的误差到达预期的靶点。这通常是用准确度和精确度来衡量。准确度衡量的是路径距离预期靶点的距离，而精确度衡量的是路径变化的幅度。可以通过靶点误差来测量准确性，而精度与该靶点误差的标准差有关。这两种系统彼此之间和传统框架之间都显示出相当的精确度（表 1-1）。每个系统所报道的准确性差异很大，但是随着时间的推移，随着人们越来越熟悉和适应它们的操作流程，准确度越来越高[11]。

从概念上讲，微型框架系统在患者的成像中使用坐标系统，而不是像传统框架那样有一个内部的坐标系统，从而提供更多的灵活性。STarFix 和 NexFrame 系统都无须固定在手术台上，从而为患者提供了更好的舒适度。然而，即使使用无框架注册，机器人系统仍然需要患者保持在一个刚性的头夹中。所有的系统都使用安装在颅骨上的基准来进行配准，但是

NexFrame 和机器人系统提供了基于表面的可变形配准选项。最后，除了 STarFix 系统之外的所有系统都可以在同一天完成。

## 五、结论

总体而言，这些新颖系统的出现提供了多种解决方案，以提高患者的舒适度和手术效率，同时保持准确度和精确度。在全国范围内，DBS 手术已占相当大的比例，它们在激光间质热疗法（LITT）和立体定向脑电图（SEEG）等立体定向手术中的应用可能会在未来扩大其使用率。容积成像和机器人或快速制造技术的日益普及，使这些立体定向方法成为可能，并可能在基础技术不断改进时提供进一步的新的解决方案。在这种影响下，传统的"框架"和"无框架"策略的定义变得越来越没有意义。随着这些创新技术的应用，立体定向手术的舒适度和精度将不断提高。

表 1-1　传统框架和微型框架准度和应用之间的比较

| 类　别 | 传统框架<br>（Leksell 和 CRW） | NexFrame 系统 | STarFix 系统 |
| --- | --- | --- | --- |
| 虚拟模型中的靶点误差（mm） | 1.7±1，1.8±1.1 [12] | 1.25±0.6 [12] | 0.42±0.15 |
| 病例系列中的靶点误差（mm） | 1.4 [13]，1.03±0.76 [6] | 1.24±0.87 [10] | 1.24±0.4 [8] |
| 注册方式 | 固定 | 固定或变形 | 固定 |
| 打靶方式 | 结构性 | 虚拟性 | 结构性 |
| 靶点限制 | 无限制 | 调整受塔架冲程限制 | 调整受限 |
| 多重路径 | 只有 1 个 | 可能 2 个 | 受限于塔数 |
| 坐标系 | 框架固有 | 凭借影像 | 凭借影像 |

# 参 考 文 献

[1] Kandel' EI, Shchavinskii YV. First stereotaxic apparatus created by Russian scientists in the 19th century. Biomed Eng. 1973;7(2):121–4.

[2] Clarke RH, Horsley V. On a method of investigating the deep ganglia and tracts of the central nervous system (cerebellum). Br Med J. 1906:1799–800.

[3] Spiegel EA, Wycis HT, Marks M, Lee AJ. Stereotaxic apparatus for operations on the human brain. Science. 1947;106(2754):349–50.

[4] Leksell L, Leksell D, Schwebel J. Stereotaxis and nuclear magnetic resonance. J Neurol Neurosurg Psychiatry. 1985;48(1):14–8.

[5] Foltynie T, Zrinzo L, Martinez-Torres I, Tripoliti E, Petersen E, Holl E, et al. MRI-guided STN DBS in Parkinson's disease without microelectrode recording: efficacy and safety. J Neurol Neurosurg Psychiatry. 2011;82(4):358–63.

[6] Pollo C, Vingerhoets F, Pralong E, Ghika J. Localization of electrodes in the subthalamic nucleus on magnetic resonance imaging. J Neurosurg. 2007;106(1):36–44.

[7] Holl EM, Petersen EA, Foltynie T, Martinez-Torres I, Limousin P, Hariz MI, et al. Improving targeting in image-guided frame-based deep brain stimulation. Neurosurgery. 2010;67(2 Suppl Operative):437–47.

[8] Konrad PE, Neimat JS, Yu H, Kao CC, Remple MS, D'Haese PF, Dawant BM. Customized, miniature rapid-prototype stereotactic frames for use in deep brain stimulator surgery: initial clinical methodology and experience from 263 patients from 2002 to 2008. Stereotact Funct Neurosurg. 2011;89(1):34–41.

[9] Holloway KL, Gaede SE, Starr PA, Rosenow JM, Ramakrishnan V, Henderson JM. Frameless stereotaxy using bone fiducial markers for deep brain stimulation. J Neurosurg. 2005;103(3):404–13.

[10] Burchiel KJ, Shirley M, Lee A, Raslan AM. Accuracy of deep brain stimulation electrode placement using intraoperative computed tomography without microelectrode recording. J Neurosurg. 2013;119(2):301–6.

[11] Li Z, Zhang J-G, Ye Y, Li X. Review on factors affecting targeting accuracy of deep brain stimulation electrode implantation between 2001 and 2015. Stereotact Funct Neurosurg. 2016;94(6):351–62.

[12] Henderson JM, Holloway KL, Gaede SE, Rosenow JM. The application accuracy of a skull-mounted trajectory guide system for image-guided functional neurosurgery. Comput Aided Surg. 2004;9(4):155–60.

[13] Starr PA, Christine CW, Theodosopoulos PV. Implantation of deep brain stimulators into subthalamic nucleus: technical approach and magnetic imaging—verified electrode locations. J Neurosurg. 2002 Aug;97(2):370–87.

# 第2章 立体定向机器人
## Stereotactic Robots

Omaditya Khanna  Caio Matias  Geoffrey P. Stricsek  Chengyuan Wu 著

贾彬滨 冯 刚 译

陶 蔚 校

## 一、概述

美国机器人研究所将机器人定义为一种可重新编程的、多功能的机械手，设计用来移动材料、零件、工具或其他专用设备，通过各种编程动作来完成各种任务。机器人在功能神经外科中的应用前景广阔：机器人有可能提高定位微小病变的准度和精度，并通过微创技术为外科医生提供更高的灵活性，以安全有效的方式进入大脑深处的重要解剖结构。机器人赋予了精确执行复杂、经常重复任务的能力。正是由于这个原因，机器人在功能神经外科领域中得到了更广泛的应用。考虑外科手术操作的日益复杂，立体定位的高精度需要通过机器人来解决，这促使它们在现代神经外科实践中应用得越来越多。

立体定向机器人是建立在神经外科领域需要提高解剖学和放射学准确性的历史趋势上的最新技术。早期对立体定向技术的尝试可以追溯到19世纪末，但由于骨性标志和颅内靶点之间的巨大差异，19世纪晚期出现了基于框架的立体定向手术（详细内容参见第1章），当时自学成才的科学家Gaston Contremoulins首次使用它来移除两颗颅内子弹[1]。1947年，Spiegel和Wycis通过将气脑造影与颅内参考点[2]配准，进一步改进了立体定向方法在颅内手术的应用。立体定向需要可靠的准确度，这自然有利于外科机器人的应用。如今，三维成像与立体定向系统相结合，被用于设计能够精确定位颅内结构的路径。机器人可以通过将手术计划编程到机器中来补充手术流程，然后在手术过程中以机器人的精度执行手术计划。

机器人可以作为主动或被动系统集成到外科手术流程中。在主动系统中，机器人可以被外科医生实时操纵，并在整个手术过程中与患者互动。相反，被动系统的功能是将手术工具固定在预定的位置，以提高外科医生的稳定性，最终由外科医生直接执行这些动作。

除了将机器人系统分为主动和被动2种，机器人系统还可以分为3类。远程手术系统是指外科医生直接控制机器的每个动作；机械臂充当使用者每次操作的手臂。最著名的远程手术系统是达·芬奇系统（Intuitive Surgical, Inc.；Sunnyvale，CA），它已经在多个外科学科中得到了应用。第二类系统是监督控制系统，在这种系统中，机器被预先编程，并在外科医生的密切监督下自动执行动作。最后，共享控制模型是允许外科医生和机器人同时控制[3]手术过程中执行的操作的系统。

机器人首次用于神经外科手术是在1985

年，通过代表机器人系统的可编程通用装配机器（PUMA）装置。一位颅内病变患者被置于立体定向头架内，并接受 CT 扫描进行靶点定位。靶点坐标被编程到 PUMA 机器人中，帮助外科医生设计一个精确的路径到达靶点病灶，同时也避开沿活检路径中的关键结构[4]。MINERVA 系统于 20 世纪 90 年代引入，集成了机器人系统与 CT 引导系统，使外科医生能够实时监测仪器的位置和进展情况[5]。虽然这两个早期的系统已经停产，但在过去的 20 年里，发明了越来越多的创新机器人，用于帮助执行复杂的神经外科手术。

将机器人集成到神经外科手术室对患者和外科医生都有很多好处，但也有其固有的局限性。本章将概述机器人技术在立体定向和功能神经外科领域的应用，包括可用于商业用途的各种类型的机器人系统，其优缺点，以及其在神经外科手术中的当前和未来应用。

## 二、机器人神经外科手术流程

将机器人系统集成到神经外科手术流程中对外科医生来说既是机遇也是挑战。导航和机器人系统通过在术前影像、术中追踪工具和患者相关解剖结构之间进行一系列精确的校准，从而实现准确性和工作流程优势。以下是机器人辅助神经外科手术各个阶段的概述，每个阶段都必须谨慎仔细地进行才能确保准确和成功。

### （一）术前三维成像

影像引导手术的基础是获取高分辨率的三维（3D）影像来描绘相关的解剖结构。这可以通过 CT、MRI、血管造影、术中断层扫描或这些影像融合在一起来实现。重要的是要注意，机器人系统的整体功效受术前影像质量和准确性的限制：如果扫描厚度太厚或影像伪影明显，

这两者都会限制 3D 重建的质量，机器人可实现的精度可能会受到影响。机器人技术所提供的能力及其在神经外科领域的日益增加的应用，已经随着外科医生能够获得的影像质量的技术进步而发展。

### （二）路径规划

根据 3D 解剖图像，外科医生确定所需的路径，它包含了入点和靶点之间的路径。计划的路径应避免穿过或毗邻重要结构（如血管）、脑沟和脑室系统，以及重要的白质纤维束（更详细的描述参见第 5 章）。术前获得的影像使外科医生能够利用探针的位置来设计路径，从而提供沿路径横截面的重建平面中设计的（一个或多个）路径的视图。在立体定向脑电图（SEEG）的手术时，必须仔细规划多个路径，以确保每个路径都能安全且有效地植入（参见第 23 章，关于规划有创性癫痫监测的更详细讨论）。

### （三）配准

这是将术前 3D 影像和计划的路径与患者在手术室的实际位置配准的关键步骤，同步定位影像和患者身体本身可感知的可靠标志。有许多不同的方法来实现配准，每一种都需要权衡工作流程和准确性。选择包括使用面部特征进行基于机械的表面配准或骨基准配准（外科医生使用探针指定解剖部位，在术前影像上进行共同定位）。基于框架或基于骨基准的配准在术前影像和术中位置之间具有更高的准确度[6]。

### （四）实施

一旦术前计划登记到术中患者的解剖位置上，机器人将通过其手术臂移动到正确的位置来执行计划的路径。整体操作的准确性还取决于之前所有步骤的准确性和这一步骤的精

度——确保机器人将导轨保持在相对于计划的正确位置。当执行多个路径以放置多个电极时，这一点尤为如此，因为每个后续的电极都会出现脑表面位置的微小变化（脑移位）[7]，这是由于脑脊液外流、气颅和重力效应等因素造成的。

### （五）术后验证

手术完成后，验证所已执行路径的准确性非常重要，这不仅是为了评估手术本身的准确性和有效性，而且要量化任何错误，以便在未来的手术中进行纠正。一个系统内的系统性误差（根据靶点和应用可能有所不同）可以而且应该在持续评估和实施纠正措施的基础上予以确认和补偿。

## 三、机器人立体定向的临床应用

近年来，外科机器人技术的进步预示着它将广泛应用于神经外科手术中，包括肿瘤的立体定向活检[5]、脑深部电刺激（DBS）电极放置[8]、用于评估难治性癫痫的 SEEG 电极放置[9]、脑室引流管的放置[10]和激光消融手术[11]。本节提供了各种立体定向手术的概述，这些手术已经成功地将机器人应用到神经外科手术流程中，并取得了出色的效果。

### （一）立体定向活检

基于框架的立体定向活检已经成为无法进行手术活检或切除的脑深部病变的金标准，以便提供用于指导进一步治疗的组织病理学诊断。在过去的 10 年里，立体定向机器人已经使用基于框架和无框架的方法进行这些活检。

一项使用无框架机器人立体定向技术对 15 例脑干病变进行活检的研究显示，首次组织病理学诊断的成功率为 87%。在接受机器人引导的活检手术的成人中，有 2 例出现了短暂的神经功能障碍，1 例出现了永久性神经功能障碍[12]。另一项研究发现松果体区病变的诊断率为 99%[13]。Marcus 等最近对 15 篇论文（包括 328 例机器人大脑活检）的系统回顾中发现，其诊断率为 75%～100%，靶点精度为 0.9～4.5mm。综上所述，无论是否使用框架的系统，这些发现都为使用机器人安全有效地进行颅内活检提供了依据[14]。

### （二）DBS 电极植入

电极的靶向消融和脑深部核团植入对运动障碍性疾病和神经精神疾病如帕金森病、原发性震颤和难治性抑郁症的治疗产生了重大影响。DBS 治疗的有效性取决于电极在脑内靶点核团的准确放置，通常需要 3mm 以下的靶点误差[15]。机器人特别适合帮助执行 DBS 电极的放置，主要是因为它能够修改入点和靶点，而无须与基于框架的系统相关的烦琐的操作。

基于框架的立体定向历来是实现 DBS 电极植入精度的金标准[16]。本章讨论了有框架和无框架系统在立体定向精度和方法学上的差异。我们应该认识到，虽然立体定向的精确度可能存在差异，但这些差异对于临床来说，可能无明显意义[17]。尽管如此，原则上，立体定向外科医生仍努力在任何情况下都能实现立体定向的准确性。

机器人在植入 DBS 电极方面可能具有特殊的优势，因为无论使用基于框架还是无框架系统，机器人都能高效实现所规划的路径。在一项评估 DBS 电极在 30 个基底节靶点中的定位精度的研究中，发现使用机器人系统的体内定位精度与预定靶点误差在 1mm 之内，与使用立体定向框架的定位精度相当[18]。Varma 等发表了使用机器人系统放置 113 个 DBS 电极的单中心病例系列研究，显示距预定靶点位置的平均误差为 1.7mm，只有 3 例偏差大于 3mm。凸显了评估可能由立体定向精度差异而导致的功能差异的重要性，发现使用机器人进行 DBS 放置的患者的日常生活能力（ADL）评分活动得到改善，运动震颤显著改善，并在随后的 18 个月持续存在，结果与之前报道的使用传统的基于框架的立体定位的结果相似 [19]。

### （三）SEEG 电极植入

当致痫灶无法通过非侵入性方法确定，如果需要侵入性监测时，放置 SEEG 电极可作为难治性癫痫治疗的一种选择。放置多个 SEEG 电极有助于涵盖皮层表面和深部结构，从中可以实时记录其电生理活动。在大脑深部放置多根电极，同时规划的每个路径须避开关键结构，这些工作重复又耗时，而且由于需要不断地人为操作和调整框架坐标而容易出错。这就引出了一个问题，而机器人系统是唯一非常适合解决这一问题的工具。机器人不知疲倦，它们能够执行手术前外科医生已经计划好的手术路径，可以降低错置电极的概率，从而降低围术期并发症的风险和手术时间。因此，放置 SEEG 电极代表了利用机器人进行的最常见的功能神经外科手术 [20]。

关于机器人辅助植入 SEEG 电极的最早报道是在 2005 年由 Cossu 等报道的。在 211 例患者中，有 17 例使用机器人放置了 SEEG 电极，其余的则是使用传统的基于立体定向框架的方法手动植入，两组之间的癫痫完全不发作比率相似 [21]。在一项单中心的研究中，81 例患者使用机器人辅助放置了 1050 个 SEEG 电极，与人工放置电极相比，围术期轻微并发症风险为 6%，且无死亡病例。机器人的中位靶点误差为 1.77mm，明显低于人工植入的 2.69mm [22]。鉴于相似的准确性和并发症的发生率，这些早期病例系列研究证明了将机器人技术用于 SEEG

植入的可靠性，促使了更多的外科医生的使用。

Abhinav 等记录了他们在 5 例成人中采用机器人系统植入 SEEG 电极后的初步经验，发现由于采用了全新的手术流程 [23]，他们的总手术时间更长（平均为 5.6h，而不是 3.1h）。最近的一项评估使用 ROSA 机器人植入 SEEG 电极的效果的研究发现，与使用基于框架技术手动植入电极（3%）相比，机器人辅助植入患者间的并发症发生率相似（4%）。然而，机器人的使用明显缩短了手术时间，平均减少了 222min。根据 SEEG 的结果进行癫痫病灶切除的患者中，在随访 18 个月后，66% 的患者无癫痫发作 [24]。综合这些结果，以及其他一系列类似结果的病例研究，证明机器人辅助的 SEEG 电极放置是一种安全、有效、高效的评估致痫灶的技术，也是功能神经外科领域最常用的机器人手术。

### （四）激光消融颅内病变

利用实时 MRI 引导的立体定向激光间质热疗法（LITT）已被用于治疗多种疾病，包括致痫灶和颅内深部病变 [25]。这些手术的成功需要将激光治疗的焦点准确地放置在预定靶点的核心内。因此，机器人系统的使用已被证明是一种安全、有效和微创的治疗方法，可以成功实现手术。

Calisto 等发表了他们的关于机器人引导下丘脑错构瘤的少量病例系列研究。尽管该研究没有讨论病灶定位的准确性，但他们发现该手术是一种安全有效的获得无癫痫发作的方法，15.4% 的患者术后有轻度记忆障碍 [26]。Gonzalez-Martinez 等发表了他们的手术技术，他们利用机器人系统引导将激光导管放置到靠近右侧额角和尾状核附近的致痫灶。有趣的是，这个证据来源于熟悉并成功地在他们机构使用机器人系统放置 SEEG 电极的术者 [11]。因此，随着机器人的使用越来越广泛，外科医生越来越熟悉，机器人将更频繁地用于更广泛的立体定向手术，这是切实可行的。

## 四、机器人系统

在颅内应用，主要使用三种机器人系统。本节将重点概述用于颅内使用的每个机器人系统的工作流程和功能。

### （一）Neuromate 机器人（Renishaw）

Renishaw（Wotton-under-Edge，英国）的 Neuromate 机器人系统在 2014 年获得了 FDA 的颅脑手术批准。Neuromate 机器人作为执行多种颅内立体定向应用的平台，为外科医生提供了 5 个自由度（图 2-1）。

术前 MRI 扫描可以补充功能性，血管或骨骼影像，用于手术之前规划感兴趣的颅内结构 / 病变部位的路径。可以使用传统的立体定位基准框或无框配准模块进行配准。当使用基准框时，操作流程包括以下步骤：①将框架固定在患者头部；②使用基准框（通常在诊断性 CT 套件中）进行容积 CT 扫描；③使用规划软件自动或手动定位基准杆；④进入手术室后，患者的头部就通过立体定位框架直接固定在机器人的底座上，从而将颅骨固定在距机器人机械臂底座预定的固定长度处。无框架方法的操作流程略有不同。无框架配准模块由 5 个合成的圆形基准标记和碳纤维棒组成，它们连接在激光支架和机器人机械臂上。患者进入手术室后，将这些基准标记物紧贴头部放置，并进行术中 CT 扫描。最后，立体定向规划软件识别每个基准标记的中心，完成配准。当外科医生激活机器人时，预先输入的坐标将引导机器人机械臂进入正确的入点和靶点角度。然后，外科医生将电极插入靶点深度（这也是在术前规划时计算出来的，依据的是机械臂与靶点的距离），机械臂提供更好的控制和稳定性。如有必要，可以对打算植入的所有电极重复此过程。

Neuromate 机器人提供的入点和靶点误差已在研究其用途的多项研究中探讨和证实。在一项研究中，使用 Neuromate 机器人进行基于

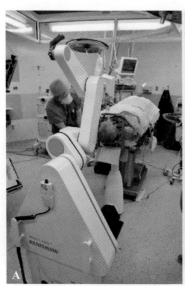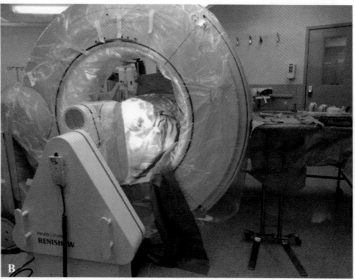

▲ 图 2-1　Neuromate 机器人于 2014 年获得 FDA 批准用于颅内手术

A. 患者以固定长度固定在机器人平台上，可基于框架或无框架进行配准；B. O 形臂通常与机器人系统一起使用，这需要很大的手术室空间，限制了手术人员在进行手术时的可用空间

框架应用的入点误差为 2mm 或以下[22]。据报道，基于框架的靶点误差在 0.86～1.77mm，与无框架相比，精度略高[18,19,27]。

## （二）Renaissance 导航系统（Mazor Robotics）

来自 Mazor（以色列，凯撒利亚）的 Renaissance 导航系统为外科医生提供了 6 个自由度。它最初是设计用于脊柱手术，2004 年获得 FDA 批准，2012 年扩展用于颅内立体定向手术（图 2-2）。

Renaissance 机器人不能与传统的基于框架的立体定向结合使用。而是将平台标记物安装到颅骨上以充当表面标记物，并获得术中 CT 扫描。然后这些图像与术前 MRI 共同配准，从而使软件能够识别结合参考平台规划的术前路径。然后，将饮料罐大小的制导元件固定在平台上；Renaissance 系统提供 360° 的操作空间，可根据需要访问和执行各种入点和靶点路径。同时，这种设计也是 Renaissance 系统的一个弊端，由于其机械臂的伸展范围有限，不能用于 SEEG 植入。

截至本书出版时，还没有关于 Renaissance 机器人系统准确性的同行评议文章。但是，在 2014 年发表的白皮书中，概述了单中心 20 例丘脑底核（STN）植入的回顾性病例研究，发现平均靶点误差为（0.7±0.36）mm，低于 Leksell 框架的（1.7±0.6）mm[28]。

## （三）ROSA（Zimmer Biomet）

2010 年，来自美国印第安纳州华沙市 Zimmer Biomet 公司的 ROSA 机器人获得了 FDA 批准用于颅脑手术。ROSA 为外科医生提供了 6 个自由度。ROSA 机器人是美国唯一可用于内镜手术系统，通过为内镜提供稳定的机械支架，从而降低了牵引相关的损伤风险[29]（图 2-3）。

像其他机器人系统一样，外科医生会在术前规划入点和靶点轨迹。ROSA 系统还提供了框架和无框架配准方式。对于基于框架的方法，

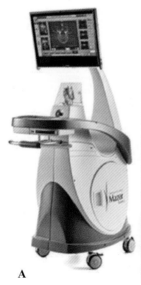
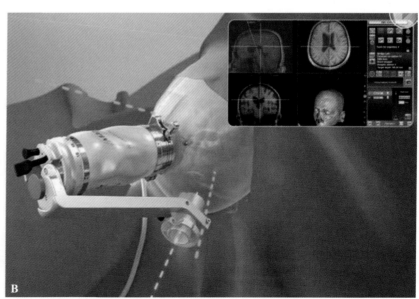

▲ 图 2-2　**Renaissance 机器人平台于 2012 年获得 FDA 批准用于颅脑手术**

A. Renaissance 机器人平台自身的软件，可用于术前影像和术中 CT 扫描同步。B. 将一个小型参照物固定在患者的颅骨上，然后将一个包含机械臂的导航装置固定在底座上；Renaissance 机器人使用小型无框架平台提供了 360° 的工作空间，允许执行广泛的规划路径

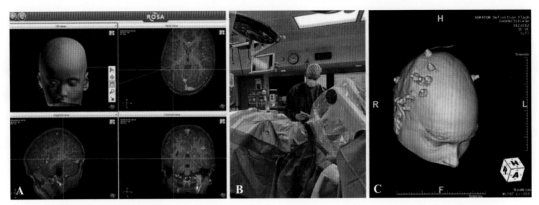

▲ 图 2-3 ROSA 机器人于 2010 年获得 FDA 批准用于颅脑手术，并作为独立系统存在

A. ROSA 机器人系统使用自身配备的软件，可用于术前规划路径；B. 在手术室中，ROSA 系统在进行手术操作时提供触觉反馈，使外科医生能够直接操作机械臂到达所需位置；C. ROSA 机器人已广泛用于 SEEG 电极的放置

机器人会捕获附着在框架上的特定情况下的点。对于无框架的方法，ROSA 系统提供了自己独特的激光配准系统，可以自动捕捉患者面部和前额的各个点。配准完成后，机器人可以锁定在与患者颅骨固定距离的位置，以确保在整个手术过程中的准确性。ROSA 系统是唯一能向操作者提供触觉反馈的机器人，从而使外科医生能够以类似于立体定向弧形的方式，直接操纵机械臂向任何想要的方向。

ROSA 机器人系统是一种高效的立体定向系统，具有广泛的临床应用，包括 LITT、感应式神经电刺激和 SEEG [30]。在一项评估 SEEG 电极植入的研究中，超过 90% 的病例的入点误差 < 2mm，而 83% 的病例的靶点误差 < 2mm [24]。另一项单中心病例研究评估了儿科患者植入的 222 根 SEEG 电极（每位患者平均 11.1 根导线），报道平均径向误差为（1.75±0.74）mm，未出现电极放置和监测相关的术后并发症。在整个研究过程中，手术平均总时长为（297.95±52.96）min，平均每根电极的操作时间为 10.98min，总操作时长（每根 33.36min vs. 每根 21.76min）和每根电极操作时长（13.84min vs. 7.06min）都有所缩短 [31]。

## 五、机器人的优点

将机器人集成到神经外科手术中，对患者和外科医生都有很多好处。只要输入系统的计划是准确的，机器人本身就能让术者安全高效地执行重复任务。在立体定向手术中，每个路径都需要调整并符合各种坐标以确保其位置正确。随着路径数量的增加，出错的概率也随之增加。机器人可以通过减少人为操作的次数和机械臂的移动来降低这种错误的风险。此外，通过预设的操作流程，在术前将入点坐标和靶点坐标输入机器人，也减少了手术过程中与调整框架坐标相关的误差。

实际上，使用基于框架和弧形系统对靶点进行立体定位确实可以实现很高的亚毫米级精度，并且在外科手术机器人问世和采用之前，该系统已广泛使用。但是，由于在调整设置时固有地存在较高的人为干扰，它们的现有设计中，路径的入点由较不精确的弧形和环形坐标确定。有一些研究比较了基于框架的系统和机器人系统的入点误差的精度，每个系统都显示了类似的误差（大多数小于 2mm），显示了其在执行规划路径中的可靠性 [32]。

当前基于框架和弧形的系统限制了外科医

生对入点的选择。例如，在 SEEG 植入中，如果路径是从外侧到内侧的，就需要能够规划从尾部开始的路径。Leksell 框架提供了一个在170°弧形范围内的入点，略优于 CRW 框架，后者提供了 120°弧形范围。根据框架圆弧的配置，与机器人相比，平台与框架底座之间的碰撞限制了可以规划的路径的范围。

一旦手术团队学会了如何有效地将机器人系统应用到他们的手术中，这将会减少总的手术时间。手术时间缩短的意义很大。一项研究指出，与传统的立体定向框架相比，手术操作时间平均缩短超过 3h[24]。缩短手术时间还有助于减少外科医生的疲劳，并最终将包括术后感染在内的不良事件的风险降到最低。

在神经外科实践中采用机器人技术的另一个优势是能够提高医院的商业吸引力和对手术本身的认知。"机器人"一词让患者意识到，这种手术本身就是一种前沿技术，医院必须走在创新和技术的最前沿。最近的一项研究将销售机器人手术的效果量化为"创新"或"最先进的技术"，发现如果采用这种方式构架，则超过30% 的患者会选择接受一种新的手术方式而不是传统手术的替代方法[33]。因此，如果传统技术和新技术的安全性和有效性至少相等，则提供"最先进"的机器人替代方案，不仅具有市场优势，而且可以使人们对医生的能力更有信心。

## 六、机器人的缺点

尽管机器人在神经外科实践中的应用越来越普遍，但使用机器人本身就存在一系列挑战。手术室本身必须有足够的空间容纳机器人系统，并容纳参与手术的外科医生、麻醉师、护士、技术人员和器械厂家。此外，在手术室使用机器人系统有一个学习曲线。对于颅内手术（如DBS 和 SEEG 电极放置），外科医生和辅助人

员必须熟悉将机器人纳入手术过程的细微差别，其中包括对机器人进行无菌覆盖，了解机器人手臂何时何地应该移动，不应该在何处移动，以及如何在患者和机器人位置周围有限的工作空间内保持操作者和助手之间有效的器械传递。像其他任何复杂的机器一样，机器人也容易出现故障，在整个过程的任何阶段都可能发生故障。此外，随着时间的推移，它的准确度可能变得不那么精确。因此，必须安排定期维修和维护。

基于框架的系统通过使用十字准线和荧光透视技术，来实时验证目标的衔接情况。机器人系统没有类似的配件；因此，除非获得了术中 CT 扫描，否则机器人执行的计划本质上依赖于准确的影像融合和配准。实际上，可以结合机器人的使用同时使用一个框架，从而使外科医生能够通过设置框架的坐标手动确定靶点，但这样做会抵消利用机器人系统所带来的高效性。

购买在医院使用的机器人系统需要大量的前期支出，以及后续的适当维护和保养机器人及其软件的费用[34]。然而，这些成本必须与减少总手术时间所节省的成本进行权衡。我们机构使用机器人的 3 年后，我们放置双侧 DBS电极和电池的手术时间通常仅需 2h 左右，而10～16 根 SEEG 电极的放置时间约为 3h，这比手动使用框架的时间要短得多。因此，我们相信，在已建立的神经外科实践中使用机器人系统可以带来广泛的好处，尽管存在相关的经济成本，但其在各种手术中使用的潜力巨大。

## 七、结论与未来方向

近年来，越来越多的机器人系统用于并集成于神经外科手术。在功能神经外科领域，历史上一直依赖于立体定向来定位颅内靶点，在

手术室中使用机器人技术为外科医生提供了以下优势：提高了准确性和安全性，并且对周围关键结构的损伤更小，最终获得良好预后。

随着越来越多的神经外科医师使用机器人技术，基于手术流程的改进和建议，现有的可用技术将继续形成其新的优势。随着技术的不断进步，再加上越来越多的神经外科医生使用机器人系统提供的反馈，整体用户体验也将不断改善。例如，部件的小型化可以减少机械臂占用的空间和提高便携性；改进的传感器及其附件将进一步提高使用这些系统的外科医生的能力和技能。这些进步还将提高机器人的可靠性和寿命，从而降低总体成本。此外，改进的用户界面将机器人技术集成到神经外科手术中更加直观，而且使围术期任务的自动化程度提高。

最后，正在发展的科技也可能推动机器人在外科教育中发挥更大的作用，因为具有改进的视觉和触觉反馈的机器人可以用于建立逼真的手术刺激器。有一些已发表的研究表明，机器人技术的训练可能缩短外科受训医生的学习曲线，并降低了获得新的外科技能的学习曲线 [35]。将传统的基于框架的方法与某些机器人系统结合使用，还可以确保受训人员在没有机器人协助的情况下学习如何进行手术，并可能导致更多地认识到机器人提供的好处。的确，将机器人装配到神经外科手术室对患者和外科医生都有很多好处，尽管这需要建立新的手术流程。我们相信，持续的创新和技术进步将使机器人在各种外科手术中得到更广泛的使用，并预计其使用将成为功能神经外科领域的主流。

# 参考文献

[1] Bourdillon P, Apra C, Leveque M. First clinical use of stereotaxy in humans: the key role of x-ray localization discovered by Gaston Contremoulins. J Neurosurg. 2018;128(3):932–7.

[2] Gildenberg PL. Spiegel and Wycis – the early years. Stereotact Funct Neurosurg. 2001;77(1–4):11–6.

[3] Nathoo N, Cavusoglu MC, Vogelbaum MA, Barnett GH. In touch with robotics: neurosurgery for the future. Neurosurgery. 2005;56(3):421–33; discussion −33.

[4] Kwoh YS, Hou J, Jonckheere EA, Hayati S. A robot with improved absolute positioning accuracy for CT guided stereotactic brain surgery. IEEE Trans Biomed Eng. 1988;35(2):153–60.

[5] Glauser D, Fankhauser H, Epitaux M, Hefti JL, Jaccottet A. Neurosurgical robot Minerva: first results and current developments. J Image Guid Surg. 1995;1(5):266–72.

[6] Sharma M, Rhiew R, Deogaonkar M, Rezai A, Boulis N. Accuracy and precision of targeting using frameless stereotactic system in deep brain stimulator implantation surgery. Neurol India. 2014;62(5):503–9.

[7] D'Haese PF, Pallavaram S, Konrad PE, Neimat J, Fitzpatrick JM, Dawant BM. Clinical accuracy of a customized stereotactic platform for deep brain stimulation after accounting for brain shift. Stereotact Funct Neurosurg. 2010;88(2):81–7.

[8] Lozano AM, Mayberg HS, Giacobbe P, Hamani C, Craddock RC, Kennedy SH. Subcallosal cingulate gyrus deep brain stimulation for treatment-resistant depression. Biol Psychiatry. 2008;64(6):461–7.

[9] Serletis D, Bulacio J, Bingaman W, Najm I, Gonzalez-Martinez J. The stereotactic approach for mapping epileptic networks: a prospective study of 200 patients. J Neurosurg. 2014;121(5):1239–46.

[10] Lollis SS, Roberts DW. Robotic catheter ventriculostomy: feasibility, efficacy, and implications. J Neurosurg. 2008;108(2):269–74.

[11] Gonzalez-Martinez J, Vadera S, Mullin J, Enatsu R, Alexopoulos AV, Patwardhan R, et al. Robot-assisted stereotactic laser ablation in medically intractable epilepsy: operative technique. Neurosurgery. 2014;10 Suppl 2:167–72; discussion 72–3.

[12] Haegelen C, Touzet G, Reyns N, Maurage CA, Ayachi M, Blond S. Stereotactic robot-guided biopsies of brain stem lesions: experience with 15 cases. Neurochirurgie. 2010;56(5):363–7.

[13] Lefranc M, Touzet G, Caron S, Maurage CA, Assaker R, Blond S. Are stereotactic sample biopsies still of value in the modern management of pineal region tumours? Lessons from a single-department, retrospective series. Acta Neurochir. 2011;153(5):1111–21; discussion 21–2.

[14] Marcus HJ, Vakharia VN, Ourselin S, Duncan J, Tisdall M, Aquilina K. Robot-assisted stereotactic brain biopsy: systematic review and bibliometric analysis. Childs Nerv Syst. 2018;34:1299.

[15] Holl EM, Petersen EA, Foltynie T, Martinez- Torres I, Limousin P, Hariz MI, et al. Improving targeting in image-guided frame-based deep brain stimulation. Neurosurgery. 2010;67(2 Suppl Operative):437–47.

[16] Maciunas RJ, Galloway RL Jr, Latimer JW. The application accuracy of stereotactic frames. Neurosurgery. 1994;35(4):682–94; discussion 94–5.

[17] Bjartmarz H, Rehncrona S. Comparison of accuracy and precision between frame-based and frameless stereotactic navigation for deep brain stimulation electrode implantation. Stereotact Funct Neurosurg. 2007;85(5):235–42.

[18] von Langsdorff D, Paquis P, Fontaine D. In vivo measurement of the frame-based application accuracy of the Neuromate neurosurgical robot. J Neurosurg. 2015;122(1):191–4.

[19] Varma TR, Eldridge P. Use of the NeuroMate stereotactic robot in a frameless mode for functional neurosurgery. Int J Med Robot. 2006;2(2):107–13.

[20] Cardinale F, Casaceli G, Raneri F, Miller J, Lo Russo G. Implantation of stereoelectroencephalography electrodes: a systematic review. J Clin Neurophysiol. 2016;33(6): 490–502.

[21] Cossu M, Cardinale F, Colombo N, Mai R, Nobili L, Sartori I, et al. Stereoelectroencephalography in the presurgical evaluation of children with drug-resistant focal epilepsy. J Neurosurg. 2005;103(4 Suppl):333–43.

[22] Cardinale F, Cossu M, Castana L, Casaceli G, Schiariti MP, Miserocchi A, et al. Stereoelectroencephalography: surgical methodology, safety, and stereotactic application accuracy in 500 procedures. Neurosurgery. 2013;72(3):353–66; discussion 66.

[23] Abhinav K, Prakash S, Sandeman DR. Use of robot-guided stereotactic placement of intracerebral electrodes for investigation of focal epilepsy: initial experience in the UK. Br J Neurosurg. 2013;27(5):704–5.

[24] Gonzalez-Martinez J, Bulacio J, Thompson S, Gale J, Smithason S, Najm I, et al. Technique, results, and complications related to robot-assisted stereoelectroencephalography. Neurosurgery. 2016;78(2):169–80.

[25] Shukla ND, Ho AL, Pendharkar AV, Sussman ES, Halpern CH. Laser interstitial thermal therapy for the treatment of epilepsy: evidence to date. Neuropsychiatr Dis Treat. 2017;13:2469–75.

[26] Calisto A, Dorfmuller G, Fohlen M, Bulteau C, Conti A, Delalande O. Endoscopic disconnection of hypothalamic hamartomas: safety and feasibility of robot-assisted, thulium laser-based procedures. J Neurosurg Pediatr. 2014;14(6):563–72.

[27] Li QH, Zamorano L, Pandya A, Perez R, Gong J, Diaz F. The application accuracy of the NeuroMate robot–a quantitative comparison with frameless and frame-based surgical localization systems. Comput Aided Surg. 2002;7(2):90–8.

[28] D V. Accuracy of Robotic Guided Subthalamic Nucleus Deep Brain Stimulation for Parkinson's Disease [White Paper]. 2014 [Available from: http:// cdn2.hubspot.net/hub/276703/ file-2632119232–pdf/ docs/RoboticDBSWhitePaper.pdf?__ hssc=245777 499.12.1432246476596&__hstc=245777499.6da3 b5cc931fc9e8e0fbe4303cef9c82.1398801594641. 1432062359210.1432246476596.128&hsCtaTrac king= 7515dbde-0116–4cca-8d14–1c48129738e0%– 7C5900ad8d-fe55–4f82–aecd-22c598c7d06 b&t=1506606759766.

[29] Hoshide R, Calayag M, Meltzer H, Levy ML, Gonda D. Robot-assisted endoscopic third ventriculostomy: institutional experience in 9 patients. J Neurosurg Pediatr. 2017;20(2):125–33.

[30] Brandmeir NJ, Savaliya S, Rohatgi P, Sather M. The comparative accuracy of the ROSA stereotactic robot across a wide range of clinical applications and registration techniques. J Robot Surg. 2018;12(1):157–63.

[31] Ho AL, Muftuoglu Y, Pendharkar AV, Sussman ES, Porter BE, Halpern CH, et al. Robot-guided pediatric stereoelectroencephalography: single-institution experience. J Neurosurg Pediatr. 2018:1–8.

[32] Neudorfer C, Hunsche S, Hellmich M, El Majdoub F, Maarouf M. Comparative study of robot-assisted versus conventional frame-based deep brain stimulation stereotactic neurosurgery. Stereotact Funct Neurosurg. 2018;96(5):327.

[33] Dixon PR, Grant RC, Urbach DR. The impact of marketing language on patient preference for robot-assisted surgery. Surg Innov. 2015;22(1):15–9.

[34] Fiani B, Quadri SA, Farooqui M, Cathel A, Berman B, Noel J, et al. Impact of robot-assisted spine surgery on health care quality and neurosurgical economics: a systemic review. Neurosurg Rev. 2018.

[35] Di Lorenzo N, Coscarella G, Faraci L, Konopacki D, Pietrantuono M, Gaspari AL. Robotic systems and surgical education. JSLS. 2005;9(1):3–12.

# 第3章 术中磁共振成像和计算机断层扫描

## Intraoperative Magnetic Resonance Imaging and Computed Tomography

Francisco A. Ponce 著

贾彬滨 吴戊辰 译

杜世伟 校

## 缩略语

| | | |
|---|---|---|
| ANT | anterior nucleus of the thalamus | 丘脑前核 |
| CT | computed tomography | 计算机断层扫描 |
| DBS | deep brain stimulation | 脑深部电刺激 |
| FGATIR | fast gray matter acquisition $T_1$ inversion recovery | 快速灰质采集 $T_1$ 反转恢复序列 |
| GPe | globus pallidus externa | 外侧苍白球 |
| GPi | globus pallidus interna | 内侧苍白球 |
| MER | microelectrode recording | 微电极记录 |
| MRI | magnetic resonance imaging | 磁共振成像 |
| MTT | mammillothalamic tract | 乳头丘脑束 |
| STN | subthalamic nucleus | 丘脑底核 |
| UPDRS | unified Parkinson's disease rating scale | 帕金森病综合征评定量表 |
| VIM | ventral intermediate nucleus | 丘脑腹中间核 |

## 一、概述

在当今大多数脑深部电刺激（DBS）中心，正确放置电极的手术方法在过去的 25 年中基本没有改变。大部分情况下，术中测试刺激和微电极记录（MER）是基于神经生理学上定义的靶点的概念，从而证实了电极放置的准确性。立体定向手术的发展包括术前高场强磁共振成像（MRI）的手术计划的改良和术中成像对立体定向准确性的验证的发展。随着外科术中导航用于各种神经外科手术，术中计算机断层扫描（CT）和磁共振平台已变得越来越普遍。此类技术已越来越多地用于立体定向手术（尤其是 DBS 植入）的手术指导和准确性验证。本章回顾了在脑深部电刺激手术中使用术中成像来验证立体定向准确性的基本原理。

## 二、基于 MRI 的解剖定位

传统方法是在立体定向图谱的基础上，使

用靶点结构相对于连合中点的直角坐标对 DBS 手术中的立体定向靶点进行识别。立体定向参考成像最初为脑室造影术[1]。然后使用 MER 绘制电生理目标图，调整潜在的不准确度和术中脑部初始靶点的移位，然后进行测试刺激。脑室造影术已被 MRI 所取代，并已直接靶点识别，其中立体定向靶向识别是基于 MRI 上靶点结构的直接可视化。

可以将立体定向准确度用作取代清醒测试或电生理信号识别作为手术靶点最终的确认手段的可行性是基于以下条件：①可以在 MRI 上识别出准确而精确的目标。②几乎没有大脑移位。③配准和融合软件是准确的。MER 和测试刺激之所以有用有很多原因。大脑可能在颅骨内移动，从而使 MRI 靶向区域相对于手术中的颅骨移动，颅内积气或头部的位置可能导致这种情况。大脑移位发生的程度尚不完全清楚。但是，如果大脑确实移动了，那么在术中使用 CT 相对于颅骨的相对位置来显示导联精度的好处可能会受到限制。另一个因素是，能否仅通过 MRI 可靠地识别目标？也就是说，目标是解剖结构上的目标还是电生理目标？多项研究表明，解剖学位置确实很重要，并且过去几十年的经验为 MRI 定位提供了依据。20 世纪 90 年代，以 MRI 为基础的解剖定位技术得到了广泛应用，随后又发展了高场 MRI 技术，并对特定序列进行了识别，使靶点能够被可视化。这里将讨论四个标准靶点。有关靶点成像的更深入讨论，请参阅第 6 章和第 7 章，包括使用其他非传统序列和基于网络和连接的靶点定义。

### （一）丘脑底核

越来越多的文献报道，特别是针对丘脑底核（STN），在基于 MER 的 DBS 后使用术后影像学检查，临床上有效的电极位置的最佳靶点是 STN 体积的背外侧部分[2-7]。用于 STN 可

视化的常见序列包括液体抑制反转恢复序列（FLAIR），$T_2$ 加权快速自旋回波和磁敏感加权成像（SWI）（图 3-1），已经在冠状位和轴位上获得了序列。在轴位上，STN 可以在与红核相同的平面上可视化，位于红核的前边界的侧面。为了在轴位上瞄准，已报道了使用红核作为内部基准[8]，其中将前后位置设置在红核的前边界，将横向位置设置为相对于横向 3mm 红核的侧面边界。靶点的位置可以在 STN 的直接可视化的基础上进一步完善。Wodarg 等[9] 在关于术后运动结果的报道中发现，在 MRI 定义的 STN 的前象限或外象限内的导联位置可以预测运动反应，而不是定位在结构信号的中间。

### （二）内侧苍白球

描绘内侧苍白球（GPi）的序列应清楚地表明内囊的边界，并捕获将 GPi 与外侧苍白球（GPe）及 GPi 内板分开的灰白质分界。质子密度（PWI）[10] 和快速灰质捕获 $T_1$ 反转恢复（FGATIR）[11] 是两个 MRI 序列，由于灰质和白质区域之间清晰的界线，因此 GPi 清晰可见（图 3-2A）。Starr 等[2] 的研究报道了 GPi DBS

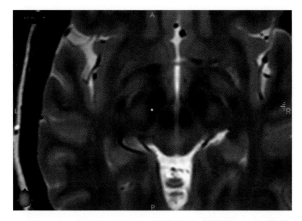

▲ 图 3-1　在 GE 3-Tesla 扫描仪上获得的 $T_2$ 加权快速自旋回波磁共振成像序列显示，丘脑底核（STN）处于红核的水平；左 STN 目标（标记）的立体定向坐标为（-10.75，-2.25，-4）

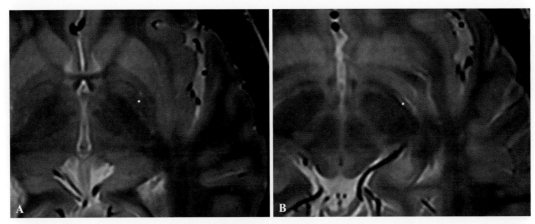

▲ 图 3-2　A. 在 GE 3-Tesla 扫描仪上获得的质子密度磁共振成像序列，显示内侧苍白球、外侧苍白球和内囊的边界，标记是靶点，立体坐标是为（21，5，1）；B. 瞄准中连合平面（或附近）并确定通过适当回旋的轨迹后，将手术计划投影到视束水平 6mm；立体坐标为（21.08，2.1，-4.25）

经 Barrow Neurological Institute，Phoenix，Arizona 许可使用

治疗肌张力障碍后的运动结果，并报道了电极位置在相对于大脑皮层边缘的连合平面。通过将电极位置按运动改善程度分层，他们报道了在 Burke-Fahn-Marsden 肌张力障碍评定量表中改善超过 70% 的患者中，从电极到苍白球边界的平均（标准偏差）距离为（3.6±1.2）mm。该位置通常位于 GPe 边缘和 GPi 内可见的内板之间（图 3-2A），距离中连合约 4.5mm。设定轨迹后（从纵向轨迹，或从矢状面 0°，然后根据需要横向移动，以避免脑沟或脑室），目标可能在 GPi 的底部，在视束背侧表面（图 3-2B）。

（三）丘脑腹中间核

目前，在大多数 MRI 序列上无法看到腹中间核（VIM）。然而，也有关于 VIM 可视化的报道，包括使用质子密度序列[12] 来识别卵形低密度的 VIM（图 3-3）。VIM DBS 可以使用直接和间接方法的组合。以中连合平面为目标，常选择前后距离为后连合到前连合距离的 25%。其次，距离第三脑室壁的横向距离为10.5～11.5mm。鉴于上肢在丘脑外侧部，紧邻内囊，另一个测量方法是确保靶点在内囊后内

侧 3～4mm，以避免过于远离内囊。这些方法可以与直接可视化相结合，以进行最终的目标选择。

（四）丘脑前核

脑深部电刺激治疗癫痫最常用的靶点是丘脑前核（ANT），它是 Papez 回路的一部分，并

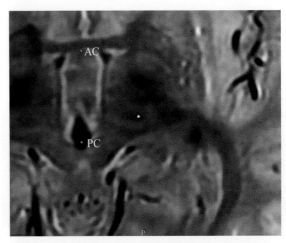

▲ 图 3-3　在 GE 3-Tesla 扫描仪上获得的质子密度磁共振成像序列显示了腹中间核（VIM）；VIM 信号的侧面是目标；标记处的立体坐标为（15，5.25，0）；此图像显示了一个相对较宽的第三脑室，目标距离内囊约 4mm，距离第三脑室壁 11.5mm

经 Barrow Neurological Institute，Phoenix，Arizona 许可使用

通过乳头丘脑束（MTT）连接到乳头体。与GPi 相似，MTT 在 MRI 序列上具有良好的可视性，具有明显的灰白质区分，例如质子密度和 FGATIR（图 3-4A 至 C）。ANT 位于丘脑的背前内侧角，当滚动到 MTT 的顶部时就可以看到，并且可以看到周围的椎板（图 3-4D）。

ANT 紧靠脑室，因此轨迹通常是经脑室的。必须注意将所有触点置于脑实质中，并且通常选择 MTT 目标的顶部作为靶点[13]。

### （五）脑漂移

颅内积气和头部位置的变化可能是导致靶

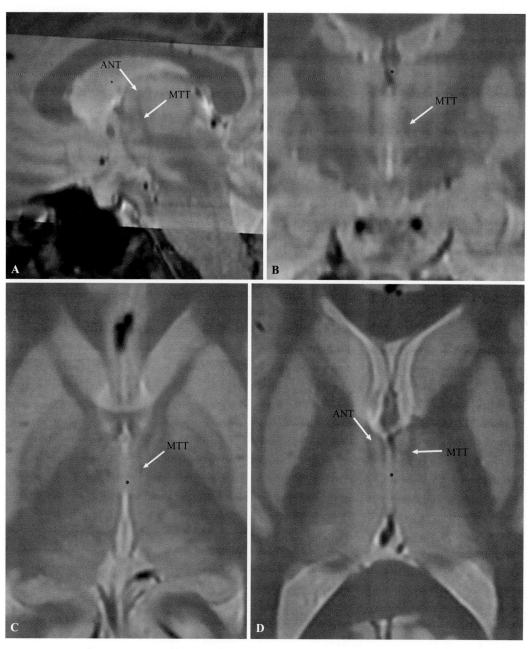

▲ 图 3-4　在 GE 3-Tesla 扫描仪上获得的质子密度磁共振成像序列显示了乳头丘脑束（MTT）的矢状（A）、冠状（B）和轴向（C）图像，该图像从乳头体一直延伸到乳突的丘脑前核（ANT）；ANT 被层状边界（D）包围，位于丘脑的前、背和内侧角，与外侧脑室邻接
经 Barrow Neurological Institute，Phoenix，Arizona 许可使用

点位置漂移的两个因素。术前影像学与 MER 和刺激试验一起用于纠正这个错误 [14]。

大脑漂浮在颅骨中的脑脊液池内。因此，人们担心，在获得用于立体定向靶向的术前成像和手术放置电极之间，大脑相对于颅骨的位置可能会发生变化。在 DBS 手术期间，脑脊液通过钻孔流出可导致颅内积气和脑漂移（图 3-5）。这种变化会导致立体定向靶点从术前成像的位置漂移。一项对 20 位接受 DBS 术中 MRI 扫描的患者的研究显示脑深部结构和颅内积气的脑漂移程度，发现前连合明显漂移，但解剖学界标却无明显漂移，尽管并非以一致的方式对待患者 [15]。

可能影响脑漂移的另一个因素是头部位置。在术前成像期间，头部通常是水平的，而为了患者舒适或由于与呼吸有关的因素，可能在手术过程中抬起头部。头部位置升高可能会导致大脑向下漂移 [16]。脑漂移现象最有可能是进行手术操作时，由于诸如颅内积气和头部位置等因素而发生。这意味着在外科手术

中可能需要采取一些措施以最大限度地减少脑漂移。尤其是在 DBS 手术中发现的颅内积气程度可能相当广泛（图 3-5）。然而，据报道，当使用 MRI 引导和 MRI 或 CT 可视靶点的 DBS 技术时，颅内积气和相关的深部脑结构的移位极小 [17-19]。一项针对 371 例患者进行术中 CT 测试的研究表明，与没有术中 CT 及电刺激和 MER 的手术相比，清醒时接受 DBS 的患者中有 66%（47 例患者中有 31 例）出现颅内积气，接受 DBS 全身麻醉的患者中的 15.6%（324 例患者中的 51 例）出现颅内积气。清醒时接受 DBS 的患者的平均空气量明显高于接受全身麻醉的 DBS 的患者的平均空气量（8.0ml vs. 1.8ml）。此外，清醒时进行 DBS 与更大的脑漂移明显有关（5.8mm vs. 1.2mm）[1]。这可能与使用 MER 和清醒测试刺激作为验证靶点的手术时间更长有关。这也可能与正压通气与自发性呼吸相比，对脑脊液丧失的影响差异有关。

如果可以在术中 MRI 上直接看到靶点结构，则可以减少在术中评估立体定向误差时考虑脑漂移的必要性。如果使用术前 MRI 进行图像融合，则脑漂移成为一个因素，因为尽管颅骨可能已在两个数据集之间进行了准确融合，但融合算法并未考虑在这种情况下可能发生的脑组织自身变化的脑漂移。

### （六）融合算法

图像配准（也称为融合）软件在立体定向神经外科手术中至关重要。即使患者接受了立体定向框架和基准框的术前 MRI 检查，配准时也可将靶点特异性序列（如 $T_2$ 加权快速自旋回波，质子密度）叠加在三维（3D）参考序列（例如 SPGR 或 CT），或如果需要更高清晰度的 3T MRI 扫描以进行目标可视化，则通常在框架放置之前获得，因为大多数立体定向框架仅被批

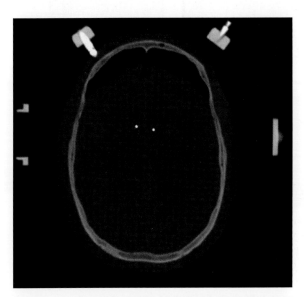

▲ 图 3-5　术中计算机断层扫描显示双侧脑深部电刺激电极放置后出现广泛的颅内积气；从侧面可以看到弧形支撑，从前面可以看到螺钉

经 Barrow Neurological Institute，Phoenix，Arizona 许可使用

准用于在 1.5T 扫描仪中使用，因此通常在框架放置前到框架放置后进行 MRI 融合。使用 MRI 进行注册扫描的好处是，用于格式化（即描绘前连合，后连合和方向）的图像与立体定向基准点出现的扫描相同，但 CT 的使用对于注册扫描具有一定的优势。最明显的优势可能是在手术当天改善了工作流程，因为配准 CT 的持续时间比配准和计划 MRI 的持续时间短得多。使用 MRI 进行配准时可能还会出现一些磁畸变，尽管这种畸变对准确性的影响尚未得到充分评估。但是，对于每个机构而言，评估失真及这可能如何影响立体定向规划中的系统错误都是很重要的。

注册扫描是将所有其他图像共同配准到的图像，包括靶向序列及术中成像以验证电极放置。因此，为了使这项技术可靠，重要的是：①电极在大脑中的位置实际上是医生在术中成像时测量的位置。②如果电极看起来偏离了目标，它确实偏离了目标。否则，将根据错误的术中数据做出手术决定。此外，手术中的每个步骤都具有相关的误差（例如，框架误差、配准误差），这些误差会产生累加效应，由此人们所看到的是不准确的。

有许多研究评估了图像融合的可靠性，验证了所看到图像的准确性，这些研究支持了融合技术的可靠性 [20, 21]。也有类似的研究证实了术后 MRI 上的电极位置 [22]。

值得注意的是，提倡术中 MRI 或将电极植入 MRI 可视靶点的目的在于，由于可以实时看到靶点结构的位置，因此可以减少脑移位的影响。这也是术中 MRI 引导与 MRI 或 CT 验证的 DBS 手术之间的区别。尽管如此，仍必须考虑每种方法的潜在优势，包括靶点可视化的质量及术中成像的限制。

# 三、术中 MRI 和 CT

全球术中影像市场正在成长，这主要是由于脊柱外科对该技术的需求不断增加 [23]，因此，许多立体定向外科医生可能已经在其手术中心为其他应用提供术中成像。使用解剖学靶点的手术计划取决于高质量的 MRI，最好是高场强的 3-Tesla MRI。

术中成像可能会同时用于立体定向定位扫描和用于验证立体定向准确性的扫描。立体定向框架错误是可能影响立体定向准确性的因素之一。使用术中成像模态获得定位扫描的优点是患者在扫描后不需要移动，这降低了框架或轨道设备在图像采集后可能移动的风险。放置轨道设备（无论是基于框架的还是无框架的），同时使用立体坐标或导航来设置轨迹。此过程取决于 MRI 的配准，在该 MRI 上已建立了具有用于定位患者的立体定向图像的手术计划。配准的可靠性取决于所使用软件的内部算法及成像质量。术前 MRI 期间的运动伪影可能会带来其他错误，这可能会影响各种图像集的融合质量。目前市场上有多种术中使用的 MRI 或 CT 选项，下面将对其中一些进行描述。

## （一）术中 CT

对于 CT，便携式成像方式有很多选择，并且这种便携式成像已转化为术中成像。在脊柱外科和神经外科中 CT 成像的交叉应用使得在一些手术中心更容易获得这种成像方式。术中 CT 需要结合术前影像进行核对，但有研究表明 CT 对电极位置的评价不逊于 MRI [21, 24]。有几种系统可选购，包括以下讨论的系统。

## （二）O 形臂（Medtronic）

Medtronic O 形臂（Medtronic Inc.，Minneapolis，Minnesota）是一种移动式锥形束图像采

集系统，广泛用于脊柱外科手术中的仪器的立体定向导航。文献中有许多研究报道了 O 形臂与 DBS 一起使用的情况[25-28]。CT 图像直接传送到手术计划站，在此可以与术前 CT 扫描进行配准。同样的术前 CT 扫描将配准术前 MRI。进行术前 CT 扫描的部分原因是在可视化软组织颅内解剖时图像质量较低。尽管 O 形臂可用于骨与骨之间的融合和电极的可视化，并改善了软组织的可视化效果，但对正确匹配软组织或术中可视化早期出血的能力的验证不是最佳选择[29]。可以与最新一代的设备一起使用，当前版本的 O 形臂具有高清 3D 体积模式，可同时显示 20cm 和 40cm 的视场，后者可以包括用于基于框架的配准成像的基准框（图 3-6A），以及在放置引线后进行扫描时将弧保留在立体定向框架上的能力（图 3-6B）。

### （三）CereTom/BodyTom（Samsung）

CereTom 是用于头部的 8 层小口径便携式 CT 扫描仪，直径 32cm，视野为 25cm。BodyTom 是一款便携式 32 层全身扫描仪，具有 85cm 的门架和 60cm 的视野。CereTom 最初是作为不带 CT 扫描仪的医院的成像选择而引入的，用于对重症监护病房中因医学原因过于

不稳定而无法运输到放射科的患者成像。最近，它也被放置在救护车中以创建可移动的卒中评估装置。据报道，CereTom 在 DBS 上的使用已通过无框架颅骨安装轨道设备[30]和 Leksell 立体定位框架[21]进行了报道。在这两种设置中，均使用 CereTom 进行注册扫描（图 3-7A 和 C）和电极放置后的验证扫描（图 3-7B 和 D）。虽然孔可以容纳用于 DBS 的硬件，但这样做的余地很小。在轨道以下进行扫描可能是一个挑战，并且可以扫描的颅内体积的这一限制也可能影响融合准确性。BodyTom 的一个优点是具有更大的门架，使其可以在脊柱外科手术中使用，因此增加了其在手术室中的应用范围。它还为术中扫描创造了更多的工作区域；特别是，外科医生无须拆卸电极输送系统即可将患者放入孔中（图 3-7E 和 F）。但是，BodyTom 具有更大的占地面积，这可能会影响手术流程。

### （四）Airo（Brainlab）

Airo 的 107cm 门架开口带有 32 层螺旋扫描探测器阵列。与 BodyTom 和 O 形臂类似，Airo 经常用于脊柱固定系统。该系统带有一个集成的底座，该底座包括一个手术床，是专门为外科手术设计的。与 O 形臂类似，Airo 的制

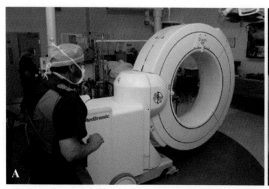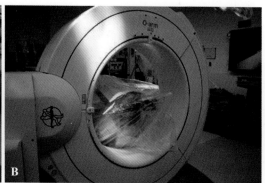

▲ 图 3-6　A. 带有 Leksell 立体定位镜架的 O 形臂（Medtronic）在手术中使用，基准盒就位，用于获取立体定位记录扫描。B. 放置 O 形臂，以获取引导后放置的计算机断层扫描。将透明的悬垂布放置在无菌区域上，并且弧线仍位于立体定向框架上

经 Barrow Neurological Institute，Phoenix，Arizona 许可使用

造商也有一个手术计划导航平台，该平台用于立体定向神经外科手术，并且与脊柱扫描仪一样以集成方式与CT扫描仪结合在一起。迄今为止，尚未发现有关使用Airo用于DBS的任何已发表的报道，其价值和工作流程与其他术中CT成像系统的价值和工作流程应该没有根本不同。

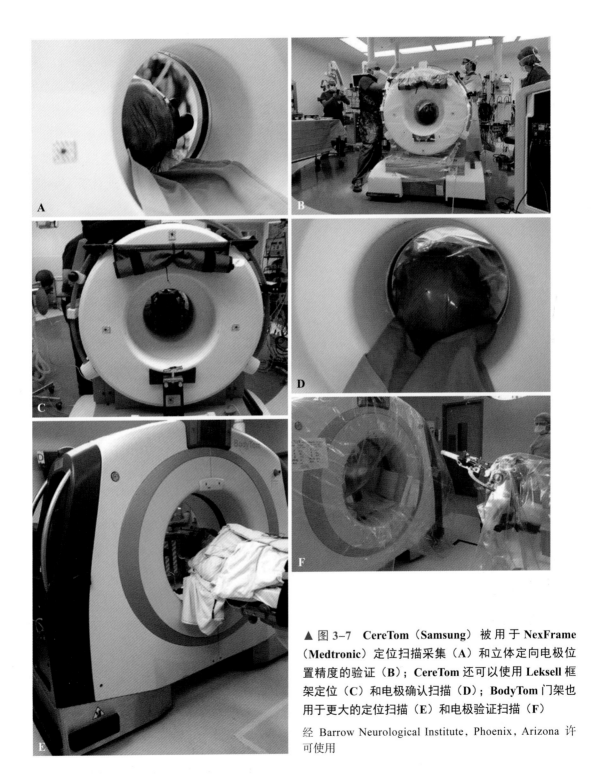

▲ 图 3-7　CereTom（Samsung）被用于NexFrame（Medtronic）定位扫描采集（A）和立体定向电极位置精度的验证（B）；CereTom 还可以使用 Leksell 框架定位（C）和电极确认扫描（D）；BodyTom 门架也用于更大的定位扫描（E）和电极验证扫描（F）

经 Barrow Neurological Institute，Phoenix，Arizona 许可使用

## （五）术中轨道 CT（IMRIS, Siemens）

除了将便携式 CT 扫描仪用作术中 CT 扫描仪外，手术室还内置有集成系统。通过沿安装在天花板或嵌入式地板上的导轨滑动将 CT 移动到患者身上。

## （六）术中 MRI

MRI 在神经外科手术室中也变得越来越有用，并且主要用于神经肿瘤中的术中成像，以进行术中肿瘤切除评估。通常包括将患者移至用于成像的磁体，或者将磁体沿吊装导轨移入患者的手术室（类似于上述 CT 系统）。在这两种情况下，磁铁都放在与手术室相邻的房间中。后者系统（术中 MRI 系统，IMRIS）的优势之一是，在手术过程中无须将患者从手术室中移出，从而有可能提高工作流程和安全性 [7]。最近的一项研究报道了 IMRIS 在 33 例患者中的使用情况，发现与采用清醒术中生理学进行标准植入术相比，全麻下框架式 DBS 术中 MRI 验证电极位置是安全、准确、精确和有效的 [31]。

另外，DBS 手术是在诊断性 MRI 孔中进行的，而不是在手术室，许多早期使用 ClearPoint 颅骨安装轨迹系统进行 DBS 的报道都是在这种情况下进行的（即介入性 MRI，而不是术中 MRI）。这里的问题包括将诊断性 MRI 扫描仪用于外科手术的成本（即，在手术期间不能将扫描仪用于诊断目的，并且由于该限制，随后扫描仪的可访问性有限）。与术前 MRI（不算由于颅内积气引起的脑部移位）或术中 CT 图像（需要融合到术前图像集上，这可能会导致融合错误的步骤）相比，ClearPoint 系统使用实时 MRI 进行靶点选择并监控电极的位置 [32]。因此，MRI 引导下的电极放置具有在放置电极时（而不是在已经放置电极后），检测电极放置错误及其他术中并发症（如出血）的优势。

## 四、立体定向准确度是手术成功的关键

DBS 手术通常包括将一根电极穿过 14mm 的钻孔，直到颅骨内深 75～85mm 的靶点。通常，小于 2mm 的立体定向误差被认为是成功治疗所必需的。一项关于失败的 DBS 治疗研究发现，当对电极位置进行定量判断时，有 46% 的失败患者为电极位置错误 [33]。较早的一项研究报告显示 [34]，通过文献回顾已发表的 MRI 图像，MER 引导的核团毁损位置或 DBS 电极的位置不正确是很常见的。使用术后影像学对电极放置后的精确位置进行定量分析，要求外科医生完成手术，然后返回手术室，将影像学加载到计划站，并融合影像，然后再记录立体定向误差。这不是常见的做法。也就是说，在 DBS 手术流程中采用术中 CT 和 MRI 之前，在手术计划台上对植入后的图像进行分析并比较预期靶点与最终的靶点位置，并不是术中记录立体定向误差的标准步骤。但是，鉴于此类技术的可用性和采用率不断提高，将该步骤标准化到 DBS 手术中是可能的，并且可能会带来好处。

关于在脊柱外科手术中越来越多地使用术中 CT 进行内固定放置验证，一位外科医生认为，与术后面对相同信息的情况相比，修改术中植入不理想植入物的阈值要低得多 [35]。如果在术后 CT 或 MRI 上发现电极位置错误，外科医生则不得不将患者带回手术室并重新打开切口，而在术中 CT 或 MRI 中，切口已经打开并且立体定位设备处于已经准备好重新放置电极；因此，直观上来说，外科医生更有可能纠正该错误。因此，术中成像对于立体定位精度的验证是重要的，因为立体定向精度很重要，并且当在手术过程中而不是在手术后获得并分析此类成像时，校正错误的可能性更高。

## 五、影响

在美国，神经外科手术室中术中影像的可用性越来越高，这为 DBS 外科医生提供了一种工具来验证电极是否确实在外科医生认为的位置。较早的文献强调，这是一个非常重要问题，而且即使在高水平外科中心的经验丰富的外科医生尽管使用了 MER 和试验刺激，但他们仍然将电极偏离预定的位置。

术中的急性损伤发现的可靠性尚不清楚。关于 MER，Bour 等 [36] 发现，最佳 MER 反应的部位并不一定与术中宏刺激试验显示出最佳临床反应的部位相关，Wodarg 等 [9] 发现 MER 无法区分患者长期临床效果的差异，但 MRI 定义的 STN 中的电极位置可预测运动反应。由于在放置电极时出现急性微毁损效应，尽管电极不在靶区，但外科医生可能会观察到有症状的反应，当微毁损疗效消失，患者可能对程控没有反应。同样，外科医生可能会过度解释所观察到的副作用的含义，将电极从副作用的源头移开，并在此过程中将电极从最有效的区域移开。可能还会有一些混杂因素，如手术中的患者配合，包括患者没有完全从镇静状态恢复到可以在手术中合作的程度。外科医生之间及各外科中心之间的 MER 和宏刺激试验的表现和解释的差异性可能会影响 DBS 手术的标准化。

电极的立体定向位置很重要，用于评估 DBS 是否失败。结合电极立体定向位置的重要性和手术后重新放置电极的发生率，提示应将电极立体定向位置的精度作为手术终点，而无须使用术中清醒宏刺激测试或 MER。数十年来评估电极位置的方法，以及清楚地描绘皮层下结构边界的高场 MRI，增加了对直接靶点的信心，并在与术中成像结合以验证准确性时，将立体定向准确性评估为手术终点变得可行。如果外科医生准确到达靶点但选择了错误的靶点，则最终结果不佳。因此，一个关键的要求是，除了准确到达靶点外，外科医生还能够在高质量 MR 图像上选择正确的靶点。

在过去的 10 年中，许多研究已经评估了在全身麻醉下，在没有 MER 或宏刺激测试的情况下进行图像验证的 DBS 手术后的结果，显示了良好的预后 [37-39]。其他研究将结果与标准（清醒）技术进行了比较，未显示出任何差异 [40, 41]。

在一项研究中，研究人员对 82 例全麻下接受 STN-DBS 治疗的帕金森病患者的临床疗效进行了长期而详细的随访研究 [37]。结果表明，未进行药物治疗下的帕金森病综合评定量表（UPDRS- Ⅲ）总分从手术前的 68.78 改善到术后 1 年的 45.89。同样，另一项研究追踪了 213 例接受 DBS 手术的帕金森病患者 [42]。获得了 188 例患者的 1 年随访数据，并获得了 65 例患者的 5 年随访数据。结果表明，UPDRS- Ⅲ 评分在 1 年时改善了 61%，在 5 年时改善了 37%。在最近的一项研究中，报道了由同一外科医生在同一手术中心对清醒状态下的患者进行 MER 指导下及对 iCT 全麻状态下的患者进行 iCT 指导下进行 DBS 手术的有效性 [40]。研究表明，GPi 或 STN 在清醒和全麻状态下，随刺激而改善的 UPDRS- Ⅲ 得分没有差异。对于 GPi 和 STN 人群，清醒和全麻组的帕金森病问卷 39 评分和左旋多巴等效剂量的改善百分比相似。在另一个外科中心，作者分析了 30 例全麻的 DBS 患者和 39 例清醒的 DBS 患者的结果。结果表明，UPDRS- Ⅲ 或 UPDRS- Ⅱ 的改善无差异 [41]。

根据上述已发表结果，当根据宏刺激测试和 MER 与立体定向的准确性确定最终的领先地位时，帕金森病患者的临床结果是相似的。考虑诸如手术效率、患者舒适度及与标准清醒技术相关的结果可变性等因素，对术中 MRI 和

CT 进行电极位置验证的依赖可能会增加。

## 六、结论

神经外科术中 MRI 和 CT 的可用性不断提高，这对 DBS 手术具有重要意义。在过去的 15 年中，越来越多的外科手术中心采用了术中 3D 成像技术来评估电极位置的立体定向误差，这些实践的公开报道强调了立体定向准确性对术后运动预后的重要性。其他的优势还有使用术中 3D 成像获得立体定向扫描可以改进手术流程。随着术中 CT 和 MRI 继续用于 DBS 手术中，外科中心将继续考虑以下问题：是否应将立体定向误差与 MER 和宏刺激测试一起作为术中考虑的附加数据点，还是仅凭立体定向准确性即可充分预测运动结果，以使术中影像检查可以减少对 MER 和宏刺激测试的需求。

## 参考文献

[1] Ko AL, Magown P, Ozpinar A, Hamzaoglu V, Burchiel KJ. Asleep deep brain stimulation reduces incidence of intracranial air during electrode implantation. Stereotact Funct Neurosurg. 2018;96(2):83–90. Epub 2018/05/31.

[2] Starr PA, Turner RS, Rau G, et al. Microelectrode-guided implantation of deep brain stimulators into the globus pallidus internus for dystonia: techniques, electrode locations, and outcomes. J Neurosurg. 2006;104(4):488–501. Epub 2006/04/20.

[3] Saint-Cyr JA, Hoque T, Pereira LC, et al. Localization of clinically effective stimulating electrodes in the human subthalamic nucleus on magnetic resonance imaging. J Neurosurg. 2002;97(5):1152–66. Epub 2002/11/27.

[4] McClelland S 3rd, Ford B, Senatus PB, et al. Subthalamic stimulation for Parkinson disease: determination of electrode location necessary for clinical efficacy. Neurosurg Focus. 2005;19(5):E12. Epub 2006/01/10.

[5] Zonenshayn M, Sterio D, Kelly PJ, Rezai AR, Beric A. Location of the active contact within the subthalamic nucleus (STN) in the treatment of idiopathic Parkinson's disease. Surg Neurol. 2004;62(3):216–25; discussion 25–6. Epub 2004/09/01.

[6] Lanotte MM, Rizzone M, Bergamasco B, Faccani G, Melcarne A, Lopiano L. Deep brain stimulation of the subthalamic nucleus: anatomical, neurophysiological, and outcome correlations with the effects of stimulation. J Neurol Neurosurg Psychiatry. 2002;72(1):53–8. Epub 2002/01/11.

[7] Maks CB, Butson CR, Walter BL, Vitek JL, McIntyre CC. Deep brain stimulation activation volumes and their association with neurophysiological mapping and therapeutic outcomes. J Neurol Neurosurg Psychiatry. 2009;80(6):659–66. Epub 2008/04/12.

[8] Andrade-Souza YM, Schwalb JM, Hamani C, et al. Comparison of three methods of targeting the subthalamic nucleus for chronic stimulation in Parkinson's disease. Neurosurgery. 2005;56(2 Suppl):360–8; discussion –8. Epub 2005/03/30.

[9] Wodarg F, Herzog J, Reese R, et al. Stimulation site within the MRI-defined STN predicts postoperative motor outcome. Mov Disord. 2012;27(7):874–9. Epub 2012/04/21.

[10] O'Gorman RL, Shmueli K, Ashkan K, et al. Optimal MRI methods for direct stereotactic targeting of the subthalamic nucleus and globus pallidus. Eur Radiol. 2011;21(1):130–6. Epub 2010/07/24.

[11] Sudhyadhom A, Haq IU, Foote KD, Okun MS, Bova FJ. A high resolution and high contrast MRI for differentiation of subcortical structures for DBS targeting: the Fast Gray Matter Acquisition T1 Inversion Recovery (FGATIR). NeuroImage. 2009;47(Suppl 2):T44–52. Epub 2009/04/14.

[12] Spiegelmann R, Nissim O, Daniels D, Ocherashvilli A, Mardor Y. Stereotactic targeting of the ventrointermediate nucleus of the thalamus by direct visualization with high-field MRI. Stereotact Funct Neurosurg. 2006;84(1):19–23. Epub 2006/04/26.

[13] Cukiert A, Lehtimaki K. Deep brain stimulation targeting in refractory epilepsy. Epilepsia. 2017;58 Suppl 1:80–4. Epub 2017/04/08.

[14] Montgomery EB Jr. Microelectrode targeting of the subthalamic nucleus for deep brain stimulation surgery. Mov Disord. 2012;27(11):1387–91. Epub 2012/04/18.

[15] Matias CM, Frizon LA, Asfahan F, Uribe JD, Machado AG. Brain shift and pneumocephalus assessment during frame-based deep brain stimulation implantation with intraoperative magnetic resonance imaging. Oper Neurosurg (Hagerstown). 2018;14(6):668–74. Epub 2017/10/04.

[16] Alterman RL, Weisz D. Microelectrode recording during deep brain stimulation and ablative procedures. Mov Disord. 2012;27(11):1347–9. Epub 2012/08/29.

[17] Petersen EA, Holl EM, Martinez-Torres I, et al. Minimizing brain shift in stereotactic functional neurosurgery. Neurosurgery. 2010;67(3 Suppl Operative):ons213–21; discussion ons 21. Epub 2010/08/04.

[18] Khan MF, Mewes K, Gross RE, Skrinjar O. Assessment of brain shift related to deep brain stimulation surgery. Stereotact Funct Neurosurg. 2008;86(1):44–53. Epub 2007/09/21.

[19] Ivan ME, Yarlagadda J, Saxena AP, et al. Brain shift during bur hole-based procedures using interventional MRI. J

Neurosurg. 2014;121(1):149–60. Epub 2014/05/03.

[20] Shin M, Penholate MF, Lefaucheur JP, Gurruchaga JM, Brugieres P, Nguyen JP. Assessing accuracy of the magnetic resonance imaging-computed tomography fusion images to evaluate the electrode positions in subthalamic nucleus after deep-brain stimulation. Neurosurgery. 2010;66(6):1193–202; discussion 202. Epub 2010/05/25.

[21] Mirzadeh Z, Chapple K, Lambert M, Dhall R, Ponce FA. Validation of CT-MRI fusion for intraoperative assessment of stereotactic accuracy in DBS surgery. Mov Disord. 2014;29(14):1788–95. Epub 2014/11/08.

[22] Hyam JA, Akram H, Foltynie T, Limousin P, Hariz M, Zrinzo L. What you see is what you get: Lead location within deep brain structures is accurately depicted by stereotactic magnetic resonance imaging. Neurosurgery. 2015;11 Suppl 3:412–9; discussion 9. Epub 2015/06/19.

[23] Grand View Research. Intraoperative imaging market size worth $4.2 billion by 2025; 2017. Available from: https://www.grandviewresearch.com/press-release/ global-intraoperative-imaging-market.

[24] Kremer NI, DLM O, van Laar PJ, et al. Accuracy of intraoperative computed tomography in deep brain stimulation-A prospective noninferiority study. Neuromodulation. 2019;22(4):472–7. Epub 2019/01/11.

[25] Katati MJ, Jover VA, Ianez VB, et al. An initial experience with intraoperative O-Arm for deep brain stimulation surgery: can it replace post-operative MRI? Acta Neurol Belg. 2018. Epub 2018/11/09.

[26] Frizon LA, Shao J, Maldonado-Naranjo AL, et al. The safety and efficacy of using the O-arm intraoperative imaging system for deep brain stimulation lead implantation. Neuromodulation. 2018;21(6):588–92. Epub 2017/12/22.

[27] Carlson JD, McLeod KE, McLeod PS, Mark JB. Stereotactic accuracy and surgical utility of the O-arm in deep brain stimulation surgery. Oper Neurosurg (Hagerstown). 2017;13(1):96–107. Epub 2017/09/22.

[28] Shahlaie K, Larson PS, Starr PA. Intraoperative computed tomography for deep brain stimulation surgery: technique and accuracy assessment. Neurosurgery. 2011;68(1 Suppl Operative):114–24; discussion 24. Epub 2011/01/06.

[29] Servello D, Zekaj E, Saleh C, Pacchetti C, Porta M. The pros and cons of intraoperative CT scan in evaluation of deep brain stimulation lead implantation: a retrospective study. Surg Neurol Int. 2016;7(Suppl 19):S551–6. Epub 2016/09/02.

[30] Burchiel KJ, McCartney S, Lee A, Raslan AM. Accuracy of deep brain stimulation electrode placement using intraoperative computed tomography without microelectrode recording. J Neurosurg. 2013;119(2):301–6. Epub 2013/06/04.

[31] Matias CM, Frizon LA, Nagel SJ, Lobel DA, Machado AG. Deep brain stimulation outcomes in patients implanted under general anesthesia with frame-based stereotaxy and intraoperative MRI. J Neurosurg. 2018;129(6):1572–8. Epub 2018/01/27.

[32] Ostrem JL, Ziman N, Galifianakis NB, et al. Clinical outcomes using ClearPoint interventional MRI for deep brain stimulation lead placement in Parkinson's disease. J Neurosurg. 2016;124(4):908–16. Epub 2015/10/27.

[33] Okun MS, Tagliati M, Pourfar M, et al. Management of referred deep brain stimulation failures: a retrospective analysis from 2 movement disorders centers. Arch Neurol. 2005;62(8):1250–5. Epub 2005/06/16.

[34] Hariz MI, Fodstad H. Do microelectrode techniques increase accuracy or decrease risks in pallidotomy and deep brain stimulation? A critical review of the literature. Stereotact Funct Neurosurg. 1999;72(2–4):157–69. Epub 2000/06/15.

[35] Rampersaud YR. Computed tomography and pedicle screws. J Neurosurg Spine. 2014;21(3):317–8. Epub 2014/06/14.

[36] Bour LJ, Contarino MF, Foncke EM, et al. Long-term experience with intraoperative microrecording during DBS neurosurgery in STN and GPi. Acta Neurochir (Wien). 2010;152(12):2069–77. Epub 2010/10/16.

[37] Harries AM, Kausar J, Roberts SA, et al. Deep brain stimulation of the subthalamic nucleus for advanced Parkinson disease using general anesthesia: longterm results. J Neurosurg. 2012;116(1):107–13. Epub 2011/10/18.

[38] Hertel F, Zuchner M, Weimar I, et al. Implantation of electrodes for deep brain stimulation of the subthalamic nucleus in advanced Parkinson's disease with the aid of intraoperative microrecording under general anesthesia. Neurosurgery. 2006;59(5):E1138; discussion E. Epub 2006/12/05.

[39] Chen SY, Tsai ST, Lin SH, et al. Subthalamic deep brain stimulation in Parkinson's disease under different anesthetic modalities: a comparative cohort study. Stereotact Funct Neurosurg. 2011;89(6):372–80. Epub 2011/11/23.

[40] Chen T, Mirzadeh Z, Chapple KM, et al. Clinical outcomes following awake and asleep deep brain stimulation for Parkinson disease. J Neurosurg. 2018;130(1):109–20. Epub 2018/03/17.

[41] Brodsky MA. Author response: clinical outcomes of asleep vs awake deep brain stimulation for Parkinson disease. Neurology. 2018;91(5):241–2. Epub 2018/08/01.

[42] Fluchere F, Witjas T, Eusebio A, et al. Controlled general anaesthesia for subthalamic nucleus stimulation in Parkinson's disease. J Neurol Neurosurg Psychiatry. 2014;85(10):1167–73. Epub 2013/11/20.

# 第4章 立体定向放射外科中的无框架图像引导

## Frameless Image Guidance in Stereotactic Radiosurgery

Nzhde Agazaryan　Stephen Tenn　Sonja Dieterich　Thierry Gevaert　Steven J. Goetsch　Tania Kaprealian **著**

梅　涛 **译**

杜世伟 **校**

## 一、概述

立体定向放射外科（SRS）的原理是在 20 世纪 50 年代由 Lars Leksell 博士，以及瑞典的一个由医生和物理学家组成的团队提出的。SRS 能够精准地传送聚焦光束，从而在焦点体积处产生高剂量的辐射。在 SRS 发展的早期，固定在骨骼解剖上的刚性框架既起到固定患者的作用，又起到定位放射治疗靶点的作用[1]。这种基于框架的技术中，靶点定位的准确性和精确度取决于框架的几何精度、机械强度，以及它们对患者解剖学固定的可靠性。一旦框架连接到患者身上，就可以通过 CT 或 MRI 扫描来确定目标的立体定向坐标。随后通过立体定向框架将治疗坐标传送到治疗仪器上。

基于框架的立体定向对准的另一种方法是使用成像系统来检测患者相对于放射治疗区域的位置。当检测到未对准时，在治疗传递或治疗之前对其进行校正。"立体定向"一词来自于术语，"立体"意为"坚实"，"定向"意为"触碰"，尽管立体定向过去是指与患者内部解剖关系相联系的几何框架固定的技术，但该术语使用图像引导作为定位手段。在放射肿瘤学中，使用影像学来指导和验证治疗区域的位置并不是新理念。20 世纪 80 年代初，Verhey 及其团队描述了在质子放射治疗过程中，使用处于治疗位置的患者的治疗前和治疗后的 X 线片来分析质子放射治疗期间的运动[2]。最近，随着电子 X 线图像检测的出现，如电子门兆伏（megavoltage，MV）成像和平面千伏（kilovoltage，kV）成像，使得在图像指导下实现患者位置自动检测和校正成为可能。实时图像引导的过程通常是这样的：首先根据外部标志对患者进行与治疗范围等中心对齐，然后进行影像扫描，可以直接检测目标或与目标密切相关的替代解剖结构。然后将这些"实时"或"在线"图像与患者完全对齐时预期的参考图像进行比较。参考图像被称为数字重建射线照片（digitally reconstructed radiograph，DRR）。比较或图像配准过程检测并量化两组图像之间的任何偏差，从而确定患者偏离正确的治疗位置的大小。然后，可以通过调整患者位置或移动治疗光束来纠正目标的偏差。

图像引导技术将患者对准过程与固定装置分离。因此，可以用更舒适和无创的方法固定患者。例如用于治疗颅骨靶标的模塑热塑面罩和脊柱靶点的真空袋。与传统的定位框架相比，这些设备更不牢固，允许患者移动，但在治疗过程中，可以通过更频繁地对患者进行成像和重新定位来部分弥补这一缺点。另一方面，这些设备可在单次计划 CT 或 MRI 扫描后重复用于多次治疗（部位），便于多疗程放射治疗，更容易进行多部位放射治疗或分期放射治疗。

在本章中，我们将介绍 3 种广泛应用的放射外科治疗传输系统，即射波刀、Leksell 伽马刀和机架安装直线加速器技术。还有其他的商用无框架 SRS 和 IGRT 系统（例如，在螺旋断层放射治疗系统中使用 MVCT，在 ViewRay 和 Elekta Unity 上使用 MRI）。然而，它们并不是颅骨立体定向治疗的常规应用，而且在撰写本文时，由于缺乏使用这些系统的经验，因此我们将其排除在本章的讨论之外。

## 二、射波刀技术

从一开始，射波刀（CyberKnife，CK）系统就作为一种专用的无框架图像引导放射外科系统[3]。有了这个系统，治疗射线通过安装在机械臂上的一个紧凑的 6MV 直线加速器传送到患者身上（图 4-1）。通过一个可移动的床顶来进行患者的整体定位。随后，通过机械臂调整治疗光束的位置，对患者和身体器官的偏移进行些许校正。该机器人可纠正的平移误差为 ±10mm，俯卧位和仰卧位误差为 ±1.5°、

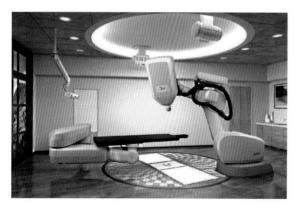

▲ 图 4-1　射波刀系统由 2 个安装在天花板上的 X 线相机和 2 个嵌入地板中非晶硅探测器成像仪组成

图片由 Accuray 公司提供，版权所有，2019

翻身误差为 ±3°。图像引导是该系统的基础，如果通过立体 X 线成像检测到患者移位，则使用机械臂对治疗光束进行校正。

### （一）成像系统说明

射波刀成像系统由两个安装在天花板上的 X 线相机和两个安装在地板上的图像检测器组成。X 线相机的电压范围为 80～120kV。在临床中，颅骨成像通常在 100kV 下进行，脊柱成像通常在约 120kV 下进行。图像检测器是非晶硅平板。在当前配置中，它们安装在地板下方，并带有顶盖（图 4-1）。每个 X 线相机的中心轴都以 90° 角相交，并且相交点与房间内机器的中心物理点的误差在 ±1mm 以内。

### （二）追踪算法

目前有几种成像和注册算法可用于检测和追踪目标位置。颅骨追踪算法用于颅骨内部的 SRS 目标，以及 $C_{1\sim2}$ 脊柱水平。脊柱追踪算法用于所有从 $C_{3\sim4}$ 及更低的脊椎目标。如果骨骼解剖结构受到严重侵蚀而无法在 X 线图像中清楚的检测到，则颅骨或脊柱追踪算法可能无法准确地定位目标。在这种情况下，可以在目标组织附近植入金属基准标记，并且可以使用基准追踪算法来追踪这些标记。

1. 颅骨追踪算法

颅骨追踪算法是专门为使颅骨目标与治疗光束对准而开发的。该算法会自动记录患者头部的立体 X 线，并预先生成 DRR，从而显示预先设置中计划治疗位置的平移和旋转误差。为了生成 DRR，设计者将在 CT 模拟中选择成像中心点位置。此点代表了图像引导 X 线相机视野内患者头部最理想的对齐位置。一旦选定了成像中心点，该软件就会创建一个 DRR 图像矩阵，以表示在治疗时患者头部可能会移动的位置。包括平移和旋转。在远离设定目标的位置

时，矩阵包含的 DRR 较少。一旦患者对准图像等中心点，便会获得一组正交图像。2D-3D 定位算法可将这些 X 线图像迭代配准到矩阵库中的 DRR，以找到最接近的匹配项。通过这种方式，可以根据最匹配的 DRR 确定患者平移和旋转的误差量。研究表明，该方法可以将基准控制在 0.3mm 或 0.3° 范围内，这被认为是进行比较的金标准[4]。

在射波刀系统中，成像中心位置与目标的位置无关。这是由于机器人在引导治疗光束时可以自由移动。对于颅骨追踪，等中心点常位于患者的中轴线上，这样可以最大化颅骨周围的投影视野。该位置在图像中围绕患者头部上方 10～20mm 的空白处，我们称为"闪光点"。对于成人，该中心点位置位于下丘脑上方的颅脑中线上，比垂体高约 3cm。这种等中心点的放置最大限度地提高了成像和定位的准确性、稳定性。对于儿童患者，图像的下界设置为不能低于上切牙的位置。相对于颅骨的其他部分，下颌骨是可移动的，因此如果在图像中见到下颌骨，尤其是对于已麻醉的儿童患者，其目标位置的变化可能会影响图像的配准，进而影响光束的定位精度。

### 2. 脊柱追踪算法

在 CK 脊柱放射外科的早期，将被植入脊柱的基准点作为定位标志[5, 6]。虽然这种方法可以实现精确的脊柱靶点定位，但它需要在靠近靶点的椎体中有创性地放置标记物。高密度标记物会在 CT 上产生伪影，阻碍目标识别。2006 年，Fu 和 Kuduvalli 发明了一种图像处理方法，用来增强脊柱 DRR 中的骨骼特征[7]。这些 DRR 的出现使得我们能够开发出更加优化的脊柱追踪算法，从而避免了大多数患者放置基准的需要。脊椎追踪算法生成增强的 DRR，然后按照颅骨追踪算法的描述对 DRR 进行迭代 2D-3D 定位。该算法取代了脊柱 SRS 的基准点

追踪，除非椎体密度极低且骨骼在 DRR 生成中受到影响。

### （三）图像制导质量保证测试

在安装过程中使用了特殊夹具对成像系统进行机械校准。然后利用射波刀机器人本身高精度定位装置，进行测试成像对准。一个模拟头部和颈椎的 SRS 模型（CIRS, Norfolk, Virginia）被安装在机器人校准器组件上。随后，机器人根据三个测试运动表定位模型，成像系统才可以准确识别[4]。

### （四）成像频率和临床准确性

佩戴热塑面罩固定颅骨的患者和佩戴真空模制垫固定脊柱的患者，可能发生少量位移（通常最大 3mm）。这种位移可在治疗期间发生，并可能影响剂量的配置。为了减少患者移动对剂量放置的不良反应，在治疗期间对患者进行成像，如果检测到治疗位置移动，则纠正治疗。Murphy 及其同事研究了在射波刀在治疗颅内和脊柱病变时患者的移动[8]。他们发现，研究对象中，每成像一次，将有不到 2% 的剂量配置移位 2mm 以上。治疗团队可为每个患者设定射波刀的成像频率。治疗软件允许多次光束拍摄，在临床实践中，成像频率通常为 3～5 个光束。决定给定患者的成像频率的因素包括目标与关键结构的距离、患者特定的移动趋势、治疗时间和成像剂量。

## 三、室内和机架安装成像技术

光学图像引导[9]、立体 X 线成像[10]、结合立体 X 线图像的光学引导[11-13] 或锥形束 CT（CBCT）[14, 15] 的发展，为无框架立体定向放射外科在传统的龙门架线性加速器上传送提供了基础。下面我们将讨论 ExacTrac 系统和

CBCT，因为它们与 SRS 治疗校准有关。

## （一）ExacTrac 系统

目前的 ExacTrac 系统（Brainlab AG, Munich, Germany）集成了红外（infrared, IR）追踪与倾斜立体千伏 X 线成像，可实现快速准确的患者定位[12, 16]。红外组件包括一个红外照明器和一个安装在治疗床远端上方的摄像机。摄像机可以通过矩阵追踪连接到患者，或者治疗床的红外反射标记器，其定位误差为 0.3mm，采样频率为 20Hz[17]。它用于患者的初始定位，并且在需要调整患者位置时，追踪和引导患者移动。如果在患者身上放置了标记，则可以用于实时监测患者的位置。立体 X 线成像组件使用双千伏（kV）X 线照相机（每个照相机均由一个光源和一个平板成像器组成）。在 ExacTrac 系统上，X 线源位于直线加速器机架旁边的地板上，平板成像仪安装在治疗床上方的天花板上。照相机的轴线不像射波刀系统那样呈正交，而是以 62° 的等角相交。类似于射波刀 X 线相机，它们用于位置检测和验证。与"射波刀"不同，患者通过在治疗床上移动来校正直线加速器输送系统上的目标位置。红外系统引导这

些运动比发动机本身更精确。

ExacTrac 系统会计算图像配准，将患者当前位置的 6 个自由角度（DOF）（3 个平移和 3 个旋转）校正到计划位置。ExacTrac 不需要预先生成 DRR。相反，配准过程几乎实时进行，仅使用少量参考的 3D 图像集进行迭代平移和少量旋转[18]。在每次迭代期间，都会生成一对 DRR，并与获取的图像进行比较。算法持续进行，直到生成的 DRR 与误差范围内的图像匹配为止。匹配生成 DRR 的 CT 集的方向代表患者的当前方向，并且确定了使患者正确对齐所需要的平移和旋转。由于该算法将二维（2D）定位 X 线图像配准到 3D CT 图像上，因此也称为 2D-3D 图像注册技术。

注册的准确性受图像质量和治疗时解剖结构差异的影响。因此，在交付治疗之前，治疗团队必须仔细检查注册结果（目测检查）。增加注册稳定性和准确性的工具包括通过遮盖注册区域来限制注册的特定感兴趣区（ROI）。平面图像可以排除可能与目标位置不相关的混乱结构（如下颌骨、上颈椎或 IR 反射器）（图 4-2）。或者，可以限制生成 DRR 的体积，从而将这些结构排除在 DRR 之外。理想情况下，靠近目标

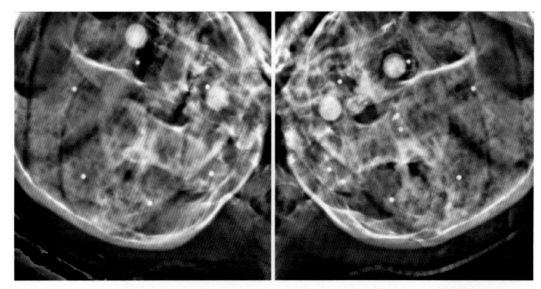

▲ 图 4-2　X 线的 2D-3D 配准与动态生成的 DRR 红色区域为颈椎被遮盖的部分，排除定位过程之外

位置的区域可用于注册，而较远的区域，特别是移动结构，将排除在外[19]。

## （二）下一代 ExacTrac®Dynamic

下一代 ExacTrac 被称为 ExacTrac®Dynamic，它具有表面追踪、热追踪和 X 线追踪（图 4-3）。这是一种与实时 X 线追踪并行的热表面相机技术。该系统能够在不同位置和机架角度下进行几乎实时的内部解剖验证。它可以准确计算位移，并保持稳定，并在治疗期间的任何时候进行重新定位。

4D 热像仪通过将 3D 热信号与患者重建的 3D 表面相关联，创建准确而可靠的混合热表面。该系统可以消除由室内照明、反射、肤色或衣服引起的问题。此外，将其与单个摄像机安装架结合使用可消除与机架相关的误差。

ExacTrac 动态成像经过专门设计，通过使用 X 线技术追踪运动目标来解决与调节运动相关的挑战。它具有更大的面板，可视化更大的区域并更直观地解释 X 线图像。

## （三）准确性评估

在引入了已知的平移误差（最高 30.0mm）和旋转误差（最高 4.0°）后，可以对 ExacTrac 图像配准算法的准确性进行研究[12]。隐藏的目标测试也已用于评估系统的设置精度[16]。在本测试中，将嵌入在虚拟化影像中的高密度目标通过 IGRT 系统对准到处理器的中心点，同时屏蔽目标本身，使其不受配准过程的影响。然后，将治疗光束对准目标进行成像，从而确定目标放置的精确度。已知的平移位移与计算位移之间的平均误差在 0.3~0.6mm，而旋转之间的平均误差 < 0.2°。

参考 CT 研究的空间分辨率会显著影响成像引导的光束对准精度。Yan 等[13]报道 CT 层厚对 ExacTrac 系统的定位精度有着显著影响，薄层 CT 图像可提高定位精度。Murphy 等[20]也证明，当 CT 扫描厚度从 3.0mm 减小到 1.5mm 时，图像引导的头部定位精度可以提高 2 倍。临床上，用于生成治疗计划并在随后用于生成图像引导过程中使用 DRR 的 CT 图像分辨率在层厚上不大于 1.5mm。

## （四）机架式锥束 CT

另一种常用的图像引导定位方法是锥体束 CT（CBCT）（图 4-4），与安装在支架上的直线加速器一起用于放射治疗。该技术将千伏 X 线源和平板成像仪安装在机架上，当机架围绕患者旋转时，以平面图像序列的形式获取图像重建数据。由于图像数据来自一个宽的平板探

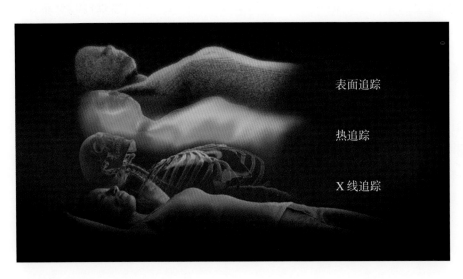

表面追踪

热追踪

X 线追踪

◀ 图 4-3　下一代 ExacTrac®Dynamic 结合了表面追踪、热追踪和 X 线追踪

图片由 Brainlab AG, Munich, Germany 提供

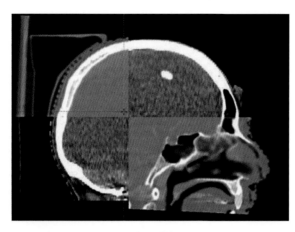

▲ 图 4-4　CBCT 图像与模拟 CT 的 3D-3D 配对

测器，产生图像的 X 线束是锥形束，而不是传统 CT 扫描仪的扇形束。与传统 CT 相比，锥形束重建图像的图像质量较差。然而，机架式 CBCT 的优势在于，在治疗开始之前，患者可以在治疗机上获得高分辨率的三维信息。在某些情况下，例如，脊髓溶解性病变，平面千伏成像增加的组织对比度可以使该技术理想地将目标对准治疗光束，在配准上也很清楚。

计划 CT 和 CBCT 之间的图像配准能够利用来自两个图像集的有关患者位置差异的 3D 信息。因此，这被称为 3D-3D 图像配准。由于增加了软组织对比的显示能力，CBCT 能够比 2D 平面成像更直接地检测到肿瘤，因此能够检测计划 CT 与治疗位置之间的肿瘤位置差异。可以正确地确定亚像素大小设置误差，这使得它适合于高精度的治疗，如立体定向治疗[21]。CBCT 的实施尤其有利，因为轴向横断面图像往往比平面 X 线图像更能显示解剖结构和软组织[22, 23]。

与 CBCT 成像相比，ExacTrac 系统具有多个优势，包括更快的时间设置，运动追踪能力，治疗过程中的实时成像，旋转治疗床时获取图像的能力（特别是在颅骨的治疗），减少了对患者的辐射暴露[17, 24, 25]。

由于配有 ExacTrac 系统的许多直线加速

器也具有 CBCT，因此研究这两个成像系统之间的定位精度是否具有可比性是一件很有趣的事情。Ma 等[26] 在 Novalis Tx 治疗装置上比较了这两种模式，发现立体 X 线成像和 CBCT 在模型和患者测量的定位精度方面存在差异（体模的均方根平移＜ 0.5mm，患者的均方根平移＜ 1.5mm）。因此，ExacTrac 系统的 2D/3D 配准方法（平面成像）具有与使用 CBCT 的 3D-3D 配准方法相当的定位精度。然而，使用轴向 CT 图像可以更好地显示解剖结构。作者还调查了在治疗前应用这两种成像方式是否具有优势，但没有发现准确性的改善。就使用立体图像（ExacTrac）或用于 IGRT 的 CBCT 的几何精度而言，预计的精度为亚毫米（0.6±0.4）mm[27]。

## （五）患者固定装置

为了在治疗过程中保持精确配准，已设计出各种设备（如热塑性面罩或咬合系统）来固定接受放射外科治疗的患者。但是，正如前面提到的射波刀部分，使用这些无创设备，患者在治疗过程中仍然有可能移动。Hoogeman 等[28] 研究了患者移动的时间依赖性，发现尽管使用了热塑性口罩和真空模垫，患者在治疗过程中仍有偏离初始位置的倾向。ExacTrac IGRT 方法可以通过在治疗过程中间歇进行的重复成像和设置校正来减少内移动效应。与仅在治疗结束时拍摄的验证图像相比[29]，在治疗过程中频繁的验证图像，相对目标位置的不确定性显著降低（13%）。此外，运动误差的标准偏差也小得多（减少了 38%），这意味着在治疗期间可以预测的大的运动减少了。通过在治疗过程中应用验证图像，可以减少设置误差和纠正分数内运动，从而减少甚至省略治疗门户中的"传统"设置规划余量。

为追求舒适性，基于患者固定最小化和使

用表面成像系统对患者进行监测，一种新的无框架和无面罩的放射治疗程序已被提出[30, 31]。最小的固定系统由患者专用的头部模具组成，该头模由可膨胀的泡沫制成，并吻合患者头颅的后部。也可以添加定制的头枕，以便为患者提供更多舒适感。借助该系统，患者的脸部可以露出，从而达到最大的舒适度。感兴趣区域包括前额，在治疗过程中，使用视频表面成像系统监控鼻子、眼睛和颧骨。该系统包括三个安装的光学立体摄像机吊舱。来自这些相机的图像被加以组合，从而构建患者的复合三维表面图像。该系统可以追踪相对于参考表面图像的实时表面位置。参考图像可从患者的计划 CT 图像或之前在正确的治疗位置时获得的表面图像中提取。通过识别投影仪反射或闪光在立体图像中的图案，重建表面的拓扑结构。然后，系统通过比较现场图像和参考图像来检测患者的运动。与参考值（从计划 CT 提取的身体轮廓）的偏差显示在屏幕上，可以应用移位和旋转，直到该偏差尽可能接近 0。接下来，获取 CBCT 图像以根据内部解剖优化设置，然后立即获取新的参考表面图像以检测治疗过程中的运动。

## 四、Leksell 伽马刀技术

Elekta 公司（Stockholm，Sweden）由瑞典神经外科医生 Lars Leksell 和他的 2 个儿子于 1972 年建立。Leksell 在 1951 年发表的一篇历史性论文中介绍了立体定向放射外科的概念[32]。1967 年，Larsson 和 Leksell 设计了"伽马装置"，在静态位置包含 179 个 $^{60}Co$ 密封辐射源，谨慎地聚焦在空间的单个点上。第一台商用 Leksell 伽马刀（后来被指定为 U 形）于 1987 年安装在匹兹堡大学医学中心[33]。该装置包括可互换的光源准直器，能够形成直径为 4mm、8mm、14mm 或 18mm 的近球形治疗区。

Elekta 伽马刀在过去的几年里有了很大的发展。2006 年，Perfexion 对伽马刀概念进行了重新定义[34]。PFX 使用相同的 $^{60}Co$ 密封源设计，但将半球形的固定源阵列替换为 8 根棒，每个棒包含 24 个辐射源。每个活动杆可以配置在一个直径为 4mm、8mm 或 16mm 的封闭式准直器上，产生近 65 000 种可能的辐射配置。该设备提供了非常复杂的算法（Leksell GammaPlan 10.0），以帮助制订治疗计划，并与实际操作治疗单元的计算机进行通信。

### （一）New Icon 分级处理系统

传统意义上，伽马刀已用于框架的定位和固定。基于在多伦多玛格丽特公主医院创建的原型，2015 年引入了伽马刀系统的升级版伽马刀灌注系统（PFX）[35, 36]。升级包括安装在床上的锥束计算机断层扫描（CBCT）系统，高清晰度运动管理系统（HDMM），以及可重定位的热塑性面罩（图 4-5）。集成 PFX-Icon 系统可用于传统的 Leksell-G 型对接立体定向框架下的单剂量立体定向颅内放射外科手术，也可用于多部位治疗。

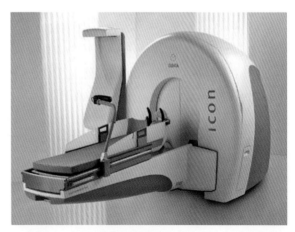

▲ 图 4-5　带有高清运动管理（HDMM）系统的伽马刀 Perfexion，包括红外摄像机、治疗床组件、4 个固定反射装置和标记头部支架
图片由 Elekta AB 提供

CBCT 设备安装在 Leksell PFX 患者床上，以便在治疗体位时对患者头部进行扫描成像。X 线管的能量范围为 70～120kVp。预置成像有两种模式：预置 1 使用 0.4mAs 每投影 90kVp，像素大小为 0.5mm，分辨率为每厘米 7 对；预设 2 使用 1.0mAs，每个投影与相同的体素大小和分辨率为每厘米 8 对。制造商规定 CTDI 为 2.5mGy 和 6.3mGy，对比信噪比（CNR）分别为 1.0 和 1.5。探测器是 780 像素 ×710 像素的非晶硅，固定分辨率为 0.368mm。

HDMM 采用了一个红外立体摄像头，安装在床脚的弹出框上。摄像机追踪放置在患者鼻尖上的四个参考标记和一个患者标记的运动。对戴着热塑性口罩的患者进行 CT 检查，使系统"归零"，从而可以检测到患者的运动。一旦开始治疗，就会监测患者的运动，如果偏差超过当前的界限（通常是 1.0mm），就会暂停治疗。

许多研究中心报道了他们早期使用 PFX 的经验。Zeverino 等[35] 报道了 CBCT 成像仪坐标与 Leksell 立体定向坐标系的对准情况，这是一个重要的评估，因为 CBCT 图像空间被直接转换为 Leksell 立体定向空间。作者报道了 在 Gafchromic EBT3 胶 片（Ashland Inc.，Wayne，NJ）中使用球立方模型（Accuray Inc.，Sunnyvale，CA）。将胶片沿轴向放置，然后将矢状面加工成立方体，使用 CBCT 成像系统对准后，用伽马刀穿透 16mm 准直器进行单次曝光，即可形成图像。CBCT 旋转中心与 PFX 的单位中心点（UCP）一致，并且在 0.13mm 范围内。

AlDahlawi 等[37] 和 Chung 等[38] 早期报道了 CBCT 立体定向坐标空间相对于标准框架系统的稳定性。AlDahlawi 及其同事经过 6 周的多次测量后发现，基于框架和基于 CBCT 的立体定向空间的误差为 0.21～0.33mm。Chung 及其同事报道了使用 CIRS 605 幻影（CIRS Inc.，

Norfolk，VA）的放射变色薄膜进行的端到端测试的结果。在 18 个月内重复照射 4 次。辐射等中心（UCP）与患者定位系统中心的总误差为（0.09 ± 0.03）mm。

## （二）质量保证

Elekta 提供了一种测试工具（QA 工具），该工具使用 4mm 准直仪测量患者定位系统的空间精度（聚焦精度测试），被用于伽马刀的操作[34]。美国医学物理学家协会（Task Group 178，pre-publication document 2018）建议，沿三个正交坐标的矢量误差应小于 0.4mm。美国核管理委员会（NRC）在其许可指南中建议至少每月使用该测试工具[39]。伽马刀图标™有一个类似的工具，称为 QA 工具 Plus，专门用于锥体束 CT QA[38]。NRC 的许可指南建议在使用锥体束 CT 前每天使用 QA 工具。NRC 还建议每天在使用 HDMM 系统之前进行测试。

## （三）临床结果

Leksell 伽马刀协会在 2018 年发布了一份基于用户对 2017 年临床适应证和使用模式的调查报告。他们发现，采用 Perfexion Icon™ 系统的 Leksell 伽马刀治疗中心在单次治疗和多次治疗中分别使用了 26.7% 和 77.3% 的无框口罩。一份来自韩国的研究小组的报道[40]，收集了 41 名患者关于使用 CBCT 定位，从一种治疗到另一种治疗的联合定位准确性的统计数据。他们发现平均三维误差为（0.2 ± 0.1）mm。立体定向 CT 与 CBCT 的共配准为（0.5 ± 0.）1mm，MR 图像与 CBCT 的共配准为（0.8 ± 0.1）mm。最终，来自英国、瑞士和澳大利亚的联合小组发表了一份报告，介绍了模拟分割治疗五个大脑转移瘤的方法[41]。每一个临床病例都曾用 Leksell 伽马刀在立体定向框架下进行单次治疗。为了模拟 3 个或 5 个分数处理，用 0.0mm、

0.5mm、1.0mm 和 2.0mm 的位移模拟"最坏情况"。一个"总和"是根据个体治疗计算出来的。他们发现，对于在 50% 等剂量线下规定的方案，三分方案所需的边距为 0.2～0.5mm，五分方案所需的边距为 0.0mm。

## 五、结论和未来趋势

现在影像引导是立体定向放射外科和放射治疗的主要手段。它可实现高度精确的靶点定位，而无须使用侵入性头架，从而使可能无法耐受单次 SRS 治疗的患者可以进行多次 SRS 治疗。精度类似于传统的基于框架的配准方法。这项技术还使立体定向的准确性和精确度用于颅脑以外的部位，如脊柱的治疗。

用于放射治疗的 IGRT 技术的范围在不断扩大。近年来，磁共振成像已被整合到治疗过程中，提供了将实时软组织成像与并行放射治疗相结合的优势。磁共振引导放射治疗（MRgRT）的优点包括优越的软组织成像、追踪肿瘤治疗的能力，以及适应组间和组内解剖变化的能力。MRgRT 还提供了供给复杂生物标记物引导治疗的潜力。

此外，MRgRT 可以提供更好的离线和在线 MRI 指导放射治疗，其中 MRI 检测到的变化可用于调整治疗计划。随着 MRgRT 临床应用的扩大，有必要发展工作流程和质量保证技术，创新成像科学，评估临床结果效益。虽然目前使用这种技术进行立体定向的经验相对较少，但随着更多的设备推向市场，更多的机构获得使用经验，这种情况一定会改变。MRgRT 具有无可比拟的软组织对比度和进行功能研究的可能性，这将不断推动我们的放射治疗和放射外科学的发展。

## 参 考 文 献

[1] Leksell L. Stereotactic radiosurgery. J Neurol Neurosurg Psychiatry. 1983;46(9):797–803.

[2] Verhey LJ, Goitein M, McNulty P, Munzenrider JE, Suit HD. Precise positioning of patients for radiation therapy. Int J Radiat Oncol Biol Phys. 1982;8(2):289–94.

[3] Adler JR, Murphy MJ, Chang SD, Hancock SL. Image-guided robotic radiosurgery. Neurosurgery. 1999;44(6):1299–306.

[4] Fu DS, Kuduvalli G. A fast, accurate, and automatic 2D-3D image registration for image-guided cranial radiosurgery. Med Phys. 2008;35(5):2180–94.

[5] Murphy MJ. Fiducial-based targeting accuracy for external-beam radiotherapy. Med Phys. 2002;29(3):334–44.

[6] West JB, Fitzpatrick JM, Toms SA, Maurer CR Jr, Maciunas RJ. Fiducial point placement and the accuracy of point-based, rigid body registration. Neurosurgery. 2001;48(4):810–6; discussion 6–7.

[7] Fu D, Kuduvalli G, Maurer CR, Allision JW, Adler JR. 3D target localization using 2D local displacements of skeletal structures in orthogonal X-ray images for image-guided spinal radiosurgery. Int J Comput Assist Radiol Surg. 2006;1:198–200.

[8] Murphy MJ, Chang SD, Gibbs IC, Le QT, Hai J, Kim D, et al. Patterns of patient movement during frameless image-guided radiosurgery. Int J Radiat Oncol Biol Phys. 2003;55(5):1400–8.

[9] Ryken TC, Meeks SL, Pennington EC, Hitchon P, Traynelis V, Mayr NA, et al. Initial clinical experience with frameless stereotactic radiosurgery: analysis of accuracy and feasibility. Int J Radiat Oncol Biol Phys. 2001;51(4):1152–8.

[10] Chang SD, Main W, Martin DP, Gibbs IC, Heilbrun MP. An analysis of the accuracy of the CyberKnife: a robotic frameless stereotactic radiosurgical system. Neurosurgery. 2003;52(1):140–6; discussion 6–7.

[11] Gevaert T, Verellen D, Engels B, Depuydt T, Heuninckx K, Tournel K, et al. Clinical evaluation of a robotic 6–degree of freedom treatment couch for frameless radiosurgery. Int J Radiat Oncol Biol Phys. 2012;83(1):467–74.

[12] Verellen D, Soete G, Linthout N, Van Acker S, De Roover P, Vinh-Hung V, et al. Quality assurance of a system for improved target localization and patient set-up that combines real-time infrared tracking and stereoscopic X-ray imaging. Radiother Oncol. 2003;67(1):129–41.

[13] Yan H, Yin FF, Kim JH. A phantom study on the positioning accuracy of the Novalis Body system. Med Phys. 2003;30(12):3052–60.

[14] Groh BA, Siewerdsen JH, Drake DG, Wong JW, Jaffray DA. A performance comparison of flat-panel imager-based MV and kV cone-beam CT. Med Phys. 2002;29(6):967–75.

[15] Thilmann C, Nill S, Tucking T, Hoss A, Hesse B, Dietrich L, et al. Correction of patient positioning errors based on

in-line cone beam CTs: clinical implementation and first experiences. Radiat Oncol.

[16] 2006;1:16. Gevaert T, Verellen D, Tournel K, Linthout N, Bral S, Engels B, et al. Setup accuracy of the Novalis ExacTrac 6DOF system for frameless radiosurgery. Int J Radiat Oncol Biol Phys. 2012;82(5):1627–35.

[17] Jin JY, Yin FF, Tenn SE, Medin PM, Solberg TD. Use of the BrainLAB ExacTrac X-Ray 6D system in image-guided radiotherapy. Med Dosim. 2008;33(2):124–34.

[18] Agazaryan N, Tenn SE, Desalles AA, Selch MT. Image-guided radiosurgery for spinal tumors: methods, accuracy and patient intrafraction motion. Phys Med Biol. 2008;53(6):1715–27.

[19] Zhang L, Garden AS, Lo J, Ang KK, Ahamad A, Morrison WH, et al. Multiple regions-of-interest analysis of setup uncertainties for head-and-neck cancer radiotherapy. Int J Radiat Oncol Biol Phys. 2006;64(5):1559–69.

[20] Murphy MJ. The importance of computed tomography slice thickness in radiographic patient positioning for radiosurgery. Med Phys. 1999;26(2):171–5.

[21] Oldham M, Letourneau D, Watt L, Hugo G, Yan D, Lockman D, et al. Cone-beam-CT guided radiation therapy: a model for on-line application. Radiother Oncol. 2005;75(3):271–8.

[22] van Herk M. Different styles of image-guided radiotherapy. Semin Radiat Oncol. 2007;17(4):258–67.

[23] Verellen D, De Ridder M, Tournel K, Duchateau M, Reynders T, Gevaert T, et al. An overview of volumetric imaging technologies and their quality assurance for IGRT. Acta Oncol. 2008;47(7):1271–8.

[24] Lee SW, Jin JY, Guan H, Martin F, Kim JH, Yin FF. Clinical assessment and characterization of a dual tube kilovoltage X-ray localization system in the radiotherapy treatment room. J Appl Clin Med Phys. 2008;9(1):2318.

[25] Walter C, Boda-Heggemann J, Wertz H, Loeb I, Rahn A, Lohr F, et al. Phantom and in-vivo measurements of dose exposure by image-guided radiotherapy (IGRT): MV portal images vs. kV portal images vs. cone-beam CT. Radiother Oncol. 2007;85(3):418–23.

[26] Ma J, Chang Z, Wang Z, Jackie Wu Q, Kirkpatrick JP, Yin FF. ExacTrac X-ray 6 degree-of-freedom imageguidance for intracranial non-invasive stereotactic radiotherapy: comparison with kilo-voltage conebeam CT. Radiother Oncol. 2009;93(3):602–8.

[27] Rahimian J, Chen JC, Rao AA, Girvigian MR, Miller MJ, Greathouse HE. Geometrical accuracy of the Novalis stereotactic radiosurgery system for trigeminal neuralgia. J Neurosurg. 2004;101 Suppl 3:351–5.

[28] Hoogeman MS, Nuyttens JJ, Levendag PC, Heijmen BJ. Time dependence of intrafraction patient motion assessed by repeat stereoscopic imaging. Int J Radiat Oncol Biol

Phys. 2008;70(2):609–18.

[29] Gevaert T, Boussaer M, Engels B, Litre CF, Prieur A, Wdowczyk D, et al. Evaluation of the clinical usefulness for using verification images during frameless radiosurgery. Radiother Oncol. 2013;108(1):114–7.

[30] Cervino LI, Detorie N, Taylor M, Lawson JD, Harry T, Murphy KT, et al. Initial clinical experience with a frameless and maskless stereotactic radiosurgery treatment. Pract Radiat Oncol. 2012;2(1):54–62.

[31] Mancosu P, Fogliata A, Stravato A, Tomatis S, Cozzi L, Scorsetti M. Accuracy evaluation of the optical surface monitoring system on EDGE linear accelerator in a phantom study. Med Dosim. 2016;41(2):173–9.

[32] Leksell L. The stereotaxic method and radiosurgery of the brain. Acta Chir Scand. 1951;102(4):316–9.

[33] Wu A, Lindner G, Maitz AH, Kalend AM, Lunsford LD, Flickinger JC, et al. Physics of gamma knife approach on convergent beams in stereotactic radiosurgery. Int J Radiat Oncol Biol Phys. 1990;18(4):941–9.

[34] Lindquist C, Paddick I. The Leksell Gamma Knife Perfexion and comparisons with its predecessors. Neurosurgery. 2007;61(3 Suppl):130–40; discussion 40–1.

[35] Zeverino M, Jaccard M, Patin D, Ryckx N, Marguet M, Tuleasca C, et al. Commissioning of the Leksell Gamma Knife((R)) Icon. Med Phys. 2017;44(2):355–63.

[36] Ruschin M, Komljenovic PT, Ansell S, Menard C, Bootsma G, Cho YB, et al. Cone beam computed tomography image guidance system for a dedicated intracranial radiosurgery treatment unit. Int J Radiat Oncol Biol Phys. 2013;85(1):243–50.

[37] AlDahlawi I, Prasad D, Podgorsak MB. Evaluation of stability of stereotactic space defined by cone-beam CT for the Leksell Gamma Knife Icon. J Appl Clin Med Phys. 2017;18(3):67–72.

[38] Chung HT, Park WY, Kim TH, Kim YK, Chun KJ. Assessment of the accuracy and stability of frameless gamma knife radiosurgery. J Appl Clin Med Phys. 2018;19(4):148–54.

[39] Leksell Gamma Knife Perfexion and Leksell Gamma Knife Icon Licensing Guidance. In: Commission UNR, editor. Bethesda, MD; 2016.

[40] Chung HT, Kim JH, Kim JW, Paek SH, Kim DG, Chun KJ, et al. Assessment of image co-registration accuracy for frameless gamma knife surgery. PLoS One. 2018 Mar 2;13(3):e0193809.

[41] Reiner B, Bownes P, Buckley DL, Thwaites DI. Quantifying the effects of positional uncertainties and estimating margins for Gamma-Knife fractionated radiosurgery of large brain metastases. J Radiosurg SBRT. 2017;4(4):275–87.

# 第二篇
# 确定路径和靶点
## Defining Trajectories and Targets

第 5 章　安全立体定向路径原理 / 042
Principles of Safe Stereotactic Trajectories

第 6 章　结构成像和靶点可视化 / 049
Structural Imaging and Target Visualization

第 7 章　基于网络的成像和连接组学 / 062
Network-Based Imaging and Connectomics

第 8 章　神经外科手术患者的微电极记录 / 078
Microelectrode Recording in Neurosurgical Patients

第 9 章　局部场电位和皮层脑电 / 091
Local Field Potentials and ECoG

第 10 章　唤醒测试确认靶点 / 101
Awake Testing to Confirm Target Engagement

第 11 章　基于云的立体定向和功能神经外科及注册 / 113
Cloud-Based Stereotactic and Functional Neurosurgery and Registries

# 第 5 章　安全立体定向路径原理
## Principles of Safe Stereotactic Trajectories

Rushna Ali　Ellen L. Air　著

尚宝祥　冯　刚　译

陶　蔚　校

## 一、概述

自从 Horsley 和 Clark 在 1906 年 [1] 发表了他们开创性的著作以来，越来越多先进技术用来提高立体定向方法的安全性、准确性和精确性。Spiegel 和 Wycis 将脑室造影与立体定向技术相结合，以评估患者特定颅内结构的位置 [2]。随后，引入了多种替代标记，以调整最初的手术靶点，包括用微电极技术记录神经放电模式 [3]，以及当探针穿过不同的大脑结构时从探针尖端记录的特定电阻抗模式 [4]。通过这些经验，已经确定了安全立体定向路径的关键原则。

## 二、术前注意事项

与任何神经外科手术过程一样，患者的选择和医疗的优化至关重要。神经外科手术中，尽管出血发生率相对较低，但出血并发症的神经损伤风险最高，无症状出血率为 1.4%～3.4%，有症状出血率为 0.4%～2.1% [5]。年龄、男性、慢性高血压、微电极通过的次数、帕金森病的诊断及解剖靶点均与出血率增加相关 [6]。鉴于许多立体定向手术是通过一个小的手术切口进行，止血控制有限，因此应特别注意易发的出血风险。

术前最常见的情况是长期服用抗血小板或抗凝血药，约占手术患者的 1/10 [7]。有这种用药史的停药时机应与专科医生确认，以便明确终止治疗的风险并确定恢复治疗的时间。作为神经外科医生，要明确大出血并发症的即刻性比血栓形成事件的风险更重。与其他外科手术不同，所有神经外科手术都具有很高的出血风险（＞1.5%）[8]。但是，应确定每位患者的真正出血风险和血栓并发症发生风险 [9]。关于停止和启动特定抗凝血药的一些指南也已被发表 [8, 10-13]。

另一个关键的术前决策是选择适合手术的立体定向系统。基于框架的、无框架的和机器人系统都是可用的，每种系统都有其独特的优点和缺点（参见第 1 章）。对于拥有一种以上系统的神经外科医生来说，靶点的大小和位置，以及手术靶点，都是选择工具的参考。例如，StealthStation™（Medtronic，Minneapolis，MN，USA）和 Brainlab Stereotaxy（Brainlab AG，Munich，Germany）等导航系统既可用于无框架立体定向，也可用于基于框架的立体定向。对于 3cm 长的病变，针刺活检可能比 DBS 植入丘脑底核（在各个维度都小于 1cm）更适合无框入路 [14, 15]。在应用任何立体定向系统之前，应考虑预期手术的全部范围。

### 术前影像

一旦患者进行了适当的准备，确定了合适的手术入路，就可以进行术前容积成像。Spiegel 和 Wycis[2] 的时代已过去，立体定向计算机断层扫描（CT）和磁共振成像（MRI）的技术进步达到了顶峰，这些工具可以对手术干预前后的可视化病理和解剖结构进行立体定向定位。在其他章节也将更详细地讨论各种方法，每种方法都有其利弊。无论如何，重要的是要确定影像上的关键结构，以规划最佳的立体定向路径，特别是靶点和血管系统。

大多数情况下会选择 MRI 的成像方式，因为它提供了最多的解剖细节。MRI 有受到磁敏伪影和场不均匀性双重影响而产生图像失真的限制。梯度场的不均匀性与磁体本身有关，可以通过三维扫描来降低[16]，可以通过数学方法校正[17]。磁敏伪影是由于组织密度本身引起的，因此不可避免。值得注意的是，磁敏伪影和空间失真都随磁体强度的增强而增加[18]。对于绝大多数的立体定向手术来说，这些问题实用性不强，但应牢记一点，更高的场强在临床应用中这些问题会变得更加突出[19]。

虽然 CT 缺乏对大脑结构的描述，但其在几何学上是可靠的[20]。CT 血管造影结合了血管（尤其是动脉）的精确显示和 CT 扫描的空间准确性的优点。对于侵入式 EEG 电极植入手术，常采用这种扫描方法，效果良好[21, 22]。较新的磁共振成像序列，如 3T 时间飞跃法（TOF），已用来提高立体定向路径的安全性，因为它可以更好的可视化，从而避免穿刺到深部血管[23]。

### 三、图像融合与配准

为避免 MR 失真的问题，首先考虑将非立体定向 MR 数据融合到立体定向 CT 图像中。这个观点认为，磁场中心对比鲜明的 MR 数据可用磁场外可以精确基准定位的 CT 来补充[24]。开发了许多商业上可用的能提供该功能的软件包。但是，磁场不均匀性是非线性的，而大多数融合算法是线性的[25]。此外，CT 和 MRI 融合经常导致一些未检测到的融合误差。研究发现融合算法引入的平均误差范围为 1.2～1.7mm；据报道个别患者的误差接近 4.0mm[26]。将可视化基准点定位在同一图像上来进行解剖学定位可以排除融合误差。详细的外科手术计划需要将融合后的图像导入到专用的软件平台，该平台可以进行图像处理，以及定位靶点和手术路径的精确计划。在某些软件平台上，默认设置是在获取的图像中配准误差最小化。但是，立体定向手术的目的是使靶点的准确性最大化。因此，更追求靶点水平上的配准精度。

现代立体定向框架是基于以弧形中心原则，最大限度地提高了外科手术路径的手术精度。迷你框架或无框架导航在入点拥有最大的精度，然后努力在手术过程中重现计划的虚拟路径轨迹。然而，路径上的微小误差可能转化为靶点水平上的重大误差。

### 四、路径规划

避开脑沟的手术路径已被证明是可以减少出血并发症发生率的[27]。计划一个穿过脑回顶部的手术入点不足以避开靶点路径上的脑沟。手术路径的个体复杂性和倾斜角度要求使用商业上可用的手术计划软件对获得的立体定向图像进行图像处理，该软件可以沿着建议的路径进行重建。在手术中打开硬脑膜时，从脑回顶部进入有助于限制脑脊液（CSF）的过度流失（图 5-1）。此外，避开硬的解剖障碍（如软脑

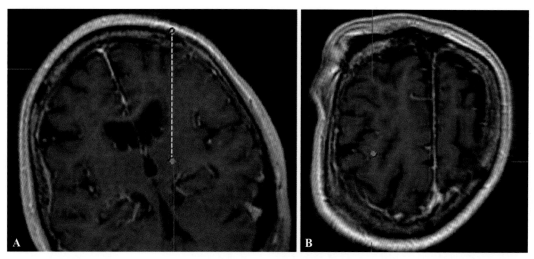

▲ 图 5-1　路径示例

A. 沿路径的冠状面，入点在脑回的顶端，避免穿过脑沟或进入脑室；B. 头部探针入口的针道视角，蓝点在沟回中心，小心避开左侧脑沟中的血管

膜和室管膜），可减少大脑移动，从而提高手术的准确性并最大限度地降低出血风险[6]。在插入电极前使用双极对软脑膜进行电凝也需谨慎，以防软脑膜血管不慎出血。

在立体定向路径规划时应避免经过脑室，因为在脑室中通过时，微小的位移将造成计划路径的明显偏移[28]。穿刺脑室过程中脑脊液流失引起的大脑移位也可能造成电极、活检针放置不准确[29]。但也有证据表明，通过脑室的路径在保证立体定向精度的同时不会增加并发症的风险[30]。这尤其适用于特别靠近内侧的靶点[31]，并且可能是与垂直进入脑室壁有关（图 5-2）。

## 五、患者体位

和其他外科手术一样，患者体位也是手术过程的重要部分。必须在手术部位的易达性和图像配准的适当解剖或基准标记的可见性之间取得平衡。大多数手术计划图像是在仰卧位获得的，包含了通常用于配准的面部结构。但是，只有一部分立体定向手术是在仰卧位进行的。

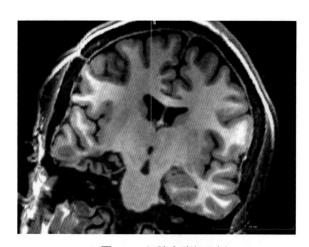

▲ 图 5-2　经脑室路径示例

注意入点和出点相对于脑室壁是垂直的，从而减少了从脑室壁偏斜的可能

虽然在图像采集过程中，头部位置本身并不影响立体定向的准确性[32]，但颅骨和颅内结构相对于面部结构或用于配准的基准的相对移动可能会对精度产生负面影响[33-35]。患者定位后，在术中使用 CT 或 MRI，获取立体定向图像可能会提高准确性。另外，在手术区域使用骨基准或颅骨轮廓（如乳突区域）的注册已被证实可以提高准确性[36-38]。每一个入点位置都很重要。这在进行多电极植入（如 SEEG）时可能

是一个挑战。术前计划应考虑相对于头部固定的路径入点位置（图 5-3）。

## 六、脑深部电刺激的特殊考虑

在当前神经成像先进的时代，使用微电极记录（MER）来指导 DBS 手术中的电极放置引起了广泛的争论。支持者认为 MER 可以提高靶点准确性[39]，而不会显著增加风险[40]，而其他人则认为仅术中进行刺激就足以确保靶点准确性[41, 42]。神经影像学的进步促使人们在不使用微电极记录或术中宏刺激测试（也称为"睡眠"脑深部电刺激手术）的情况下，在全身麻醉下实现直接基于图像的靶点定位。全麻 DBS 利用术中计算机断层扫描（iCT）或术中磁共振成像（iMRI）扫描的影像，已经证明了植入苍白球和丘脑底核的 DBS 电极具有可靠的靶点精度，同时还改善了临床疗效。这些研究表明颅内出血（ICH）和认知能力下降的风险可能与使用 MER 有关[43]。然而，在没有确凿证据的情况下，人们普遍认为继续使用 MER 是可以接受的，因为风险仍然很低。就特定靶点的出血风险而言，一些研究报告称内侧苍白球（GPi）靶点的出血率较高[44]，而其他作者发现丘脑腹中间核（VIM）为靶点时出血率有增加的趋势。另外，其他研究表明，VIM 的出血发生率较低[45]。由于证据相互矛盾，并且 GPi 和 VIM 附近都有小的血管，因此无法确定哪个靶点更容易发生出血。

## 七、辅助机器人的应用

机器人辅助已经越来越多地用于立体定向手术，因为它的准确性和精度越来越高[45]。神经外科机器人辅助已经应用于许多颅脑手术中，包括致痫灶的热凝毁损术、组织活检和脑深部电刺激。使用手术机器人不仅可以提高准确性，还可以保证患者的安全性[46]。与传统的基于弧弓的框架相比，机器人具有技术上的优势，特别是在手术计划的路径非常低，接近或低于

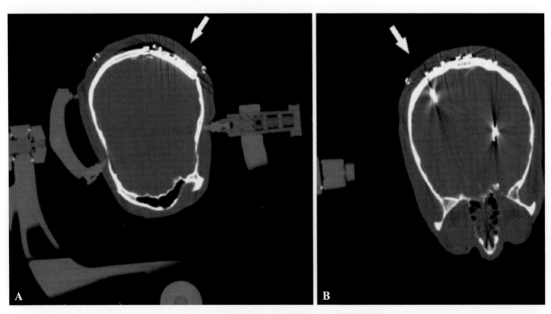

▲ 图 5-3　允许全方位到达的手术体位示例

A. 请注意，头部固定器的位置应留出足够的空间，包括可以将脉冲发生器植入颅骨（箭）；B. 放置深部电极的入点，箭指示左侧入点

Leksell 或 CRW 框架的弧弓时。使用机器人的另一个优点是可以提高效率，因为可以对入点进行微调，而不需要像基于弧弓的框架那样对单一固定平面外的移动进行完全调整，而且外科医生可以快速地从一个路径移动到下一个路径。在俯卧位操作时，颅骨基准点是首选的定位方法，这比其他常规立体定向操作中使用的激光导航系统提高了精密度和准确度。当患者仰卧位时，可以用机器人进行激光引导下的配准和导航，利用面部骨骼标记进行配准。

## 八、特殊情况

当考虑行脑干的立体定向手术时，可以通过考虑同侧前额叶或对侧前额叶入点来避免穿过软脑膜、室管膜或者小脑幕表面；后者允许进入更侧向位置的脑桥病变[47]。这两种方法都允许患者在手术过程中保持仰卧位，与传统获取图像的姿势相似，因此可以防止因大脑移位而导致的误差。小脑幕路径通常是不太理想的，由于该路径会增加出血或路径轨迹偏移的风险。枕下、经小脑入路也常用于脑干病变组织。必须注意确保将框架放置在足够低的位置，以使病变可见，并允许特定框架所需的路径。已经描述了半卧位、侧卧位和俯卧位都可以提供入路，其中一些可能会限制局麻下手术的可能性。枕下入路可提供到脑干靶点的最短距离[48]。一项研究比较了两种方法，发现与枕下经小脑入路相比，经额入路的患者行穿刺活检术的成功率更高，并发症发生率没有显著差异[49]。

当对部分实性、部分囊性病变进行活检时，应首先定位实性部分，以防止在囊肿抽吸后出现明显脑移位的定位错误。

## 九、结论

经过仔细的计划和准备，立体定向可以在大多的适应证中安全地完成。

## 参考文献

[1] Clarke RH, Horsley V. THE CLASSIC: On a method of investigating the deep ganglia and tracts of the central nervous system (cerebellum). Br Med J. 1906;1799–1800.

[2] Spiegel EA, Wycis HT, Marks M, Lee AJ. Stereotaxic apparatus for operations on the human brain. Science. 1947;106(2754):349–50.

[3] Guiot G, Hardy J, Albe-Fessard D. Precise delimitation of the subcortical structures and identification of thalamic nuclei in man by stereotactic electrophysiology. Neurochirurgia (Stuttg). 1962;5:1–18.

[4] Zrinzo LU, Hariz MI. Recording in functional neurosurgery. In: Lozano AM, Gildenberg PL, Tasker RR, editors. Textbook of stereotactic and functional neurosurgery. 2nd ed. Berlin: Springer; 2009. p. 1325–30.

[5] Krüger MT, Coenen VA, Jenkner C, Urbach H, Egger K, Reinacher PC. Combination of CT angiography and MRI in surgical planning of deep brain stimulation. Neuroradiology. 2018;60(11):1151–8.

[6] Ben-Haim S, Asaad WF, Gale JT, Eskandar EN. Risk factors for hemorrhage during microelectrodeguided deep brain stimulation and the introduction of an improved microelectrode design. Neurosurgery. 2009;64(4):754–62; discussion 762–3.

[7] Roger VL, Go AS, Lloyd-Jones DM, Benjamin EJ, Berry JD, Borden WB, et al. Heart disease and stroke statistics-2012 update: a report from the American Heart Association. Circulation. 2012;125(1):e2–e220.

[8] Baron TH, Kamath PS, McBane RD. Management of antithrombotic therapy in patients undergoing invasive procedures. N Engl J Med. 2013;368(22):2113–24.

[9] Hornor MA, Duane TM, Ehlers AP, Jensen EH, Brown PS, Pohl D, et al. American College of Surgeons' Guidelines for the Perioperative Management of Antithrombotic Medication. J Am Coll Surg. 2018;227(5):521–536.e1.

[10] Douketis JD, Spyropoulos AC, Spencer FA, Mayr M, Jaffer AK, Eckman MH, et al. Perioperative management of antithrombotic therapy: antithrombotic therapy and prevention of thrombosis: American College of Chest Physicians evidence-based clinical practice guidelines. Chest. 2012;141(2suppl):e326–50.

[11] Doherty JU, Gluckman TJ, Hucker WJ, Januzzi JL, Ortel TL, Saxonhouse SJ, et al. 2017 ACC expert consensus decision pathway for periprocedural management of anticoagulation in patients with nonvalvular atrial fibrillation: a report of the

American College of Cardiology Clinical Expert Consensus Document Task Force. J Am Coll Cardiol. 2017;69:871–98.

[12] Kearon C, Akl EA, Ornelas J, Blaivas A, Jimenez D, Bounameaux H, et al. Antithrombotic therapy for VTE disease: CHEST guideline and expert panel report. Chest. 2016;149:315–52.

[13] Fleisher LA, Fleischmann KE, Auerbach AD, Barnason SA, Beckman JA, Bozkurt B, et al. 2014 ACC/ AHA guideline on perioperative cardiovascular evaluation and management of patients undergoing noncardiac surgery: a report of the American College of Cardiology/American Heart Association Task Force on practice guidelines. J Am Coll Cardiol. 2014;64:77–137.

[14] Roth A, Buttrick SS, Cajigas I, Jagid JR, Ivan ME. Accuracy of frame-based and frameless systems for deep brain stimulation: a meta-analysis. J Clin Neurosci. 2018;57:1–5.

[15] Mavridis I, Boviatsis E, Anagnostopoulou S. Anatomy of the human subthalamic nucleus: a combined morphometric study. Anat Res Int. 2013;2013:319–710.

[16] Walton L, Hampshire A, Forster DM, Kemeny AA. Stereotactic localization with magnetic resonance imaging: a phantom study to compare the accuracy obtained using two-dimensional and three-dimensional data acquisitions. Neurosurgery. 1997;41(1):131–7; discussion 137–9.

[17] Sumanaweera TS, Glover GH, Hemler PF, van den Elsen PA, Martin D, Adler JR, Napel S. MR geometric distortion correction for improved frame-based stereotaxic target localization accuracy. Magn Reson Med. 1995;34(1):106–13.

[18] Sumanaweera TS, Adler JR Jr, Napel S, Glover GH. Characterization of spatial distortion in magnetic resonance imaging and its implications for stereotactic surgery. Neurosurgery. 1994;35(4):696–703; discussion 703–4.

[19] Abosch A, Yacoub E, Ugurbil K, Harel N. An assessment of current brain targets for deep brain stimulation surgery with susceptibility-weighted imaging at 7 tesla. Neurosurgery. 2010;67(6):1745–56.

[20] Bucholz RD, Ho HW, Rubin JP. Variables affecting the accuracy of stereotactic localization using computerized tomography. J Neurosurg. 1993;79(5):667–73.

[21] Nowell M, Rodionov R, Diehl B, Wehner T, Zombori G, Kinghorn J, et al. A novel method for implementation of frameless StereoEEG in epilepsy surgery. Neurosurgery. 2014;10:525–34.

[22] Gilard V, Proust F, Gerardin E, Lebas A, Chastan N, Fréger P, et al. Usefulness of multidetector-row computerized tomographic angiography for the surgical planning in stereoelectroencephalography. Diagn Interv Imaging. 2016;97:333–7.

[23] Sato S, Dan M, Hata H, Miyasaka K, Hanihara M, Shibahara I, et al. Safe stereotactic biopsy for basal ganglia lesions: avoiding injury to the basal perforating arteries. Stereotact Funct Neurosurg. 2018;96(4):244–8.

[24] Yu C, Petrovich Z, Apuzzo ML, Luxton G. An image fusion study of the geometric accuracy of magnetic resonance imaging with the Leksell stereotactic localization system. J Appl Clin Med Phys. 2001;2(1):42–50.

[25] Sankar T, Lozano AM. Magnetic resonance imaging distortion in functional neurosurgery. World Neurosurg.

2011;75:29–31.

[26] O'Gorman RL, Jarosz JM, Samuel M, Clough C, Selway RP, Ashkan K. CT/MR image fusion in the postoperative assessment of electrodes implanted for deep brain stimulation. Stereotact Funct Neurosurg. 2009;87(4):205–10.

[27] Elias WJ, Sansur CA, Frysinger RC. Sulcal and ventricular trajectories in stereotactic surgery. J Neurosurg. 2009;110(2):201–7.

[28] Zrinzo L, van Hulzen AL, Gorgulho AA, Limousin P, Staal MJ, De Salles AA, et al. Avoiding the ventricle: a simple step to improve accuracy of anatomical targeting during deep brain stimulation. J Neurosurg. 2009;110(6):1283–90.

[29] Khan MF, Mewes K, Gross RE, Skrinjar O. Assessment of brain shift related to deep brain stimulation surgery. Stereotact Funct Neurosurg. 2008;86(1):44–53.

[30] Lehtimäki K, Coenen VA, Gonçalves Ferreira A, Boon P, Elger C, Taylor RS, et al. The surgical approach to the anterior nucleus of thalamus in patients with refractory epilepsy: experience from the International Multicenter Registry (MORE). Neurosurgery. 2019;84(1):141–50.

[31] Khan S, Javed S, Park N, Gill SS, Patel NK. A magnetic resonance imaging-directed method for transventricular targeting of midline structures for deep brain stimulation using implantable guide tubes. Neurosurgery. 2010;66(6 Suppl Operative):234–7; discussion 237.

[32] Reinges MH, Krings T, Nguyen HH, Hans FJ, Korinth MC, Holler M, et al. Is the head position during preoperative image data acquisition essential for the accuracy of navigated brain tumor surgery? Comput Aided Surg. 2000;5(6): 426–32.

[33] Marmulla R, Mühling J, Lüth T, Hassfeld S. Physiological shift of facial skin and its influence on the change in precision of computer-assisted surgery. Br J Oral Maxillofac Surg. 2006;44(4):273–8.

[34] Smith TR, Mithal DS, Stadler JA, Asgarian C, Muro K, Rosenow JM. Impact of fiducial arrangement and registration sequence on target accuracy using a phantom frameless stereotactic navigation model. J Clin Neurosci. 2014;21(11):1976–80.

[35] Rohlfing T, Maurer CR Jr, Dean D, Maciunas RJ. Effect of changing patient position from supine to prone on the accuracy of a Brown-Roberts-Wells stereotactic head frame system. Neurosurgery. 2003;52(3):610–8; discussion 617–8.

[36] Zhou C, Anschuetz L, Weder S, Xie L, Caversaccio M, Weber S. Surface matching for high-accuracy registration of the lateral skull base. Int J Comput Assist Radiol Surg. 2016;11(11):2097–103.

[37] Salma A, Makiese O, Sammet S, Ammirati M. Effect of registration mode on neuronavigation precision: an exploration of the role of random error. Comput Aided Surg. 2012;17(4):172–8.

[38] Ammirati M, Gross JD, Ammirati G, Dugan S. Comparison of registration accuracy of skin- and bone-implanted fiducials for frameless stereotaxis of the brain: a prospective study. Skull Base. 2002;12(3):125–30.

[39] Alterman RL, Sterio D, Beric A, Kelly PJ. Microelectrode recording during posteroventral pallidotomy: impact on target selection and complications. Neurosurgery. 1999;44:315–23.

[40] Rezai AR, Kopell BH, Gross RE, Vitek JL, Sharan AD, Limousin P, Benabid AL. Deep brain stimulation for Parkinson's disease: surgical issues. Mov Disord. 2006;21(Suppl 14):197–218.

[41] Palur RS, Berk C, Schulzer M, Honey CR. A metaanalysis comparing the results of pallidotomy performed using microelectrode recording or macroelectrode stimulation. J Neurosurg. 2002;96:1058–62.

[42] Hariz MI, Fodstad H. Do microelectrode techniques increase accuracy or decrease risks in pallidotomy and deep brain stimulation? A critical review of the literature. Stereotact Funct Neurosurg. 1999;72:157–69.

[43] Binder DK, Rau GM, Starr PA. Risk factors for hemorrhage during microelectrode-guided deep brain stimulator implantation for movement disorders. Neurosurgery. 2005;56(4):722–32.

[44] Obeso JA, Olanow CW, Rodriguez-Oroz MC, Krack P, Kumar R, Lang AE. The Deep-Brain Stimulation for Parkinson's Disease Study Group: Deep-brain stimulation of the subthalamic nucleus or the pars interna of the globus pallidus in Parkinson's disease. N Engl J Med. 2001;345:956–63.

[45] Mattei TA, Rodriguez AH, Sambhara D, Mendel E. Current state-of-the-art and future perspectives of robotic technology in neurosurgery. Neurosurg Rev. 2014;37:357–66.

[46] Lefranc M, Le Gars D. Robotic implantation of deep brain stimulation leads, assisted by intra-operative, flat-panel CT. Acta Neurochir. 2012;154:2069–74.

[47] Amundson EW, McGirt MJ, Olivi A. A contralateral, transfrontal, extraventricular approach to stereotactic brainstem biopsy procedures. Technical note. J Neurosurg. 2005;102(3):565–70.

[48] Gonçalves-Ferreira AJ, Herculano-Carvalho M, Pimentel J. Stereotactic biopsies of focal brainstem lesions. Surg Neurol. 2003;60(4):311–20.

[49] Dellaretti M, Reyns N, Touzet G, Dubois F, Gusmão S, Pereira JL, et al. Stereotactic biopsy for brainstem tumors: comparison of transcerebellar with transfrontal approach. Stereotact Funct Neurosurg. 2012;90(2):79–83.

# 第 6 章　结构成像和靶点可视化
## Structural Imaging and Target Visualization

Himanshu Sharma　Charles B. Mikell　**著**

尚宝祥　**译**

杜世伟　**校**

## 缩略语

| | | |
|---|---|---|
| ADC | apparent diffusion coefficient | 表面弥散系数 |
| ALS | amyotrophic lateral sclerosis | 肌萎缩性脊髓侧索硬化症 |
| BOLD | blood oxygen level dependent | 血氧水平依赖 |
| CSF | cerebrospinal fluid | 脑脊液 |
| CT | computed tomography | 计算机断层扫描 |
| DBS | deep brain stimulation | 脑深部电刺激 |
| DWI | diffusion-weighted imaging | 弥散加权成像 |
| EPI | echo-planar imaging | 回波平面成像 |
| FDA | Food and Drug Administration | 美国食品药品管理局 |
| FDG | 2 -$^{18}$F-fluoro-2-deoxy-D-glucose | 2-$^{18}$F-氟 –2– 脱氧 –D– 葡萄糖 |
| FLAIR | fluid-attenuated inversion recovery | 液体抑制反转恢复序列 |
| fMRI | functional magnetic resonance imaging | 功能性磁共振成像 |
| FSE | fast spin echo | 快速自旋回波 |
| GPi | globus pallidus internus | 内侧苍白球 |
| GRE | gradient recalled echo | 梯度回波 |
| LITT | laser interstitial thermal therapy | 激光间质热疗 |
| MRI | magnetic resonance imaging | 磁共振成像 |
| OCD | obsessive-compulsive disorder | 强迫性精神障碍 |
| PET | positron emission tomography | 正电子发射体层成像 |
| RF | radiofrequency | 射频 |
| SE | spin echo | 自旋回波 |
| SN | substantia nigra | 黑质 |
| STIR | short tau inversion recovery | 短反转时间反转恢复 |
| STN | subthalamic nucleus | 丘脑底核 |

| SWI | susceptibility-weighted imaging | 磁敏感加权成像 |
| T | Tesla | 特斯拉（磁场单位） |
| TE | echo time | 回波时间 |
| TR | repetition time | 重复时间 |

## 一、概述和背景

1908 年，Clarke 和 Horsley 首先描述了不通过直接可视化而进行大脑深部结构定位的方法，他们通过电在一只恒河猴小脑产生毁损灶，这是首次确立立体定向实用原理[1]。然而直到 40 年后，才首次在人类身上进行立体定向手术，Spiegel 等对丘脑进行了定向热凝试验[2]，几年后 Leksell 弧形半径立体定向框架系统研制成功[3]。

整个 20 世纪，为了改进相关解剖结构的定位针对性，早期立体定向医师用尸体标本开发了一种多模态组合的生理测试，基于图集的坐标系（如 Talairach 坐标系[4]）和脑室造影指南[5]。但是，这些系统有其固有的局限性。特别是，基于图集的坐标系尤其容易受到个体之间固有的皮层下解剖结构变化的影响[6-8]。事实上，即使在最近的一项研究中，正如第一次通过微电极记录所定义那样，在超过一半的试验中，纯粹基于图谱的坐标都不能准确定位丘脑底核（STN）[9]。

造成这一困难的问题不仅是正常的解剖变异，还受疾病（如脑萎缩、占位效应）、年龄和其他生理特征（如性别）的影响[10, 11]。

20 世纪 70 年代，计算机断层扫描（CT）的引入使颅内结构可视化，随后的 10 年内，磁共振成像（MRI）的出现提供了更大的分辨率和软组织识别能力。在 20 世纪 70 年代和 80 年代，手术计划时通过影像学上可视靶点是该领域的重大进步，因为它使外科医生能够根据每个患者调整靶点。这一进步不仅改善了功能干预的疗效和脱靶效果，而且还减少了手术时间和到达计划靶点所需的穿刺次数。

实际上，神经影像学的出现改变了过去的立体定向坐标和立体定向坐标系，例如，通过创建靶点区域的概率而非解剖学映射[12, 13]。它还使直接瞄准结构成为可能，特别是那些功能低下但个体间解剖差异显著的结构，在某些情况下完全不需要解剖图谱。

## 二、结构影像学

### （一）MRI

在 20 世纪 80 年代，MRI 广泛应用于临床后，几乎立即成为功能神经外科中使用的主要成像方式。它在手术前的靶点定位及手术计划中特别有价值，因为 MR 图像的特点是具有出色的组织分辨率，具备轻松地区分灰质和白质交界的能力，以及清晰地可视化皮层表面及脑实质内部的深处血管的能力[14]。该领域的研究和开发一直在迅速发展，其中，随着更高的场强机器，术中和介入性 MRI（在第 3 章和第 4 章中有更详细的论述），计算方面的改进，以及图像分析的新方法改进，例如扩散成像和基于连接的分割（参见第 7 章），在手术领域取得了重要进展。

### （二）影像工作流程

在过去的几十年中，随着技术的发展，基于 MRI 的靶点识别和计划的工作流程通常是高度可变的，并且在许多方面取决于临床情况、设备的可用性和地理环境的偏好。毫无疑问，随着包括机器人引导工具在内的术中 MRI 系统的不断发展，该工作流程将在未来几年中不断发展完善。然而，一般来讲神经影像学在立体定向外科手术中的作用始于术前成像，来定义立体定向参考系统（如 Talairach，MNI）的靶点、感兴趣区及靶点坐标。在侵入性程序中（不像超声聚焦治疗等），该成像技术还被用来绘制三维轨迹路径，以允许安全有效接近靶点。应用术中成像（与其他技术结合）以调整和确认靶点通常很关键，这在本书的其他章节也有介绍。最终，术后影像检查可确认正确的靶点位置，确定潜在的并发症，并有助于减少以后再次手术的概率。

术前需要进行的与结构成像相关的一些关键决定包括：①是否将 MRI 单独用于立体定向图像，或者是否将这些图像与 CT 图像融合。②是否使用立体定向框架引导或无框架立体定向。③是否使用实时介入性 MRI 导航，该情况下可以完全省去术前 MR 成像指导。这些方法中的每一个都有其优点和缺点，但是所有这些选项都已经过临床验证。

MR 图像与术前 CT 图像融合是一种为克服 MRI 固有的几何变形（下文讨论）而开发的方法。这种方法中，MR 图像主要用于确定靶点坐标并识别感兴趣区和结构的轮廓。但是，这些图像并非用作独立参考，而是融合到术前 CT 图像中，作为立体定向参考图像[15]。然而应当注意，虽然 MRI-CT 融合过程已被证明在立体定向放射外科中可以减少错误并改善治疗效果[16-18]，但脑深部电刺激（DBS）中尚未完全解决这一问题。有一些数据表明 MRI-CT 融合在这方面显示出了希望，但是明确的证据需要更大规模的临床验证[19]。然而，随着磁共振成像中这种特殊的几何畸变的敏感性随场强的增加而增加，这种方法可能会随着临床实践中 7T MRI 机器的应用而变得更加重要。根据可视

化的靶点，执行其他图像融合（例如多个 MR 图像序列的融合）或 MRI 与其他形式的融合[例如正电子发射体层成像（PET）]以进行术前计划也可能是有利的[20]。

在传统的立体定向功能神经外科手术中，无框架立体定向涉及专门为这些目的设计的立体定向装置。每个临床靶点都可能具有与靶点和轨迹选择相关的特定于设备的要求，并且此决定可能会对手术计划施加其他限制。例如，对于一种有效且常用的设备，STarFix 系统（FHC Inc.，Bowdoin，ME），路径轨迹已内置到交付给临床的定制设备中，因此无法在术中更改。作为一般原则，无框立体定向的使用允许（并且确实在某些情况下需要）靶点成像和轨迹规划独立于操作。这对于计划目的是有利的，并且减少了术中时间，但是由于大脑移位可能会增加测量错误。这种权衡的影响仍在研究中，一些研究表明有框和无框立体定向之间有大约 2mm 的偏移，而另一些研究表明两者在功能上是等效的[21-23]。术中成像的要求可能会因 CT/MRI 伪影或 MRI 兼容的立体定向设备的要求而变得复杂，这也可能会影响外科医生的选择。对术前立体定向成像要求的一个显著例外是使用的无框立体定向的介入 MRI，在这种情况下，用于立体定向引导的成像是术中进行的。

术中 MRI 最初是在 20 世纪 90 年代中期引入神经外科的[24]，也正在经历快速发展，尽管本书的其他章节将进行深入的讨论，但这里要提到一些要点。在立体定向神经外科手术中，存在两大类 MR：第一类涉及术中 MRI 的使用，以细化、纠正和（或）验证所应用的路径轨迹和到达的靶点。第二种被称为介入性 MRI，使用硬脑膜切开后的图像，通过无框架立体定向装置进行靶点坐标推导和立体定向引导。这使得脑脊液丢失和脑漂移可以在进行成像之前发生，通过这种方法报道的平均向量精度为

$0.6 \sim 0.8mm$ [14, 25]。该技术的局限性包括，移动MRI的引入可能导致显著的手术室工作流程的改变，而非移动MRI技术通常妨碍术中微电极记录。

获得术前图像后，在成像中识别出感兴趣的靶点，并在选择的坐标系中得出识别结构靶点的坐标。这些值将在手术中用作路径轨迹的终点，并可通过多种方式来实现。首先，可直接从为此目的而存在的立体定向图集、个人经验或文献中获取相关信息。这些坐标通常参照前和后连接进行描述，对于共同的靶点，通常存在丰富的文献来指导坐标的选择。其次的选择是使用可以与术前CT或MR成像直接融合的立体定向图谱，并因此通过基准放置覆盖在成像上以实现靶向。最后，根据靶点和可用的成像方式，术前成像可以直接识别靶点及其边界。这些策略不是互斥的，并且在许多情况下，所使用的方法取决于具体情况、偏好和先前的经验。作为一般原则，有可行的文献支持在基于地形图集的坐标上使用直接靶点定位 [26]，在2D图像上使用3D重建 [27]。

术后影像学检查对于证实正确的电极和触点位置很重要，可以通过术后立体定向MRI或术前立体定向MRI与术后CT融合来完成。关于每种方法的相对优点仍有争议 [28]，但在任何一种情况下产生的误差都可能小于 $0.7mm$ [29]。如果选择术后MRI，了解特定的DBS系统和MRI参数对于确保患者的安全是很重要的，因为并不是每个DBS系统都能在所有的成像条件下进行了验证。请参阅"（七）CT影像的作用"部分以进行进一步讨论。

### （三）成像原理

不论采用何种影像学模式和手术流程，术前对感兴趣区域的MR影像的获取是手术计划的第一步。在这个阶段，在这些图像上识别的

因素可能有助于预测结果 [30]，当然，识别特定的异常可能会延迟或取消手术（例如，当计划用DBS治疗帕金森病时，显示严重脑萎缩或严重脑白质病）[31]。因此，选择适当的图像序列不仅在靶点可视化中很重要，而且在某些情况下，排除其他微小的病变（例如，与癫痫病灶相对应的皮层发育不良或肿瘤）。由于有大量的特殊成像方法可用于各种个体病例，因此对MRI序列的全面概述不在本章范围之内。然而，某些基本原理适用于标准MRI的靶点可视化方法，在这里将非常简要地介绍。

MR成像的基本原理是，不同组织类型可以通过其原子的特定物理特征（即 $T_1$ 恢复，$T_2$ 衰减和 $T_2^*$ 衰减时间）来区分。这些值描述了组织中的磁化矢量在被激发后如何与磁场重新组合。为了检测这种重新排列（从而定位和表征感兴趣的组织区域），MRI将患者暴露于磁场中，然后用射频（RF）脉冲激发组织。通过测量接收器线圈中的感应电流来检测磁化矢量的后续变化。

在MR成像中，通过检测和显示这些值及其差异来产生组织对比。通过或多或少地权衡不同的值（如 $T_1$ 恢复时间），可以识别不同类型的组织（或疾病过程）。例如，$T_2$ 加权在含水量较高的组织中表现出较大的信号。为了更权衡特定值，可以更改所用RF脉冲序列的参数。两个需要熟悉的基本脉冲序列参数是TR（重复时间）和TE（回波时间），它们表示脉冲之间的时间（TR）和脉冲与接收到的回波中心之间的时间（TE）。脉冲序列可以用射频脉冲和磁场梯度来描述。存在两个基本脉冲序列：自旋回波（SE）和梯度回波（GRE），以及所有其他当前使用的序列变化。

基于自旋回波的序列包括快速自旋回波（FSE），STIR（短反转时间反转恢复，其中脂肪信号被抵消）和FLAIR（液体抑制反转恢复，

其中脑脊液信号被抵消）。通常，由于脑脊液信号明亮，除 FLAIR 外的自旋回波序列可能不太适合检查脑室周围结构[32]。T₁ FLAIR 序列可用于检查灰白质交界。

基于梯度回波的序列包括相干（包括部分重新聚焦或完全重新聚焦的梯度回波），不相干（扰相）的 GRE，回波平面成像（EPI）和扩散加权成像，以及这些序列的应用，包括 MR 血管造影技术（时间飞跃法，对比度增强等）。GRE 序列在检测具有磁化率差异的组织方面非常出色（例如，来自出血的铁或鉴定具有高铁含量的组织，如尾状核、红核或黑质）。然而，一般来说，重要的是要注意，GRE 序列特别容易受到场的不均匀性和几何畸变的影响，并在空气 / 骨组织界面产生伪影[33]。

除其他用途外，非相干梯度回波（如 SPGR、FLASH、T₁-FFE）可用于生成高分辨率 T₁ 加权图像，包括 3D 图像（如 VIBE、LAVA、THRIVE）（图 6-1）[33]。类似的超快梯度回波（MP RAGE，BRAVO）协议可生成高质量 3D T₁ 加权图像，通常用于癫痫中以检测细微的皮层发育不良[34]。相干梯度回波有许多子类型并且通常是 T₂ 或 T₂* 加权。激发后序列（FISP、GRASS、FFE）生成高信噪比图像，而激发前序列（PSIF、SSFP、T₂-FFE）通常用于内耳成像和 CSF 流量研究。但是，要生成高分辨率的 3D T₂ 加权图像，通常需要完全重新聚焦的梯度回波（如 CISS、FIESTA）。

EPI 序列具有采集时间极短的特点，组织对比度优于其他梯度回波序列。因此，应用包括扩散和灌注成像[35]。EPI 也是血氧水平依赖成像的基础，而血氧水平依赖成像本身就是功能性磁共振成像的主要序列（下文讨论）。利用这些序列，运动伪影被最小化，但是空间分辨率受到限制，并且 EPI 也存在上述基于 GRE 的序列的其他缺点。

弥散加权成像（DWI）是一种基于检测水分子弥散各向异性原理的 MRI 成像方法。DWI 通常（但并非总是）是通过单次发射 EPI 产生的[36]，可以对白质区域进行精细区分，这些区域往往强烈限制水在单一方向上的弥散（图 6-2）。弥散成像以其对脑缺血的早期检测而在神经影像学中得到了广泛的应用，但其特点还在于具有出色的检测白、灰质内细微结构变化，以及减少运动伪影的能力。扩散率的变化也可用于描绘皮层下区域核和白质束的微小

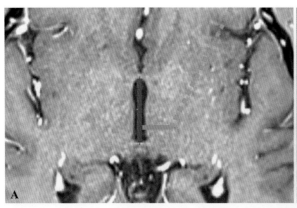
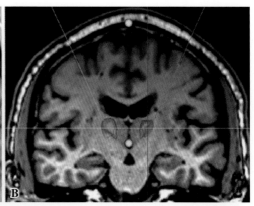

▲ 图 6-1 在 T₁ 像上定位 VIM

AC-PC（前 - 后连合）坐标系在 T₁ 加权图像上仍具有出色的可重复性；在射线成像无法轻松识别的靶点（如 VIM）中，AC-PC 坐标很有用（A）；在此示例中，立体定向靶点（丘脑腹中间核）位于第三脑室壁的侧面 11mm；路径轨迹以绿色显示；AC-PC 线为红色；还可以根据图集进行靶点定位，该图集可以共同注册到 T₁ 预对比图像（B）；在这种情况下，腹后外侧核的手部感应区域将用于标测，并计划将最终电极放置在该区域的前方

边界[37]。具有高 $T_2$ 弛豫时间的组织会在 DWI 上产生假阳性信号（即 $T_2$ 穿透），因此需要与由 DWI 序列得到的表观扩散系数（ADC）图像进行相关分析。

DWI 的一种应用被称为基于连通性的分割（在第 7 章中讨论），它可以帮助克服某些区域中结构成像的局限性，而这在此处讨论的技术是无法轻易区分的。例如，位于丘脑、扣带回和皮层中的靶点都可能是这种方法的候选对象，该方法使用了图像学技术来分割可能通过白质束功能连接的靶点[38-40]。错误源与其他 MRI 序列相似，与检测水分子弥散细微变化（包括患者运动、心跳和脑脊液信号干扰）能力的畸

变有关[37]。与 $T_1/T_2$ 加权成像相比，弥散成像具有较低的分辨率，产生约 2mm 的各向同性体素[5]。

因此，用于任何特定情况的特定序列和协议依赖于靶点和应用程序。例如，当与同时采集的 $T_1$ 加权图像结合使用时，对高铁含量的区域（如 STN）使用多梯度回波 $T_2$ 加权序列可以改善这些结构的可视化效果（图 6-3）[41]。磁敏感加权成像（SWI）的使用在靶点识别中也至关重要。与 $T_1$ 和 $T_2$ 加权图像相比，SWI 产生更高水平的组织对比度，这对于确定 DBS 中经常使用的特定靶点的解剖边界通常至关重要。

外科医生应该熟悉快速发展的与特定手术

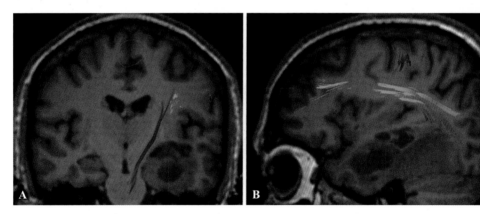

▲ 图 6-2　关键白质束的弥散加权成像

弥散加权成像可用于鉴别和避免手术中的关键结构，包括内囊（A，蓝线）和额颞联合纤维，包括弓状束（B，绿线）

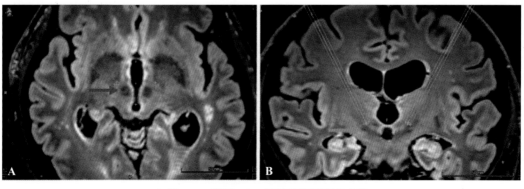

▲ 图 6-3　基于 MRI 的丘脑底核靶点定位

可以使用 $T_2$ 加权 MRI 直接观察丘脑底核，以进行脑深部电刺激手术；该案例中，FLAIR 图像显示红核（A，红箭），它是定位丘脑底核的内部基准；通常在红核外侧可以看到丘脑底核和红核前缘在相同平面（B）；丘脑底核可见一个模糊、较暗 $T_2$ 的杏仁状区域（蓝箭）

适应证和靶点相关的方案和序列，因为它们可以显著改善靶点的可视化。

### （四）MR 测温

MRI 的好处之一是可以通过使用 MR 测温法实时监测温度。因此，实时 MRI 还可以帮助观察和指导利用热凝或热激活疗法来达到其效果的操作。这些操作中有许多与功能神经外科手术有关。其中一个例子是使用 MRI 引导聚焦超声无创消融颅内特定靶点。该策略已被批准用于治疗原发性震颤、帕金森病、强迫症（OCD）和神经源性疼痛，而用于治疗从重度抑郁症到阿尔茨海默病和肌萎缩侧索硬化症目前还在进行临床试验[42]。另一个例子是激光组织间质热疗法（LITT），除了肿瘤外，还被用于治疗结构异常引起的癫痫[43]。

### （五）缺点和注意事项

基于 MRI 的靶点和结构识别还存在一些明显的缺点和误差根源，这些在手术计划期间必须意识到。由于需要花费几分钟的时间来获取 MR 图像，因此成像期间的运动伪影会严重影响这些图像，尤其是在患有震颤或其他非自主运动的患者人群[44]。目前已经开发出几种改善运动伪影的策略，包括头垫和颏带固定[45]，以及不同程度的镇静，甚至包括全身麻醉，在包括癫痫发作和自主神经不稳定的情况下[46]，应该考虑镇静。宏观和微观运动的跟踪和计算校正是研究的主要领域，并且存在几种解决该问题的技术，其中一些极其常用（例如，PROPELLER）[47-49]。更复杂的校正系统可能价格昂贵且操作复杂，从而限制了其广泛的临床应用[50]。这些系统显示出巨大的技术潜力，尤其是在与较高场强系统一起使用，但需要进行大量成本效益分析时。

术前计划必须考虑的另一个缺点就是失真现象。失真是由多种因素引起的，包括磁场不均匀性（校正算法至少能够部分补偿）、大脑不同区域对磁基准敏感性不同、从机器孔的等中心点到被映射区域的距离等[14]。对几何畸变的敏感性随磁场强度的增加而增加，并且在大脑的周围部分，特别是在颅骨 – 大脑交界周围，表现得最为明显[51]。校正算法和与 CT 的融合可以帮助解决这种几何畸变（下面讨论）。

目前，需要按照制造商指南中规定的特殊注意事项，以在植入 DBS 系统的患者中安全地进行 MRI，其中包括不使用磁场强度 > 1.5T 的 MRI 机器，使用特定的头线圈（发射 – 接收类型的射频头线圈）和具有特定的在头中不大于 0.1W/kg 吸收率（射频脉冲能量在患者体内储存的速率[52]）的成像参数[53]。这些限制的含义包括禁止使用 MRI 对身体的其他部位进行成像。然而，在该领域中，正在进行的研究有数据表明，至少在某些 DBS 系统上使用 3T 系统可能是安全的[54]，包括身体其他部位的 MRI 成像。

### （六）现状和未来发展方向

随着更高的场强提高了图像中的信噪比，人们对更高场强 MRI 机器的开发产生了极大的兴趣。因此越来越追求更高的分辨率（即，更低的体素尺寸）和组织对比度。例如，有 7T 的机器在人脑 MRI 扫描中达到 120μm 的各向同性分辨率，并在血管造影研究中生成了 150μm 的各向同性体素[55, 56]。这种区别不仅仅是学术上的；临床相关任务，如区分丘脑内部核、区分外侧面和内侧面 GPi、将前 STN 与 SN 分离等在 7T 时得到显著改善[57, 58]。局灶性皮层发育异常在这些场强下更容易被检测到，而且随着针对 7T MRI 机器神经成像的新序列的开发，可能会出现进一步的改进[59, 60]。然而，更高的场强对 MRI 固有的许多伪影更加敏感，包括几何失真[51]和运动伪影[55]。临床使用的7T机的可用性有限也是一个因素，因为在撰写本文时，首批获得FDA批准的7T机仅在临床上几年内才正式可用。因此，关于7T MRI在临床实践中的作用存在一些意见分歧。

### （七）CT影像的作用

CT是立体定向和功能神经外科手术中结构成像的关键要素，它与MRI结合使用时，可以充分利用CT成像的独特优势。CT的优势在于其对骨和植入物的可视化效果非常好，而且由于其图像采集的视距方式的特殊性，其几何精度也很高。实际上，仅用MR成像就可能在临床上严重破坏基于图集定位至关重要的AC-PC标志，但与CT图像融合及计算校正方法可以帮助校正这种失真[61, 62]。使用当前融合算法的CT方法可提供良好的空间有效性，这对于精确的坐标推导是必不可少的[19, 63]。

术后成像验证电极位置可通过术前MRI扫描与术后CT扫描相融合来完成。该策略的一个显著优势是，只有通过CT成像，电极才能直接可视化。金属电极触点在MRI上产生一个偏心信号空隙，从而影响电极触点直接可视化[64]。一组研究还发现，当以术前CT扫描作为影像参考时（而不是术前MRI），由此得到的术前/术后融合图像更加准确[65]。然而，术后立体定向MRI的支持者指出，融合算法本身可能是一个误差的来源，尽管随着融合算法的进步，这种错误似乎正在缩小[66-68]。术后CT成像的其他优点包括可以减少时间和成本，同时影响并优化可用性，以及患者的舒适度和安全性。

在外科手术计划中的血管成像方面，对比增强的MRI和CT血管造影均可使血管可视化，但有趣的是，当两种方式进行头对头比较时，大多数血管的位置并不相同。在这些情况下，CTA定位被认为是更准确的。此外，在MRI中仅有22%的血管可见，而在CTA中可见另外的13%的血管，该情况预示了用两种成像方式可能对缩小出血风险都是必要的[69]。

使用CT成像的缺点包括，CT影像必须与MRI融合才能产生足够的软组织分辨率；如上所述与融合过程相关的风险；以及暴露在与分辨率成比例的电离辐射中。

## 三、功能成像

虽然本章的主要焦点是神经结构成像，但功能成像的某些方面可以与结构神经成像结合使用，以帮助确定功能神经外科手术的靶点，因此这里将讨论一些相关的主题。

功能神经影像学在功能神经外科的背景下可以被认为是功能性脑成像所使用的技术库中的一个子集，与结构性神经影像学的不同之处在于，功能性成像主要寻求对应与特定任务和功能相关大脑活动的神经元活动的潜在模式。通常，功能性神经成像技术使用血流动力学或代谢变化描述或代替基础神经元和神经胶质的活动变化。功能神经成像有助于个体变异情况下设定个性化靶点，尤其在疾病和结构变化导致可塑性和（或）聚合效应的情况下，功能神经成像可作为结构成像的重要辅助手段。

两种广泛使用的功能神经成像形式是功能性MRI（fMRI）和PET成像。

### （一）功能性磁共振成像

功能性磁共振成像利用了大脑神经元活动区域会增加局部血流和灌注这一事实。由于氧合血红蛋白和去氧血红蛋白具有独特的磁性，因此可以通过氧合血红蛋白的内流检测到某个区域的血流量增加，从而导致较短的$T_2$信号，这被称为血氧水平依赖（BOLD）信号[70]。

fMRI 的空间分辨率相对较高，约为 1mm，但在解释此类图像时，需要考虑的是潜在的灌注变化本身在功能上可能没有这么高的分辨率。类似的约束使得功能时间分辨率约为 3s [71]。与其他脑成像方法相比，其优点包括无创性、可重复性、安全性，以及不需要辐射或外源性造影剂。fMRI 可用于植入 DBS 系统的患者 [72]。缺点包括难以成像组织 – 空气界面，有新生血管增生和（或）某些肿瘤的区域，对运动误差非常敏感，如头部运动、心脏搏动等，可导致系统误差 [73-75]。

功能性磁共振成像已被证实是一种在整个脑部肿瘤切除术的术前计划中进行大脑皮层成像的方法 [76, 77]，现在已被广泛用于确定癫痫术前计划中的语言偏侧化 [78]。由于其无创性及与 Wada 试验具有相当的效果，有人主张在常规手术前计划中将其与 Wada 试验一起使用（连同脑磁图或经颅磁刺激）[79]。

在行为上，fMRI 传统上是通过特定刺激或任务的反应来测量的，目的是识别被离散刺激激活的脑区。然而，静息状态 fMRI 已经开始从研究发展到特定场景下的临床应用，并且在某些情况下对功能神经外科特别有用，如鉴别致痫灶 [80]。例如，静止状态功能性磁共振成像已成功用于识别亚厘米癫痫灶，用于治疗下丘脑错构瘤。尽管这些高发病率错构瘤的外科治疗效果很差，但在 36 例受试患者中，与标准 MRI 检查组相比，这种靶点识别方法可显著改善功能，这与神经、精神或内分泌方面的患病率无关 [81]。

### （二）PET 显像

PET 显像利用了发射正电子的放射性同位素，当它们发射的正电子与局部电子碰撞时会产生 γ 射线。这些放射性同位素可用于产生在特定情况下吸收的特定化合物或示踪剂，从而可用于描绘不同的代谢活动。由于可以利用许多不同的示踪剂，PET 成像所定义的现象和结构极为灵活和广泛，包括血流、葡萄糖或氨基酸代谢及受体占用 [70]。一种常用的示踪剂是 2-$^{18}$F- 氟 -2- 脱氧 -$D$- 葡萄糖（FDG）。FDG 是一种葡萄糖类似物，被细胞吸收并通过己糖激酶的磷酸化作用而在细胞内被捕获 [82]。因此，FDG 可以用作大脑代谢的替代指标。与功能磁共振成像非常相似，FDG 通常用于特定任务范式，将其与基线代谢进行比较以识别与特定活动相关的区域。FDG-PET 也可用于鉴定致痫灶，尤其是在 MRI 检查为阴性或不确定的情况下 [83]。

PET 的好处包括极高的灵敏度 [71]，尽管是以信噪比为代价 [84]。PET 显像可以非常灵活地应用于各种功能和行为任务，因此可以在各种情况下提供定量结果。鉴于 DBS 系统在高强度 fMRI 领域的安全性方面仍然存在疑问，PET 可以提供替代方法来研究该患者群体的结构功能。PET 被广泛应用于辅助可视化和验证新的结构靶点，以及识别对干预的反应。例如，在 1999 年，根据以前的 PET 显像，膝下扣带回的激活被认为在急性悲伤和抑郁中都起作用 [85]。此外，氟西汀治疗抑郁症被证明会降低该部位的活性 [86]。到 2005 年，这些数据被用于指导 20 例难治性抑郁症患者将刺激电极置入膝下 ACC 白质。后续的 PET 扫描显示，术前发现的向膝下 ACC 及相关区域的血流减少的情况得到了逆转，尤其是那些对刺激表现出持续临床反应的患者 [87]。

缺点包括空间分辨率较差（约 4mm）、侵袭性和放射性，这使其无法在儿童中使用。关于空间分辨率，应该意识到"局部体积效应"，该效应可能导致溢出到相邻区域，从而歪曲了某些现象的大小（在参考文献 [88] 中进行了综述）。

## 四、当前和未来的方向

神经成像标志着在直接观察和定位目标区域的能力上的重大进步，而这些区域曾经是基于图谱的方法估计的。虽然神经成像技术被广泛应用于研究，并有许多重复性的发现，但在许多情况下临床验证仍然滞后。因此，验证本章中讨论的某些方法和策略仍然是持续努力的

主要方向。随着功能性和结构性神经影像学的不断发展，对有效靶点的前瞻性鉴定和反应预测有望改善患者的预后并提高耐受性。随着我们对各种疾病潜在的神经回路理解的不断进步，功能性和结构性神经影像在未来几年可能会继续在指导神经外科治疗中发挥越来越重要的作用。

## 参 考 文 献

[1] Horsley V, Clarke RH. The structure and functions of the cerebellum examined by a new method. Brain. 1908;31(1):45–124.

[2] Spiegel EA, Wycis HT, Marks M, Lee AJ. Stereotaxic apparatus for operations on the human brain. Science. 1947;106(2754):349–50.

[3] Leksell L. The stereotaxic method and radiosurgery of the brain. Acta Chir Scand. 1951;102(4):316–9.

[4] Talairach J, Tournoux P. Co-planar stereotaxic atlas of the human brain: 3–dimensional proportional system: an approach to cerebral imaging. Stuttgart: Thieme; 1988.

[5] Downes A, Pouratian N. Advanced neuroimaging techniques for central neuromodulation. Neurosurg Clin N Am. 2014;25(1):173–85.

[6] Littlechild P, Varma TRK, Eldridge PR, Fox S, Forster A, Fletcher N, et al. Variability in position of the subthalamic nucleus targeted by magnetic resonance imaging and microelectrode recordings as compared to atlas co-ordinates. Stereotact Funct Neurosurg. 2003;80(1–4):82–7.

[7] Pouratian N, Bookheimer SY. The reliability of neuroanatomy as a predictor of eloquence: a review. Neurosurg Focus. 2010;28(2):E3.

[8] Daniluk S, Davies K, Ellias SA, Novak P, Nazzaro JM. Assessment of the variability in the anatomical position and size of the subthalamic nucleus among patients with advanced Parkinson's disease using magnetic resonance imaging. Acta Neurochir. 2010;152(2):201–10; discussion 210.

[9] Patel NK, Khan S, Gill SS. Comparison of atlas and magnetic-resonance-imaging-based stereotactic targeting of the subthalamic nucleus in the surgical treatment of Parkinson's disease. Stereotact Funct Neurosurg. 2008;86(3):153–61.

[10] Ballmaier M, Sowell ER, Thompson PM, Kumar A, Narr KL, Lavretsky H, et al. Mapping brain size and cortical gray matter changes in elderly depression. Biol Psychiatry. 2004;55(4):382–9.

[11] Im K, Lee JM, Lee J, Shin YW, Kim IY, Kwon JS, et al. Gender difference analysis of cortical thickness in healthy young adults with surface-based methods. NeuroImage. 2006;31(1):31–8.

[12] Nowinski WL, Belov D, Thirunavuukarasuu A, Benabid AL. A probabilistic functional atlas of the VIM nucleus constructed from pre-, intra- and postoperative electrophysiological and neuroimaging data acquired during the surgical treatment of Parkinson's disease patients. Stereotact Funct Neurosurg. 2005;83(5–6):190–6.

[13] Nowinski WL, Belov D, Benabid AL. An algorithm for rapid calculation of a probabilistic functional atlas of subcortical structures from electrophysiological data collected during functional neurosurgery procedures. NeuroImage. 2003;18(1):143–55.

[14] Vega RA, Holloway KL, Larson PS. Image-guided deep brain stimulation. Neurosurg Clin N Am. 2014;25(1):159–72.

[15] Liu X, Rowe J, Nandi D, Hayward G, Parkin S, Stein J, et al. Localisation of the subthalamic nucleus using radionics image fusion™ and Stereoplan™ combined with field potential recording. Stereotact Funct Neurosurg. 2001;76:63–73.

[16] Cohen D, Lustgarten J, Miller E, Khandji A, Goodman RR. Effects of coregistration of MR to CT images on MR stereotactic accuracy. J Neurosurg. 1995;82(5):772–9.

[17] Watanabe Y, Perera GM, Mooij RB. Image distortion in MRI-based polymer gel dosimetry of Gamma Knife stereotactic radiosurgery systems. Med Phys. 2002;29(5):797–802.

[18] Pollock BE, Link MJ, Foote RL. Failure rate of contemporary low-dose radiosurgical technique for vestibular schwannoma. J Neurosurg. 2009;111(4):840–4.

[19] Chen SY, Tsai ST, Hung HY, Lin SH, Pan YH, Lin SZ. Targeting the subthalamic nucleus for deep brain stimulation–a comparative study between magnetic resonance images alone and fusion with computed tomographic images. World Neurosurg. 2011;75(1):132–7; discussion 22–4, 29–31.

[20] Jonker B. Image fusion pitfalls for cranial radiosurgery. Surg Neurol Int. 2013;4(Suppl 3):S123–8.

[21] Kelman C, Ramakrishnan V, Davies A, Holloway K. Analysis of stereotactic accuracy of the cosmanrobert-wells frame and nexframe frameless systems in deep brain stimulation surgery. Stereotact Funct Neurosurg. 2010;88(5):288–95.

[22] Holloway K, Docef A. A quantitative assessment of the

accuracy and reliability of O-arm images for deep brain stimulation surgery. Neurosurgery. 2013;72(1 Suppl Operative):47–57.

[23] Burchiel KJ, McCartney S, Lee A, Raslan AM. Accuracy of deep brain stimulation electrode placement using intraoperative computed tomography without microelectrode recording. J Neurosurg. 2013;119(2):301–6.

[24] Black PML, Moriarty T, Alexander E, Stieg P, Woodard EJ, Gleason PL, et al. Development and implementation of intraoperative magnetic resonance imaging and its neurosurgical applications. Neurosurgery. 1997;41(4):831–42; discussion 842–5.

[25] Ostrem JL, Galifianakis NB, Markun LC, Grace JK, Martin AJ, Starr PA, et al. Clinical outcomes of PD patients having bilateral STN DBS using high-field interventional MR-imaging for lead placement. Clin Neurol Neurosurg. 2013;115(6):708–12.

[26] Schlaier J, Schoedel P, Lange M, Winkler J, Warnat J, Dorenbeck U, et al. Reliability of atlas-derived coordinates in deep brain stimulation. Acta Neurochir. 2005;147(11):1175–80.

[27] Andrade-Souza YM, Schwalb JM, Hamani C, Hoque T, Saint-Cyr J, Lozano AM. Comparison of 2–dimensional magnetic resonance imaging and 3–planar reconstruction methods for targeting the subthalamic nucleus in Parkinson disease. Surg Neurol. 2005;63(4):357–62.

[28] Ellenbogen JR, Tuura R, Ashkan K. Localisation of DBS electrodes post-implantation, to CT or MRI? Which is the best option? Stereotact Funct Neurosurg. 2018;96(5):347–8.

[29] Hyam JA, Akram H, Foltynie T, Limousin P, Hariz M, Zrinzo L. What you see is what you get: Lead location within deep brain structures is accurately depicted by stereotactic magnetic resonance imaging. Neurosurgery. 2015;11 Suppl 3:412–9; discussion 419.

[30] Bonneville F, Welter ML, Elie C, du Montcel ST, Hasboun D, Menuel C, et al. Parkinson disease, brain volumes, and subthalamic nucleus stimulation. Neurology. 2005;64(9):1598 LP–1604.

[31] Welter ML, Houeto JL, Tezenas du Montcel S, Mesnage V, Bonnet AM, Pillon B, et al. Clinical predictive factors of subthalamic stimulation in Parkinson's disease. Brain. 2002;125(3):575–83.

[32] Kates R, Atkinson D, Brant-Zawadzki M. Fluidattenuated inversion recovery (FLAIR): clinical prospectus of current and future applications. Top Magn Reson Imaging. 1996;8(6):389–96.

[33] Mohindra N, Neyaz Z. Magnetic resonance sequences: Practical neurological applications. Neurol India. 2015;63(2):241–9.

[34] Hartman LA, Nace SR, Maksimovic JH, Rusinak D, Rowley HA. Epilepsy imaging: approaches and protocols. Appl Radiol. 2015;44(5):8–20.

[35] Poustchi-Amin M, Mirowitz SA, Brown JJ, McKinstry RC, Li T. Principles and applications of echo-planar imaging: a review for the general radiologist. Radiographics. 2001;21(3):767–79.

[36] Pipe J. Pulse sequences for diffusion-weighted MRI. In: Diffusion MRI: from quantitative measurement to in vivo neuroanatomy. 2nd ed: Elsevier Inc; 2013. p. 11–34.

[37] Nucifora PGP, Verma R, Lee S-K, Melhem ER. Diffusion-tensor MR imaging and tractography: exploring brain microstructure and connectivity. Radiology. 2007;245(2):367–84.

[38] Johansen-Berg H, Gutman DA, Behrens TEJ, Matthews PM, Rushworth MFS, Katz E, et al. Anatomical connectivity of the subgenual cingulate region targeted with deep brain stimulation for treatment-resistant depression. Cereb Cortex. 2008;18(6):1374–83.

[39] Rushworth MFS, Behrens TEJ, Johansen-Berg H. Connection patterns distinguish 3 regions of human parietal cortex. Cereb Cortex. 2006;16(10):1418–30.

[40] Lenglet C, Abosch A, Yacoub E, de Martino F, Sapiro G, Harel N. Comprehensive in vivo mapping of the human basal ganglia and thalamic connectome in individuals using 7T MRI. PLoS One. 2012;7(1):e29153.

[41] Elolf E, Bockermann V, Gringel T, Knauth M, Dechent P, Helms G. Improved visibility of the subthalamic nucleus on high-resolution stereotactic MR imaging by added susceptibility (T2*) contrast using multiple gradient echoes. Am J Neuroradiol. 2007;28(6):1093–4.

[42] Jung NY, Chang JW. Magnetic resonance-guided focused ultrasound in neurosurgery: taking lessons from the past to inform the future. J Korean Med Sci. 2018;33(44):e279.

[43] Grewal SS, Zimmerman RS, Worrell G, Brinkmann BH, Tatum WO, Crepeau AZ, et al. Laser ablation for mesial temporal epilepsy: a multi-site, single institutional series. J Neurosurg. 2018:1–8.

[44] Richter EO, Hoque T, Halliday W, Lozano AM, SaintCyr JA. Determining the position and size of the subthalamic nucleus based on magnetic resonance imaging results in patients with advanced Parkinson disease. J Neurosurg. 2004;100(3):541–6.

[45] Schlösser R, Hutchinson M, Joseffer S, Rusinek H, Saarimaki A, Stevenson J, et al. Functional magnetic resonance imaging of human brain activity in a verbal fluency task. J Neurol Neurosurg Psychiatry. 1998;64(4):492–8.

[46] Venkatraghavan L, Manninen P, Mak P, Lukitto K, Hodaie M, Lozano A. Anesthesia for functional neurosurgery: review of complications. J Neurosurg Anesthesiol. 2006;18(1):64–7.

[47] Jenkinson M, Bannister P, Brady M, Smith S. Improved optimization for the robust and accurate linear registration and motion correction of brain images. NeuroImage. 2002;17(2):825–41.

[48] Rohde GK, Barnett AS, Basser PJ, Marenco S, Pierpaoli C. Comprehensive approach for correction of motion and distortion in diffusion-weighted MRI. Magn Reson Med. 2003;51(1):103–14.

[49] Forbes KPN, Pipe JG, Bird CR, Heiserman JE. PROPELLER MRI: clinical testing of a novel technique for quantification and compensation of head motion. J Magn Reson Imaging. 2001;14(3):215–22.

[50] Godenschweger F, Kägebein U, Stucht D, Yarach U, Sciarra A, Yakupov R, et al. Motion correction in MRI of the brain. Phys Med Biol. 2016;61(5):R32–56.

[51] Duchin Y, Abosch A, Yacoub E, Sapiro G, Harel N. Feasibility of using ultra-high field (7 T) MRI for clinical surgical targeting. PLoS One. 2012;7(5):e37328.

[52] Adair ER, Berglund LG. On the thermoregulatory

consequences of NMR imaging. Magn Reson Imaging. 1986;4(4):321–33.

[53] Dormont D, Seidenwurm D, Galanaud D, Cornu P, Yelnik J, Bardinet E. Neuroimaging and deep brain stimulation. AJNR Am J Neuroradiol. 2010;31(1):15–23.

[54] Sammartino F, Krishna V, Sankar T, Fisico J, Kalia SK, Hodaie M, et al. 3-Tesla MRI in patients with fully implanted deep brain stimulation devices: a preliminary study in 10 patients. J Neurosurg JNS. 2017;127(4):892–8.

[55] Stucht D, Danishad KA, Schulze P, Godenschweger F, Zaitsev M, Speck O. Highest resolution in vivo human brain MRI using prospective motion correction. PLoS One. 2015;10(7):1–17.

[56] Mattern H, Sciarra A, Godenschweger F, Stucht D, Lüsebrink F, Rose G, et al. Prospective motion correction enables highest resolution time-of-flight angiography at 7T. Magn Reson Med. 2018;80(1):248–58.

[57] Abosch A, Yacoub E, Ugurbil K, Harel N. An assessment of current brain targets for deep brain stimulation surgery with susceptibility-weighted imaging at 7 Tesla. Neurosurgery. 2010;67(6):1745–56.

[58] Duyn JH, van Gelderen P, Li T-Q, de Zwart JA, Koretsky AP, Fukunaga M. High-field MRI of brain cortical substructure based on signal phase. Proc Natl Acad Sci. 2007;104(28):11796–801.

[59] Lupo JM, Li Y, Hess CP, Nelson SJ. Advances in ultra-high field MRI for the clinical management of patients with brain tumors. Curr Opin Neurol. 2011;24(6):605–15.

[60] Vargas MI, Martelli P, Xin L, Ipek O, Grouiller F, Pittau F, et al. Clinical neuroimaging using 7 T MRI: challenges and prospects. J Neuroimaging. 2018;28(1):5–13.

[61] Menuel C, Garnero L, Bardinet E, Poupon F, Phalippou D, Dormont D. Characterization and correction of distortions in stereotactic magnetic resonance imaging for bilateral subthalamic stimulation in Parkinson disease. J Neurosurg. 2005;103(2):256–66.

[62] Alexander E 3rd, Kooy HM, van Herk M, Schwartz M, Barnes PD, Tarbell N, et al. Magnetic resonance image-directed stereotactic neurosurgery: use of image fusion with computerized tomography to enhance spatial accuracy. J Neurosurg. 1995;83(2):271–6.

[63] Kooy HM, Van Herk M, Barnes PD, Alexander E, Dunbar SF, Tarbell NJ, et al. Image fusion for stereotactic radiotherapy and radiosurgery treatment planning. Int J Radiat Oncol Biol Phys. 1994;28(5):1229–34.

[64] Pinsker MO, Herzog J, Falk D, Volkmann J, Deuschl G, Mehdorn M. Accuracy and distortion of deep brain stimulation electrodes on postoperative MRI and CT. Zentralbl Neurochir. 2008;69(3):144–7.

[65] Yoshida F, Miyagi Y, Morioka T, Hashiguchi K, Murakami N, Matsumoto K, et al. Assessment of contact location in subthalamic stimulation for Parkinson's disease by co-registration of computed tomography images. Stereotact Funct Neurosurg. 2008;86(3):162–6.

[66] Geevarghese R, Ogorman Tuura R, Lumsden DE, Samuel M, Ashkan K. Registration accuracy of CT/ MRI fusion for localisation of deep brain stimulation electrode position: an imaging study and systematic review. Stereotact Funct Neurosurg. 2016;94(3):159–63.

[67] O'Gorman RL, Jarosz JM, Samuel M, Clough C, Selway RP, Ashkan K. CT/MR image fusion in the postoperative assessment of electrodes implanted for deep brain stimulation. Stereotact Funct Neurosurg. 2009;87(4):205–10.

[68] Bot M, Van Den Munckhof P, Bakay R, Stebbins G, Verhagen Metman L. Accuracy of intraoperative computed tomography during deep brain stimulation procedures: comparison with postoperative magnetic resonance imaging. Stereotact Funct Neurosurg. 2017;95(3):183–8.

[69] Krüger MT, Coenen VA, Jenkner C, Urbach H, Egger K, Reinacher PC. Combination of CT angiography and MRI in surgical planning of deep brain stimulation. Neuroradiology. 2018;60(11):1151–8.

[70] Tharin S, Golby A. Functional brain mapping and its applications to neurosurgery. Neurosurgery. 2007;60(4 Suppl 2):185–201; discussion 201–2.

[71] Volkow ND, Rosen B, Farde L. Imaging the living human brain: magnetic resonance imaging and positron emission tomography. Proc Natl Acad Sci. 1997;94(7):2787–8.

[72] Rezai AR, Lozano AM, Crawley AP, Joy MLG, Davis KD, Kwan CL, et al. Thalamic stimulation and functional magnetic resonance imaging: localization of cortical and subcortical activation with implanted electrodes. J Neurosurg. 1999;90(3):583–90.

[73] Power JD, Barnes KA, Snyder AZ, Schlaggar BL, Petersen SE. Spurious but systematic correlations in functional connectivity MRI networks arise from subject motion. NeuroImage. 2012;59(3):2142–54.

[74] Krings T, Reinges MHT, Erberich S, Kemeny S, Rohde V, Spetzger U, et al. Functional MRI for presurgical planning: problems, artefacts, and solution strategies. J Neurol Neurosurg Psychiatry. 2001;70(6):749–60.

[75] Devlin JT, Russell RP, Davis MH, Price CJ, Wilson J, Moss HE, et al. Susceptibility-induced loss of signal: comparing PET and fMRI on a semantic task. NeuroImage. 2000;11(6 Pt 1):589–600.

[76] Tyndall AJ, Reinhardt J, Tronnier V, Mariani L, Stippich C. Presurgical motor, somatosensory and language fMRI: technical feasibility and limitations in 491 patients over 13 years. Eur Radiol. 2017;27(1):267–78.

[77] Tieleman A, Deblaere K, Van Roost D, Van Damme O, Achten E. Preoperative fMRI in tumour surgery. Eur Radiol. 2009;19(10):2523–34.

[78] Rosazza C, Ghielmetti F, Minati L, Vitali P, Giovagnoli AR, Deleo F, et al. Preoperative language lateralization in temporal lobe epilepsy (TLE) predicts periictal, pre- and post-operative language performance: an fMRI study. Neuroimage Clin. 2013;3:73–83.

[79] Papanicolaou AC, Rezaie R, Narayana S, Choudhri AF, Wheless JW, Castillo EM, et al. Is it time to replace the Wada test and put awake craniotomy to sleep? Epilepsia. 2014;55(5):629–32.

[80] Lee HW, Arora J, Papademetris X, Tokoglu F, Negishi M, Scheinost D, et al. Altered functional connectivity in seizure onset zones revealed by fMRI intrinsic connectivity. Neurology. 2014;83(24):2269–77.

[81] Boerwinkle VL, Foldes ST, Torrisi SJ, Temkit H, Gaillard WD, Kerrigan JF, et al. Subcentimeter epilepsy surgery targets by resting state functional magnetic resonance

imaging can improve outcomes in hypothalamic hamartoma. Epilepsia. 2018;59(12):2284–95.

[82] Farwell MD, Pryma DA, Mankoff DA. PET/CT imaging in cancer: current applications and future directions. Cancer. 2014;120(22):3433–45.

[83] Yang PF, Pei JS, Zhang HJ, Lin Q, Mei Z, Zhong ZH, et al. Long-term epilepsy surgery outcomes in patients with PET-positive, MRI-negative temporal lobe epilepsy. Epilepsy Behav. 2014;41:91–7.

[84] Petrirena GJ, Goldman S, Delattre JY. Advances in PET imaging of brain tumors: a referring physician's perspective. Curr Opin Oncol. 2011;23(6):617–23.

[85] Mayberg HS, Liotti M, Brannan SK, McGinnis S, Mahurin RK, Jerabek PA, et al. Reciprocal limbiccortical function and negative mood: converging PET findings in depression and normal sadness. Am J Psychiatry. 1999;156(5):675–82.

[86] Mayberg HS, Brannan SK, Tekell JL, Silva JA, Mahurin RK, McGinnis S, et al. Regional metabolic effects of fluoxetine in major depression: serial changes and relationship to clinical response. Biol Psychiatry. 2000;48(8):830–43.

[87] Lozano AM, Mayberg HS, Giacobbe P, Hamani C, Craddock RC, Kennedy SH. Subcallosal cingulate Gyrus deep brain stimulation for treatmentresistant depression. Biol Psychiatry. 2008;64(6): 461–7.

[88] Soret M, Bacharach SL, Buvat I. Partial-volume effect in PET tumor imaging. J Nucl Med. 2007; 48(6):932–45.

# 第 7 章　基于网络的成像和连接组学
## Network-Based Imaging and Connectomics

Harith Akram　Ludvic Zrinzo　**著**

尚宝祥　**译**

杜世伟　**校**

## 一、概述

应用先进 MRI 技术研究脑网络是神经科学一个快速发展的领域 [1, 2]。2009 年，美国国立卫生研究院（NIH）宣布资助为期 5 年的人类连接组项目（HCP）[3]。从那时起，1200 名健康受试者的连接组被绘制成图，作为年轻人连接组项目的一部分，使用了最先进的解剖、弥散和功能性磁共振扫描 [3]。这使得 HCP 联盟绘制了人类大脑皮层的最新地形图，并于 2016 年以 *The Brain Redefined* 为标题发表在 *Nature* 期刊上。使用多模态、先进的 MRI 关联数据和先进的机器学习算法对每个半球的共 80 个皮层区域进行了映射 [4]。

从那时起，针对各种脑部疾病（如阿尔茨海默病、失明、焦虑、抑郁、癫痫和早期精神病）的小型疾病特异性连接也得到了发展，以阐明与这些情况相关的脑网络功能障碍。在欧洲脑计划（HBP）和虚拟脑神经信息平台的前景下，欧洲也开展了类似的举措 [5]。2013 年，白宫科学技术政策办公室宣布为脑计划（通过创新神经技术进行脑研究）投资 1.1 亿美元，再次突出了这一领域的重要性。这项倡议的核心目标是支持创新技术的发展和应用，以建立对人类大脑功能的动态理解，重点研究神经网络 [6]。

立体定向和功能神经外科领域热情地接受了这些进展。考虑到功能性神经外科手术的发展与神经影像技术的发展密不可分，这就不足为奇了。MRI 技术的进步使通过脑深部电刺激（DBS）或热凝毁损手术直接靶向治疗深部脑结构成为可能，并基于改进的可视化路径轨迹提高了安全性 [7, 8]。目前的基底神经节模型考虑了功能上不同的皮层 – 皮层下回路，这些回路是形成运动、联想和情感系统的元素，通过基底神经节和丘脑，在这些结构中创建了具有不同程度重叠的功能亚区 [9]。使用常规的磁共振成像不可能定位这些亚区域［如感觉运动丘脑底核（STN）] [9, 10]。结构和功能之间的这种潜在关系表明，DBS 的疗效和防止不良反应受到解剖目标内精确刺激部位的影响。这些功能亚区往往表现出明显的电生理特征。这已被应用于微电极记录（MER）来完善最终的电极位置。然而，使用 MER 来细化手术目标有几个缺点。按照惯例，手术需要在患者清醒的状态下进行，这对一些患者来说是很困难的。此外，越来越多的证据表明，使用电生理指标并不能保证长期良好的效果。最佳微电极记录活动的位置已被证明不一定与术中进行宏电极测试的最佳临床反应相关 [11]。已经证明，在 MRI 定义的丘脑底核中，DBS 的优良定位可能是一个较好的长期临床结果的预测因子[12, 13]。在某些中心，微电极记录通常还包括在靶点内插入 2～5 个微电极，这与颅内出血风险增加有关，颅内出血在罕见情况下可导致严重并发症甚至死亡[14, 15]。

图像引导和图像验证的方法减少了手术时间和患者的不适，因为手术可以在全身麻醉下进行[14]，它允许在结果不理想时重新定位电极[15]，并且可以在完成手术之前发现并解决解剖定位错误[16-18]。这种方法提供了检查电极位置的能力，从而对未来的 DBS 手术流程产生积极影响。在随后的程序中也没有简便的方法能重复一个"理想的微电极记录"。然而，磁共振验证的手术可以通过研究一组患者电极位置、副作用和疗效之间的相关性，在目标结构内构建"DBS 功能图像"。然后可以将这些数据复制到将来的患者中以提高靶点的准确性[19, 20]。关于立体定向手术术中成像的优点和机会，请参阅第 3 章。

因此，使用图像引导和图像验证的方法具有许多优点；然而，传统的磁共振成像不能像 MER 那样提供大脑靶点目标的功能图谱信息。结构和功能连接的研究意在为研究"非侵入性"功能成像与"侵入性"微电极成像的概念提供机会。这为确定靶核的亚区域提供了新的方法，如在 PD 患者 STN 中，刺激感觉运动区的效果最佳[12, 21, 22]。这些新颖的成像方法也为基于无数大脑定位研究的新目标定义打开了大门，这些研究已经开始定义疾病特定的功能连接，并增强了对一系列神经和精神疾病的病理生理基础的理解。

## 二、结构和功能性磁共振连接

绘制大脑连接图谱的技术并不新鲜。数百年来，人们一直在研究大脑的结构连接性，采用了各种技术来定义神经连接。解剖学家 Andreas Vesalius 在 16 世纪进行的大体解剖学研究确定了各种主要的白质束。几个世纪后，显微镜的发展为探索神经组织的微观结构体系打开了大门。在非人类灵长类动物（NHP）中进行的示踪剂研究使科学家可以对人的大脑做出一些推断，而在人类的脑部病变研究中同样可以绘制出解剖学联系。但是，弥散磁共振成像是目前用于研究大脑结构连接的唯一非侵入性技术。

### （一）功能连接

功能连接的特征是大脑不同区域之间的神经活动同步。这些区域可能直接（单突触）或间接（多突触）连接。神经活动的成像最初是用正电子发射体层成像（PET）和单光子发射计算机体层成像（SPECT）技术研究的。在过去的 10 年里，静息状态 fMRI 已经被用于研究功能连接，通过检查血氧水平依赖（BOLD）和其他灌注敏感（如动脉旋转标记）序列上的血流动力学反应（HDR）的同步性，从而确定不同脑区之间的相关性[19]。功能连接提供了一种相对简单、无创、快速的映射正常和病理神经网络变化的方法。静息状态 fMRI 不依赖于实验任务设计，使得数据分析更加精简，不易受到实验偏倚的影响[20]。目前来说，使用多种统计建模技术，如基于种子的相关映射、主成分分析（PCA）和独立成分分析（ICA），可以用来检查这种功能连接[20, 23]。也可以使用图论分析来研究网络，以探索局部小世界网络中心及全局连接度。静息状态功能连接（fcMRI）已在各种临床应用中使用[24]。例如，在有患阿尔茨海默病风险的个体中发现选择性改变[25]，在重度抑郁症患者中也有记载[26]。在功能性磁共振成像与结构连接性之间发现了统计学上显著的正相关性[27-30]。

这种模式的潜在基础是基于以下观察结果：在功能连接的大脑区域或"节点"中，血氧水平依赖性（BOLD）信号的低频（<0.1Hz）波动的时间过程具有高度的时间相关性[31]。此外，该慢频率信号可能与较高频率的神经电生理活动相关[32]，在α波段范围[33]、在γ波段范围[34]和在β波段范围[35]，从而提供了使用fcMRI识别的神经网络及其潜在的神经生理相关性。这种相关性对于研究和理解帕金森病（PD）的神经生理学非常有用，因为功能连接的改变可能反映了PD中异常的同步振荡。功能连接已被用来区分PD患者与对照组[36]，以及探索与PD相关的认知缺陷[37]。已有研究表明，利用静息态fMRI绘制的基底节区功能连接模式的差异，与晚期PD患者对左旋多巴治疗的不同程度反应有关。这与多巴胺的临床效果是功能连接重新映射的结果的假设相一致[38]。进一步研究了与STN DBS相关的功能连接性变化，从而产生了新的作用机制模型[39]和结果预测[40]。Smith等在一篇综述中报道了有关网络建模和fMRI采集的有用指南[41]。

## （二）结构连接

结构连接定义了不同大脑区域之间通过轴突束直接（单轴突）解剖学连接。这可以通过磁共振弥散连接进行评估。

没有"标准"的方法来获取和处理弥散MRI数据。这部分是由于弥散成像的应用与获取和处理高质量数据有关的混合限制所致。结果，大量专门的软件平台被开发出来，每个平台都提供不同的数据处理和可视化方法。

弥散MRI的领域大致可分为两类：研究脑组织微观结构的规模、密度和组织，例如，分数各向异性（FA）、平均弥散率（MD）、神经突取向弥散和密度成像（NODDI），以及通过射线成像技术研究宏观结构的连接性，后者可以大致分为确定性、概率性和全局性方法[42]。

下面概述了弥散MRI的采集。

MRI对水组织含量高度敏感。由于布朗运动，水分子是可移动的而不是静态的。在各向同性环境（例如，灰质或CSF）中，该运动可以是随机的；在各向异性环境（例如，轴突纤维束或血管）中，该运动可以是定向的。敏化水分子的方向性位移（相移）会导致可检测的MRI信号丢失。这概述了弥散成像的基本原理。在水弥散受到限制的区域，可以根据由于沿弥散方向的相移而引起的信号损失来推断白质束的方向。通常，这涉及使用脉冲梯度自旋回波序列，其中将梯度脉冲施加在180°重聚焦脉冲的两端，然后使用单次快速图像采集方法[如回波平面成像（BPI）]采集信号。梯度脉冲的强度和持续时间与沿弥散方向的信号损失或"弥散效应"直接相关。反映梯度强度和时机的因素称为b值（s/mm$^2$）。每个弥散方向都以相应梯度的X、Y和Z坐标进行编码。获取更多的弥散方向会导致更高的角度分辨率。但是，这是以增加扫描时间为代价的[42]。

其他因素也会影响弥散MRI数据的获取方式。这些参数包括静磁场强度、空间分辨率（体素大小）、弥散壳的数量、获取的平均值的数量、相位编码方向、接收头线圈中通道的质量和数量、使用平面内加速度或多片采集等。

在任何MRI采集的中心，都需要在信噪比（SNR）、图像空间分辨率和扫描时间之间进行权衡。随着静磁场的增加，固有的信噪比（7T > 3T > 1.5T）也随之增加，但并非没有缺点，主要是主场（B$_0$）和射频发射场（B$_1$）的不均匀性增加，造成几何形变恶化；另外还会增加比吸收率（SAR）并导致安全性问题[43]，安全性问题在立体定向和功能性神经外科手术中是尤为重要的。在这种手术中，植入物设置中的 MR 安全性至关重要。因此，弥散序列是高度可定制的，仔细注意优化扫描参数，以确保获得适当的序列。

**1. 在体素中模拟弥散**

目前已经开发出几种弥散方法，每种方法都有其优势和局限性。其中包括弥散峰度成像（DKI）[44]；Q 空间成像，如弥散光谱成像（DSI）[45] 和混合弥散成像（HYDI）[46]；以及基于模型的方法，如复合受阻和受限弥散模型（CHARMED）[47]、NODDI [48] 和弥散基础光谱成像（DBSI）[49]。到目前为止，最受欢迎的弥散模型是弥散张量成像（DTI）和高角分辨率弥散成像（HARDI）。

（1）弥散张量成像（DTI）：DTI 是用于描述脑组织中各向异性弥散现象的最简单模型之一。该术语的使用非常普遍，以至于错误地成了 DWI 和纤维束成像（tractography）的同义词。DTI 在 1994 年 [50] 首次被描述为三维图像在三维像素中的高斯弥散位移，用 3×3 协方差矩阵表示，如下所示。

$$D = \begin{pmatrix} D_{xx} & D_{xy} & D_{xz} \\ D_{yx} & D_{yy} & D_{yz} \\ D_{zx} & D_{zy} & D_{zz} \end{pmatrix}$$

为了将张量可视化为椭球面（图 7-1），协方差矩阵可以对角化以产生三个特征值（$\lambda_1 > \lambda_2 > \lambda_3$）；以及它们对应的特征向量（$\varepsilon_1$，$\varepsilon_2$，$\varepsilon_3$）。

可以从该张量模型推导几个标量矩阵来描述组织在微观结构上的弥散特性，例如 FA、轴向弥散率、径向弥散率和 MD。

尽管如此，DTI 模型还是有一些限制，主要是它不能解决体素中的多纤维定向问题。此外，DTI 模型核心的高斯弥散剖面假设在较高的 $b$ 值时失效。这就需要引入更复杂的模型来描述简单张量之外的弥散信号 [42]。

（2）高角分辨弥散成像（HARDI）：在这

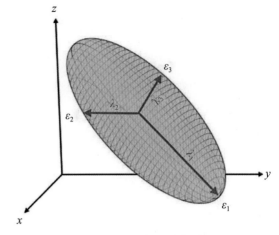

▲ 图 7-1　弥散张量成像椭圆体
引自 © 2019 Harith Akram

种弥散方法中，获取数据时需要更高的 b 值（1000～3000s/mm²）和弥散层数［在单个壳层（shell）中］。在每个体素中建模有限数量的弥散张量的集合 [51]。这是比 DTI 更复杂的弥散模型，它允许解析多个交叉纤维（例如在球形反卷积中）[42]。

**2. 磁弥散示踪成像**

示踪成像是一种研究脑白质通路和脑组织结构连接性的技术。该技术在上一节中描述的体素级别的弥散消减后被使用。示踪成像依靠间接测量来通过大脑体素来创建"神经束"。可以从这些神经束得出代表白质通路的推论 [52]。这些通路已在组织学研究中得到验证，与已知的解剖学密切相关 [53]。感兴趣区域的连通性轮廓可用于根据与大脑皮层和（或）与大脑其他区域的连接的最大概率来对该区域进行分割 [54, 55]。该技术已应用于基底神经节网络内的节段结构 [56-58]。

示踪成像容易出错，并且有一些局限性。但是，它仍然是唯一可用于在体内测量人脑组织中结构连接性的非侵入性方法。示踪成像算法可以是局部的或全局的，确定性的或概率性的，基于模型的或无模型的。

### 三、确定性与概率性示踪成像

确定性束层照相术是一种涉及从白质中感兴趣的种子区开始并通过遵循弥散张量的第一个特征向量（即弥散的主要方向）穿过体素来创建流线的技术，从而有效地连接每个体素中的箭头。当达到目标种子或低于设定的曲率或FA值时（如在各向异性较低的区域），流线会终止。确定性示踪成像在白质通路的示踪中非常成功[59]。由于此方法通常依赖于 DTI 模型，因此弥散数据的获取和处理相对较快。尽管其在可视化大白质束方面取得了成功，但确定性示踪成像仍具有重大缺陷。其中包括无法在低各向异性（如丘脑）或高噪声（如脑干）区域中准确显示神经束，以及在解剖复杂性较高的区域（如交叉或接触性的纤维）中建模错误。此外，流线可视化过程中产生的错误很容易传播，导致解剖上错误的连接[60]，导致不可能存在或已知不存在的白质通路。最近还提出了关于"准确性"和"可再现性"的担忧[61]。总体而言，确定性的影像学倾向于"低估"一条通路中流线的数量[62]。

概率性示踪成像不使用"流线型"。相反，在每个体素中产生了纤维定向测量的不确定度函数。这通常称为定向密度函数或 ODF。一旦在每个大脑体素中进行了纤维建模，就可以通过多次迭代中不确定性的传播来生成束[52]。

与确定性示踪成像相比，概率性示踪成像可以在低确定性（低各向异性、高噪声等）区域生成束。它还可以提供连接的统计度量。这种方法需要更高质量的数据（在单个壳层中，即 HARDI，或多壳层形式）。它在计算上需求较高。这些因素导致相对较长的采集和处理时间。话虽如此，随着 MR 图像采集（如多频带采集）和处理（如 GPU 处理）的进步，这些方法在临床中变得更加可行[63]。在最近对不同示踪成像方法的比较中，概率性示踪成像方法显示出最接近真实情况的结果；然而，它也比确定性示踪成像方法有更多的误报（图 7-2）[62]。

### 四、MRI 连接在功能神经外科的应用

MRI 结构和功能连接的应用至少分为五大类：①常规成像技术不能轻易识别手术目标，如用于治疗震颤的丘脑腹内侧核和齿状红核丘脑束；②在基底神经节结构的功能分区内优化手术靶点，如丘脑底核[64]；③建立治疗预测模型[38, 40]；④确定新的靶点，例如腹侧被盖区（下丘脑后区域），用于治疗丛集性头痛[65]，以及 CG25 作为治疗抑郁症的实验靶点[66]；⑤对潜在的病理生理学和作用机制的研究[67]。其他应用可能会随着该领域的更多经验和发展而出现。

目前，连接在功能神经外科中的主要应用是丘脑的震颤手术。对 VIM 进行个性化、图像引导和图像验证的定位一直是该领域许多人的追求。多项研究表明了 VIM 位置之间的个体差异。功能连接研究清楚地表明了这一点，该研究分析了 58 位健康受试者的静息态 fMRI 扫描[68]。一项研究再次证明了基于图集的 VIM 定位具有相当大的个体差异性，该研究使用确定性的纤维束成像检查了 10 名丘脑 DBS 震颤患者的 VIM 与周围主要纤维束的关系[69]。在确定震颤的丘脑靶点时，掌握连接应用的兴趣是基于连接定位价值，以及这种方法在其他疾病和其他应用中的潜力。因此，下一节将重点介绍连接这一新兴的转化医学应用。

#### 震颤手术中 MR 连接的应用

丘脑的 VIM 是立体定向热凝和 DBS 治疗 PD 震颤、特发性震颤（ET）和多发性硬化症震颤的确定的手术靶点[70-77]。下部区域的未

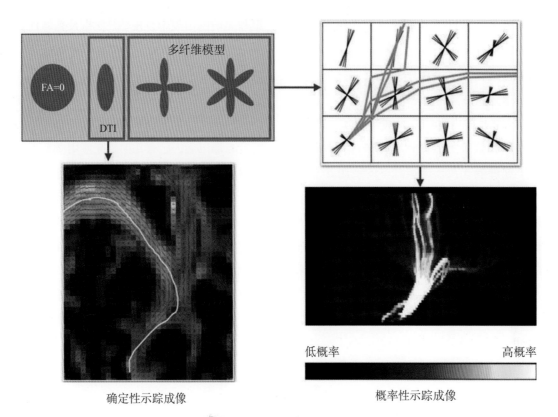

▲ 图 7-2　弥散模型和确定性示踪成像 vs. 概率性示踪成像

定带尾部（cZI），是另一个治疗震颤的有效的 DBS 靶点[78-82]。

VIM 位于小脑 - 丘脑 - 皮层网络中央，在该网络中，PD 患者中可能由苍白球的功能障碍引发的病理性振荡是震颤的罪魁祸首[83]。该震颤网络的皮层焦点位于初级运动皮层，通过 VIM、齿状红核丘脑束（DRT）连接到对侧小脑的齿状核[84-89]。

尽管如第 8 章所述，VIM 在某些 MR 序列上是可见的，但在图像引导和图像验证手术中用于常规立体定向的 MR 成像序列上不容易看到[90-93]。传统上，识别核涉及间接定位，依赖于图集定义的前连合（AC）- 后连合（PC）坐标作为标志，以及其他可识别的结构，如丘脑外侧 / 内囊边界[94]。毋庸置疑这种方法不能完全解决个体差异。另外通常需要在患者清醒的情况下进行手术，以在术中确认靶点，这可能会使患者感到不适[95]。此外，术中确认并非总

是简单可行的，例如当使用伽马刀进行丘脑切开时[96]。

为了克服这一问题，人们提出了各种成像技术来识别 VIM。超高场强 MRI 能提供高的丘脑核间对比度和信噪比，能较好地分割丘脑核。然而，这种模式在临床中并不容易获得[97]。另一种技术依赖于彩色分数各向异性（FA）图像对比度，是弥散张量成像（DTI）的产物[98,99]。DTI 中一阶张量场的简单可视化也被用于生成 DRT 的确定性示踪成像模型，然后由 DBS 对其进行定位[100-103]。通常在临床中可以使用这种方式，并且成像可以相对较快地进行采集和处理。然而，它在理清交叉纤维、低各向异性区域（如丘脑）的示踪[19]和整体的准确性上[61]都有相应的局限性。

一种新兴的方式为利用高角度分辨率弥散成像（HARDI）和基于概率连接的丘脑分割[25, 53, 103-106]。该技术成功地模拟了交叉纤维

与灰质（低各向异性）的连通性，实现了较高的信噪比，但需要长时间的图像采集和大量的计算资源，这在实际应用中是不切实际的。新型 MRI 采集技术，如同步多层成像和多波段成像[104]，减少了扫描时间。此外，计算机处理技术的进步和依赖图形处理单元来进行弥散分析促进了这种模式在临床实践中的使用[105, 106]。2003 年，Behrens 等开展了该方法的第一项研究。以丘脑与不同皮层区的连接性为基础[55]，采用概率性示踪成像技术，描绘出不同丘脑核之间的边界。这是第一次使用概率示踪成像来分割灰质结构，获得了传统最大似然法或流线法无法产生的结果质量[107]。最终的丘脑分割结

果与先前的组织学发现[108]和非人类灵长类动物的示踪剂研究相吻合，但并不完全相同[109-116]。该技术在 2004 年的另一项研究中得到了进一步验证[54]。其他灰质结构也已通过类似的方法进行了分割[57, 58, 117]（图 7-3）。

自那以后，已有几项研究使用概率束线描记法检查 VIM 与皮层和小脑区域的连接性[118-120]，或根据所述连接性对 VIM 进行分割[106, 121]。Pouratian 等在一项开创性研究中首次提出了将这种方法应用于 DBS 患者的研究当中。对 6 名双侧 VIM DBS 患者进行事后分析，并在来自二级机构的另外 4 名患者中进行了验证[122]。

自 Behrens 等于 2003 年发表研究报告以

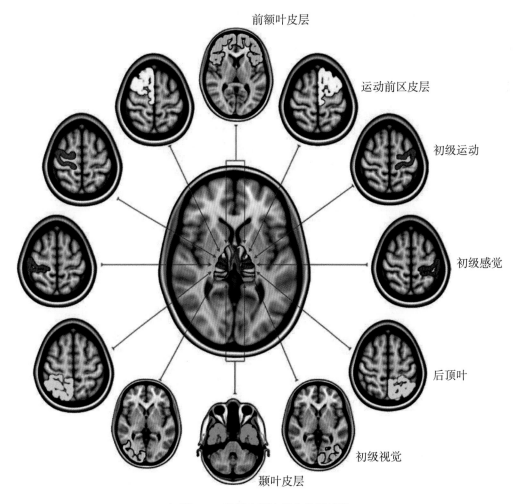

前额叶皮层

运动前区皮层

初级运动

初级感觉

后顶叶

初级视觉

颞叶皮层

▲ 图 7-3 利用皮层连接来分割丘脑

引自 © 2019 Harith Akram

来[55]，已有几项研究着手使用硬分割算法在丘脑核之间形成边界来复制这些结果[122-124]。虽然这些研究的结果显示相似的分割模式，但它们都有各自的不一致性。dMRI 采集和处理的高度可变性可以解释这一点；已知的几何形变容易导致配准不准确；以及感兴趣区皮层种子定义的差异。此外，示踪成像的固有局限性与种子区域的侧边性有关，即种子区域位于感兴趣区的中部［例如，与位于外侧的区域（即手皮层区域）相比，辅助运动区（SMA）与丘脑的连接更强］。这会导致错误的丘脑 –SMA 区。基于这些原因，在体内对人类丘脑核进行有意义且在解剖学上准确的分割仍然是神经成像领域的一个挑战。在常规 MRI 上，这些核之间缺乏对比[90]，可能是这些结构之间缺乏明显的解剖边界所致[121]。更复杂的是，不同的组织学和细胞化学分类系统之间的差异导致了不同的分组和命名方式[121, 125, 126]。

丘脑核团通过与皮层区域的弥散连接构建，并用硬分割算法进行分割，与真实模型相比，它们的神经解剖学取向、形状和相对大小有所不同[121]。最大的区别在于核团之间和中外侧取向几乎没有垂直方向的重叠，几乎是与正中矢状面平行的[121]，这与预期的 45° 取向相反。

在基于弥散连接的分割中，这些不精确性对于说明的目的可能不是很重要，但是在外科中使用这些图形是不利于定位的，因为好的结果可能取决于亚毫米精度。因此，为了在手术中依赖这些计算模型，需要多种验证方法（如 M1- 丘脑节段与丘脑小脑输入的重叠[127]）。与对侧齿状核的连接度最高的丘脑区域已经显示在腹侧位置与 M1 的连接度最高的更大区域内。与 SMA 和 PMC 连接度最高的区域位于 M1 区域的前面。与 S1 具有最高连接度的区域位于 M1 区域的后方。这与已知的解剖学信息一致[128]。丘脑腹后核复合体（VP）将感觉系统的

脉冲传递给 S1，而腹外侧核复合体（VL）则传递来自小脑、基底神经节和黑质（SN）的信息[128]。VL 复合体通常分为前部（VLa）、后部（VLp）和内侧部（VLm）。VLa 将来自内侧苍白球（GPi）的传入信息传递到 PMC 和 SMA[94, 129-134]，而 VLm 将来自 SN 的输入传递到 PMC 和前额叶皮层[109, 135, 136]。VLp 接收来自小脑核的大量图形化组织的输入，主要投射到 M1[128, 130, 132, 137, 138]。VIM 对应于 VLp 的下半部分[109]（图 7-4）。

重要的是要记住，传统的丘脑细分[128, 129]主要基于人类丘脑连续部分的组织化学染色，而不是基于解剖学上的连接。最佳的"功能"目标区域完全有可能跨越这些细分。此外，从连接效率来讲，目标区域的网络连接效率会比组织化学染色预测的效果更佳。

选择合适的弥散成像参数对于实现灰质结构的精确分割至关重要[139-141]。在小脑、脑干和间脑中进行体内概率性影像学研究面临重大挑战。在弥散图像采集过程中，由于该区域的高脉动特性引起的运动伪迹，会降低 MRI 信号，降低信噪比（SNR）。由于存在无数纵横交错的轴突和网状大脑区域，这使情况变得复杂[142, 143]。解决此问题的一种方法是在弥散成像过程中使用脉冲门控和呼吸频率监测。同样，通过以高角度分辨率（增加获取时间）获取多个弥散扫描，可以提高 SNR[50, 106, 143]。

确定性方法通常无法产生 DRT 的解剖学准确表示，通常显示 DRT 束起源于同侧齿状核，而不是对侧齿状核[101-103]，或止于上侧脑干交叉水平[100]。当 DRT 束本身成为靶点时，这可能不是问题，就像这些报告中的情况一样；然而，要基于小脑连接性对 VIM 进行准确分割，必须绘制交叉的小脑流线。可以从对侧齿状核清楚地看到 DRT 的交叉点，该对侧齿状核通过概率性纤维束示踪成像术一直穿过丘脑中分割的齿状区域一直到 M1[127]。

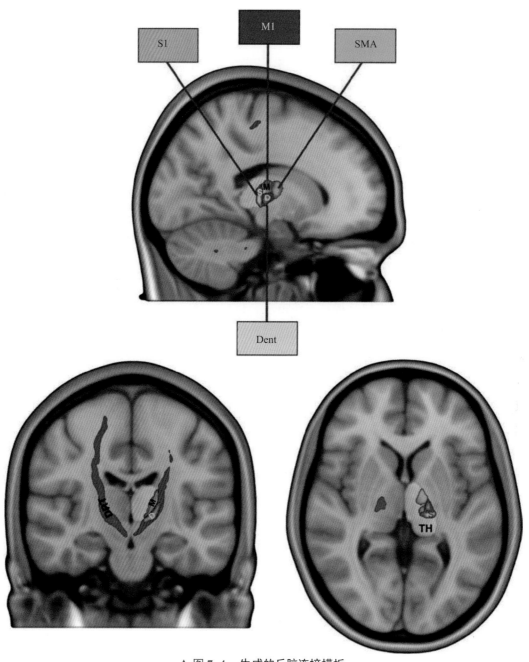

▲ 图 7-4　生成的丘脑连接模板

引自 © 2019 Harith Akram

## 五、当前 MR 连接技术的挑战和限制

为了探索磁共振连接在功能性神经外科中的应用，首先必须了解这些技术的局限性。纤维束示踪成像从水的弥散方向进行推断，以产生白质束模型。这是神经轴突的粗略表示，并且高度依赖于体素大小（空间分辨率）、弥散方向数（方向分辨率）、场强，以及从序列获取到预处理、后处理和研究的实验设计等更多高度可变的参数设置，所有这些都会影响结果。纤维束示踪成像不能提供方向性的信息，而且在纤维交叉或接触的区域会发生纠缠[144]。此外，纤维束示踪成像倾向用于在短、中和笔直

的流线上，效果优于长、侧和曲折的流线上[144]（图 7-5）。

静息态功能性磁共振连接会受到运动伪迹和药物的严重影响，空间分辨率通常较低。此外，这些技术很大程度上局限于组水平的分析。虽然这在探索群体水平方面是有用的，但在个体水平上不能轻易做出推论，特别是在诊断 / 预测能力方面。这可能限制了该技术在个体患者中的临床应用。磁共振结构和功能的研究都依赖于图像配准，而配准会导致立体定向手术中不能接受的错误。磁共振造影连接性研究中反复出现的一个问题是可重复性。与探索治疗干预的研究相比，无论是药理学的还是外科手术的治疗通常可以标准化和真实化，连接成像研究本身就很难重复，这是由于 MRI 采集和处理技术的多样性。此外，由于采用多个注册步骤，使系统中引入误差。但在每一步都对配准精度进行细致的确认，可以减轻这个问题的影响。

扫描时间也会带来很大的挑战，尤其是在非学术中心。长时间扫描还会对许多接受 DBS 手术的患者造成困难，主要是那些因运动障碍而接受手术的患者。但是，新颖的 MRI 采集技术，例如同时多切片成像和多波段成像[104]，在不影响 SNR 的情况下，极大地减少了采集时间。

连接性研究的另一个局限性通常是由于对组织激活（VTA）模型的 DBS 体积的依赖[145]。这些大多是简化的有限元线性模型，没有考虑局部阻抗的不均匀性。确实，各种模型高估或低估了 VTA[146]。在 DBS 区域中，不同直径的轴突和具有不同动作电位阈值的细胞体的存在使问题进一步复杂化。最终，如果将电极放置在功能靶点的最佳位置，则需要用较低的电流

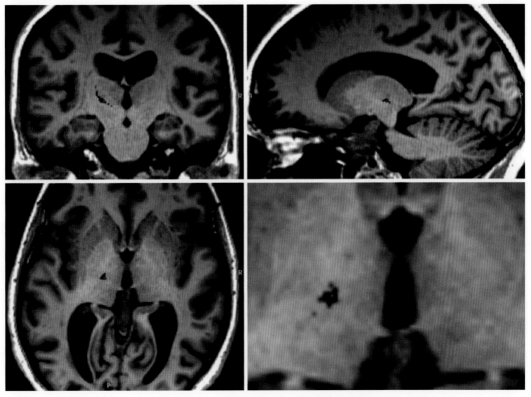

▲ 图 7-5　生成的腹中间核连接操作靶点

黑色区域代表与对侧齿状核连接度最大的体素

来实现治疗反应，并且 VTA 模型应成为较少关注的问题。

### （一）标准化的方法

方法标准化是目前该领域面临的最大挑战。弥散数据是有噪声的，序列是高度可变的和可配置的。而且，数据分析是基于统计的，并且有很多选择和替代方案，其中不止一种"正确"的分析方法（但还有许多错误的分析方法）[19]。再加上进行连通性研究和功能性神经外科手术的患者相对较少，使得标准化的成像和处理方法得到重现，并且验证这些研究结果变得至关重要。

### （二）量化连接性

在连接的研究中，尤其是在测量灰质连接度方面，真正的挑战是提出一种可量化的连接性度量[63]。使用标准化流程计量提出了各种连接指数[64]，这些都不是完美的。纤维束示踪成像有许多误差，可能导致假阳性、假阴性束。连接度测量也会受到纤维交叉、距离、种子 / 目标掩模（mask）的大小和流线的垂直度 / 曲率的影响。

### （三）DBS 组织激活量

这无疑是一个需要进一步发展的具有挑战性的领域。现有模型过于简化，往往忽略了局部阻抗的不均匀性[147]。然而，改进现有模型不能仅仅依靠改进数学模型，还必须更好地理解 DBS 治疗本身的作用机制[148]。通过提供与虚拟刺激模型相关联的更具体的效果和副作用数据，使用定向电极的更多"导向"刺激的出现可能将丰富现有模型。

## 六、结论与未来方向

MRI 技术的不断进步可能会导致结构、弥散或功能成像方面的改善。更高的空间分辨率和 SNR，以及更短的采集时间，势必在临床中提供更好的数据和适用性。此外，机器学习和人工智能（AI）可能会改变分析多模态数据的方式[149]。神经影像数据的多变量模式分析提高了单变量分析通常检测不到的空间分布效应的灵敏度[149]。使用机器学习算法将允许使用来自组水平研究的数据来应用于单个数据集。这可以显著提高连通性研究的临床适用性，这些研究通常需要较大群体数据克服连接空间重建带来的偏差，从而产生假阳性和（或）假阴性结果[63, 150]。

另一个重要的发展将来自于计算能力和 GPU 并行处理技术的进一步发展。这已经大大减少了处理大数据集的时间，允许在临床中使用相关性研究[105]。

先进的磁共振连通性研究将我们对大脑网络的理解提升到一个新的水平，并为我们提供了新的工具来完善定位和患者选择，以及更好地理解治疗的作用机制和疾病的病理生理学。

使用这些技术时应格外小心。严重依赖复杂的统计方法，以及图像获取和分析的可变性构成了真正的挑战。钻研这个领域的临床医生应对科学和方法有充分的了解，以便获得准确的和有意义的结果，而不是依靠黑盒方法。如果不这样做，不仅会导致对数据的错误解释，从而对患者造成潜在伤害，而且还会损害技术本身的可靠性，危及这一令人兴奋的领域的进展。

# 参考文献

[1] Hagmann P, Cammoun L, Gigandet X, Gerhard S, Grant PE, Wedeen V, et al. MR connectomics: principles and challenges. J Neurosci Methods. 2010;194(1):34–45.

[2] Marcus DS, Harwell J, Olsen T, Hodge M, Glasser MF, Prior F, et al. Informatics and data mining tools and strategies for the human connectome project. Front Neuroinform. Frontiers;. 2011;5:4.

[3] Van Essen DC, Ugurbil K, Auerbach E, Barch D, Behrens TEJ, Bucholz R, et al. The human connectome project: a data acquisition perspective.

[4] NeuroImage. 2012;62(4):2222–31. Glasser MF, Coalson TS, Robinson EC, Hacker CD, Harwell J, Yacoub E, et al. A multi-modal parcellation of human cerebral cortex. Nature. 2016;536(7615):171–8.

[5] Markram H. The human brain project. Sci Am. 2012; 306(6):50–5.

[6] Mott MC, Gordon JA, Koroshetz WJ. The NIH BRAIN initiative: advancing neurotechnologies, integrating disciplines. PLoS Biol. 2018;16(11):e3000066.

[7] Foltynie T, Zrinzo L, Martinez-Torres I, Tripoliti E, Petersen E, Holl E, et al. MRI-guided STN DBS in Parkinson's disease without microelectrode recording: efficacy and safety. J Neurol Neurosurg Psychiatry. 2011;82(4):358–63.

[8] Zrinzo L, Yoshida F, Hariz MI, Thornton J, Foltynie T, Yousry TA, et al. Clinical safety of brain magnetic resonance imaging with implanted deep brain stimulation hardware: large case series and review of the literature. World Neurosurg. 2011;76(1–2):164–72.

[9] Haber SN, Fudge JL, McFarland NR. Striatonigrostriatal pathways in primates form an ascending spiral from the shell to the dorsolateral striatum. J Neurosci. 2000;20(6):2369–82.

[10] Yelnik J, Bardinet E, Dormont D, Malandain G, Ourselin S, Tandé D, et al. A three-dimensional, histological and deformable atlas of the human basal ganglia. I. Atlas construction based on immunohistochemical and MRI data. NeuroImage. 2007;34(2):618–38.

[11] Bour LJ, Contarino MF, Foncke EMJ, Bie RMA, Munckhof P, Speelman JD, et al. Long-term experience with intraoperative microrecording during DBS neurosurgery in STN and GPi. Acta Neurochir. 2010;152(12):2069–77.

[12] Wodarg F, Herzog J, Reese R, Falk D, Pinsker MO, Steigerwald F, et al. Stimulation site within the MRI-defined STN predicts postoperative motor outcome. Mov Disord. 2012;27(7):874–9.

[13] Aviles-Olmos I, Kefalopoulou Z, Tripoliti E, Candelario J, Akram H, Martinez-Torres I, et al. Long-term outcome of subthalamic nucleus deep brain stimulation for Parkinson's disease using an MRI-guided and MRI-verified approach. J Neurol Neurosurg Psychiatry. 2014;85(12):1419–25.

[14] Nakajima T, Zrinzo L, Foltynie T, Olmos IA, Taylor C, Hariz MI, et al. MRI-guided subthalamic nucleus deep brain stimulation without microelectrode recording: can we dispense with surgery under local anaesthesia. Stereotact Funct Neurosurg. 2011;89(5):318–25.

[15] Richardson RM, Ostrem JL, Starr PA. Surgical repositioning

of misplaced subthalamic electrodes in Parkinson's disease: location of effective and ineffective leads. Stereotact Funct Neurosurg. 2009;87(5):297–303.

[16] Van Horn G, Hassenbusch SJ, Zouridakis G, Mullani NA, Wilde MC, Papanicolaou AC. Pallidotomy: a comparison of responders and nonresponders. Neurosurgery. 2001;48(2):263–71; discussion 271–3.

[17] Schiff SJ, Dunagan BK, Worth RM. Failure of single-unit neuronal activity to differentiate globus pallidus internus and externus in Parkinson disease. J Neurosurg. 2002;97(1): 119–28.

[18] Rodriguez-Oroz MC, Rodriguez M, Leiva C, Rodriguez-Palmero M, Nieto J, Garcia-Garcia D, et al. Neuronal activity of the red nucleus in Parkinson's disease. Mov Disord. 2008;23(6):908–11.

[19] Ramnani N, Behrens TEJ, Penny W, Matthews PM. New approaches for exploring anatomical and functional connectivity in the human brain. BPS. 2004;56(9):613–9.

[20] Zhang D, Raichle ME. Disease and the brain's dark energy. Nat Rev Neurol. Nature Publishing Group;. 2010;6(1): 15–28.

[21] Weise LM, Seifried C, Eibach S, Gasser T, Roeper J, Seifert V, et al. Correlation of active contact positions with the electrophysiological and anatomical subdivisions of the subthalamic nucleus in deep brain stimulation. Stereotact Funct Neurosurg. Karger Publishers;. 2013;91(5):298–305.

[22] Johnsen EL, Sunde N, Mogensen PH, Østergaard K. MRI verified STN stimulation site – gait improvement and clinical outcome. Eur J Neurol. 2010;17(5):746–53.

[23] Rogers BP, Morgan VL, Newton AT, Gore JC. Assessing functional connectivity in the human brain by fMRI. Magn Reson Imaging. 2007;25(10):1347–57.

[24] Fox MD, Greicius M. Clinical applications of resting state functional connectivity. Front Syst Neurosci. Frontiers;. 2010;4:19.

[25] Sorg C, Riedl V, Mühlau M, Calhoun VD, Eichele T, Läer L, et al. Selective changes of resting-state networks in individuals at risk for Alzheimer's disease. Proc Natl Acad Sci U S A. 2007;104(47):18760–5.

[26] Greicius MD, Flores BH, Menon V, Glover GH, Solvason HB, Kenna H, et al. Resting-state functional connectivity in major depression: abnormally increased contributions from subgenual cingulate cortex and thalamus. BPS. 2007;62(5):429–37.

[27] van den Heuvel M, Mandl R, Luijges J, Hulshoff Pol H. Microstructural organization of the cingulum tract and the level of default mode functional connectivity. J Neurosci. Society for Neuroscience;. 2008;28(43):10844–51.

[28] Greicius MD, Supekar K, Menon V, Dougherty RF. Resting-state functional connectivity reflects structural connectivity in the default mode network. Cereb Cortex. Oxford University Press;. 2009;19(1):72–8.

[29] Honey CJ, Sporns O, Cammoun L, Gigandet X, Thiran JP, Meuli R, et al. Predicting human restingstate functional connectivity from structural connectivity. Proc Natl Acad Sci

U S A. National Acad Sciences;. 2009;106(6):2035–40.

[30] Zhang D, Snyder AZ, Shimony JS, Fox MD, Raichle ME. Noninvasive functional and structural connectivity mapping of the human thalamocortical system. Cereb Cortex. Oxford University Press;. 2010;20(5):1187–94.

[31] Biswal B, Yetkin FZ, Haughton VM, Hyde JS. Functional connectivity in the motor cortex of resting human brain using echo-planar MRI. Magn Reson Med. 1995;34(4):537–41.

[32] Leopold DA, Murayama Y, Logothetis NK. Very slow activity fluctuations in monkey visual cortex: implications for functional brain imaging. Cereb Cortex. 2003;13(4):422–33.

[33] Laufs H, Kleinschmidt A, Beyerle A, Eger E, SalekHaddadi A, Preibisch C, et al. EEG-correlated fMRI of human alpha activity. NeuroImage. 2003;19(4):1463–76.

[34] He BJ, Snyder AZ, Zempel JM, Smyth MD, Raichle ME. Electrophysiological correlates of the brain's intrinsic large-scale functional architecture. Proc Natl Acad Sci U S A. National Acad Sciences;. 2008;105(41):16039–44.

[35] de Munck JC, Gonçalves SI, Mammoliti R, Heethaar RM, Lopes da Silva FH. Interactions between different EEG frequency bands and their effect on alpha fMRI correlations. NeuroImage. 2009;47(1):69–76.

[36] Szewczyk-Krolikowski K, Menke RAL, Rolinski M, Duff E, Salimi-Khorshidi G, Filippini N, et al. Functional connectivity in the basal ganglia network differentiates PD patients from controls. Neurology. 2014;83(3):208–14.

[37] Baggio H-C, Sala-Llonch R, Segura B, Martí MJ, Valldeoriola F, Compta Y, et al. Functional brain networks and cognitive deficits in Parkinson's disease. Hum Brain Mapp. 2014;35(9):4620–34.

[38] Akram H, Wu C, Hyam J, Foltynie T, Limousin P, De Vita E, et al. l-Dopa responsiveness is associated with distinctive connectivity patterns in advanced Parkinson's disease. Mov Disord. 2017;32(6):874–83.

[39] Kahan J, Urner M, Moran R, Flandin G, Marreiros A, Mancini L, et al. Resting state functional MRI in Parkinson's disease: the impact of deep brain stimulation on 'effective' connectivity. Brain. Oxford University Press;. 2014;137(Pt 4):1130–44.

[40] Horn A, Reich M, Vorwerk J, Li N, Wenzel G, Fang Q, et al. Connectivity Predicts deep brain stimulation outcome in Parkinson disease. Ann Neurol. 2017;82(1):67–78.

[41] Smith SM, Miller KL, Salimi-Khorshidi G, Webster M, Beckmann CF, Nichols TE, et al. Network modelling methods for FMRI. NeuroImage. 2011;54(2):875–91.

[42] Hoy AR, Alexander AL. Diffusion MRI, Brain mapping an encyclopedic reference, vol. 1: Elsevier; 2015.6 p.

[43] van der Kolk AG, Hendrikse J, Zwanenburg JJM, Visser F, Luijten PR. Clinical applications of 7 T MRI in the brain. Eur J Radiol. 2013;82(5):708–18.

[44] Jensen JH, Helpern JA, Ramani A, Lu H, Kaczynski K. Diffusional kurtosis imaging: the quantification of non-Gaussian water diffusion by means of magnetic resonance imaging. Magn Reson Med. 2005;53(6):1432–40.

[45] Wedeen VJ, Wang RP, Schmahmann JD, Benner T, Tseng WYI, Dai G, et al. Diffusion spectrum magnetic resonance imaging (DSI) tractography of crossing fibers. NeuroImage. 2008;41(4):1267–77.

[46] Wu Y-C, Alexander AL. Hybrid diffusion imaging.

NeuroImage. 2007;36(3):617–29.

[47] Assaf Y, Freidlin RZ, Rohde GK, Basser PJ. New modeling and experimental framework to characterize hindered and restricted water diffusion in brain white matter. Magn Reson Med. Wiley-Blackwell;. 2004;52(5):965–78.

[48] Zhang H, Schneider T, Wheeler-Kingshott CA, Alexander DC. NODDI: practical in vivo neurite orientation dispersion and density imaging of the human brain. NeuroImage. 2012;61(4):1000–16.

[49] Wang X, Cusick MF, Wang Y, Sun P, Libbey JE, Trinkaus K, et al. Diffusion basis spectrum imaging detects and distinguishes coexisting subclinical inflammation, demyelination and axonal injury in experimental autoimmune encephalomyelitis mice. NMR Biomed. Wiley-Blackwell;. 2014;27(7):843–52.

[50] Basser PJ, Mattiello J, LeBihan D. Estimation of the effective self-diffusion tensor from the NMR spin echo. J Magn Reson B. 1994;103(3):247–54.

[51] Tuch DS, Reese TG, Wiegell MR, Makris N, Belliveau JW, Wedeen VJ. High angular resolution diffusion imaging reveals intravoxel white matter fiber heterogeneity. Magn Reson Med. 2002;48(4):577–82.

[52] Behrens TEJ, Woolrich MW, Jenkinson M, Johansen-Berg H, Nunes RG, Clare S, et al. Characterization and propagation of uncertainty in diffusion-weighted MR imaging. Magn Reson Med. Wiley Subscription Services, Inc., A Wiley Company;. 2003;50(5):1077–88.

[53] Dyrby TB, Søgaard LV, Parker GJ, Alexander DC, Lind NM, Baaré WFC, et al. Validation of in vitro probabilistic tractography. NeuroImage. 2007;37(4):1267–77.

[54] Johansen-Berg H. Functional-anatomical validation and individual variation of diffusion tractographybased segmentation of the human thalamus. Cereb Cortex. 2004;15(1):31–9.

[55] Behrens TEJ, Johansen-Berg H, Woolrich MW, Smith SM, Wheeler-Kingshott CAM, Boulby PA, et al. Non-invasive mapping of connections between human thalamus and cortex using diffusion imaging. Nat Neurosci. 2003;6(7):750–7.

[56] Draganski B, Kherif F, Klöppel S, Cook PA, Alexander DC, Parker GJM, et al. Evidence for segregated and integrative connectivity patterns in the human basal ganglia. J Neurosci. 2008;28(28):7143–52.

[57] Lambert C, Zrinzo L, Nagy Z, Lutti A, Hariz M, Foltynie T, et al. Confirmation of functional zones within the human subthalamic nucleus: patterns of connectivity and sub-parcellation using diffusion weighted imaging. NeuroImage. Elsevier B.V;. 2012;60:83–94.

[58] Chowdhury R, Lambert C, Dolan RJ, Düzel E. Parcellation of the human substantia nigra based on anatomical connectivity to the striatum. NeuroImage. 2013;81:191–8.

[59] Catani M, Howard RJ, Pajevic S, Jones DK. Virtual in vivo interactive dissection of white matter fasciculi in the human brain. NeuroImage. 2002;17(1):77–94.

[60] Behrens TEJ, Jbabdi S. MR diffusion tractography. In: Diffusion MRI: Elsevier; 2009. p. 333–51.

[61] Petersen MV, Lund TE, Sunde N, Frandsen J, Rosendal F, Juul N, et al. Probabilistic versus deterministic tractography for delineation of the cortico-subthalamic hyperdirect pathway in patients with Parkinson disease selected for deep brain stimulation. J Neurosurg. 2017;126:1657–68.

[62] Maier-Hein KH, Neher PF, Houde J-C, Côté M-A,

Garyfallidis E, Zhong J, et al. The challenge of mapping the human connectome based on diffusion tractography. Nat Commun. Nature Publishing Group;. 2017;8(1):1349.

[63] Sotiropoulos SN, Jbabdi S, Xu J, Andersson JL, Moeller S, Auerbach EJ, et al. Advances in diffusion MRI acquisition and processing in the human connectome project. NeuroImage. 2013;80:125–43.

[64] Akram H, Sotiropoulos SN, Jbabdi S, Georgiev D, Mahlknecht P, Hyam J, et al. Subthalamic deep brain stimulation sweet spots and hyperdirect cortical connectivity in Parkinson's disease. NeuroImage. 2017;158:332–45.

[65] May A. A review of diagnostic and functional imaging in headache. J Headache Pain. 2006;7(4):174–84.

[66] Mayberg HS, Lozano AM, Voon V, McNeely HE, Seminowicz D, Hamani C, et al. Deep brain stimulation for treatment-resistant depression. Neuron. 2005;45(5):651–60.

[67] Tyagi H, Apergis-Schoute AM, Akram H, Foltynie T, Limousin P, Drummond LM, et al. A randomised trial directly comparing ventral capsule and anteromedial subthalamic nucleus stimulation in obsessive compulsive disorder: clinical and imaging evidence for dissociable effects. Biol Psychiatry. Elsevier;. 2019;85(9):726–34.

[68] Anderson JS, Dhatt HS, Ferguson MA, LopezLarson M, Schrock LE, House PA, et al. Functional connectivity targeting for deep brain stimulation in essential tremor. Am J Neuroradiol. American Society of Neuroradiology;. 2011;32(10):1963–8.

[69] Anthofer J, Steib K, Fellner C, Lange M, Brawanski A, Schlaier J. The variability of atlas-based targets in relation to surrounding major fibre tracts in thalamic deep brain stimulation. Acta Neurochir. Springer Vienna; 2014;156(8):1497–504; discussion 1504.

[70] Pahwa R, Lyons KE, Wilkinson SB, Tröster AI, Overman J, Kieltyka J, et al. Comparison of thalamotomy to deep brain stimulation of the thalamus in essential tremor. Mov Disord. 2001;16(1):140–3.

[71] Berk C, Carr J, Sinden M, Martzke J, Honey CR. Assessing tremor reduction and quality of life following thalamic deep brain stimulation for the treatment of tremor in multiple sclerosis. J Neurol Neurosurg Psychiatry. BMJ Group; 2004;75(8):1210; authorreply 1210–1.

[72] Benabid AL, Pollak P, Hommel M, Gaio JM, de Rougemont J, Perret J. [Treatment of Parkinson tremor by chronic stimulation of the ventral intermediate nucleus of the thalamus]. Rev Neurol (Paris). 1989;145(4):320–3.

[73] Benabid AL, Pollak P, Gervason C, Hoffmann D, Gao DM, Hommel M, et al. Long-term suppression of tremor by chronic stimulation of the ventral intermediate thalamic nucleus. Lancet. 1991;337(8738):403–6.

[74] Pollak P, Benabid AL, Gervason CL, Hoffmann D, Seigneuret E, Perret J. Long-term effects of chronic stimulation of the ventral intermediate thalamic nucleus in different types of tremor. Adv Neurol. 1993;60:408–13.

[75] Benabid AL, Pollak P, Seigneuret E, Hoffmann D, Gay E, Perret J. Chronic VIM thalamic stimulation in Parkinson's disease, essential tremor and extra-pyramidal dyskinesias. Acta Neurochir Suppl (Wien). 1993;58:39–44.

[76] Schuurman PR, Bosch DA, Merkus MP, Speelman JD. Long-term follow-up of thalamic stimulation versus thalamotomy for tremor suppression. Mov Disord. 2008;23(8):1146–53.

[77] Hariz MI, Krack P, Alesch F, Augustinsson L-E, Bosch A, Ekberg R, et al. Multicentre European study of thalamic stimulation for parkinsonian tremor: a 6 year follow-up. J Neurol Neurosurg Psychiatry. 2007;79(6):694–9.

[78] Murata J-I, Kitagawa M, Uesugi H, Saito H, Iwasaki Y, Kikuchi S, et al. Electrical stimulation of the posterior subthalamic area for the treatment of intractable proximal tremor. J Neurosurg. 2003;99(4):708–15.

[79] Blomstedt P, Sandvik U, Fytagoridis A, Tisch S. The posterior subthalamic area in the treatment of movement disorders: past, present, and future. Neurosurgery. 2009;64(6):1029–38; discussion 1038–42.

[80] Blomstedt P, Sandvik U, Tisch S. Deep brain stimulation in the posterior subthalamic area in the treatment of essential tremor. Mov Disord. 2010;25(10):1350–6.

[81] Blomstedt P, Hariz GM, Hariz MI, Koskinen LOD. Thalamic deep brain stimulation in the treatment of essential tremor: a long-term follow-up. Br J Neurosurg. 2007;21(5):504–9.

[82] Plaha P, Khan S, Gill SS. Bilateral stimulation of the caudal zona incerta nucleus for tremor control. J Neurol Neurosurg Psychiatry. 2008;79(5):504–13.

[83] Helmich RC, Janssen MJR, Oyen WJG, Bloem BR, Toni I. Pallidal dysfunction drives a cerebellothalamic circuit into Parkinson tremor. Ann Neurol. 2011;69(2):269–81.

[84] Gallay MN, Jeanmonod D, Liu J, Morel A. Human pallidothalamic and cerebellothalamic tracts: anatomical basis for functional stereotactic neurosurgery. Brain Struct Funct. 2008;212(6):443–63.

[85] McIntyre CC, Hahn PJ. Network perspectives on the mechanisms of deep brain stimulation. Neurobiol Dis. 2010;38(3):329–37.

[86] Jörntell H, Ekerot CF. Topographical organization of projections to cat motor cortex from nucleus interpositus anterior and forelimb skin. J Physiol. WileyBlackwell;. 1999;514(Pt 2):551–66.

[87] Dum RP, Strick PL. An unfolded map of the cerebellar dentate nucleus and its projections to the cerebral cortex. J Neurophysiol. 2003;89(1):634–9.

[88] Helmich RC, Hallett M, Deuschl G, Toni I, Bloem BR. Cerebral causes and consequences of parkinsonian resting tremor: a tale of two circuits? Brain. Oxford University Press;. 2012;135(Pt 11):3206–26.

[89] Baker KB, Schuster D, Cooperrider J, Machado AG. Deep brain stimulation of the lateral cerebellar nucleus produces frequency-specific alterations in motor evoked potentials in the rat in vivo. Exp Neurol. Elsevier Inc;. 2010;226(2):259–64.

[90] Lemaire J-J, Sakka L, Ouchchane L, Caire F, Gabrillargues J, Bonny J-M. Anatomy of the human thalamus based on spontaneous contrast and microscopic voxels in high-field magnetic resonance imaging. Neurosurgery. 2010;66(3 Suppl Operative):161–72.

[91] Deistung A, Schäfer A, Schweser F, Biedermann U, Turner R, Reichenbach JR. Toward in vivo histology: a comparison of quantitative susceptibility mapping (QSM) with magnitude-, phase-, and R2∗–imaging at ultra-high magnetic field strength. NeuroImage. Elsevier Inc;. 2013;65(C):299–314.

[92] Traynor CR, Barker GJ, Crum WR, Williams SCR, Richardson MP. Segmentation of the thalamus in MRI based

on T1 and T2. NeuroImage. 2011;56(3):939–50.

[93] Vassal F, Coste J, Derost P, Mendes V, Gabrillargues J, Nuti C, et al. Direct stereotactic targeting of the ventrointermediate nucleus of the thalamus based on anatomic 1.5–T MRI mapping with a white matter attenuated inversion recovery (WAIR) sequence. Brain Stimul. 2012;5(4):625–33.

[94] Schaltenbrand G, Wahren W, Hassler R. Atlas for stereotaxy of the human brain: Thieme Medical Publishers; 1977. 1 p.

[95] Gross RE, Krack P, Rodriguez-Oroz MC, Rezai AR, Benabid AL. Electrophysiological mapping for the implantation of deep brain stimulators for Parkinson's disease and tremor. Mov Disord. 2006;21(S14):S259–83.

[96] Witjas T, Carron R, Krack P, Eusebio A, Vaugoyeau M, Hariz M, et al. A prospective single-blind study of Gamma Knife thalamotomy for tremor. Neurology. 2015;85(18):1562–8.

[97] Spiegelmann R, Nissim O, Daniels D, Ocherashvili A, Mardor Y. Stereotactic targeting of the ventrointermediate nucleus of the thalamus by direct visualization with high-field MRI. Stereotact Funct Neurosurg. 2006;84(1):19–23.

[98] Lefranc M, Carron R, Régis J. Prelemniscal radiations: a new reliable landmark of the thalamic nucleus ventralis intermedius location. Stereotact Funct Neurosurg. 2015;93(6):400–6.

[99] Sedrak M, Gorgulho A, Frew A, Behnke E, DeSalles A, Pouratian N. Diffusion tensor imaging and colored fractional anisotropy mapping of the ventralis intermedius nucleus of the thalamus. Neurosurgery. 2011;69(5):1124–9; discussion 1129–30.

[100] Sammartino F, Krishna V, King NKK, Lozano AM, Schwartz ML, Huang Y, et al. Tractography-based ventral intermediate nucleus targeting: novel methodology and intraoperative validation. Mov Disord. 2016;31(8): 1217–25.

[101] Coenen VA, Rijntjes M, Prokop T, Piroth T, Amtage F, Urbach H, et al. One-pass deep brain stimulation of dentato-rubro-thalamic tract and subthalamic nucleus for tremor-dominant or equivalent type Parkinson's disease. Acta Neurochir. Springer Vienna;. 2016;158(4):773–81.

[102] Coenen VA, Allert N, Paus S, Kronenburger M, Urbach H, Mädler B. Modulation of the cerebellothalamo-cortical network in thalamic deep brain stimulation for tremor: a diffusion tensor imaging study. Neurosurgery. 2014;75(6):657–69; discussion 669–70.

[103] Coenen VA, Mädler B, Schiffbauer H, Urbach H, Allert N. Individual fiber anatomy of the subthalamic region revealed with diffusion tensor imaging: a concept to identify the deep brain stimulation target for tremor suppression. Neurosurgery. 2011;68(4):1069–75; discussion 1075–6.

[104] Feinberg DA, Setsompop K. Ultra-fast MRI of the human brain with simultaneous multi-slice imaging. J Magn Reson. 2013;229:90–100.

[105] Hernandez M, Guerrero GD, Cecilia JM, García JM, Inuggi A, Jbabdi S, et al. Accelerating fibre orientation estimation from diffusion weighted magnetic resonance imaging using GPUs. Yacoub E, editor. PLoS One. 2013;8(4):e61892.

[106] Hernandez-Fernandez M, Reguly I, Giles M, Jbabdi S, Smith S, Sotiropoulos S. A fast and flexible toolbox for tracking brain connections in diffusion MRI datasets using GPUs. Geneva, Switzerland; 2016.

[107] Jones DK, Simmons A, Williams SC, Horsfield MA. Non-invasive assessment of axonal fiber connectivity in the human brain via diffusion tensor MRI. Magn Reson Med. 1999;42(1):37–41.

[108] Morel A, Magnin M, Jeanmonod D. Multiarchitectonic and stereotactic atlas of the human thalamus. J Comp Neurol. 1997;387(4):588–630.

[109] Jones EG. The thalamus: Springer Science & Business Media; 2012. 1 p.

[110] Tanaka D. Thalamic projections of the dorsomedial prefrontal cortex in the rhesus monkey (Macaca mulatta). Brain Res. 1976;110(1):21–38.

[111] Tobias TJ. Afferents to prefrontal cortex from the thalamic mediodorsal nucleus in the rhesus monkey. Brain Res. 1975;83(2):191–212.

[112] Markowitsch HJ, Irle E, Emmans D. Cortical and subcortical afferent connections of the squirrel monkey's (lateral) premotor cortex: evidence for visual cortical afferents. Int J Neurosci. 1987;37(3–4):127–48.

[113] Yarita H, Iino M, Tanabe T, Kogure S, Takagi SF. A transthalamic olfactory pathway to orbitofrontal cortex in the monkey. J Neurophysiol. 1980;43(1):69–85.

[114] Russchen FT, Amaral DG, Price JL. The afferent input to the magnocellular division of the mediodorsal thalamic nucleus in the monkey, Macaca fascicularis. J Comp Neurol. 1987;256(2):175–210.

[115] Jones EG, Powell TP. Connexions of the somatic sensory cortex of the rhesus monkey. 3. Thalamic connexions. Brain. 1970;93(1):37–56.

[116] Jones EG, Wise SP, Coulter JD. Differential thalamic relationships of sensory-motor and parietal cortical fields in monkeys. J Comp Neurol. 1979;183(4):833–81.

[117] Johansen-Berg H, Gutman DA, Behrens TEJ, Matthews PM, Rushworth MFS, Katz E, et al. Anatomical connectivity of the subgenual cingulate region targeted with deep brain stimulation for treatment-resistant depression. Cereb Cortex. 2008;18(6):1374–83.

[118] Klein JC, Barbe MT, Seifried C, Baudrexel S, Runge M, Maarouf M, et al. The tremor network targeted by successful VIM deep brain stimulation in humans. Neurology. 2012;78(11):787–95.

[119] Groppa S, Herzog J, Falk D, Riedel C, Deuschl G, Volkmann J. Physiological and anatomical decomposition of subthalamic neurostimulation effects in essential tremor. Brain. Oxford University Press;. 2014;137(Pt 1):109–21.

[120] Hyam JA, Owen SLF, Kringelbach ML, Jenkinson N, Stein JF, Green AL, et al. Contrasting connectivity of the ventralis intermedius and ventralis oralis posterior nuclei of the motor thalamus demonstrated by probabilistic tractography. Neurosurgery. 2012;70(1):162–9.

[121] Ilinsky I, Horn A, Paul-Gilloteaux P, Gressens P, Verney C, Kultas-Ilinsky K. Human motor thalamus reconstructed in 3D from continuous sagittal sections with identified subcortical afferent territories. eNeuro. 2018;5(3)

[122] Pouratian N, Zheng Z, Bari AA, Behnke E, Elias WJ, Desalles AAF. Multi-institutional evaluation of deep brain stimulation targeting using probabilistic connectivity-based thalamic segmentation. J Neurosurg. 2011;115(5): 995–1004.

[123] Middlebrooks EH, Tuna IS, Almeida L, Grewal SS, Wong

J, Heckman MG, et al. Structural connectivitybased segmentation of the thalamus and prediction of tremor improvement following thalamic deep brain stimulation of the ventral intermediate nucleus. Neuroimage Clin. 2018;20:1266–73.

[124] Kim W, Chivukula S, Hauptman J, Pouratian N. Diffusion tensor imaging-based thalamic segmentation in deep brain stimulation for chronic pain conditions. Stereotact Funct Neurosurg. 2016;94(4):225–34.

[125] Hassler R. [Anatomy of the thalamus]. Arch Psychiatr Nervenkr Z Gesamte Neurol Psychiatr. 1950;184(3–4):249–56.

[126] Hirai T, Jones EG. A new parcellation of the human thalamus on the basis of histochemical staining. Brain Res Brain Res Rev. 1989;14(1):1–34.

[127] Akram H, Dayal V, Mahlknecht P, Georgiev D, Hyam J, Foltynie T, et al. Connectivity derived thalamic segmentation in deep brain stimulation for tremor. Neuroimage Clin. 2018;18:130–42.

[128] Nieuwenhuys R, Voogd J, van Huijzen C. The human central nervous system: Springer Science & Business Media; 2013. 1 p.

[129] Parent A, De Bellefeuille L. Organization of efferent projections from the internal segment of globus pallidus in primate as revealed by fluorescence retrograde labeling method. Brain Res. 1982;245(2):201–13.

[130] Sakai ST, Stepniewska I, Qi HX, Kaas JH. Pallidal and cerebellar afferents to pre-supplementary motor area thalamocortical neurons in the owl monkey: a multiple labeling study. J Comp Neurol. 2000;417(2):164–80.

[131] DeVito JL, Anderson ME. An autoradiographic study of efferent connections of the globus pallidus in Macaca mulatta. Exp Brain Res. 1982;46(1):107–17.

[132] Sakai ST, Inase M, Tanji J. Pallidal and cerebellar inputs to thalamocortical neurons projecting to the supplementary motor area in Macaca fuscata: a triple-labeling light microscopic study. Anat Embryol. 1999;199(1):9–19.

[133] Nauta HJ. Projections of the pallidal complex: an autoradiographic study in the cat. NSC. 1979;4(12):1853–73.

[134] Kuo JS, Carpenter MB. Organization of pallidothalamic projections in the rhesus monkey. J Comp Neurol. Wiley Subscription Services, Inc., A Wiley Company;. 1973;151(3):201–36.

[135] Schell GR, Strick PL. The origin of thalamic inputs to the arcuate premotor and supplementary motor areas. J Neurosci. 1984 Feb;4(2):539–60.

[136] Strick PL. Light microscopic analysis of the cortical projection of the thalamic ventrolateral nucleus in the cat. Brain Res. 1973;55(1):1–24.

[137] Asanuma C, Thach WT, Jones EG. Distribution of cerebellar terminations and their relation to other afferent terminations in the ventral lateral thalamic region of the monkey. Brain Res. 1983;286(3):237–65.

[138] Percheron G, François C, Talbi B, Meder JF, Fénelon G, Yelnik J. The primate motor thalamus analysed with reference to subcortical afferent territories. Stereotact Funct Neurosurg. 1993;60(1–3):32–41.

[139] Lambert C, Simon H, Colman J, Barrick TR. Defining thalamic nuclei and topographic connectivity gradients in vivo. NeuroImage. 2017;158:466–79.

[140] Calabrese E, Hickey P, Hulette C, Zhang J, Parente B, Lad SP, et al. Postmortem diffusion MRI of the human brainstem and thalamus for deep brain stimulator electrode localization. Hum Brain Mapp. 2015;36(8):3167–78.

[141] Miller KL, Stagg CJ, Douaud G, Jbabdi S, Smith SM, Behrens TEJ, et al. Diffusion imaging of whole, post-mortem human brains on a clinical MRI scanner. NeuroImage. Elsevier Inc;. 2011;57(1):167–81.

[142] Lambert C, Chowdhury R, Fitzgerald THB, Fleming SM, Lutti A, Hutton C, et al. Characterizing aging in the human brainstem using quantitative multimodal MRI analysis. Front Hum Neurosci. Frontiers;. 2013;7:462.

[143] Lambert C, Lutti A, Helms G, Frackowiak R, Ashburner J. Multiparametric brainstem segmentation using a modified multivariate mixture of Gaussians. Neuroimage Clin. 2013;2:684–94.

[144] Behrens TEJ, Berg HJ, Jbabdi S, Rushworth MFS, Woolrich MW. Probabilistic diffusion tractography with multiple fibre orientations: what can we gain? NeuroImage. 2007;34(1):144–55.

[145] Åström M, Zrinzo LU, Tisch S, Tripoliti E, Hariz MI, Wårdell K. Method for patient-specific finite element modeling and simulation of deep brain stimulation. Med Biol Eng Comput. 2008;47(1):21–8.

[146] Maks CB, Butson CR, Walter BL, Vitek JL, CC MI. Deep brain stimulation activation volumes and their association with neurophysiological mapping and therapeutic outcomes. J Neurol Neurosurg Psychiatry. BMJ Publishing Group Ltd;. 2009;80(6):659–66.

[147] Åström M, Lemaire J-J, Wårdell K. Influence of heterogeneous and anisotropic tissue conductivity on electric field distribution in deep brain stimulation. Med Biol Eng Comput. 2012;50(1):23–32.

[148] Åström M, Diczfalusy E, Martens H, Wårdell K. Relationship between neural activation and electric field distribution during deep brain stimulation. IEEE Trans Biomed Eng. 2015;62(2):664–72.

[149] Schrouff J, Rosa MJ, Rondina JM, Marquand AF, Chu C, Ashburner J, et al. PRoNTo: pattern recognition for neuroimaging toolbox. Neuroinformatics. 2013;11(3):319–37.

[150] Jbabdi S, Johansen-Berg H. Tractography: where do we go from here? Brain Connect. 2011;1(3):169–83.

# 第 8 章　神经外科手术患者的微电极记录

## Microelectrode Recording in Neurosurgical Patients

Bornali Kundu　Andrea A. Brock　John A. Thompson　John D. Rolston　著

李瑞麒　译

孟祥红　校

### 缩略语

| | | |
|---|---|---|
| AC-PC | anterior commissure–posterior commissure | 前 – 后连合 |
| CT | computed tomography | 计算机断层扫描 |
| DBS | deep brain stimulation | 脑深部电刺激 |
| DSP | digital signal processing | 数字信号处理 |
| EMG | electromyography | 肌电图 |
| GPe | globus pallidus externus | 外侧苍白球 |
| GPi | globus pallidus internus | 内侧苍白球 |
| LFP | local field potential | 局部场电位 |
| MER | microelectrode recording | 微电极记录 |
| MRI | magnetic resonance imaging | 磁共振成像 |
| PD | Parkinson disease | 帕金森病 |
| SNr | substantia nigra pars reticulate | 黑质网状部 |
| STN | subthalamic nucleus | 丘脑底核 |
| UPDRS | Unified Parkinson's Disease Rating Scale | 帕金森病综合评定量表 |
| Vc | ventrocaudalis | 丘脑腹侧尾状核 |
| VIM | ventral intermediate nucleus of the thalamus | 丘脑腹中间核 |
| Voa | ventralis oralis anterior | 腹嘴前核 |
| Vop | ventralis oralis posterior | 腹嘴后核 |

## 一、微电极记录的物理原理

微电极记录（MER）是在脑实质植入小的、高阻抗电极以记录自发和诱发神经电活动的技术。此电活动包括单神经元活动（"棘波"）和局部场电位（LFP）。记录的电活动模式根据解剖位置和疾病不同会出现特定的不同模式，这些不同的模式使医生得以判断微电极的解剖位置，可以用于定位脑深部结构。

微电极由安装在屏蔽套管内的导电金属丝

（通常是钨、铂铱、不锈钢或其他刚性金属）组成（图 8-1）。电极使用绝缘材料进行保护，例如二甲苯或玻璃，仅尖锐的电极头端出绝缘层。微电极记录单个神经元的能力取决于其裸露尖端的表面积。裸露面积应与一个细胞大小相当，直径为 15～25μm [1]。

表面暴露较大的电极往往会倾向记录更大数量的细胞活动，称为宏电极。使用足够大的宏电极，例如皮层脑电图或头皮脑电图，可以同时记录成千上万个细胞，而无法记录单个细胞。

标准微电极阻抗范围在 500kΩ～1MΩ。相比之下，脑深部电刺激（DBS）宏电极阻抗约为其 1/1000，1～2kΩ [2]。微电极的高阻抗与微电极表面面积直接相关：给定材料的表面积越小，则阻抗越大。在记录过程中，电极阻抗的较大变化提示电极绝缘层受损。

一个普遍的误解是只有高阻抗电极才能记录单个细胞。实际上，用于单个细胞的理想电极应该具有尽可能小的阻抗，以及非常小的裸

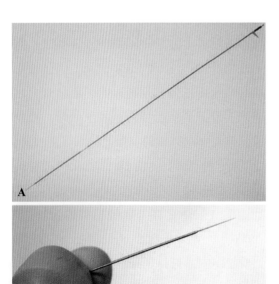

▲ 图 8-1　微电极

A. FHC 制造 D.ZAP 微电极；B. 微电极尖端（图片由 FHC，Inc. 提供）

露表面积（与单个神经元的大小相对应，如前所述）。低阻抗是理想化的，因为电极中的热噪声与电极阻抗的平方根成正比，称为 Johnson-Nyquist 噪声 [3]，$V_{RMS}=\sqrt{4k_B TZ\Delta f}$，其中 $V_{RMS}$ 是电压的均方根（噪声），$k_B$ 是玻尔兹曼常数，$Z$ 为阻抗，$\Delta f$ 为目标频率，单位为 Hz。例如，如果电极的阻抗增加 4 倍，则影响记录的热噪声会加倍。

通常小的电极具有高阻抗，因此"高阻抗"已与"小直径"相通；然而，许多材料可以电镀或以其他方式涂以更导电的物质来降低阻抗，同时保持裸露的表面积不变。或者，可以通过铂黑脉冲电镀等技术使表面"更粗糙"，保持电极直径接近恒定的同时增加有效表面积 [4]。这些方法有助于降低电极噪声，而不损害记录单细胞电活动的能力。

微电极附着在前置扩增器上（有时称为"前置放大器"），前置放大器安装在立体定向框架上（图 8-2）。前置放大器将微电极高阻抗信号转换为缓冲的低阻抗信号，几乎不受噪声影响 [1]。由于所有电压都是两点之间的电势差，微电极所记录的电压必须与其他电极进行比较才能得到。这通常是通过将患者"接地"，并以此为参考来实现的。为此大多数记录系统都有一个鳄鱼夹或其他系统，通过低阻抗导线连接到患者用来记录系统的接地电势。例如，这可以通过将植入的套管连接到地面上来实现，该套管与患者之间成为非常大并且低阻抗的连接。这使得套管充当微电极的法拉第（Faraday）笼，从而降低噪声 [5]。

为提供另外的记录模式的选择，大多数的微电极拥有其他的裸露表面（例如在保护鞘的末端），可以作为中性或参考电极（图 8-1）。使用这种参考电极可帮助减少一种可以在微电极和参考之间共享的共模噪声（例如：50Hz 或 60Hz 噪声）。然而，若参考电极上存在真实

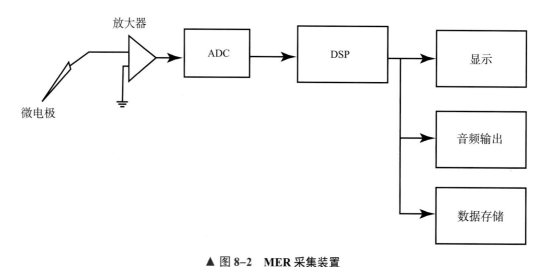

▲ 图 8-2　MER 采集装置

微电极安装在前置放大器上，信号通过前置放大器过滤；然后数据在模数转换器（ADC）中数字化，并由数字信号处理（DSP）记录；继而信号可以显示，并且可以为临床医生进行音频输出；从 30kHz 的单细胞活动到 256Hz 的 LFP 记录的数据均可以储存

信号（如一个大的 LFP），这个信号将会干扰 MER。

所有现代记录系统都是通过采集前置放大器的模拟信号，并将其数字化进行记录和显示的（图 8-2）。因为动作电位仅持续几毫秒，记录系统必须以预先处理动作电位波形的速率进行数字化。通过 Nyquist 定理，系统能完整重现的最大频率为采样率的一半。例如，如果一个动作电位的能量为 5kHz，最小采样率完整再现该波形为 10kHz。因此，当前系统通常会过采样在 20～40kHz。

记录的信号几乎实时地显示在显示器上，并直接进行声音处理。偶然的是，神经信号的频率（β 频段约为 20Hz，动作电位 < 20kHz）和人类可以听到的频率范围（20Hz～20kHz）有明显重叠，因此记录的波形可以直接由扬声器进行播放。动作电位的声音通常是"爆裂声"，可以从记录的背景噪声中分辨出来。多细胞活动（许多邻近细胞的不协调重叠无法进行单独识别）会使背景信号变大，这种现象非常有用，例如用来确认电极进入致密的核团如丘脑底核（STN）。记录系统通过设定信号的阈值来检测单个峰值。在这些阈值交叉之前和之后的几毫秒被保存并显示，以便用户可以判断波形的质量。

## 二、MER 的应用

现代立体定向手术使用 MER 将传统立体定向神经外科（由 Spiegel 和 Wycis 提出，并依赖于气脑造影[6, 7]）和 MER 记录（以往被用于癫痫外科手术的新皮层记录[8]）相结合。目的是确认运动障碍病患者的这些区域时，减少因皮层下神经解剖结构的个体差异而产生的误差。在 20 世纪 40 年代，Meyers[9] 首次报道在治疗帕金森病的开放手术中的 LFP 数据显示，纹状体和运动皮层中存在与震颤相关的大脑活动。在 1958 年，Wetzel 和 Snider[10] 在苍白球切开术治疗 PD 中，进行了第一次宏电极记录。同时期，Albe-Fessard 和 Guiot 报道了使用 MER 技术记录人类丘脑和其他皮层下结构的单细胞活动。在这项研究中，他们描述丘脑腹侧核团单个神经元的活动与患者震颤相一致。Benabid 及其同事的研究表明，使用上述技术刺激丘脑腹中间核（VIM）可治疗 PD 的震颤症状 [11, 12]。此后，内侧苍白球（GPi）和 STN 也被用作 DBS 的刺激靶点治疗 PD [13, 14]。

我们实施 MER 的流程如下。患者安装立体定向头架进行 CT 扫描。将 CT 图像与患者术前 MRI 图像进行融合。基于前 – 后连合（AC-PC）平面可视化，融合影像可以被用于间接靶点；或者用直接可视化靶点结构定位直接靶点。根据此初始路径确定穿刺孔的位置，注意避开血管、脑沟和脑室。一旦钻孔完毕，患者将从麻醉中被唤醒，然后将套管沿计划的路径向下置入靶点上方 10～25mm 处。导管比微电极更坚固，可减少电极偏移的风险。选择导管时，应确保微电极在到达靶点之前对一部分组织进行采样。请注意，在某些情况下，在全麻的患者中进行 MER，但是在这种情况下记录的结果并不容易解释 [15, 16]。在某些儿科患者或重度焦虑及肌张力障碍患者中，必须在全身麻醉下进行手术，在这种情况下，MER 可以确认 GPi 或 STN 中的最终位置。重要的一点是全身麻醉下可以充分反映出内囊的副作用，而无法反映出感觉性副作用。对于 PD 患者，在全身麻醉下应用 MER 可以很好地识别 STN，并且使用这种方法的患者也显示出与清醒下 DBS 手术相当的长期疗效 [16]。

套管就位后，微电极将被引导并延伸超过套管末端几毫米。此时应检查阻抗以确保微电极没有损坏。然后用亚毫米级的微型驱动器将电极推进至靶点。监测记录背景强度的变化及是否存在单个细胞。最初可以使用较大的步长，约为 0.5mm，一旦在计划结构中识别出单个细胞，应使用较小的推进距离，约为 0.1mm。

除了记录自发活动外，还可以监测记录的神经细胞诱发的反应。例如，在 STN 中，被动或主动关节运动时，可通过监听他们的放电变化来识别运动感觉细胞。另外，电极的

微刺激可以用来确认电极位置或测试副作用。微刺激以 1～100μA（300～330Hz 的串刺激；100～700μs 的脉冲宽度）输出 [17, 18]。刺激效果的程度取决于附近的结构，例如当靶点为 VIM 时，周边有内囊或感觉丘脑。当微刺激引起感觉异常，这表明电极靠近感觉丘脑，这个可以用于判断电极的位置。

在获得合适的记录，并进行适当刺激之后，在套管引导下放置永久性的宏电极。靶点内电极底部的位置取决于靶点。如果使用定向电极，则通常将中间的两个触点放置在目标位置（因为这些是在当前临床使用的系统中具有定向功能的分段触点）。进行宏刺激是用来确认没有限制性副作用的。如果没有获得理想的反应，可尝试适当偏移原始计划 2mm。该路径内置于 "Ben gun" 设备中（以 Benabid 命名），它为引导套管以 "+" 或 "x" 形式配置五种可能的轨迹。通过 "Ben gun" 还可以从多个计划的平行轨道同时进行记录 [19, 20]。这样做的好处是可以根据更完整的定位信息选择最佳轨迹。一些人提倡同时使用 5 条轨迹来绘制圆柱形组织，并评估效果，无须考虑连续插入可能导致的震颤减少 [19]。植入电极数量的增加是否会导致出血率增加还存在争议 [21-23]。

## 三、定位 GPi

GPi 是治疗 PD 和肌张力障碍的常用靶点。它通过前额入路，定位在连合中点（MCP）前 2～3mm，连合线下 5～6mm，中线旁开 20～21mm [25]，定位在核团腹后部。为直接定位，我们在 AC-PC 线水平苍白球 – 内囊的边界处，将其分成三等分，在前 2/3 和后 1/3 的交界处取一个垂直于这条线 3mm 的点 [25]。GPi 也可以基于视束的外侧边界定位（中线旁开 19～21mm，视束上外侧 2～3mm）[25]。路径角度与 AC-PC

平面成 60°，并垂直于冠状面。

沿着路径，微电极会遇到几个临界结构，可以用来帮助确定电极位置（图 8-3）。纹状体细胞放电频率相对较低（0～10Hz）。更深后，外侧苍白球（GPe）段细胞显示出"爆发"或"中止"活动。GPe 的放电频率平均为 50Hz，中止细胞放电频率平均为 20Hz[26]。白质板的边界细胞标记 GPe 外侧段和 GPi 之间的边界。这些细胞常规放电频率在 20～40Hz，跨度为 1～2mm[27]。GPi 的外侧部和内侧部（分别表示为 GPi，e 和 GPi，i）之间有时还会存在边界细胞。

一旦进入 GPi，背景活动增加，放电频率一致性也会增加。PD 患者 GPi 放电频率在 60～100Hz，而肌张力障碍患者的频率较低（约 50Hz）[24]。抽动症的放电频率在两者之间[28]。麻醉下，所有细胞的放电频率都是降低的[28]。在 GPi 中，还存在与身体震颤相关的震颤细胞 [ 可以通过肌电图（EMG）确认 ]，并且通常位于 GP 的腹侧[28]。该频率通过对侧上肢或下肢的运动来调节。通常，在一条路径上，GPe 为 4～8mm，GPi 为 5～12mm[28]。

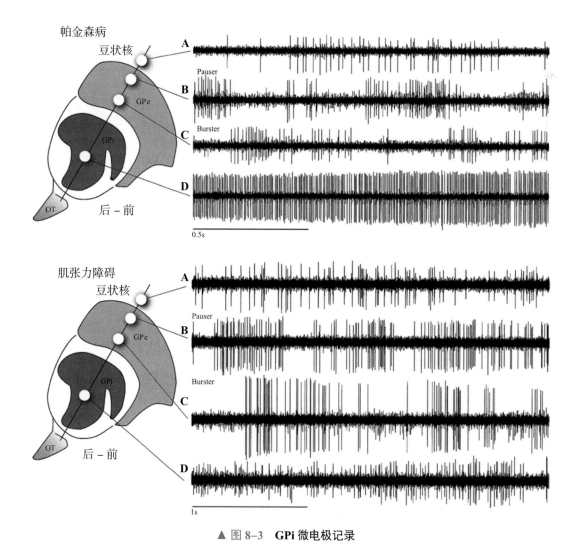

▲ 图 8-3 **GPi 微电极记录**

（上图）帕金森病手术患者从典型结构到 GPi 的代表性 MER 轨迹；（下图）肌张力障碍手术患者从典型结构到 GPi 的代表性 MER 轨迹；A. 尾状核；B. 静止型神经元，GPe；C. 爆破型神经元，GPe；D. GPi

GPi 的拓扑分布可有变异。一般来说，腿部代表区为背侧和外侧，而手臂代表区为尾部和内侧，尽管一些病例中腿部代表区是内侧，手臂代表区为内侧及外侧部的两侧[29]。通过监听患者的被动或主动关节运动来进行测试。电极离开 GPi 后，在穿过豆状核时会有一段安静的时期。最后，在 GPi 下缘以下会遇到视束，其特征是高频活动和光诱发的电活动，因此标志着电极轨迹的下界。沿着矢状平面旁 22~24mm[30]。在行为上，患者可能会看到刺激引起的对侧视野中的闪光。在最后的 GPi 细胞之后 1mm 处停止记录，以免损坏脉络膜裂内的血管。进行苍白球切开术时，该技术没有什么不同，除了 DBS 靶点可能更靠前 2mm，以避免刺激内囊[28]。

## 四、定位 STN

尽管，STN 和 GPi 靶点在治疗 PD 症状方面疗效相当[31, 32]，但 STN 靶点与更多的神经认知改变相关[33]。在头尾方向上，核团的后缘是未定带，其后为 Forel 区域（H2 区）。未定带厚度为 2.5~4mm。该区域很安静，因此在进入 STN 之前标记了边界，增加了背景活动。第Ⅲ对脑神经位于 STN 的前内侧，红核位于后内侧，小脑脚在内侧，而内侧丘系在后部。额脑桥束位于前内侧，刺激可引起对侧的侧向凝视，相反的是，刺激同侧第Ⅲ对脑神经可引起同侧眼睛向内和向下凝视。STN 位于中线外侧 11~12mm，MCP 后方 3~4mm，MCP 腹侧 4mm。STN 核可在与 AC-PC 线对齐的 $T_2$ 加权 MRI 扫描上可视化。

轨迹的 AP 角与 GPi 相似，大约与 AC-PC 线成 70° 角，靶点于冠状面上侧偏 10°~20°。在一个理想的轨迹中，在进入 STN 之前首先要穿过背侧丘脑[18]。STN 中的细胞具有不同的放电频率，范围为 20~50Hz，且具有较高的背景活动（图 8-4）。背侧活动的声音有时被临床医生称为"雨点落在锡屋顶上"。这里的运动细胞会对被动肢体运动做出反应。越过 STN 后为黑质网状部（SNr），其中细胞以 50~70Hz 的较高频率放电并且背景活动明显较少。两个结构之间的距离为 2~3mm。我们通常寻找穿过 STN > 5mm 的路径作为穿刺道。

副作用由电极的位置决定。SNr 的刺激可能导致恐惧和焦虑感。刺激 STN 的边缘区前部也可见情绪变化。内囊位于侧面，其刺激可引起肌肉收缩。如果刺激没有效果，电极可能在丘脑背侧。刺激靶点后内侧会刺激内侧丘系，引起感觉异常。皮层延髓纤维位于靶点的侧面，

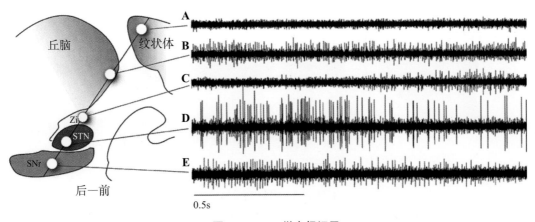

▲ 图 8-4　STN 微电极记录

帕金森病手术患者从典型结构到 STN 的代表性 MER 轨迹；A. 纹状体；B. 丘脑；C. 未定带（Zi）；D. STN；E. SNr

并且刺激它们可引起面部收缩和构音障碍。动眼神经也通过内侧，刺激动眼神经将导致同侧眼内收，然而对侧眼凝视偏转是刺激额脑桥束的结果。直接刺激 STN 会导致运动障碍。一些医生通过"Ben gun"放置平行电极至 STN 以优化靶点位置[34]。目前尚不清楚多次通过是否会增加出血的风险，因为将两者进行比较的文献报道较少[34, 35]。典型的微刺激参数，电流为100mA，脉冲串为 0.2～0.7ms，频率为 330Hz。宏刺激的幅度要高得多，大约是毫安或伏特。

## 五、定位丘脑 VIM

可以通过刺激丘脑的 VIM 来治疗原发性震颤和以震颤为主的 PD 的震颤成分。VIM 的位置在 MCP 的后方 1～7mm（或 PC 之前的 AC-PC 线长度的 20%），从中线起的外侧 14～15mm 及 AC-PC 线上方的 0～3mm 变化[1, 12]。角度与 AC-PC 平面成 60°，与冠状平面成 5°～10°，与靶点的垂直方向成直角。瞄准 VIM 需要电极的轨迹靠近尾状核进入丘脑。入路中，重要的

是要确定感觉丘脑（腹后侧丘脑或 VC），它标志着运动丘脑的后边界（图 8-5）。VC 沿着连合间线大约在 PC 前 4mm[36]，对于口部反应，中线旁开为 11mm，对于腿部反应，中线旁开为 18mm[37]。该区域的"触觉神经元"可以通过轻触刺激身体上相应的感受区域来识别。感觉丘脑中的"深触觉细胞"对压力或挤压肌腱做出反应并标记 VC 的前边界，然后过渡到 VIM[17]。感受区域将在身体的对侧，可能还会有嘴唇的同侧代表[38]。投射（由电刺激确定）和感受（由触摸确定）区域应该有相当好的一致性[37]。微刺激在相应的身体区域引起感觉异常。

VIM 的特征是存在"运动细胞"，它们通常对关节位置的变化做出反应，但在原发性震颤中，往往会随着震颤频率触发，如 EMG 所反映的那样。微刺激（恒定电流，脉冲宽度100μs，频率300Hz[28]）使震颤细胞停止放电，同时肌电活动变得安静[39]。震颤细胞平均放电频率为 7～14Hz，是原发性震颤患者平均震颤频率。也可在腹嘴后核（VOP）、STN、GP

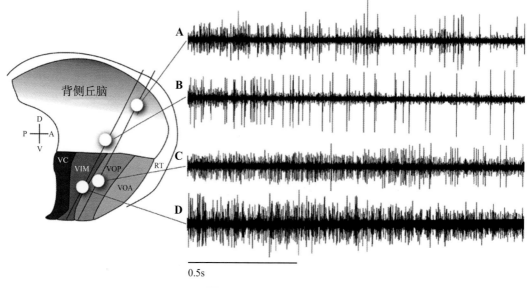

0.5s

▲ 图 8-5 VIM 微电极记录

来自于患有原发性震颤的手术对象的下行丘脑 VIM 的典型结构代表性 MER；A. 靠前路径的背侧丘脑；B. 靠后路径的背侧丘脑；C. 丘脑的腹嘴后核（VOP）；D. 丘脑腹中间核（VIM）；VC. 丘脑腹后核；VOA. 腹嘴前核；RT. 网状核

观察到震颤细胞[28, 40, 41]。前外侧位置由所治疗的身体部位定义：口腔和面部代表区域距中线12～14mm，上肢的代表区域是14～16mm，而腿的代表区域在更外侧[17]。电极放置位置也不得引起诸如肌肉收缩或感觉异常的副作用。经验是，在 20μA 或以下引起的副作用表明电极需要向前移动。DBS 导线最腹侧的触点通常是核的底部。

　　丘脑的苍白球接收区［Hassler 术语中的腹侧前 / 后（VOA/VOP）］在 VIM（小脑接收区）的前面，并包含"自发细胞"，在运动准备期中被激活[37]。同样，躯体反应也大致是面部 / 下颌偏内侧和腿部偏外侧[42]。在卒中或其他病变患者中，这种躯体反应可改变[43]。与 VIM 中的震颤细胞相反，自发细胞也会被震颤频率激发，但是当震颤因刺激而停止时仍会继续激发。向该部位注射利多卡因会使细胞安静，但由于手术室中的时间限制，这种做法不再用于确认靶点的位置[44]。目前的想法是，两种细胞类型都可能与震颤的产生有关[45]。内囊位于外侧并且在放电上相对安静。微刺激会导致感觉异常（VC 刺激）或肌肉收缩（内囊刺激）。

## 六、MER 与影像的准确性对比

　　MER 最初用于使用金属框架进行立体定向手术时增加空间分辨率。使用 MER 的平均矢量误差范围为 0.9～2.8mm[46-49]。此外，Brahimaj 等[50]报道了所有靶点的平均径向误差为 1.2mm。对于依靠影像的定位，电极末端的最终位置与基于立体坐标的拟定靶点之间的误差为 2.2mm[51]。左侧和右侧的径向误差据报道分别为 0.8mm 和 0.7mm；这些位置之间在统计上没有差异[48]。

　　当将全麻下 DBS 与传统 MER 引导下的放置进行比较时，一组回顾性研究分析了 21 例进行了全麻下 DBS 的患者，并将其与 24 例接受包括 MER 在内的常规放置 DBS 的患者进行了比较。相较于全麻下 DBS，使用 MER 除了显示出统计上较小的径向误差外，还显示出较低的副作用阈值[48]。但是，多项研究发现，两组之间的帕金森病综合评定量表（UPDRS）Ⅲ得分或左旋多巴等效剂量没有差异[48, 52, 53]。此外，一项两组对比的 Meta 分析文章也没有发现两组在帕金森病综合评定量表Ⅲ得分或左旋多巴等效剂量存在差异[54]。但是，这些结果被包括全麻手术中也进行过 MER 的研究相混淆。

## 七、局部场电位应用

　　除了单细胞和多细胞记录外，颅内电极也可用于测量 LFP。LFP 是一个大的神经元集合（包括轴突、树突、胞体的成分）和一个参照物之间细胞外测量的电压差。LFP 测量不能像单细胞动作电位一样区分输入信号方向与输出信号方向。LFP 记录可用于癫痫发作的局部定位，也可以分解为对应的频谱（例如，频谱与短时傅里叶变换或连续小波变换算法相关的系数[55, 56]），以识别神经元集合是否在特定频率下以有效功率和特定相位振荡。例如，在 PD 患者的 STN[57, 58]和 VIM 中的 β 频段（13～30Hz）功率均升高，并且与震颤频率和振幅具有复杂的关系[55]。

　　特定频率的协同放电被认为是神经集合体之间通信和信息传递的一种方式，就像特定的无线电频率可以用来沿着该带宽传输信息一样。DBS 和左旋多巴可降低这种活性[57, 58]。重要的是，β 活动是在 STN 背侧区域最高[59]。该 β 能量在核中跨越的物理距离与 DBS 的最佳 PD 控制（特别是运动迟缓和僵硬）有关，而与核的实际解剖学中心无关[60]。这使 β 波段能量成为潜在的有效生物标志物，并成为刺激和自适应闭环刺激范例的目标。

最近，研究表明 β 频段的活动具有复杂的亚结构，以至于 β 活动似乎会随着时间的流逝而爆发，并预测非人类灵长类动物对运动任务的表现[61]。在 PD 患者中，在双侧 STN 之间同时发生半球同步（即相位耦合）时，会发生持续爆发。这里的理论是，运动系统的异常耦合正在破坏正常的运动功能。较长的爆发与僵硬和运动迟缓的临床症状有关[62]。左旋多巴导致爆发变短并且振幅降低。最后，在左旋多巴治疗的 PD 患者的 STN 和 GP 中，γ 频段（60～90Hz）的功率也显示出升高[63, 64]。宽频 γ 功率被认为可以反映皮层神经元本身的活动[65]。与肌张力障碍和癫痫患者相比，PD 患者中 M1 的 β 频段与 M1 的 γ 波幅之间的耦合被夸大了，尽管所有这些患者在运动皮层中都表现出相似的 β 频段能量[66]。PD 患者中 STN β 和 M1 γ 之间的跨结构耦合有所增加[66]，而 DBS 则减少了这种耦合[67]。

在肌张力障碍中，运动控制回路的过度驱动会导致异常的拮抗／主动肌肉共同收缩。与 PD 相比，肌张力障碍患者的苍白球具有较低的 β 能和更大的 θ 能[68]，运动皮层和苍白球之间的相干性更大，这被 DBS 破坏了[69]。最后，当用 EMG 检测时，在原发性震颤中，β 频段的 VIM LFP 功率与震颤频率是一致的[68]。

## 八、结论

使用 MER 识别运动障碍的基于 LFP 的生物标记物，并将其用于诊断、靶点定位，以及设计更好的刺激治疗方案，还需要进一步的研究，或许可以用于自适应闭环 DBS。但是，MER 的研究领域非常广泛，涉及脑机接口[70-74]、意识[75]、认知[76-80]、记忆力[81-85]和精神疾病[86-88]。诸如 Utah 电极之类的微电极阵列允许从皮层贴片中进行单细胞记录，从而提供高分辨率的信号来推动脑机接口[70]或癫痫研究[89, 90]。MER 仍然是功能神经外科医生的重要技术。本章介绍了实施此技术的基础知识。在当前研究的基础上，我们预见将来需要改进测量基于 LFP 的振荡的能力，以指导传统靶点核团和路径等特定区域的目标定位。

## 参考文献

[1] Starr PA. Technical considerations in movement dis order surgery. In: Schulder M, Gandhi C, editors. Handbook of stereotactic and functional neurosurgery. 1st ed. New York: Marcel Decker Inc; 2003.

[2] Satzer D, Lanctin D, Eberly LE, Abosch A. Variation in deep brain stimulation electrode impedance over years following electrode implantation. Stereotact Funct Neurosurg [Internet]. 2014 [cited 2018 Dec 12];92(2):94–102. Available from: https://www. ncbi.nlm.nih.gov/pmc/articles/PMC4531050/pdf/ nihms554312.pdf.

[3] Johnson JB. Thermal agitation of electricity in conductors. Phys Rev [Internet]. 1928 [cited 2018 Dec 12];32(1):97–109. Available from: https://link.aps. org/doi/10.1103/PhysRev.32.97.

[4] Desai SA. Improving impedance of implantable microwire multi-electrode arrays by ultrasonic electroplating of durable platinum black. Front Neuroeng [Internet]. 2010;3(May):1–11. Available from: http://journal.frontiersin.org/article/10.3389/fneng.2010.00005/abstract.

[5] Shils JL, Patterson T, Stecker MM. Electrical properties of metal microelectrodes. Am J Electroneurodiagnostic Technol [Internet]. 2000 [cited 2018 Dec 14];40(2):143–53. Available from: https://www.tandfonline.com/doi/full/10.1080/1086508X.2000.11079297.

[6] Spiegel EA, Wycis HT. Ansotomy in paralysis agitans. Arch Neurol Psychiatry [Internet]. 1954 [cited 2018 Dec 14];71(5):598. Available from: http://archneur psyc. jamanetwork.com/article.aspx?doi=10.1001/ archneurps yc.1954.02320410060005 .

[7] Spiegel E, Wycis T. Stereoencephalotomy. Part II. Clinical and physiological application. In: Clinical and physiological applications. New York: Grune and Straton; 1962.

[8] Albe-Fessard D, Arfel G, Guiot G, Derome P, Hertzog E, Vourc'h G, et al. Electrophysiological studies of some deep

cerebral structures in man. J Neurol Sci [Internet]. 1966 [cited 2018 Nov 14];3(1):37–51. Available from: http://www.ncbi.nlm.nih.gov/ pubmed/5331941 .

[9] Meyers R. Surgical procedure for postencephalitic tremor, with notes on the physiology of the premotor fibers. Arch Neurol Psychiatr. 1940:455–9.

[10] Wetzel N, Snider R. Neurophysiological correlates in human stereotaxis. Q Bull Northwest universirty Med Sch. 1958;32(4):386–92.

[11] Benabid AL, Pollak P, Louveau A, Henry S, de Rougemont J. Combined (thalamotomy and stimulation) stereotactic surgery of the VIM thalamic nucleus for bilateral Parkinson disease. Stereotact Funct Neurosurg [Internet]. 1987 [cited 2018 Dec 14];50(1– 6):344–6. Available from: https://www.karger.com/ Article/FullText/100803.

[12] Benabid AL, Pollak P, Gao D, Hoffmann D, Limousin P, Gay E, et al. Chronic electrical stimulation of the ventralis intermedius nucleus of the thalamus as a treatment of movement disorders. J Neurosurg [Internet]. 1996;84(2):203–14. Available from: http:// thejns.org/doi/ abs/10.3171/jns.1996.84.2.0203.

[13] Siegfried J, Lippitz B. Bilateral chronic electrostimulation of ventroposterolateral pallidum: a new therapeutic approach for alleviating all parkinsonian symptoms. Neurosurgery [Internet]. 1994;35(6):1126–9; discussion 1129–30. Available from: http://www.ncbi.nlm. nih.gov/ pubmed/7885558.

[14] Limousin P, Pollak P, Benazzouz A, Hoffmann D, Le Bas J-F, Perret JE, et al. Effect on parkinsonian signs and symptoms of bilateral STN stimulation. Lancet [Internet]. 1995 [cited 2018 Dec 14];345(8942):91–5. Available from: https://www.sciencedirect.com/ science/article/pii/S0140673695900624?via%3Di hub.

[15] Pinsker MO, Volkmann J, Falk D, Herzog J, Steigerwald F, Deuschl G, et al. Deep brain stimulation of the internal globus pallidus in dystonia: target localisation under general anaesthesia. Acta Neurochir. 2009;151(7):751–8.

[16] Harries AM, Kausar J, Roberts SAG, Mocroft AP, Hodson JA, Pall HS, et al. Deep brain stimulation of the subthalamic nucleus for advanced Parkinson disease using general anesthesia: long-term results. J Neurosurg [Internet]. 2012;116(1):107–13. Available from: http://thejns.org/ doi/10.3171/2011.7.JNS11319.

[17] Schwalb J, Hamani C, Lozano A. Thalamic deep brain stimulation for the control of tremor. In: Starr P, Barbaro N, Larson P, editors. Neurosurgical operative atlas: functional neurosurgery. 2nd ed. New York: Thieme; 2009.

[18] Kopell B, Machado A, Rezai A. Chronic subthalamic nucleus stimulation for Parkinson's disease. In: Starr P, Barbaro N, Larson P, editors. Neurosurgical operative atlas: functional neurosurgery. 2nd ed. New York: Thieme; 2009.

[19] Pollak P, Krack P, Fraix V, Mendes A, Moro E, Chabardes S, et al. Intraoperative micro- and macro- stimulation of the subthalamic nucleus in Parkinson's disease. Mov Disord. 2002;17(SUPPL. 3)

[20] Bejjani B-P, Dormont D, Pidoux B, Yelnik J, Damier P, Arnulf I, et al. Bilateral subthalamic stimulation for Parkinson's disease by using three-dimensional stereotactic magnetic resonance imaging and electrophysiological guidance. J Neurosurg [Internet]. 2000 [cited 2018 Dec 13];92(4):615–25. Available from: http://www.ncbi.nlm.nih.gov/pubmed/10761650.

[21] Binder DK, Rau GM, Starr PA. Risk factors for hem orrhage during microelectrode-guided deep brain stimulator implantation for movement disorders. Neurosurgery. 2005;56(4):722–8.

[22] Sansur CA, Frysinger RC, Pouratian N, Fu K-M, Bittl M, Oskouian RJ, et al. Incidence of symptomatic hemorrhage after stereotactic electrode placement. J Neurosurg [Internet]. 2007;107(5):998–1003. Available from: http://thejns.org/doi/10.3171/ JNS-07/11/0998.

[23] Zrinzo L, Foltynie T, Limousin P, Hariz MI. Reducing hemorrhagic complications in functional neurosurgery: a large case series and systematic literature review. J Neurosurg [Internet]. 2012;116(1):84–94. Available from: http://thejns.org/doi/10.3171/2011.8. JNS101407.

[24] Starr PA, Rau GM, Davis V, Marks WJ, Ostrem JL, Simmons D, et al. Spontaneous pallidal neuronal activity in human dystonia: comparison with Parkinson's disease and normal macaque. J Neurophysiol [Internet]. 2005;93(6):3165–76. Available from: http:// www.physiology.org/doi/10.1152/ jn.00971.2004.

[25] Panov F, Larson P, Martin A, Starr P. Deep brain stimulation for Parkinson's disease. In: Winn H, editor. Youman's neurological surgery. 7th ed. Philadelphia: Elsevier; 2016. p. 619–26.

[26] Anderson WS, Winberry J, Liu CC, Shi C, Lenz FA. Applying microelectrode recordings in neurosurgery. Contemp Neurosurg [Internet]. 2010 [cited 2018 Dec 19];32(3):1–7. Available from: http://www.ncbi. nlm.nih.gov/pubmed/28316357.

[27] Hutchison WD, Lozano AM, Davis KD, Saint-Cyr JA, Lang AE, Dostrovsky JO. Differential neuronal activity in segments of globus pallidus in Parkinson's disease patients. Neuroreport [Internet]. 1994 [cited 2018 Oct 31];5(12):1533–7. Available from: http:// www.ncbi.nlm.nih.gov/pubmed/7948856.

[28] Shils J, Arle J. Neurophysiologic monitoring for movement disorders surgery. In: Winn H, editor. Youman's neurological surgery. 7th ed. Philadelphia: Elsevier; 2016. p. 654–76.

[29] Taha JM, Favre J, Baumann TK, Burchiel KJ. Characteristics and somatotopic organization of kinesthetic cells in the globus pallidus of patients with Parkinson's disease. J Neurosurg [Internet]. 1996 [cited 2018 Nov 14];85(6):1005–12. Available from: http://thejns.org/doi/10.3171/ jns.1996.85.6.1005.

[30] Hamani C, Schwalb J, Hutchinson W, Lozano A. Microelectrode-guided pallidotomy. In: Starr PA, Barbaro N, Larson P, editors. Neurosurgical operative atlas: functional neurosurgery. 2nd ed. New York: Thieme; 2009.

[31] Follett KA, Weaver FM, Stern M, Hur K, Harris CL, Luo P, et al. Pallidal versus subthalamic deep-brain stimulation for Parkinson's disease. N Engl J Med [Internet]. 2010 [cited 2018 Dec 14];362(22):2077–91. Available from: http://www.nejm.org/doi/abs/10.1056/NEJMoa0907083.

[32] Anderson VC, Burchiel KJ, Hogarth P, Favre J, Hammerstad JP. Pallidal vs subthalamic nucleus deep brain stimulation in Parkinson disease. Arch Neurol [Internet]. 2005 [cited 2018 Dec 14];62(4):554. Available from: http:// archneur.jamanetwork.com/ article.aspx?doi=10.1001/

archneur.62.4.554.

[33] Okun MS, Wu SS, Fayad S, Ward H, Bowers D, Rosado C, et al. Acute and chronic mood and apathy outcomes from a randomized study of unilateral STN and GPi DBS. PLoS One. 2014;9(12):1–16.

[34] Temel Y, Wilbrink P, Duits A, Boon P, Tromp S, Ackermans L, et al. Single electrode and multiple electrode guided electrical stimulation of the subthalamic nucleus in advanced Parkinson's disease. Oper Neurosurg [Internet]. 2007 [cited 2018 Nov 11];61(5 Suppl 2):346–57. Available from: http://www.ncbi. nlm.nih.gov/pubmed/18091250.

[35] Bjerknes S, Toft M, Konglund AE, Pham U, Waage TR, Pedersen L, et al. Multiple microelectrode recordings in STN-DBS surgery for Parkinson's disease: a randomized study. Mov Disord Clin Pract. 2018;5(3):296–305.

[36] Kutz S, Bakay R. Thalamotomy for tremor. In: Starr PA, Barbaro N, Larson PS, editors. Neurosurgical operative atlas: functional neurosurgery. 2nd ed. New York: Thieme; 2009.

[37] Hutchinson W, Dostrovsky J, Hodaie M, Cavis K, Lozano A, Tasker R. Microelectrode recoding in functional neurosurgery. In: Lozano A, Gildernberg P, Tasker R, editors. Textbook of stereotactic and functional neurosurgery. 2nd ed. Berlin: Springer; 2009. p. 1283–323.

[38] Lenz FA, Dostrovsky JO, Tasker RR, Yamashiro K, Kwan HC, Murphy JT. Single-unit analysis of the human ventral thalamic nuclear group: somato sensory responses. J Neurophysiol [Internet]. 1988;59(2):299–316. Available from: http://www. ncbi.nlm.nih.gov/entrez/query. fcgi?cmd=Retrieve&d b=PubMed&dopt=Citation&list_ uids=3351564.

[39] Lenz F, Kwan HC, Martin R, Tasker R, Dostrovsky J, Lenz YE. Single unit analysis of the human ventral thalamic nuclear group: tremor-related activity in fucntionally identified cells. Brain. 1994;117:531–43.

[40] Lenz FA, Dostrovsky JO, Tasker RR, Yamashiro K, Kwan HC, Murphy JT. Single-unit analysis of the human ventral thalamic nuclear group: somatosen sory responses. J Neurophysiol [Internet]. 1988 [cited 2018 Oct 31];59(2):299–316. Available from: http:// www.ncbi.nlm. nih.gov/pubmed/3351564.

[41] Levy R, Hutchison WD, Lozano AM, Dostrovsky JO. High-frequency synchronization of neuronal activity in the subthalamic nucleus of parkinsonian patients with limb tremor. J Neurosci [Internet]. 2000;20(20):7766–75. Available from: http://www. ncbi.nlm.nih.gov/ pubmed/11027240.

[42] Lenz FA, Kwan HC, Dostrovsky JO, Tasker RR, Murphy JT, Lenz YE. Single unit analysis of the human ventral thalamic nuclear group. Activity cor related with movement. Brain [Internet]. 1990 [cited 2018 Oct 31];113(Pt 6):1795–821. Available from: http://www.ncbi.nlm.nih.gov/ pubmed/2276045.

[43] Lenz FA, Kwan HC, Martin R, Tasker R, Richardson RT, Dostrovsky JO. Characteristics of somatotopic organization and spontaneous neuronal activity in the region of the thalamic principal sensory nucleus in patients with spinal cord transection. J Neurophysiol [Internet]. 1994 [cited 2018 Oct 31];72(4):1570–87. Available from: http://www. physiology.org/ doi/10.1152/jn.1994.72.4.1570.

[44] Dostrovsky JO, Sher GD, Davis KD, Parrent AG, Hutchison WD, Tasker RR. Microinjection of lido caine into human thalamus: a useful tool in stereotactic surgery. Stereotact Funct Neurosurg [Internet]. 1993 [cited 2018 Dec 14];60(4):168–74. Available from: http://www.ncbi.nlm.nih. gov/pubmed/8327796.

[45] Jones MW, Tasker RR. The relationship of documented destruction of specific cell types to complications and effectiveness in thalamotomy for tremor in Parkinson's disease. Stereotact Funct Neurosurg [Internet]. 1990 [cited 2018 Oct 31];54(1–8):207–11. Available from: http://www. ncbi.nlm.nih.gov/ pubmed/2080337.

[46] Fiegele T, Feuchtner G, Sohm F, Bauer R, Anton JV, Gotwald T, et al. Accuracy of stereotactic electrode placement in deep brain stimulation by intraoperative computed tomography. Parkinsonism Relat Disord [Internet]. 2008 [cited 2018 Nov 14];14(8):595–9. Available from: http://linkinghub.elsevier. com/ retrieve/pii/S1353802008000308.

[47] Kelman C, Ramakrishnan V, Davies A, Holloway K. Analysis of stereotactic accuracy of the cosman robert-wells frame and nexframe frameless systems in deep brain stimulation surgery. Stereotact Funct Neurosurg [Internet]. 2010 [cited 2018 Nov 14];88(5):288–95. Available from: https://www. karger.com/Article/FullText/316761.

[48] Lee PS, Weiner GM, Corson D, Kappel J, Chang YF, Suski VR, et al. Outcomes of interventional MRI versus microelectrode recording-guided subthalamic deep brain stimulation. Front Neurol. 2018;9(APR):1–8.

[49] Nowacki A, Debove I, Fiechter M, Rossi F, Oertel MF, Wiest R, et al. Targeting accuracy of the subthalamic nucleus in deep brain stimulation surgery: comparison between 3 T T2–weighted magnetic resonance imaging and microelectrode recording results. Oper Neurosurg (Hagerstown, Md) [Internet]. 2018 [cited 2018 Nov 14];15(1):66–71. Available from: https:// academic.oup.com/ ons/article/15/1/66/4060570.

[50] Brahimaj B, Kochanski RB, Sani S. Microelectrode accuracy in deep brain stimulation surgery. J Clin Neurosci [Internet]. 2018 [cited 2018 Nov 14];50:58–61. Available from: https:// linkinghub.elsevier.com/ retrieve/pii/S0967586817312377.

[51] Starr PA, Martin AJ, Ostrem JL, Talke P, Levesque N, Larson PS. Subthalamic nucleus deep brain stimulator placement using high-field interventional magnetic resonance imaging and a skull-mounted aiming device: technique and application accuracy. J Neurosurg [Internet]. 2010 [cited 2018 Nov 14];112(3):479–90. Available from: http://thejns. org/ doi/10.3171/2009.6.JNS081161.

[52] Saleh S, Swanson KI, Lake WB, Sillay KA. Awake neurophysiologically guided versus asleep MRI guided STN DBS for Parkinson disease: a comparison of outcomes using levodopa equivalents. Stereotact Funct Neurosurg [Internet]. 2015 [cited 2018 Nov 14];93(6):419–26. Available from: https://www. karger.com/Article/FullText/442425.

[53] Brodsky MA, Anderson S, Murchison C, Seier M, Wilhelm J, Vederman A, et al. Clinical out comes of asleep vs awake deep brain stimulation for Parkinson disease. Neurology [Internet]. 2017 [cited 2018 Nov 14];89(19):1944–50. Available from: http://www.neurology.org/lookup/ doi/10.1212/ WNL.0000000000004630.

[54] Ho AL, Ali R, Connolly ID, Henderson JM, Dhall R, Stein SC, et al. Awake versus asleep deep brain stimulation for

Parkinson's disease: a critical comparison and meta-analysis. J Neurol Neurosurg Psychiatry [Internet]. 2018 [cited 2018 Nov 14];89(7):687–91. Available from: http://jnnp.bmj.com/lookup/ doi/10.1136/jnnp-2016–314500.

[55] Wang SY, Aziz TZ, Stein JF, Liu X. Time frequency analysis of transient neuromuscular events: dynamic changes in activity of the subthalamic nucleus and forearm muscles related to the intermittent resting tremor. J Neurosci Methods. 2005;145(1–2):151–8.

[56] Bakstein E, Burgess J, Warwick K, Ruiz V, Aziz T, Stein J. Parkinsonian tremor identification with multiple local field potential feature classification. J Neurosci Methods [Internet]. 2012;209(2):320–30. Available from: https://doi.org/10.1016/j.jneumeth.2012.06.027.

[57] Kühn AA, Williams D, Kupsch A, Limousin P, Hariz M, Schneider G-H, et al. Event-related beta desynchronization in human subthalamic nucleus correlates with motor performance. Brain [Internet]. 2004 [cited 2018 Nov 7];127(Pt 4):735–46. Available from: https://academic.oup.com/brain/article-lookup/ doi/10.1093/brain/awh106.

[58] Brown P. Oscillatory nature of human basal ganglia activity: relationship to the pathophysiology of Parkinson's disease. Mov Disord [Internet]. 2003 [cited 2018 Nov 7];18(4):357–63. Available from: http://doi.wiley.com/10.1002/mds.10358.

[59] Weinberger M, Mahant N, Hutchison WD, Lozano AM, Moro E, Hodaie M, et al. Beta oscillatory activity in the subthalamic nucleus and its relation to dopaminergic response in Parkinson's disease. J Neurophysiol [Internet]. 2006;96(6):3248–56. Available from: http://jn.physiology.org/cgi/ doi/10.1152/jn.00697.2006.

[60] Zaidel A, Spivak A, Grieb B, Bergman H, Israel Z. Subthalamic span of β oscillations predicts deep brain stimulation efficacy for patients with Parkinson's disease. Brain. 2010;133(7):2007–21.

[61] Feingold J, Gibson DJ, DePasquale B, Graybiel AM. Bursts of beta oscillation differentiate postper formance activity in the striatum and motor cortex of monkeys performing movement tasks. Proc Natl Acad Sci [Internet]. 2015;112(44):13687–92. Available from: http://www.pnas.org/lookup/doi/10.1073/ pnas.1517629112.

[62] Tinkhauser G, Pogosyan A, Tan H, Herz DM, Kühn AA, Brown P. Beta burst dynamics in Parkinson's disease off and on dopaminergic medication. Brain. 2017;140(11):2968–81.

[63] Brown P, Oliviero A, Mazzone P, Insola A, Tonali P, Di Lazzaro V. Dopamine dependency of oscillations between subthalamic nucleus and pallidum in Parkinson's disease. J Neurosci [Internet]. 2001;21 [cited 2018 Dec 14]. Available from: http://www. jneurosci.org/content/jneuro/21/3/1033.full.pdf.

[64] Brown P, Williams D. Basal ganglia local field poten tial activity: Character and functional significance in the human. Clin Neurophysiol [Internet]. 2005 [cited 2018 Dec 14];116(11):2510–9. Available from: https://www.sciencedirect.com/science/article/pii/S1388245705002142?via%3Dihub.

[65] Manning JR, Jacobs J, Fried I, Kahana MJ. Broadband shifts in local field potential power spectra are correlated with single-neuron spiking in humans. J Neurosci [Internet]. 2009 [cited 2012 Mar 10];29(43):13613–20. Available from: http://www.pubmedcentral.nih. gov/articlerender.

fcgi?artid=3001247&tool=pmcentr ez&rendertype=abstract.

[66] de Hemptinne C, Ryapolova-Webb ES, Air EL, Garcia PA, Miller KJ, Ojemann JG, et al. Exaggerated phase-amplitude coupling in the primary motor cortex in Parkinson disease. Proc Natl Acad Sci U S A [Internet]. 2013 [cited 2014 May 27];110(12):4780–5. Available from: http://www.pubmedcentral.nih. gov/articlerender.fcgi?artid=3606991&tool=pmcentr ez&rendertype=abstract.

[67] de Hemptinne C, Swann NC, Ostrem JL, Ryapolova Webb ES, San Luciano M, Galifianakis NB, et al. Therapeutic deep brain stimulation reduces cortical phaseamplitude coupling in Parkinson's disease. Nat Neurosci [Internet]. 2015;18(5):779–86. Available from: https://doi.org/10.1038/nn.3997.

[68] Marsden JF, Ashby P, Limousin-Dowsey P, Rothwell JC, Brown P. Coherence between cerebellar thalamus, cortex and muscle in man: cerebellar thalamus interactions. Brain [Internet]. 2000 [cited 2018 Dec 14];123(Pt 7:1459–70. Available from: http://www. ncbi.nlm.nih.gov/pubmed/10869057.

[69] Wang DD, de Hemptinne C, Miocinovic S, Ostrem JL, Galifianakis NB, San Luciano M, et al. Pallidal deep brain stimulation disrupts pallidal beta oscillations and coherence with primary motor cortex in Parkinson's disease. J Neurosci [Internet]. 2018;38(19):4556–68. Available from: http://www.jneurosci.org/lookup/ doi/10.1523/JNEUROSCI.0431–18.2018.

[70] Velliste M, Perel S, Spalding MC, Whitford AS, Schwartz AB. Cortical control of a prosthetic arm for self-feeding. Nature. 2008;453(7198):1098–101.

[71] Collinger JL, Wodlinger B, Downey JE, Wang W, Tyler-Kabara EC, Weber DJ, et al. High-performance neuroprosthetic control by an individual with tetraplegia. Lancet [Internet]. 2013 [cited 2014 Jan 26];381(9866): 557–64. Available from: http://www.ncbi.nlm.nih.gov/pubmed/23253623.

[72] Nicolelis MA, Lebedev MA. Principles of neural ensemble physiology underlying the operation of brain-machine interfaces. Nat Rev Neurosci [Internet]. 2009;10(7): 530–40. Available from: http:// www.ncbi.nlm.nih.gov/pubmed/19543222.

[73] O'Doherty JE, Lebedev MA, Ifft PJ, Zhuang KZ, Shokur S, Bleuler H, et al. Active tactile exploration using a brain–machine–brain interface. Nature [Internet]. 2011 [cited 2018 Dec 18];479(7372):228–31. Available from: http://www.nature.com/articles/ nature10489.

[74] Shanechi M, Rollin R, Powers M, Wornell G, Brown E, Williams Z. Neural population partitioning and a concurrent brain-machine interface for sequential motor function. Nat Neurosciu. 2012;15(12):1–23.

[75] Kundu B, Brock AA, Englot DJ, Butson CR, Rolston JD. Deep brain stimulation for the treatment of disorders of consciousness and cognition in traumatic brain injury patients: a review. Neurosurg Focus. 2018;45(August):1–8.

[76] Engel AK, Moll CKE, Fried I, Ojemann GA. Invasive recordings from the human brain: clinical insights and beyond. Nat Rev Neurosci [Internet]. 2005 [cited 2014 Jul 19];6(1):35–47. Available from: http://www. ncbi.nlm.nih.gov/pubmed/15611725.

[77] Canolty RT, Ganguly K, Kennerley SW, Cadieu CF, Koepsell

K, Wallis JD, et al. Oscillatory phase coupling coordinates anatomically dispersed functional cell assemblies. Proc Natl Acad Sci [Internet]. 2010;107(40):17356–61. Available from: http://www. pnas.org/cgi/doi/10.1073/pnas.1008306107.

[78] Hipp JF, Engel AK, Siegel M. Oscillatory synchronization in large-scale cortical networks predicts perception. Neuron [Internet]. 2011 [cited 2013 Jan 30];69(2):387–96. Available from: http://www.ncbi. nlm.nih.gov/pubmed/21262474.

[79] Kreiman G, Koch C, Fried I. Imagery neurons in the human brain. Nature [Internet]. 2000;408(6810):357–61. Available from: http://www.ncbi.nlm.nih.gov/ pubmed/11099042.

[80] Sheth SA, Mian MK, Patel SR, Asaad WF, Williams ZM, Dougherty DD, et al. Human dorsal anterior cingulate cortex neurons mediate ongoing behavioural adaptation. Nature. 2012;488(7410):218–21.

[81] Kamiński J, Sullivan S, Chung JM, Ross IB, Mamelak AN, Rutishauser U. Persistently active neurons in human medial frontal and medial temporal lobe support working memory. Nat Neurosci. 2017;20(4):590–601.

[82] Ezzyat Y, Kragel JE, Burke JF, Levy DF, Lyalenko A, Wanda P, et al. Direct brain stimulation modulates encoding states and memory performance in humans. Curr Biol [Internet]. 2017;27(9):1251–8. Available from: https://doi.org/10.1016/ j.cub.2017.03.028.

[83] Ojemann GA, Dodrill CB. Verbal memory deficits after left temporal lobectomy for epilepsy. Mechanism and intraoperative prediction. J Neurosurg [Internet]. 1985;62(1):101–7. Available from: http://www.ncbi. nlm.nih. gov/pubmed/3964840.

[84] Watrous AJ, Tandon N, Conner CR, Pieters T, Ekstrom AD. Frequency-specific network connectivity increases underlie accurate spatiotemporal memory retrieval. Nat Neurosci [Internet]. 2013 [cited 2014 Jul 11];16(3):349–56. Available

from: http://www.pubmedcentral.nih.gov/articlerender. fcgi? artid=3581758&tool=pmcentrez&rendertype= abstract.

[85] Mukamel R, Fried I. Human intracranial recordings and cognitive neuroscience. Annu Rev Psychol [Internet]. 2012;63(1):511–37. Available from: http://www. annualreviews.org/doi/10.1146/ annurev-psych-120709–145401.

[86] Neumann WJ, Huebl J, Brücke C, Gabriëls L, Bajbouj M, Merkl A, et al. Different patterns of local field potentials from limbic DBS targets in patients with major depressive and obsessive compulsive disorder. Mol Psychiatry. 2014;19(11):1186–92.

[87] Dyster TG, Mikell CB, Sheth SA. The co-evolution of neuroimaging and psychiatric neurosurgery. Front Neuroanat [Internet]. 2016;10(June):1–12. Available from: http:// journal.frontiersin.org/Article/10.3389/ fnana.2016.00068/ abstract.

[88] Cash SS, Hochberg LR. The emergence of single neurons in clinical neurology. Neuron [Internet]. 2015;86(1):79–91. Available from: https://doi. org/10.1016/ j.neuron.2015.03.058.

[89] Smith EH, Liou J-Y, Davis TS, Merricks EM, Kellis SS, Weiss SA, et al. The ictal wavefront is the spatiotem poral source of discharges during spontaneous human seizures. Nat Commun [Internet]. 2016;7:11098. Available from: http://www.scopus.com/inward/ record.url?eid=2–s2.0–84962683987&partnerID=tZO tx3y1.

[90] Weiss SA, Banks GP, McKhann GM, Goodman RR, Emerson RG, Trevelyan AJ, et al. Ictal high frequency oscillations distinguish two types of seizure territories in humans. Brain [Internet]. 2013 [cited 2018 Dec 18];136(12):3796–808. Available from: https:// academic. oup.com/brain/article-lookup/doi/10.1093/ brain/awt276.

# 第 9 章　局部场电位和皮层脑电
## Local Field Potentials and ECoG

Doris D. Wang　Witney Chen　Philip A. Starr　Coralie de Hemptinne　著

李瑞麒　译

孟祥红　校

## 缩略语

| | | |
|---|---|---|
| BG | basal ganglia | 基底节 |
| BGTC | basal ganglia thalamocortical | 基底节丘脑皮层 |
| DBS | deep brain stimulation | 脑深部电刺激 |
| ECoG | electrocorticography | 皮层脑电图 |
| EEG | electroencephalography | 脑电图 |
| GP | globus pallidus | 苍白球 |
| GPi | globus pallidus interna | 内侧苍白球 |
| HFO | high-frequency oscillations | 高频振荡 |
| LFP | local field potentials | 局部场电位 |
| M1 | primary motor cortex | 初级运动皮层 |
| PAC | phase amplitude coupling | 相位振幅耦合 |
| PD | Parkinson's disease | 帕金森病 |
| STN | subthalamic nucleus | 丘脑底核 |

## 一、概述

直接在宏观水平上测量大脑活动的能力为研究神经网络功能提供了巨大的机会。

可以以场电位的形式测量由神经元群体产生的细胞外活动，该场电位包含一系列信号，包括使用深部电极记录的局部场电位（LFP），使用皮层条状或网格状电极记录的皮层脑电图（ECoG）电位，以及使用头皮电极记录的脑电图（EEG）电位。所有场电位记录的时间分辨率都在毫秒范围内，其空间分辨率和侵入性不同，这取决于所使用的记录电极类型[1]。

在人类中，侵入性场电位记录的最早应用是使用临时放置的深部和硬脑膜下皮层电极定位癫痫病灶。这些应用能让临床医生可以更准确地查明发作起源灶，与非侵入性方法相比可以实现更高的空间分辨率。对于植入了脑深部电刺激（DBS）手术的运动障碍患者，也可以使用植入的 DBS 电极记录基底神经节（BG）中的 LFP（图 9-1A 和 B）。同时记录来自脑深部电极的 BG 的 LFP 和来自临时置于皮层上 ECoG 电极的皮层场电位（图 9-1C），使研究人员能够进一步表征运动障碍患者的皮层 – 皮层下网络活动[2]。尽管这些记录最初仅限于在术中和围术期使用外置电极，现在植入式脑机接口技术的进步允许在非卧床环境中进行长期的多部位大脑记录[3-5]。这些新的研究平台为理解大脑功能和疾病开辟了新途径。

基于这些场电位记录，这些神经总体的活动似乎发生了振荡。振荡表示来自记录电极附近神经元组的节律的、同步的亚阈值或超阈值神经活动[6]。神经网络可以在 0.5～500Hz 的频率范围内振荡，不同的振荡频率已关联到不同的行为状态[7, 8]。脑振荡通过偏置神经元棘波活动的概率，为神经网络不同区域的信息编码、存储和处理提供了关键机制中的一种机制[9, 10]。跨大脑区域振荡活动的同步通常被认为是基于网络的协调或交流的一种手段。此外，振荡活动为神经系统疾病的病理生理学提供了线索，并具有改善和完善现有治疗方法的潜力[11]。

在本章中，基于 LFP 和 ECoG 电位的研究，我们讨论有关网络振荡活动在运动障碍性疾病中的最新发现，以及在了解现有 DBS 疗法的机制和设计闭环疗法方面，这些新发现与临床实践之间的关系。

## 二、运动障碍病的振荡信号

人类的 LFP 和 ECoG 电位使我们对运动障碍病的病理生理学和治疗机制有了深刻的了解。基于这些工作，在现象学上，运动网络在不同频段中的过度同步可能与运动障碍病的多种运动症状有关。在这里，我们总结了支持该框架的一些证据。

### （一）β 振荡和运动减少状态

人类的 BG LFP 和皮层 ECoG 记录使得帕金森病（PD）运动减少症状的"振荡假说"被提出。基底节丘脑皮层（BGTC）运动回路中过度同步的 β 活动（13～30Hz）引起运动迟缓[12, 13]。重要的是，β 节律本身并不一定是病理性的。在健康受试者中，皮层的 β 活动在运动过程中受到调节[14, 15]，并可能在维持运动状态中发挥作用[16]。鉴于其在姿势维持和运动流畅性控制中的作用[17-19]，过大的同步 β 活动可能导致无法在不同运动状态之间切换，这可能

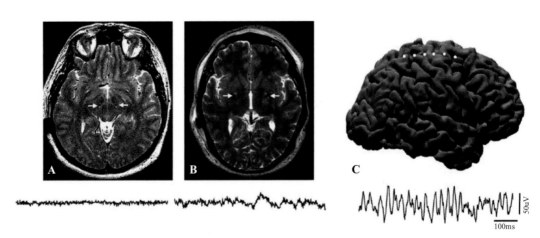

▲ 图 9-1　皮层下和皮层电极定位及其场电位

术后 MRI 轴位显示丘脑底核（A）和苍白球（B）的刺激触点（白箭）；C. 位于感觉运动皮层的条状电极记录皮层脑电图（ECoG），术中 CT 定位每个 ECoG 触点（白点），并与 MRI 3D 重建融合

解释了 PD 的运动迟缓状态[16]。

振荡假说的初步证据表明，β 调节可能是治疗有效性的指标。在丘脑底核刺激的 PD 患者中，通过多巴胺能药（图 9-2A）或 DBS 降低 β 振幅，运动功能减退的相关症状缓解[20-22]。然而，STN LFP 内 β 谱带中频谱功率峰值的存在本身并不是 PD 的病理状态，因为它也存在于孤立的肌张力障碍[23] 和强迫症[24] 中。然而，在只患有帕金森病的啮齿动物模型中[20, 21] 及服用多巴胺拮抗药的难产患者中，都支持多巴胺耗竭会导致基底节核内过度 β 同步的观点[25]。与非帕金森病的运动障碍相比，BG 的其他部位，即苍白球（GP），也表现出升高的静息 β 频带振荡[26-29]。PD 中的 β 同步性升高也可能以跨结构的连贯性显示，这已在人的皮层 - 皮层区域之间[30] 及 GP 和初级运动皮层（M1）[26, 31] 之间得到证明。通过治疗性左旋多巴应用和 STN 刺激可以降低皮层 - 皮层 β 的一致性[30]，而通过苍白球的 DBS 可以降低皮层 - 苍白球的 β 一致性[26, 31]。越来越多的证据表明 PD 的运动障碍与大脑中过度的 β 同步化相关，并且 DBS 通过破坏这种异常同步性而起作用。

除了 β 频段的幅度和一致性之外，其他 β 同步指标（例如，β 相位与 γ 活动耦合之间的跨频相互作用）似乎也可以改善帕金森病状态。

在正常生理学中，相位振幅耦合（PAC）是在不同大脑区域间神经元集合及神经元集合之间通过连接网络间协调神经元活动时间进行通信的重要机制[32, 33]。过度的耦合可能会以一种不灵活的方式带动神经元放电，这种方式会通过时空选择性限制信息编码[34]。在帕金森病患者基底中，已经在 STN LFP 中看到了 β 相位高频振荡波幅（HFO，200～400Hz）的耦合，并且可以通过多巴胺能状态进行调节[35]。一项最新的研究报道在低波幅 β 相位至低波幅 γ（50～80Hz）和苍白球 HFO 活动之间存在耦合现象，他们皆可减弱运动症状[36]。整个 BGTC 中的 β-HFO PAC 可能是帕金森病状态的重要标志物，得到帕金森病的非人类原始模型的支持，后者显示在轻度状态的苍白球中出现了 β-HFO 耦合，并随着症状的严重而增加[37]。这种过度的与 β 振荡的神经元同步超出了 BG 的范围，并且既存在于 M1 内，也存在于 M1 与 BG 之间[38, 39]。DBS 可逆地抑制 β 振荡相位和宽带 γ 活动（50～200Hz）之间的皮层 PAC（图 9-2B）[39]。PAC 可以在时域中通过电压时间序列最大值或最小值的"尖锐度"进行测量[40]。通过禁止启动和执行流畅运动所需的自然动态神经调节，整个运动网络中的这些异常同步活动可能导致运动迟缓，DBS 的机制是减少这些

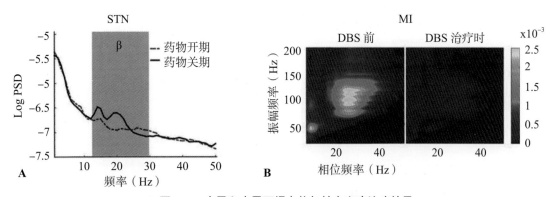

▲ 图 9-2　皮层和皮层下场电位与帕金森病治疗效果

A. 多巴胺能药与 STN β 频段振荡（13～30Hz，灰长方形）减少有关（虚线：药物开期振幅；实线：药物关期振幅）；B. DBS 减少皮层过度的 β 频段 γ 相位振幅耦合（左侧：DBS 前；右侧：DBS 治疗时），色带代表相位振幅耦合的振幅

过度同步。

## （二）γ振荡和运动亢进状态

由健康清醒啮齿目动物的外侧膝状核和视觉皮层[41]，以及纹状体[42]和STN[43]的记录证实，在皮层下结构例如：丘脑和基底节已经被观察到窄频γ（60～90Hz）振荡。在PD患者中，多巴胺药治疗和运动都可以提高窄频γ振荡及其与M1的一致性[44,45]。此外，患有其他类型运动障碍病的患者的丘脑记录也揭示了运动调节的γ振荡的存在，该振荡已急剧调整至约70Hz的频率范围[46]，表明在正常运动过程中这些皮层下γ振荡可能会短暂地与运动皮层相一致，从而产生"促运动"状态。在患病状态下，运动亢进的显形可能会通过挪用和夸大正常γ振荡而产生。例如，异动症与60～90Hz之间的γ能量的窄频增加相关。在M1和STN中都发现了这种振荡，两个区域之间具有很强的相位相关性[3]（图9-3）。同样，孤立的广泛性肌张力障碍患者的M1 ECoG记录也表明，在运动过程中，约80Hz窄频γ能量的增加引发肌张力异常姿势[47]。这表明，当γ振荡变得过度或病理化与运动皮层同步时，它们会形成"运动过度"状态，表现为PD的异动症[3]或在孤立的肌张力障碍中肌张力失调性姿势[47]。

## （三）震颤中θ-α振荡

震颤是几种运动障碍病的共同特征：PD的静止性震颤、原发性震颤（ET）的姿势性震颤和孤立的肌张力障碍的肌张力性震颤。尽管它们在术语上存在差异，但基于与震颤相关的场电位特点的研究表明，它们可能具有相似的生理特征。PD患者的STN LFP记录表明静止性震颤的发作与β频段抑制及STN LFP和表面EMG的震颤频率（约5Hz）振幅增加相关[48]。这在另一项使用MEG与STN LFP记录相结合的研究中得到了证实，其中震颤与STN内的震颤和双震（约10Hz）频率及皮层-皮层相关性的振幅增加有关[49]。我们还发现在震颤发作的PD患者的内侧苍白球（GPi）LFP内类似的θ和α振幅的增加（未发表数据，图9-4）。同样，将从ET患者与接受DBS的多发性硬化或慢性疼痛患者的丘脑核团记录的LFP进行比较，当将电极放置在丘脑腹中间核和腹后核中时，ET患者表现出增强的5～15Hz振荡一致性[50]。总之，这些发现表明，θ和α频率范围内的窄频段过度同步可能是BGTC回路震颤的标志。

## （四）肌张力障碍中θ振荡

几项研究检查了已行GPi DBS植入的孤立

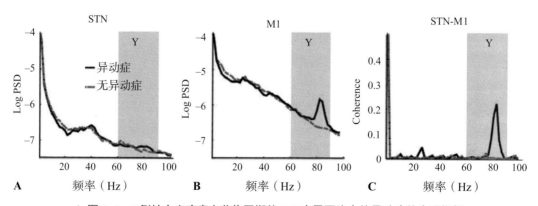

▲ 图9-3 1例帕金森病患者药物开期的BG皮层网络中的异动症的生理指标

A. 与无异动症（灰虚线）相比，异动症发作期间STN中的γ带（60～90Hz）幅度略有增加（黑实线）；B. 异动症与运动皮层（M1）中的γ振荡能量明显增加有关；C. γ带STN-M1相关性的大幅增加也与异动症有关

性肌张力障碍患者的 LFP 特征，发现低频频段的振荡活动增强（4～12Hz）[26-28, 51-54]。这种同步与非自主的肌电活动有关，表明它可能有助于肌张力障碍的病理生理学研究，并且可能是孤立的肌张力障碍的生物标志[52, 53, 55]。根据定向传递功能计算，苍白球的低频振荡暂时导致肌张力障碍肌肉活动中类似的振荡，表明它们可能起到因果作用[55]。此外，GPi 的高频刺激是一种改善肌张力障碍的有效疗法，已被证明可抑制肌张力障碍患者的低频活动和相位性肌张力障碍[56]。然而，静息低频振荡的升高可能不会在其他 BG 结构中普遍存在，这是因为比较肌张力障碍和 PD 患者的 STN LFP，没有显示出肌张力障碍患者 STN 的 θ 功率增加[23]。这可能是由于 GPi 和 STN 之间的输入差异所致。

## 三、与临床实践的相关性

### 定位 STN 中的 DBS 靶点

通过侵入性记录来表征皮层基底节神经节振荡特点可用于临床以帮助 DBS 靶向治疗。辨别感觉运动性 STN 的边界最常用的方法是使用微电极记录来确定运动相关的单细胞[57]。尽管此方法具有较高的空间分辨率，但它依赖于能够隔离高信噪比的单细胞，并且具有很高的主观性。LFP 的光谱分析代表了总体活动，因此更加定量，并且可能更客观。STN 的感觉运动区域的特征是在 13～30Hz 内 β 振荡幅度增加[58-61]，但在 PD 患者中通过 β 频段的较高频率范围（21～35Hz）更好地界定了核的背侧和腹侧边界[62]。尽管基于 LFP 的 STN 边界识别是一种客观措施，但振荡活动（尤其是在较低频率下）的活动空间不像单细胞活动那样集中。此外，可以任意定义 β 和高 β 振荡的频率限制，并且可能存在特定于患者的频率限制，这些频率限制可以最佳地表征其基底节核团，因此，在执行生理目标识别的情况下，LFP 最有可能充当传统 MER STN 的辅助[63]。

LFP 和 ECoG 可能也是建立治疗性刺激部位预测措施的有价值的工具。β 振荡位于 STN 的背外侧区域，可以预测有效 DBS 刺激的接触位置[61]。此外，M1 ECoG 可共同用于绘制 M1-STN 超直接途径的拓扑图。有人认为，有效的 STN DBS 是通过超直接途径到达 M1 的

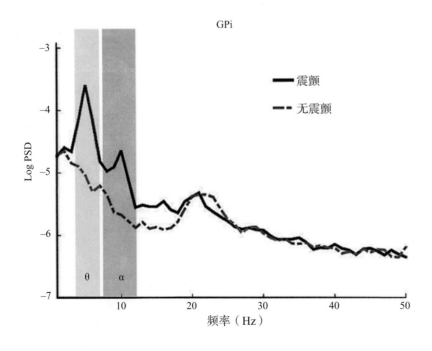

◀ 图 9-4　帕金森病患者 GP 震颤的生理指标

当患者经历震颤（黑曲线）但没有表现出震颤时，在震颤频率（5Hz，θ 带，浅灰矩形）和双震颤频率（10Hz，α 带，深灰矩形）处观察到频谱功率峰值（灰虚线）；两种记录均在药物关期进行

刺激的逆向传播而介导的[64-66]。在一项前期研究中，在 M1 中引起最大幅度诱发电位的 STN 触点被发现是临床上最有效的 DBS 触点[67]。DBS 电极的设计随着分段指向电极变得越来越复杂，我们需要更好的预测工具来帮助定义刺激的空间分布，并评估刺激对皮层 BG 电路的影响。

## 四、关于适应性脑刺激

理解皮层和 BG 中 PD 的运动症状的神经特征对于开发更好的刺激技术至关重要。当前，DBS 功能以"开环"方式运行，这意味着根据临床医生手动设置的参数不断提供刺激，而没有任何反馈或输出调制。手动调整刺激参数，以优化针对刺激引起的副作用，这可能是一个耗时且烦琐的过程。DBS"闭环"旨在反映患者症状状态的反馈信号，以便自动调整刺激输出。这些反馈信号可以来自多种来源：直接来自大脑，使用 BG LFP、皮层 ECoG 或两者结合；患者佩戴的外围传感器，例如加速度计和 EMG 传感器；或患者对症状严重程度的主观报告。对特定症状的个性化生理生物标记物及患者特异性刺激算法的鉴定对于定制 DBS 以最佳治疗每种症状至关重要。初步的试验研究包括灵长类动物中的闭环刺激[68]、帕金森病患者的 LFP[69-71] 及原发性震颤患者的周围传感器研究[72, 73]。这些原理验证研究确定了闭环 DBS 相对于开环 DBS 的可行性和潜在收益。LFP 和 ECoG 作为研究工具的出现将推动临床领域朝着更先进的刺激技术方向发展。

## 五、了解非运动网络

脑深部电刺激已被用作精神疾病的潜在治疗方法，例如抑郁症、焦虑症、厌食症、强迫症、抽动秽语综合征和慢性疼痛[74]。然而，对患者的疗效各不相同[75]，早期的随机试验未能强调精神疾病的复杂性，未使用高分辨率记录技术在网络水平了解其潜在的病理生理学机制。尽管多点 LFP 和 ECoG 记录已被广泛用于理解运动网络，但是这些功能强大的研究工具可以类似地用于研究非运动网络。这些技术的实现将增进我们对神经精神疾病的理解，并推动开发更新颖的 DBS 靶点、新型神经学和心理手法。使用这些工具，我们也许可以通过以下几点改善其他神经和精神疾病的神经调控治疗：①更好的特征化神经回路及其相关症状和疾病特异性标志物；②验证靶点选择及刺激对网络活动的影响；③重新评估使用相同的方法治疗不同表型的患者[76]。

## 六、结论

BG LFP 和 ECoG 电位对于大脑的直接记录极大地帮助我们了解了运动障碍病中皮层 - 基底节网络活动。这些高时空分辨率的群体活动指标启动了运动障碍病的"振荡假设"，着重于运动网络中导致疾病状态的病理同步性（图 9-5）。从这些不断发展的模型中，我们可以设计出新的方法来改进 DBS 靶点、临床程控和刺激模式。未来，这些侵入性记录技术在非运动性大脑网络研究中的应用，反映了这些工具在增进我们对人脑的理解方面的力量。

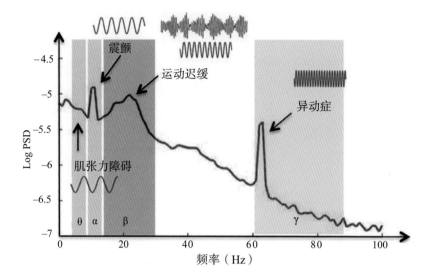

▲ 图 9-5　在皮层或 BG 核中识别出的症状标志物

肌张力障碍与 θ 功率（5Hz，绿矩形）相关，震颤与 α 功率增强（10Hz，蓝矩形）相关，僵硬和运动迟缓与过度的 β 功率和 PAC（13～30Hz）相关，异动症与 γ 振荡增加（60～90Hz）相关

# 参 考 文 献

[1] Pesaran B, Vinck M, Einevoll GT, Sirota A, Fries P, Siegel M, Truccolo W, Schroeder CE, Srinivasan R. Investigating large-scale brain dynamics using field potential recordings: analysis and interpretation. Nat Neurosci. 2018;21(7):903–19. Epub 2018/06/27. https://doi.org/10.1038/s41593–018–0171–8. PubMed PMID: 29942039.

[2] Panov F, Levin E, de Hemptinne C, Swann NC, Qasim S, Miocinovic S, Ostrem JL, Starr PA. Intraoperative electrocorticography for physiological research in movement disorders: principles and experience in 200 cases. J Neurosurg. 2017;126(1):122–31. Epub 2016/02/27. https://doi.org/10.3171/2015.11. JNS151341. PubMed PMID: 26918474; PMCID: PMC5001942.

[3] Swann NC, de Hemptinne C, Miocinovic S, Qasim S, Wang SS, Ziman N, Ostrem JL, San Luciano M, Galifianakis NB, Starr PA. Gamma oscillations in the hyperkinetic state detected with chronic human brain recordings in Parkinson's Disease. J Neurosci. 2016;36(24):6445–58. https://doi.org/10.1523/ JNEUROSCI.1128–16.2016. PubMed PMID: 27307233; PMCID: PMC5015781.

[4] DiLorenzo DJ, Mangubat EZ, Rossi MA, Byrne RW. Chronic unlimited recording electrocorticography-guided resective epilepsy surgery: technology-enabled enhanced fidelity in seizure focus localization with improved surgical efficacy. J Neurosurg. 2014;120(6):1402–14. Epub 2014/03/25. https://doi.org/10.3171/2014.1.JNS131592. PubMed PMID: 24655096.

[5] Swann NC, de Hemptinne C, Miocinovic S, Qasim S, Ostrem JL, Galifianakis NB, Luciano MS, Wang SS, Ziman N, Taylor R, Starr PA. Chronic multisite brain recordings from a totally implantable bidirectional neural interface: experience in 5 patients with Parkinson's disease. J Neurosurg. 2018;128(2):605–16. Epub 2017/04/15. https://doi.org/10.3171/2016.11.JNS161162. PubMed PMID: 28409730; PMCID: PMC5641233.

[6] Buzsaki G, Draguhn A. Neuronal oscillations in cortical networks. Science. 2004;304(5679):1926–9. Epub 2004/06/26. https://doi.org/10.1126/science.1099745. PubMed PMID: 15218136.

[7] Csicsvari J, Jamieson B, Wise KD, Buzsaki G. Mechanisms of gamma oscillations in the hippocampus of the behaving rat. Neuron. 2003;37(2):311–22. Epub 2003/01/28. PubMed PMID: 12546825.

[8] Hammond C, Bergman H, Brown P. Pathological synchronization in Parkinson's disease: networks, models and treatments. Trends Neurosci. 2007;30(7):357–64. PubMed PMID: 17532060.

[9] Llinas RR. The intrinsic electrophysiological properties of mammalian neurons: insights into central nervous system function. Science. 1988;242(4886):1654–64. Epub 1988/12/23. PubMed PMID: 3059497.

[10] Fries P. A mechanism for cognitive dynamics: neuronal communication through neuronal coherence. Trends Cogn Sci. 2005;9(10):474–80. Epub 2005/09/10. https://doi.org/10.1016/j.tics.2005.08.011. PubMed PMID: 16150631.

[11] Thompson JA, Lanctin D, Ince NF, Abosch A. Clinical implications of local field potentials for understanding and treating movement disorders. Stereotact Funct Neurosurg. 2014;92(4):251–63. Epub 2014/08/30. https://doi.org/10.1159/000364913. PubMed PMID: 25170784.

[12] Brown P. Oscillatory nature of human basal ganglia activity: relationship to the pathophysiology of Parkinson's disease. Mov Disord. 2003;18(4):357–63. PubMed PMID: 12671940.

[13] Oswal A, Brown P, Litvak V. Synchronized neural oscillations and the pathophysiology of Parkinson's disease. Curr Opin Neurol. 2013;26(6):662–70. https://doi.org/10.1097/WCO.0000000000000034. PubMed PMID: 24150222.

[14] Doyle LM, Yarrow K, Brown P. Lateralization of event-related beta desynchronization in the EEG during precued reaction time tasks. Clin Neurophysiol. 2005;116(8):1879–88. Epub 2005/06/28. https://doi.org/10.1016/

j.clinph.2005.03.017. PubMed PMID: 15979401.

[15] van Wijk BC, Beek PJ, Daffertshofer A. Neural synchrony within the motor system: what have we learned so far? Front Hum Neurosci. 2012;6:252. Epub 2012/09/13. https://doi. org/10.3389/ fnhum.2012.00252. PubMed PMID: 22969718; PMCID: PMC3432872.

[16] Engel AK, Fries P. Beta-band oscillations--signalling the status quo? Curr Opin Neurobiol. 2010;20(2):156–65. PubMed PMID: 20359884.

[17] Sanes JN, Donoghue JP. Oscillations in local field potentials of the primate motor cortex during voluntary movement. Proc Natl Acad Sci U S A. 1993;90(10):4470–4. PubMed PMID: 8506287; PMCID: PMC46533.

[18] Klostermann F, Nikulin VV, Kuhn AA, Marzinzik F, Wahl M, Pogosyan A, Kupsch A, Schneider GH, Brown P, Curio G. Task-related differential dynamics of EEG alpha- and beta-band synchronization in cortico-basal motor structures. Eur J Neurosci. 2007;25(5):1604–15. https://doi.org/10.1111/ j.1460- 9568.2007.05417.x. PubMed PMID: 17425586.

[19] Chakarov V, Naranjo JR, Schulte-Monting J, Omlor W, Huethe F, Kristeva R. Beta-range EEG-EMG coherence with isometric compensation for increasing modulated low-level forces. J Neurophysiol. 2009;102(2):1115–20. https://doi. org/10.1152/ jn.91095.2008. PubMed PMID: 19458142.

[20] Priori A, Foffani G, Pesenti A, Tamma F, Bianchi AM, Pellegrini M, Locatelli M, Moxon KA, Villani RM. Rhythm-specific pharmacological modulation of subthalamic activity in Parkinson's disease. Exp Neurol. 2004;189(2):369–79. PubMed PMID: 15380487.

[21] Bronte-Stewart H, Barberini C, Koop MM, Hill BC, Henderson JM, Wingeier B. The STN beta-band profile in Parkinson's disease is stationary and shows prolonged attenuation after deep brain stimulation. Exp Neurol. 2009;215(1):20–8. PubMed PMID: 18929561.

[22] Kuhn AA, Kempf F, Brucke C, Gaynor Doyle L, Martinez-Torres I, Pogosyan A, Trottenberg T, Kupsch A, Schneider GH, Hariz MI, Vandenberghe W, Nuttin B, Brown P. High-frequency stimulation of the subthalamic nucleus suppresses oscillatory beta activity in patients with Parkinson's disease in parallel with improvement in motor performance. J Neurosci. 2008;28(24):6165–73. PubMed PMID: 18550758.

[23] Wang DD, de Hemptinne C, Miocinovic S, Qasim SE, Miller AM, Ostrem JL, Galifianakis NB, San Luciano M, Starr PA. Subthalamic local field potentials in Parkinson's disease and isolated dystonia: an evaluation of potential biomarkers. Neurobiol Dis. 2016;89:213–22. Epub 2016/02/18. https://doi. org/10.1016/j.nbd.2016.02.015. PubMed PMID: 26884091.

[24] Rappel P, Marmor O, Bick AS, Arkadir D, Linetsky E, Castrioto A, Tamir I, Freedman SA, Mevorach T, Gilad M, Bergman H, Israel Z, Eitan R. Subthalamic theta activity: a novel human subcortical biomarker for obsessive compulsive disorder. Transl Psychiatry. 2018;8(1):118. Epub 2018/06/20. https://doi. org/10.1038/s41398-018-0165-z. PubMed PMID: 29915200; PMCID: PMC6006433.

[25] Kuhn AA, Brucke C, Schneider GH, Trottenberg T, Kivi A, Kupsch A, Capelle HH, Krauss JK, Brown P. Increased beta activity in dystonia patients after drug-induced dopamine deficiency. Exp Neurol. 2008;214(1):140–3. Epub 2008/09/02. https://doi. org/10.1016/ j.expneurol.2008.07.023. PubMed PMID: 18760276.

[26] Wang DD, de Hemptinne C, Miocinovic S, Ostrem JL, Galifianakis NB, San Luciano M, Starr PA. Pallidal deep-brain stimulation disrupts pallidal beta oscillations and coherence with primary motor cortex in Parkinson's disease. J Neurosci. 2018;38(19):4556–68. Epub 2018/04/18. https:// doi. org/10.1523/JNEUROSCI.0431–18.2018. PubMed PMID: 29661966; PMCID: PMC5943981.

[27] Weinberger M, Hutchison WD, Alavi M, Hodaie M, Lozano AM, Moro E, Dostrovsky JO. Oscillatory activity in the globus pallidus internus: comparison between Parkinson's disease and dystonia. Clin Neurophysiol. 2012;123(2):358–68. Epub 2011/08/17. https://doi.org/10.1016/j. clinph.2011.07.029. PubMed PMID: 21843964.

[28] Silberstein P, Kuhn AA, Kupsch A, Trottenberg T, Krauss JK, Wohrle JC, Mazzone P, Insola A, Di Lazzaro V, Oliviero A, Aziz T, Brown P. Patterning of globus pallidus local field potentials differs between Parkinson's disease and dystonia. Brain. 2003;126(Pt 12):2597–608. PubMed PMID: 12937079.

[29] Jimenez-Shahed J, Telkes I, Viswanathan A, Ince NF. GPi oscillatory activity differentiates tics from the resting state, voluntary movements, and the unmedicated Parkinsonian state. Front Neurosci. 2016;10:436. https://doi.org/10.3389/ fnins.2016.00436. PubMed PMID: 27733815; PMCID: PMC5039204.

[30] Silberstein P, Pogosyan A, Kuhn AA, Hotton G, Tisch S, Kupsch A, Dowsey-Limousin P, Hariz MI, Brown P. Cortico-cortical coupling in Parkinson's disease and its modulation by therapy. Brain. 2005;128(Pt 6): 1277–91. PubMed PMID: 15774503.

[31] Malekmohammadi M, Shahriari Y, AuYong N, O'Keeffe A, Bordelon Y, Hu X, Pouratian N. Pallidal stimulation in Parkinson disease differentially modulates local and network beta activity. J Neural Eng. 2018;15(5):056016. Epub 2018/07/05. https://doi. org/10.1088/1741-2552/aad0fb. PubMed PMID: 29972146; PMCID: PMC6125208.

[32] Canolty RT, Ganguly K, Kennerley SW, Cadieu CF, Koepsell K, Wallis JD, Carmena JM. Oscillatory phase coupling coordinates anatomically dispersed functional cell assemblies. Proc Natl Acad Sci U S A. 2010;107(40):17356–61. https://doi.org/10.1073/ pnas.1008306107. PubMed PMID: 20855620; PMCID: PMC2951408.

[33] Canolty RT, Knight RT. The functional role of cross-frequency coupling. Trends Cogn Sci. 2010;14(11):506–15. PubMed PMID: 20932795.

[34] Litvak V, Jha A, Eusebio A, Oostenveld R, Foltynie T, Limousin P, Zrinzo L, Hariz MI, Friston K, Brown P. Resting oscillatory cortico-subthalamic connectivity in patients with Parkinson's disease. Brain. 2011;134(Pt 2):359–74. PubMed PMID: 21147836.

[35] Lopez-Azcarate J, Tainta M, Rodriguez-Oroz MC, Valencia M, Gonzalez R, Guridi J, Iriarte J, Obeso JA, Artieda J, Alegre M. Coupling between beta and high-frequency activity in the human subthalamic nucleus may be a pathophysiological mechanism in Parkinson's disease. J Neurosci. 2010;30(19):6667–77. PubMed PMID: 20463229.

[36] AuYong N, Malekmohammadi M, Ricks-Oddie J, Pouratian N. Movement-modulation of local power and phase amplitude coupling in bilateral globus pallidus interna in Parkinson disease. Front Hum Neurosci. 2018;12:270. Epub

2018/07/25. https:// doi.org/10.3389/fnhum.2018.00270. PubMed PMID: 30038563; PMCID: PMC6046436.

[37] Connolly AT, Jensen AL, Bello EM, Netoff TI, Baker KB, Johnson MD, Vitek JL. Modulations in oscillatory frequency and coupling in globus pallidus with increasing parkinsonian severity. J Neurosci. 2015;35(15):6231–40. https://doi. org/10.1523/ JNEUROSCI.4137–14.2015. PubMed PMID: 25878293; PMCID: PMC4397612.

[38] de Hemptinne C, Ryapolova-Webb ES, Air EL, Garcia PA, Miller KJ, Ojemann JG, Ostrem JL, Galifianakis NB, Starr PA. Exaggerated phaseamplitude coupling in the primary motor cortex in Parkinson disease. Proc Natl Acad Sci U S A. 2013;110(12):4780–5. Epub 2013/03/09. https:// doi. org/10.1073/pnas.1214546110. PubMed PMID: 23471992; PMCID: 3606991.

[39] de Hemptinne C, Swann NC, Ostrem JL, Ryapolova Webb ES, San Luciano M, Galifianakis NB, Starr PA. Therapeutic deep brain stimulation reduces cortical phase-amplitude coupling in Parkinson's disease. Nat Neurosci. 2015;18(5):779–86. https://doi. org/10.1038/nn.3997. PubMed PMID: 25867121; PMCID: PMC4414895.

[40] Cole SR, van der Meij R, Peterson EJ, de Hemptinne C, Starr PA, Voytek B. Nonsinusoidal beta oscillations reflect cortical pathophysiology in Parkinson's disease. J Neurosci. 2017;37(18):4830–40. Epub 2017/04/19. https://doi. org/10.1523/JNEUROSCI.2208–16.2017. PubMed PMID: 28416595; PMCID: PMC5426572.

[41] Saleem AB, Lien AD, Krumin M, Haider B, Roson MR, Ayaz A, Reinhold K, Busse L, Carandini M, Harris KD. Subcortical source and modulation of the narrowband gamma oscillation in mouse visual cortex. Neuron. 2017;93(2):315–22. Epub 2017/01/20. https://doi.org/10.1016/j.neuron.2016.12.028. PubMed PMID: 28103479; PMCID: PMC5263254.

[42] Berke JD, Okatan M, Skurski J, Eichenbaum HB. Oscillatory entrainment of striatal neurons in freely moving rats. Neuron. 2004;43(6):883–96. Epub 2004/09/15. https:// doi.org/10.1016/j.neuron.2004.08.035. PubMed PMID: 15363398.

[43] Brown P, Kupsch A, Magill PJ, Sharott A, Harnack D, Meissner W. Oscillatory local field potentials recorded from the subthalamic nucleus of the alert rat. Exp Neurol. 2002;177(2):581–5. PubMed PMID: 12429204.

[44] Cassidy M, Mazzone P, Oliviero A, Insola A, Tonali P, Di Lazzaro V, Brown P. Movement-related changes in synchronization in the human basal ganglia. Brain. 2002;125(Pt 6):1235–46. PubMed PMID: 12023312.

[45] Williams D, Tijssen M, Van Bruggen G, Bosch A, Insola A, Di Lazzaro V, Mazzone P, Oliviero A, Quartarone A, Speelman H, Brown P. Dopamine dependent changes in the functional connectivity between basal ganglia and cerebral cortex in humans. Brain. 2002;125(Pt 7):1558–69. PubMed PMID: [12077005].

[46] Kempf F, Brucke C, Salih F, Trottenberg T, Kupsch A, Schneider GH, Doyle Gaynor LM, Hoffmann KT, Vesper J, Wohrle J, Altenmuller DM, Krauss JK, Mazzone P, Di Lazzaro V, Yelnik J, Kuhn AA, Brown P. Gamma activity and reactivity in human thalamic local field potentials. Eur J Neurosci. 2009;29(5):943–53. PubMed PMID: 19291224.

[47] Miocinovic S, Swann NC, de Hemptinne C, Miller A, Ostrem JL, Starr PA. Cortical gamma oscillations in isolated dystonia. Parkinsonism Relat Disord. 2018. https://doi. org/10.1016/j.parkreldis.2018.01.017. PubMed PMID: 29371063.

[48] Wang SY, Aziz TZ, Stein JF, Liu X. Time-frequency analysis of transient neuromuscular events: dynamic changes in activity of the subthalamic nucleus and forearm muscles related to the intermittent resting tremor. J Neurosci Methods. 2005;145(1–2):151–8. Epub 2005/06/01. https:// doi.org/10.1016/j.jneu meth.2004.12.009. PubMed PMID: 15922033.

[49] Hirschmann J, Hartmann CJ, Butz M, Hoogenboom N, Ozkurt TE, Elben S, Vesper J, Wojtecki L, Schnitzler A. A direct relationship between oscillatory subthalamic nucleus-cortex coupling and rest tremor in Parkinson's disease. Brain. 2013;136(Pt 12):3659–70. Epub 2013/10/25. https:// doi.org/10.1093/brain/ awt271. PubMed PMID: 24154618.

[50] Kane A, Hutchison WD, Hodaie M, Lozano AM, Dostrovsky JO. Enhanced synchronization of thalamic theta band local field potentials in patients with essential tremor. Exp Neurol. 2009;217(1):171–6. Epub 2009/02/24. https://doi. org/10.1016/j.expneu rol.2009.02.005. PubMed PMID: 19233174.

[51] Liu X, Griffin IC, Parkin SG, Miall RC, Rowe JG, Gregory RP, Scott RB, Aziz TZ, Stein JF. Involvement of the medial pallidum in focal myoclonic dystonia: a clinical and neurophysiological case study. Mov Disord. 2002;17(2):346–53. PubMed PMID: 11921122.

[52] Liu X, Wang S, Yianni J, Nandi D, Bain PG, Gregory R, Stein JF, Aziz TZ. The sensory and motor representation of synchronized oscillations in the globus pallidus in patients with primary dystonia. Brain. 2008;131(Pt 6):1562–73. https://doi.org/10.1093/ brain/awn083. PubMed PMID: 18487278.

[53] Chen CC, Kuhn AA, Hoffmann KT, Kupsch A, Schneider GH, Trottenberg T, Krauss JK, Wohrle JC, Bardinet E, Yelnik J, Brown P. Oscillatory pallidal local field potential activity correlates with involuntary EMG in dystonia. Neurology. 2006;66(3):418–20. https://doi.org/10.1212/01. wnl.0000196470.00165.7d. PubMed PMID: 16476944.

[54] Chen CC, Kuhn AA, Trottenberg T, Kupsch A, Schneider GH, Brown P. Neuronal activity in globus pallidus interna can be synchronized to local field potential activity over 3–12 Hz in patients with dystonia. Exp Neurol. 2006;202(2):480–6. Epub 2006/08/26. S0014–4886(06)00428–6 [pii]. https:// doi.org/10.1016/j.expneurol.2006.07.011. PubMed PMID: 16930593.

[55] Sharott A, Grosse P, Kuhn AA, Salih F, Engel AK, Kupsch A, Schneider GH, Krauss JK, Brown P. Is the synchronization between pallidal and muscle activity in primary dystonia due to peripheral afferance or a motor drive? Brain. 2008;131(Pt 2):473–84. https:// doi.org/10.1093/brain/awm324. PubMed PMID: 18178569.

[56] Barow E, Neumann WJ, Brucke C, Huebl J, Horn A, Brown P, Krauss JK, Schneider GH, Kuhn AA. Deep brain stimulation suppresses pallidal low frequency activity in patients with phasic dystonic movements. Brain. 2014;137(Pt 11):3012–24. https:// doi.org/10.1093/brain/ awu258. PubMed PMID: 25212852; PMCID: PMC4813762.

[57] Starr PA, Christine CW, Theodosopoulos PV, Lindsey N, Byrd D, Mosley A, Marks WJ, Jr. Implantation of deep brain

stimulators into the subthalamic nucleus: technical approach and magnetic resonance imaging-verified lead locations. J Neurosurg. 2002;97(2):370–87. Epub 2002/08/21. https://doi. org/10.3171/jns.2002.97.2.0370. PubMed PMID: 12186466.

[58] Chen CC, Pogosyan A, Zrinzo LU, Tisch S, Limousin P, Ashkan K, Yousry T, Hariz MI, Brown P. Intraoperative recordings of local field potentials can help localize the subthalamic nucleus in Parkinson's disease surgery. Exp Neurol. 2006;198(1):214–21. PubMed PMID: 16403500.

[59] Trottenberg T, Kupsch A, Schneider GH, Brown P, Kuhn AA. Frequency-dependent distribution of local field potential activity within the subthalamic nucleus in Parkinson's disease. Exp Neurol. 2007;205(1):287–91. PubMed PMID: 17336961.

[60] Zaidel A, Spivak A, Shpigelman L, Bergman H, Israel Z. Delimiting subterritories of the human subthalamic nucleus by means of microelectrode recordings and a hidden Markov model. Mov Disord. 2009;24(12):1785–93. PubMed PMID: 19533755.

[61] Zaidel A, Spivak A, Grieb B, Bergman H, Israel Z. Subthalamic span of beta oscillations predicts deep brain stimulation efficacy for patients with Parkinson's disease. Brain. 2010;133(Pt 7):2007–21. PubMed PMID: 20534648.

[62] Miyagi Y, Okamoto T, Morioka T, Tobimatsu S, Nakanishi Y, Aihara K, Hashiguchi K, Murakami N, Yoshida F, Samura K, Nagata S, Sasaki T. Spectral analysis of field potential recordings by deep brain stimulation electrode for localization of subthalamic nucleus in patients with Parkinson's disease. Stereotact Funct Neurosurg. 2009;87(4):211–8. Epub 2009/07/03. https://doi. org/10.1159/000225974. PubMed PMID: 19571612.

[63] Telkes I, Jimenez-Shahed J, Viswanathan A, Abosch A, Ince NF. Prediction of STN-DBS electrode implantation track in Parkinson's disease by using local field potentials. Front Neurosci. 2016;10:198. Epub 2016/06/01. https://doi. org/10.3389/ fnins.2016.00198. PubMed PMID: 27242404; PMCID: PMC4860394.

[64] Gradinaru V, Mogri M, Thompson KR, Henderson JM, Deisseroth K. Optical deconstruction of parkinsonian neural circuitry. Science. 2009;324(5925):354–9. Epub 2009/03/21. https://doi.org/10.1126/sci ence.1167093. PubMed PMID: 19299587.

[65] Li Q, Ke Y, Chan DC, Qian ZM, Yung KK, Ko H, Arbuthnott GW, Yung WH. Therapeutic deep brain stimulation in parkinsonian rats directly influences motor cortex. Neuron. 2012;76(5):1030–41. Epub 2012/12/12. https://doi.org/10.1016/ j.neu ron.2012.09.032. PubMed PMID: 23217750.

[66] Anderson RW, Farokhniaee A, Gunalan K, Howell B, McIntyre CC. Action potential initiation, propagation, and cortical invasion in the hyperdirect pathway during subthalamic deep brain stimulation. Brain Stimul. 2018;11(5):1140–50. Epub 2018/05/22. https://doi. org/10.1016/j.brs.2018.05.008. PubMed PMID: 29779963; PMCID: PMC6109410.

[67] Miocinovic S, de Hemptinne C, Chen W, Isbaine F, Willie JT, Ostrem JL, Starr PA. Cortical potentials evoked by subthalamic stimulation demonstrate a short latency hyperdirect pathway in humans. J Neurosci. 2018;38(43):9129–41. Epub 2018/09/12. https://doi. org/10.1523/ JNEUROSCI.1327–18.2018. PubMed PMID: 30201770; PMCID: PMC6199405.

[68] Rosin B, Slovik M, Mitelman R, Rivlin-Etzion M, Haber SN, Israel Z, Vaadia E, Bergman H. Closed-loop deep brain stimulation is superior in amelio rating parkinsonism. Neuron. 2011;72(2):370–84. Epub 2011/10/25. https://doi.org/10.1016/ j.neu ron.2011.08.023. PubMed PMID: 22017994.

[69] Little S, Pogosyan A, Neal S, Zavala B, Zrinzo L, Hariz M, Foltynie T, Limousin P, Ashkan K, FitzGerald J, Green AL, Aziz TZ, Brown P. Adaptive deep brain stimulation in advanced Parkinson disease. Ann Neurol. 2013;74(3):449–57. Epub 2013/07/16. https://doi.org/10.1002/ana.23951. PubMed PMID: 23852650; PMCID: 3886292.

[70] Rosa M, Arlotti M, Marceglia S, Cogiamanian F, Ardolino G, Fonzo AD, Lopiano L, Scelzo E, Merola A, Locatelli M, Rampini PM, Priori A. Adaptive deep brain stimulation controls levodopa-induced side effects in Parkinsonian patients. Mov Disord. 2017;32(4):628–9. Epub 2017/02/18. https://doi. org/10.1002/mds.26953. PubMed PMID: 28211585; PMCID: PMC5412843.

[71] Swann NC, de Hemptinne C, Thompson MC, Miocinovic S, Miller AM, Gilron R, Ostrem JL, Chizeck HJ, Starr PA. Adaptive deep brain stimulation for Parkinson's disease using motor cortex sensing. J Neural Eng. 2018;15(4):046006. Epub 2018/05/10. https://doi.org/10.1088/1741–2552/ aabc9b. PubMed PMID: 29741160; PMCID: PMC6021210.

[72] Herron JA, Thompson MC, Brown T, Chizeck HJ, Ojemann JG, Ko AL. Chronic electrocorticography for sensing movement intention and closed-loop deep brain stimulation with wearable sensors in an essential tremor patient. J Neurosurg. 2017;127(3):580–7. Epub 2016/11/20. https://doi. org/10.3171/2016.8. JNS16536. PubMed PMID: 27858575.

[73] Haddock A, Mitchell KT, Miller A, Ostrem JL, Chizeck HJ, Miocinovic S. Automated deep brain stimulation programming for tremor. IEEE Trans Neural Syst Rehabil Eng. 2018;26(8):1618–25. Epub 2018/07/12. https://doi.org/10.1109/ TNSRE.2018.2852222. PubMed PMID: 29994714.

[74] Roy HA, Green AL, Aziz TZ. State of the art: novel applications for deep brain stimulation. Neuromodulation. 2018;21(2):126–34. Epub 2017/05/19. https://doi. org/10.1111/ner.12604. PubMed PMID: 28516669.

[75] Holtzheimer PE, Mayberg HS. Deep brain stimulation for psychiatric disorders. Annu Rev Neurosci. 2011;34:289–307. Epub 2011/06/23. https://doi. org/10.1146/annurev-neuro-061010–113638. PubMed PMID: 21692660; PMCID: PMC4413475.

[76] Ramirez-Zamora A, Giordano JJ, Gunduz A, Brown P, Sanchez JC, Foote KD, Almeida L, Starr PA, Bronte-Stewart HM, Hu W, McIntyre C, Goodman W, Kumsa D, Grill WM, Walker HC, Johnson MD, Vitek JL, Greene D, Rizzuto DS, Song D, Berger TW, Hampson RE, Deadwyler SA, Hochberg LR, Schiff ND, Stypulkowski P, Worrell G, Tiruvadi V, Mayberg HS, Jimenez-Shahed J, Nanda P, Sheth SA, Gross RE, Lempka SF, Li L, Deeb W, Okun MS. Evolving applications, technological challenges and future opportunities in neuromodulation: proceedings of the fifth annual deep brain stimulation think tank. Front Neurosci. 2017;11:734. Epub 2018/02/09. https:// doi.org/10.3389/ fnins.2017.00734. PubMed PMID: 29416498; PMCID: PMC5787550.

# 第 10 章　唤醒测试确认靶点
## Awake Testing to Confirm Target Engagement

Neepa J. Patel　Jay R. Gavvala　Joohi Jimenez-Shahed　著

李瑞麒　刁　硕　译

陶　蔚　校

**缩略语**

| | | |
|---|---|---|
| ALIC | anterior limb of the internal capsule | 内囊前支 |
| CM-Pf | centromedian–parafascicular complex | 中央中核束旁核复合体 |
| DBS | deep brain stimulation | 脑深部电刺激 |
| EEG | electroencephalogram | 脑电图 |
| FDG | fluorodeoxyglucose | 氟脱氧葡萄糖 |
| FUS | focused ultrasound | 聚焦超声 |
| GPi | globus pallidus interna | 内侧苍白球 |
| Hz | Hertz | 赫兹 |
| mA | milliamperes | 毫安 |
| MEG | magnetoencephalography | 脑磁图 |
| MER | microelectrode recording | 微电极记录 |
| MRI | magnetic resonance imaging | 磁共振成像 |
| OCD | obsessive compulsive disorder | 强迫症 |
| PD | Parkinson's disease | 帕金森病 |
| PET | positron emission tomography | 正电子发射体层成像 |
| RNS | responsive neurostimulation | 反应性神经刺激 |
| SCG | subcallosal cingulate gyrus | 胼胝体下扣带回 |
| SSEG | stereo-encephalography | 立体定向脑电图 |
| SISCOM | subtraction ictal SPECT co-registered to MRI | 发作期 SPECT 减影和 MRI 图像配准 |
| SPECT | single-photon emission computed tomography | 单光子发射计算机体层成像 |
| SPM | statistical parametric mapping | 统计参数图 |
| STN | subthalamic nucleus | 丘脑底核 |
| TS | Tourette syndrome | 抽动秽语综合征 |
| μsec | microseconds | 微秒 |
| V | Volts | 伏特 |

| VC | ventral caudal nucleus | 丘脑腹尾核 |
| VC/VS | ventral caudate/ventral striatum | 丘脑腹尾核 / 腹侧纹状体 |
| VIM | ventral intermediate nucleus | 丘脑腹中间核 |
| VNS | vagal nerve stimulation | 迷走神经电刺激 |

## 一、概述

立体定向功能神经外科手术既需要准确性也需要精确性，才能对具有重要功能的大脑深部结构进行靶向治疗。唤醒测试以确认靶点位置是手术中评估的重要组成部分。不建议在需要神经生理学监测的神经外科手术中使用全身麻醉，因为难以收集关键的功能解剖信息，例如神经元放电模式和患者对神经症状的反馈。许多神经外科医生会在框架放置和针道形成过程中使用短程麻醉，但是，此过程完成后会立即停止麻醉。识别特定的神经元特征和术中测试可确保准确定位，并有助于确保手术中没有意外的神经后遗症。镇静会降低患者反应速度，影响在手术室中进行的神经系统评估，更重要的是可以抑制神经元放电。前面的章节讨论了术中监测以识别和定位靶点的详细策略，在本节中，我们将回顾唤醒测试程序在确认脑深部电刺激（DBS）、高频超声和癫痫手术的目标靶点中的作用。

## 二、脑深部电刺激治疗运动障碍病

在 1997 年脑深部电刺激术首次被允许应用于治疗震颤。此后，这种治疗方法被应用于治疗一系列神经和精神障碍疾病[1]，实现了通过刺激特定的大脑结构来减轻症状。为了确保 DBS 电极的准确放置，传统操作是在患者清醒状态下进行手术，以评估沿电极轨迹结构的神经生理特性。一旦确定了植入的最佳轨迹和位置，便会插入 DBS 电极，并对该患者进行临床

刺激测试，以便在固定电极之前确认患者的临床治疗反应并识别刺激的副作用，以确保电极的可用性和对治疗的充分反应。诸如图像引导技术之类的较新策略并未利用术中测试刺激，因此在本章中将不会进行讨论 [2-4]。

目前，美国市场上有三个 DBS 系统，为刺激输送提供了独特的选择（图 10-1）。神经外科医生和神经内科医生根据刺激靶点的解剖结构、电极设计及所需的刺激程序为患者选择恰当的 DBS 系统。在本章中，我们将介绍基于 4 触点电极的术中测试。

建议采用标准化和系统的方法进行术中测试。采用标准参数和相同的流程进行术中测试非常重要。在本章中，我们将讨论单极模式下的测试刺激，虽然一些中心在术中测试中使用了双极刺激。所有刺激均应设置标准脉冲宽度（60μs）和频率（130Hz）。

开始刺激测试后，逐渐增加刺激幅度，最大增加到 5V 或 4mA（假设阻抗测量在 1000～1200Ω）。在手术室中，鼓励清醒的患者传达他 / 她在测试过程中可能遇到的任何异常感觉或症状。随着刺激的增加，患者可能会经历短暂的副作用，这种副作用通常会在几秒钟或几分钟内消失。如果这些症状并不严重，在决定终止对该触点的进一步测试之前，我们建议至少等待 1min 观察患者是否适应这些副作用。但是，如果副作用持续存在或随着刺激幅度的增加而加重时，应停止该触点的测试，并进行下一个触点的测试。在每 0.5～1.0V 或每 0.5～1.0mA 增加刺激幅度时，应进行针对特定疾病症状的测试，例如震颤、僵硬和运动迟缓，

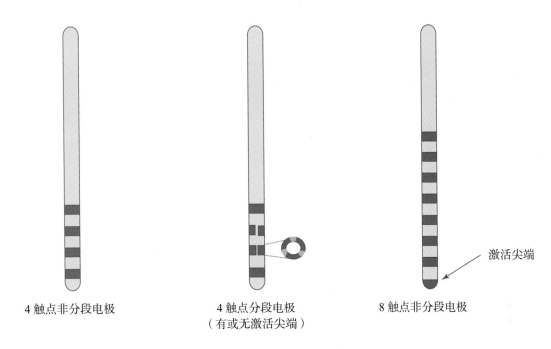

激活尖端

4 触点非分段电极　　　　4 触点分段电极　　　　8 触点非分段电极
　　　　　　　　　　　（有或无激活尖端）

▲ 图 10-1　脑深部电刺激电极对比

2019 年美国现应用的脑深部电刺激电极；电极触点 1.5mm 宽，间距通常为 1.5mm 或 0.5mm

同时评估常见的副作用，例如言语变化、面部痉挛和眼球运动异常。

当电极没有以最佳轨迹植入时，症状的改善程度、副作用或缺乏临床反应有助于确定电极的空间位置。以下各节将描述如何根据刺激所引起的副作用来指导电极调整的方向。如果电极位置与最佳目标之间的差异很大（例如，大于 3～4mm），则是否存在刺激引起的副作用可能不再有相关性。

### （一）丘脑腹中间核

丘脑腹中间核（VIM）用于治疗药物难治性震颤性疾病，例如原发性震颤、帕金森病震颤或肌张力障碍性震颤。核团大小为 4mm×4mm×6mm，接受对侧小脑的齿状核的投射[5]。VIM 的后方是丘脑的腹尾核（VC），它是一个感觉中继站，接收来自内侧丘系的纤维。如果进行微电极记录（MER），则沿轨迹可听到典型的丘脑点燃模式，沿轨迹还可识别震颤细胞。在评估的 MER 部分中，沿着轨迹朝目标方向测试运动觉和触觉反应，有助于区分 VIM 和 VC，以保证靶点的精确性。

在清醒测试期间，刺激更接近 VC 的远端触点通常会引起感觉异常，这些感觉异常会随着刺激强度的增加而增强，在测试逐渐远离 VC 的近端触点时，感觉异常会减弱或消失。另外，随着刺激强度的增加，对侧手臂的震颤应减轻。在位置好的电极中，应至少有 2～3 个触点显示出震颤的明显减轻，并不会引起副作用。若低强度刺激（例如 2～3V 或 1.5～2mA）引起感觉异常、语言变化和面部抽动，则表明需要调整电极位置（表 10-1）。

### （二）丘脑底核

丘脑底核（STN）主要被用于治疗帕金森病（PD）。然而，更新的研究也支持将这一靶点用于治疗肌张力障碍[6-8]。

STN 位于丘脑尾部，是基底神经节的间接

表 10-1　根据对刺激的临床反应确定电极位置：丘脑腹中间核

| 偏离 VIM 的方向 | 激活结构 | 症状 |
|---|---|---|
| 前 | VOA | 极少的副作用，在较高的阈值下，震颤减轻不理想 |
| 后 | VC | 感觉异常（通常为局部区域） |
| 内侧 | 内侧 VIM、CM/Pf | 构音障碍 |
| 外侧 | 内侧苍白球 | 在相似的刺激强度出现面部抽动、构音障碍和肢体痉挛 |
| 腹侧 | VC、内侧苍白球 | 感觉异常和面部抽动、构音障碍，远端触点低强度刺激和近端触点高强度刺激时出现肢体痉挛 |

VOA. 腹嘴前核；VC. 腹尾核；VIM. 腹中间核；CM/Pf. 中央中核束旁核复合体

表 10-2　根据对刺激的临床反应确定电极位置：丘脑底核

| 偏离 STN 的方向 | 激活结构 | 症状 |
|---|---|---|
| 前 | 内囊 | 构音障碍、面部抽动、肢体痉挛 |
| 后 | 内侧丘系 | 感觉异常（常为偏身） |
| 内侧 | 动眼神经、STN 腹内侧 | 复视、同侧眼睛偏斜、情绪影响（抑郁、欣快、不适当的笑声） |
| 外侧 | 内囊、额眼区 | 构音障碍、面部抽动、肢体痉挛和共轭注视偏离 |
| 腹侧 | 黑质、内囊、额眼区 | 运动不能和情绪变化、面部抽动、共轭注视偏离 |

STN. 丘脑底核

途径中的重要核团。STN 的感觉运动区域是运动障碍病的刺激靶点，该区域长 4～5mm，通过 MER 中特征性的 STN 点燃来识别。STN 附近的重要结构包括位于腹侧的黑质和位于内侧的红核，此外，内囊的额眼区和动眼神经核非常靠近 STN，如果电极偏外侧则可能被刺激（表 10-2）。唤醒测试时，帕金森病症状减轻，并且在高阈值时副作用极小或无副作用，意味着电极位置良好。

#### （三）内侧苍白球

内侧苍白球（GPi）的后外侧部分通常用于治疗 PD 和肌张力障碍。肌张力障碍是一种异质性疾病，表现为强直性与节段性肌肉收缩，导致受影响的身体部位产生姿势异常和痉挛。对于大多数肌张力障碍患者，由于难以长时间将患者舒适地放置在头架中，常在全麻下接受 DBS 手术。对于那些在唤醒状态中进行手术的肌张力障碍患者，可以观察到节段性肌张力障碍症状的减轻；然而，在手术室中，强直性肌张力障碍可能无变化[9]。因此，DBS 电极刺激测试的主要步骤是确定副作用阈值，以确保电极的合理治疗窗。神经

生理学记录可以确定局部解剖结构，以确保适当的植入位置。当瞄准后外侧的 GPi 时，神经外科医生可能会将电极远端植入视束。在手术室中，通过 MER 电极产生的微刺激引起幻视（亮点或光的闪烁）表明植入太深（表 10-3）。在放置良好的电极中，人们有望发现帕金森病的症状得到改善，例如震颤、僵硬和运动迟缓，并且在强度较大的刺激下副作用很小甚至没有副作用。在清醒的患者中也可以观察到节段性肌张力障碍部分或完全缓解。

### 三、脑深部电刺激治疗神经精神疾病的其他靶点

除了帕金森病和震颤性疾病，DBS 还获得了 FDA 的批准用于强迫症（OCD）的治疗，即使因所涉及的回路、刺激靶点相当不同。这也使得应用 DBS 进行治疗的范畴越来越多，抽动秽语综合征（TS）和抑郁症的多个刺激靶点目前仍在研究中（表 10-4）。这些结构的靶点定位方法从图像引导到神经生理引导均有所不同，在已发表的文献报道中不总是采用唤醒测试。

表 10-3　根据临床对刺激的反应确定电极位置：
苍白球

| 偏离 GPi 的方向 | 激活结构 | 症 状 |
|---|---|---|
| 前 | GPe、壳核 | 无影响或对帕金森病症状部分有益 |
| 后 | 内囊 | 面部抽动或肢体痉挛 |
| 内侧 | 内囊、GPi 内侧 | 面部抽动或肌肉紧缩，感到"陌生" |
| 外侧 | GPe、壳核 | 无影响或对帕金森病症状部分有益 |
| 腹侧 | 视束 | 对侧视野光幻视 |

GPi. 内侧苍白球；GPe. 外侧苍白球

表 10-4　采用 DBS 治疗的其他神经精神疾病和
建议的靶点

| 疾病状态 | 靶 点 |
|---|---|
| 强迫症（OCD）[a] | • 伏隔核<br>• 内囊前肢<br>• 腹侧内囊 / 腹侧纹状体<br>• 终纹床核 / 内囊<br>• STN 腹内侧 |
| 抽动秽语综合征 | • GPi 腹后部<br>• GPi 前内部<br>• CM-Pf 丘脑[b] |
| 抑郁 | • 胼胝体下扣带回<br>• 腹侧内囊 / 腹侧纹状体<br>• 前脑内侧束 |

a. OCD 是目前唯一豁基于人道主义豁免被 FDA 批准使用 DBS 治疗的精神疾病
b. 丘脑中央中核束旁核复合体

## （一）强迫症

术中刺激效果与强迫症的疗效有关。随着时间的推移，针对这种疾病的靶点已经从原来的内囊前肢（ALIC）发展到腹侧内囊 / 腹侧纹状体（VC/VS）更靠后的位置，并且最近包括了对终纹床核的关注[10]。临床上有效的刺激通常是在更高的脉冲宽度（如 210μs）和振幅（高达 8V）下进行的，通常，在测试刺激期间使用 130Hz。产生有效结果的刺激可能会刺激腹侧尾状核中的白质束，进而与网络的皮层和皮层下结构相互作用[10]。尽管电流幅度较高更可能会产生精神上的不良反应，更多远端触点可能会产生刺激效果和耐受性的最佳组合。另外，在测试刺激过程中，可能会出现短暂的肌肉收缩、嗅觉和味觉感觉、轻躁狂、焦虑和恐惧[11]。积极指标被认为是产生愉快的笑声，这表明在慢性刺激期间可能获得有利效果[12]。

## （二）抽动秽语综合征

TS 是一种神经精神疾病，其特征在于存在频繁的运动和声音抽动，以及合并精神疾病，包括强迫症和注意力缺陷多动症。已经报道了采用 DBS 治疗该病的多个靶点[13]，但经验最

多的是丘脑中央中核束旁核复合体（CM-Pf）或内侧苍白球，包括前内部（边缘）和后腹部（运动）。尽管已尝试进行随机临床试验[14-17]，但其在盲期的成功率未与开放标签结果相一致，可能与试验设计相关[18]。已发表的文献仅提供了有关唤醒测试流程或临床表现的有限信息。

GPi 后腹部靶点的唤醒试验应遵循本章前面所述在 PD 和肌张力障碍中的常规操作，该靶点在 TS 中的唤醒测试尚无正式报道。因此，只能从慢性刺激的结果中推断出有关在唤醒测试期间可能产生的刺激效果和发生的副作用的信息。在 9 例 TS 患者回顾性研究中，他们接受了双侧 GPi 后腹部刺激治疗，随访 0.5～10 年[19]，发现最常见的刺激诱发的副作用包括构音障碍（$n=6$）、肌张力障碍（$n=4$）、运动迟缓（$n=3$）和运动困难（$n=3$）。

在最大宗 DBS 治疗 TS 的随机试验中，刺激 GPi 前内部，一组在全身麻醉下手术，未进行唤醒测试，另一组进行了唤醒测试[17]，但报道中未提及测试。在这些报道中，发现刺激会产生焦虑、构音障碍、肢体运动障碍和轻躁狂，均可通过调节刺激参数来解决。

在用丘脑靶点治疗 TS 患者的一系列开放性研究中，提供了更详细的关于唤醒测试的报道。在 CM-Pf 刺激的早期报道中[20]，使用刺激强度连续滴定法在 100Hz 和 200μs 的脉宽下进行唤醒测试。在对一例患者进行测试期间，强烈的恐惧感表明电极位置过于偏向外侧，重新放置电极后没有再出现。另一例患者出现眼球偏斜，提示中脑受到刺激，电极重新向内侧放置后，眼球偏斜消失。当测试刺激过程中产生令人愉悦的感觉时，提示电极位置正确。类似地，在另一系列 TS 患者进行丘脑靶点刺激的研究中，也报道了进行唤醒测试时产生"幸福感"[21]，不伴有副作用或副作用极小时，提示电极位置正确。在一组 3 轨迹中，以 100Hz、60μs 脉宽和 5mA 的电流执行测试刺激，并根据测试结果选择永久植入的电极轨迹。

在另一个接受 CM-Pf 刺激治疗的 TS 患者研究中[15]，在多轨迹微电极记录后，以 130Hz、60μs 脉宽和 6mA 的电流进行测试刺激。尽管该测试的结果指导了电极的最终定位，但未提供更多测试刺激的细节。然而，作者注意到，一些患者在慢性刺激期间报道了视力障碍，在详细的神经眼科评估后，其性质尚不确定。

### （三）难治性抑郁症

DBS 治疗难治性抑郁症仍处于研究阶段，现有的研究集中于如何完善最佳治疗靶点并获得最佳的治疗反应[22]。目前已经出现了一些治疗难治性抑郁症的潜在靶点，但仅针对胼胝体下扣带回（SCG）和腹侧内囊/腹侧纹状体（VC/VS）靶点进行了随机试验。在一项针对 SCG 的初步研究中[23]，对 6 名患者进行了术中单极刺激，每个触点的脉宽为 60μs，频率为 130Hz。刺激电压以每 30 秒 1.0V 的增量增加，同时记录患者的急性反应。在所有受试者中，情绪、动作速度和言语音量及速度出现了改善，

并且该现象是可重复的。不良反应出现在非常高的电压下，包括轻度的头痛及精神运动减慢，此类现象在位置较高的触点刺激下更为常见。在该组患者中，没有患者需要重新放置电极，通过运用这些经验指导患者调整刺激参数，使 4 名抑郁症受试者症状获得临床改善。

在另一项有 20 例受试者大宗试验中[24]，重复了针对 SCG 靶点术中刺激。当术中刺激强度在 3～6V 时诱发出受试者急性反应，包括冷静、情绪上的改善；对位置靠下的触点进行刺激诱发了兴趣和动机的增强，同时，一些患者在高电压（8～10V）出现了精神迟缓，这一现象在对位置偏上触点刺激时更为常见。一些患者在术中测试期间没有出现任何行为影响，但并没有患者需要根据术中测试是否有效或不良反应而重新调整电极位置，因为靶点定位是基于影像学计划得出的。术中测试结果用于指导患者调整刺激参数。在这项研究中，四触点 DBS 电极的最远端触点被放置于灰质腹侧缘的位置，从而使两个中心触点位于白质，最上面的接触点位于 SCG 灰质的背侧缘附近。通过磁共振成像（MRI）直接观察 SCG 及微电极记录识别灰白质区域确认靶点位置。最终，有 60% 的受试者对 DBS 有反应，并且 35% 的受试者在 6 个月时抑郁得到缓解。

后来的研究表明，通过使用脑连接组学策略靶向该区域可以提高缓解率，该策略主要通过对比术后概率性纤维束成像与术前确定性纤维束成像以确定长期刺激的最佳触点[25]。在以这种方式进行研究的 11 例受试者中，通过术中测试刺激确认电极位置，随后优先选取两次纤维束成像接近的触点作为靶点。将此方法重新用于无反应者中，以找出是否存在纤维束成像更加匹配的替代刺激触点。最终，本研究 11 例受试者中的 9 例（81.8%）对治疗有反应，而 6 例受试者在 1 年后获得症状缓解。

VC/VS 区域通过密集的核团与眶额皮层、奖赏回路、丘脑、下丘脑和杏仁核高度互连[26]。在接受 VC/VS 刺激治疗的患者中进行测试刺激的目的是找出可以改善情绪和焦虑症状而又不会引起剂量限制性不良反应的触点。在一项研究中[26]，术中唤醒测试期间可常观察到急性情绪改善、自发性微笑、焦虑减轻、精力和意识的增强等，刺激的不良反应包括心动过速、焦虑增加、温暖/出汗感、持续性言语和面部运动反应，所有这些都可以通过停止或调整刺激参数来解决。在 DBS 程序中，如果刺激至少一个触点获得主观改善并且没有不良影响，认为电极定位是适当的。在本研究中，根据术中测试的结果，对两名患者的电极位置进行了调整。

立体定向定位 VC/VS 目标旨在将腹侧触点放置在内囊的腹侧纹状体和内囊前肢（ALIC）上，同时背侧触点沿着 ALIC 主轴定位。在一部分双侧刺激的患者中，术后进行了充分的影像学检查（n=6），并且对其进行了系统的触点评估[27]，结果显示，大部分的情绪改善是由于使用了电极下端的两个触点。VS 最下级的触点通常伴有自主神经作用。下一个更靠背侧的触点（也是前连合的背侧）与情绪改善、精力充沛和机敏、笑、平静和健谈等行为相关，同时没有太多的自主神经影响。在该系列研究中，术中刺激与术后程控结果的一致性为 89%。沿着 ALIC，仅出现了轻微的面部运动和非特异性感觉等不良反应。刺激参数为 90μs 和 130Hz，在单极模式中以 1～2V 的增量设定刺激。双极模式使用 120μs 的脉宽进行了测试。

最后，介绍两个刺激前脑内侧束治疗难治性抑郁症的小规模系列研究[28, 29]，同样描述了通过术中测试以确认电极位置是否正确的实用性。电极周围的结构包括红核、丘脑底核和乳头体。使用宏电极在 60μs 和 130Hz 参数下的单极测试刺激，同时将振幅调整至 2～3V，以确

定情绪改善情况同时是否伴有复视[30]。三组症状需要引起重视：欲望动机（头部移向检查者，并开始视觉和社交接触）、自主神经作用（心率每分钟增加 10 次）和由于眼球运动通路的共同激活而导致视物模糊或复视。如果在较低的阈值出现动眼效果，则调整电极位置。

总之，在 OCD、TS 和抑郁症中使用唤醒测试可以为临床最终电极定位及某些情况下预测治疗反应提供决策依据。在其他情况下，唤醒测试与个体结果无关，可能更有助于确定门诊患者中是否可以根据临床相关参数进行电极程控。

### （四）运动障碍的高频超声治疗

MRI 引导的聚焦超声（MRgFUS）是一种针对运动障碍病，对靶向目标区域进行微创消融的新型疗法。目前，通常用于靶向消融 VIM 控制震颤，但是从理论上讲，该技术也可以应用于 GPi 和其他以前传统治疗方法如伽马刀或射频治疗所针对的大脑区域[31, 32]。

治疗过程在介入放射治疗室中进行。立体定向框架和充满弹性的注水隔膜固定在备皮良好的头上。根据术前 3T-MRI 制订手术计划，然后通过能量逐渐增加的换能器进行连续超声处理，而 MRI 测温仪将监测组织温度，以避免因过度加热而引起的出血和空泡样改变。清醒的患者在手术过程中进行了反复的测试，通过对不同区域的干扰，识别出治疗靶点和可能产生副作用的位点，最后对治疗靶点进行微毁损。震颤减轻和不良反应的测试与 VIM 部分中介绍的有关 DBS 手术的评估过程类似。

### （五）癫痫

大约 30% 的癫痫患者可诊断为难治性癫痫，具体是指使用 2 种且足剂量的抗癫痫药治疗失败的患者[33]。从统计上讲，没有新的药物试验可以持续控制这一类患者的癫痫发作，因

此通常会考虑更具有侵袭性的疗法，包括切除手术、脑深部电刺激、反应性神经刺激（RNS）或迷走神经刺激（VNS）。通过一系列非侵入性研究评估外科手术的可行性，目标是找出导致癫痫的皮层，并评估不应切除的功能皮层。以下各节概述了评估癫痫患者的唤醒测试。与在术中进行 DBS 手术中的唤醒测试（在手术中进行评估以评估适当的治疗效果）不同，这些评估是在癫痫手术本身进行之前实施的，以确认患者是否适合手术治疗。

### （六）致痫灶定位

#### 1. 磁共振成像

对大脑进行与海马轴垂直的磁共振成像（MRI）薄层扫描是标准的癫痫术前检查之一。磁场强度和癫痫序列的改进提高了致痫灶检出率，与 1.5T 相比，使用 3T MRI 的检出率提高了 2.5 倍，特别是对于诸如灰质异位、局灶性皮层发育不良和海马硬化等[34, 35]。

#### 2. 癫痫监测单元（EMU）

针对住院患者进行视频 EEG 监视以捕获发作事件并确认癫痫的诊断，通常在 24h 确保安全的监护下进行停药、抓发作并在癫痫发作期间对患者进行测试[36]。

#### 3. 正电子发射体层成像

正电子发射体层成像（PET）检测到的氟脱氧葡萄糖（FDG）代谢减低，可以有效地定位病灶。对于颞叶癫痫切除手术患者中，即使在没有 MRI 异常的情况下，PET 提示的单侧低代谢可独立预测术后癫痫无发作率，无须额外的侵入性脑电图监测[37]。在局灶性皮层发育不良的患者中，PET 和 MRI 检查结果的配准技术可能有助于识别出单独 MRI 无法发现的局灶性皮层发育不良的细微区域[38]。

#### 4. 单光子发射计算机体层成像（SPECT）

在发作期和发作间期注射放射性核素示踪剂进行灌注研究，对识别致痫灶很有帮助。当前标准治疗推荐 MRI（SISCOM）与 SPECT 发作期进行配准应用，如果定位在手术部位，则有 62.5% 的癫痫无发作机会，而如果结果与手术部位不一致，则仅有 20% 的机会获得癫痫完全缓解[39]。该程序高度依赖于癫痫发作的早期识别和放射性核苷酸的及时注射，若注射时间过晚（癫痫发作后大于 45s）显示非局灶性或模棱两可结果的可能性更高（10%～47.6%）[40]。最近研究结果指出，通过将统计参数图（SPM）与没有癫痫的对照组进行比较，可以确定统计参数图作为确定癫痫患者灌注变化的统计显著性的技术。在 49 例 MRI 阴性的难治性局灶癫痫患者中，SPM 处理后的 SPECT 结果提示高灌注部位与手术切除部位的相符程度达到 67%，而使用 SISCOM 时则为 38%[41, 42]。

#### 5. 脑磁图

脑磁图（MEG）是一种神经生理学测试，可测量人脑产生的磁场。与颅骨和头皮因电阻特性产生的失真相比，磁场具有更少的失真，并且比头皮 EEG 提供更好的分辨率[43]。此外，MEG 系统通常使用数百个记录通道，从而提供更高的空间分辨率。但是，大脑产生的磁场非常微弱，信噪比非常低。因此，必须采用先进的技术来放大信号，同时，测试必须在磁屏蔽室内进行。这些要求使 MEG 机器昂贵且难以维护，从而限制其广泛应用。然而，在接受手术干预的难治性癫痫患者中，具有明确的 MEG 棘波簇预测癫痫不再发作[44]。相反，由于组织切除不彻底且伴有病变区域的 MEG 棘波簇提示手术后预后不良[44]。

### （七）功能皮层定位

#### 1. 功能性 MRI

功能性 MRI（fMRI）基于血氧水平依赖性（BOLD）对比成像的使用，旨在测量激活区域相对于非激活区域的血流动力学变化。参考额外手术皮层刺激结果，fMRI 已被证明是识别中央沟和视觉皮层的有效定位工具 [45]，同时也是语言优势半球定侧的有用工具，并已在很大程度上替代了 Wada 测试检测语言功能侧别 [46]。

### 2. Wada 测试

Wada 试验（颈内动脉异戊巴比妥治疗）利用脑血管造影，并通过动脉内导管进行巴比妥类给药，暂时减弱了注射侧的功能。该测试是在患者清醒的情况下进行的，在操作过程中进行语言和记忆测试评估效果。尽管该方法具有侵入性，并且可能存在血管造影的风险，但它仍然是切除颞叶手术之前记忆定侧的金标准 [47]。

### 3. 脑磁图

除了确定癫痫灶外，MEG 还具有定位重要功能皮层的作用。分别通过 MEG 和 fMRI 获得的手部运动反应区域精度可在 10mm 内 [48]。同样，视觉、听觉或体感皮层的刺激诱发反应可通过几个试验的信号进行平均 [48]。MEG 还可以识别语言皮层，但结果与根据皮层激活的血流动力学反应的功能性磁共振成像相反，可能需要额外的建模和处理。即便如此，MEG 结果与 Wada 试验一致性可达 70%～80% [49]。

### （八）二期评估

当无创检测手段不能提供明确的治疗方式时，需要进行二期评估。在某些情况下，患者的癫痫手术评估将需要先行颅内脑电图采样，然后再讨论手术治疗方案。在美国，传统的侵入性癫痫手术评估是通过硬膜下栅格和条带电极的放置来进行的，以识别引起癫痫的皮层并定义功能皮层边界。然而，这些电极需要开颅手术，从而增加了并发症发生率和死亡率的风险 [50]。立体定向深部电极植入以了解患者癫痫发作的起源和演化，已在欧洲一些中心应用了数十年［立体脑电图（SEEG）］，现在美国也逐渐发展起来。多个电极通过孔道放置在大脑的深处。该方法具有微创的优点，同时允许更高的精度和覆盖范围，包括双侧电极放置的可能性。此外，这些电极能够识别出以前很难用硬膜下电极（包括岛叶和扣带回皮层）进行识别的深层致痫灶 [51]。

### （九）二期计划

癫痫手术前检查的传统综合方法包括患者管理讨论、检查结果讨论等。癫痫管理团队就手术类型和二期覆盖范围的需要达成共识。讨论颅内电极覆盖范围和方案设计二维计划图。

随着 SEEG 利用率的提高，对技术的要求也越来越高。现在必须在 3D 中可视化并设计电极植入轨迹，以便适当地定位颅内重要目标区域，以及避免 SEEG 电极继发的损害。现在可以通过 CT 血管造影或双倍剂量增强 MRI 常规进行血管成像，而无须进行脑血管造影，以确保安全放置 SEEG 电极，避免横穿血管。

SEEG 的优势随着最新技术的发展而进一步增强。比如临床医生通过软件可以方便地运用患者术前 MRI 计划深部电极的植入轨迹。机器人辅助设备可快速放置电极，而无须安装立体定位框架。

当前 SEEG 拥有强大的能力来将癫痫起源灶和其下游网络核心建立联系。利用癫痫症状学、根据临床表现推测的致痫网络扩散、功能数据、神经生理学数据和结构成像等，临床医生可以通过整合以上几方面制订电极植入方案。结合相关神经生理检查、功能和影像学数据（包括 MEG、EEG-fMRI、SISCOM，以及其他神经生理学研究）的多模式配准软件，可以针对深部电极进行量身定制植入方案 [52]。

### （十）切除

致痫网络较容易被识别且未累及功能皮层

的癫痫患者可以采取手术切除治疗。通常，对术前功能评估和致痫灶定位进行整合，以设计出可以在患者进入睡眠状态时执行的切除方案。但是，在某些情况下，需要对计划切除范围附近的功能皮层有足够的关注。在这些病例中，在患者清醒时可应用直接皮层刺激和定制任务辨认运动性语言皮层、肢体运动皮层、感觉性语言皮层和视觉皮层，即所谓的唤醒手术。成人中，功能区附近，尤其是初级运动区周围的肿瘤切除采用唤醒条件下进行具有更高的性价比，并且术后早期及长期神经系统预后更佳[53]。

## 四、总结

术中测试已经广泛应用于运动障碍病的DBS手术治疗。这项测试是手术室中的有力工具，它可以实时验证刺激所带来的症状改善，并且提供空间分辨力来帮助神经外科医生在患者出现过度不良反应或治疗反应不佳时调整电极位置。

当使用 DBS 治疗诸如 OCD、抑郁和 TS 之类的神经精神疾病时，术中测试如果即刻出现有益反应，则认为电极处于恰当位置；若出现不良反应，则提示可能需要重新调整电极位置。在某些情况下，术中测试结果可以预测远期预后情况。对于难治性癫痫患者，必须进行术前测试作为癫痫手术评估的一部分，以更好地描绘出致痫灶的范围，并确定术中需要保留的功能皮层。技术上的最新进展使我们能够将这些信息整合到手术计划和几乎所有的切除术中。如果担心病变切除可能累及功能区，可以采用唤醒手术，通过直接皮层刺激，以便最大限度保留神经功能。

## 参考文献

[1] Youngerman BE, Chan AK, Mikell CB, McKhann GM, Sheth SA. A decade of emerging indications: deep brain stimulation in the United States. J Neurosurg. 2016;125(2):461–71.

[2] Lee PS, Weiner GM, Corson D, Kappel J, Chang YF, Suski VR, et al. Outcomes of interventional-MRI versus microelectrode recording-guided subthalamic deep brain stimulation. Front Neurol. 2018;9:241.

[3] Park SC, Lee CS, Kim SM, Choi EJ, Lee JK. Comparison of the stereotactic accuracies of function-guided deep brain stimulation, calculated using multitrack target locations geometrically inferred from three-dimensional trajectory rotations, and of magnetic resonance imaging-guided deep brain stimulation and outcomes. World Neurosurg. 2017;98:734–49. e7

[4] Brodsky MA, Anderson S, Murchison C, Seier M, Wilhelm J, Vederman A, et al. Clinical outcomes of asleep vs awake deep brain stimulation for Parkinson disease. Neurology. 2017;89(19):1944–50.

[5] Sammartino F, Krishna V, King NK, Lozano AM, Schwartz ML, Huang Y, et al. Tractography-based ventral intermediate nucleus targeting: novel methodology and intraoperative validation. Mov Disord. 2016;31(8):1217–25.

[6] Yao C, Horn A, Li N, Lu Y, Fu Z, Wang N, et al. Post-operative electrode location and clinical efficacy of subthalamic nucleus deep brain stimulation in Meige syndrome. Parkinsonism Relat Disord. 2019;58:40–5.

[7] Deng Z, Pan Y, Zhang C, Zhang J, Qiu X, Zhan S, et al. Subthalamic deep brain stimulation in patients with primary dystonia: a ten-year follow-up study. Parkinsonism Relat Disord. 2018;55:103–10.

[8] Ostrem JL, San Luciano M, Dodenhoff KA, Ziman N, Markun LC, Racine CA, et al. Subthalamic nucleus deep brain stimulation in isolated dystonia: a 3–year follow-up study. Neurology. 2017;88(1):25–35.

[9] Ruge D, Tisch S, Hariz MI, Zrinzo L, Bhatia KP, Quinn NP, et al. Deep brain stimulation effects in dystonia: time course of electrophysiological changes in early treatment. Mov Disord. 2011;26(10):1913–21.

[10] Karas PJ, Lee S, Jimenez-Shahed J, Goodman WK, Viswanathan A, Sheth SA. Deep brain stimulation for obsessive compulsive disorder: evolution of surgical stimulation target parallels changing model of dysfunctional brain circuits. Front Neurosci. 2018;12:998.

[11] Morishita T, Fayad SM, Goodman WK, Foote KD, Chen D, Peace DA, et al. Surgical neuroanatomy and programming in deep brain stimulation for obsessive compulsive disorder. Neuromodulation. 2014;17(4):312–9; discussion 9.

[12] Haq IU, Foote KD, Goodman WG, Wu SS, Sudhyadhom A, Ricciuti N, et al. Smile and laughter induction and intraoperative predictors of response to deep brain

stimulation for obsessive-compulsive disorder. NeuroImage. 2011;54 Suppl 1:S247–55.

[13] Viswanathan A, Jimenez-Shahed J, Baizabal Carvallo JF, Jankovic J. Deep brain stimulation for Tourette syndrome: target selection. Stereotact Funct Neurosurg. 2012;90(4):213–24.

[14] Maciunas RJ, Maddux BN, Riley DE, Whitney CM, Schoenberg MR, Ogrocki PJ, et al. Prospective randomized double-blind trial of bilateral thalamic deep brain stimulation in adults with Tourette syndrome. J Neurosurg. 2007;107(5):1004–14.

[15] Ackermans L, Duits A, van der Linden C, Tijssen M, Schruers K, Temel Y, et al. Double-blind clinical trial of thalamic stimulation in patients with Tourette syndrome. Brain. 2011;134(Pt 3):832–44.

[16] Kefalopoulou Z, Zrinzo L, Jahanshahi M, Candelario J, Milabo C, Beigi M, et al. Bilateral globus pallidus stimulation for severe Tourette's syndrome: a double blind, randomised crossover trial. Lancet Neurol. 2015;14(6): 595–605.

[17] Welter ML, Houeto JL, Thobois S, Bataille B, Guenot M, Worbe Y, et al. Anterior pallidal deep brain stimulation for Tourette's syndrome: a randomised, double-blind, controlled trial. Lancet Neurol. 2017;16(8):610–9.

[18] Jimenez-Shahed J. Design challenges for stimulation trials of Tourette's syndrome. Lancet Neurol. 2015;14(6):563–5.

[19] Niemann N, Strutt A, Viswanathan A, Jimenez Shahed J. Safety profile of unblinded internal pllidal deep bain stimulation for medically refractory Tourette syndrome (P1.045). Neurology. 2016;86(16 Supplement):P1.045.

[20] Visser-Vandewalle V, Temel Y, Boon P, Vreeling F, Colle H, Hoogland G, et al. Chronic bilateral thalamic stimulation: a new therapeutic approach in intractable Tourette syndrome. Report of three cases. J Neurosurg. 2003;99(6):1094–100.

[21] Servello D, Porta M, Sassi M, Brambilla A, Robertson MM. Deep brain stimulation in 18 patients with severe Gilles de la Tourette syndrome refractory to treatment: the surgery and stimulation. J Neurol Neurosurg Psychiatry. 2008;79(2): 136–42.

[22] Drobisz D, Damborska A. Deep brain stimulation targets for treating depression. Behav Brain Res. 2019;359:266–73.

[23] Mayberg HS, Lozano AM, Voon V, McNeely HE, Seminowicz D, Hamani C, et al. Deep brain stimulation for treatment-resistant depression. Neuron. 2005;45(5):651–60.

[24] Lozano AM, Mayberg HS, Giacobbe P, Hamani C, Craddock RC, Kennedy SH. Subcallosal cingulate gyrus deep brain stimulation for treatment-resistant depression. Biol Psychiatry. 2008;64(6):461–7.

[25] Riva-Posse P, Choi KS, Holtzheimer PE, Crowell AL, Garlow SJ, Rajendra JK, et al. A connectomic approach for subcallosal cingulate deep brain stimulation surgery: prospective targeting in treatment-resistant depression. Mol Psychiatry. 2018;23(4):843–9.

[26] Malone DA Jr, Dougherty DD, Rezai AR, Carpenter LL, Friehs GM, Eskandar EN, et al. Deep brain stimulation of the ventral capsule/ventral striatum for treatment-resistant depression. Biol Psychiatry. 2009;65(4):267–75.

[27] Machado A, Haber S, Sears N, Greenberg B, Malone D, Rezai A. Functional topography of the ventral striatum and anterior limb of the internal capsule determined by electrical stimulation of awake patients. Clin Neurophysiol. 2009;120(11):1941–8.

[28] Schlaepfer TE, Bewernick BH, Kayser S, Madler B, Coenen VA. Rapid effects of deep brain stimulation for treatment-resistant major depression. Biol Psychiatry. 2013;73(12):1204–12.

[29] Fenoy AJ, Schulz P, Selvaraj S, Burrows C, Spiker D, Cao B, et al. Deep brain stimulation of the medial forebrain bundle: distinctive responses in resistant depression. J Affect Disord. 2016;203:143–51.

[30] Schlaepfer TE, Bewernick BH. Deep brain stimulation for major depression. Handb Clin Neurol. 2013;116:235–43.

[31] Elias WJ, Lipsman N, Ondo WG, Ghanouni P, Kim YG, Lee W, et al. A randomized trial of focused ultrasound thalamotomy for essential tremor. N Engl J Med. 2016; 375(8):730–9.

[32] Schlesinger I, Sinai A, Zaaroor M. MRI-guided focused ultrasound in Parkinson's disease: a review. Parkinsons Dis. 2017;2017:8124624.

[33] Kwan P, Arzimanoglou A, Berg AT, Brodie MJ, Allen Hauser W, Mathern G, et al. Definition of drug resistant epilepsy: consensus proposal by the ad hoc Task Force of the ILAE Commission on Therapeutic Strategies. Epilepsia. 2010;51(6):1069–77.

[34] Ho K, Lawn N, Bynevelt M, Lee J, Dunne J. Neuroimaging of first-ever seizure: contribution of MRI if CT is normal. Neurol Clin Pract. 2013;3(5):398–403.

[35] Von Oertzen J, Urbach H, Jungbluth S, Kurthen M, Reuber M, Fernandez G, et al. Standard magnetic resonance imaging is inadequate for patients with refractory focal epilepsy. J Neurol Neurosurg Psychiatry. 2002;73(6):643–7.

[36] Shih JJ, Fountain NB, Herman ST, Bagic A, Lado F, Arnold S, et al. Indications and methodology for video-electroencephalographic studies in the epilepsy monitoring unit. Epilepsia. 2018;59(1):27–36.

[37] LoPinto-Khoury C, Sperling MR, Skidmore C, Nei M, Evans J, Sharan A, et al. Surgical outcome in PET positive, MRI-negative patients with temporal lobe epilepsy. Epilepsia. 2012;53(2):342–8.

[38] Salamon N, Kung J, Shaw SJ, Koo J, Koh S, Wu JY, et al. FDG-PET/MRI coregistration improves detection of cortical dysplasia in patients with epilepsy. Neurology. 2008;71(20):1594–601.

[39] von Oertzen TJ, Mormann F, Urbach H, Reichmann K, Koenig R, Clusmann H, et al. Prospective use of subtraction ictal SPECT coregistered to MRI (SISCOM) in presurgical evaluation of epilepsy. Epilepsia. 2011;52(12):2239–48.

[40] Matsuda H, Matsuda K, Nakamura F, Kameyama S, Masuda H, Otsuki T, et al. Contribution of subtraction ictal SPECT coregistered to MRI to epilepsy surgery: a multicenter study. Ann Nucl Med. 2009;23(3):283–91.

[41] McNally KA, Paige AL, Varghese G, Zhang H, Novotny EJ Jr, Spencer SS, et al. Localizing value of ictal-interictal SPECT analyzed by SPM (ISAS). Epilepsia. 2005;46(9):1450–64.

[42] Sulc V, Stykel S, Hanson DP, Brinkmann BH, Jones DT, Holmes DR 3rd, et al. Statistical SPECT processing in MRI-negative epilepsy surgery. Neurology. 2014;82(11):932–9.

[43] Kharkar S, Knowlton R. Magnetoencephalography in the presurgical evaluation of epilepsy. Epilepsy Behav.

2015;46:19–26.

[44] Almubarak S, Alexopoulos A, Von-Podewils F, Wang ZI, Kakisaka Y, Mosher JC, et al. The correlation of magnetoencephalography to intracranial EEG in localizing the epileptogenic zone: a study of the surgical resection outcome. Epilepsy Res. 2014;108(9):1581–90.

[45] Beers CA, Federico P. Functional MRI applications in epilepsy surgery. Can J Neurol Sci. 2012;39(3):271–85.

[46] Szaflarski JP, Gloss D, Binder JR, Gaillard WD, Golby AJ, Holland SK, et al. Practice guideline summary: use of fMRI in the presurgical evaluation of patients with epilepsy: report of the Guideline Development, Dissemination, and Implementation Subcommittee of the American Academy of Neurology. Neurology. 2017;88(4):395–402.

[47] Mansouri A, Fallah A, Valiante TA. Determining surgical candidacy in temporal lobe epilepsy. Epilepsy Res Treat. 2012;2012:706–917.

[48] Burgess RC, Funke ME, Bowyer SM, Lewine JD, Kirsch HE, Bagic AI, et al. American Clinical Magnetoencephalography Society Clinical Practice Guideline 2: presurgical functional brain mapping using magnetic evoked fields. J Clin Neurophysiol. 2011;28(4):355–61.

[49] Papanicolaou AC, Simos PG, Castillo EM, Breier JI, Sarkari S, Pataraia E, et al. Magnetocephalography: a noninvasive alternative to the Wada procedure. J Neurosurg. 2004;100(5):867–76.

[50] Wellmer J, von der Groeben F, Klarmann U, Weber C, Elger CE, Urbach H, et al. Risks and benefits of invasive epilepsy surgery workup with implanted subdural and depth electrodes. Epilepsia. 2012;53(8):1322–32.

[51] Gonzalez-Martinez JA. The stereoelectroencephalography: the epileptogenic zone. J Clin Neurophysiol. 2016; 33(6):522–9.

[52] Duncan JS, Winston GP, Koepp MJ, Ourselin S. Brain imaging in the assessment for epilepsy surgery. Lancet Neurol. 2016;15(4):420–33.

[53] Taylor MD, Bernstein M. Awake craniotomy with brain mapping as the routine surgical approach to treating patients with supratentorial intraaxial tumors: a prospective trial of 200 cases. J Neurosurg. 1999;90(1):35–41.

# 第 11 章　基于云的立体定向和功能 神经外科及注册

## Cloud-Based Stereotactic and Functional Neurosurgery and Registries

Pierre-François D'Haese　著

梅　涛　译

杜世伟　校

我们的医疗体系之所以不断发展，有三股重要力量发挥着作用：提高医疗质量、管理医疗成本和加强与患者间的关系。这些力量正在把医疗保健转变为"信息驱动""以证据为基础"和"结果驱动"模式。医疗保健经历了 10 年的数字化医疗记录，并在电子数据库中汇集了多年的研发数据。随着这一趋势的发展，临床医生和研究人员收集了关于患有某些疾病的个人和群体的信息，随着时间的推移，我们将对此有所了解。临床注册中心向医疗保健专业人员提供信息，以提高他们为患者提供的医疗质量和安全性。例如，循证实践指南的使用可以通过提问来评估，比如，"有多少患者正在接受推荐的治疗？"此外，来自临床数据注册的信息常被用来比较同一疾病或不同条件下治疗方法的有效性，评估不同的手术方法，并监测植入设备的安全性。来自临床数据注册中心的信息也用于支持医疗保健教育和认证。最后，越来越多的临床数据登记处信息被用于提高医疗质量，调整支付，并向患者提供他们需要的信息，以便他们做出更好的选择。

任何注册系统的主要挑战仍然是其唯一目的：收集有意义的数据。临床数据的注册首先要定义患者群体，然后招募医疗专业人员，由他们提交这些患者的具有代表性的样本数据。当这些数据进入临床数据注册时，会进行质量检测以确保数据的正确性和完整性。如果缺少某些内容或超出范围，注册工作人员会与提交的医疗专业人员联系，并要求他们查看并验证数据。在预算范围内对多个中心之间的临床数据进行结构化、访问、标准化和管理时，许多注册中心负责人都面临着重重挑战。

此外，数据隐私和所有权的敏感性也增加了注册难度。政府机构对隐私有严格的法律要求，例如 Federal Information Security Management Act（FISMA）和 Health Insurance Portability and Accountability Act（HIPAA）。最终，从临床流程中收集数据并以一种不确定的方式与注册中心共享数据较为缓慢、低效而且昂贵。虽然注册可以默认研究计划，但是临床数据存储在每个电子病历（electronic medical record，EMR）中，该电子病历是一个集中的电子系统，可为每个患者提供医疗证据。

有证据表明，制药公司和一些生命科学公司能够通过从电子病历系统中提取数据来创造价值。例如，谷歌资助的纽约公司 Flatiron，

Inc. 已经建立了一个模型，从 EMR 提取患者的诊断、药物，以及它们对癌症患者治疗影响的数据。Flatiron 公司联合了大量医疗中心，以获取大量的患者数据。它的分析师可以挖掘数据，以了解哪些治疗方法对特定情况有用，确定模式，并获得信息，以改善医疗质量和降低成本。通过 EMR 与临床流程的连接，该行业确实可以从中受益。而对于注册机构来说，结论并不清楚。出于隐私和数据所有权原因，临床研究和系统被保存在两个截然不同的数据中。它们不仅被不同的 IT 系统和管理团队分隔开来，而且被完全不同的隐私法律所保护，这使得"插入"一组 EMR 系统并利用数据进行分析变得极其困难。此外，虽然 EMR 数据可用于了解药物对癌症患者的影响，但对治疗中枢神经系统疾病（如帕金森病、阿尔茨海默病、癫痫或抑郁症）通常不存储在医疗中心的电子医疗记录中，所以影响程度较低。

据世界卫生组织称，如果不加以控制，15 年后，将有 1200 多万美国人患有神经系统疾病。因此，寻找治疗神经退行性疾病的方法很必要。神经退行性疾病的治疗方法涉及广泛的专业知识，包括神经学、遗传学、脑成像、药物、电生理学、立体定向神经外科学和计算机科学等不同领域，所有这些领域都能产生与大脑相关的大型数据集。神经调控已成为治疗帕金森病等神经疾病的一种有效疗法。作为 Benabid 和 DeLong 博士开创性工作的结果，脑深部电刺激（deep brain stimulation，DBS）现在是一种主要的外科手术方式，可以减轻帕金森病、肌张力障碍或原发性震颤患者的晚期震颤和运动症状，在治疗抑郁症或强迫症方面也有一定的前景。精准聚焦疗法（例如 DBS 或 MR 引导的聚焦超声）在未来的潜力取决于以毫米级（甚至亚毫米）的精确度了解治疗的准确位置及其对回路的影响。DBS 是唯一允许捕捉复杂数据并将其与患者大脑内精确位置关联的微创疗法。在研究中，DBS 植入期间的记录提供了单个神经元活动，以及局部场电位和皮层脑电图的记录。没有其他疗法可以提供如此优异的数据访问权限，因此 DBS 是脑电生理临床研究的机遇。但是，术中数据收集的时间有限，因此我们需要汇总患者的群体数据。DBS 治疗数据的精确定位对我们建立模型和准确研究 DBS 机制有较大的影响。人脑解剖结构的差异非常大，没有精确的数据融合，会使得治疗和诊断更加模糊[1]。

为了满足收集和分享数据的需要，一些公司已经开发了研究工具来帮助注册。2003 年，Neurotargeting 创建了一个名为 CranialVault 的协同系统[1-4]，主要针对 DBS；2005 年，Marcus 等[5]向社区提供了 XNAT 系统，该系统的主要目标是支持临床影像和相关数据的共享。这也是 NiDB[6]、LORIS[7] 和 COINS[8] 等其他项目的共同目标。神经成像计划（ADNI）将研究人员与研究数据结合起来，以确定阿尔茨海默病的进展[9]；比如，Ascoli 等[10, 11]专注于共享细胞数据，Kotter[12] 关注皮层连接，Van Horn 关注功能性磁共振成像[13]。另外，由美国国立卫生研究院（NIH）和美国国家科学基金会资助的计算神经科学合作研究（CRCNS）项目专注于数据共享。CRCNS 提供了一个资源，用于共享公开可用的各种实验数据[14]。同时，它们还开发了支持机构内部或跨机构数据采集的工具，如 REDCap[15] 系统，该系统可申请超过 100 000 个项目，拥有超过 150 000 个用户，具有众多研究重点领域。

从历史上看，注册机构常由政府组织建立，或与专业协会等研究团体相关联，而 REDCap 或 XNat 之类的系统通过数据协调中心为其提供便利。

神经调控过程中获得数据的复杂性和异质

性一直是难以创建大规模注册的主要原因，并限制了现有注册中心在全球的应用。一个能够有效存储和共享数据的系统应该能够将成像数据集、电生理神经信号、患者对刺激的反应、疾病进展、随访数据、患者服用的药物量、神经调节参数、生活质量测量和临床医疗联系起来。而缺乏广泛的数据采集和处理标准，使得这项工作变得复杂。

在范德比尔特大学（Vanderbilt University）的 15 年里，笔者的团队研究了能够在使用现代技术的同时规避这些问题的解决方案。本章的其余部分将根据笔者多年的经验，通过对一个称为颅脑云的系统的概念的多次迭代，详细讨论利用大数据进行神经调控的问题。相关研究在范德比尔特大学进行，由 Benoit Dawant 博士、Pierre-Francois D'Haese 博士和 Peter E Konrad 博士指导，由 3R01 项目资助（2R01–EB006136 和 9R01–NS095291）。使用 NIH Ⅰ 和 Ⅱ STTR 资金（R41NS063705、9R42MH100007）已将基础技术转换为新成立的公司，名为 Neurotargeting。该公司的作用是创建一个独立、合法的商业框架，以使解决方案在各个机构之间都可以持续使用。成立一家公司，对于处理从临床流程中收集数据的系统监管和隐私至关重要。虽然本章并不打算推广任何与神经靶向有关的概念，但以下内容将提到范德比尔特大学的神经靶向的数据框架 CranialCloud。

理想情况下，注册中心应提供一个以患者为中心的系统，集成到临床流程中，该系统将在患者整个治疗过程中进行连续的数据采集，并与研究协议中收集的数据相结合。我们设想了一个系统，它可以像 Dropbox 一样容易工作，又像存储有价值的患者数据保险库一样安全。这一系统将使临床医生和研究人员不仅能够跨学科合作，而且能够使研究人员在不违反任何法律规定的情况下创建一个协作网络，能够与现有设备和数据采集系统，以及其他现有档案相连接，并允许数据分析专家介入分析，在伦理允许范围内，同时进行研究，并在开发后验证和传播技术。

创建一个基于 SQL 的结构[2, 4]是最好的开始，它能够存储任何与 DBS 相关的数据，并且连接到临床工具来积累数据，而不会破坏临床流程，并集成了用于标准化的处理流程，该流程从每个患者身上收集数据，并规范化到一个被称为地图集的标准参考系统中。目前，大多数系统都被开发成具有虚拟专用数据库的集中归档，可以存储来自任何合作伙伴组的数据。在最初的迭代中，CranialVault 系统集中了范德比尔特大学的数据。这种类型的体系结构使得跨组数据的管理和共享变得更加容易，但在数据所有权、跨机构数据共享［如获得多个机构审查委员会（IRB）批准以跨大学共享数据］，以及由投资者发起的联邦政府拨款维持的资源稳定性方面具有一定困难。常见的替代方法是使用一组相互连接的独立数据库，称为分布式数据库。该系统虽然在行业中经常使用，但也有其缺点，它需要本地和全球管理团队在一个系统上运行。当全球团队负责管理组之间互联时，必须维护本地服务器。随着现代技术在医疗保健领域的应用，第三种替代方案逐渐浮出水面：基于云的解决方案，即由一组托管在云中的互联节点组成，每个机构或团体都拥有自己的账户。

以下是满足强大的、符合 HIPAA 要求的基于云的神经调控数据存档的必要组成部分。推理中包含部分缺陷可能使得设计不理想。

- 以患者为中心和 PHI。
- 与临床工作流程整合。
- 确保数据质量和完整性。
- 数据空间和时间整合。
- 感知和数据临床监测。

- 尊重神经科学研究的隐私和伦理。
- 自始至终的安全性。
- 促进数据共享。
- 数据标准化。
- 定制以患者为本的医疗。

## 一、以患者为中心和受保护的健康信息

由于法律和安全方面的要求，一些档案馆禁止受保护的健康信息（PHI）进入他们的系统。完全避免使用 PHI 可以简化数据管理的存储和传输，而且不会有美国民权办公室（Office for Civil Rights，OCR）和 HIPPA 法规所要求的安全负担。然而，当处理长期观察的患者或受试者的纵向数据集时，在完全匿名的环境下操作容易受限。此外，匿名系统不容易集成到临床流程中。当数据被完全取消识别时，PHI 中包含的重要临床功能将限制对患者长时间或对复杂数据的追踪。在对身份不明的患者进行纵向研究时，必须相应地设计研究以便及时跟踪患者。

## 二、与临床工作流程整合

对于大型和复杂数据集的档案，如 BRAIN 计划中涉及的数据集，易用性、自动化和无中断的数据采集至关重要。为此类数据集生成或创建应用程序、编程接口（API）和通道在临床工具的集成中至关重要。这种连接要求对所需要的多维数据及采集流程应有广泛的了解。

这种整合的模式需要在 DBS 记录过程中收集和使用微电极记录。MER 通常可以在不连接到以太网的系统上生成千兆字节的数据，因此需要专用的格式和存储工具。Alpha Omega 公司的 NeurOmega（Nazareth，Israel）和 FHC 公司（Bowdoin，ME，USA）的 LP+ 都是常用于收集 MER 数据的系统。这些系统记录的信号与患者的扫描无关，而是与患者、路径和路径上的位置相关。MER 信息的定位只能通过手动传输到笛卡尔参考系统（AC-PC 系统）。为了准确定位来自患者大脑的信号，必须收集额外的重要数据，包括成像数据（术前 MRI 或 CT）和手术计划（路径位置、框架坐标等），所有这些数据都是可访问的，并且已经在整个临床流程中进行了结构化。因此，确定标准并迫使行业开放其软件是必要的，可以直接从临床流程中获取数据。我们的经验表明，在与业界前沿的软件连接方面存在困难，虽然有很多方面的原因，但用于神经调控的软件并不是他们的主要市场，新技术发展的风险也没有被视为首要任务。这种与指导者的脱节促使我们设计和创建一套专门用于数据库处理的软件，并连接到我们的云存档。自此，该系统获得监管许可，可用于临床流程，并用于术前计划到术中指导，再到术后规划。

## 三、确保数据质量和完整性

不同的数据集通常是相互关联的，当研究人员分析时，丢失的信息可能会导致误差，因而许多工程师专门为他们的实验室建立档案。因此，当研究人员需要来自他人的能够信任的数据时，将在协作环境中使用存档的开发时产生挑战。因此，设计滤波器需要对数据的复杂性有一个正确的认识。用 MER 数据的例子来证明这一概念，只有在系统设计时对可能造成这种误差的因素有广泛的认识时，MER 信号的位置才是准确的。例如，手术中大脑位移可能是导致大脑中 MER 位置不准确，从而误导他人。因此，建立一个能够存储信息的系统，以便集成足够的数据，通过手动或自动的质量检查来评估和保证质量显得尤为重要。

## 四、数据空间和时间整合

大脑是一个动态的系统，因此数据库必须能够结合空间和时间，允许对大脑集中视图。空间数据通常与检测记录或与患者大脑中的位置或网络相关联。这些数据需要不同的成像技术，如从临床磁共振成像到最新的弥散成像。虽然空间数据仅限于大脑活动的记录，但时间分析将特定事件与大脑活动联系起来，存储一个触发事件，以及随后可能需要几毫秒、几分钟甚至一生的活动。数据库不仅能够存储这些数据，而且能够有效地查询这些数据以进行数据分析。

## 五、感知和数据临床监测

感知和监测系统可监测日常电子数据流中具有各种特征的异常计数。这些技术的优势不仅由业界评估，而且也由研究人员通过诸如 Medtronic 传感 DBS 发生器[16]或 Fitbit 开发的可穿戴传感器等设备进行评估。然而，这些技术生成的数据在处理、传送和存储时也会产生特定的问题。随着这些技术的发展，档案的设计必须包括有效处理此类数据的存储、处理和查询方法。

## 六、尊重神经科学研究的隐私和伦理

对大脑研究可能会提出一些重要的问题，如神经增强、数据隐私，以及在法律、教育和商业中适当使用大脑数据。基于云的档案必须遵守法律及道德标准。为了支持这些标准，系统用户能够方便地跟踪 IRB 和同意书，并通过在个人要求退出研究时删除患者数据来遵从 HIPAA 合规性。

## 七、自始至终的安全性

与存储在医疗中心本地 IT 架构中的数据不同，部署在公共云（如 Amazon 云）中的档案常面临的云风险，包括黑客攻击、流氓管理员、事故、串通服务提供商和窥探政府。因此，在任何跨机构的患者数据管理系统中，安全性需要被首要考虑。客户端加密是解决这些问题的一个解决方案，因为它允许用户使用单独的、加密文件来保护自己的数据，并使用用户控制的密钥保护这些数据的访问。加密、解密和密钥管理都在最终用户的计算机或设备上完成，这意味着云中的数据只存在于其加密状态。为了完全符合 HIPAA 的云系统，用户需要使用多级加密来确保数据的完整性、所有权和安全性。此外，云存档法律实体需要与 Amazon AWS 及每个医疗中心保持业务合作协议。档案还需要由第三方持续监控，以保持全球最高标准的安全性和所有权。在极少数情况下，一些机构可能要求将数据以物理方式存放在机构中。因此，系统应允许在机构中部署物理节点，同时保持其与云网络的连接。

## 八、促进数据共享

虽然这一概念被大多数研究人员所接受，但开放式数据共享仍具有挑战性，它会导致数据所有权问题，以及 IRB、IP 或发布问题。然而，要在选定的合作机构之间共享数据，促进数据共享，笔者设计了 CranialCloud，允许创建"社交网络"——研究网络允许研究人员有选择的与他们希望共享数据的其他研究人员共享数据，而不是依赖于开放式共享协议。然后研究人员或临床医生可以私下共享数据，以便进行合作。为了符合 NIH 的愿景，在数据集与研究团体的其他成员共享之前，确定一个明确的时间段，在共享之前签订出版协议也有助于减少未来对归属权的担忧。

## 九、数据标准化

数据标准化在神经调控中的作用常常被忽略[1]。自创始以来，DBS 研究人员通过从患者群体收集数据研究运动和感觉功能中取得了进步。研究此类数据，常见方法是建立概率图，可以观察到对感兴趣实验的特定响应。在此类患者间研究需要一种机制来比较不同患者的大脑的差异。虽然人脑在拓扑结构上相似，但它们的大小、形状和连接不同。尽管如此，由于缺乏更好的工具，立体定向或 Talairach 坐标系[17] 已在临床界得到广泛的接受，使 DBS 相关的观察结果标准化，以对大脑中的三维位置进行定位和交流。它使用前 – 后连合作为内部标志来定义坐标系。他们的中点通常为原点，即使有时靠前或靠后。然后，三维空间中的一个点被定义为该原点的前 – 后、中 – 外侧或背腹侧。用于匹配不同大脑的立体定向和线性方法无法准确地匹配个体的功能区域，因为这些区域是局部区域，无法通过总体解剖标志来进行很好的预测。Talairach 坐标的使用通常比其他方法更受欢迎，因为它简单，在更复杂的标准化方案可用之前非常受欢迎。然而，医学图像处理方面的进展允许体积法（如非线性配准算法）以更好的精度对齐这些区域，并允许患者群体的数据进行更多聚焦映射和后续分析（图 11–1）。简而言之，这些算法使用 MRI 强度分布来查找不同患者的扫描之间或患者参考体积（通常称为图集）之间的最佳转换。非线性配准算法在成像界是众所周知的。最初在 CranialCloud 中使用的算法是由 Rhode 等[18] 在范德比尔特大学设计的。也是其他类似算法中的一个选择[18–22]。图 11–1 显示了 620 个数据

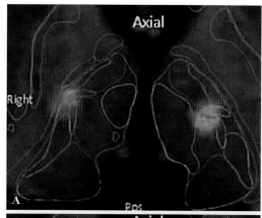
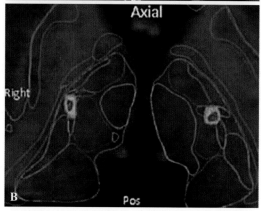

▲ 图 11–1 在参考图谱 MRI 上，100 多例患者术中刺激记录的最佳震颤控制位置的标准化数据叠加

A. 采用 Talairach 法对靶点进行标准化处理；B. 使用非线性配准方法对靶点进行归一化，可以注意到这些靶点创建的统计图在 B 上与 A 上的焦点

点的标准化效果，显示 86 个 DBS 丘脑腹中间核（VIM）植入，至少有 50% 的震颤缓解效果（手术期间由神经学专家主观测量）。在统计分析中，人们很容易看到使用标准化系统的效果，这些统计分析旨在显示最佳刺激位置，以控制患者的震颤。这张图显示了 MRI 参考容积的 VIM，覆盖了结构的分段，以及使用 Talairach 坐标和非线性图像标准化中构建震颤控制的概率图。这一观点表明，由多个个体的数据非线性标准化生成的统计地图高度局部化，而使用 Talairach 坐标创建的统计图具有更大的扩展范围。这是因为非线性方法具有更大的自由度，因此可以更好地解释局部解剖差异。此外，使用非线性标准化方法构建图与 VIM 解剖密切相

关，而 Talairach 方法产生的结果较分散。

　　这说明了在分析这些数据和解释分析结果时选择标准化方案非常重要。尽管这些新的非线性方法比较依赖 Talairach 坐标，并且需要更多的处理，但在准确比较个体之间的功能信息方面，应该优于线性方法。最近，研究人员和临床医生都可以通过用户友好软件包轻松地访问非线性算法，从而使其在临床分析中被广泛使用。它们的使用可能会提高立体定向和功能数据分析中统计研究和临床结论的准确性。

## 十、定制以患者为本的医疗

　　DBS 需要精确定位，以便最终植入物可以放置在最佳位置，获得治疗效果而不会产生副作用。每个患者都有一个特定的电极位置，传统上，这个特定的位置是通过优化一个初始的术前靶点来实现的，根据医生在手术室中进行测试来完善初始术前靶点。虽然这一过程弥补了术前误差，并可以调整患者的解剖和生理变异性，但它耗时且具有侵入性，并且需要多次穿刺，增加手术风险。考虑到精确定位最佳靶点的重要性，笔者已经使用不同的方法来开发更适合患者独特解剖结构的术前计划。这些方法包括基于解剖标志的间接靶点和使用各种成像方式的直接靶点。另一种选择是将功能图集与非线性图像配准技术相结合，这种方法允许医生使用患者术前影像，并使生理图谱变换以匹配患者的解剖结构。考虑到这些潜力，在过去的几十年里，人们一直致力于提高这种非线性注册算法的稳定性和准确性，并验证它们在指导 DBS 计划中的应用。

　　在 CranialCloud 系统中，从术后 CT 或 MRI 中提取 DBS 电极的各个触点，通过使用患者术前 MRI 与 MRI 图谱之间的自动配准，将各个触点投影到参考图谱上。

　　当需要根据新患者的解剖结构定制图集时，则使用反向过程。将图谱 MRI 非线性转换到患者的 MRI 上，并将图谱的所有内容投影到患者身上。使用结果度量，可以过滤图集点，只显示接触云的一个子集。过滤器可以设置为选择符合全局标准的所有点，例如症状控制的一定百分比、UPDRS 中的特定改善或类似度量。笔者已经证明，对症状控制满意的患者，相关的主动接触云的质心超过了帕金森病的丘脑底核 DBS 的最佳手动精确度[23]。筛选也可应用于患者的全局指标。我们可以探索基于术前预测因素的自适应筛选效果，例如筛选出与待治疗患者具有相似解剖结构的患者，或者选择具有相似疾病进展的患者。随着对数据库大量访问，这些过滤器将变得越来越有选择性，我们将能够测试这些过滤器对目标和编程是否准确。

## 十一、结论

　　当观察现有的可用档案数量时，人们可能会认为，建立一个可用于存储、标准化和创建预测模型的存档，以帮助 DBS 治疗，是一项简单任务。但是，并非如此，设计一个可以统一各种 DBS 惯例的系统，需要对临床数据和工程算法有深刻的理解，并且需要有机会连接没有定义数据标准的竞争公司的专有软件。笔者试图建立一个神经调控系统，特别是 DBS 系统，这是范德比尔特大学 15 年研究的成果，由 NIH 通过 3R01（2R01-EB006136 和 9R01-NS095291）和Ⅰ期和Ⅱ期 STTR（R41NS063705，9R42MH100007）资助。许多合作机构（Ohio State University，Dr. Ali Rezai M.D.；the V A in Richmond，Dr. Kathryn Holloway，MD；Wake Forest Medical Center，Dr. Stephen Tatter；以及 Thomas Jefferson University，Dr. Ashwini Sharan，MD）进行临床评估，在执行 DBS 手术的神经外科用户中测试数据共享概念。这允许在发布任何商业产品之前，开发工具集并检查数据兼容性。该机构用户小组在过去5年中一直致力于改进数据流概念和共享最佳实践，与工程团队沟通，并采取富有远见的方法，使用最先进的图像处理来指导他们的实践。

公开：D'Haese 博士是 Neurotargeting, LLC 的共同创始人和股东。Neurotargeting 已收购了 D'Haese 博士在 Vanderbilt University 开发的与神经调节产生的临床数据的管理和处理相关的技术。Neurotargeting 的作用是为这种框架的可持续性建立法律和商业框架。虽然本章无意推广任何与 Neurotargeting 相关的概念，但部分讨论将提及 Vanderbilt University 和名为 CranialCloud 的 Neurotargeting 数据框架。

# 参考文献

[1] D'Haese P-F, Pallavaram S, Kao C, Neimat JS, Konrad PE, Dawant BM. Effect of data normalization on the creation of neuro probabilistic atlases. Stereotact Funct Neurosurg. 2013;91(3):148–52.

[2] D'Haese P-F, et al. CranialVault and its CRAVE tools: a clinical computer assistance system for Deep Brain Stimulation (DBS) therapy. Med Image Anal. 2012;16(3):744–53.

[3] Tourdias T, et al. Visualization of intra-thalamic nuclei with optimized white-matter-nulled MPRAGE at 7T. NeuroImage. 2014;84:534–45.

[4] D'Haese P-F, Konrad PE, Pallavaram S, Li R, Prasad P, Rodriguez WJ, Dawant BM. CranialCloud: a cloudbased architecture to support trans-institutional collaborative efforts in neuro-degenerative disorders. Int J Comput Assist Radiol Surg. 2015;10:815.

[5] Marcus DS, et al. The extensible neuroimaging archive toolkit: an informatics platform for managing, exploring, and sharing neuroimaging data. Neuroinformatics. 2007;5(1):11–34.

[6] Book GA, et al. Neuroinformatics database (NiDB)––a modular, portable database for the storage, analysis, and sharing of neuroimaging data. Neuroinformatics. 2013;11(4):495–505.

[7] Das S, et al. LORIS: a web-based data management system for multi-center studies. Front Neuroinform. 2011;5:37.

[8] Scott A, et al. COINS: an innovative informatics and neuroimaging tool suite built for large heterogeneous datasets. Front Neuroinform. 2011;5:33.

[9] Mueller SG, et al. Ways toward an early diagnosis in Alzheimer's disease: the Alzheimer's Disease Neuroimaging Initiative (ADNI). Alzheimers Dement. 2005;1(1):55–66.

[10] Ascoli GA. The ups and downs of neuroscience shares. Neuroinformatics. 2006;4(3):213–6.

[11] Ascoli GA. A community spring for neuroscience data sharing. Neuroinformatics. 2014;12(4):509–11.

[12] Kotter R. Online retrieval, processing, and visualization of primate connectivity data from the CoCoMac database. Neuroinformatics. 2004;2(2):127–44.

[13] Van Horn JD, Ishai A. Mapping the human brain: new insights from FMRI data sharing. Neuroinformatics. 2007;5(3):146–53.

[14] Teeters JL, et al. Data sharing for computational neuroscience. Neuroinformatics. 2008;6(1):47–55.

[15] Harris PA, et al. Research electronic data capture (REDCap)––a metadata-driven methodology and workflow process for providing translational research informatics support. J Biomed Inform. 2009;42(2):377–81.

[16] Medtronic Brain Radio. http://www.medtronic.com/ us-en/ about/news/dbs-brain-radio.html.

[17] Talairach J, Tournoux P. Co-planar stereotaxic atlas of the human brain. Stuttgart: Thieme Publishing Group; 1988.

[18] Rohde GK, Aldroubi A, Dawant BM. The adaptive bases algorithm for intensity-based nonrigid image registration. IEEE Trans Med Imaging. Nov 2003;22:1470–9.

[19] Modat M, Ridgway GR, Taylor ZA, Lehmann M, Barnes J, Hawkes DJ, et al. Fast free-form deformation using graphics processing units. Comput Methods Prog Biomed. 2010;98:278–84.

[20] Avants BB, Epstein CL, Grossman M, Gee JC. Symmetric diffeomorphic image registration with cross-correlation: evaluating automated labeling of elderly and neurodegenerative brain. Med Image Anal. 2008;12:26–41.

[21] Ardekani BA, Guckemus S, Bachman A, Hoptman MJ, Wojtaszek M, Nierenberg J. Quantitative comparison of algorithms for inter-subject registration of 3D volumetric brain MRI scans. J Neurosci Methods. 2005;142:67–76.

[22] Klein A, Andersson J, Ardekani BA, Ashburner J, Avants B, Chiang MC, et al. Evaluation of 14 nonlinear deformation algorithms applied to human brain MRI registration. Neuroimage. 2009;46:786–802.

[23] Pallavaram S, D'Haese PF, Lake W, Konrad PE, Dawant B, Neimat JS. Fully automated targeting using nonrigid image registration matches accuracy and exceeds precision of best manual approaches to subthalamic deep brain stimulation targeting in parkinson disease. Neurosurgery. 2015;76(6):756–65.

# 推荐阅读

[1] Datteri RD, Dawant BM. Estimation of rigid-body registration quality using registration networks. In: SPIE Medical Imaging 2012; 2012a.

[2] Datteri RD, Dawant BM. Estimation and reduction of target registration error. Med Image Comput Comput Assist Interv. 2012b;15:139–46.

[3] Datteri RD, Dawant BM. Automatic detection of the magnitude and spatial location of error in non-rigid registration. In: Biomedical image registration, 5th international workshop, WBIR 2012, Nashville; 2012c. p. 21–30.

[4] Datteri RD, Liu Y, D'Haese PF, Dawant BM. Validation of a nonrigid registration error detection algorithm using clinical MRI brain data. IEEE Trans Med Imaging. 2015;34:86–96.

[5] D'Haese PF, Cetinkaya E, Konrad PE, Kao C, Dawant BM. Computer-aided placement of deep brain stimulators: from planning to intraoperative guidance. IEEE Trans Med Imaging. 2005;24:1469–78.

[6] Henderson EY, Goble T, D'Haese PF, Pallavaram S, Oluigbo C, Agrawal P, et al. Successful subthalamic nucleus deep brain stimulation therapy after significant lead displacement from a subdural hematoma. J Clin Neurosci. Feb 2015;22:387–90.

[7] Jermakowicz WJ, Kanner AM, Sur S, Bermudez C, D'Haese P-F, Kolcun JPG, Cajigas I, Li R, Millan C, Ribot R, Serrano EA, Velez N, Lowe MR, Rey GJ, Jagid JR. Laser thermal ablation for mesiotemporal epilepsy: analysis of ablation volumes and trajectories. Epilepsia. 2017;58:801.

[8] Kahn E, D'Haese PF, Dawant B, Allen L, Kao C, Charles PD, et al. Deep brain stimulation in early stage Parkinson disease: operative experience from a prospective randomised clinical trial. J Neurol Neurosurg Psychiatry. Feb 2012;83:164–70.

[9] Liu Y, Dawant BM. Automatic detection of the anterior and posterior commissures on MRI scans using regression forests. In: Engineering in Medicine and Biology Society (EMBC), 2014 36th Annual International Conference of the IEEE; 2014. p. 1505–8.

[10] Liu Y, D'Haese P-F, Dawant BM. Effects of deformable registration algorithms on the creation of statistical maps for preoperative targeting in deep brain stimulation procedures. In: SPIE medical imaging 2014: image-guided procedures, robotic interventions, and modeling, San Diego; 2014a.

[11] Liu Y, Konrad PE, Neimat JS, Tatter SB, Yu H, Datteri RD, et al. Multisurgeons, multisite validation of a trajectory planning algorithm for deep brain stimulation procedures. IEEE Trans Biomed Eng. 2014b;61:2479–87.

[12] Liu Y, D'Haese P-F, Newton A, Dawant BM. Thalamic nuclei segmentation in clinical 3T T1– weighted images using high-resolution 7T shape models. Presented at the SPIE medical imaging 2015, Orlando, Florida; 2015.

[13] Newton A, Dawant BM, D'Haese PF. Visualizing Intrathalamic structures with combined use of MPRAGE and SWI at 7T. In: International Society for Magnetic Resonance in Medicine, Milan, Italy; 2014.

[14] Pallavaram S, D'Haese PF, Kao C, Yu H, Remple M, Neimat J, et al. A new method for creating electrophysiological maps for DBS surgery and their application to surgical guidance. Med Image Comput Comput Assist Interv. 2008;5241:670–7 (PMID: 18979804).

[15] Pallavaram S, Dawant BM, Haese M, Remple JS, Neimat C, Kao PEK, et al. A method to correct for brain shift when building electrophysiological atlases for deep brain stimulation (DBS) surgery. Med Image Comput Comput Assist Interv. 2009a;5761:557–64 (PMID: 20426032).

[16] Pallavaram S, Dawant BM, Koyama T, Yu H, Neimat JS, Konrad PE, et al. Validation of a fully automatic method for the routine selection of the anterior and posterior commissures in MR images. Stereotact Funct Neurosurg. 2009b;87:148–54.

[17] Pallavaram S, Phibbs F, Tolleson C, Davis T, Fang J, Hedera P, et al. Neurologist consistency in interpreting information provided by an interactive visualization software for deep brain stimulation postoperative programming assistance. Neuromodulation. 2014;17:11–5.

[18] Phibbs F, Pallavaram S, Tolleson C, D'Haese P-F, Dawant BM. Use of efficacy probability maps for the post-operative programming of deep brain stimulation in essential tremor. Parkinsonism Relat Disord. 2014a;20:1341–4.

[19] Phibbs FT, Pallavaram S, Tolleson C, D'Haese PF, Dawant BM. Use of efficacy probability maps for the post-operative programming of deep brain stimulation in essential tremor. Parkinsonism Relat Disord. 2014b;20:1341–4.

[20] Rezai AR, Kopell BH, Gross RE, Vitek JL, Sharan AD, Limousin P, et al. Deep brain stimulation for Parkinson disease: surgical issues. Mov Disord. 2006;21 Suppl 14:S197–218.

[21] Tolleson C, Pallavaram S, Li C, Fang J, Phibbs F, Konrad P, et al. The optimal pallidal target in deep brain stimulation for dystonia: a study using a functional atlas based on nonlinear image registration. Stereotact Funct Neurosurg. 2014;93:17–24.

[22] Wu C, D'Haese PF, Pallavaram S, Dawant BM, Konrad P, Sharan AD. Variations in thalamic anatomy affect targeting in deep brain stimulation for epilepsy. Stereotact Funct Neurosurg. 2016;94(6):387–96.

[23] Yu H, Hedera P, Fang J, Davis TL, Konrad PE. Confined stimulation using dual thalamic deep brain stimulation leads rescues refractory essential tremor: report of three cases. Stereotact Funct Neurosurg. 2009;87:309–13.

[24] Yu H, Kao C, Pallavaram S, Rodriguez WJ, D'Haese P-F, Davis T, et al. Simultaneous multiple electrode stimulation may be a more effective tremor control therapy. In: North American Neuromodulation Society (NANS), Las Vegas, USA; 2014.

# 第三篇
# 功能神经外科治疗的生物物理学
## The Biophysics of Functional Neurosurgical Therapy

第 12 章　反应性神经刺激 / 124

Responsive Neurostimulation

第 13 章　脊髓电刺激 / 148

Spinal Stimulation

第 14 章　周围神经电刺激 / 159

Peripheral Nerve Stimulation

第 15 章　经颅磁刺激的无创中枢神经调控 / 175

Non-invasive Central Neuromodulation with Transcranial Magnetic Stimulation

第 16 章　消融：射频、激光和高强度聚焦超声 / 191

Ablation: Radiofrequency, Laser, and HIFU

第 17 章　放射外科 / 200

Radiosurgery

# 第 12 章　反应性神经刺激
## Responsive Neurostimulation

Abhijeet Gummadavelli　Imran H. Quraishi　Jason L. Gerrard　著

彭德源　刘丹丹　译

孟祥红　校

## 一、反应性神经刺激概述

### （一）反应性神经刺激概述和历史

癫痫是最常见的神经系统疾病之一，患病率约 1%，各种报道显示，有 30%～40% 的癫痫患者是药物难治性癫痫，虽然出现了许多新的抗癫痫药，但这一统计数据并未发生明显变化。从 Horsley[1] 的报道开始，癫痫手术为难治性癫痫的患者提供了另一种选择，可以治愈某些病例。例如，对于经适当选择的内侧颞叶（medial temporal lobe，MTL）癫痫患者，60%～75% 的患者在前颞叶内侧切除术后实现无发作。然而，癫痫外科手术有固有的风险，非颞叶癫痫患者手术结果各不相同。在某些情况下，由于与脑功能区重叠或者手术会导致神经功能缺损，切除性手术是不可行的，需要选择其他手术方案。

反应性神经刺激（responsive neurostimulation，RNS）得益于临床观察的偶然发现和应用技术的发展。20 世纪 50 年代首次报道了将电流直接应用于致痫皮层的案例[2]。有针对性的皮层刺激源于标准化的临床研究，这些研究旨在定位"表达"皮层（如语言、运动、感觉）与患者致痫区之间的关系。作为评估的一部分，皮

层电极和皮层下电极成网格状和条状放置在硬膜下，深部电极放置在皮层下核团。临床电生理学家所熟知一种现象是，在手术前的患者中，皮层的短暂脉冲刺激可在几秒内终止后放电[3, 4]。Lesser 及其同事在观察 19 例患者通过硬膜下电极给短暂的脉冲刺激（0.3～2s 在 50Hz 300μs 的双相脉冲）能够终止长时间测试刺激引起的后放电；他们预测，短暂的脉冲刺激能够有效地控制癫痫发作[3]。

随着反应性神经刺激和脑深部电刺激（deep brain stimulation，DBS）在治疗癫痫上获得批准，神经刺激在治疗神经系统疾病方面有良好的发展势头。虽然 RNS 和 DBS 都是基于神经刺激的治疗方法，但这两种神经刺激方法在癫痫治疗中存在重要差异。目前有几个神经刺激影响癫痫发作和调节癫痫网络的理论机制。抑制假说认为，神经刺激导致抑制性神经递质的优先释放。去极化阻滞是"可逆性毁损"方法的假说，其中假定高频刺激通过过度去极化和电压门控离子通道的失效使电极附近的神经元失活。这种"可逆性毁损"的概念被应用于针对运动障碍的 DBS 开发中。突触抑制这一推测认为该效应是由刺激引起的远端轴突的去极化和轴突末端神经递质的消耗导致的。另外，有一些慢性的机制，包括转录、蛋白质和神经营养因子

的变化，这些变化在较长时间范围内影响神经网络活动。

　　通常，对于癫痫等神经网络疾病，有两种机械的神经调节方法：网络调节和发作中断。第一种是"网络方法"，神经刺激通过节点调节（即去极化阻滞）、对通道纤维的调节作用或网络的长期变化对网络进行整体调节来治疗特殊的神经紊乱。第二种机制包括周期性异常共振或同步中断，通常通过高频刺激。反应性神经刺激技术利用发作中断的方法来治疗。这种方法是从心脏领域植入心脏监视器和除颤器的成功案例发展而来的，类似地，RNS 设备被设计用来连续监测颅内脑电图（icEEG）的活动，然后通过高频神经刺激快速做出反应，以"破坏"癫痫发作发展和传播所需的网络同步。从这个概念和早期数据表明，对人的神经刺激可以起到抗癫痫作用 [5]，使用电刺激破坏癫痫的形成和传播的概念演变成对癫痫监测单元的研究，Lesser 及其同事发现，在颅内记录过程中，短暂的脉冲刺激可以终止或缩短颅内电极患者的后放电 [3, 6]。其他研究表明，反应性刺激抑制了小鼠 [7] 和猫 [8] 的自发性癫痫发作。接下来合乎逻辑的步骤包括在癫痫监测单元中对癫痫发作进行反应性刺激治疗癫痫发作的小型试点试验。在一个小的系列研究中，Peters 等 [9] 利用床边外部系统检测在癫痫监测单元的癫痫发作，然后释放由计算机控制的短时间爆发性反应性刺激，以终止 8 例患者的癫痫发作 [10]。在颅内电极患者的另一项公开试验中使用了检测算法触发的响应性刺激来中断已检测到的癫痫发作 [11]。他们的报道显示，反应式皮层刺激抑制了 4 例患者的癫痫发作。

　　从这些数据和其他数据中，癫痫发作检测和反应性神经刺激的潜在效用得到了认可，并且利用 NeuroPace 反应性神经刺激（RNS）设备设计了一项显示安全性和有效性的多中心试验 [12]。共有 191 名难治性癫痫患者被纳入盲期评估阶段并随机分为刺激组或对照组。手术植入后，所有患者均有 1 个月的恢复期和 1 个月的设有检测算法的记录期。接下来，对所有患者进行 3 个月的盲期研究，随机抽取相同数量的患者进行刺激开启或关闭。在这 3 个月的盲期之后，进行开放标签和持续数年的长期评估。由 4 条条状电极或深部电极组成的电极阵列被放置在癫痫发作区，并有一系列可用来检测异常脑电图活动的工具。由此产生的电流控制下的双相刺激可以进行频率范围 1～133Hz，电流范围 1～12mA，脉冲宽度范围 40～1000μs 的调整。

　　该 RNS 关键试验的结果在 2011 年 [12] 发表，此后也有更长期的随访研究报道，显示癫痫发作减少，并存在持续改善 [13, 14]。在关键性研究的盲期、随机和对照部分中，治疗组的患者在整个盲期内总体下降了 37.9%，而对照组则下降了 17.2%。在盲期的最后 1 个月里，治疗组的患者癫痫发作下降了 41.5%，而对照组癫痫发作下降了 9.4% [12]（图 12-1）。

　　总的来说，治疗组与对照组在癫痫发作减少方面有显著差异（$P=0.012$）。治疗组（蓝色）在 3 个月的盲期内癫痫发作率持续下降。在对照组中，癫痫发作出现了最初的下降，这可能是由于植入物的影响，这在运动障碍手术中是众所周知的，在 3 个月的盲期内，癫痫发作回到了基线频率。到最后 1 个月，治疗组的癫痫发作频率降低了 41.5%，而对照组的癫痫发作频率仅降低了 9.4%。

　　在长期的开放标签部分中，研究显示患者癫痫发作的中位数 1 年时间下降为 44%，2 年时间下降为 53%。在 2 年内，大多数（55%）患者的癫痫发作显著改善（≥ 50%），并被标记为有反应者 [13]。这种随时间而持续改善的趋势在剩下的长期随访期间将继续存在。关键试

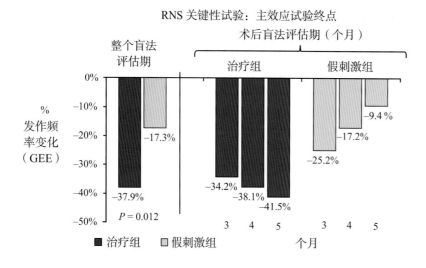

▲ 图 12-1　RNS 关键性研究的结果（Morrell 等 [12]）

经 NeuroPace 公司许可使用

验和长期开放标签随访的结果使得 NeuroPace RNS 设备在 2013 年 11 月获得了美国食品药品管理局的批准。根据最近报道的长期结果显示，第 3 年时有效率为 57.9%，第 4 年时为 60.8%，第 5 年时为 61%[14]。RNS 系统已迅速成为治疗有两个或两个以内的已确定发作区域的难治性癫痫的主要手段。作为首个获得 FDA 批准的闭环神经调节装置，RNS 系统为患者提供了新的治疗选择，并为慢性颅内 LFP 记录提供了新的见解。

## （二）与癫痫的其他形式神经刺激的比较

在美国，现在有三种 FDA 批准的治疗癫痫的神经刺激可选方案。迷走神经刺激（vagus nerve stimulation，VNS）是使用时间最长的，也是唯一的颅外选择。这种刺激的机制尚不清楚。大部分迷走神经纤维是传入神经，包括靠近颈静脉孔的细胞体的内脏感觉信息纤维。传入神经在双侧孤束核的髓质和突触分叉，从孤束核到网状结构、脑桥、中脑、小脑、丘脑和下丘脑都有广泛的投射。VNS 增加了这些投射通路的活性[15]。20 世纪 80 年代[16]就提出了它可以抑制超同步放电的观点，后来在癫痫发作的急性流产效应、短期预防效应[17]，以及慢性进行性预防（神经调节）作用[18]，都在动物模型中得到印证。在第一次人体试验中，没有观察到对间歇放电的影响，但在某些情况下观察到刺激器可以中止癫痫发作[19]。在另一个病例中，观察到海马头放电在 30Hz 迷走神经刺激下减少[20]，尽管效应尺度很小。

第一个随机对照试验包含了癫痫发作中位数是 0.7 次 / 天的 114 例癫痫患者[21]。然而，并没有真正的阴性对照组。患者被随机分为高刺激和低刺激两组。高刺激组的癫痫发作频率减少了 24.5%，而低刺激组则减少了 6.1%（P=0.01）。31% 的接受高刺激的患者和 6% 的接受低刺激的患者有 50% 或更高的有效率（P=0.02）。在对 196 例较少癫痫发作（6 次 / 月）的患者进行的第二项研究中，再次进行主动控制。发现高刺激组和低刺激组的癫痫发作分别减少了 28% 和 15%（P=0.04）。长期随访研究显示了累积效应[22]。癫痫发作减少的报道每年都在增加，连续增加 7 年之后达到一个平稳期。

第二种用于治疗癫痫的刺激（虽然第三种在美国有待批准）是丘脑的脑深部电刺激（DBS）。与迷走神经刺激一样，该方法刺激的目标是一个能影响大脑大部分区域的深部核团，而不是依赖于对癫痫发作区域的精确定位。为此，笔者对两个核团进行了详细研究。丘脑中央中核（centromedian nucleus of the thalamus，

CMT）是一个层内核，参与注意力和觉醒，并接收来自广泛的皮层区域和其他区域的网状结构的纤维。刺激该核可治疗间歇性放电[23]。在早期的小型试验中，通过癫痫日记，外部 CMT 刺激器被证明可以减少 80%～100% 的强直阵挛发作，减少 60%～100% 的局灶性意识受损发作。到目前为止，这些结果还没有在大型对照试验中得到验证。

第二个核团（同时被其他组研究[24]）是丘脑前核（anterior nucleus of thalamus，ANT），它形成了包括海马体在内的边缘网络中的一个节点，通常与局灶性癫痫有关。在早期的试验中，刺激丘脑前核可以减少 4/6 癫痫患者的发作[25]。通过丘脑前核刺激试验（stimulus of the anterior nucleus of the thalamus in epilepsy，SANTE）进行研究，在该试验中，无论有没有局灶性双侧强直阵挛发作，在植入后的 3 个月内患者被随机给予刺激。主要的疗效测量是观察在盲期内治疗组癫痫发作的减少[26]。两组在术后阶段癫痫发作频率都有降低（21%～22%），这被称为植入物效应。在盲期内，尽管预先确定的"最严重"癫痫发作（40% vs. 20%，$P < 0.05$）和癫痫发作损伤有所减少，但总体上两组的癫痫发作减少没有统计学上的显著差异（26% vs. 7%，$P=0.01$）。两组间的差异似乎被植入物效应减弱，以至于在盲期的最后 1 个月变得更加明显。长期有效率有所提高，植入后 3 年，有 67% 的患者（$n=42$，最初的 108 位患者）癫痫发作改善了 50%，甚至更多。早期试验中指出的潜在副作用包括抑郁和记忆力减退，但是对该观点的进一步长期评估并不支持记忆力或抑郁指数的显著变化。

与这些其他的模式刺激相比，目前的反应性神经刺激系统有一些独特的好处，也有一些挑战，如本章其余部分所述。一个好处是刺激是有反馈的，在它们目前的版本中，迷走神经刺激（心动过速激活除外）和脑深部电刺激使用的是不会随着癫痫样活动而改变的慢性刺激。另一个好处是皮层电图的可用性，它可以用来定制刺激，也可以用来监测对刺激或其他疗法的反应。一个限制是需要准确的癫痫发作定位[27]。大多数患者在植入 RNS 系统之前会做一个颅内脑电图。另一个限制是方案拟订和长期后续治疗所需的努力，大大超过了其他现有方式。

## （三）RNS 硬件

RNS 硬件包括带有板载计算机（on-board computer）的植入刺激器和 1～2 个由硬膜下条状阵列或颅内深部电极组成的电极阵列。每个电极阵列通常有 4 个触点。在一个设计好的颅骨切除术中，刺激器放置在一个"套圈"或外壳中，并用螺丝固定在颅骨上。如稍后将在手术过程中所述，将进行精确的颅骨切除术以适合植入刺激器。刺激器通过 4 个微螺钉连接到颅骨上。RNS 系统允许几种电极阵列配置，在条状或深部电极阵列中每个阵列都具有 4 个电极触点。条状电极具有标准的圆形电极触点，每个电极触点之间的距离为 1cm。条状电极阵列通过 15cm、25cm 或 35cm 的导线连接。深部电极也具有 4 个电极触点，深部电极阵列上的电极触点是圆柱形而不是圆形的，并且表面积较小。深部电极阵列具有 3.5mm 的电极触点间距（用于更紧凑的结构）或 10mm 的电极触点间距。每个阵列的总长度为 30cm 或 44cm，具体取决于连接到 RNS 设备所需的电线长度（图 12-2）。

## （四）RNS 系统在治疗癫痫以外的优势

通过 RNS 关键试验[12]和长期开放标签随访[13, 14]，RNS 系统已被证明是治疗药物难治性复杂局灶癫痫的安全有效的治疗系统。它已获得 FDA 批准用于治疗局灶性的药物难治性癫

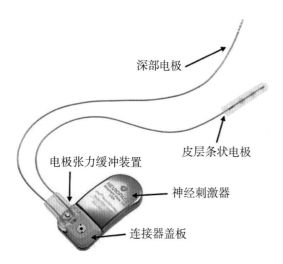

▲ 图 12-2　RNS® 系统可植入硬件

RNS 系统包括 RNS® 神经刺激器、连接器盖板和电极张力缓冲盖板；神经刺激器可以连接到 2 个电极阵列上；图中显示的是 1 个皮层条状电极和 1 个深部电极；注意每个电极有 4 个电极触点（经 NeuroPace 公司许可使用）

痛。该设备可以连接到 2 个电极阵列，通过它监视颅内 EEG（icEEG），存储检测到发作期的 icEEG 数据集，并提供对癫痫样检测的短暂神经刺激。检测、记录和刺激的参数由癫痫专科医生为每个患者单独设置。除了有文献记载的治疗效果外，随着 RNS 产品的使用越来越多，在计划的 ECoG 存储和设备检测阶段，已经产生了大量的长期 ECoG 片段数据集。这些数据推动了被资深作者所称的 ECoG 革命，这导致了几项新的研究，证实了 RNS 系统的额外优势。其中最明显的就是能够更客观地评估癫痫患者的癫痫发作次数或类似癫痫发作的次数。虽然客观的研究表明，癫痫患者日记在捕获准确的发作频率报告方面并不可靠[28, 29]，但患者报告的发作日记仍是癫痫治疗对照试验的基石。RNS 系统第一次提供了长期的关于癫痫发作频率和持续时间的客观数据，这些数据现在正被用于对治疗有益的多种治疗方案的改进。

从植入 RNS 系统患者中获取的长期 ECoG 数据产生了许多关于癫痫发作模式、对抗癫痫药物反应的预测和癫痫发作预警系统的论文。

回顾 RNS 患者的长期数据，可以发现癫痫发作具有清晰、缓慢的周期性，如昼夜节律、月经节律和超节律。正如一些之前的研究[30-32]所提出的那样，从 RNS 系统的长期 ECoG 显示，大多数部分癫痫患者的癫痫样活动具有昼夜节律性（63/65 个受试者）[33]。这种生理周期可能被用来为个别患者定制治疗时间。癫痫患者发作的周期性进一步得到了另一种用于预测癫痫发作的长期植入装置患者的数据支持（NeuroVista，Melbourne，VIC，Australia）。从植入了神经 NeuroVista 装置的患者那得来的数据报告还显示癫痫发作活动的昼夜节律、日节律和更长周期[34]。癫痫的昼夜节律周期性在癫痫患者中是众所周知的，之前已有报道，现在由 RNS ECoG 进一步证实。然而，最近对 37 例从 RNS 系统长期记录 ECoG 的患者癫痫发作模式的多中心研究报道了更长周期的存在。Baud 等[35]证实了之前报道的已知的昼夜节律，也显示出更慢的多日（称为超昼夜或多日）节律，这些节律在不同受试者之间有些差异，但对个别患者来说相对稳定。来自 RNS 系统的长期 ECoG 能够识别患者癫痫活动的稳定周期，并且可以更好地预测癫痫活动和用于定制个性化治疗。

药物疗法的定制化是使用这些长期 RNS ECoG 的另一个很好的例子。可以根据患者癫痫发作的昼夜节律和较慢的周期性，定制药物治疗方案，并在癫痫发作可能性高的时期给患者添加"急救"药物。此外，最近有报道称，对于具有 RNS 和已建立检测设置的患者，RNS 检测的变化，尤其是长发作（检测持续预定时间，通常为 30s 左右）可以预测新引入的抗癫痫药 1～2 周内的有效性[36, 37]。这些有前景的数据表明，来自 RNS 的慢性 ECoG 也有助于在短时间内确定药物改变的疗效，允许医生快速定制患者的药物治疗方案，并排除对患者无效的长期试验药物。

另外，长期 RNS ECoG 记录也可用于协助发作区域的偏侧化和发作区域的优先化。患有双颞癫痫的患者是一组非常适合 RNS 系统的患者，即双侧颞叶内侧（medial temporal lobe, MTL）癫痫的患者。虽然部分颞叶癫痫患者在头皮脑电图上明显显示出双侧，但最常见的是通过颅内监测确定，包括将颅内电极置于双侧颞叶内侧结构，以及其他皮层和皮层下位置。患有双侧颞叶癫痫的患者通常不适合手术切除，特别是在发作区涉及主要的颞叶内侧结构的情况下。由于术后发生记忆和认知障碍的可能性较高，因此不建议进行双颞切除[38]。对于患有双侧颞叶癫痫的患者，通常将双侧纵向颞叶内侧电极连接到 RNS 设备（图 12-5）。多年来，癫痫研究中心一直想知道，在有限的颅内监测过程中发现双侧颞叶内侧癫痫的患者是否真的是双侧发作，或者一侧的颞叶内侧是否在患者的癫痫发作中起决定性作用。目前的颅内电极评估存在明显的局限性，可能会影响所记录的癫痫发作，而癫痫发作本身数量有限。患者通常只能卧床休息，任何下床运动都必须受到控制和监督。颅内电极评估的时间也会受到限制，通常尽可能短的时间，但是仍然可以获得癫痫发作区定位和功能皮层定位所需的相关信息。因此，需要迅速停用患者的抗癫痫药，在颅内电极评估期间，如果有必要的话，可以采取额外措施促进癫痫发作。在颅内电极评估期间，一些研究小组还会使用电刺激以诱发癫痫发作。最近，从 RNS 患者获得的长期动态 ECoG 显示，84% 被认为有双侧颞叶内侧癫痫的患者有独立的双侧颞叶内侧癫痫发作[39]。平均超过 4 年的颅内电极记录时间里，有 16% 的患者仅记录了单侧颞叶癫痫发作。在家中和门诊环境下记录双侧颞叶癫痫发作的平均时间为 41.6 天，远远长于进行颅内检查的时间。那些被确定为单侧颞叶癫痫的患者，如果认为适当的话，可以进行切除。

也有对颞叶外癫痫患者癫痫发作定位的长期 ECoG 的报道，虽然这些报道不是系统的，但也是典型的病例报告[40]。部分患者在其颅内电极评估中发现了两个癫痫发作区，并在两个发病区植入 RNS 电极。目前有一些报道称，在经过数月或数年的颅内记录后，RNS 设备的长期动态 ECoG 可引导定向切除，这些记录显示一个关键或主要的起病区是可切除的[40]。

最后，从永久性植入癫痫发作区域的电极中获得的长期动态 ECoG 的可用性为癫痫发作预警甚至预测癫痫发作创造了潜力。我们讨论了使用上述 RNS 系统识别癫痫事件中患者特有的慢周期。个体周期性的识别为癫痫发作预测算法提供了重要的信息。这些数据，加上其他信息，可以获得准确到足以帮助癫痫患者的预测方法。此外，RNS 系统可用于提醒患者癫痫发作。在许多患者中（但不是所有的患者），可以识别出一种刺激模式，它使患者产生一种可靠的"感觉"[93]，可以从牵涉性硬脑膜的不适感到先兆样感觉各不相同。有一些试验正在进行，目的是利用这种刺激模式来警告癫痫患者，他们即将经历癫痫发作。

## 二、基于网络的靶点定位

与传统的"开环"连续刺激不同，反应性神经刺激是间歇性的，对病理学特定的生物标志物具有反应性。RNS 电极在病理性的神经回路中的放置（最常见的是直接在病理发作部位）对在调节疾病严重程度方面起着至关重要的作用。在这些章节中，笔者将讨论基于网络的病理，如前所述，RNS 已被广泛应用于医学上的顽固性癫痫。同时，也回顾了少数 RNS 用于其他适应证的资料（通常是目前用脑深部电刺激治疗的适应证）[41]，例如帕金森病[42]或神经精神疾病[43, 44]的闭环脑深部电刺激、Tourette综合征患者的丘脑反应性刺激[45]、慢性疼痛患者[46]和体位性癫痫患者[47]的基于体位的反应性刺激。

### （一）癫痫发生的理论

要了解RNS为什么可以用于癫痫的生物物理学，首先有必要讨论当前癫痫发作产生的理论。癫痫发生的中心观念为假定兴奋和抑制之间存在失衡，尤其指兴奋"失控"。对这一范式的一个重要补充是癫痫患者的"网络理论"，该理论认为，网络的超同步导致了癫痫的发生和传播[48-50]。在许多情况下异常的网络属性（网络中的异常节点、异常路径、节点和路径的组合异常或结构异常引起的异常），都会导致原发性的癫痫发生网络[51]。单个患者中可能存在单个或多个此类网络；此外，这些网络在患者癫痫持续期间可能是动态的，以产生多个独立的癫痫发作病灶[52, 53]。癫痫发生的表型表达（其符号学是网络异常的具体实例）由其在癫痫网络中的起始点及其随后的变量传播来定义[48]。

多项人类和动物研究已经使用电生理学（头皮脑电图、颅内脑电图、MEG）、代谢神经影像学（fMRI、PET、SPECT、功能连接）和结构性神经影像学（扩散张量成像、解剖学连接）方法来识别癫痫网络的发作和发作间的特性（Spencer等[51]综述）[54, 55]。越来越多的人发现，对患者数据进行个性化建模可以重建以往经验观察到的网络[56]。对癫痫患者功能连接的手动和自动分类已帮助从颅内EEG[57]和静息态MRI数据[58]中识别出这些网络。表12-1列出了一些通常与癫痫有关的脑网络。

### （二）基于起始点的癫痫发作模式差异

目前癫痫患者的反应性神经刺激的适应证

**表12-1　局灶性和全面性癫痫患者5种常见的网络模式**

| 网　络 | 解剖结构 | 参考文献 |
| --- | --- | --- |
| 1. 边缘-额叶网络 | 双侧海马、杏仁核、内嗅皮层、外侧颞叶皮层、前内侧丘脑、扣带回皮层、额叶下部 | [48, 56] |
| 2. 枕叶-颞叶网络 | 外侧颞叶皮层、内侧枕叶皮层 | [48] |
| 3. 顶叶-额叶网络 | 顶上小叶、内侧额叶皮层 | [48] |
| 4. 顶叶-颞叶网络 | 顶叶皮层、内侧颞叶皮层 | [48] |
| 5. 额叶-皮层下网络 | 双侧额叶皮层、脑桥、丘脑下核 | [48] |

尽管每个患者癫痫发作的网络是独特的，但临床和电生理观察可以识别出常见的网络及干预的靶点

为局灶性起始，伴或不伴全面发作。因此，它符合"放眼全球，立足本地"的准则。感应和（或）刺激电极被放置在癫痫起始区，以在癫痫起始模式（SOP）传播到引起癫痫发作的网络之前破坏它。对于一些颞叶癫痫患者，无论他们适不适合手术切除，是否定位于优势颞叶或者定位于双侧颞叶，沿海马体长轴放置深部电极的RNS，或沿海马旁回放置条状电极的RNS，都可能对治疗有益。RNS也可用于起始于新皮层的癫痫发作。当癫痫发作的病灶位于运动性语言中枢时，这一点尤为重要。在接受颞叶外皮层局灶性癫痫灶切除术的患者中，高达2/3的患者神经功能缺损更加严重[59]。在这种情况下，位于新皮层致痫灶的条状电极或深部电极可以感知癫痫发作，也可用于刺激设计来中断癫痫的传播。

我们将进一步讨论，在多灶性癫痫发作中，在癫痫回路的中央节点，如丘脑前部[60]或丘脑中部（稍后讨论），已经尝试了RNS。

电记录发作模式（electrographic seizure pattern，ESP）也称为发作起始模式（ictal onset pattern，IOP）或癫痫起始模式（seizure onset pattern，SOP），该模式的中断可能因患者和发病区域而异。ESP 的功率频谱或时间频谱能作为癫痫起始的特征，也可以作为起始点或病理的特征。例如，中间颞部的癫痫起始与低频高振幅重复性放电相关（low-frequency high-amplitude repetitive spiking，LFRS，有时称为周期性尖峰，而新皮层起始通常与低压快速活动（low-voltage fast activity，LVFA）模式相关[61]。局灶性皮层发育不良的癫痫起始通常表现为多棘波，随后是 LVFA，而只有 LVFA 的癫痫起始与皮层发育畸形有关[62]。注意到许多不同的癫痫起始模式都伴随着高频振荡（high-frequency oscillation，HFO）[63]。共享电记录模式得出的重要结论有力地表明，癫痫发作的病理包含了局灶起始和传播的网络。

### （三）RNS 机制

反应性神经刺激的基本不同机制在于它是一个"闭环"系统；"皮层电信号的算法解释导致了直接的电刺激"。在各种皮层和皮层下结构中的高频电刺激被认为可以在癫痫发作的传播过程中中断发作[3, 4]。高频脉冲刺激造成这种干扰的确切机制仍是一个有待深入研究的领域。经验观察已经注意到刺激的直接和间接影响。通过调节 SOP 的光谱含量、对癫痫起始模式的间接振幅衰减和频率调节，高频电刺激对致病区有急性和直接的局部抑制作用[2, 3, 64-68]。急性电刺激的假设机制是多种多样的，并由试图理解脑深部电刺激的文献提供信息，效果可能取决于刺激目标的局部成分。①抑制作用可能是细胞外钾浓度高引起的去极化封锁或电压门控电流失活导致。②由逆向或正向轴突去极化引起的突触抑制或兴奋导致的抑制或兴奋末端效应，正向轴突激活也可能由于神经递质消耗而导致突触抑制。③网络调节或去同步可以阻止

"异常"的信息流[69, 70]。然而，所描述的刺激的直接抑制机制并不能解释在反应性神经刺激一段时间后的发作减少的间接效应。长期网络效应可能与局部刺激靶点及其投射到的脑区神经营养因子表达变化有关[64]。植入反应性神经刺激器的患者预后的一个显著特征是，随着反应性神经持续时间的延长，癫痫发作频率可能逐渐降低，这可能有助于深入了解其机制[13]。

癫痫发作的检测是通过检测特定癫痫发作区域的电压来进行的。该信号被用来训练 RNS 算法，以确定在该检测点，什么样的电压模式定义了患者的癫痫样活动 / 发作。临床中，RNS 系统可以提供双相（充电平衡）刺激（1～333Hz；1～12mA；40～1000μs 脉宽）。与临床相关的参数调节将在后面详细讨论。需要考虑的一个有趣而重要的因素是，探测器 / 刺激电极周围的炎症反应会影响其电学特性；在植入数周内，电极周围会出现反应性胶质增生，并可能改变电极阻抗，通常植入后 1 年稳定[71]。

## 三、反应性神经刺激装置和初始结果

### （一）硬件设备

如前所述，反应性神经刺激装置的组件包括放置在癫痫起始部位的记录 / 检测电极、一个可编程的神经刺激器及一个无线程控仪，神经刺激器配备了可识别癫痫电记录标记的算法和多个刺激模式，刺激电极位于癫痫起始部位或发作回路中的一个节点。电极可以是硬膜下条电极、皮层或皮层下深部电极。刺激器装置包含一个电池，包含检测算法和刺激模式的可存储数据的机载电脑，和一个用于询问 / 与无线程控仪进行编程的无线电发射器 / 接收器。反应性皮层和皮层下神经刺激最初由 RNS© 系

统 设 计 和 测 试（NeuroPace，Mountain View，CA）。虽然最初的 RNS 研究是使用外部反应性神经刺激器进行的[11]，但 RNS 系统（电极和刺激器）在植入时已经内在化了，电极以特有的方式安放在颅内，刺激器在切除部分颅骨后被放置于适当的位置。目前的 RNS 系统能够检测和（或）刺激 1～2 个电极阵列，共 4 个双极记录通道。据预测未来的迭代可能会增加电极的数量。到目前为止，尽管其他概念上类似的反应性装置正在进行临床试验，RNS© 系统是唯一 FDA 批准的可用于临床的反应性刺激装置，RNS 被批准用于 1～2 个病灶的难治性癫痫。很少有研究考虑到长期植入反应性神经刺激电极的长期效应。研究发现，RNS© 系统电极可能存在一些短期阻抗变化，但对于深部电极和硬膜下电极而言，长期（超过 1 年）的阻抗是稳定的[71, 72]。RNS 设备最初需要每 3～5 年更换 1 次电池。最近发布了一款升级版，据报道电池寿命和数据存储能力都提高了 1 倍。在 DBS 中，有多种因素影响电池寿命，包括频率、刺激强度、电极阻抗和电容模式。报道的更换刺激器后的感染率为 3.7%～10%[73, 74]。感染是一个重要的问题，因为这通常要求移除所有颅骨和颅内的植入物，对于医生而言往往是困难的。

## （二）RNS 在癫痫中的初步试验

最初的两年开放标签安全性研究包括 65 名患者（"可行性"试验），被认为成功地提供了安全和有效的治疗[75, 76]。电极被植入单纯局灶癫痫、复杂局灶癫痫（CPS）或全面强直阵挛发作（GTC）的成人患者（18—65 岁）的癫痫灶。他们发现初步评估期内原发性癫痫发作频率的中位数降低最多的是 GTC 组（59%）和 CPS 组（27%），总体致残性癫痫发作也有显著下降（29%）（$P < 0.0001$）。在二次评估期，GTC 组癫痫发作中位数减少 66%，CPS 组癫痫发作中位数减少 34%，总体致残性癫痫发作下降 35%[76]。

第一个使用 RNS 系统的随机对照试验（"关键"试验）评估了安全性和有效性。一共招募了 240 名患有局灶性癫痫、服用 2 种或 2 种以上抗癫痫药无效，且怀疑有 1～2 个癫痫起始部位的成年患者（18—70 岁）。191 名成人被植入，经历 1 个月恢复。然后他们被随机分配到反应性刺激组或假刺激两组，两组患者在年龄、性别、抗癫痫药的数量、每天癫痫发作的次数、颞叶癫痫、多灶性癫痫、既往癫痫手术史或既往颅内脑电史方面无显著差异。结果在两个时间框架内评估：12 周的盲期和 84 周的开放标签期。在随机试验期间，97 例患者中有 96 例完成了反应性刺激，94 例患者中有 93 例完成了假刺激。在 84 周开放标签反应性刺激期，187 例患者中有 176 例已经完成或正在完成反应性刺激。第一项研究显示与基线相比，所有患者（在随机化之前）的平均发作频率都降低了，表明了植入的效果；这在对难治性癫痫的丘脑前核深部刺激中也有体现[26]。在整个盲期，反应性刺激组的平均癫痫发作频率显著降低 37.9%，而假刺激组降低 17.3%。重要的是，针对癫痫起始部位、多病灶或先前的外科治疗进行调整时，这种降低仍然显著。在盲期，反应性刺激组的无癫痫发作天数比假刺激组多 11%（有反应性刺激组为 27%，假手术组为 16%）。有趣的是，所有患者的生活质量指标（QOLIE-89）均有显著改善，包括盲期和开放标签期。

初步研究报道了术后 28 天显著不良事件发生率为 12%，术后 84 天显著不良事件发生率为 18.3%。6 名患者死亡，其中 4 名死于癫痫猝死。其他不良事件的发生率包括颅内出血 4.7%（9 例）和与植入物相关的手术部位感染 5.2%（10 例）。

对植入患者的可行性和试验的长期结果进行了评估，包括 191 名患者和平均 5.4 年的随访。开始的 3～6 年内癫痫发作下降率分别为 60%、63%、65.5% 和 65.7%。84% 的患者癫痫发作频率有所改善，60% 的患者癫痫发作频率减少了一半以上，12.9% 的患者至少有 1 个不发作期，持续时间≥ 1 年。最近的 9 年随访显示 230 名患者癫痫发作减少了 67.2%，1/3 的患者在最近的 3 个月内癫痫发作频率降低了 90% 以上[77]。

### （三）RNS 疗效及癫痫起始点

RNS 似乎对局灶性癫痫有效，无论其起病区域是什么。如前所述，RNS 最常见的位置包括颞叶结构（包括海马体）和新皮层，较少见的是作为癫痫网络中心节点的岛叶或其他皮层下结构。最近，一些患者的靶向治疗已经包括了丘脑。对内侧颞叶癫痫患者进行亚组分析时，在 6 年的随访中癫痫发作的中位数降低了 70%，15% 的患者至少有 1 个不发作期，持续时间≥ 1 年[78]。有趣的是，电极的精准度似乎并不影响疗效，术后影像学发现有效电极在海马和海马旁组织中。从可行性和关键试验（如前所述）中收集的 126 例患者的前瞻性随机对照试验显示，新皮层起始的癫痫患者进行 NeuroPace RNS 系统植入后，额叶 / 顶叶、颞叶和多脑叶癫痫发作的中位数下降率分别为 70%、58% 和 51%[59]。反应性岛叶皮层刺激可使癫痫发作频率降低 50%～75%[79]。

### （四）RNS 和 SUDEP

癫痫猝死（sudden unexplained death in epilepsy, SUDEP）是癫痫相关死亡的一个重要原因，尤其是在难治性癫痫发作的患者中[80]。但是，潜在的机制仍然未知。就其性质而言，连续记录的反应性神经刺激电极可能会成为评估 SUDEP

潜在机制和癫痫发作减少对 SUDEP 风险影响的重要工具。在一项研究中，707 例植入 RNS 装置的患者中，7 例 SUDEP 事件得到证实（2 例可能，1 例疑似，4 例确定），在 SUDEP 前 3 个月中 3/7 的癫痫发作减少了 50% 以上，而 2/7 在 SUDEP 时 RNS 失效[80]。值得注意的是，SUDEP 的 5 例确诊或疑似病例中，有 3 例在临死前反应性神经刺激电极的癫痫样活动增加；然而，有 1 例 SUDEP 患者在死亡时并未在 RNS 电极上有任何癫痫样活动[80]。相比于药物治疗（6.1/1000 患者年，CI 3.3～10.3）[81] 或无效的癫痫手术（6.3/1000 患者年，CI 3.0～11.6）[82]，建议通过反应性神经刺激来减少发作频率，从而降低 SUDEP 发生率（2/1000 患者年，CI 0.7～5.2）[80]。

### （五）RNS 的神经精神疗效

神经心理学测试在癫痫患者的评估中起着至关重要的作用，尤其是在许多精神疾病与癫痫一起存在的情况下。其病理生理关系尚不清楚，但推测它们之间具有重叠的网络联系[51]。从参加关键试验的 175 名患者（一共 191 名）通过 2 年的反应性神经刺激下的神经心理学评估数据表明，在语言认知方面有轻微的但统计上显著的改善，特别是在专门针对新皮层癫痫发作的波士顿命名测试和针对颞叶内侧癫痫发作的 Rey 听觉视觉学习测试中[83]。有趣的是，认知能力的提高与癫痫发作频率的降低或抗癫痫药的改变并没有直接联系[83]。来自这项关键试验的 191 名患者的生活质量分析结果显示，在 2 年期间，不管癫痫发作与否，44% 的患者生活质量得到改善，而只有 16% 的患者报告生活质量下降[84]。

### （六）儿童的反应性神经刺激

虽然反应性神经刺激目前还没有被批准用

于治疗18岁以下的难治性癫痫患者，但已经有一些儿童病例被报道[85, 86]。AAN和ILAE将医学上的难治性癫痫定义为2种或2种以上适当的抗癫痫药仍不能控制住的癫痫发作。然而，尽管倡导多年，大多数难治性癫痫患者并没有得到适当的外科评估。越来越多的证据表明，延长药物难治性癫痫患者转诊手术评估的时间会降低治疗成功的概率。患者难治性癫痫发作时间越长，对于包括手术在内的所有治疗手段来说，癫痫发作就越难治愈。同时也证实了癫痫发作持续时间的延长会改变产生癫痫的网络中的节点和连通性。最后，药物难治性癫痫患者发生SUDEP的风险最高。因此，儿童难治性癫痫早期治疗的必要性日益得到认识。儿童应用NeuroPace反应性神经刺激的病例报道表明，对于难治性癫痫发作[85]和语言皮层起始[85, 86]，它可作为手术切除后的"辅助"疗法[86]。儿童RNS的首批报道是双侧丘脑前核RNS和角回/缘上回RNS使2名儿童患者的癫痫发作频率改善了80%～90%[85]。类似地，对1名16岁左颞局灶性皮层发育不良手术部分切除后的患者进行了RNS系统治疗，该系统植入了岛叶深部电极和角回/颞上回后部条状电极，术后2个月发现患者癫痫发作强度和持续时间减少，术后6个月仅有先兆但无意识障碍发作[86]。"不成熟"的癫痫网络可能特别容易受到反应性神经刺激的去同步效应的影响，从而有效减少癫痫发作，这一假设仍需经过严格的科学检验。但是，经验证据表明了其有效性。儿童RNS的独特技术方面之一是切除所需的颅骨并放置刺激器，不过，即使是在最年轻的RNS病例报告中（1名9岁的儿童），也没有遇到重大困难[85]。

## 四、手术植入及技术

NeuroPace反应性神经刺激系统是得到FDA批准的一种辅助疗法，用于减少18岁或18岁以上癫痫患者的癫痫发作频率。RNS的标签表明，该系统用于"经过诊断测试，局部致痫灶不超过2个，并且对两种或两种以上的抗癫痫药无明显效果，目前仍然有频繁和致残的癫痫发作"的患者。对于大多数植入RNS系统的患者来说，确定癫痫起始点的"诊断测试"涉及颅内电极评估。在笔者所在中心，很少有患者在未进行颅内脑电图研究的情况下放置RNS。

这一普遍原则也有一些例外，典型的是有明确的双侧内侧颞叶癫痫或术前评估明确、一致的单侧内侧颞叶癫痫患者，并且不适合进行前内侧颞叶切除术或不愿意切除颞叶结构。一旦确定了患者的癫痫起始点，就有多种放置RNS电极阵列和RNS装置的技术方案。

RNS手术计划的主要考虑因素包括：①电极可以最大限度覆盖癫痫起始点。②颅骨切除植入RNS装置。③用于放置电极的立体定向装置、设备及技术。④之前进行了颅癫痫发作的患者RNS植入的时机。⑤利用先前颅内电极评估的皮肤切口和骨瓣。

该RNS系统具有几种电极阵列配置，包括条状电极和深部电极，每个电极阵列具有4个电极触点（图12-3）。条状电极均为标准的圆形电极触点，每个电极接触点之间的间距为1cm，通过15cm、25cm或35cm的导线连接刺激器。深部电极阵列均有4个圆柱形电极触点，深部电极触点有两种间距，包括3.5mm电极触点间距和10mm电极触点间距，有30cm或44cm长度的导线连接刺激器。发作起始区域能被条状或深部电极阵列覆盖，最常见的是，条状电极用于覆盖皮层表面，深部电极用于较深的皮层起始区，即在脑沟内。可以组合多个电极阵列来增强起始区的覆盖，使用多个条状电极来扩大覆盖范围，或者使用多个深部，以及深部和条状电极组合来覆盖表面和更深的发作起始区。

电极和被覆盖的发作起始区将决定手术入路或植入电极所需的路径。例如，在图 12-3 中，植入电极包括颞叶内侧纵向深部电极（海马和杏仁核），以及颞下和海马旁回条状电极。每一个电极都需要规划切口、穿刺孔和连接到 RNS 设备的通道。或者，也可以设计一个更大的切口来放置 RNS 系统的所有部件，包括放置 RNS 装置所需的颅骨切除。本例还包括多种方法的使用，涉及立体定向设备和多个手术体位，以成功放置电极和 RNS 设备。

一旦确定了要使用的电极阵列配置，除了放置电极外，还必须在手术计划中考虑到颅骨切除并植入 RNS 刺激器设备的位置。由于癫痫起始区位置、覆盖该区域的电极阵列和植入技术存在较大差异，目前尚无"标准"的 RNS 系统植入方法。RNS 的外壳和设备有一个微妙的曲率，这使得它可以适应各种不同位置的颅骨形状。然而，根据笔者的经验，只要可能，颅骨切除植入 RNS 的部位应该在颞肌上方，这

可以确保手术中不会再次破坏颞肌，最大限度地减少因颞肌萎缩造成的不适和潜在的容貌畸形。此外，RNS 外壳和设备在术后 CT 成像中会产生因波束散射导致的伪影，更优越的植入 RNS 设备的位置应最大限度地减少这种伪影的范围。对于 RNS 系统的手术计划，还有一些附加的一般原则。在可能的情况下，尤其在只使用深部电极时，为颅骨切除计划一个单独的切口来放置 RNS 外壳和设备是有必要的。同时，将多余的导线直接放置在远离 RNS 装置、切口和未来手术入路的位置，以便 RNS 装置更换（图 12-4，黄箭）。这种方法使下次更换手术更方便，降低了在更换手术中意外损伤导线的风险。放置在 RNS 系统顶部的电极导线可能会干扰用于分析、数据卸载和编程的电子通信。如果 RNS 系统植入的均为条状电极，那么可以设计颅骨切开来进行植入，通过颅骨切开放置条状电极，并植入 RNS 外壳和装置。当使用这种单侧颅骨切开入路时，导线应通过颅骨切开处

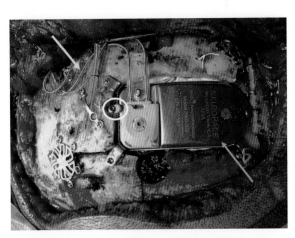

▲ 图 12-4　RNS 装置植入先前颅骨切开的一角

从骨瓣上去除一部分与 RNS 套圈匹配的骨瓣，并将 RNS 附着在骨瓣和颅骨上，使用几个颅骨固定板和螺钉固定骨瓣；值得注意的是，RNS 装置的位置决定在更换手术中只需要切开先前切口的一部分，即切口的下方和右侧部分；一旦 RNS 装置被放置在 RNS 套圈内，它被小塑料（白椭圆）的固定螺钉固定到套圈内；RNS 装置靠近切口，但不直接在切口下；RNS 电极导线与设备的连接要远离切口（黄箭），使得在以后的更换手术中，切口与 RNS 设备之间没有导线（绿箭）

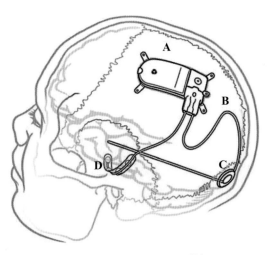

▲ 图 12-3　植入 RNS 系统

将 RNS 刺激器固定在植入颅骨的套圈中（A），刺激器与 2 根颅内电极（B）相连，如图所示，RNS 系统包括 1 根植入颞叶内侧结构的深部电极（C）和 1 根覆盖海马旁回和颞叶下外侧区域的硬膜下条状电极（D）（经 NeuroPace 公司许可使用）

引出，并尽可能远离皮肤切口和刺激器，以便将来更换设备。

在癫痫起始区被确定之后，确定好电极阵列、RNS 外壳和设备的位置，然后，手术植入的整体设计要根据患者的具体情况，以及外科医生可用的立体定向、手术和术中成像设备进行定制。考虑到各种靶点、电极阵列和技术，任何广泛使用的立体定向平台（无框架、基准、基于框架、机器人或直接图像引导）都可以用于在癫痫起始区放置电极。一般而言，所使用的立体定向系统取决于植入的整体设计、癫痫起始区的位置及到靶点的轨迹长度。在笔者所在的中心，根据轨迹长度他们使用了无框导航、立体定向机器人系统和直接图像引导系统来放置深部电极。在两种电极类型的皮层 RNS 植入过程中，我们通常使用无框架立体定向系统在皮层表面放置条状电极，并将条状电极与深部电极一起放置。当通过更长的路径将 RNS 深部电极植入较深的结构时，他们更喜欢更高精度的直接图像引导、基于框架或立体定向机器人放置深部电极。事实上，根据他们的经验，在只植入深部电极的情况下（即双侧 MTL），他们更倾向于将深部电极与 RNS 外壳和设备分开放置。分段植入深部电极、RNS 设备的方式与 DBS 中常用的方法相似。在成像技术局限性和 RNS 外壳和设备造成伪影之前，分段植入方法使深部电极放置的准确性得到提高。最关键的因素是神经外科医生在进行 RNS 植入时对于手术环境和立体定向设备的熟悉和适应程度。

## （一）颅内电极评估后的 RNS 植入

正如本章前面提到的，癫痫患者通常通过颅内电极评估来定位癫痫起始区。因此，根据颅内电极评估所使用的技术和方法，RNS 植入手术常常需要额外考虑一些因素。首先要考虑的是与颅内电极评估相关的 RNS 系统植入的时机。一些外科医生报道了在植入 RNS 电极和设备所需的通路来自用于颅内电极评估的颅骨切除术的情况下，在移除颅内电极的同时植入 RNS 系统。虽然有人认为感染率是可以接受的，但笔者的做法是在完成颅内电极评估后 4～6 周再植入永久性硬件（如 RNS 系统）。大多数外科医生在颅内电极评估癫痫发作定位后，在颅内电极评估和 RNS 植入手术之间等待一段时间再植入 RNS 系统。事实上，在过去的 20 年里，在颅内电极评估后推迟 4～6 周再进行明确的手术干预已经成为笔者惯常的做法，除非手术干预包括皮层切除或软膜下横切可通过颅内电极评估的开颅手术来完成。此外，在涉及颅骨切开进行网格和条状电极的颅内电极评估病例中，涉及相似的颅骨通路或 RNS 植入时，笔者通常先不进行骨瓣复位，先用钛网覆盖颅骨缺损，直到最终的外科手术治疗，这种方法已经显著降低了感染率。随着单纯颅内深部电极评估、立体定向脑电图（SEEG）的日益普及，由于 SEEG 颅内电极评估中不涉及切口或开颅，延迟 RNS 植入手术变得很常见。

考虑到大多数 RNS 植入在颅内电极评估后都会延迟，因此在后续的 RNS 植入手术中保存癫痫起始区位置信息是很重要的。为此，笔者给所有接受颅内电极评估的患者都进行了植入后 CT 和 MRI 成像，以定位所有植入电极。他们采用内部开发的电极定位程序，该程序可以和他们的无框立体定向导航系统对接。这提供了使用立体定向导航在 RNS 植入手术中确认任何在癫痫起始区被认为是至关重要的电极接触点的能力。有一些软件程序可用来定位每个植入电极。从解剖学角度来看，在被证实有 MTL 发作的患者中，从后部枕顶骨入路植入沿海马和杏仁核长轴植入电极是最常见的。如果有必要，在 MTL 深部电极植入中，可以定位从颅内电极评估中确定的癫痫起始区电极的位置。

对于已经做过手术的患者，RNS 植入手术前还需要考虑其他几个因素。在那些曾接受过开颅手术、颅骨切除术或颅内电极评估的患者中，在 RNS 植入手术中必须考虑之前的入路。首先是固定头部进行立体定向导航，在使用任何颅骨固定装置（即 MAYFIELD® 头架、Leksell 或 CRW 框架）的附件时必须小心，以避免将颅骨钉放置在先前开颅手术的部位。最好避免将颅骨钉放置在开颅部位，即使是在远期手术的情况下，因为众所周知抗癫痫药会抑制骨愈合，因此，不能认为远期开颅骨瓣将与原颅骨融合。RNS 植入手术的切口设计必须将任何先前用于颅内电极评估或切除的切口考虑进去。设计 RNS 植入切口很关键，以避免过度破坏头皮血管。一般情况下，如果 RNS 植入位于与之前的切口相同或相似的区域，则应适当修改之前的切口以提供植入 RNS 所需的开口。应注意尽量减少对头皮灌注的额外干扰，使对外观的潜在影响尽量减少。此外，当对可能是 RNS 候选患者进行计划开颅的颅内电极评估时，应考虑未来可能的 RNS 植入手术的切口。最后，切口和 RNS 的放置也应尽可能优化设计以便未来进行的设备更换手术。

除了任何先前的头皮切口外，之前的颅骨切开也必须考虑在内，最常见的情况是利用之前的颅骨切开放置 RNS 套圈和装置。在这种情况下，可以将 RNS 装置放置在骨瓣的中部，或放置在部分骨瓣上，使至少一半的装置附着在原颅骨上。通常，之前开颅 / 颅骨切除术的患者需要大量的设计和工作，以优化 RNS 套圈和装置的位置。图 12-4 显示了一个复杂的 RNS 植入病例，该病例是在先前的颅内电极评估后进行。RNS 套圈及装置放置于开颅骨瓣的一角，同时在骨瓣及原颅骨上。另外还使用了几种标准的颅骨固定装置来确保骨瓣的安全性。如前所述，抗癫痫药可以抑制骨愈合，因此开颅骨

瓣被几个固定板固定。RNS 装置和外壳靠近切口的一部分，但不直接位于切口下。这使得未来的设备更换手术可以仅利用切口的一部分来对 RNS 设备进行更换。此外，电极导线从远离切口的骨孔出来（图 12-4，黄箭），使得将来能在保持远离导线和 RNS 设备的连接器的区域进行 RNS 设备更换（图 12-4，绿箭）。也可将 RNS 套圈及装置设计在开颅骨瓣外或部分与开颅骨瓣及原颅骨重叠的位置。第一种方法需要在颅骨切除术中在切口提供的暴露范围内进行额外的暴露，这可能是困难的，甚至是不可能的。后一种方法需要较少的额外暴露，但需要进行新的颅骨切除术，切除骨瓣的部分颅骨，并使其与原颅骨精确地结合在一起以适应 RNS 套圈。

在颅内深部电极评估后，通常被提到的是立体定向脑电图（SEEG），再进行 RNS 植入，常是在延迟方式下进行的。SEEG 技术通过一系列小的骨孔放置深部电极，不采用任何切口。因此，在 SEEG 评估后的 RNS 植入不需要考虑任何之前的切口或开颅手术史，可以根据 RNS 设备的最佳定位、癫痫起始区和所使用的电极来设计 RNS 植入切口。

## （二）植入 RNS 深部电极

如上所述，有多种立体定向技术可以用于放置 RNS 深部电极。经验丰富的癫痫外科医生已经描述了使用无框架定向导航、基于框架的定位和立体定向机器人放置 RNS 深部电极的方法。笔者所在中心是第一个描述使用 ClearPoint® 在术中 MRI 直接图像引导下放置 RNS 电极的机构[87]。在深部 RNS 电极植入中，通过成像［MRI 和（或）CT］和立体定向定位软件来规划轨迹。钻孔应远离 RNS 套圈，并与将要用于更换手术的切口保持距离。根据植入电极的设计，钻孔可以在 RNS 装置的颅骨切除

相同的切口内进行，也可以通过单独的小的线性或曲线切口进行。如果可能的话，笔者宁愿通过单独的小切口使钻孔远离 RNS 设备，这使得多余的导线能远离 RNS 设备。建议使用钻孔，并将 RNS 电极导线固定在 NeuroPace®8110 型孔盖内。固定 RNS 电极导线的其他方法也是有效的。据报道，在关键试验中，用小钛"狗骨（dogbone）"板固定的电极导线更容易断裂，因此我们尽量避免使用这种技术。患者的体位取决于所规划轨迹的进入位置。根据用于深部电极放置的立体定向技术，头部被放置到梅菲尔德头架或框架中。对于 MTL 癫痫患者，将 RNS 深部电极放置到 MTL 结构中最常见的做法是采用枕顶后入路，沿海马长轴放置 RNS 深部电极。图 12-5 显示使用 ClearPoint® 和术中 MRI 直接在图像引导下将 RNS 深部电极植入 MTL 结构（海马和杏仁核）。在一些 RNS 电极植入中，如双侧 MTL 电极，RNS 套圈和设备的放置可能需要患者和头部独立的体位。此外，术后成像仅局限于 CT 成像，由于 RNS 组件与 MRI 不兼容，放置 RNS 套圈和设备后会有相当大的伪影。随着经验的积累，与常规的 DBS 植入手术相比，笔者所在中心更倾向于在一个

单独的手术中放置深部电极，类似于 DBS 植入手术中常用的方法。他们常采用这种分阶段的方法进行一些患者的 RNS 植入，包括在手术的两个阶段需要不同的体位和基于立体定向设备的 RNS 植入患者。这也使我们能够在颅骨切除术和 RNS 装置植入完成之前验证深度电极是否处于最佳位置，或者患者可以在一次两阶段手术中重新定位并完成整个过程。

### （三）植入 RNS 条状电极

对于起源于皮层的癫痫通常使用条状电极。RNS 条状电极的放置需要较小的颅骨切除术和硬脑膜开口，以便将条状电极放置到硬脑膜下的空间。对于近期有颅内电极评估的开颅手术患者，现有的开颅手术通常可用于放置条状电极。同样，任何广泛使用的立体定向技术都可以用来确保条状电极在适当位置。笔者通常使用无框立体定向神经导航系统。在必要时，使用用于配准和立体定向导航的立体成像来存储和定位先前癫痫起始区的电极位置。条状电极一旦处于适当位置，应固定在硬脑膜上。当需要时，可以将多个条状电极组合在一起形成网格状覆盖。

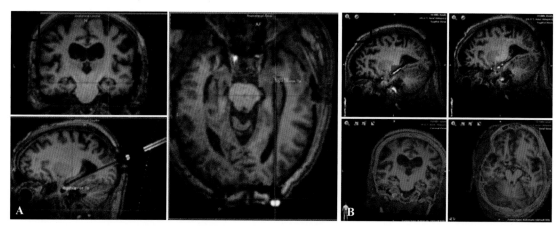

▲ 图 12-5　使用 ClearPoint® 系统和术中 MRI 直接在图像引导下将 RNS 深部电极放置到双侧内侧颞叶（MTL）结构（海马和杏仁核）

A. 术中 MRI 陶瓷探针的位置；B. 术中 MRI 与术后 CT 融合显示电极已经被正确放置在手术轨迹和 MTL 结构内

如果之前没有影响 RNS 植入的开颅手术，那么 RNS 系统的植入设计将按照前面的描述进行。条状电极有时可以通过 RNS 套圈和设备植入所需的颅骨切除来放置。这种方法通常用于额叶和顶叶皮层靠上的部位，可以通过滑动硬膜下的条状电极到目标皮层部位。立体定向神经导航被用来确保条状电极被放置在所需的皮层区域上。也可以通过基于立体定向神经导航下单独的小颅骨切除术来确保条状电极在正确的位置。一个骨孔对正确放置条状电极来说通常是不够的，除非在颅骨切除术中使用加宽高速钻头和（或）椎板咬钳扩大骨孔。尤其是对于使用多个条状电极的情况，这一点尤为重要。当使用单独的颅骨切除术放置条状电极时，重要的是要使单独的颅骨切除术与 RNS 套圈和设备的颅骨切除保持间隔一段距离，并使多余的导线远离将用于 RNS 更换手术的切口。这可以通过一个较大的切口来实现，或采用一个单独的植入条状电极的切口。在采用一个单独的切口的方案中，导线在头皮下经过规划路径到达 RNS 装置，像往常一样，要使导线远离切口和入路，以方便将来的 RNS 更换手术。

### （四）植入和连接 RNS 设备

在前面的章节中已经回顾了放置 RNS 套圈和装置的颅骨切除设计原则。一旦确定了 RNS 套圈和装置的位置，即可使用提供的模板来描绘所需的颅骨切除范围。勾勒出颅骨切除的轮廓后，在颅骨切除的对角钻孔，钻孔的位置要让钻孔的外边缘与颅骨切除术的边缘相一致。然后在所需的颅骨切除下方剥离硬脑膜，沿着两个钻孔之间使用骨刀或高速钻完成颅骨切除。用 RNS 套圈来验证颅骨切除的契合度，常用高速钻和椎板咬钳对颅骨切除范围进行修整，直到与 RNS 套圈完全契合为止。

如果将皮层癫痫起始区的电极和 RNS 装

置放置在同一切口内，则在放置电极之前先进行 RNS 套圈颅骨切除，这降低了钻孔过程中损坏任何电极导线的风险。必须小心避免硬膜破损和脑脊液丢失，因为这可能导致脑移位和定位神经导航系统的误差。如果使用同一颅骨切除术放置条状电极，则根据需要切开硬脑膜并放置条状电极。如果可能的话，尽量不将电极直接放置在 RNS 设备下，因为这使得术后成像难以解读。同样，如果条状电极通过 RNS 颅骨切除术放置，应注意让导线从头盖骨出来远离 RNS 连接点和切口。如果在单独的颅骨切除术中使用针对更深结构的深部电极，建议在 RNS 设备进行颅骨切除之前放置这些电极，以最大限度地减少脑脊液丢失和脑移位的风险。一旦放置了 RNS 套圈，它将由 4 个标准的钛钉固定到颅骨上，这些螺钉可从任何颅骨固定套件中获得。

然后将 RNS 装置放置在套圈内，将固定螺丝放置在 RNS 装置上，并用所提供的螺丝刀拧紧到适当的扭矩（图 12-4，白椭圆）。电极导线然后被引到 RNS 设备的连接器位置，并插入 RNS 连接器的两个端口，一定要注意确保导线尾端整个进入 RNS 连接器。在导线上有一个棕色的标记，当导线被正确地插入到 RNS 连接器头端时，棕色标记正好在连接器的边缘。然后用同一把螺丝刀将连接器中心的固定螺丝拧紧到 RNS 装置上，直到达到螺丝刀的设定扭矩。导线被引到装置的应力释放部分的凹槽中，盖上压力缓冲盖板。RNS 植入完成后，可以拍摄术中照片并放入患者的电子病历中。这张图片对于未来任何有关硬件定位的问题和设备更换手术都是有用的。然后，RNS 设备被访问，并获得 ECoG 记录，测试电极阻抗。在此之后，获得几分钟的 ECoG 记录，以验证植入的 RNS 系统信号和正确的 ECoG 记录。许多时候，在这些简短的 ECoG 记录中可以看到癫痫样的放电，可确认电极位置。一旦植入完成，整个系统立即用盐水或混合抗生素的盐水溶液冲洗整个手术视野。如果需要，万古霉素被用于整个过程。然后再用标准的外科技术闭合头皮。

## 五、RNS 系统程控

### （一）概述

相对于大多数其他神经刺激模式，RNS 系统需要在个性化程控上投入更多的精力，以实现反应性治疗的目标。程控分为两个主要阶段，首先，建立检测标准以尽可能准确地识别癫痫发作模式。一旦完成，刺激就被激活并滴定。如果没有达到期望的响应，可以采取进一步措施，包括改变电极触点、极性模式，甚至完全交换电极导线。由于无发作是罕见的，可能有一个多年的连续的优化过程。该装置记录癫痫发作模式，以图形形式显示在程控界面，并有助于评估治疗反应。检测标准设置了癫痫发作的敏感性和特异性，因此如果在启用治疗后发生改变，基线记录将发生变化。因此，检测设置通常在初始程控后尽可能保持稳定。

### （二）癫痫发作模式的检测

RNS 系统提供用于在初始阶段确定突发和间歇发作模式并指导检测模式编程的皮层脑电图数据。这些 ECoG 是基于可编程触发器记录的。旧型号的设备可以缓冲高达 6min 的 ECoG 数据（通常是 4 段 90s 的记录），采样率为 250Hz，频率响应范围为 4～90Hz。截至 2019 年，目前的 RNS-320 模型允许 12min 的数据（例如，8 段 90s 的记录）[88]。这些 ECoG 的持续时间是可调的，就像触发器一样。最常见的触发器是"长片段"，即持续检测的时间段，持续时间为用户指定的持续时间（默认为 30s）。饱

和度是指在任意通道上记录活动的时间超过了设定的阈值（这是可调整的）；磁刷指当患者标记要记录的事件时，以及达到 4 次预定的探测。预定的检测对于描述基线活动是有用的。可用的 ECoG 记录槽是有限的，因此其中一些可以保留给一个或多个触发器，以防止它们被以后的事件覆盖。最有用或最准确的触发器因患者而异，但磁刷可能在早期特别有用，因为它可以直接指示患者报告的临床事件，在癫痫监测单元中起到类似按钮的作用。

在当前设备中有三种检测模式可供选择：带通检测器、线路长度检测器和曲线下面积检测器。带通检测器识别在一个可编程时间内一个指定频带内的功率。它们可以有多种用途，尖峰可以在短时间内通过高频率识别。新皮层癫痫发作的早期通常可以通过 0.5～1s 内的 β 或 γ 活动捕获。ECoG 的光谱图可在编程接口中用于指导基于频率的检测[89]。线路长度检测器（也被称为"功率变化"检测器）可以识别高压振荡。线长度测量基于对癫痫发作[91] 很敏感并且计算效率很高的分形测度[90]。实际上，这些可以用来捕捉可能发作时或在发作间隙的尖峰放电活动。曲线下面积检测器是一种基于振幅集成 EEG 的绝对功率测量方法。它们的使用频率最低，但可以帮助捕捉慢波，或者通过设置一个负阈值，捕捉电衰减活动。它们还可以帮助检测具有高度活跃背景的患者的活动变化。

每一种类型的检测器都有一组参数来调整精确度，包括阈值，超过这个阈值它就会激活。默认情况下，这些检测器根据最近的基线来评估相对的信号变化。可以更改基线的持续时间，也可以根据绝对阈值来设置检测器。在单个检测模式中，这三种检测器类型可以由 AND 规则组合。在最多两个通道上可以对最多四个检测模式进行编程。通常，1-2 模式被电极阵列

中的一个电极定义的，另一个 1–2 模式是根据另一个电极定义的。高级应用中，额外的布尔逻辑可以应用在跨通道的检测模式之间。

植入时的默认设置是阈值为 75% 的线路长度检测器。这些通常足够敏感，可以捕捉到足够的癫痫脑电图来指导初始编程。根据设计，这些最初的检测模式是敏感的，但没有特异性，所以一旦有了可以使用的发作 ECoG 记录，就需要对其进行调整或替换。此外，许多癫痫发作在开始时很难被线路长度检测器捕捉，因此默认的模式通常无法在早期发现。

通常，癫痫发作的发病模式被检测到的次数将比临床癫痫发作检测的更多。发作的典型频率（基本上是总检出率）是 500～1000 次 / 天。这些应该是发作自发停止的次数。目前尚不清楚治疗这些疾病是否有必要，但普遍的假设是定期刺激这些短暂的发作节律具有长期的神经调节作用。在实践中，这种检测模式从未如此具体地用于治疗持续的或临床上的发作。当癫痫发病模式充分演化足以增加特异性的程度时，用刺激来终止它们已经太晚了。

### （三）刺激设置

目前可用的 RNS 系统提供多达 5 种连续刺激治疗，包括 2 次脉冲双相方波恒流刺激（共 10 次脉冲），这种波形类似于用于皮层刺激映射的刺激器所产生的波形。每次治疗的 2 次脉冲可以设置为具有相同的参数，或者，为了节省电池寿命，在电极导线之间交替刺激。表 12–2 列出了可能的刺激范围及典型的设置，这些设置是根据 10 年以上的设备试验经验确定的。如果一个检测模式是持续的，刺激电量耗尽之后，将继续提供多达 5 次连续刺激疗法。也就是说，在连续 5 次刺激和持续检测之后，当设备检测到持续癫痫发作时刺激将不会再次出现。一旦检测停止，刺激就会恢复。五种疗法中的每一种都可以单独编程。在几乎所有的情况下，它们的设置是相同的，特别是当设备第一次编程时，但在某些情况下，某些医生指定较高强度的后期治疗，以更好的终止癫痫发作，甚至给患者一种高活动的感觉。

电极的极性通常用简写（电极 1）（电极 2）（can）表示，每根电极的触点都从远端标记。在单极刺激中，一个或两个电极被设置为阳极刺激（或阴极刺激），而刺激器为阴极（或阳极），例如，(++++)(0000)(–) 用于电极 1 的阳极刺激。与其他神经刺激系统不同，刺激波形由主动电荷平衡的双相脉冲组成。阳极或阴极刺激的选择意义不大，尽管有报道称，阳极刺激（双相脉冲的前半部分）更有效。单极刺激提供了一个逐渐衰减的大视野。在一个电极到电极的双极配置中，电极被设置为相反的极

表 12–2　典型反应性神经刺激器编程参数

| 参　数 | 可用范围 | 典型新皮层 | 典型海马 |
| --- | --- | --- | --- |
| 振幅 | 0～12mA | 2～8mA | 1～3.5mA |
| 电荷密度 | 0～25μC/cm$^2$ | 1～4μC/cm$^2$ | 13.5μC/cm$^2$ |
| 脉宽 | 40～1000μs | 160μs | 160μs |
| 频率 | 1～333Hz | 200Hz | 100Hz |
| 刺激持续时间 | 10ms～5s | 100ms | 100ms |
| 电极模式 | 每一个触点和 Can 能被设置成 +、– 或 0 | 单极或电极之间双极 | 电极内双极 |

性，例如，(++++)(----)(0)。对于平行电极，这种方法在它们之间提供了一个相对恒定的电场。传统的电极内双极刺激，例如针对电极 1 的 (+-+-)(0000)(0)，可提供刺激幅度急剧下降的聚焦刺激[92]。这种模式常用于颞叶内侧，以防止造成后部的电场导致闪光。其他不太常见的模式有阴极保护（三极），例如 (+-+0)，或者更宽的双极，例如 (++--)。

一旦选择了刺激模式，电荷密度可以在每次编程过程中递增约 $0.5\mu C/cm^2$，直到达到刺激的目标水平。估计电荷密度（在编程接口中提供）是一种比电流振幅更好的刺激强度测量方法，因为根据不同的电极配置，来自设备的相同电流会在每个电极触点产生截然不同的电荷。这一渐进调整的过程通常需要几个月的时间，足以观察到一个初步临床反应。一旦达到目标，刺激模式、频率和爆发持续时间通常就可以按照这个顺序调整。如果这些调整随着时间的推移未能达到预期的响应，那么，如果最初植入的电极超过两个，在下一次设备更换时可能会改变已经连接的电极。

新的刺激设置必须在启用前在现场的 ECoG 访问中进行测试。第一个原因是要确保刺激能够真正地传递出去，如果电荷超过设备容量或电容模式，则显示错误。第二个原因是要确保患者能够忍受这种环境。高电荷密度刺激的常见效应是硬膜下电极的感觉障碍或枕颞深部电极的闪光幻觉[93]。第三个原因是要确保没有后遗症或诱发性癫痫，当查看 ECoG 时，可以明显地看到，在治疗期间和治疗后，记录被短暂地抑制了一段时间。这是设备为了防止错误触发产生的刺激伪影。

旧型号的设备有好几种级别的省电模式，可以调整用于充电的电容器数量。节省电池的特性在目前的程序中是隐藏的（而且是在老版本程序的一个隐藏菜单中）。如果最低数量的电容器可以提供所需的电荷密度，则应该使用最低数量的电容器，因为这可以大大延长电池寿命和设备更换时间。在当前的一代设备 RNS-320 中，电容模式是自动设置的。

## 六、由 RNS 系统提供的数据的使用

### （一）评估对刺激的临床反应

与抗癫痫药、迷走神经刺激和 DBS 一样，评估治疗反应的常规方法是患者报告。为此，NeuroPace 提供了一份在线日记[94]，并整合进他们的网上路口，方便患者对数据进行回顾。虽然它们是目前癫痫患者研究的标准，但临床发作日记报告的准确性众所周知很差。即使在住院癫痫监护病房中尝试写患者日志，也只有不到 50% 的癫痫发作（包括不到 60% 的双侧强直阵挛发作）被报告[28]。门诊癫痫报告引入了进一步的变异性，因为发作日志可能不在手边、丢失或遗忘[29]。患者的报告也会忽略"亚临床"发作。亚临床发作的重要性的一个例子是它们对手术结果的影响[95]。这种癫痫发作可能有难以察觉的行为表现，并可能影响脑代谢、部分氧合和血流[96]。我们认为这些癫痫发作也应该被监测和治疗。

RNS 系统提供了几种可用于更客观地评估临床反应的方法，包括总检测计数、"长发作"计数和皮层脑电图的子集（表 12-3）。这些发现都是针对患者自身的发作模式而进行的。长发作似乎特别有用。在一项研究中，长时间发作触发的 ECoG 对超过半数的患者癫痫发作的特异性至少为 92%[97]。尽管在 RNS 提供的 ECoG 的分类中被评分者认为只有一般的可靠性，但这种准确性是显而易见的[98]。因此，长发作频率可以被认为是癫痫发作频率的替代

指标，即使不比癫痫日记更准确，至少也同样准确。

表 12-3　NeuroPace RNS-320 提供的关键数据

| 数据类型 | 可用数据 | 近似缓冲区限制 |
|---|---|---|
| 时间率（每小时） | • 开始发作<br>• 长时间发作<br>• 饱和<br>• 磁刷 | 几个月 |
| 事件详情 | • 时间<br>• 触发（检测模式、饱和、磁刷等）<br>• 每个模式连续检测的数目<br>• 刺激的数量<br>• 总事件持续时间 | 约 1000 个事件（1～2 天） |
| 皮层脑电图（ECoG） | • 预定<br>• 触发（通过长发作、饱和、磁刷等） | 12min（如 8 个90s 记录） |
| 编程设置历史 | • 检测标准<br>• 刺激设置<br>• 长发作的定义 | 不确定（线上） |

长时间发作、饱和或特别是 ECoG 时捕获的癫痫发作可直接提供给患者信息。由于许多患者不知道自己的癫痫发作，他们经常怀疑自己是否曾癫痫发作。告诉患者发生的事件是否是癫痫发作，可以消除一定程度的不确定性，让他们放松。在没有 ECoG 作为临床事件的情况下，检测的一些细节仍然可以在"初始询问报告"中确定，包括时间、检测模式和每次检测的持续时间，两次询问之间的上限为500～1000 次（取决于设备模型和可用内存）。

## （二）药物反应

这些亚临床活动的测量也可用于评估对药物的反应[99]。目前还没有确定的生物标记来确定对抗癫痫药的反应，通常要等上几个月才能看到效果。对于大多数药物来说，头皮脑电图是一个很差的生物标记。在某些情况下，在开始用药后检出率明显迅速下降。在检测设置稳定的患者中，1～2 周内首次检测计数（发作开始或长时间发作）的变化与最终临床疗效是否有效相关[36, 100]。这些数据可用于尽早确定药物试验的疗效，以便比传统方法更快速地调整药物。

## （三）识别优势致痫灶

RNS 系统可用于长期癫痫监测，以确定单侧癫痫发作或优势致痫灶。常规的癫痫监测大约 1 周的时间，这很容易忽略另一侧的癫痫发作。在一些双侧颞叶癫痫患者中，主要病灶会随着时间的推移而改变[101]。回顾 NeuroPace 长期治疗试验的数据，这种情况并不少见[39, 102]。对于确定双侧致痫灶的患者，电极可能是双侧植入的，测量每位患者从一侧第一次记录癫痫发作到另一侧第一次癫痫发作的时间。在 69 名患者中，25 名患者在第 1 周内出现双侧癫痫发作，但 22 名患者单侧癫痫发作超过 4 周，其中6 例单侧癫痫发作超过 7 年。如果一个病灶在足够长的一段时间内占主导地位，那么切除后可能有潜在的好结果[103]。

## （四）癫痫样活动的时间模式

该装置存储的事件率提供了一种方便的方法来识别癫痫样活动的时间模式，并可用于指导用药时间、抢救药品和识别癫痫样活动的潜在诱因。从最细微的层面来看，基本上所有患者都表现出强烈的生理节奏周期。即使使用产生双峰分布的简单的线长检测器[31]，也可以看出这一点。这些昼夜节律模式因癫痫发作部位的不同而有所不同[104, 105]。了解昼夜节律周期可以改变药物管理和识别癫痫患者猝死风险增加的情况。

回顾每日事件率图通常也能发现清晰的多天（超昼夜的或多日的）循环。这样的周期可能是几天、几周或更长。这些昼夜节律和超昼夜周期的多个尺度的结合已被提出，以一种有助于开发癫痫发作预测算法的方式来调节癫痫发作风险[97]。在更实际的层面上，对癫痫发作周期的了解可能有助于行为矫正或增加活动高峰期的药物治疗。

## 七、未来方向

RNS 装置是 FDA 批准的第一个闭环或"反应性"神经刺激装置。对于不适合手术切除的难治性癫痫患者，它被证明是一种安全有效的治疗方法。该设备为慢性难治性癫痫患者提供了一种全新的长期颅内数据来源，这些数据导致了对癫痫和癫痫治疗的新发现。然而，目前的 RNS 设备和获得的数据在可用的神经生理数据和采集计算硬件的规模上受到限制。例如，原始的 RNS 设备只能存储 6 分钟的 ECoG 数据，电池平均可以使用 3～4 年。最近，RNS 设备发布了一款新机型，将电池寿命和数据存储能力提高了一倍。反应性神经刺激和 RNS 设备最明显的未来方向是硬件能力的提高，包括电极阵列、可用通道数量、数据采样率、数据存储和传输能力。我们的许多 RNS 患者植入了两个以上的电极。人们希望未来的 RNS 系统将提供两种以上的电极阵列。此外，如果患者的反应性神经刺激效果不佳，则可以在不进行其他颅内手术的情况下（可能在设备更换手术中）更换电极阵列。

此外，反应性神经刺激治疗难治性癫痫的新靶点和新技术正在研究中。正在进行的研究表明，癫痫网络可以广泛存在，甚至在局灶性癫痫发作的患者中也是如此。患者癫痫网络内的额外皮层下节点可作为神经调节和破坏性神经刺激治疗的目标。例如，一些研究小组报告了在丘脑前核（ANT）和中央中核（CMT）中植入 RNS 深部电极。最近，笔者的小组第一次报道了对丘脑中央中核的反应性神经刺激，这是一个板内核，在一名多灶性双侧顶叶癫痫患者身上有来自基底神经节结构和广泛的皮层输出[40]。这个患者的数据表明，癫痫发作可以在 CMT 检测到，这是人类首次有资料显示，在丘脑中可以记录和检测到癫痫发作，使丘脑成为治疗有多个或广泛皮层癫痫起始区患者的一个有吸引力的靶点。

## 参考文献

[1] V H. Paris letter. Science. 1886;7(170):409–12.

[2] Penfield W, Jasper HH. Electrocorticography. In: Epilepsy and the functional anatomy of the human brain. Boston: Little Brown; 1954.

[3] Lesser RP, Kim SH, Beyderman L, Miglioretti DL, Webber WR, Bare M, et al. Brief bursts of pulse stimulation terminate afterdischarges caused by cortical stimulation. Neurology. 1999;53(9):2073–81.

[4] Lesser RP, Luders H, Klem G, Dinner DS, Morris HH, Hahn J. Cortical afterdischarge and functional response thresholds: results of extraoperative testing. Epilepsia. 1984;25(5):615–21.

[5] Faber J, Vladyka V. Antiepileptic effect of electric stimulation of the locus coeruleus in man. Act Nerv Super (Praha). 1983;25(4):304–8.

[6] Motamedi GK, Lesser RP, Miglioretti DL, Mizuno-Matsumoto Y, Gordon B, Webber WR, et al. Optimizing parameters for terminating cortical afterdischarges with pulse stimulation. Epilepsia. 2002;43(8):836–46.

[7] Vercueil L, Benazzouz A, Deransart C, Bressand K, Marescaux C, Depaulis A, et al. High-frequency stimulation of the subthalamic nucleus suppresses absence seizures in the rat: comparison with neurotoxic lesions. Epilepsy Res. 1998;31(1):39–46.

[8] Psatta DM. Control of chronic experimental focal epilepsy by feedback caudatum stimulations. Epilepsia. 1983;24(4):444–54.

[9] Peters TE, Bhavaraju NC, Frei MG, Osorio I. Network system for automated seizure detection and contingent delivery of therapy. J Clin Neurophysiol. 2001;18(6):545–9.

[10] Osorio I, Frei MG, Manly BF, Sunderam S, Bhavaraju NC, Wilkinson SB. An introduction to contingent (closed-loop) brain electrical stimulation for seizure blockage, to ultra-short term clinical trials, and to multidimensional statistical

analysis of therapeutic efficacy. J Clin Neurophysiol. 2001;18(6):533–44.

[11] Kossoff EH, Ritzl EK, Politsky JM, Murro AM, Smith JR, Duckrow RB, et al. Effect of an external responsive neurostimulator on seizures and electrographic discharges during subdural electrode monitoring. Epilepsia. 2004; 45(12):1560–7.

[12] Morrell MJ, Group RNSSiES. Responsive cortical stimulation for the treatment of medically intractable partial epilepsy. Neurology. 2011;77(13):1295–304.

[13] Heck CN, King-Stephens D, Massey AD, Nair DR, Jobst BC, Barkley GL, et al. Two-year seizure reduction in adults with medically intractable partial onset epilepsy treated with responsive neurostimulation: final results of the RNS System Pivotal trial. Epilepsia. 2014;55(3):432–41.

[14] Bergey GK, Morrell MJ, Mizrahi EM, Goldman A, King-Stephens D, Nair D, et al. Long-term treatment with responsive brain stimulation in adults with refractory partial seizures. Neurology. 2015;84(8):810–7.

[15] Naritoku DK, Terry WJ, Helfert RH. Regional induction of fos immunoreactivity in the brain by anticonvulsant stimulation of the vagus nerve. Epilepsy Res. 1995;22(1): 53–62.

[16] Zabara J. Inhibition of experimental seizures in canines by repetitive vagal stimulation. Epilepsia. 1992;33(6):1005–12.

[17] Takaya M, Terry WJ, Naritoku DK. Vagus nerve stimulation induces a sustained anticonvulsant effect. Epilepsia. 1996;37(11):1111–6.

[18] Lockard JS, Congdon WC, DuCharme LL. Feasibility and safety of vagal stimulation in monkey model. Epilepsia. 1990;31(Suppl 2):S20–6.

[19] Hammond EJ, Uthman BM, Reid SA, Wilder BJ. Electrophysiological studies of cervical vagus nerve stimulation in humans: I. EEG effects. Epilepsia. 1992; 33(6):1013–20.

[20] Olejniczak PW, Fisch BJ, Carey M, Butterbaugh G, Happel L, Tardo C. The effect of vagus nerve stimulation on epileptiform activity recorded from hippocampal depth electrodes. Epilepsia. 2001;42(3):423–9.

[21] A randomized controlled trial of chronic vagus nerve stimulation for treatment of medically intractable seizures. The Vagus Nerve Stimulation Study Group. Neurology. 1995;45(2):224–30.

[22] Ardesch JJ, Buschman HP, Wagener-Schimmel LJ, van der Aa HE, Hageman G. Vagus nerve stimulation for medically refractory epilepsy: a long-term follow-up study. Seizure. 2007;16(7):579–85.

[23] Velasco F, Velasco M, Velasco AL, Jimenez F, Marquez I, Rise M. Electrical stimulation of the centromedian thalamic nucleus in control of seizures: long-term studies. Epilepsia. 1995;36(1):63–71.

[24] Cooper IS, Upton AR, Amin I. Reversibility of chronic neurologic deficits. Some effects of electrical stimulation of the thalamus and internal capsule in man. Appl Neurophysiol. 1980;43(3–5):244–58.

[25] Upton AR, Amin I, Garnett S, Springman M, Nahmias C, Cooper IS. Evoked metabolic responses in the limbic-striate system produced by stimulation of anterior thalamic nucleus in man. Pacing Clin Electrophysiol. 1987;10(1 Pt 2):217–25.

[26] Fisher R, Salanova V, Witt T, Worth R, Henry T, Gross R, et al. Electrical stimulation of the anterior nucleus of thalamus for treatment of refractory epilepsy. Epilepsia. 2010;51(5):899–908.

[27] David W, Damisah E, Gerrard J, Hirsch LJ, Quraishi I, Duckrow RB, Herlopian A, Spencer DD, Farooque P. Outcomes and predictors of outcome with the use of responsive neurostimulation at a single center. New Orleans: American Epilepsy Society; 2019.

[28] Hoppe C, Poepel A, Elger CE. Epilepsy: accuracy of patient seizure counts. Arch Neurol. 2007;64(11):1595–9.

[29] Blum DE, Eskola J, Bortz JJ, Fisher RS. Patient awareness of seizures. Neurology. 1996;47(1):260–4.

[30] Bazil CW, Walczak TS. Effects of sleep and sleep stage on epileptic and nonepileptic seizures. Epilepsia. 1997;38(1):56–62.

[31] Duckrow RB, Tcheng TK. Daily variation in an intracranial EEG feature in humans detected by a responsive neurostimulator system. Epilepsia. 2007;48(8):1614–20.

[32] Herman ST, Walczak TS, Bazil CW. Distribution of partial seizures during the sleep--wake cycle: differences by seizure onset site. Neurology. 2001;56(11):1453–9.

[33] Anderson CT, Tcheng TK, Sun FT, Morrell MJ. Day-night patterns of epileptiform activity in 65 patients with long-term ambulatory electrocorticography. J Clin Neurophysiol. 2015;32(5):406–12.

[34] Karoly PJ, Goldenholz DM, Freestone DR, Moss RE, Grayden DB, Theodore WH, et al. Circadian and circaseptan rhythms in human epilepsy: a retrospective cohort study. Lancet Neurol. 2018;17(11): 977–85.

[35] Baud MO, Kleen JK, Mirro EA, Andrechak JC, King-Stephens D, Chang EF, et al. Multi-day rhythms modulate seizure risk in epilepsy. Nat Commun. 2018;9(1):88.

[36] Imran H. Quraishi, Michael R. Mercier, Tara L. Skarpaas, Lawrence J. Hirsch. Early detection rate changes from a brain-responsive neurostimulation system predict efficacy of newly added antiseizure drugs. Epilepsia. 2019. https://doi.org/10.1111/ epi.16412.

[37] Mercier M, Hirsch LJ, Duckrow RB, Quraishi IH. Early changes in responsive neurostimulator detection rates after introduction of anti-seizure drugs predict efficacy. 31st International Congress of Clinical Neurophysiology (ICCN) of the IFCN; Washington, DC, USA. Clin Neurophysiol. 2018;129(Suppl 1):e4.

[38] Scoville WB, Milner B. Loss of recent memory after bilateral hippocampal lesions. J Neurol Neurosurg Psychiatry. 1957;20(1):11–21.

[39] King-Stephens D, Mirro E, Weber PB, Laxer KD, Van Ness PC, Salanova V, et al. Lateralization of mesial temporal lobe epilepsy with chronic ambulatory electrocorticography. Epilepsia. 2015;56(6):959–67.

[40] Gummadavelli A, Zaveri HP, Spencer DD, Gerrard JL. Expanding brain-computer interfaces for controlling epilepsy networks: novel thalamic responsive neurostimulation in refractory epilepsy. Front Neurosci. 2018;12:474.

[41] Sun FT, Morrell MJ. Closed-loop neurostimulation: the clinical experience. Neurotherapeutics. 2014;11(3):553–63.

[42] Kuo CH, White-Dzuro GA, Ko AL. Approaches to closed-loop deep brain stimulation for movement disorders. Neurosurg Focus. 2018;45(2):E2.

[43] Bina RW, Langevin JP. Closed loop deep brain stimulation

for PTSD, addiction, and disorders of affective facial interpretation: review and discussion of potential biomarkers and stimulation paradigms. Front Neurosci. 2018;12:300.

[44] Widge AS, Malone DA Jr, Dougherty DD. Closing the loop on deep brain stimulation for treatment-resistant depression. Front Neurosci. 2018;12:175.

[45] Molina R, Okun MS, Shute JB, Opri E, Rossi PJ, Martinez-Ramirez D, et al. Report of a patient undergoing chronic responsive deep brain stimulation for Tourette syndrome: proof of concept. J Neurosurg. 2018;129(2):308–14.

[46] Denison T, Litt B. Advancing neuromodulation through control systems: a general framework and case study in posture-responsive stimulation. Neuromodulation. 2014;17(Suppl 1):48–57.

[47] Ernst LD, Krause KL, Kellogg MA, Raslan AM, Spencer DC. Novel use of responsive neurostimulation (RNS system) in the treatment of super refractory status epilepticus. J Clin Neurophysiol. 2019;36(3):242–5.

[48] Spencer SS. Neural networks in human epilepsy: evidence of and implications for treatment. Epilepsia. 2002;43(3):219–27.

[49] Kramer MA, Cash SS. Epilepsy as a disorder of cortical network organization. Neuroscientist. 2012;18(4):360–72.

[50] Scott RC, Menendez de la Prida L, Mahoney JM, Kobow K, Sankar R, de Curtis M. WONOEP APPRAISAL: the many facets of epilepsy networks. Epilepsia. 2018;59(8):1475–83.

[51] Spencer DD, Gerrard JL, Zaveri HP. The roles of surgery and technology in understanding focal epilepsy and its comorbidities. Lancet Neurol. 2018;17(4):373–82.

[52] Englot DJ, Konrad PE, Morgan VL. Regional and global connectivity disturbances in focal epilepsy, related neurocognitive sequelae, and potential mechanistic underpinnings. Epilepsia. 2016;57(10):1546–57.

[53] Farrell JS, Nguyen QA, Soltesz I. Resolving the micro-macro disconnect to address core features of seizure networks. Neuron. 2019;101(6):1016–28.

[54] Bartolomei F, Lagarde S, Wendling F, McGonigal A, Jirsa V, Guye M, et al. Defining epileptogenic networks: contribution of SEEG and signal analysis. Epilepsia. 2017;58(7):1131–47.

[55] Sobayo T, Fine AS, Mogul DJ. A study of multisite brain dynamics during limbic seizures. Conf Proc IEEE Eng Med Biol Soc. 2011;2011:7557–9.

[56] Jirsa VK, Proix T, Perdikis D, Woodman MM, Wang H, Gonzalez-Martinez J, et al. The Virtual Epileptic Patient: individualized whole-brain models of epilepsy spread. Neuroimage. 2017;145(Pt B): 377–88.

[57] Marino AC, Yang GJ, Tyrtova E, Wu K, Zaveri HP, Farooque P, et al. Resting state connectivity in neocortical epilepsy: the epilepsy network as a patient-specific biomarker. Clin Neurophysiol. 2019;130(2):280–8.

[58] Bharath RD, Panda R, Raj J, Bhardwaj S, Sinha S, Chaitanya G, et al. Machine learning identifies "rsfMRI epilepsy networks" in temporal lobe epilepsy. Eur Radiol. 2019;29(7):3496–505.

[59] Jobst BC, Kapur R, Barkley GL, Bazil CW, Berg MJ, Bergey GK, et al. Brain-responsive neurostimulation in patients with medically intractable seizures arising from eloquent and other neocortical areas. Epilepsia. 2017;58(6):1005–14.

[60] Elder C, Friedman D, Devinsky O, Doyle W, Dugan P. Responsive neurostimulation targeting the anterior nucleus of the thalamus in 3 patients with treatment-resistant multifocal epilepsy. Epilepsia Open. 2019;4(1):187–92.

[61] Singh S, Sandy S, Wiebe S. Ictal onset on intracranial EEG: do we know it when we see it? State of the evidence. Epilepsia. 2015;56(10):1629–38.

[62] Lagarde S, Buzori S, Trebuchon A, Carron R, Scavarda D, Milh M, et al. The repertoire of seizure onset patterns in human focal epilepsies: determinants and prognostic values. Epilepsia. 2019;60(1):85–95.

[63] Perucca P, Dubeau F, Gotman J. Intracranial electroencephalographic seizure-onset patterns: effect of underlying pathology. Brain. 2014;137(Pt 1):183–96.

[64] Kokkinos V, Sisterson ND, Wozny TA, Richardson RM. Association of closed-loop brain stimulation neurophysiological features with seizure control among patients with focal epilepsy. JAMA Neurol. 2019;76(7):800–8.

[65] Child ND, Stead M, Wirrell EC, Nickels KC, Wetjen NM, Lee KH, et al. Chronic subthreshold subdural cortical stimulation for the treatment of focal epilepsy originating from eloquent cortex. Epilepsia. 2014;55(3):e18–21.

[66] Lundstrom BN, Worrell GA, Stead M, Van Gompel JJ. Chronic subthreshold cortical stimulation: a therapeutic and potentially restorative therapy for focal epilepsy. Expert Rev Neurother. 2017;17(7):661–6.

[67] Osorio I, Frei MG, Sunderam S, Giftakis J, Bhavaraju NC, Schaffner SF, et al. Automated seizure abatement in humans using electrical stimulation. Ann Neurol. 2005;57(2):258–68.

[68] Bruzzone MJ, Issa N, Rose S, Warnke P, Towle VL, Tao JX, et al. Insights into the therapeutic effect of responsive neurostimulation assessed with scalp EEG recording: a case report. J Clin Neurophysiol. 2018;35(5):438–41.

[69] Durand D. Electrical stimulation can inhibit synchronized neuronal activity. Brain Res. 1986;382(1):139–44.

[70] Chiken S, Nambu A. Mechanism of deep brain stimulation: inhibition, excitation, or disruption? Neuroscientist. 2016;22(3):313–22.

[71] Sillay KA, Rutecki P, Cicora K, Worrell G, Drazkowski J, Shih JJ, et al. Long-term measurement of impedance in chronically implanted depth and subdural electrodes during responsive neurostimulation in humans. Brain Stimul. 2013;6(5):718–26.

[72] Wu C, Evans JJ, Skidmore C, Sperling MR, Sharan AD. Impedance variations overtime for a closedloop neurostimulation device: early experience with chronically implanted electrodes. Neuromodulation. 2013;16(1):46–50; discussion.

[73] Wei Z, Gordon CR, Bergey GK, Sacks JM, Anderson WS. Implant site infection and bone flap osteomyelitis associated with the NeuroPace responsive neurostimulation system. World Neurosurg. 2016;88:687. e1–6.

[74] Weber PB, Kapur R, Gwinn RP, Zimmerman RS, Courtney TA, Morrell MJ. Infection and erosion rates in trials of a cranially implanted neurostimulator do not increase with subsequent neurostimulator placements. Stereotact Funct Neurosurg. 2017;95(5):325–9.

[75] Goodman RR, McKhann GM II, Spencer D, Vives KP, Gwinn R, Marsh WR, et al. Safety and preliminary efficacy of a responsive neurostimulator for the treatment of intractable epilepsy in adults 884. Neurosurgery.

2006;59(2):482.

[76] Monday, December 4, 2006 Platform Highlights Session A 3:45 p.m.–5:45 p.m. Epilepsia. 2006;47(s4):1–7.

[77] Nair D, Morrell M. Nine-year prospective safety and effectiveness outcomes from the long-term treatment trial of the RNS® System (S36.005). Neurology. 2019;92(15 Supplement):S36.005.

[78] Geller EB, Skarpaas TL, Gross RE, Goodman RR, Barkley GL, Bazil CW, et al. Brain-responsive neurostimulation in patients with medically intractable mesial temporal lobe epilepsy. Epilepsia. 2017;58(6):994–1004.

[79] Chen H, Dugan P, Chong DJ, Liu A, Doyle W, Friedman D. Application of RNS in refractory epilepsy: targeting insula. Epilepsia Open. 2017;2(3):345–9.

[80] Devinsky O, Friedman D, Duckrow RB, Fountain NB, Gwinn RP, Leiphart JW, et al. Sudden unexpected death in epilepsy in patients treated with brain-responsive neurostimulation. Epilepsia. 2018;59(3):555–61.

[81] Ryvlin P, Cucherat M, Rheims S. Risk of sudden unexpected death in epilepsy in patients given adjunctive antiepileptic treatment for refractory seizures: a meta-analysis of placebo-controlled randomised trials. Lancet Neurol. 2011;10(11):961–8.

[82] Sperling MR. Sudden unexplained death in epilepsy. Epilepsy Curr. 2001;1(1):21–3.

[83] Loring DW, Kapur R, Meador KJ, Morrell MJ. Differential neuropsychological outcomes following targeted responsive neurostimulation for partial onset epilepsy. Epilepsia. 2015;56(11):1836–44.

[84] Meador KJ, Kapur R, Loring DW, Kanner AM, Morrell MJ, Investigators RNSSPT. Quality of life and mood in patients with medically intractable epilepsy treated with targeted responsive neurostimulation. Epilepsy Behav. 2015;45:242–7.

[85] Kokoszka MA, Panov F, La Vega-Talbott M, McGoldrick PE, Wolf SM, Ghatan S. Treatment of medically refractory seizures with responsive neurostimulation: 2 pediatric cases. J Neurosurg Pediatr. 2018;21(4):421–7.

[86] Singhal NS, Numis AL, Lee MB, Chang EF, Sullivan JE, Auguste KI, et al. Responsive neurostimulation for treatment of pediatric drug-resistant epilepsy. Epilepsy Behav Case Rep. 2018;10:21–4.

[87] Gerrard JL, Goble, TJ, Spencer DD. Placement of responsive neurostimulator depth electrodes with intraoperative MRI and ClearPoint neuronavigation. American Society for Stereotactic and Functional Neurosurgery Annual Meeting. Chicago, IL. 2016.

[88] RNS® System Programming Manual. Rev. 2: NeuroPace, Inc.; 2018.

[89] Patient Database Management System (PDMS): NeuroPace, Inc. Available from: https://pdms.neuropace.com.

[90] Katz MJ. Fractals and the analysis of waveforms. Comput Biol Med. 1988;18(3):145–56.

[91] Esteller R, Echauz J, Tcheng T. Comparison of line length feature before and after brain electrical stimulation in epileptic patients. Conf Proc IEEE Eng Med Biol Soc.

2004;7:4710–3.

[92] Nathan SS, Sinha SR, Gordon B, Lesser RP, Thakor NV. Determination of current density distributions generated by electrical stimulation of the human cerebral cortex. Electroencephalogr Clin Neurophysiol. 1993;86:183–92.

[93] Quraishi IH, Hirsch LJ. Patient-detectable responsive neurostimulation as a seizure-warning system. American Epilepsy Society Annual Meeting, New Orleans; 2018.

[94] My Seizure Diary: NeuroPace, Inc. Available from: https://www.myseizurediary.com.

[95] Farooque P, Duckrow R. Subclinical seizures during intracranial EEG recording: are they clinically significant? Epilepsy Res. 2014;108(10):1790–6.

[96] Claassen J, Vespa P. Electrophysiologic monitoring in acute brain injury. Neurocrit Care. 2014;21: 129–47.

[97] Baud MO, Kleen JK, Mirro EA, Andrechak JC, Chang EF, Rao VR, et al. Multi-day rhythms modulate seizure risk in epilepsy. Nat Commun. 2018;9:1–10.

[98] Quigg M, Sun F, Fountain NB, Jobst BC, Wong VSS, Mirro E, et al. Interrater reliability in interpretation of electrocorticographic seizure detections of the responsive neurostimulator. Epilepsia. 2015;56:968–71.

[99] Skarpaas TL, Tcheng TK, Morrell MJ. Clinical and electrocorticographic response to antiepileptic drugs in patients treated with responsive stimulation. Epilepsy Behav. 2018;83:192–200.

[100] Mercier MR, Quraishi IH, Duckrow RB, Hirsch LJ. Early changes in responsive neurostimulator detection rates after introduction of anti-seizure drugs predict efficacy. American Clinical Neurophysiology Society Annual Meeting, Phoenix; 2018.

[101] Smart O, Rolston JD, Epstein CM, Gross RE. Hippocampal seizure-onset laterality can change over long timescales: a same-patient observation over 500 days. Epilepsy Behav Case Rep. 2013;1:56–61.

[102] King-Stephens D, Mirro EA, Van PC, Salanova V, Spencer DC. Lateralization of temporal lobe epilepsy with long-term ambulatory intracranial monitoring using the RNS system: experience at 4 centers. Epilepsy Curr. 2011;11. https://www.aesnet.org/ sites/default/files/file_attach/ProfessionalEducation/ Currents/2011/AbstSuppVol11num1/Volume%20 11%20Supplement%201%20Abstracts.pdf.

[103] Enatsu R, Alexopoulos A, Bingaman W, Nair D. Complementary effect of surgical resection and responsive brain stimulation in the treatment of bitemporal lobe epilepsy: a case report. Epilepsy Behav. 2012;24(4):513–6.

[104] Durazzo TS, Spencer SS, Duckrow RB, Novotny EJ, Spencer DD, Zaveri HP. Temporal distributions of seizure occurrence from various epileptogenic regions. Neurology. 2008;70:1265–71.

[105] Spencer DC, Sun FT, Brown SN, Jobst BC, Fountain NB, Wong VSS, et al. Circadian and ultradian patterns of epileptiform discharges differ by seizure-onset location during long-term ambulatory intracranial monitoring. Epilepsia. 2016;57:1495–502.

# 第 13 章　脊髓电刺激
## Spinal Stimulation

Akshay V. Save　Dominique M. O. Higgins　Christopher J. Winfree　著

冯　刚　译

陶　蔚　校

## 一、概述

脊髓电刺激（SCS），以前被称为背柱电刺激，是指在椎管内使用植入式电极来抑制疼痛的电化学信号的传递。1967 年，Norman Shealy 医生首次在临床上使用该术式治疗一例无法手术的支气管肺癌伴弥散性转移的难治性胸痛患者[1]。虽然患者在数天后因未确诊的心内膜炎去世，但通过放置在 $T_{2\sim3}$ 水平的脊髓电刺激，设置周期性变化的刺激参数后，他的疼痛得到了短暂的缓解。这一短暂有效的经验表明，脊髓电刺激可以用来治疗局灶性疼痛。此外，在治疗复杂的难治性疼痛时，需要间断调整刺激参数提示疼痛传导通路中神经的可塑性仍是未解之谜。

自此，重大的科技进步改变了神经源性疼痛治疗的现状。1989 年，FDA 批准脊髓电刺激治疗可用于慢性躯干、背部和四肢疼痛。目前，越来越窄的电极、可植入式、可充电的脉冲发生器及不同程控方式，使脊髓电刺激成为治疗各种慢性顽固性疼痛的重要选择。

## 二、脊髓电刺激的类型

脊髓电刺激是由连接到脉冲发生器或电池的电极起作用的。电极大致分为两类，片状电极和穿刺电极。片状电极通常需通过开放手术才能植入，需要进行椎板切除或椎板切开才能放置到硬膜外腔。而穿刺电极需要使用透视和大口径硬膜外穿刺针（如 Touhy）进行植入。电极的选择取决于多种因素，包括症状分布区域、手术史和主刀医生的偏好。片状电极不易移位，用电量较少，故电池可使用较长时间。但是，穿刺电极损伤小，且更容易在头尾侧和内外侧平面精准确定电极最终位置。

电极触点的数量可根据临床需要进行选择。通常，电极可分为 4 触点、8 触点或 16 触点。更多触点电极可便于在术后调整刺激的位点和方向，而无须进行二次手术调整电极[2]。但是，并不总是需要增加编程的复杂性，因此电极的选择应该根据每个患者的不同情况进行个体化选择。

电极的运行最终依赖于电源，常用的是植入式脉冲发生器或 IPG。这些都是相对较小的皮下电池，在植入前需连接延长导线。它们的使用寿命在一定程度上取决于所设置的刺激参数，平均寿命为 4～5 年[2]。最新系统采用的是可充电的 IPG。可充电 IPG 的好处在于可避免为了更换电池而进行的手术；但是，也增加了患者的前期费用。老款的系统采用的是带有植入式接收器和外部电源的射频耦合设备。尽管更换电池并非难事，但它们越来越没有市场，很大程度上是因为患者更喜欢完全内置化的系统，尽量降低日常维护对平时生活的影响。

## 三、作用机制

脊髓电刺激作用机制非常复杂，目前尚未完全探明。1965年，Melzack和Wall最先提出了疼痛调控的"门控理论"[1, 3-8]。门控理论认为，痛觉的产生需要疼痛刺激沿周围神经系统神经元穿过一个生理的"闸门"传入中枢神经系统，在那里最终产生痛觉，其他感觉神经通路的激活可能会影响该闸门的反应性，甚至抑制疼痛沿上传通路的传递。直径较细的 A-δ 和 C 纤维传导伤害感受刺激，直径较粗的 A-β 纤维在脊髓背角的胶状质传导触觉。刺激较粗的纤维可抑制来自更细小纤维的疼痛信号，进而抑制疼痛的传递。这一理论认为，在相同的疼痛分布区，伤害性刺激被更易耐受的异感所取代，这种说法与临床研究结果一致[3-6]。虽然多年来一直由这种理论主导，但最近的临床前和临床数据表明，疼痛控制是多因素的[3-6]，这也就解释了为什么该种治疗方式仅在某些患者群体中更有效。

正在研究中的其他机制包括背角GABA中间神经元的激活，调节下行5-羟色胺能和去甲肾上腺素能神经元的脊髓上行通路的激活，下调小胶质细胞和免疫细胞标记物以抑制疼痛的免疫调控，抑制传出纤维，或外周局部释放血管扩张因子和伤害感受因子[3-6, 9]。如果同时服用阿片类拮抗药，脊髓电刺激引起的疼痛缓解将打折扣。这一临床发现表明，阿片类下行通路的激活和内源性阿片类药物的局部释放可能在缓解疼痛方面发挥了作用[10]。功能MRI和PET成像也显示，用脊髓电刺激刺激背柱不仅增加了丘脑和躯体感觉通路的血流量，而且增加了前扣带回和前额叶皮层的血流量[3-6]。虽然丘脑和躯体感觉纤维可能直接调节神经与相应的伤害性通路的连接，但如果刺激前扣带回和前额叶皮层，也能在疼痛的情感和体验方面发挥作用。值得注意的是，脊髓电刺激不同程控组合的各种波形可能会影响神经系统内不同的感觉通路和不同类型的细胞。

刺激器产生各种波形，然后对节段性感觉纤维（通常是背柱）产生电生理效应，通过前面描述的机制调节疼痛。所生成波形的覆盖区域大小取决于多种因素，包括放置的电极数量、电极触点的数量，以及它们的间距[5]。这些影响因素应在术前定好，以优化覆盖范围。如果担心电极移位和需要双侧覆盖时，通常在中线两侧放置两个穿刺电极，片状电极的话，一个可能就够了。电极触点的位置在产生覆盖范围中也有着重要作用。最初的电极是单点刺激，后来演变为包括两点和三点刺激。程控组合可以指定正极和负极的组合以产生覆盖区[11, 12]。据报道，横向三点刺激对轴性背痛更有效[13]，它涉及中央负极与两侧正极的触点，可从侧面保护背根。这些通常是使用片状电极完成的，但也可以使用三个穿刺电极实现相同的效果。同样，对于多触点电极，在选择刺激触点时应考虑触点之间的距离，因为它会影响覆盖的面积和深度。

电极放置完毕后，必须设置电生理参数对电极进行程控，这些参数决定了所产生的方波的特性。最重要的参数是脉冲频率（单位时间内发出的电刺激数量）、脉冲宽度（刺激持续时间）和刺激幅度（发出的电流强度）。最常用的波形有常规的或紧张性、高频、爆式刺激和高密度刺激。紧张性刺激产生频率在 40～50Hz 的较低频率的电脉冲，脉宽为 200～500μs，幅度根据患者的反馈进行调整，调至可忍受程度的异常感觉，同时实现疼痛缓解。通过这种波形刺激，大约50%的患者疼痛程度降低了50%[6, 14, 15]。但是，随着时间的推移，一些患者会发现这种异常感觉无法忍受。此外，部分患者也开始因慢性刺激而疗效减退[14]。针对这些问题，开发了3种无异常感觉的刺激技术，即高频刺激、爆发式刺激和高密度刺激[14]。高频刺激产生10kHz范围内的脉冲，脉宽更窄，为30μs。爆发式刺激为中间无刺激间期的系列高频脉冲（爆发式脉冲），类似于紧张性刺激，爆发式脉冲以40Hz的频率产生，每个爆发式脉冲有5个脉宽为1000μs脉冲[3-7]。高密度刺激也有更高的刺激频率，范围为500～1200Hz，但脉宽与紧张性刺激相似，因此增加了刺激密度[14]。

临床前和临床研究结果都表明，紧张性刺激、高频刺激和爆发式刺激的作用靶点和作用机制可能略有不同[3-6]。振幅和脉宽共同构成了每个电脉冲的电量，这大致决定了是否会出现动作电位，以及将去极化的神经元－轴突突触的类型[9, 16]。虽然刺激频率会影响去极化的速率，导致更同步的叠加效应，但也有证据表明，不同的频率范围激活了不同的受体通路。例如，低频刺激激活μ-阿片系统，而高频刺激优先激活内源性δ-阿片通路[9]。更高的频率可能会影响与其他神经递质（如乙酰胆碱、腺苷、5-羟色胺和去甲肾上腺素）相互作用的中间神经元，从而导致更复杂的止痛机制[15, 16]。这些不同的电生理参数都应该根据每个患者的情况进行微调，以实现最佳的治疗效果。

随着科技的不断进步，爆发式刺激在临床应用中越来越普遍[3-9, 16]。临床前研究表明，与紧张性刺激相比，爆发式刺激更接近自然通路的去极化。动物实验研究表明，爆发式刺激比紧张性刺激有更大的皮层激活信号。接受爆发式刺激患者的脑电图与接受紧张性刺激的患者相比，前扣带回背侧皮层更活跃。鉴于丘脑－扣带回通路在疼痛情绪感知中的作用，人们认为爆发式刺激可能会改善患者感知和体验疼痛的方式[5, 15]。总而言之，紧张性刺激和爆发式刺激之间有明显的区别，有必要进行进一步的研究，以了解某些患者群体是否会从一种特定的方法中获得不同疗效。

与紧张性刺激相比，爆发式和高频刺激的初步试验显示了诱人的结果和更好的疗效[17-20]。最近的研究显示了一种不太乐观的现象，这种刺激技术长期疗效可能会遇到与紧张性刺激类似的缺点[21]。一种可能性是，刺激器的无规则激发而没有反馈到系统中，会导致不需要的或偏离目标的效果，最终降低疗效。为此，最近已经做了很多努力来开发所谓的"闭环"脊髓电刺激，它不仅能产生刺激，而且还能测量并监测运动诱发电位。随着时间的推移，刺激量可以调整，以保持恒定的运动诱发电位，而不是固定的波形[21]。目前正在对这些新的刺激器进行试验研究，以在它们可广泛应用于临床之前，确定它们的疗效。

## 四、初步检查和评估

在考虑脊髓电刺激之前，应排除其他可治疗的疼痛原因，这非常重要。此外，详细的病史采集和体格检查以全面定位疼痛的分布也至关重要。在永久植入之前，建议使用临时外接电池进行3～7天的测试[6, 22, 23]。只有对测试反应有效的患者才考虑接受永久植入。对试验期的有效反应定义为疼痛改善50%，活动功能改善[6]。

## 五、适应证

对于保守治疗无效的慢性顽固性局灶性疼

痛患者，可以考虑脊髓电刺激治疗。在美国，椎板切除术后综合征（PLS）和复杂区域疼痛综合征（CRPS）是脊髓电刺激最常见的适应证，而慢性血管性疼痛和顽固性心绞痛在欧洲是最常见的适应证[24]。越来越多的文献表明，脊髓电刺激在治疗糖尿病性周围神经病（PDPN）导致的疼痛方面也可能有效[17, 25-27]。虽然目前没有明确的一级证据支持它用于带状疱疹后神经痛、癌症相关或截肢后疼痛的患者，但当其他方法无效时，仍可考虑将其用于这些类型的疼痛患者。

### （一）椎板切除术后综合征

椎板切除术后综合征（PLS），也被称为背部手术失败综合征（FBSS），是指背部手术后持续性或进展性顽固性轴性背部和（或）下肢疼痛。应仔细评估 PLS 患者症状持续的原因，是否有残余的侧隐窝或椎间孔狭窄、椎间孔外压迫和腰椎滑脱。在没有明确外科再减压和（或）其他手术适应证的情况下，PLS 患者应该考虑脊髓电刺激治疗[6, 24, 27-29]。主诉轴性背痛的患者可能会对紧张性刺激反应比较好，高频刺激往往也能取得较好的效果[27, 30, 31]。

### （二）复杂区域疼痛综合征

复杂区域疼痛综合征的主要特征是：外伤或手术后的某些解剖区域出现继发性疼痛、炎性改变、活动能力下降或皮肤改变。这种疼痛并不符合任何已知的皮节区分布或周围神经分布，而且超出了受伤后的常规愈合时间。在 I 型 CRPS 中，周围神经没有受累，而 II 型 CRPS 沿着某特定的受累的周围神经分布。本病的诊断以临床表现为主，病史和查体均发现有感觉过敏、皮温改变、不明原因的局部肿胀或沿受累区域分布的运动功能障碍。虽然到目前为止大多数研究都是针对 I 型 CRPS，但是，

I 型 CRPS 和 II 型 CRPS 患者都有可能从 SCS 中获益[32, 33]。

### （三）慢性缺血性疼痛

由无法治愈的慢性缺血所导致的跛行和疼痛可以通过脊髓电刺激来治疗[6, 25, 33, 34]，尤其是由于并发症或身体条件极差而无法承受血运重建手术时。根据血管病变的程度，经皮冠状动脉介入、冠状动脉旁路移植和脊髓电刺激应该被当作是互相补充的治疗。因此，在患有慢性心绞痛的老年患者中，如果他们没有很好的条件接受主要的干预病因的手术，胸段脊髓电刺激可能比冠状动脉旁路移植术的并发症更少，治疗费用更低[34]。

### （四）痛性糖尿病性周围神经病

糖尿病性周围神经病在糖尿病控制不佳或病程较长的患者中很常见。其中，15%～25%的患者可出现痛性周围神经病，通常出现在下肢，而药物治疗多无法完全控制。治疗方案包括尝试多种药物组合，这可能会出现严重不良反应。尽管脊髓电刺激在 PDPN 中的作用仍有争议，多个观察性研究表明，它可能在控制疼痛和改善生活质量方面有较好作用[6, 17, 26, 27]。

## 六、禁忌证／排除标准

感染活动期禁止行植入手术，因为感染有可能蔓延到硬膜外腔，随后蔓延到中枢神经系统，硬件本身的感染也一定要向患者交代清楚。有无法控制的凝血功能障碍的患者不建议接受此手术治疗，因为存在硬脊膜外血肿的风险，若出现这种情况，可能需要神经外科急诊减压以避免永久性的神经损伤[6, 24, 25]。以前，植入过起搏器／除颤器和未来可能需要做 MRI 的患者禁止植入脊髓电刺激。对植入过起搏器

或除颤器的患者，脊髓电刺激的电流有可能干扰心脏起搏，这种干扰早期认为是与电压和频率相关[35]，更容易发生在单极起搏器的患者中[35, 36]。但是，后来的研究表明，脊髓电刺激可以安全地植入于心力衰竭晚期的患者，而不会干扰植入式心律转复除颤器[37]。此外，随着较新的、与 MRI 兼容的脉冲发生器的出现，未来需要做 MRI 不再是禁忌证，但是对于使用旧版设备的患者来说，这仍然是个问题。

精神并发症，如抑郁、神经衰弱、焦虑、躯体化障碍或精神疾病，应该在行脊髓电刺激之前控制满意，以提高脊髓电刺激的有效率。

脊髓电刺激对孕妇或发育中的胎儿的影响还没有完全确定。虽然没有这种临床情况的全面的科学文献，但孕期的生理解剖学变化可能会导致设备损坏和患者后期损伤[38]。此外，特别是腰段脊髓电刺激，可能会限制分娩和限制分娩期间麻醉方式的选择。因此，脊髓电刺激厂家目前不推荐将其用于已经妊娠或计划妊娠的患者。但是，有一些已发表的个案报告和病例总结研究表明，通过与产科、外科、麻醉科和疼痛科团队多学科协作，在年轻育龄妇女身上植入脊髓电刺激器还是安全的[39, 40]。因此，患有慢性顽固性疼痛的年轻女性仍可考虑使用脊髓电刺激。这些病例中，电刺激可以使疼痛充分缓解，减少或消除怀孕期间对可能致畸或成瘾的止痛药的需求。

## 七、解剖基础

当考虑在脊柱的不同节段植入脊髓电刺激时，有许多解剖学上的问题需要考虑。颈段脊髓电刺激主要用于治疗颈部和上肢疼痛。对于颈部、肩部和手部疼痛，脊髓电刺激应分别放置在 $C_{1\sim2}$、$C_{2\sim4}$ 和 $C_{5\sim6}$ 之间[41]。该区域的常见适应证是颈椎术后 CRPS 和持续性疼痛[42]。

脊髓电刺激电极可以在颈椎椎板切除术后直接植入，或在尾侧穿刺，随后推送至所需的位置即可。随着穿刺部位和目标位置之间距离的增加，使得由于椎管内的阻力逐渐增加而导致失败的风险增高。因此，颈椎经皮穿刺电极常选在 $T_{1\sim4}$ 的上胸椎水平穿刺。颈段脊髓电刺激的风险包括刺激出来的异常感觉的分布变化及电极移位的风险较高，这很可能与颈部在这些节段的移动度较大有关[6, 42-44]。

胸段脊髓电刺激用于治疗背痛、下肢痛和心绞痛。为了覆盖腰背部、大腿前部、大腿后部和小腿，脊髓电刺激电极应分别放置在 $T_{9\sim10}$、$T_{11\sim12}$、$T_{11}\sim L_1$ 和 $L_1$[41]。根据我们的经验，$T_{7\sim8}$ 也可以成为覆盖腰部和腿部的有效节段。在一项 100 例脊髓电刺激治疗顽固性心绞痛的研究中，脊髓电刺激在 $T_{5\sim6}$ 水平进入硬膜外，并向头端推送，直至刺激诱发的异常感觉位于心绞痛区域[45]。在胸椎水平，脊柱活动受肋骨连接的影响，这可能是该区域电极移位率低的一个原因。但是，体位变化最有可能引起中段胸段脊髓电刺激电极移位，可能是由于脊柱后凸和脑脊液背侧直径较大所致[6, 43, 44]。

随着脊髓的终止，放置在腰椎水平的电极通常直接位于脊髓圆锥和马尾上。已有研究发现这对盆腔、足部和骶部疼痛有帮助。但是，马尾神经的刺激非常多变，可能是因为脑脊液中的神经太细了，太难保持一致的刺激程度。

## 八、手术过程

所有患者都需接受放置电极和（或）穿刺针的区域的影像检查。MRI 平扫或 CT 椎管造影可以证实椎管内有足够的空间容纳皮穿刺电极和片状电极。如果使用全身麻醉或静脉麻醉，则需使用神经电生理监测，以最大限度地降低放置电极过程中神经损伤的风险。

经皮穿刺脊髓电刺激植入术采取俯卧位进行。术中透视定位脊柱解剖结构。由穿刺点注入局麻药，中线旁做一小切口，插入大口径穿刺针（如 Tuohy），并使用硬膜外阻力消失技术进入中线的硬膜外腔。拔除穿刺针芯后，在透视引导下插入电极并将其送至所需位置。同法在对侧穿刺植入电极。在确认电极位于所需位置后，可以通过减少镇静并要求患者描述持续疼痛或新的异常感觉分布来进行术中测试。对于较新的高频或无异常感觉刺激方式（例如 HF10），电极是按照解剖位置放置的，而不是依赖于异常感觉映射。如果仅放置单根电极，描记异常感觉分布范围可有助于确定电生理中线，否则，只能根据解剖学来确定中线。或者可以将两个单根电极分别放置在中线的两侧。在两根穿刺针之间另做一个隧道，通过该隧道将电极导线通过皮下隧道并连到锚定硬件上。测试电极植入后，供电发生器仍然是体外的；但是，对于永久植入电极，需做了一个皮下囊袋来容纳脉冲发生器。术中在切口缝合前再次使用透视，以确认电极位置在锚定过程中没有改变。用缝线缝合深层组织和皮肤，并覆盖无菌敷料。

植入片状电极时，患者同样是俯卧位。用透视定位目标节段。做正中切口，然后进行骨膜下分离，暴露出目标节段的一个或多个椎板。可以使用高速磨钻、咬骨钳和枪状咬骨钳，用标准术式去除部分椎板。椎板去除的程度取决于所需的头尾侧暴露和放置的侧别。在多数情况下，部分椎板切开后对显露范围就足够了。在某些情况下，可能需要相邻节段的椎板切开，甚至全椎板切除，以解决硬膜外腔的瘢痕或软组织问题。这时的关键是轻柔的放置片状电极以避免损伤脊髓。如果在推送电极时遇到不可接受的阻力，则可能需要切除更多的椎板和（或）软组织。虽然电极模型和类似物并不强制

常规使用，也可以使用它们来进行分离。如果需要测试异常感觉分布范围，则可以按照前面描述的方法进行。电极可以使用类似的皮下隧道技术连接到 IPG。

## 九、手术并发症

虽然很少出现较大的手术并发症，但一些轻微的并发症仍可导致脊髓电刺激术失败，发生率估计在 10%～40%。手术并发症可进一步分为机械性并发症和生物性并发症。

与设备相关的机械性并发症最常见，在最新的病例研究中，高达 38% 的患者发生了与设备相关的机械性并发症。这些通常是由于电极移位、电极脉冲发生器断开、电极导线折断和脉冲发生器故障造成的。电极移位是最常见的并发症，如果早期疼痛显著缓解，但疗效突然恶化或消失，应怀疑电极移位。哪怕在有经验的中心，这种情况的发生率仍可达 13%～27%。虽然这可以通过重新程控电刺激参数来解决，但仍可能需要重新手术调整电极位置。其他机械性并发症需要重新手术更换硬件[6, 46, 47]。

大约 7.5% 的患者会出现生物性并发症，包括感染、血清肿、血肿、植入部位疼痛、硬膜外纤维化、脊髓损伤、脊髓受压和变态反应。感染是最常见的生物性并发症，但通过适当的术前抗菌皮肤准备和术后抗生素可以最大限度地降低感染率。深部感染常与脓肿形成有关。无论是浅层感染还是深层感染都需要移除硬件和抗生素治疗。在一些病例研究中，几乎 50% 的感染是由葡萄球菌引起的，但通常没有确定菌株。主要的手术并发症，包括创伤性脊髓损伤和硬脊膜外血肿导致脊髓受压，在有经验的外科医生中很少见[6, 46, 47]。硬膜外纤维化虽然不常见，但可在长期植入的患者中发生，根据临床严重程度，严重者可能需要取出刺激器。

关于这一并发症的个案报道表明，硬膜外纤维化发生于对刺激耐受之前。耐受是一种现象，即 SCS 患者的疼痛症状最初有所改善，但随着刺激时间延长，对疼痛控制效果越来越差。硬膜外纤维化可以发生在较长的病程期间，在植入后，早至 9 个月，晚至 17 年，均有报道[48]。

幸运的是，虽然有这些潜在的并发症存在，但总体上，脊髓电刺激植入仍然是一个安全的手术，特别是其植入是可逆的，而且可以微创植入。

## 十、副作用

常规的低频紧张性刺激几乎均会导致先前疼痛区域出现某种程度的异常感觉，这可能会让一些患者感到不舒服。使用高频或爆发式刺激时不会出现该问题。正如前面简要描述的，长期脊髓电刺激的另一个重要副作用是形成耐受性。这一现象尚不完全清楚，但通常认为随着时间的推移，神经可塑性减弱了刺激对疼痛通路的影响。另一个原因是随着时间的推移，形成了瘢痕，通过隔离电信号降低了刺激的效果[48]。目前很难预测哪些患者会产生耐受性，但在 10 年的随访期内，大约 29% 的 SCS 患者会出现耐受性。在某些情况下，增加脉冲幅度或设置没有刺激的"空白"期可能有助于抵消由于神经可塑性而产生的耐受性[49, 50]。

## 十一、效果

脊髓电刺激是治疗各种原因的慢性疼痛的有效方法[6, 18, 49, 51, 52]。有 I 级证据推荐在 PLS、CRPS 和缺血性疾病引起的慢性疼痛患者中使用 SCS。North 等 2005 年的一项研究，比较了接受脊髓电刺激和脊柱翻修手术治疗 FBSS 的患者[53]，结果显示与翻修手术组相比，脊髓电刺激组患者对治疗的满意度更高，需要增加阿片类剂量的可能性更小；此外，接受脊髓电刺激的患者不太可能进入再手术组[53]。研究表明，SCS 患者的视觉模拟评分（VAS）平均降低了 3 分，疼痛降低 41.4%[51]。大型多中心试验也显示患者生活质量、情绪和满意度均改善，并持续了 12 个月[51]。

在过去的 5 年里，高频 SCS 已以 I 级证据被批准用于慢性顽固性疼痛的治疗。一项比较高频刺激和经典刺激的大型多中心研究显示，在 24 个月内，慢性背部疼痛（76.5% vs. 49.3%）和下肢疼痛（72.9% vs. 49.3%）的有效率比例更高。这项研究还发现，高频 SCS 对疼痛缓解程度更大，背痛评分平均下降 5 分，相应的背痛分级下降 66.9%，下肢疼痛也有类似的结果。没有感觉异常也被认为是高频 SCS 的一个非常吸引人的因素，可能有助于提高患者满意度和减轻疼痛[19]。

目前，还没有关于使用爆发式刺激的确凿的 I 级证据。然而，随着较新的爆发式刺激技术越来越多地应用，现在有了比较经典刺激和爆发式刺激的试验结果。爆发式刺激在降低 PLS 和 PDPN 患者的 VAS 疼痛评分方面比经典刺激更有效[18, 27]。2017 年，Sunburst（Success Using NeuroModulation With Burst）试验研究了爆发式刺激治疗慢性躯干或四肢疼痛的安全性和有效性。Sunburst 是一项前瞻性、多中心、随机交叉试验，有 100 名患者接受了为期 12 周的爆发式和经典刺激。该研究发现，爆发式刺激不仅安全有效，而且比紧张性刺激止痛效果更好。此外，在爆发式刺激下，只有 17% 的患者出现异常感觉，而在紧张性低频刺激下，这一比例为 92%。在这项交叉研究中，68% 的患者更喜欢爆发式刺激而不是经典刺激，最常见的原因是异常感觉的程度降低了[18]。

如前面所讨论的，人们普遍认为，脊髓电

刺激所获得的疼痛缓解水平随着时间的推移而逐渐减少，这可能是由于耐受性的原因。一项比较早期测试期和永久植入期的研究显示，尽管残疾指数没有差异，但主观疼痛评分和对使用阿片类来止痛的依赖程度在统计学上有显著差异。这说明了在对符合适应证的患者讨论可能的获益和风险时设置现实期望的重要性[23]。

## 十二、成功的预测因素

一个多因素分析研究，包括疼痛部位、背部手术史、初始疼痛程度、诉讼 / 工人补偿、年龄、性别、疼痛持续时间、随访时间、发表年份、数据收集方法、研究设计、质量评分、SCS 电极植入方法和 SCS 电极类型，未发现任何具有统计学意义的预测成功的因素[51]。一项回顾性研究显示，吸烟者 6 个月内令人满意的疼痛缓解率较低（定义为低于初始疼痛的50%）[49, 50]。这可能是由于伤口愈合不良，炎性细胞因子水平较高，或沿神经通路的传导减弱。延迟治疗的患者治疗结果也较差，当症状在治疗前 15 年出现时，低至仅 9% 的患者实现了持久的疼痛缓解。在 PDPN 的研究中，发现早期神经病变越严重，长期治疗失败的风险更大[26]。

## 十三、手术费用

脊髓电刺激是治疗顽固性疼痛的一种成功且经济有效的方法。21 世纪初对 PLS 患者的研究发现，脊髓电刺激在 2～5 年内成本和获益均衡，此后成本获益[54, 55]。2015 年的 PRECISE研究是一项对常规治疗无效的 FBSS 患者进行的大型多中心纵向研究，显示脊髓电刺激与传统治疗相结合在 80% 以上的病例中实现成本获益[56]。对 2000—2012 年有 FBSS 病史的患者进行的另一项纵向分析显示，虽然脊髓电刺激植入会导致第 1 年的医疗成本短期增加，但在接下来的 9 年里，每年的累计成本显著降低[55-57]。从那时起，多项随访研究证实了这些在临床结果、生活质量和成本效益方面的改善[58]。

对于 CPRS 患者，采用常规治疗联合 SCS 比仅采用常规治疗的成本效益更高。在外周动脉疾病和顽固性心绞痛方面，Kumar 和 Rizvi 证明，采用常规治疗联合 SCS 在生活质量提高后，在生存年限方面也能获益[59]。对于痛性糖尿病性周围神经病，成本 – 效益分析缺乏高质量的随机对照研究。与其他适应证的情况类似，尽管早期的高成本可能会被长期的获益所抵消，但植入的早期高成本使得 SCS 在短期内对 PDPN 来说，并不划算[60]。

## 十四、结论

脊髓电刺激植入已被证明是治疗传统药物难治性慢性顽固性疼痛的一种临床上有效的治疗方法。该方法简单、并发症发生率低、可逆性好，是治疗慢性疼痛的一种有吸引力的选择。此外，对于 PLS、CRPS，尤其是缺血性疾病引起的疼痛，目前的文献已经表明它是一种可靠的、成本效益高的长期治疗方法。有必要进行更多的研究，以确定新一代刺激技术的疗效和其他潜在的治疗领域。

# 参 考 文 献

[1] Shealy CN, Mortimer JT, Reswick JB. Electrical inhibition of pain by stimulation of the dorsal columns: preliminary clinical report. Anesth Analg. 1967;46(4):489–91.

[2] Bradley K. The technology: the anatomy of a spinal cord and nerve root stimulator: the lead and the power source. Pain Med. 2006;7(suppl 1):S27–34.

[3] Chakravarthy K, Kent AR, Raza A, Xing F, Kinfe TM. Burst spinal cord stimulation: review of preclinical studies and comments on clinical outcomes: review of Burst spinal cord stimulation. Neuromodulation. 2018;21(5):431–9.

[4] Linderoth B, Foreman RD. Conventional and novel spinal stimulation algorithms: hypothetical mechanisms of action and comments on outcomes: conventional and novel SCS algorithms. Neuromodulation. 2017;20(6):525–33.

[5] Dones I, Levi V. Spinal cord stimulation for neuropathic pain: current trends and future applications. Brain Sci. 2018; 8(8):138.

[6] Deer TR, Mekhail N, Provenzano D, Pope J, Krames E, Leong M, et al. The appropriate use of neurostimulation of the spinal cord and peripheral nervous system for the treatment of chronic pain and ischemic diseases: the neuromodulation appropriateness consensus committee: appropriate use of neurostimulation. Neuromodulation. 2014;17(6):515–50.

[7] Moore DM, McCrory C. Spinal cord stimulation. BJA Educ. 2016;16(8):258–63.

[8] Sinclair C, Verrills P, Barnard A. A review of spinal cord stimulation systems for chronic pain. J Pain Res. 2016;Volume 9:481–92.

[9] Vallejo R, Bradley K, Kapural L. Spinal cord stimulation in chronic pain: mode of action. Spine. 2017;42:S53–60.

[10] Gee L, Smith HC, Ghulam-Jelani Z, Khan H, Prusik J, Feustel PJ, et al. Spinal cord stimulation for the treatment of chronic pain reduces opioid use and results in superior clinical outcomes when used without opioids. Neurosurgery. 2019;84(1):217–26.

[11] Kaschner AG, Sandmann W, Larkamp H. Percutaneous flexible bipolar epidural neuroelectrode for spinal cord stimulation. J Neurosurg. 1984;60(6):1317–9.

[12] Sankarasubramanian V, Buitenweg JR, Holsheimer J, Veltink P. Electrode alignment of transverse tripoles using a percutaneous triple-lead approach in spinal cord stimulation. J Neural Eng. 2011;8(1):016010.

[13] Buvanendran A, Lubenow TJ. Efficacy of transverse tripolar spinal cord stimulator for the relief of chronic low back pain from failed back surgery. Pain

[14] Physician. 2008;11(3):333–8. Hoydonckx Y, Costanzi M, Bhatia A. A scoping review of novel spinal cord stimulation modes for complex regional pain syndrome. Can J Pain. 2019 Jan;3(1):33–48.

[15] De Ridder D, Vanneste S. Burst and tonic spinal cord stimulation: different and common brain mechanisms: Burst and tonic SCS activate descending pain inhibitory pathways. Neuromodulation. 2016;19(1):47–59.

[16] Miller JP, Eldabe S, Buchser E, Johanek LM, Guan Y, Linderoth B. Parameters of spinal cord stimulation and their

role in electrical charge delivery: a review: SCS parameters and charge delivery. Neuromodulation. 2016;19(4):373–84.

[17] Slangen R, Schaper NC, Faber CG, Joosten EA, Dirksen CD, van Dongen RT, et al. Spinal cord stimulation and pain relief in painful diabetic peripheral neuropathy: a prospective two-center randomized controlled trial. Diabetes Care. 2014;37(11):3016–24.

[18] Deer T, Slavin KV, Amirdelfan K, North RB, Burton AW, Yearwood TL, et al. Success using neuromodulation with BURST (SUNBURST) study: results from a prospective, randomized controlled trial using a novel burst waveform: results from the SUNBURST study. Neuromodulation. 2018;21(1):56–66.

[19] Kapural L, Yu C, Doust MW, Gliner BE, Vallejo R, Sitzman BT, et al. Comparison of 10–kHz highfrequency and traditional low-frequency spinal cord stimulation for the treatment of chronic back and leg pain: 24–month results from a multicenter, randomized, controlled pivotal trial. Neurosurgery. 2016;79(5):667–77.

[20] Demartini L, Terranova G, Innamorato MA, Dario A, Sofia M, Angelini C, et al. Comparison of tonic vs. Burst spinal cord stimulation during trial period. Neuromodulation. 2019;22(3):327–32.

[21] Levy R, Deer TR, Poree L, Rosen SM, Kapural L, Amirdelfan K, et al. Multicenter, randomized, double-blind study protocol using human spinal cord recording comparing safety, efficacy, and neurophysiological responses between patients being treated with evoked compound action potential–controlled closedloop spinal cord stimulation or open-loop spinal cord stimulation (the evoke study). Neuromodulation. 2019;22(3):317–26.

[22] Mathew L, Winfree C, Miller-Saultz D, Sonty N. Transcutaneous electrical nerve stimulator trial may be used as a screening tool prior to spinal cord stimulator implantation. Pain. 2010;150(2):327–31.

[23] Malige A, Sokunbi G. Spinal cord stimulators: a comparison of the trial period versus permanent outcomes. Spine. 2019;44(11):E687–92.

[24] Deer T, Masone RJ. Selection of spinal cord stimulation candidates for the treatment of chronic pain. Pain Med. 2008;9(suppl 1):S82–92.

[25] Deer TR, Masone RJ. Spinal cord stimulation: indications and selection. In: Atlas of implantable therapies for pain management [Internet]. New York, NY: Springer New York; 2011. [cited 2018 Dec 10]. p. 9–12. Available from: http://link.springer.com/10.1007/978–0–387–88567–4_2.

[26] van Beek M, Geurts JW, Slangen R, Schaper NC, Faber CG, Joosten EA, et al. Severity of neuropathy is associated with long-term spinal cord stimulation outcome in painful diabetic peripheral neuropathy: five-year follow-up of a prospective two-center clinical trial. Diabetes Care. 2018;41(1):32–8.

[27] de Vos CC, Bom MJ, Vanneste S, Lenders MWPM, de Ridder D. Burst spinal cord stimulation evaluated in patients with failed Back surgery syndrome and painful diabetic neuropathy: Burst spinal cord stimulation evaluated.

Neuromodulation. 2014;17(2):152–9.

[28] Devulder J, De Laat M, Van Bastelaere M, Rolly G. Spinal cord stimulation: a valuable treatment for chronic failed back surgery patients. J Pain Symptom Manag. 1997;13(5): 296–301.

[29] Waszak PM, Modrić M, Paturej A, Malyshev SM, Przygocka A, Garnier H, et al. Spinal cord stimulation in failed back surgery syndrome: review of clinical use, quality of life and cost-effectiveness. Asian Spine J. 2016;10(6):1195–204.

[30] Al-Kaisy A, Van Buyten J-P, Smet I, Palmisani S, Pang D, Smith T. Sustained effectiveness of 10 kHz high-frequency spinal cord stimulation for patients with chronic, low back pain: 24–month results of a prospective multicenter study. Pain Med. 2014;15(3):347–54.

[31] Van Buyten J-P, Al-Kaisy A, Smet I, Palmisani S, Smith T. High-frequency spinal cord stimulation for the treatment of chronic back pain patients: results of a prospective multicenter European clinical study: high-frequency spinal cord stimulation. Neuromodulation. 2013;16(1):59–66.

[32] Shrivastav M, Musley S. Spinal cord stimulation for complex regional pain syndrome. In: 2009 Annual International Conference of the IEEE Engineering in Medicine and Biology Society [Internet]. Minneapolis, MN: IEEE; 2009. [cited 2019 Feb 22]. p. 2033–6. Available from: http://ieeexplore.ieee.org/ document/5334418/.

[33] Vannemreddy P, Slavin KV. Spinal cord stimulation: current applications for treatment of chronic pain. Anesth Essays Res. 2011;5(1):20–7.

[34] Eldabe S, Thomson S, Duarte R, Brookes M, deBelder M, Raphael J, et al. The effectiveness and costeffectiveness of spinal cord stimulation for refractory angina (RASCAL study): a pilot randomized controlled trial. Neuromodulation. 2016;19(1):60–70.

[35] Romanò M, Zucco F, Baldini MR, Allaria B. Technical and clinical problems in patients with simultaneous implantation of a cardiac pacemaker and spinal cord stimulator. Pacing Clin Electrophysiol. 1993;16(8):1639–44.

[36] Patel J, DeFrancesch F, Smith C. Spine intervention society's patient safety committee. Spinal cord stimulation patients with permanent pacemakers and defibrillators. Pain Med. 2018;19(8):1693–4.

[37] Torre-Amione G, Alo K, Estep JD, Valderrabano M, Khalil N, Farazi TG, et al. Spinal cord stimulation is safe and feasible in patients with advanced heart failure: early clinical experience. Eur J Heart Fail. 2014;16(7):788–95.

[38] Saxena A, Eljamel MS. Spinal cord stimulation in the first two trimesters of pregnancy: case report and review of the literature. Neuromodulation. 2009;12(4):281–3.

[39] Fedoroff IC, Blackwell E, Malysh L, McDonald WN, Boyd M. Spinal cord stimulation in pregnancy: a literature review. Neuromodulation. 2012;15(6):537–41.

[40] Hanson JL, Goodman EJ. Labor epidural placement in a woman with a cervical spinal cord stimulator. Int J Obstet Anesth. 2006;15(3):246–9.

[41] Barolat G, Massaro F, He J, Zeme S, Ketcik B. Mapping of sensory responses to epidural stimulation of the intraspinal neural structures in man. J Neurosurg. 1993;78(2):233–9.

[42] Deer TR, Skaribas IM, Haider N, Salmon J, Kim C, Nelson C, et al. Effectiveness of cervical spinal cord stimulation for the management of chronic pain: cervical SCS.

Neuromodulation. 2014;17(3):265–71.

[43] Holsheimer J, Barolat G, Struijk JJ, He J. Significance of the spinal cord position in spinal cord stimulation. Acta Neurochir Suppl. 1995;64:119–24.

[44] Holsheimer J, Struijk JJ, Tas NR. Effects of electrode geometry and combination on nerve fibre selectivity in spinal cord stimulation. Med Biol Eng Comput. 1995;33(5): 676–82.

[45] Gomes B et al. Spinal cord stimulation for refractory angina: 100 case-experience from the National Refractory Angina Service. Br J Cardiol [Internet]. [cited 2019 May 16]. Available from: https://bjcardio. co.uk/2016/07/spinal-cord-stimulation-for-refractory-angina-100–case-experience-from-the-national-refractory-angina-service/.

[46] Eldabe S, Buchser E, Duarte RV. Complications of spinal cord stimulation and peripheral nerve stimula tion techniques: a review of the literature. Pain Med. 2016; 17(2):325–36.

[47] Gabriella Gutman JZ. A review of surgical techniques in spinal cord stimulator implantation to decrease the post-operative infection rate. J Spine [Internet]. 2015 [cited 2018 Dec 10];04(01). Available from: http://www.omicsgroup.org/ journals/a-review-of-surgical-techniques-in-spinal-cord-stimulator-implantation-to-decrease-the postoperative-infection-rate-2165–7939–4–202. php?aid=39053.

[48] Al Tamimi M, Aoun SG, Gluf W. Spinal cord compression secondary to epidural fibrosis associated with percutaneously placed spinal cord stimulation electrodes: case report and review of the literature. World Neurosurg. 2017;104:1051. e1–5.

[49] Bir SC, Konar S, Maiti T, Nanda A, Guthikonda B. Neuromodulation in intractable pain management: outcomes and predictors of revisions of spinal cord stimulators. Neurosurg Focus. 2016;40:E4.

[50] De La Cruz P, Fama C, Roth S, Haller J, Wilock M, Lange S, et al. Predictors of spinal cord stimulation success: predictors of spinal cord stimulation success. Neuromodulation. 2015;18(7):599–602.

[51] Grider J, Manchikanti L, Carayannopoulos A, Sharma ML, Balog CC, Harned ME, et al. Effectiveness of spinal cord stimulation in chronic spinal pain: a systematic review. Pain Physician. 2016;19(1):E33–54.

[52] Sundaraj SR, Johnstone C, Noore F, Wynn P, Castro M. Spinal cord stimulation: a seven-year audit. J Clin Neurosci. 2005;12(3):264–70.

[53] North RB, Kidd DH, Farrokhi F, Piantadosi SA. Spinal cord stimulation versus repeated lumbosacral spine surgery for chronic pain: a randomized, controlled trial. Neurosurgery. 2005;56(1):98–106; discussion 106–107.

[54] Budd K. Spinal cord stimulation: cost-benefit study: SCS: cost-benefit study. Neuromodulation. 2002;5(2):75–8.

[55] Taylor RS, Taylor RJ, Van Buyten J-P, Buchser E, North R, Bayliss S. The cost effectiveness of spinal cord stimulation in the treatment of pain: a systematic review of the literature. J Pain Symptom Manag. 2004;27(4):370–8.

[56] Zucco F, Ciampichini R, Lavano A, Costantini A, De Rose M, Poli P, et al. Cost-effectiveness and costutility analysis of spinal cord stimulation in patients with failed back surgery syndrome: results from the PRECISE study: cost-utility of spinal cord stimulation. Neuromodulation. 2015;18(4):

266–76.

[57] Farber SH, Han JL, Elsamadicy AA, Hussaini Q, Yang S, Pagadala P, et al. Long-term cost utility of spinal cord stimulation in patients with failed back surgery syndrome. Pain Physician. 2017;20(6):E797–805.

[58] Hoelscher C, Riley J, Wu C, Sharan A. Cost-effectiveness data regarding spinal cord stimulation for low back pain. Spine [Internet]. 2017 Jul 15 [cited 2018 Dec 10];42. Available from: https://insights. ovid.com/pubmed?pmid= 28399549.

[59] Kumar K, Rizvi S. Cost-effectiveness of spinal cord stimulation therapy in management of chronic pain. Pain Med. 2013;14(11):1631–49.

[60] Slangen R, Faber CG, Schaper NC, Joosten EA, van Dongen RT, Kessels AG, et al. A trial-based economic evaluation comparing spinal cord stimulation with best medical treatment in painful diabetic peripheral neuropathy. J Pain. 2017;18(4):405–14.

# 第 14 章　周围神经电刺激
## Peripheral Nerve Stimulation

Pratik Rohatgi　Srinivas Chivukula　Alon Kashanian　Ausaf A. Bari　**著**

冯　刚　**译**

陶　蔚　**校**

## 一、概述

1967 年，Wall 和 Sweet 首次报道了周围神经电刺激（PNS）在神经病理性疼痛治疗中的应用。他们的假说源于最近提出的门控理论，即刺激粗的神经纤维可以抑制细神经纤维对疼痛冲动的传递，从而减轻中枢性疼痛[1, 2]。他们使用脉宽为 0.1ms 的方波，以 100Hz 的频率增加电压，直到在相关神经的支配区产生异常感觉和（或）麻木感。值得注意的是，在进行治疗之前，作者将针状电极放置在他们自己的眶下神经附近，对他们自己进行测试，他们将这种感觉描述为"很舒服的，而且可以无限期地忍受"[1]。在此后的几十年里，周围神经电刺激已经成为治疗各种疾病的重要工具，包括神经病理性疼痛、内脏牵涉性疼痛、肌肉骨骼疼痛和慢性顽固性疼痛[3]。在这一章中，我们将讨论与躯体感觉系统有关的周围神经生物学、周围神经电刺激的生理学及周围神经电刺激在神经病理性疼痛治疗中的应用。

## 二、周围神经躯体感觉生理学

在躯体感觉系统中，来自外周皮肤感受器的信息被转换成电生理信号，这些信号经处理后，传输到中枢神经系统（CNS）[4]。躯体感觉大致分为几种不同的形式。外部感觉通过触觉（包括粗触觉、压力觉、精细触觉、运动觉和振动觉）、温热觉和疼痛或伤害感与外部世界直接互动反馈。本体感觉是通过骨骼肌、关节囊和皮肤中的感受器传递的关节和肢体位置和运动觉。内脏感觉主要是通过内脏的感受器无意识地感知主要器官及其内部状态。传入神经纤维或感觉神经纤维可以根据它们传递给中枢神经系统的信息分为一般的或特殊的和躯体的或内脏的[5]。一般躯体传入纤维（GSA）传递来自外感受器和本体感受器的信息，一般内脏传入纤维（GVA）传递内脏感觉和内脏痛的信息，特殊躯体传入纤维（SSA）传递视觉、听觉和前庭感觉的信息，特殊内脏传入纤维（SVA）传递味觉和嗅觉。躯干和外周肢体的一般躯体传入信息通过背根神经节神经元的神经纤维传递到中枢神经系统。通过树突的形态和分子表达的不同，每个神经节中的单个神经元都专门对特定的刺激做出反应[4]。SSA 和 SVA 模式主要通过脑干的脑神经传递。

背根神经节神经元起源于神经嵴细胞[4]。这些是携带初级传入纤维的假单极神经元。神经元的近端与脊髓背角的中枢神经系统神经元形成突触。背角从浅到深分为灰质功能层，称为 Rexed 1～10 层[6, 7]。值得注意的是，主要的伤害性初级传入纤维终止于 Rexed 板层 I 和 Rexed 板层 II[8]。神经末梢的末端是一种特殊的感受器，或者作为一个自由神经末梢存在，这决定了它可调节到的感受范围，并产生动作电位。这些神经元捆成束，并由传出的运动轴突连接起来，形成一条周围神经，该神经延伸到身体的特定解剖部位，形成了感觉体节和肌肉肌节。神经纤维按其髓鞘化程度和直径分为不同的功能组，这两个因素都会影响神经传导速度。由于较低的内部（纵向）阻力，大直径轴突传导动作电位的速度更快。施万细胞围绕轴突形成的髓鞘通过一种跳跃式传导提高传导速度。A 组纤维有髓细胞最多，B 组纤维有中等数量的有髓细胞，C 组纤维无有髓细胞。

Aα、Aβ 和 Aγ 纤维是由皮肤、皮下、肌肉和骨骼机械感受器传递触觉和本体感觉的大直径有髓纤维。这些纤维的直径为 6～20μm，传导速度为 36～120μm/s[4]。较慢的、直径较小的轻度有髓或无髓轴突（分别为 Aδ 和 C 纤维）从化学感受器、热感受器和伤害性感受器传递信息。Aδ 纤维直径为 1～6μm，传导速度为 4～36m/s，而 C 纤维直径为 0.2～1.5μm，传导速度为 0.2～2m/s。因此，躯体感觉系统以不同的速率和时间分辨率向中枢传递不同类型的信息。由于其较快的传导速度，一根 Aδ 纤维可以同时传输多个脉冲，而 C 纤维仅传输初始刺激。因此，Aδ 纤维比 C 纤维更快地传递被感知到的痛觉，并能更快地对刺激变化做出反应[9]。由 Aδ 纤维支配的伤害性感受器对尖锐的刺激做出反应，而 C 纤维则传递一种弥漫局部性的钝性、灼热性的疼痛。

周围神经的特性可以使用沿周围神经走行的近端和远端放置皮肤刺激和记录电极来测量。通过用远端放置的电极刺激皮肤感觉神经，近端放置的电极可以测量产生的复合动作电位，即神经内每个轴突的动作电位的总和。刺激的增加将导致大量轴突的激活，直径最大的轴突由于其电阻较低而首先被激活。因此，较低的刺激强度是通过激活 Aβ 纤维而感觉到刺痛，而增加刺激则是通过激活 Aδ 和 C 纤维而导致疼痛[4]。

## 三、疼痛感知理论

虽然已经有经典的研究致力于阐明疼痛感知的机制，但其生理基础仍不清楚。大多数已提出的理论框架描述了以下几个方面的一系列现象，但是，并不能充分解释疼痛体验所固有的多维性和复杂性。这一部分，我们将简要概述以下三种较有影响力的痛觉理论，分别是：特异性（标记线）理论，强度理论和门控理论。稍后，我们将重点介绍后者，它促进了现代周围神经电刺激治疗神经病理性疼痛的发展。

### （一）痛觉的特异性理论

特异性（标记线）理论基本原则是，每个感觉通道都有特定的特殊感受器末端器官及其相关的初级传入纤维，它们对特定的刺激（或刺激簇）敏感[10, 11]。例如，非伤害性机械刺激是由低阈值机械感受器编码的，这些机械感受器通过专用的传入纤维投射到脊髓和脑干的机械感受性神经元，然后从那里投射到更高级的"机械感受性"脑区[11]。同样，伤害性刺激会激活伤害性感受器，该感受器通过专门的痛觉传导传入纤维投射到更高级的痛觉中枢。这种理论根植于这样一种理念，即与 18 世纪的主流观点相反的理念，大脑不是"普通感觉器官"，而是一种异质结构，在这种结构中，具有特殊功能的神经将感知到的刺激从感觉器官传递到专门用于感知体验的脑区[10-12]。

痛觉的特异性理论在针对特定的皮肤触觉

感受器的发现中得到了验证，这些感受器包括 Pacinian 小体（1835 年）、Meissner 小体（1853 年）、Merkel 盘（1875 年）和 Ruffini 末梢器官（1893 年）[11, 13-15]。这些都证明特定的感觉是由专门的神经纤维编码的。此外，在 1854—1859 年的一系列实验中，Schiff 和 Woroschiloff 明确了脊髓内疼痛和温度信息传递的特定路径（前外侧通路），与后柱（用于触觉）不同 [12]。这进一步证实了不同感觉是由专门的纤维束传导的。在 20 世纪早期，随着有髓纤维（对机械性伤害性刺激有反应）和无髓神经纤维（对化学伤害性刺激有反应）的发现，特异性理论在解释痛觉方面的有效性似乎增加了 [11, 16, 17]。事实上，在 Melzack 和 Wall 于 1965 年发布门控理论之前，这一直是疼痛感知的主流理论 [2]。

### （二）疼痛感知的强度和模式理论

与特异性理论并存的另一个不太流行的理论是强度理论。用最简单的形式描述它的基本思想就是，当重复刺激达到足够的强度时，任何感觉系统都会产生疼痛，而不是单依靠刺激本身 [11, 18]。19 世纪早期的一项实验似乎证实了这一理论，该实验通过反复的阈下触觉刺激（低于触觉阈值）会使梅毒患者（脊髓背柱退变）产生疼痛 [18]。试验结果认为重复的阈下刺激在脊髓（或神经系统的其他部位）互相叠加，产生痛感。这一理论的一个明显的漏洞是，除了特殊情况（如梅毒患者）外，它无法解释单一（非叠加的）刺激也会在动物和人类受试者中引发疼痛的无数种方式。该理论偶尔会被扩展为模式理论——这是一个疼痛感知的概念，在这个概念中，疼痛的体验不仅取决于刺激的强度，还取决于它在编码其传递的外周神经中诱发的特定神经放电模式 [11, 18-20]。由于缺乏实验证据，这一理论很快就被淘汰了，特别是门控理论出现以后。

### （三）痛觉的门控理论

门控理论试图弥合当时两个主流理论——疼痛感知的"特异性"理论和"强度"理论之间的差距，基于当时可用的电生理数据，描绘一个从两者的各个方面衍生出来的框架 [2]。特异性理论认为，每种体感通道都有专门的通路，而强度理论则认为，任何感觉都可以通过在外周神经中产生特定的神经元活动模式来诱发。介于这种情况，门控理论认为至少有两种纤维类型——细纤维（主要介导疼痛的 Aδ 和 C）和粗纤维（主要介导触觉的 Aα 和 Aβ）[11]。事实上，粗细纤维传入的差异在理论的阐述中起到了重要作用。已证实，粗纤维穿过更深的背角 Rexed 板层，然后从腹侧弯曲进入 Rexed 板层 II 所含的胶状质（SG）。另一方面，细直径的传入纤维则直接从背侧进入 SG。此外，高频刺激大直径粗感觉神经纤维似乎增强了背根神经节的负电荷，而类似刺激细感觉神经传入纤维则增强了背根的正电位 [11, 21, 22]。在将这些复杂的电生理发现提炼成疼痛感知的统一理论时，Melzack 和 Wall 假设，粗纤维和细纤维都投射到一个被称为"传递"（或 T）细胞的共同细胞群中，该细胞投射到前脑，以有意识地感知疼痛 [2]。T 细胞的输出受粗细纤维输入的平衡调节。粗纤维的选择性激活被认为通过抑制（或关闭）位于 SG 的突触前膜来减少对 T 细胞的净输入。相反，细纤维活动促进（或打开）该突触前膜，从而增加 T 细胞的输入。当 T 细胞输出达到内部阈值时，就会感觉到疼痛。当 T 细胞的细纤维激活克服了粗纤维抑制时，也就产生了疼痛。

这一开创性理论预测，刺激粗纤维可通过减少 T 细胞的活性来关闭通路，从而减少痛觉，促使人们探索周围神经电刺激。1967 年，Wall 和 Sweet 报道了他们对 8 名疼痛患者进行高频经皮神经电刺激（TENS）的结果，其中 4 名患者为周围神经损伤[1, 2, 23, 24]。在所有患者中，刺激粗传入神经都可以镇痛。有趣的是，有周围神经损伤的患者在停止刺激后的缓解时间比没有神经损伤的患者要长。中止疼痛的理论基础是选择性刺激 Aα 和 Aβ 纤维，而疼痛的复现是由于正在活动的细纤维逐渐重新打开通路所致。此外，由于周围神经受损的患者可能保存的细纤维（A、δ 和 C）较少，因此刺激停止后的缓解持续时间较长（或疼痛复现的时间较长）[21]。

## 四、神经电刺激

神经通过动作电位的传播来传递皮肤信息[25]。当刺激使轴突从静息态的膜电位充分去极化后，动作电位就会沿着轴突的长轴传播。跨膜的静息电位选择性地渗透到单个离子，可由 Nernst 方程模拟，随后由影响神经元静息电位的主要离子的 Goldman 方程扩展[25-28]。可用电缆方程[29]进行数学建模，把沿着轴突的导电形式建模为一系列平行的 RC 电路。在此基础上，有髓神经纤维的去极化阈值幅度可随电极与纤维的距离增大而增大，随刺激脉冲宽度和纤维直径的增大而减小[29]。这是不同细胞及轴突类型的差异性激活的基础，从而使 PNS 治疗成为可能。

### （一）无异常感觉刺激

PNS 和脊髓电刺激（SCS）一样，近几十年来取得了巨大的成功。它的优点是对于特定的周围神经分布区，几乎没有副作用。然而，PNS 既往使用的刺激模式主要依赖于产生的异常感觉，而根据 Melzack 和 Wall 的痛觉门控理论，异常感觉是镇痛所必需的[2]。近期，PNS（类似 SCS）使用的刺激模式是频率为

40～50Hz 的脉冲波，脉宽在 300～500μs，波幅在 2～4mA[3, 30, 31]。这种异常感觉产生的模式被称为紧张性刺激。近年来，越来越明朗的是 SCS 的疼痛缓解并不需要异常感觉[3, 30]。SCS 中的疼痛有效缓解也可以通过短脉冲或连续但频率高得多的脉冲发放来实现的，这两种方式都不会产生异常感觉[3, 30]。虽然临床数据仍较有限，但这种无异常感觉的刺激模式正越来越多地应用于 PNS。

### （二）爆发式刺激

爆发式刺激由小的脉冲串组成，而不是连续的脉冲波。更具体地说，脉冲刺激以 5 个 500Hz 频率 1000μs 脉宽的脉冲作为一个爆发式刺激，爆发式刺激间歇期为 1000μs，以 40Hz 的频率循环[30, 32]。爆发式刺激的无异常感觉的机制尚不清楚，但有研究认为是改变神经元放电所致。在啮齿类动物中，增加爆发式刺激脉冲的数量或脉冲宽度，可导致背角内神经元的放电率较基线大幅度降低[33, 34]。尤其是广动力（WDR）神经元，其功能似乎与 T 细胞一样（根据门控理论），且可能改变由丘脑到扣带前回皮层的神经传递，影响痛觉[3]。爆发式刺激与紧张性刺激对背柱核团（特别是薄束核）的影响似乎也不相同。紧张性刺激似乎显著增加薄束核神经元的自发活动（20%），而爆发式刺激则没有显著变化[30, 33, 34]。因为薄束核是背柱内大部分信息上传的触觉感觉接受区，这也证实了为什么紧张性刺激会导致异常感觉，而爆发式刺激不会。

### （三）高频刺激

高频（HF）刺激是一种较新的替代爆发式刺激，不产生异常感觉的刺激方法。高频刺激使用千赫范围的频率（高达 10kHz），已在脊髓电刺激中应用成功[30]。其作用机制似乎是通过

沿 Ranvier [30, 35-40] 的几个节点使钠通道失活，从而快速地、可逆地使神经活动传导中断。高频刺激可能是通过抑制粗纤维产生动作电位来阻断异常感觉。＞ 15～18μm 的神经纤维在 4kHz 时关闭通道，而较细的（8～9μm）神经纤维在 8kHz 左右的频率才关闭 [30, 36, 37]。减少 WDR 信号的中等粗细的纤维被 HF 刺激激活，从而减少疼痛刺激的传导。事实上，高频刺激减轻疼痛的机制可能更为复杂。虽然没有系统地评估脉冲频率的影响，但似乎超过一定的阈值，疼痛缓解可能与增加刺激频率没有显著差异 [30]。例如，在最近的一项 SCS 的随机、多中心、双盲、交叉临床研究中，1kHz 刺激与 10kHz 刺激相比，在临床效果上没有明显差异 [3, 30, 41]。未来的工作需要评估高频刺激模式在 PNS 中的作用。

## 五、用于周围神经电刺激的装置

从 20 世纪 60 年代的 Wall 和 Sweet 开始，使用外置线状电极经皮放置在神经附近，但由于缺乏商业化的设备，这项技术的实施受到了极大的限制 [1, 42]。到了 20 世纪 70 年代和 80 年代，后来被纽扣状电极和片状电极取代的植入式袖带状电极，开始在一些临床研究中使用，结果显示，一些患者的疼痛减轻了 50% 以上 [42]。随着研究者对 SCS 的兴趣日益增长，这些手术逐渐被淘汰，SCS 避免了当时神经的外科显露、电极定位，以及神经和电极周围产生纤维化的风险。1999 年，Weiner 和 Reed 描述的经皮穿刺 SCS 电极在 PNS 中的应用极大地激发了人们对 PNS 治疗各种疼痛的兴趣 [43]。尽管越来越多的证据支持 PNS，但通常将 SCS 系统用于 PNS 仍然不在产品说明书内。这些公司在他们的平台上提供了几种不同的设备特性和功能，外科医生可选择最符合患者治疗靶点的设备。外科医生需要考虑的因素包括电池大小和充电能力、全身 MRI 兼容性、植入 1～4 根电极，最多达 32 个触点的能力、编程波形的选择以及编程接口 [44-47]。每家公司都提供片状电极或经皮穿刺电极配件，后者更常用于 PNS [42]。最近，几家公司已经推出了由外接脉冲发生器和电池组供电的经皮穿刺电极。包括 Stimwave 公司 的 Freedom Stimulator、Bioness 公司 的 StimRouter 及 SPR Treeutics 公司 的 Sprint PNS 系统。这些刺激器系统在本文发表时已获得 FDA 批准，可用于全身 PNS，但不能用于头面部神经刺激。这种类型的刺激器特别适合于沿特定的周围神经分布放置，治疗肋间神经痛、肩痛和四肢痛 [48-52]。

## 六、患者选择

周围神经电刺激通常被认为是慢性疼痛的二线治疗方法，包括局灶性神经痛、复杂区域疼痛综合征、创伤后疼痛、带状疱疹后疼痛和全身的术后疼痛 [53]。患者应该与疼痛专家一起参与治疗，记录疼痛日记，以追踪他们的疼痛视觉模拟评分（VAS）。最初很大一部分患者的随诊目的应该集中在协调预期上，并强调 PNS 只是疼痛全面治疗计划的一部分。对于考虑植入脉冲发生器的患者，也建议进行疼痛心理评估 [54]。对局部阻滞或 TENS 治疗的反应并不能预测患者对 PNS 的效果 [42, 55]。因此，在考虑永久植入之前，首先完成外接测试电极测试期，一般来说，患者疼痛日记中记录的 VAS 评分应该降低 50%，对永久植入的治疗要有合理的预期。不同机构的测试持续时间有所不同，有些人担心短期测试不能充分解释早期的安慰剂效应。尽管如此，还没有更长测试期的系统性获益报道。

## 七、手术技术

放置 PNS 的操作可以在门诊进行[53]。手术开始前，事先绘制和标记患者的疼痛区域非常重要。保留意识的镇静麻醉可用于测试电极的放置，而全身麻醉用于永久植入。患者的体位取决于目标神经的位置。超声有助于识别靶神经或其相关的神经血管束[52]。一旦确定了靶神经或感兴趣的区域，就沿着神经的路线在疼痛区的近端做一个小的切口。使用最少或不使用局部麻醉药是为了避免无意中的神经阻滞作用，这将使术中测试（如果计划）或术后设备程控无法进行。在透视引导下，一根 Tuohy 针沿着深筋膜上方的神经走行穿过皮下。通过 Tuohy 针引入经皮穿刺电极，然后将 Tuohy 针取出。此时，唤醒患者并给予刺激诱导异常感觉，以确保足够的异常感觉覆盖面积，必要时进行电极位置调整。透视用于确保使用 Tuohy 时电极没有移位，并记录最终的电极位置。外露的电极通过缝合和无菌敷料固定在皮肤上。术后，将电极连接到外接脉冲发生器，最初的程序组设在不引起肌肉收缩，且能在疼痛分布区产生异常感觉位置。神经调控委员会专家共识建议术后预防性抗生素的使用时间不超过 24h，但研究表明，在测试期使用抗生素有利于减少永久性植入物的感染率[56, 57]。

要求患者每天都要写疼痛日记，记录他们的 VAS。1～2 周后患者会在门诊复诊，在此期间会间断调整刺激参数。随后予以拔除电极，如果患者对 PNS 反应良好，并希望继续治疗，则可计划在数周内进行永久植入，以便伤口愈合。除了在测试期通过刺激参数获得的结果，测试时电极位置的影像资料也可以指导永久性电极的放置。推荐使用全身麻醉，主要原因是可减少建皮下延长线隧道和放置脉冲发生器带来的疼痛。放置好刺激电极后，将它们固定在筋膜上，还应使用多出的导线做一个张力释放环。植入式脉冲发生器通常放置在锁骨下皮下囊袋或腰带位置下方、坐骨粗隆上方的臀部。每个厂家都有关于可接受的植入深度的指南。在缝合皮肤之前，在手术室测试阻抗大小。术后打开脉冲发生器，并使用在测试期所获得的能提供最好的整体止痛效果且副作用最小的参数设置。

## 八、三叉神经电刺激治疗疼痛

周围神经电刺激是治疗药物治疗无效的，又不适于传统的外科手术如微血管减压术和（或）经皮三叉神经毁损术的颅面部疼痛的有效选择。面部疼痛的周围神经电刺激治疗将在第 32 章中简要介绍，但是在此进行更详细地讨论。自从 Wall 和 Sweet 的实验以来，已经证实刺激三叉神经的外周分支可以缓解某些类型的面部疼痛。神经病理性疼痛和带状疱疹后遗神经痛研究的最多[58-63]。此外，三叉神经电刺激（TNS）在治疗顽固性头痛方面也显示出一些希望[64, 65]。

在 2015 年发表的一系列 TNS 病例中，35 名接受电刺激测试的顽固性颅面疼痛患者中有 15 名进行了永久性植入[58]。在这项研究中，三叉神经周围分支电刺激的适应证包括三叉神经痛、三叉神经源性神经病理性疼痛、三叉神经去传入性疼痛、带状疱疹后神经痛和头痛。在至少 15 个月的随访时间之后，这些患者中有 73% 的患者疼痛得到了有效的缓解。虽然没有严重的副作用，但 7 名患者接受了 12 次与硬件并发症相关的翻修手术，其中包括 3 次是整个植入物取出。作者指出，Ⅰ型三叉神经痛的撕裂样疼痛特征对神经电刺激反应不佳，应采用传统治疗方法进行治疗。此外，本研究还尝试了刺激下颌支对颞下颌关节的作用，但未发现明确效果。刺激参数似乎取决于患者，正如一个病例研究指出，6 名患者接受三叉神经电刺激治疗，这些患者的脉宽从 210μs 到 450μs，频率在 16Hz 到 80Hz 之间[66]。周围神经电刺激治疗带状疱疹后眼支神经痛的刺激参数也在相似的范围[61]。刺激的幅度可影响刺激引起的异常感觉的强度，需调整至舒适的程度。

三叉神经电刺激是经皮将 SCS 电极放置在目标神经分支附近。患者仰卧在手术台上，头向健侧偏转。在患侧耳屏前方的面部外侧做一个小的穿刺切口，注射少量的局部麻醉药。将 4 触点或 8 触点经皮穿刺电极的远端放置在瞳孔中线的内侧，距眶缘 1cm 的地方，以到达眶上或眶下神经（图 14-1）。对于下颌支，针尖指向下颌。术后，将电极连接到外部脉冲发生器，最初的程控是在不产生面部肌肉收缩的情况下使异常感觉覆盖疼痛分布区。在测试期通过程控获得的信息和电极位置指导永久性电极的放置。永久植入时，电极导线埋置在耳后，并固定在穿刺部位和颞肌筋膜上。延长导线在耳后和锁骨上方通过皮下隧道，并连接到脉冲发生器，脉冲发生器放置在锁骨下囊袋中。

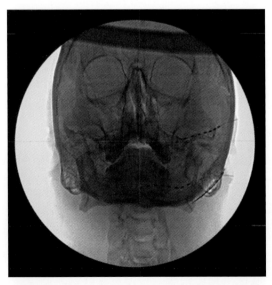

▲ 图 14-1　眶下神经和下颌神经电刺激术中电极位置的 X 线片

## 九、枕大、枕小神经电刺激治疗疼痛

PNS 最常见的用途之一是治疗枕神经痛（ON）和与其相关的头痛。1999 年，Weiner 和 Reed 描述了放置经皮穿刺电极治疗难治性枕神经痛[43]。他们证实，通过将电极放置在神经附近，而不是直接用片状电极放在神经上，可以缓疼痛。他们的技术被广泛采用，袖带电极在大部分 PNS 的疼痛治疗中被废弃[42]。

一些已发表的病例研究显示，枕神经电刺激（ONS）在治疗药物难治性 ON 方面取得了极好的效果，估计改善率高达 60%～90%[43, 59, 67-71]。其中一项较大的前瞻性研究对 11 名枕部疼痛患者进行了为期 12 周的随访。在 ONS 之后，64% 的患者表示头痛频率减少，91% 的患者用药减少[72]。有趣的是，ONS 还被证实可以改善与三叉神经功能紊乱相关的疼痛，如被认为是三叉神经自主神经性疼痛的丛集性头痛[73-75]。在一项试点研究中，ONS 可将 8 名耐药性慢性丛集性头痛患者每周丛集性头痛发作的平均次数减少约 80%[75]。

出于对使用 ONS 治疗慢性偏头痛的极大兴趣，有人进行了试验，对 5 个随机对照试验（总 n=10 402）进行了 Meta 分析，得出结论：与接受假刺激的患者相比，ONS 在 3 个月后每月平均严重头痛的频率减少了 2.59 天[76]。偏头痛精准植入刺激器研究（PRISM）比较了筛选的 179 名发作性或慢性偏头痛患者中 139 名患者的双侧刺激（刺激参数：250μs，60Hz，0～12.7mA）和假刺激。植入 12 周后，根据每日疼痛日记记录，接受 ONS 治疗的患者与接受假刺激治疗的患者相比，每天偏头痛的发作频率没有统计学上的显著差异[77]。虽然使用了 2004 年国际头痛疾病分类中定义来诊断，作者假设，缺乏疗效可能是由于头痛的异质性。在枕神经电刺激治疗慢性偏头痛（ONSTIM）研究中，刺激组患者 3 个月有效率为 39%，假刺激组为 6%，药物管理组为 0%[78]。有效的定义是与基线相比，每月头痛天数减少 50% 或更多，或平均总体疼痛强度降低 3 分或更多。在一项对 157 名患者进行的多中心研究（ClinicalTrials.gov NCT00615342）中，在 12 周时，平均每天（VAS）减少 50% 的有效者数量在试验组和对照组之间没有显著差异，但疼痛强度、头痛天数和偏头痛相关残疾显著减少[79]。作者发表了一篇随访 52 周的最新报告，显示了 ONS 对慢性偏头痛的持续疗效，意向治疗分析显示，48% 的患者头痛天数和（或）疼痛强度减少了 50%[80]。

枕神经电极植入技术与 TNS 相似，患者可俯卧位或侧卧位。经皮穿刺电极从中线穿刺，指向颈筋膜上方的外侧（图 14-2）。8 触点经皮穿刺电极的长度足以使电极触点垂直横跨枕大神经和枕小神经。为了确保电极远端的尖端不会刺穿头皮，可对后枕部的头发进行修剪。患者俯卧时，刺激器电池可以很容易地放置在臀部，而侧位时可放置在锁骨下囊袋。令人惊

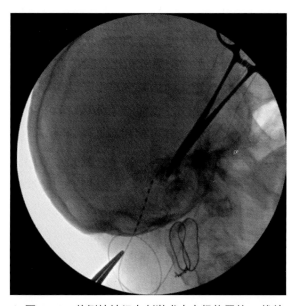

▲ 图 14-2　单侧枕神经电刺激术中电极位置的 X 线片

讶的是，在上面提到的 NCT00615342 研究中，70% 的患者出现了不良事件，总计 209 例，其中 183 例与设备 / 手术相关[80]。事实上，电极移位是与植入 ONS 相关的常见不良反应，随机试验显示其发生率为 10%～24%[35, 43, 68, 69, 76]。一个病例研究的作者建议使用片状电极而不是穿刺电极可减少电极移位的发生[69]，但有一些人报道显示，使用片状电极的移位率相似[75]。手术中的其他变量包括开放放置圆柱形电极，使用电极线缠绕的张力释放环，以及将脉冲发生器放置在臀部和锁骨下的区别[78, 81]。2 个月至 6 年的随访结果显示，感染率在 4%～30%[76]。

## 十、周围神经电刺激治疗截肢后疼痛

截肢可导致慢性神经病理性疼痛，对药物反应差，常导致阿片类药物依赖[82-86]。截肢后可能出现两种慢性疼痛：幻肢痛（PLP）和残肢痛（RLP）。高达 70%～80% 的患者经历过 PLP、RLP 或两者兼而有之[87, 88]。对于许多截肢者来说，截肢后的疼痛比肢体本身的丧失对日常生活能力的影响更大[89-91]。此外，RLP 管理不善限制了假体的使用，进一步损害了这些患者的功能。PNS 是治疗这些疾病的一种有吸引力的方法。在一项对 16 名 PLP 和（或）RLP 患者的研究中，14 名患者对异常感觉覆盖≥ 75% 的刺激有效[92]。其中 9 名患者使用经皮 PNS 系统完成了为期两周的家庭测试，并回报在测试期结束时疼痛减少了 56%±26%[92]。在这项研究中，外科医生使用超声引导经皮穿刺将单极电极放置在股或坐骨神经附近，并使用电刺激进一步验证电极与神经的接近程度，同时避免局部皮肤刺激[92]。一旦患者报告肢体出现异常感觉且没有皮肤刺激反应，就用刺激电极取代单极电极，深度比单极电极浅

0.5～2.0cm。在一项试验中，使用套在坐骨神经或胫神经上的袖带电极，给予10kHz的刺激，7名截肢后疼痛的患者在3个月的刺激终点时疼痛减轻了75%[93]。

## 十一、周围神经区域刺激

周围神经电刺激在原理上不同于周围神经区域刺激（PNFS）[48]。周围神经电刺激是指通过植入目标神经附近的电极来刺激目标神经。其治疗机制归因于对神经的直接刺激。因此，患者的疼痛必须源自于特定的神经，外科医生需要熟悉神经的解剖走行，以便正确放置电极。相反，PNFS指的是在患者疼痛区域放置皮下电极，从而使症状可能不太明确的患者受益[94]。对于PNFS来说，电极植入的深度至关重要，因为放置太浅可能会导致烧灼样的刺激，并可能导致皮肤损伤，而植入太深可能引发肌肉收缩。对于PNFS的程控，频率最好在20～50Hz，脉宽在90～250μs，其中任何一个参数的较高设置都会导致灼热感或紧压感[94]。对于位置较好的电极，1.5～2mA的强度可以使疼痛缓解。PNFS已用于治疗复杂区域疼痛综合征、神经痛、创伤后疼痛和全身术后疼痛[94]。在一项对100名接受PNFS治疗慢性头面部、胸部、腰骶部、腹部、骨盆和腹股沟疼痛患者的研究中，72%的患者术后止痛药物剂量减少，疼痛平均减轻36%[95]。

在美国，虽然手术类似，使用相同的植入设备，但保险报销和许可对PNFS来说可能比PNS更难[9]。

## 十二、周围神经电刺激的脑相关性研究

正如本章前面所描述的，周围神经电刺激的最早使用是基于痛觉的门控理论，在该理论中，非伤害性的刺激干扰了与疼痛相关的感觉输入的传递[21, 96]。越来越多的证据表明，至少部分疼痛缓解可能源于中枢神经调节[96]。这可能发生在两个不同的时间尺度上，特别是由于外周和中枢神经系统之间的网络活动的改变，以及慢性的来自神经系统的神经调制活动的整合。慢性刺激导致大脑的适应性改变，并有助于周围神经电刺激的治疗效果[94, 97]。目前关于PNS后中枢神经调节的数据仅限于功能性神经成像研究。大多数描述PNS中枢效应的研究来自迷走神经刺激（VNS）治疗癫痫和抑郁症[98-100]。其他与颅脑相关的周围神经电刺激案例包括三叉神经电刺激治疗三叉神经痛，枕神经电刺激治疗头痛和枕神经痛，以及骶神经电刺激（SNS）治疗尿失禁或逼尿肌功能亢进[75, 101, 102]。在这一部分中，我们简要介绍VNS和SNS的大脑相关性，这可能反映了PNS中枢神经调制模式，仍需要进一步探索才能真正了解PNS发挥作用的机制。

与绝大多数PNS不同，VNS的独特之处在于，迷走神经由不同类型的感觉传入神经纤维构成，这些感觉传入纤维的突触可到达孤束核（NTS）、迷走神经背侧运动核等[96, 97, 99]。NTS依次向网状结构、下丘脑、丘脑和其他皮层和皮层下结构投射，功能神经成像研究显示丘脑和边缘结构在VNS的作用机制中起主要作用[96]。植入VNS治疗癫痫患者的早期正电子发射体层成像（PET）显示的在双侧丘脑前部、扣带回、下丘脑和中央后回局部脑血流量（rCBF）增加[96]。相比之下，单光子发射计算机断层扫描（SPECT）研究表明，在慢性VNS（至少6个月的刺激）之后，丘脑和边缘系统有总体抑制趋势[96, 99, 100, 102, 103]。这种最初活动增加但随后抑制的趋势很好地解释了VNS治疗癫痫的有效性。丘脑可向皮层输送兴奋性谷氨酸

能递质。长期发生的抑制不仅可以减少边缘系统起始的癫痫发作，还可以使丘脑作为一个门控结构，将边缘系统癫痫发作二次泛化到大脑皮层的其他部分[96, 103]。

VNS 对抑郁症有效，是因为 NTS 与几个参与抑郁症发病机制的区域有联系，包括前额叶皮层、扣带回皮层、杏仁核、海马、丘脑和前额叶底部[96, 100, 102, 104, 105]。虽然对于抑郁症患者来说，VNS 调节网络活动的机制很大程度上是未知的，但功能神经成像研究明确显示，无论是在早期还是长期时间维度上，VNS 都是其神经调节效应的中心。

骶神经电刺激与迷走神经电刺激不同，因为迷走神经核团直接位于脑干。因此，骶神经电刺激可以作为一个范例来理解周围神经电刺激到底是如何调节那些与中枢神经系统没有直接联系的靶点的。长期刺激 $S_3$ 神经用于急性尿失禁和难治性膀胱功能亢进。膀胱扩张时的冲动可能涉及导水管周围灰质、扣带回前部、岛叶、丘脑和小脑[96, 106, 107]。在功能影像研究中，在植入 SNS 的患者中，发现短期 SNS 导致小脑内侧、岛叶和眶额叶皮层 rCBS 减少[96, 106-109]。长期 SNS 后，扣带回中部、前额叶背外侧皮层、丘脑和小脑等部位 rCBF 减少。特别的是，短期和长期刺激之间的差异涉及运动前区和小脑。这表明，短期 SNS 改变了参与感觉运动学习的结构（前运动皮层和小脑），而长期 SNS 导致这些区域变得不那么活跃，而参与控制排尿中枢的区域变得更加活跃[96, 106-109]。

通过这两个范例，我们得出结论，病变原发性和继发性地影响多个大脑结构。适当的靶向刺激周围神经可能通过调节 rCBF 等变量，改变所涉及的各个大脑区域结构的功能，从而达到治疗效果。通过长期刺激，大脑区域似乎发展出有助于提供持续缓解的适应性策略。需要更多的研究来阐明与 PNS 相关的中枢神经调节机制，这可促进更优化的治疗。

## 十三、周围神经电刺激治疗癫痫和抑郁症

令人担忧的是，多达 20%～30% 的癫痫患者为药物难治性癫痫，存在癫痫相关损伤的风险[110]。同样，对很多对多种抗抑郁药无效的患者来说，严重的抑郁可能会成为一种慢性病[111, 112]。因此，正在研究将迷走神经电刺激（VNS）和三叉神经电刺激（TNS）作为辅助治疗手段。

VNS 是一种神经调控疗法，FDA 于 1997 年批准将其作为 12 岁以上局灶性癫痫发作的辅助疗法[110]。治疗包括通过连接到植入式可程控脉冲发生器（neurocybernetic prosthesis，Cyberonics，Inc.，Houston，TX，USA）的袖带电极，对左侧迷走神经进行长期间歇性电刺激。在观察到刺激狗的迷走神经显示出抗惊厥效果之后，对第一批人类患者于 1988 年进行植入[113, 114]。从那时起，几项对照研究都证明了 VNS 在癫痫控制方面有短期和长期改善。最近的一项综述，包括成人和儿童患者，显示接受 VNS 治疗的个体中大约 60% 的患者癫痫发作频率降低了 50% 或更多[110]。因此，VNS 已被广泛用于治疗癫痫，截至 2014 年，全球估计已植入 10 万台 VNS 设备[115]。

虽然 VNS 最初并不是用来治疗抑郁症的，但 Elger 等在接受 VNS 治疗的药物难治性癫痫患者中，注意到情绪可得到改善，不受癫痫控制效果的影响[116]。Rush 等进行了第一次试验，系统地随访了 VNS 对 30 名患有严重抑郁症患者的短期疗效（10 周），发现 40% 的患者对 VNS 治疗的效果良好［28 项汉密尔顿抑郁量表（HDRS28）基线的降幅大于或等于 50%］[117]。同样，当患者接受长期治疗（超过 12 个月）时，

研究表明多达 2/3 的患者对 VNS 治疗效果良好[118-120]。然而，尽管 VNS 在 2005 年获得 FDA 批准用于抑郁症的治疗，但多项系统回顾研究得出结论，仍需要更多的研究，特别是以随机对照研究的形式，才能最终确定这种疗法治疗抑郁症的安全性和有效性[118, 121]。

通过刺激迷走神经来调节大脑活动的能力启发了临床医生和科学家研究其他脑神经的治疗潜力，如三叉神经。与迷走神经相比，三叉神经位置更浅，不会出现与 VNS 相关的不良自主神经影响[122]。在动物模型研究中，Fanselow 等的研究表明，TNS 可以引起大脑皮层和丘脑的去同步化，导致清醒大鼠癫痫发作次数的减少[123]。基于这项工作，DeGiorgio 及其同事在一系列早期临床研究中评估了成人药物难治性癫痫患者体外 TNS（eTNS）的可行性[124-126]。这些研究的阳性结果引发了他们在 50 名药物难治性癫痫患者中首次进行了 eTNS 的双盲随机对照试验。尽管治疗组和对照组之间的有效率（定义为癫痫发作频率减少超过 50%）在统计学上没有显著意义，但在接受 eTNS 治疗的 25 名患者中，有 40.5% 在 18 周进行评估后显示有效。与 VNS 研究中的发现类似，作者还注意到在与对照组相比，接受 eTNS 治疗的患者的情绪得到明显改善，与癫痫发作频率的变化无关[116, 127]。虽然没有得到 FDA 的批准，但最近的分析显示使用 eTNS 的患者在生活质量和情绪方面都有显著改善，并且保留率与常用的抗癫痫药物相当[128, 129]。

考虑到三叉神经与情绪和调节相关结构的已知解剖学联系，以及 VNS 对癫痫和情绪的已知影响，Dr.Cook 和 Schrader 在 11 名患有单相严重抑郁症的成人中进行了 eTNS 的首次验证试验[130]。在 8 周的时间里，对 V 1 支的夜间刺激耐受性良好，显示 HDRS28 显著改善，从 28.0 分（S.D.=66.9）降至 14.4 分（S.D.=66.5），生活质量也显著提高[131]。可喜的结果最终促进了随机、双盲、对照临床试验，在这些试验中，严重抑郁症患者每天接受 10 次 30min 的 eTNS 治疗。这两项试验均显示 TNS 在改善抑郁症方面有积极效果，HDRS28 的平均降幅高达 36.15%[132, 133]。目前正在进行进一步的研究，以帮助开展抑郁症的 TNS 治疗，包括研究皮下 TNS 作为替代技术[122]。

## 十四、结论

PNS 并不是一个新领域，但仍在不断发展，这在很大程度上可能是因为监管部门对这种方法的适应证批准有限。PNS 的生理基础取决于对不同大小的外周神经纤维的不同调控，这些神经纤维传递着不同方面的外周感觉。在面部、躯干和四肢疼痛方面的成功应用表明 PNS 是一种外周神经调控和治疗慢性疼痛的重要选择。虽然到目前为止的工作主要集中在慢性疼痛的治疗上，但人们对周围神经调控在其他神经精神疾病（如癫痫和抑郁症）中的作用越来越感兴趣。

## 参考文献

[1] Wall PD, Sweet WH. Temporary abolition of pain in man. Science (80–.). [Internet]. 1967 [cited 2018 Dec 7];155(3758):108–9. Available from: http://www.ncbi.nlm.nih.gov/pubmed/6015561.

[2] Melzack R, Wall PD. Pain mechanisms: a new theory. Science [Internet]. 1965 [cited 2018 Dec 4];150 (3699):971–9. Available from: http://www.ncbi.nlm.nih.gov/pubmed/5320816.

[3] Burchiel KJ, Raslan AM. Functional neurosurgery and neuromodulation. 1st ed: Elsevier Health Sciences; 2018.

[4] Kandel ER. Principles of neural science. 5th ed. Kandel ER, Schwartz JH, Jessel TM, Siegelbaum SA, Hudspeth AJ, editors. McGraw-Hill Education; 2013.

[5] Moore SP, Psarros TG. The definitive neurological surgery board review: Blackwell Pub; 2005.

[6] Rexed B. A cytoarchitectonic atlas of the spinal cord in the cat. J Comp Neurol. [Internet]. 1954 [cited 2019 Apr 14];100:297–379. Available from: http://www. ncbi.nlm.nih. gov/pubmed/13163236.

[7] Rexed B. The cytoarchitectonic organization of the spinal cord in the cat. J Comp Neurol. [Internet]. 1952 [cited 2019 Apr 14];96:414–95. Available from: http://www.ncbi.nlm.nih.gov/ pubmed/14946260.

[8] Todd AJ. Neuronal circuitry for pain processing in the dorsal horn. Nat Rev Neurosci. [Internet]. Europe PMC Funders; 2010 [cited 2019 Apr 14];11:823–36. Available from: http:// www.ncbi.nlm.nih.gov/ pubmed/21068766.

[9] Burchiel KJ, editor. Surgical management of pain [Internet]. Stuttgart: Georg Thieme Verlag; 2015 [cited 2018 Dec 4]. Available from: http://www. thieme-connect.de/products/ ebooks/book/10.105 5/b-002–102571.

[10] Dubner R, Sessle B, Storey A. The neural basis of oral and facial function. Dubner R, editor. New York: Plenum; 1978.

[11] Moayedi M, Davis KD. Theories of pain: from specificity to gate control. J Neurophysiol. 2013;109: 5–12.

[12] Rey R. The history of pain. Cambridge: Harvard University Press; 1995.

[13] Iggo A, Muir AR. The structure and function of a slowly adapting touch corpuscle in hairy skin. J Physiol. 1969;200:763–96.

[14] Cauna N, Ross L. The fine structure of Meissner's touch corpuscles of human fingers. J Biophys Biochem Cytol. 1960;8:467–82.

[15] Cauna N, Manna G. The structure of human digital pacinian corpuscles (corpus cula lamellosa) and its functional significance. J Anat. [Internet]. 1958;92: 1–20. Available from: http://www.ncbi.nlm.nih.gov/ pubmed/13513492.

[16] Burgess PR, Perl ER. Myelinated afferent fibres responding specifically to noxious stimulation of the skin. J Physiol. 1967;190:541–62.

[17] Bessou P, Perl ER. Response of cutaneous sensory units with unmyelinated fibers to noxious stimuli. J Neurophysiol. 1969;32:1025–43.

[18] Dallenbach KM. Pain: history and present status. Am J Psychol. 1939;52:331.

[19] Sinclair DC. Cutaneous sensation and the doctrine of specific energy. Brain [Internet]. 1955;78:584–614. Available from: http://www.ncbi.nlm.nih.gov/ pubmed/13293271.

[20] Weddell G. Somesthesis and the chemical senses. Annu Rev Psychol. 1955;6:119–36.

[21] Mendell LM. Constructing and deconstructing the gate theory of pain. Pain. 2014;155:210–6.

[22] Rudomin P, Schmidt RF. Presynaptic inhibition in the vertebrate spinal cord revisited. Exp Brain Res. 1999;129: 1–37.

[23] Bates JA, Nathan PW. Transcutaneous electrical nerve stimulation for chronic pain. Anaesthesia. 1980;35:817–22.

[24] Nathan PW, Wall PD. Treatment of post-herpetic neuralgia by prolonged electric stimulation. Br Med J. 1974;3:645–7.

[25] Hodgkin AL, Huxley AF. A quantitative description of membrane current and its application to conduction and excitation in nerve. J Physiol. [Internet]. John Wiley & Sons, Ltd (10.1111); 1952 [cited 2019 Apr 13];117:500–44. Available from: http://doi.wiley. com/10.1113/jphysiol.1952. sp004764.

[26] Goldman DE. Potential, impedance, and rectification in membranes. J Gen Physiol. [Internet]. 1943 [cited 2019 Apr 14];27:37–60. Available from: http://www. ncbi.nlm.nih.gov/ pubmed/19873371.

[27] Hodgkin A, Rushton W. The electrical constants of a crustacean nerve fibre. Proc R Soc Med. [Internet]. 1946 [cited 2019 Apr 14];134:444–79. Available from: http:// www.ncbi.nlm.nih.gov/ pubmed/20281590.

[28] Hodgkin A, Katz B. The effect of sodium ions on the electrical activity of giant axon of the squid. J Physiol. [Internet]. Wiley-Blackwell; 1949 [cited 2019 Apr 14];108:37–77. Available from: http://www.ncbi.nlm. nih. gov/pubmed/18128147.

[29] Grill WM. Nerve Stimulation. Wiley Encycl Biomed Eng. [Internet]. Hoboken, NJ, USA: John Wiley & Sons, Inc.; 2006 [cited 2018 Dec 8]. Available from: http://doi.wiley. com/10.1002/9780471740360.ebs0825.

[30] Ahmed S, Yearwood T, De Ridder D, Vanneste S. Burst and high frequency stimulation: underlying mechanism of action. Expert Rev Med Devices. 2018;15:61–70.

[31] Sdrulla AD, Guan Y, Raja SN. Spinal cord stimulation: clinical efficacy and potential mechanisms. Pain Pract. 2018;18:1048–67.

[32] De Ridder D, Perera S, Vanneste S. Are 10 kHz stimulation and burst stimulation fundamentally the same? Neuromodulation. 2017;20:650–3.

[33] Chakravarthy K, Nava A, Christo PJ, Williams K. Review of recent advances in Peripheral Nerve Stimulation (PNS) [Internet]. Curr Pain Headache Rep. 2016 [cited 2019 Jan 3]. p. 60. Available from: http://link.springer.com/10.1007/ s11916–016–0590–8.

[34] Manning A, Ortega RG, Moir L, Edwards T, Aziz TZ, Bojanic S, et al. Burst or conventional peripheral nerve field stimulation for treatment of neuropathic facial pain. Neuromodulation. 2019;22:645.

[35] Kapural L, Mekhail N, Hayek SM, Stanton-Hicks M, Malak O. Occipital nerve electrical stimulation via the midline approach and subcutaneous surgical leads for treatment of severe occipital neuralgia: a pilot study. Anesth Analg. [Internet]. 2005 [cited 2018 Dec 11];101:171–4. Available from: http://www.ncbi.nlm. nih.gov/pubmed/15976227

[36] Kilgore KL, Bhadra N. Reversible nerve conduc tion block using kilohertz frequency alternating current. Neuromodulation. 2014;17:242–54; discussion 254–5.

[37] Lempka SF, McIntyre CC, Kilgore KL, Machado AG. Computational analysis of kilohertz frequency spinal cord stimulation for chronic pain management. Anesthesiology. 2015;122:1362–76.

[38] Arle JE, Mei L, Carlson KW, Shils JL. High-frequency stimulation of dorsal column axons: potential underlying mechanism of paresthesia-free neuropathic pain relief. Neuromodulation. 2016;19:385–97.

[39] Cuellar JM, Alataris K, Walker A, Yeomans DC, Antognini JF. Effect of high-frequency alternating current on spinal afferent nociceptive transmission. Neuromodulation.

2013;16:318–27; discussion 327.

[40] Shechter R, Yang F, Xu Q, Cheong Y-K, He S-Q, Sdrulla A, et al. Conventional and kilohertz-frequency spinal cord stimulation produces intensity- and frequency-dependent inhibition of mechanical hypersensitivity in a rat model of neuropathic pain. Anesthesiology. 2013;119:422–32.

[41] Thomson SJ, Tavakkolizadeh M, Love-Jones S, Patel NK, Gu JW, Bains A, et al. Effects of rate on analgesia in kilohertz frequency spinal cord stimulation: results of the PROCO randomized controlled trial. Neuromodulation. 2018;21:67–76.

[42] Slavin K V. History of peripheral nerve stimulation. Prog Neurol Surg. [Internet]. Karger Publishers; 2011 [cited 2018 Dec 4];24:1–15. Available from: http:// www.ncbi.nlm.nih. gov/pubmed/21422772.

[43] Weiner RL, Reed KL. Peripheral neurostimulation for control of intractable occipital neuralgia. Neuromodulation [Internet]. 1999 [cited 2018 Dec 12];2:217–21. Available from: http://www.ncbi.nlm. nih.gov/pubmed/22151211.

[44] Medtronic. Spinal cord stimulation systems | Medtronic [Internet]. [cited 2019 Apr 14]. Available from: https://www. medtronic.com/us-en/healthcare professionals/products/ neurological/spinal-cord-stimulation-systems.html.

[45] Nevro. Nevro – offering HF10 therapy for chronic pain relief [Internet]. [cited 2019 Apr 14]. Available from: https://www. nevro.com/English/Home/default. aspx.

[46] Abott. Our products | Abbott Neuromodulation [Internet]. [cited 2019 Apr 14]. Available from: https://www. neuromodulation.abbott/us/en/hcp/products.html.

[47] Boston Scientific. Spectra WaveWriterTM SCS System – Pain Management – Boston Scientific – Boston Scientific [Internet]. [cited 2019 Apr 14]. Available from: https:// www.bostonscientific.com/ en-US/products/spinal-cord-stimulator-systems/spec tra-wavewriter-scs.html.

[48] Deer TR, Levy RM, Verrills P, Mackey S, Abejon D. Perspective: peripheral nerve stimulation and peripheral nerve field stimulation birds of a different feather. Pain Med. [Internet]. Narnia; 2015 [cited 2019 Apr 11];16:411–2. Available from: https://academic. oup.com/painmedicine/ article-lookup/doi/10.1111/ pme.12662.

[49] Deer T, Pope J, Benyamin R, Vallejo R, Friedman A, Caraway D, et al. Prospective, multicenter, randomized, double-blinded, partial crossover study to assess the safety and efficacy of the novel neuromodulation system in the treatment of patients with chronic pain of peripheral nerve origin. Neuromodulation Technol Neural Interface [Internet]. 2016 [cited 2019 Jan 2];19:91–100. Available from: http:// www.ncbi.nlm. nih.gov/pubmed/26799373.

[50] Yu DT, Chae J, Walker ME, Fang Z-P. Percutaneous intramuscular neuromuscular electric stimulation for the treatment of shoulder subluxation and pain in patients with chronic hemiplegia: a pilot study. Arch Phys Med Rehabil. [Internet]. 2001 [cited 2019 Apr 15];82:20–5. Available from: http://www.ncbi.nlm. nih.gov/pubmed/11239281.

[51] Ilfeld BM, Gilmore CA, Grant SA, Bolognesi MP, Del Gaizo DJ, Wongsarnpigoon A, et al. Ultrasound-guided percutaneous peripheral nerve stimulation for analgesia following total knee arthroplasty: a prospective feasibility study. J Orthop Surg Res. [Internet]. 2017 [cited 2019 Apr 15];12:4. Available from: http://www.ncbi.nlm.nih.gov/

pubmed/28086940.

[52] Ilfeld BM, Finneran JJ, Gabriel RA, Said ET, Nguyen PL, Abramson WB, et al. Ultrasound-guided percutaneous peripheral nerve stimulation: neuromodulation of the suprascapular nerve and brachial plexus for postoperative analgesia following ambulatory rotator cuff repair. A proof-of-concept study. Reg Anesth Pain Med. [Internet]. 2019 [cited 2019 Apr 15];rapm- 2018–100121. Available from: http://www.ncbi.nlm. nih.gov/pubmed/30770421.

[53] Eljamel S, Neurostimulation SKV. Principles and practice. Chichester: Wiley Blackwell; 2013.

[54] Campbell CM, Jamison RN, Edwards RR. Psychological screening/phenotyping as predictors for spinal cord stimulation. Curr Pain Headache Rep. [Internet]. 2013 [cited 2019 Apr 11];17:307. Available from: http://www.ncbi.nlm. nih.gov/ pubmed/23247806.

[55] Nayak R, Banik RK. Current innovations in peripheral nerve stimulation. Pain Res Treat. [Internet]. Hindawi; 2018 [cited 2018 Dec 5];2018:1–5. Available from: https://www. hindawi.com/journals/ prt/2018/9091216/.

[56] Hoelzer BC, Bendel MA, Deer TR, Eldrige JS, Walega DR, Wang Z, et al. Spinal cord stimulator implant infection rates and risk factors: a multicenter retrospective study. Neuromodulation Technol Neural Interface [Internet]. 2017 [cited 2019 Apr 15];20:558–62. Available from: http://www. ncbi.nlm. nih.gov/pubmed/28493599.

[57] Deer TR, Provenzano DA, Hanes M, Pope JE, Thomson SJ, Russo MA, et al. The Neurostimulation Appropriateness Consensus Committee (NACC) recommendations for infection prevention and management. Neuromodulation Technol Neural Interface [Internet]. John Wiley & Sons, Ltd (10.1111); 2017 [cited 2019 Apr 15];20:31–50. Available from: http:// doi.wiley.com/10.1111/ner.12565.

[58] Ellis JA, Mejia Munne JC, Winfree CJ. Trigeminal branch stimulation for the treatment of intractable craniofacial pain. J Neurosurg. [Internet]. 2015;123:283–8. Available from: http://www.ncbi.nlm.nih.gov/ pubmed/25635476.

[59] Slavin K V., Wess C. Trigeminal branch stimulation for intractable neuropathic pain: technical note. Neuromodulation [Internet]. Wiley/ Blackwell (10.1111); 2005 [cited 2018 Dec 10];8:7–13. Available from: http://doi. wiley. com/10.1111/j.1094–7159.2005.05215.x.

[60] Slavin K, Colpan M, Munawar N, Wess C. Trigeminal and occipital peripheral nerve stimulation for craniofacial pain: a single-institution experience and review of the literature. Neurosurg Focus [Internet]. 2006 [cited 2018 Dec 19];21:1–5. Available from: http:// www.ncbi.nlm.nih.gov/ pubmed/17341049.

[61] Dunteman E. Peripheral nerve stimulation for unremitting ophthalmic postherpetic neuralgia. Neuromodulation [Internet]. 2002 [cited 2018 Dec 10];5:32–7. Available from: http://www.ncbi.nlm.nih. gov/pubmed/22151779.

[62] Johnson MD, Burchiel KJ. Peripheral stimulation for treatment of trigeminal postherpetic neuralgia and trigeminal posttraumatic neuropathic pain: a pilot study. Neurosurgery [Internet]. 2004 [cited 2018 Dec 28];55:135–41. Available from: http://www.ncbi.nlm. nih.gov/pubmed/15214982.

[63] Stidd DA, Wuollet AL, Bowden K, Price T, Patwardhan A, Barker S, et al. Peripheral nerve stimulation for trigeminal neuropathic pain. Pain Physician [Internet]. [cited 2018 Dec

28];15:27–33. Available from: http:// www.ncbi.nlm.nih.gov/ pubmed/22270735.

[64] Narouze SN, Kapural L. Supraorbital nerve electric stimulation for the treatment of intractable chronic cluster headache: A case report. Headache [Internet]. John Wiley & Sons, Ltd; 2007 [cited 2018 Dec 10];47:1100–2. Available from: http://doi.wiley. com/10.1111/j.1526–4610.2007.00869.x.

[65] Amin S, Buvanendran A, Park K-S, Kroin JS, Moric M. Peripheral nerve stimulator for the treatment of supraorbital neuralgia: a retrospective case series. Cephalalgia [Internet]. 2008 [cited 2018 Dec 10];28:355–9. Available from: https://journals.sagepub.com/doi/pdf/10.1111/j.1468–2982.2008.01535.x.

[66] Feletti A, Santi GZ, Sammartino F, Bevilacqua M, Cisotto P, Longatti P. Peripheral trigeminal nerve field stimulation: report of 6 cases. Neurosurg Focus [Internet]. 2013 [cited 2018 Dec 11];35:E10. Available from: http://www.ncbi.nlm. nih.gov/ pubmed/23991813.

[67] Johnstone CSH, Sundaraj R. Occipital nerve stimulation for the treatment of occipital neuralgia – eight case studies. Neuromodulation [Internet]. 2006 [cited 2018 Dec 11];9:41–7. Available from: http://www. ncbi.nlm.nih.gov/ pubmed/22151592.

[68] Lorenzo-Martin C, Ajayi O, Erdemir A, Wei R. Tribological performance of quaternary CrSiCN coatings under dry and lubricated conditions. Wear [Internet]. 2017 [cited 2018 Dec 18];376–377:1682–90. Available from: http://www.ncbi.nlm. nih.gov/ pubmed/16385335.

[69] Oh MY, Ortega J, Bellotte JB, Whiting DM, Aló K. Peripheral nerve stimulation for the treatment of occipital neuralgia and transformed migraine using a C1–2–3 subcutaneous paddle style electrode: a technical report. Neuromodulation [Internet]. 2004 [cited 2018 Dec 17];7:103–12. Available from: http://www. ncbi.nlm.nih.gov/ pubmed/22151191.

[70] Palmisani S, Al-Kaisy A, Arcioni R, Smith T, Negro A, Lambru G, et al. A six year retrospective review of occipital nerve stimulation practice – controversies and challenges of an emerging technique for treating refractory headache syndromes. J Headache Pain [Internet]. 2013 [cited 2018 Dec 18];14:67. Available from: http://www.ncbi.nlm.nih. gov/ pubmed/23919570.

[71] Abhinav K, Park ND, Prakash SK, Love-Jones S, Patel NK. Novel use of narrow paddle electrodes for occipital nerve stimulation – technical note. Neuromodulation [Internet]. 2013 [cited 2018 Dec 18];16:607–9. Available from: http:// www.ncbi.nlm. nih.gov/pubmed/23106950.

[72] Melvin EA, Jordan FR, Weiner RL, Primm D. Using peripheral stimulation to reduce the pain of C2–mediated occipital headaches: a preliminary report. Pain Physician [Internet]. 2007 [cited 2018 Dec 11];10:453–60. Available from: http://www.ncbi. nlm.nih.gov/pubmed/17525779.

[73] Schwedt TJ, Dodick DW, Hentz J, Trentman TL, Zimmerman RS. Occipital nerve stimulation for chronic headache – Long-term safety and efficacy. Cephalalgia [Internet]. SAGE PublicationsSage UK: London, England; 2007 [cited 2018 Dec 25];27:153–7. Available from: http://journals.sagepub. com/ doi/10.1111/j.1468–2982.2007.01272.x.

[74] Dodick DW, Trentman TL, Zimmerman RSEE. Occipital nerve stimulation for intractable chronic primary headache disorders. Cephalalgia. 2003;23:701.

[75] Magis D, Allena M, Bolla M, De Pasqua V, Remacle JM, Schoenen J. Occipital nerve stimulation for drug-resistant chronic cluster headache: a prospective pilot study. Lancet Neurol. [Internet]. 2007 [cited 2018 Dec 17];6:314–21. Available from: http://www.ncbi. nlm.nih.gov/ pubmed/17362835.

[76] Chen YF, Bramley G, Unwin G, Hanu-Cernat D, Dretzke J, Moore D, et al. Occipital nerve stimulation for chronic migraine-A systematic review and metaanalysis. Sommer C, editor. PLoS One [Internet]. Public Library of Science; 2015 [cited 2018 Dec 19];10:e0116786. Available from: http:// dx.plos. org/10.1371/journal.pone.0116786.

[77] Lipton R, Goadsby PJ, Cady R, Aurora SK, Grosberg BM, et al. PO47 PRISM study: occipital nerve stimulation for treatment-refractory migraine. Cephalalgia [Internet]. Blackwell Publishing Ltd Cephalalgia; 2009;29:30. Available from: http://journals.sagepub. com/doi/pdf/10.1111/J.1468–2982.2009.01960.X.

[78] Saper JR, Dodick DW, Silberstein SD, McCarville S, Sun M, Goadsby PJ. Occipital nerve stimulation for the treatment of intractable chronic migraine headache: ONSTIM feasibility study. Cephalalgia [Internet]. SAGE Publications; 2011 [cited 2018 Dec 11];31:271–85. Available from: http://www. ncbi.nlm. nih.gov/pubmed/20861241.

[79] Silberstein SD, Dodick DW, Saper J, Huh B, Slavin K V, Sharan A, et al. Safety and efficacy of peripheral nerve stimulation of the occipital nerves for the management of chronic migraine: results from a randomized, multicenter, double-blinded, controlled study. Cephalalgia [Internet]. 2012 [cited 2018 Dec 11];32:1165–79. Available from: http://www.ncbi. nlm.nih.gov/pubmed/23034698.

[80] Dodick DW, Silberstein SD, Reed KL, Deer TR, Slavin K V, Huh B, et al. Safety and efficacy of peripheral nerve stimulation of the occipital nerves for the management of chronic migraine: long-term results from a randomized, multicenter, double-blinded, con trolled study. Cephalalgia [Internet]. 2015 [cited 2018 Dec 11];35:344–58. Available from: http://www.ncbi. nlm.nih.gov/pubmed/25078718.

[81] Magown P, Garcia R, Beauprie I, Mendez IM. Occipital nerve stimulation for intractable occipital neuralgia: an open surgical technique. Clin Neurosurg. [Internet]. 2009 [cited 2018 Dec 17];56:119–24. Available from: https://www. reedmigraine.com/wp-content/uploads/2018/04/Occipital Nerve-Stimulation-Neuralgia-Magown-2009.pdf.

[82] Sherman RA, Sherman CJ. Prevalence and characteristics of chronic phantom limb pain among American veterans. Results of a trial survey. Am J Phys Med. [Internet]. 1983 [cited 2018 Dec 25];62:227–38. Available from: http://www. ncbi.nlm.nih.gov/pubmed/6624883.

[83] Sherman RA, Sherman CJ, Parker L. Chronic phantom and stump pain among american veterans: results of a survey. Pain [Internet]. 1984 [cited 2018 Dec 25];18:83–95. Available from: http://www.ncbi.nlm. nih.gov/ pubmed/6709380.

[84] Sherman RA, Sherman CJ, Gall NG. A survey of current phantom limb pain treatment in the United States. Pain [Internet]. 1980 [cited 2018 Dec 25];8:85–99. Available from: http://www.ncbi.nlm.nih.gov/ pubmed/6988765.

[85] Jahangiri M, Jayatunga AP, Bradley JWP, Dark CH. Prevention of phantom pain after major lower limb amputation by epidural infusion of diamorphine, clonidine and bupivacaine. Ann R Coll Surg Engl. [Internet]. Royal College of Surgeons of England; 1994 [cited 2018 Dec 25];76:324–6. Available from: http://www.ncbi.nlm.nih.gov/pubmed/7979074.

[86] Rosenquist RHN. Phantom limb pain. In: Benzon HT, Rathmell JP, Wu CLT, DC AC, editors. Raj's practical management of pain. Philadelphia: Mosby Elsevier; 2008. p. 445–53.

[87] Ehde DM, Czerniecki JM, Smith DG, Campbell KM, Edwards WT, Jensen MP, et al. Chronic phantom sensations, phantom pain, residual limb pain, and other regional pain after lower limb amputation. Arch Phys Med Rehabil. [Internet]. 2000 [cited 2018 Dec 25];81:1039–44. Available from: http://www.ncbi. nlm.nih.gov/pubmed/10943752.

[88] Ephraim PL, Wegener ST, MacKenzie EJ, Dillingham TR, Pezzin LE. Phantom pain, residual limb pain, and back pain in amputees: results of a national survey [Internet]. Arch Phys Med Rehabil. 2005 [cited 2018 Dec 25]. p. 1910–9. Available from: http://www.ncbi. nlm.nih.gov/pubmed/16213230.

[89] Millstein S, Bain D, Hunter GA. A review of employment patterns of industrial amputees—factors influencing rehabilitation. Prosthet Orthot Int. [Internet]. 1985 [cited 2018 Dec 26];9:69–78. Available from: http://www.ncbi.nlm.nih.gov/ pubmed/4047922.

[90] Whyte AS, Carroll LJ. A preliminary examination of the relationship between employment, pain and disability in an amputee population. Disabil Rehabil. [Internet]. 2002 [cited 2018 Dec 26];24:462–70. Available from: http://www.ncbi. nlm.nih.gov/ pubmed/12097215.

[91] Rudy TE, Lieber SJ, Boston JR, Gourley LM, Baysal E. Psychosocial predictors of physical performance in disabled individuals with chronic pain [Internet]. Clin J Pain. The Clinical Journal of Pain; 2003 [cited 2018 Dec 26]. p. 18–30. Available from: https://insights. ovid.com/ pubmed?pmid=12514453.

[92] Rauck RL, Cohen SP, Gilmore CA, North JM, Kapural L, Zang RH, et al. Treatment of postamputation pain with peripheral nerve stimulation. Neuromodulation [Internet]. 2014 [cited 2018 Dec 11];17:188–96. Available from: http:// www.ncbi.nlm. nih.gov/pubmed/23947830.

[93] Soin A, Syed Shah N, Fang ZP. High-frequency electrical nerve block for postamputation pain: a pilot study. Neuromodulation [Internet]. 2015 [cited 2018 Dec 25];18:197–205. Available from: http://www. ncbi.nlm.nih. gov/pubmed/25655583.

[94] Deogaonkar M, Slavin K V. Peripheral nerve/field stimulation for neuropathic pain. Neurosurg Clin N Am. [Internet]. 2014 [cited 2019 Apr 11];25:1– 10. Available from: http://www.ncbi.nlm.nih.gov/ pubmed/24262894.

[95] Verrills P, Vivian D, Mitchell B, Barnard A. Peripheral nerve field stimulation for chronic pain: 100 cases and review of the literature. Pain Med. [Internet]. Oxford University Press; 2011 [cited 2018 Dec 5];12:1395–405. Available from: https:// academic.oup.com/painmedicine/article-lookup/ doi/10.1111/j.1526–4637.2011.01201.x.

[96] Bari A, Pouratian N. Brain imaging correlates of peripheral nerve stimulation. Surg Neurol Int. 2012;3:260.

[97] Liu W-C, Mosier K, Kalnin AJ, Marks D. BOLD fMRI activation induced by vagus nerve stimulation in seizure patients. J Neurol Neurosurg Psychiatry. 2003;74:811–3.

[98] Barnes A, Duncan R, Chisholm JA, Lindsay K, Patterson J, Wyper D. Investigation into the mechanisms of vagus nerve stimulation for the treatment of intractable epilepsy, using 99mTc-HMPAO SPET brain images. Eur J Nucl Med Mol Imaging. 2003;30:301–5.

[99] Bertram EH, Mangan PS, Zhang D, Scott CA, Williamson JM. The midline thalamus: alterations and a potential role in limbic epilepsy. Epilepsia. 2001;42:967–78.

[100] Bohning DE, Lomarev MP, Denslow S, Nahas Z, Shastri A, George MS. Feasibility of vagus nerve stimulation-synchronized blood oxygenation level-dependent functional MRI. Investig Radiol. 2001;36:470–9.

[101] Bosch JL, Groen J. Sacral nerve neuromodulation in the treatment of patients with refractory motor urge incontinence: long-term results of a prospective longitudinal study. J Urol. 2000;163:1219–22.

[102] Conway CR, Sheline YI, Chibnall JT, Bucholz RD, Price JL, Gangwani S, et al. Brain blood-flow change with acute vagus nerve stimulation in treatment refractory major depressive disorder. Brain Stimul. 2012;5:163–71.

[103] Garnett ES, Nahmias C, Scheffel A, Firnau G, Upton AR. Regional cerebral blood flow in man manipulated by direct vagal stimulation. Pacing Clin Electrophysiol. 1992;15:1579–80.

[104] Nestler EJ, Barrot M, DiLeone RJ, Eisch AJ, Gold SJ, Monteggia LM. Neurobiology of depression. Neuron. 2002;34:13–25.

[105] Nahas Z, Marangell LB, Husain MM, Rush AJ, Sackeim HA, Lisanby SH, et al. Two-year outcome of vagus nerve stimulation (VNS) for treatment of major depressive episodes. J Clin Psychiatry. 2005;66:1097–104.

[106] Zempleni M-Z, Michels L, Mehnert U, Schurch B, Kollias S. Cortical substrate of bladder control in SCI and the effect of peripheral pudendal stimula tion. NeuroImage. 2010;49:2983–94.

[107] Mehnert U, Boy S, Svensson J, Michels L, Reitz A, Candia V, et al. Brain activation in response to bladder filling and simultaneous stimulation of the dorsal clitoral nerve--an fMRI study in healthy women. NeuroImage. 2008;41: 682–9.

[108] Lundby L, Møller A, Buntzen S, Krogh K, Vang K, Gjedde A, et al. Relief of fecal incontinence by sacral nerve stimulation linked to focal brain activation. Dis Colon Rectum. 2011;54:318–23.

[109] DasGupta R. Different brain effects during chronic and acute sacral neuromodulation in urge incontinent patients with implanted neurostimulators. BJU Int. 2007;99:700.

[110] Panebianco M, Zavanone C, Dupont S, Restivo DA, Pavone A. Vagus nerve stimulation therapy in partial epilepsy: a review. Acta Neurol Belg. 2016;116:241–8.

[111] Kessler RC, Berglund P, Demler O, Jin R, Koretz D, Merikangas KR, et al. The epidemiology of major depressive disorder. JAMA. 2003;289:3095.

[112] Rush AJ, Trivedi MH, Wisniewski SR, Nierenberg AA, Stewart JW, Warden D, et al. Acute and longerterm outcomes in depressed outpatients requiring one or

several treatment steps: a STARD report. Am J Psychiatry. 2006;163:1905–17.

[113] Zabara J. Inhibition of experimental seizures in canines by repetitive vagal stimulation. Epilepsia. 33:1005–12.

[114] Uthman BM. Vagus nerve stimulation for seizures. Arch Med Res. Elsevier;. 2000;31:300–3.

[115] Chakravarthy K, Chaudhry H, Williams K, Christo PJ. Review of the uses of vagal nerve stimulation in chronic pain management. Curr Pain Headache Rep. Springer US;. 2015;19:54.

[116] Elger G, Hoppe C, Falkai P, Rush AJ, Elger CE. Vagus nerve stimulation is associated with mood improvements in epilepsy patients. Epilepsy Res. 2000;42:203–10.

[117] Rush AJ, George MS, Sackeim HA, Marangell LB, Husain MM, Giller C, et al. Vagus nerve stimulation (VNS) for treatment-resistant depressions: a multicenter study. Biol Psychiatry. 2000;47:276–86.

[118] Carreno FR, Frazer A. Vagal nerve stimulation for treatment-resistant depression. Neurotherapeutics. 2017;14:716–27.

[119] Aaronson ST, Sears P, Ruvuna F, Bunker M, Conway CR, Dougherty DD, et al. A 5–year observational study of patients with treatment-resistant depression treated with vagus nerve stimulation or treatment as usual: comparison of response, remission, and suicidality. Am J Psychiatry. 2017;174:640–8.

[120] Müller HHO, Lücke C, Moeller S, Philipsen A, Sperling W. Efficacy and long-term tuning parameters of vagus nerve stimulation in long-term treated depressive patients. J Clin Neurosci. 2017;44:340–1.

[121] Lv H, Zhao Y-H, Chen J-G, Wang D-Y, Chen H, et al. Front Psychol. Frontiers Media SA;. 2019;10:64.

[122] Gorgulho AA, Fernandes F, Damiani LP, Barbosa DAN, Cury A, Lasagno CM, et al. Double blinded randomized trial of subcutaneous trigeminal nerve stimulation as adjuvant treatment for major unipolar depressive disorder. Neurosurgery. 2019;85(5):717–28.

[123] Fanselow EE, Reid AP, Nicolelis MA. Reduction of pentylenetetrazole-induced seizure activity in awake rats by seizure-triggered trigeminal nerve stimulation. J Neurosci. 2000;20:8160–8.

[124] DeGiorgio CM, Shewmon DA, Whitehurst T. Trigeminal nerve stimulation for epilepsy. Neurology. 2003;61:421–2.

[125] DeGiorgio CM, Shewmon A, Murray D, Whitehurst T. Pilot study of Trigeminal Nerve Stimulation (TNS) for epilepsy: a proof-of-concept trial. Epilepsia. 2006;47:1213–5.

[126] DeGiorgio CM, Murray D, Markovic D, Whitehurst T. Trigeminal nerve stimulation for epilepsy: long-term feasibility and efficacy. Neurology. 2009;72:936–8.

[127] DeGiorgio CM, Soss J, Cook IA, Markovic D, Gornbein J, Murray D, et al. Randomized controlled trial of trigeminal nerve stimulation for drug-resistant epilepsy. Neurology. 2013;80:786–91.

[128] Slaght SJ, Nashef L. An audit of external trigeminal nerve stimulation (eTNS) in epilepsy. Seizure. 2017;52:60–2.

[129] Olivié L, Giraldez BG, Sierra-Marcos A, Díaz Gómez E, Serratosa JM. External trigeminal nerve stimulation: a long term follow up study. Seizure. W.B. Saunders;. 2019;69:218–20.

[130] DeGiorgio CM, Fanselow EE, Schrader LM, Cook IA. Trigeminal nerve stimulation: seminal animal and human studies for epilepsy and depression. Neurosurg Clin N Am. 2011;22:449–56.

[131] Cook IA, Schrader LM, DeGiorgio CM, Miller PR, Maremont ER, Leuchter AF. Trigeminal nerve stimulation in major depressive disorder: acute outcomes in an open pilot study. Epilepsy Behav. 2013;28:221–6.

[132] Shiozawa P, da Silva ME, Netto GTM, Taiar I, Cordeiro Q. Effect of a 10–day trigeminal nerve stimulation (TNS) protocol for treating major depressive disorder: a phase II, sham-controlled, randomized clinical trial. Epilepsy Behav. Academic Press;. 2015;44:23–6.

[133] Generoso MB, Taiar IT, Garrocini LP, Bernardon R, Cordeiro Q, Uchida RR, et al. Effect of a 10–day transcutaneous trigeminal nerve stimulation (TNS) protocol for depression amelioration: a randomized, double blind, and sham-controlled phase II clinical trial. Epilepsy Behav. 2019;95:39–42.

# 第 15 章　经颅磁刺激的无创中枢神经调控

## Non-invasive Central Neuromodulation with Transcranial Magnetic Stimulation

Jeanette Hui　Pantelis Lioumis　Daniel M. Blumberger　Zafiris J. Daskalakis　**著**

高继峰　**译**

孟祥红　**校**

## 一、概述

Merton 和 Morton 于 1980 年发明了第一个非侵入性的人类大脑皮层调控技术。他们证明了经颅电刺激（TES）可以利用两个表面电极传递的高振幅和短持续时间的电脉冲透过头皮刺激大脑的运动区[1]，可以通过肌电图（EMG）记录到短暂的外周肌肉收缩，被称为运动诱发电位（MEP）。虽然 TES 对于研究和临床用途非常有用，但它具有令患者痛苦和难以耐受的缺点[1]。5 年后，Barker 及其同事开发了一种刺激装置克服了许多技术限制，并首次证明可以通过经颅磁刺激（TMS）用磁脉冲刺激大脑[2]。TMS 现在被常规用作临床和研究工具，用于研究神经生理学和大脑皮层兴奋性和连接特征。

## 二、非侵入性神经调控的科学原理

### （一）电磁场的物理原理

TMS 通过电磁感应的基本原理控制神经元的激活。根据法拉第定律，时变电流 $I(t)$ 通过电磁场刺激线圈与头皮相切放置，并感应出垂直于线圈平面的磁场 $\vec{B}$。磁场的持续时间通常为 100μs，最高可达 4 特斯拉，根据毕奥 – 萨伐尔定律起作用，如下所示。

$$\vec{B}(r,t)=\frac{\mu_0}{4\pi}I(t)\oint_C \frac{dl(r')\times(r-r')}{|r-r'|^3} \quad （公式 15-1）$$

其中 $\mu_0$ 是自由空间磁导率，$dl$ 是沿线圈 $C$ 绕组的矢量，$r$ 是计算场的空间点。$\vec{B}$ 表示在附近的导体（头皮、头骨和皮层组织）中以成比例的强度诱导电场 $\vec{B}$[2]。这种关系由麦克斯韦方程式描述，如下所示。

$$\nabla\times\vec{E}=-\partial\vec{B}/\partial t \quad （公式 15-2）$$

然后，大脑皮层中的电场将产生几千安培的大电流，使细胞内外空间的自由电荷运动。当 TMS 线圈下的许多神经元达到足够的去极化水平并同时被激活时，它们会产生高度同步的神经爆发放电。请注意，电磁场的强度随着线圈下方距离的 4 次方而下降。因此，穿透深度仅限于最外层的浅层脑组织[3]。磁刺激特别适合于瞄准位于颅骨正下方的大脑皮层区域。磁场很容易穿透大脑，头皮或颅骨不会使磁场衰减，因而其内的疼痛感受器几乎不会激活[2,4]。相比之下，TES 在头皮上诱导的电流比 TMS 产生的电流强得多。通过 TES 直接施加电刺激会遇到来自颅骨的高电阻率，并在到达下面的脑组织之前经历显著的衰减。因此，需要 1～1.5kV 量级的极高电压刺激才能在大脑皮层神经元中诱发动作电位[5]。由于头皮内会产生强烈的疼痛，TES 只有在全身麻醉下才会在临床应用于监测运动和脊髓通路[6]。

## （二）TMS 的生理机制

当感应电流的时间和方向与突触后电流的正常流动相匹配时，神经元可以在较低的阈值下兴奋[7-9]。当电流从树突流过胞体并沿着轴突

流动时，它遵循的是一条低电阻率的路径。在 TMS 中也观察到了类似的方向选择性，甚至最早的 TMS 研究也一致地发现，当磁线圈朝向矢状中线 45° 时，运动皮层中记录到的 MEP 最大（图 15-1）[10, 11]。后来使用先进的神经导航方法的研究证实了这些发现，并进一步表明当感应电流垂直于中央沟时，初级运动皮层会得到最佳刺激[12-14]。TMS 线圈在刺激过程中的最佳排列产生的电场可最大化利用神经细胞膜的长度和由刺激激活的神经元的数量在胞体或其附近诱发动作电位[15-18]。体外研究表明，阈值

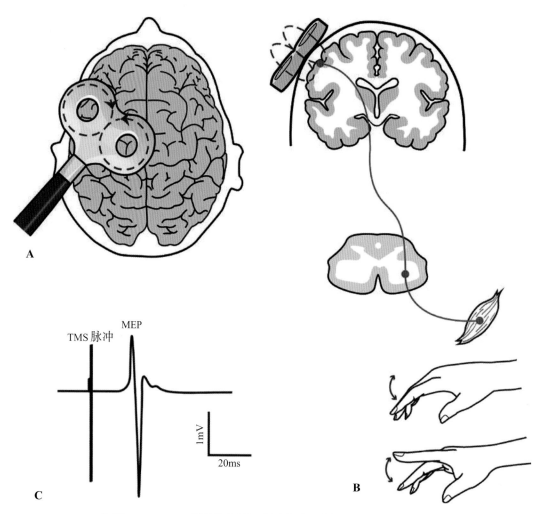

▲ 图 15-1　TMS 诱导的电流沿皮层脊髓束传播及相应的 MEP 响应

A. 一个 8 字形线圈位于左侧运动皮层上方，相对于正中矢状线方向约 45°；线圈电流由在线圈内绘制的虚线箭表示。B. 单脉冲经颅磁刺激（TMS）作用于左运动皮层，诱导电流从锥体束神经元向脊髓运动神经元传播，最后到达周围神经；阈上强度的脉冲刺激在右侧第一背侧骨间肌可见肌肉收缩。C. 单脉冲经颅磁刺激在靶点肌肉中诱发运动诱发电位（MEP）

以上的 TMS 脉冲激活第 5 层锥体神经元，从而产生高度同步的神经放电爆发。这些细胞可以在皮层中特定的微回路上产生突触连接，包括第一层中的 GABA 能神经元，这与 TMS 既能探测兴奋性皮层通路又能探测抑制性皮层通路的假设相一致 [19, 20]。综上所述，锥体束神经元的主要激活机制与电流沿轴突的传导轨迹和电场到皮层的排列有关。

TMS 的作用很大程度上依赖刺激神经元群体的瞬时状态。由于所有的行为、知觉和生理结果都受到神经激活状态的影响，因此，使用脑刺激方法的研究与受试者的初始状态有关，必须在实验过程中始终保持一致的刺激条件。从广义上讲，状态依赖性取决于许多因素，包括疲劳程度、清醒程度、TMS 启动、药物影响和刺激环境 [21]。通过对单个神经元单位的研究阐明了针对特定神经元的反应特性的状态调节所产生的效果。例如，运动神经元模型的刺激 – 反应曲线在放电开始时会发生剧烈变化，甚至对正常情况下不会达到阈值的阈值下刺激也有反应 [22]。当紧张性刺激超过阈值激发点时，对弱刺激的反应到达平台期，但对于强刺激的反应达到最大值从而产生低兴奋率 [22]。此外，针对 TMS 脉冲结果的时间测量调整单个单元活动。虽然在视觉刺激引起的活动开始前施加数百毫秒的 TMS 脉冲可以抑制放电频率，但是紧接在视觉刺激之前的脉冲传导可以将阈下活动提升到阈值以上以促进放电 [23, 24]。因此，对初始激活状态的考虑有助于深入了解不同脑区内神经元相互作用和反应特性的动态变化，也有助于为治疗和康复提供最佳的干预措施 [21]。

模拟研究已经分析了几种生理机制来解释从 TMS 中观察到的大脑皮层激活的空间和时间模式 [25]。这些机制不仅依赖于传导电活动的脑组织的各向异性和异质性，而且还依赖于各种刺激参数，如磁线圈的几何形状，以及脉冲强度、宽度和方向。这些因素将在下一节中讨论。

## （三）刺激参数

当外部电场的性质受到严格控制时，就可以估计大脑皮层中的组织激活模式。第一个例子是线圈几何形状对感应电流形状和深度的影响。最早的 TMS 研究使用圆形线圈，它产生的宽阔环状电场在线圈周围最强，向中心最弱 [2]。8 字形线圈是为了改善刺激的焦点而开发的，在 TMS 治疗应用和脑地形图的应用中具有极其重要的价值。传统的 70mm 8 字形线圈由 2 个相邻的圆形线圈组成，电流流向相反。该线圈中心的电感大约是 2 个单环电感的 2 倍，在 2 个环路相交的线圈中心产生最大电流 [12, 26]。另一种构造是 Hesed（H）线圈，它包含复杂的缠绕图案，轮廓与颅骨的形状一致。H 线圈以降低焦点为代价使得穿透深度更大，从而有效地刺激更深层的脑组织 [27]。

其次，TMS 的结果取决于许多刺激脉冲参数。刺激强度影响 TMS 激活的特定通路和神经元群体，阈下刺激优先激活跨突触通路，阈上刺激既兴奋跨突触通路，又兴奋灰质内更深的轴突通路。有了足够高的 TMS 强度，小脑和皮层下结构也可以成为靶点。根据给予 TMS 脉冲的频率和强度不同的刺激模式可以评估特定通路和神经生物底物在皮层兴奋性、皮层抑制和可塑性效应中的作用。这些将在其后进一步讨论。由磁场激发的电流可以携带单相配置或双相配置，在单相配置中，强初始电流被阻尼的返回电流平衡，在双相配置中，电流的初始方向被反转两次。一般来说，双相刺激需要较低的强度并且产生较小的衰减伪影，代价是焦点也会减少。有趣的是，刺激脉冲波形（单相和双相）和组织中诱导的电流的方向性（后 – 前（PA）和前 – 后（AP）之间的交互作用一直在被阐明。例如，对于这两种类型的刺激，初始电流的最有效方向是相反的，以 PA 方向在运动皮层上施加单相脉冲能唤起更强的反应，而当初始感应电流从 AP 方向传播时，双相脉冲提供更有效的运动刺激[17, 26, 28]。然而，传统的单相和双相 TMS 电路，在衰减余弦电场脉冲的感应下，电容电压在脉冲持续时间内会显著衰减[29, 30]。可控脉冲参数 TMS（cTMS）器件的最新发展使得可以在降低功耗和避免线圈过热的同时感应出接近矩形的电场脉冲[30]。cTMS 允许对脉冲的宽度、极性、数量、频率和持续时间进行控制，有可能选择性地激活具有不同强度 – 持续时间特征的神经元群体[31]。

## 三、用神经生理学和神经成像方式增强 TMS

TMS 为描述健康和疾病状态下的神经网络提供了独特的范例。虽然行为结果和光幻视可以分别用来研究前额叶和视觉皮层，但文献上一贯依赖 EMG 输出信号来描述 TMS 的刺激效应。而 TMS-EMG 在基础研究和临床应用中的作用相当有限：由于其对运动输出的依赖而仅限于脑运动区域，仅允许研究皮层脊髓束兴奋性的特性。这些缺点限制了经颅磁刺激在运动皮层区域的应用并阻碍了功能性皮层 – 皮层连接和大脑瞬时状态的评估。脑电图（EEG）等神经生理学检查已经与 TMS 结合使用以解决这些问题。

### （一）TMS 诱发的 EEG 响应

脑电图可非侵入性地测量通过 TMS 刺激引起的电场感应所致的电极之间的电位差。动作电位诱导后，紧密堆积的神经元的电活动迅速传播到头皮表面[32, 33]。脑电图具有毫秒级的时间分辨率，是少数几种可以准确量化这些沿

时间、频率和空间维度的电压波动的模态之一。TMS-EEG 可以测量仅在刺激完整的功能性皮层区域之后才能获得的 TMS 诱发电位（TEP）[34]。TEP 反映了 MEP 的原理，提供了一种皮层反应性的测量方法，涉及来自大量锥体神经元和中间神经元的兴奋性突触后电位（EPSP）和抑制性突触后电位（IPSP）的空间和时间总和[32, 33]。数据通常呈现为幅度随时间变化的波形。在运动皮层上，TEP 在 30ms（P30）、55ms（P55）和 180ms（P180）显示正的波峰，在 15ms（N15）、45ms（N45）、100ms（N100）和 280ms（N280）[35] 显示负的波谷。

可以确定的是来自初级运动皮层的 TEP 比来自非运动皮层区域的 TEP 表现出更高的振幅反应[35, 36]。这可以用初级运动皮层的细胞结构来解释，它包含纵向定向的锥体神经元，这些神经元垂直于皮层表面传播电活动。头皮脑电电极与头皮呈切线排列，所以它们对来自运动皮层神经元的径向偶极高度敏感。TEP 在前额叶背外侧皮层（DLPFC）中也得到了广泛的表征，在 P25、N40、P60、N100 和 P185 处显示峰值[35]，并且在个体内运动前区、枕区和顶区也有很高的重复性[35, 37]。因此，TMS-EEG 是评估人脑网络中生理关系的有力工具。

### （二）防止 TMS-EEG 伪影的注意事项

实施 TMS-EEG 时遇到的一些最大技术挑战涉及 TMS 线圈在附近感应出大的干扰电磁场时仍能保持高质量的 EEG 记录。第一次尝试将 TMS 与 EEG 结合时产生了大量的电磁伪影，这些伪影的振幅比感觉诱发电位的幅度大几倍[38]。这些伪影在脉冲后几秒钟内使 EEG 放大器饱和，以致阻止了对潜在神经信号的检测。EEG 放大器技术的几项改进有助于减少这种假象。在采样 – 保持电路中，电极在 TMS 脉冲之前与放大器解耦使得脑电记录可以在脉冲之

后 2ms 内快速进行[13]。与传统的交流（AC）放大器不同，直流（DC）耦合放大器将放大器饱和降至最低并消除了由 TMS 脉冲[39]引起的长时间负偏转。开发具有在线和离线去除噪声技术的 TMS 兼容 EEG 电极有助于进一步最小化脉冲伪影[40-42]。

电磁脉冲的次级伪影也会干扰 EEG 响应。这些伪影包括环境（即电源线）、生理噪音（即眼球运动、心律、肌肉收缩）和其他 TMS 来源的伪影（即 TMS 引起的附近脑神经的激活和肌肉运动、TMS 线圈在头皮上的敲击感觉引起的感觉诱发电位、TMS 脉冲期间发出的巨大咔嗒声引起的听觉诱发电位，以及 EEG 电极的移动）[43]。必须采取认真的准备以减少掩蔽 TEP 响应造成的影响[44]。例如，在整个记录过程中，电极阻抗应保持在 5Ω 以下。在刺激线圈下面附着一层薄薄的泡沫可以减少振动和骨传导。通过耳机播放 TMS 咔嗒声的特定时变频率分量的掩蔽噪声可以防止听觉反应对 TEP 的污染[45-47]。最后，实施伪造条件以模仿声音和头皮的感应有助于最大限度地降低听觉和体感诱发电位的影响[48]。

总体而言，TMS-EEG 允许在人体对多个大脑区域和状态进行神经过程评估。虽然这种方法的组合在技术上具有挑战性，但其因果方法使科学家能够扩大我们对众多皮层过程的整体理解，包括：功能性皮层－皮层连通性、状态依赖性兴奋性，以及治疗后皮层回路的可塑性重组。TMS-EEG 方法的主要缺点是只能提供厘米量级的低空间分辨率。因此，TMS-EEG 与神经成像方法（立体定向 MRI）的结合产生了一种强大的多模式设置，可以通过高度的空间和时间精度调制和表征神经网络。

## （三）TMS 中的立体定向导航系统

使用基于脑电标志或 EEG 帽上电极位置的标准线圈位置的传统 TMS 方法无法根据不同受试者大脑皮层解剖或颅骨大小的差异进行调整[49, 50]。此外，线圈位置和方向的细微变化可以改变流经神经元的电流方向[51, 52]。所选刺激点的不一致被认为是 TMS 结果的最大误差来源之一[10, 53]。这些技术和方法上的限制可能会混淆临床解释并降低术前皮层区标测的可靠性[9]。这些遗留的与经颅磁刺激相关的基本问题可以通过光学跟踪系统来解决，这样刺激程序就可以根据个体特定的大脑解剖结构进行调整。

导航 TMS（nTMS）基于无框架立体定位的原理，通过将个体的 $T_1$ 加权磁共振图像（MRI）与其头部和大脑解剖的 3D 重建相结合而获得。红外线摄像机被放置在房间内以探测固定在刺激线圈上并安装在受试者头部的跟踪器。导航软件与这些跟踪器通信，同时用数字化笔标记颅骨标志，将 MRI 头部模型与参与者头部上的对应点对准。注册完成后，在刺激期间可以在参与者的结构性大脑图像上看到所需的刺激部位和 TMS 线圈。现在，线圈位置、线圈方向和估计的感应电场可以在同一对象的多个刺激过程中进行光学跟踪并可靠地重现。nTMS 系统可实现高精度的线圈放置（位置误差 =1.2mm，方向误差 =0.3°），并且与非导航试验（位置误差 =5.5mm，方向误差 =3.3°，ICC=0.93）相比，TMS 期间记录的 MEP 具有更高的一致性（ICC=0.97）[54]。即使对于简单的过程也是如此，例如定位手部运动区以确定运动热区[55]。因此，与传统的 TMS 方法相比，nTMS 在单次和重复应用中都提供了明显更高的空间精度。

## （四）TMS 作为研究工具

TMS 刺激范例为在体内探索特定的生理通路以进行皮层兴奋性、抑制性和可塑性的机制研究开辟了可能性。下面的许多范例，包括短间隔皮层抑制、皮层促进、长间隔皮层抑制和配对联合刺激都依赖通过 EMG、EEG 或这两种方法评估得到的结果。同时，振荡活动只能从脑电图记录中得到解释。值得注意的是，所有这些方案首先都需要使用 TMS-EMG 进行运动阈值评估以确定刺激脉冲的强度。

### （五）运动阈值

运动阈值（MT）表征个体通过谷氨酸能神经传递的皮层脊髓兴奋性水平作为任何类型 TMS 范例强度的参考（例如，配对脉冲 TMS 表征皮层抑制）。通过在运动皮层上应用单脉冲 TMS 来确定 MT，将线圈放置在最佳位置以从目标肌肉即右侧拇短展肌（ABP）诱导 MEP。静息运动阈值（RMT）是指在放松的目标肌肉连续 10 次试验中，至少有 5 次诱发峰顶波幅 > 50μV 的 MEP 所需的最小刺激强度。在抑郁症中，左半球的 RMT 明显高于右半球，这表明额叶半球间的不对称性[56, 57]。稍后我们将在 rTMS 一节中讨论这些观察结果如何为针对额部区域使用 TMS 治疗抑郁症提供了初步基础。卒中或神经退行性疾病患者的 RMT 水平也有变化，包括阿尔茨海默病[58]和肌萎缩侧索硬化症[59]。尽管测量的准确性可能会受到震颤和僵硬引起的非自主收缩的影响[62]，大多数研究报道帕金森病的 RMT 正常[60, 61]。

### （六）配对脉冲 TMS 评估皮层抑制和兴奋

配对脉冲 TMS 序列被用于调节大脑皮层中皮层 – 皮层相互作用的兴奋性。配对脉冲 TMS（ppTMS）包括施加条件刺激（CS）和随后的测试刺激（TS）。与非条件反应相比，根据刺激间间隔（ISI）和 CS 强度的不同条件性 TMS 诱发反应可以增加或减少（图 15-2）[44]。

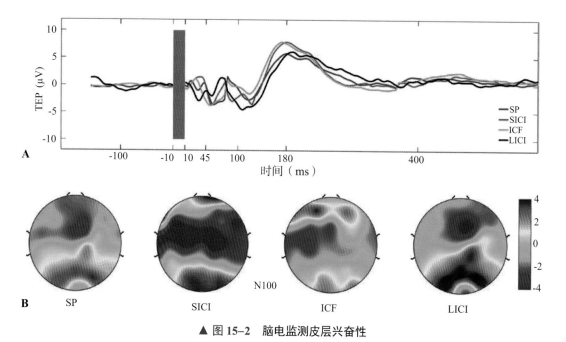

▲ 图 15-2　脑电监测皮层兴奋性

A. DLPFC 刺激后 TMS 诱发电位（TEP）；痕迹代表了一个健康志愿者从 F3 电极开始的 100 次试验的平均值；在这里，与单独应用测试刺激（TS）的单脉冲条件相比，施加条件刺激（CS）对 TS 的影响是突出的；CS 以清晰的方式调制 N100 偏转；与 SP 条件相比，典型的 N100 在 SICI 和 LICI 条件下升高，而从 ICF 中降低。B. SP、SICI 和 ICF 范式的 N100 组成部分的地形分布是双边的，这在以前的研究中已经证明（经 Lioumis 等[44]许可改编）

短间期皮层抑制（SICI）涉及强度为 RMT 80% 的阈下 CS，在阈上 TS 之前 2～3ms 传递。SICI 被认为是通过 CS 激活低阈值抑制性中间神经元，产生 IPSP 来抑制随后 TS 的皮层反应[63]。SICI 与 GABA$_A$ 受体介导的抑制性神经递质传递有关，因为促进 GABA$_A$ 受体活性的药物会增加 SICI，而 GABA$_A$ 再摄取抑制药会降低 SICI[64, 65]。SICI 表现出与 GABA$_A$ 受体诱导的 IPSP 相似的时间过程，这进一步支持 GABA 的作用[66]。在高危个体、首次发病和慢性病程的精神分裂症患者中 SICI 会降低[67-69]。此外，研究表明，SICI 强度与精神分裂症的阳性症状和认知功能障碍之间存在相关性[67, 70, 71]。这些缺陷在不同阶段持续存在支持了精神分裂症 GABA$_A$ 能功能障碍的理论。

皮层内促进（ICF）使用与 SICI 类似的范式进行诱导，但涉及更长的 ISIS，范围为 7～30ms。ICF 的兴奋指数主要与 NMDA 受体和 GABA 能回路的活性有关，可能来自 CS 和 TS 的 EPSP 的总和[72]。TMS-EEG 研究表明 SICI 和 ICF 双向调节运动皮层和 DLPFC 中 TEP 的 P60 成分，这意味着这两种措施依赖于不同皮层区域的相似机制[72, 73]。与 SICI 类似，ICF 的变化也与精神分裂症患者有关。然而，这只在 DLPFC 中得到证实，与认知功能缺陷无关[71]。最后，急性卒中可能会发生皮层内兴奋性改变，并持续至卒中恢复的慢性阶段。虽然不同的组获得了不同的结果[74, 75]，但一些研究人员报道，慢性卒中患者对侧 ICF 和自发性 SICI 的阈值存在显著差异，这与他们在运动功能任务中的表现有关[76]。在使用低频重复 TMS 进行康复治疗后，一项研究显示 ICF 增加，但 SICI 没有增加[77]，这可能是由于脊髓机制对 ICF 的贡献更大。因此，ICF 作为皮层兴奋性的一种测量方法可能在追踪卒中恢复期的功能

改善方面具有潜在的临床实用价值。

在长间隔皮层抑制（LICI）中，在长 ISI 50～200ms 阈上 CS 与阈上 TS 配对，抑制条件性的 MEP 和 TEP[48, 78]。GABA$_B$ 受体激动药会增加运动皮层和 DLPFC 中 LICI，药理学研究已证实 LICI 的神经生物学基础与通过 GABA$_B$ 受体介导的 IPSP 减慢相关[79, 80]。此外，当 CS 先于 TS 100～150ms 时，LICI 的抑制作用达到最大，这与 GABA$_B$ 受体活化的时间过程相一致[81, 82]。LICI 在运动皮层和 DLPFC 中都显示出非常可靠的可重复性[83]，类似的机制可能通过 LICI 介导的 EMG 和 EEG 抑制[48]。LICI 引起的 TEP 成分和振荡力的变化与精神分裂症[84, 85] 和酒精依赖[86] 密切相关，并可预测难治性抑郁症对磁惊厥疗法的治疗反应。[87]。

## （七）可塑性

配对联合脑刺激（PAS）为评估长时程增强（LTP）样或长时程抑制（LTD）样可塑性提供了可靠的非侵入性方法。在人类大脑皮层，PAS 涉及外周神经（即正中神经）的阈上电刺激与对侧皮层的阈上 TMS 脉冲的配对。ISI 是根据突触时间依赖的可塑性所诱发的效应来选择的，即当突触前输入先于突触后兴奋时（通过长的 ISI 21.5～25ms）促进突触传递，而当突触后兴奋先于突触前输入时（通过较短的 ISI 约 10ms）抑制突触传递[88]。值得注意的是，PAS 的调节作用是特定于刺激区域的，可以通过脑电图探索不同频段的皮层 - 皮层连接[89, 90]。肢体特异性 ISI 也可在脊髓水平上诱发可塑性，即经颅磁刺激诱导的顺行冲动向下穿过皮层脊髓束，并在较低运动神经元中遇到由周围神经刺激诱导的逆行冲动[91]。脊髓 PAS 最近被证明能促进不完全脊髓损伤患者的功能恢复[92, 93]。一般来说，PAS 在临床人群中的应用有助于阐

明非正常突触可塑性的生物学标志物，这是许多精神和神经系统疾病的病理生理学特征，包括：严重抑郁症[94]、精神分裂症[95, 96]、阿尔茨海默病[97]、亨廷顿病[98]和帕金森病[99]。稍后将讨论其他诱导可塑性的脑刺激方案，如重复性经颅磁刺激和θ爆发性刺激正越来越多地被用于临床治疗。

### （八）皮层振荡

振荡活动（详细讨论见第9章）反映大脑的瞬间状态，并与特定的行为和认知功能相关。研究最多的频段包括：Δ（1～3Hz）、θ（4～7Hz）、α（8～12Hz）、β（12～28Hz）和γ（30～50Hz）。传统上，较低频率的振荡与睡眠周期的不同阶段有关，而较高频率范围的振荡与运动和认知控制关系更密切。虽然皮层振荡产生的机制仍在研究中，但TMS-EEG可以通过网络效应来阐明大脑节律的功能特异性[46, 100]，并在临床疾病的诊断中具有潜在的作用。TMS在脑电振荡活动中唤起一段短暂的相位对齐，通过离线数据分析可以将其分解为时间和频率分量[43]。精神分裂症患者额部区域的γ振荡的异常振幅和同步性也是通过这种方法被识别的[47]，这与阳性症状的严重程度和在言语记忆任务中的表现相关[101]。同时，帕金森病患者表现出一种特定的TMS诱导的β振荡增加[102]。α不对称已被确定为抑郁症患者皮层活动不足的标志[103, 104]。最近的一项纵向研究显示，缺血性皮层下卒中患者TMS诱发的α振荡在基线水平的显著增加与40天和60天后随访评估期间的临床改善相关[105]。这些发现提示α活动可作为卒中患者运动恢复的预测指标。综上所述，TMS-EEG研究为皮层振荡作为临床疾病潜在的生物标志物提供了新的观点。

## 四、TMS的临床应用

### （一）重复TMS

虽然单个TMS脉冲对神经激活产生的影响很短暂，但重复施加的脉冲可以诱导比刺激时间更长的神经调控[106]。在这方面，重复性经颅磁刺激（rTMS）具有巨大的治疗应用潜力。目前，rTMS是FDA批准的一种用于缓解耐药抑郁症症状的治疗方法。用于治疗抑郁症的三种最常见的方案包括：在右侧DLPFC上应用低频rTMS（＜1Hz）以降低皮层兴奋性[107]，在左侧DLPFC上应用高频rTMS（5～20Hz）以促进皮层兴奋性[108]，或者以双侧交替方式应用两种刺激[109]。这些范例通常包括长时间（10～40min）给予阈值以上的脉冲，并被认为通过诱导基因调控、新生蛋白表达和形态学的复杂变化来调节可塑性[110]。许多空白对照研究支持rTMS的抗抑郁效果，因为在治疗2～4周后抑郁症状显著减少[111, 112]，并且rTMS能以数倍的概率保持症状缓解[113, 114]。TMS研究没有提供明确的证据表明非运动性rTMS对MEP的RMT有系统性的影响[115-117]，这表明rTMS的刺激强度不需要在治疗过程中进行调整来提高疗效。另一方面，脑电图研究一直表明在抑郁症患者处于清醒状态时，将高频rTMS应用于左侧DLPFC会增加α波段功率[118-120]，而在快速动眼（REM）睡眠期间α功率降低与治疗结果相关[121]。rTMS抗抑郁作用的神经生物学基础目前仍在研究中。

总体而言，rTMS在改善抑郁症状方面取得了有希望的结果，并具有治疗其他疾病的潜力，包括：焦虑、创伤后应激障碍、卒中、疼痛和精神分裂症。不幸的是，rTMS涉及几周重复的长疗程，这限制了治疗能力并增加了每次疗程的成本。因此，研究人员正在探索应用

rTMS 的新方法，以帮助提高治疗的可及性和成本效益。

### （二）θ 爆发刺激

θ 爆发刺激（TBS）是一种施加 200ms 间隔的高频（50Hz）阈值下脉冲的 rTMS 方案[122]。通过模仿内源性 θ 节律，TBS 改善了长期突触增强效应的诱导，比其他 rTMS 方案需要的刺激强度更低和持续时间更短[122, 123]。一种间歇性 TBS（iTBS）仅在 3min 内发出 600 个脉冲优于难治性抑郁症的安慰剂治疗[124, 125]。最近，一项大型的多中心、随机、非劣效性临床试验表明 iTBS 与标准 rTMS 程序在减轻抑郁症状方面具有同样的水平[126]。这些发现表明，在 rTMS 诊所广泛采用 iTBS 可以使可容纳治疗的患者数量增加 3～4 倍。iTBS 之后的 TEP 峰值和 θ 功率有所增加，这是 TMS-EEG 研究为 iTBS 对 DLPFC 皮层反应性的调节作用提供的直接证据[127, 128]。药理学研究表明，TBS 诱导的可塑性可能依赖于谷氨酸、多巴胺和 GABA 能网络之间的复杂相互作用。为了优化 TBS 的治疗效果，有必要进一步研究 TBS 效应的神经生物学机制以及有助于预测 TBS 反应的 TMS-EEG 生物标志物。

## 五、nTMS 在术前规划中的应用

手术切除中涉及保留脑功能和最大限度减少肿瘤残留之间的权衡。为了达到最佳和安全的切除，术中通过直接皮层刺激（DCS）进行规划以获得单个患者的功能和解剖地形图。术中脑地图描绘被认为是可靠地获得这些信息的金标准。然而，颅内记录需要诊断性手术并且存在很高的并发症风险[129]。因此，在手术室外非侵入性获得的脑功能地图对神经外科手术有很大的帮助。最广泛采用的神经成像方法是功能性磁共振成像（fMRI）。然而，功能性磁共振成像的时间分辨率很差，并且是通过间接的方法评估皮层激活的功能效应[130, 131]。

此外，fMRI 可以使用大多数分析方法以识别语言涉及的所有区域，但不一定是语言所必需的大脑区域——这在外科手术中是重要的。近年来，nTMS 越来越多地被用于脑肿瘤和癫痫的术前脑功能绘图，因为它以类似于 DCS 的方式在大脑的刺激部分和观察到的行为反应之间建立了因果联系[132]。有报道描述了 nTMS 是一种可靠的绘制运动和语言过程地图的技术，能够影响术前计划并改善手术结果。此外，nTMS 在健康受试者和神经外科患者中耐受性良好[133, 134]。

### （一）运动皮层绘图

传统上，运动反应被分配一个色码，该色码代表从特定刺激区域诱发的 MEP 振幅。nTMS 地图是覆盖在 MRI 图像上的与刺激点相对应的彩色标记的集合。通过肉眼检查这些地图可以很容易地识别可切除区域和不可切除区域（图 15-3）。这些解剖学和功能数据可以转移到手术室以指导运动区病变的手术和术中绘图过程。

在运动皮层定位中，nTMS 的空间精度与术中 DCS 提供的空间精度有很强的相关性，nTMS 和 DCS 定位运动区的差异很小（5～10mm）[135, 136]。与功能性磁共振成像相比，nTMS 具有更精确的空间分辨率，可以更容易地在术前实施[137]。有趣的是，在绘制皮层区域（即上肢）时，nTMS 比功能性磁共振成像更准确，但对于皮层下区域（即下肢）的绘制则不如 fMRI 准确[138]。总体而言，nTMS 绘图的结果辅助修改术前计划并对临床结果产生积极的影响。一项研究评估了 nTMS 对 73 例脑肿瘤患者手术计划的广泛影响，报道称 nTMS 在 22%

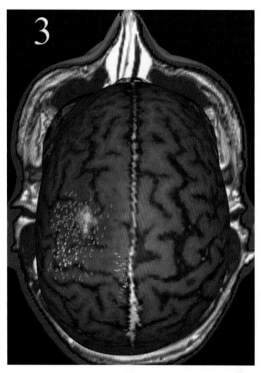

▲ 图 15-3　运动区肿瘤患者的 nTMS 绘图（第 3 例患者）

每个刺激点根据具有最高振幅 MEP 输出的 EMG 通道着色；3D 磁共振成像的测序深度设置为 25mm，以可视化肿瘤（红箭）与中央沟；绿色 . 拇短展肌；黄色 . 小指展肌；粉红色 . 第一背骨间背侧肌；蓝色 . 胫骨前肌；灰色 . 没有回应（经 Oxford University Press 许可，引自 Picht 等 [152]）

的患者中确认了预期的解剖结构，在 27% 的患者中促进了高危皮层功能区的识别，在 16% 的患者中改进了手术入路 [139]。此外，当患者接受术前 nTMS 绘图时手术和肿瘤学结果得到改善，即术后肿瘤残留率降低，无进展生存率提高 [139-141]。总而言之，nTMS 提供了一种准确的方法来评估运动功能，并识别出大量的运动皮层区域，如果切除这些区域将会导致永久性的神经功能障碍。

## （二）语音和语言绘图

与术前运动区绘图一样，fMRI 和 nTMS 也被用于研究语言绘图，以替代清醒开颅手术或通过植入硬膜下电极进行侵入性 DCS。最常用的语言任务是视觉物体命名，受试者在此过程中被要求命名视觉上呈现的物体，而重复的 nTMS（rnTMS）脉冲的短序列被瞄准特定的皮层部位以扰乱命名。映射会话的离线视频分析可以揭示哪些刺激部位（即左侧 Brodmann 区 44、Broca 区）产生构音障碍、犹豫不决、命名障碍、语音错误或语义错误。这些数据在 MRI 扫描中被分配到它们各自的解剖位置，以产生语言地图。这张地图对指导位于外侧裂周围有局灶性病变的患者的神经外科计划特别有用 [142]。

rnTMS 和 DCS 都是基于病变的方法来精确定位语音区域 [143]。对于检测经典的运动语言区域，rnTMS 通常比 DCS 更敏感，但特异性较低，因为切除一些 rnTMS 阳性和 DCS 阴性的部位不会导致严重的语言并发症 [144, 145]。rnTMS 结果的过度敏感性可能归因于脱机视频分析期间的人为错误，而在线 DCS 映射期间只有非常清楚的响应得以保留 [144]。同时，rnTMS 很少产生假阴性结果。这意味着 rnTMS 语言映射可能有助于创建"阴性地图"以预先筛选不太可能的语言位点。此外，通过 rnTMS 确定的额区的个体内和个体间的可重复性通常比颞顶区更高 [146]。对 9 项研究的综述表明，在比较术前 fMRI 语言映射和术中 DCS 映射时，在分析位于语言区的脑部病变时 fMRI 不能够替代 DCS [147]。如上所述，被动功能成像方法不能区分那些对功能至关重要的区域和那些仅仅是共同激活的区域，这阻碍了其在语言测试期间绘制有说服力的语言地图的准确性 [148, 149]。近年来，rnTMS 因其优越的灵敏度而越来越多地应用于功能性磁共振成像，已经在几个机构取代功能性磁共振成像成为无创性术前语言定位的主要方法 [142, 150]。

综上所述，术前 nTMS 在精确定位语言区以协助手术计划和提高患者安全性方面有着巨大的希望。然而，我们必须强调，这并不是要取代术中 DCS 程序。导航系统的内在限制，如共同配准误差、TMS 线圈的光学跟踪变化及脑体积随时间的变化造成的限制，均会阻碍 nTMS 达到与 DCS 相同的空间精确度[142]。相反，nTMS 应被视为 DCS 的有益补充，并提高结果的可靠性。这两个地图的一致性有助于保证网络的功能组织，以扩大切除范围，同时保留功能，以维持患者的生活质量。通过对纤维束追踪的弥散张量成像数据[151]或脑磁图互补，以帮助检测癫痫活动的来源和扩散[136]，可以实现进一步改进以扩大 nTMS 的应用范围。

## 六、结论

TMS 作为一种非侵入性神经刺激技术，有助于阐明皮层区域的生理特性，具有广阔的应用前景。当 TMS 用于调节特定的皮层过程和区域时，必须仔细考虑其物理和生理机制。结合脑电图几乎可以探测到整个皮层。其中包括 DLPFC，它与许多精神疾病的病理生理学有关，目前是 rTMS 和 iTBS 用于改善抑郁症状的靶点。TMS-EEG 可进一步探讨其对特定 TEP 成分和皮层振荡的药理和治疗作用。这些研究为 GABA 能抑制网络和谷氨酸能系统在神经精神疾病中的参与提供了重要的证据，并可以进一步提供在预测患者对不同类型治疗的反应方面至关重要的生物标志物。TMS 与 MRI 引导的神经导航相结合，可以精确地选择刺激部位，这为绘制功能性语言区域和改善手术结果提供了一个有价值的工具。同样重要的是，MRI 引导的 TMS-EEG 提供了对大脑动力学的准确评估，可能成为一个可靠的生物标志物。

## 参考文献

[1] Merton PA, Morton HB. Stimulation of the cerebral cortex in the intact human subject. Nature. 1980;285(5762):227.

[2] Barker AT, Jalinous R, Freeston IL. Non-invasive magnetic stimulation of human motor cortex. Lancet (Lond, Engl). 1985;1(8437):1106–7.

[3] Barker AT. The history and basic principles of magnetic nerve stimulation. Electroencephalogr Clin Neurophysiol Suppl. 1999;51:3–21.

[4] Rossini PM, Rossi S. Clinical applications of motor evoked potentials. Electroencephalogr Clin Neurophysiol. 1998;106(3):180–94.

[5] Merton PA, Morton HB, Hill DK, Marsden CD. Scope of a technique for electrical stimulation of human brain, spinal cord, and muscle. Lancet. 1982;320(8298):597–600.

[6] Deletis V, Sala F. Intraoperative neurophysiological monitoring of the spinal cord during spinal cord and spine surgery: a review focus on the corticospinal tracts. Clin Neurophysiol. 2008;119(2):248–64.

[7] Schubert D, Kötter R, Zilles K, Luhmann HJ, Staiger JF. Cell type-specific circuits of cortical layer IV spiny neurons. J Neurosci. 2003;23(7):2961–70.

[8] Day BL, Dressler D, Maertens de Noordhout A, Marsden CD, Nakashima K, Rothwell JC, et al. Electric and magnetic stimulation of human motor cortex: surface EMG and single motor unit responses. J Physiol. 1989;412:449–73.

[9] Ruohonen J, Karhu J. Navigated transcranial magnetic stimulation. Neurophysiol Clin Neurophysiol. 2010;40(1):7–17.

[10] Mills KR, Boniface SJ, Schubert M. Magnetic brain stimulation with a double coil: the importance of coil orientation. Electroencephalogr Clin Neurophysiol Potentials Sect. 1992;85(1):17–21.

[11] Brasil-Neto JP, McShane LM, Fuhr P, Hallett M, Cohen LG. Topographic mapping of the human motor cortex with magnetic stimulation: factors affecting accuracy and reproducibility. Electroencephalogr Clin Neurophysiol Potentials Sect. 1992;85(1):9–16.

[12] Ilmoniemi RJ, Ruohonen J, Karhu J. Transcranial magnetic stimulation--a new tool for functional imaging of the brain. Crit Rev Biomed Eng. 1999;27(3–5):241–84.

[13] Ilmoniemi RJ, Virtanen J, Ruohonen J, Karhu J, Aronen HJ, Näätänen R, et al. Neuronal responses to magnetic stimulation reveal cortical reactivity and connectivity. Neuroreport. 1997;8(16):3537–40.

[14] Pascual-Leone A, Cohen LG, Brasil-Neto JP, Hallett M. Non-invasive differentiation of motor cortical representation of hand muscles by mapping of optimal current directions. Electroencephalogr Clin Neurophysiol. 1994;93(1):42–8.

[15] Rushton WA. The effect upon the threshold for nervous excitation of the length of nerve exposed, and the angle between current and nerve. J Physiol. 1927;63(4):357–77.

[16] Silva S, Basser PJ, Miranda PC. Elucidating the mechanisms and loci of neuronal excitation by transcranial magnetic stimulation using a finite element model of a cortical sulcus. Clin Neurophysiol. 2008;119(10):2405–13.

[17] Terao Y, Ugawa Y. Basic mechanisms of TMS. J Clin Neurophysiol. 2002;19(4):322–43.

[18] Landau WM, Bishop GH, Clare MH. Site of excitation in stimulation of the motor cortex. J Neurophysiol. 1965;28(6):1206–22.

[19] Murphy SC, Palmer LM, Nyffeler T, Müri RM, Larkum ME. Transcranial magnetic stimulation (TMS) inhibits cortical dendrites. elife. 2016;5:e13598.

[20] Rothwell JC, Day BL, Thompson PD, Kujirai T. Short latency intracortical inhibition: one of the most popular tools in human motor neurophysiology. J Physiol. 2009;587(1):11–2.

[21] Silvanto J, Muggleton N, Walsh V. State-dependency in brain stimulation studies of perception and cognition. Trends Cogn Sci. 2008;12:447–54.

[22] Matthews PB. The effect of firing on the excitability of a model motoneurone and its implications for cortical stimulation. J Physiol. 1999;518((Pt 3)):867–82.

[23] Matheson NA, Shemmell JBH, De Ridder D, Reynolds JNJ. Understanding the effects of repetitive transcranial magnetic stimulation on neuronal circuits. Front Neural Circuits. 2016;10:67.

[24] Moliadze V, Zhao Y, Eysel U, Funke K. Effect of transcranial magnetic stimulation on single-unit activity in the cat primary visual cortex. J Physiol. 2003;553(2):665–79.

[25] Salvador R, Silva S, Basser PJ, Miranda PC. Determining which mechanisms lead to activation in the motor cortex: a modeling study of transcranial magnetic stimulation using realistic stimulus waveforms and sulcal geometry. Clin Neurophysiol. 2011;122(4):748–58.

[26] Ueno S, Tashiro T, Harada K. Localized stimulation of neural tissues in the brain by means of a paired configuration of time-varying magnetic fields. J Appl Phys. 1988;64(10):5862–4.

[27] Zangen A, Roth Y, Voller B, Hallett M. Transcranial magnetic stimulation of deep brain regions: evidence for efficacy of the H-coil. Clin Neurophysiol. 2005;116(4):775–9.

[28] Lazzaro V, Oliviero A, Mazzone P, Insola A, Pilato F, Saturno E, et al. Comparison of descending volleys evoked by monophasic and biphasic magnetic stimulation of the motor cortex in conscious humans. Exp Brain Res. 2001;141(1):121–7.

[29] Jalinous R. Principles of magnetic stimulator design. In: Pascual-Leone A, Davey NJ, Rothwell JC, editors. Handbook of transcranial magnetic stimulation. London: Arnold; 2002. p. 30–8.

[30] Peterchev AV, Jalinous R, Lisanby SH. A transcranial magnetic stimulator inducing near-rectangular pulses with controllable pulse width (cTMS). IEEE Trans Biomed Eng. 2008;55(1):257–66.

[31] Peterchev AV, Murphy DL, Lisanby SH. Repetitive transcranial magnetic stimulator with controllable pulse parameters. J Neural Eng. 2011;8(3):036016.

[32] Kirschstein T, Köhling R. What is the source of the EEG? Clin EEG Neurosci. 2009;40(3):146–9.

[33] Hill AT, Rogasch NC, Fitzgerald PB, Hoy KE. TMS-EEG: a window into the neurophysiological effects of transcranial electrical stimulation in non-motor brain regions. Neurosci Biobehav Rev. 2016;64:175–84.

[34] Gosseries O, Sarasso S, Casarotto S, Boly M, Schnakers C, Napolitani M, et al. On the cerebral origin of EEG responses to TMS: insights from severe cortical lesions. Brain Stimul. 2015;8(1):142–9.

[35] Lioumis P, Kičić D, Savolainen P, Mäkelä JP, Kähkönen S. Reproducibility of TMS-evoked EEG responses. Hum Brain Mapp. 2009;30(4):1387–96.

[36] Kähkönen S, Ilmoniemi RJ. Transcranial magnetic stimulation: applications for neuropsychopharmacology. J Psychopharmacol. 2004;18(2):257–61.

[37] Casarotto S, Romero Lauro LJ, Bellina V, Casali AG, Rosanova M, Pigorini A, et al. EEG responses to TMS are sensitive to changes in the perturbation parameters and repeatable over time. Valdes-Sosa PA, editor. PLoS One. 2010;5(4):e10281.

[38] Ilmoniemi RJ, Karhu J. TMS and Electrocephalography: Methods and Current Advances. In: Epstein CM, Wassermann EM, Ziemann U, editors. Oxford Handbook of Transcranial Stimulation. Oxford: Oxford University Press; 2008:593–608.

[39] Daskalakis ZJ, Farzan F, Radhu N, Fitzgerald PB. Combined transcranial magnetic stimulation and electroencephalography: its past, present and future. Brain Res. 2012;1463:93–107.

[40] Virtanen J, Ruohonen J, Näätänen R, Ilmoniemi RJ. Instrumentation for the measurement of electric brain responses to transcranial magnetic stimulation. Med Biol Eng Comput. 1999;37(3):322–6.

[41] Atluri S, Frehlich M, Mei Y, Garcia Dominguez L, Rogasch NC, Wong W, et al. TMSEEG: a MATLAB based graphical user interface for processing electrophysiological signals during transcranial magnetic stimulation. Front Neural Circuits. 2016;10:78.

[42] Casula EP, Bertoldo A, Tarantino V, Maiella M, Koch G, Rothwell JC, et al. TMS-evoked long-lasting artefacts: a new adaptive algorithm for EEG signal correction. Clin Neurophysiol. 2017;128(9):1563–74.

[43] Farzan F, Vernet M, Shafi MMD, Rotenberg A, Daskalakis ZJ, Pascual-Leone A. Characterizing and modulating brain circuitry through transcranial magnetic stimulation combined with electroencephalography. Front Neural Circuits. 2016;10:73.

[44] Lioumis P, Zomorrodi R, Hadas I, Daskalakis ZJ, Blumberger DM. Combined transcranial magnetic stimulation and electroencephalography of the dorsolateral prefrontal cortex. J Vis Exp. 2018;138:e57983.

[45] Fuggetta G, Fiaschi A, Manganotti P. Modulation of cortical oscillatory activities induced by varying single-pulse transcranial magnetic stimulation intensity over the left primary motor area: a combined EEG and TMS study. NeuroImage. 2005;27(4):896–908.

[46] Rosanova M, Casali A, Bellina V, Resta F, Mariotti M, Massimini M. Natural frequencies of human corticothalamic circuits. J Neurosci. 2009;29(24):7679–85.

[47] Ferrarelli F, Massimini M, Peterson MJ, Riedner BA, Lazar M, Murphy MJ, et al. Reduced evoked gamma oscillations in the frontal cortex in schizophrenia patients: a TMS/EEG study. Am J Psychiatry. 2008;165(8):996–1005.

[48] Daskalakis ZJ, Farzan F, Barr MS, Maller JJ, Chen R, Fitzgerald PB. Long-interval cortical inhibition from

the dorsolateral prefrontal cortex: a TMS–EEG study. Neuropsychopharmacology. 2008;33(12):2860–9.

[49] Beam W, Borckardt JJ, Reeves ST, George MS. An efficient and accurate new method for locating the F3 position for prefrontal TMS applications. Brain Stimul. 2009;2(1):50–4.

[50] Herwig U, Satrapi P, Schönfeldt-Lecuona C. Using the international 10–20 EEG system for positioning of transcranial magnetic stimulation. Brain Topogr. 2003;16(2):95–9.

[51] Neggers SFW, Langerak TR, Schutter DJLG, Mandl RCW, Ramsey NF, Lemmens PJJ, et al. A stereotactic method for image-guided transcranial magnetic stimulation validated with fMRI and motor-evoked potentials. NeuroImage. 2004;21(4):1805–17.

[52] Schmidt S, Bathe-Peters R, Fleischmann R, Rönnefarth M, Scholz M, Brandt SA. Nonphysiological factors in navigated TMS studies; confounding covariates and valid intracortical estimates. Hum Brain Mapp. 2015;36(1):40–9.

[53] Julkunen P, Säisänen L, Danner N, Niskanen E, Hukkanen T, Mervaala E, et al. Comparison of navigated and non-navigated transcranial magnetic stimulation for motor cortex mapping, motor threshold and motor evoked potentials. NeuroImage. 2009;44(3):790–5.

[54] Rodseth J, Washabaugh EP, Krishnan C. A novel lowcost approach for navigated transcranial magnetic stimulation. Restor Neurol Neurosci. 2017;35(6):601–9.

[55] Sparing R, Buelte D, Meister IG, Pauš T, Fink GR. Transcranial magnetic stimulation and the challenge of coil placement: a comparison of conventional and stereotaxic neuronavigational strategies. Hum Brain Mapp. 2008;29(1):82–96.

[56] Funk AP, George MS. Prefrontal EEG asymmetry as a potential biomarker of antidepressant treatment response with transcranial magnetic stimulation (TMS): a case series. Clin EEG Neurosci. 2008;39(3):125–30.

[57] Concerto C, Lanza G, Cantone M, Pennisi M, Giordano D, Spampinato C, et al. Different patterns of cortical excitability in major depression and vascular depression: a transcranial magnetic stimulation study. BMC Psychiatry. 2013;13(1):300.

[58] Di Lazzaro V, Oliviero A, Tonali PA, Marra C, Daniele A, Profice P, et al. Noninvasive in vivo assessment of cholinergic cortical circuits in AD using transcranial magnetic stimulation. Neurology. 2002;59(3):392–7.

[59] Eisen A, Shytbel W, Murphy K, Hoirch M. Cortical magnetic stimulation in amyotrophic lateral sclerosis. Muscle Nerve. 1990;13(2):146–51.

[60] Ridding MC, Rothwell JC, Inzelberg R. Changes in excitability of motor cortical circuitry in patients with parkinson's disease. Ann Neurol. 1995;37(2):181–8.

[61] Ni Z, Bahl N, Gunraj CA, Mazzella F, Chen R. Increased motor cortical facilitation and decreased inhibition in Parkinson disease. Neurology. 2013;80(19):1746–53.

[62] Ni Z, Chen R. Transcranial magnetic stimulation to understand pathophysiology and as potential treatment for neurodegenerative diseases. Transl Neurodegener. 2015;4:22.

[63] Ilić TV, Meintzschel F, Cleff U, Ruge D, Kessler KR, Ziemann U. Short-interval paired-pulse inhibition and facilitation of human motor cortex: the dimension of stimulus intensity. J Physiol. 2002;545(Pt 1):153–67.

[64] Ziemann U, Lönnecker S, Steinhoff BJ, Paulus W. The effect of lorazepam on the motor cortical excitability in man. Exp Brain Res. 1996;109(1):127–35.

[65] Werhahn KJ, Kunesch E, Noachtar S, Benecke R, Classen J. Differential effects on motorcortical inhibition induced by blockade of GABA uptake in humans. J Physiol. 1999;517(Pt 2):591–7.

[66] Wang XJ, Buzsáki G. Gamma oscillation by synaptic inhibition in a hippocampal interneuronal network model. J Neurosci. 1996;16(20):6402–13.

[67] Wobrock T, Schneider M, Kadovic D, Schneider Axmann T, Ecker UKH, Retz W, et al. Reduced cortical inhibition in first-episode schizophrenia. Schizophr Res. 2008;105(1–3):252–61.

[68] Hasan A, Wobrock T, Grefkes C, Labusga M, Levold K, Schneider-Axmann T, et al. Deficient inhibitory cortical networks in antipsychotic-naive subjects at risk of developing first-episode psychosis and first episode schizophrenia patients: a cross-sectional study. Biol Psychiatry. 2012;72(9):744–51.

[69] Hasan A, Nitsche MA, Rein B, Schneider-Axmann T, Guse B, Gruber O, et al. Dysfunctional long-term potentiation-like plasticity in schizophrenia revealed by transcranial direct current stimulation. Behav Brain Res. 2011;224(1):15–22.

[70] Daskalakis ZJ, Christensen BK, Chen R, Fitzgerald PB, Zipursky RB, Kapur S. Evidence for impaired cortical inhibition in schizophrenia using transcranial magnetic stimulation. Arch Gen Psychiatry. 2002;59(4):347–54.

[71] Noda Y, Barr MS, Zomorrodi R, Cash RFH, Farzan F, Rajji TK, et al. Evaluation of short interval cortical inhibition and intracortical facilitation from the dorsolateral prefrontal cortex in patients with schizophrenia. Sci Rep. 2017;7(1):17106.

[72] Cash RFH, Noda Y, Zomorrodi R, Radhu N, Farzan F, Rajji TK, et al. Characterization of glutamatergic and GABAA-mediated neurotransmission in motor and dorsolateral prefrontal cortex using paired-pulse TMS-EEG. Neuropsychopharmacology. 2017;42(2):502–11.

[73] Ferreri F, Pasqualetti P, Määttä S, Ponzo D, Ferrarelli F, Tononi G, et al. Human brain connectivity during single and paired pulse transcranial magnetic stimulation. NeuroImage. 2011;54(1):90–102.

[74] Swayne OBC, Rothwell JC, Ward NS, Greenwood RJ. Stages of motor output reorganization after hemispheric stroke suggested by longitudinal studies of cortical physiology. Cereb Cortex. 2008;18(8):1909–22.

[75] Takeuchi N, Chuma T, Matsuo Y, Watanabe I, Ikoma K. Repetitive transcranial magnetic stimulation of contralesional primary motor cortex improves hand function after stroke. Stroke. 2005;36(12):2681–6.

[76] Edwards JD, Meehan SK, Linsdell MA, Borich MR, Anbarani K, Jones PW, et al. Changes in thresholds for intracortical excitability in chronic stroke: more than just altered intracortical inhibition. Restor Neurol Neurosci. 2013;31(6):693–705.

[77] Mello EA, Cohen LG, Monteiro Dos Anjos S, Conti J, Andrade KNF, Tovar Moll F, et al. Increase in short-interval intracortical facilitation of the motor cortex after low-frequency repetitive magnetic stimulation of the unaffected hemisphere in the subacute phase after stroke. Neural Plast.

2015;2015:407320.

[78] Valls-Solé J, Pascual-Leone A, Wassermann EM, Hallett M. Human motor evoked responses to paired transcranial magnetic stimuli. Electroencephalogr Clin Neurophysiol. 1992;85(6):355–64.

[79] McDonnell MN, Orekhov Y, Ziemann U. The role of GABA(B) receptors in intracortical inhibition in the human motor cortex. Exp Brain Res. 2006;173(1):86–93.

[80] Salavati B, Rajji TK, Zomorrodi R, Blumberger DM, Chen R, Pollock BG, et al. Pharmacological manipulation of cortical inhibition in the dorsolateral prefrontal cortex. Neuropsychopharmacology. 2018;43(2):354–61.

[81] Sanger TD, Garg RR, Chen R. Interactions between two different inhibitory systems in the human motor cortex. J Physiol. 2001;530(Pt 2):307–17.

[82] McCormick DA. GABA as an inhibitory neurotransmitter in human cerebral cortex. J Neurophysiol. 1989;62(5):1018–27.

[83] Farzan F, Barr MS, Levinson AJ, Chen R, Wong W, Fitzgerald PB, et al. Reliability of long-interval cortical inhibition in healthy human subjects: a TMS–EEG study. J Neurophysiol. 2010;104(3):1339–46.

[84] Farzan F, Barr MS, Levinson AJ, Chen R, Wong W, Fitzgerald PB, et al. Evidence for gamma inhibition deficits in the dorsolateral prefrontal cortex of patients with schizophrenia. Brain. 2010;133(5):1505–14.

[85] Radhu N, Garcia Dominguez L, Farzan F, Richter MA, Semeralul MO, Chen R, et al. Evidence for inhibitory deficits in the prefrontal cortex in schizophrenia. Brain. 2015;138(2):483–97.

[86] Naim-Feil J, Bradshaw JL, Rogasch NC, Daskalakis ZJ, Sheppard DM, Lubman DI, et al. Cortical inhibition within motor and frontal regions in alcohol dependence post-detoxification: a pilot TMS-EEG study. World J Biol Psychiatry. 2016;17(7):547–56.

[87] Sun Y, Farzan F, Mulsant BH, Rajji TK, Fitzgerald PB, Barr MS, et al. Indicators for remission of suicidal ideation following magnetic seizure therapy in patients with treatment-resistant depression. JAMA Psychiat. 2016;73(4):337.

[88] Stefan K, Kunesch E, Cohen LG, Benecke R, Classen J. Induction of plasticity in the human motor cortex by paired associative stimulation. Brain. 2000;123(Pt 3):572–84.

[89] Rajji TK, Sun Y, Zomorrodi-Moghaddam R, Farzan F, Blumberger DM, Mulsant BH, et al. PAS-induced potentiation of cortical-evoked activity in the dorsolateral prefrontal cortex. Neuropsychopharmacology. 2013; 38(12):2545–52.

[90] Veniero D, Ponzo V, Koch G. Paired associative stimulation enforces the communication between interconnected areas. J Neurosci. 2013;33(34):13773–83.

[91] McGie SC, Masani K, Popovic MR. Failure of spinal paired associative stimulation to induce neuroplasticity in the human corticospinal tract. J Spinal Cord Med. 2014;37(5):565–74.

[92] Shulga A, Lioumis P, Kirveskari E, Savolainen S, Mäkelä JP, Ylinen A. The use of F-response in defining interstimulus intervals appropriate for LTP-like plasticity induction in lower limb spinal paired associative stimulation. J Neurosci Methods. 2015;242:112–7.

[93] Shulga A, Lioumis P, Zubareva A, Brandstack N, Kuusela L, Kirveskari E, et al. Long-term paired associative stimulation can restore voluntary control over paralyzed muscles in incomplete chronic spinal cord injury patients. Spinal Cord Ser Cases. 2016;2:16016.

[94] Player MJ, Taylor JL, Weickert CS, Alonzo A, Sachdev P, Martin D, et al. Neuroplasticity in depressed individuals compared with healthy controls. Neuropsychopharmacology. 2013;38(11):2101–8.

[95] Frantseva MV, Fitzgerald PB, Chen R, Moller B, Daigle M, Daskalakis ZJ. Evidence for impaired long-term potentiation in schizophrenia and its relationship to motor skill leaning. Cereb Cortex. 2008;18(5):990–6.

[96] Daskalakis ZJ, Christensen BK, Fitzgerald PB, Chen R. Dysfunctional neural plasticity in patients with schizophrenia. Arch Gen Psychiatry. 2008;65(4):378.

[97] Di Lorenzo F, Ponzo V, Motta C, Bonnì S, Picazio S, Caltagirone C, et al. Impaired spike timing dependent cortico-cortical plasticity in Alzheimer's disease patients. J Alzheimers Dis. 2018:1–9.

[98] Orth M, Schippling S, Schneider SA, Bhatia KP, Talelli P, Tabrizi SJ, et al. Abnormal motor cortex plasticity in premanifest and very early manifest Huntington disease. J Neurol Neurosurg Psychiatry. 2010;81(3):267–70.

[99] Morgante F, Espay AJ, Gunraj C, Lang AE, Chen R. Motor cortex plasticity in Parkinson's disease and levodopa-induced dyskinesias. Brain. 2006;129(4):1059–69.

[100] Thut G, Miniussi C. New insights into rhythmic brain activity from TMS–EEG studies. Trends Cogn Sci. 2009;13(4):182–9.

[101] Ferrarelli F, Sarasso S, Guller Y, Riedner BA, Peterson MJ, Bellesi M, et al. Reduced natural oscillatory frequency of frontal thalamocortical circuits in schizophrenia. Arch Gen Psychiatry. 2012;69(8):766–74.

[102] Van Der Werf YD, Sadikot AF, Strafella AP, Paus T. The neural response to transcranial magnetic stimulation of the human motor cortex. II. Thalamocortical contributions. Exp Brain Res. 2006;175(2):246–55.

[103] Kentgen LM, Tenke CE, Pine DS, Fong R, Klein RG, Bruder GE. Electroencephalographic asymmetries in adolescents with major depression: influence of comorbidity with anxiety disorders. J Abnorm Psychol. 2000;109(4):797–802.

[104] Bruder GE, Tenke CE, Warner V, Nomura Y, Grillon C, Hille J, et al. Electroencephalographic measures of regional hemispheric activity in offspring at risk for depressive disorders. Biol Psychiatry. 2005;57(4):328–35.

[105] Pellicciari MC, Bonnì S, Ponzo V, Cinnera AM, Mancini M, Casula EP, et al. Dynamic reorganization of TMS-evoked activity in subcortical stroke patients. NeuroImage. 2018;175:365–78.

[106] Maeda F, Keenan JP, Tormos JM, Topka H, Pascual-Leone A. Modulation of corticospinal excitability by repetitive transcranial magnetic stimulation. Clin Neurophysiol. 2000;111(5):800–5.

[107] Klein E, Kreinin I, Chistyakov A, Koren D, Mecz L, Marmur S, et al. Therapeutic efficacy of right prefrontal slow repetitive transcranial magnetic stimulation in major depression: a double-blind controlled study. Arch Gen Psychiatry. 1999;56(4):315–20.

[108] George MS, Nahas Z, Molloy M, Speer AM, Oliver NC,

Li XB, et al. A controlled trial of daily left pre frontal cortex TMS for treating depression. Biol Psychiatry. 2000;48(10):962–70.

[109] Fitzgerald PB, Benitez J, de Castella A, Daskalakis ZJ, Brown TL, Kulkarni J. A randomized, controlled trial of sequential bilateral repetitive transcranial magnetic stimulation for treatment-resistant depression. Am J Psychiatry. 2006;163(1):88–94.

[110] Cirillo G, Di Pino G, Capone F, Ranieri F, Florio L, Todisco V, et al. Neurobiological after-effects of non-invasive brain stimulation. Brain Stimul. 2017;10(1):1–18.

[111] George MS, Wassermann EM, Kimbrell TA, Little JT, Williams WE, Danielson AL, et al. Mood improvement following daily left prefrontal repetitive transcranial magnetic stimulation in patients with depression: a placebo-controlled crossover trial. Am J Psychiatry. 1997;154(12):1752–6.

[112] Fitzgerald PB, Brown TL, Marston NAU, Daskalakis ZJ, de Castella A, Kulkarni J. Transcranial magnetic stimulation in the treatment of depression. Arch Gen Psychiatry. 2003;60(10):1002.

[113] Avery DH, Holtzheimer PE, Fawaz W, Russo J, Neumaier J, Dunner DL, et al. A controlled study of repetitive transcranial magnetic stimulation in medication-resistant major depression. Biol Psychiatry. 2006;59(2):187–94.

[114] George MS, Lisanby SH, Avery D, McDonald WM, Durkalski V, Pavlicova M, et al. Daily left prefrontal transcranial magnetic stimulation therapy for major depressive disorder. Arch Gen Psychiatry. 2010;67(5):507.

[115] Chistyakov AV, Kaplan B, Rubichek O, Kreinin I, Koren D, Feinsod M, et al. Antidepressant effects of different schedules of repetitive transcranial magnetic stimulation vs. clomipramine in patients with major depression: relationship to changes in cortical excitability. Int J Neuropsychopharmacol. 2005;8(2):223–33.

[116] Triggs WJ, McCoy KJ, Greer R, Rossi F, Bowers D, Kortenkamp S, et al. Effects of left frontal transcranial magnetic stimulation on depressed mood, cognition, and corticomotor threshold. Biol Psychiatry. 1999;45(11):1440–6.

[117] Dolberg OT, Dannon PN, Schreiber S, Grunhaus L. Magnetic motor threshold and response to TMS in major depressive disorder. Acta Psychiatr Scand. 2002;106(3):220–3.

[118] Noda Y, Nakamura M, Saeki T, Inoue M, Iwanari H, Kasai K. Potentiation of quantitative electroencephalograms following prefrontal repetitive transcranial magnetic stimulation in patients with major depression. Neurosci Res. 2013;77(1–2):70–7.

[119] Valiulis V, Gerulskis G, Dapšys K, Vištartaite G, Šiurkute A, Mačiulis V. Electrophysiological differences between high and low frequency rTMS protocols in depression treatment. Acta Neurobiol Exp (Wars). 2012;72(3):283–95.

[120] Spronk D, Arns M, Bootsma A, van Ruth R, Fitzgerald PB. Long term effects of left frontal rTMS on EEG and ERPs in patients with depression. Clin EEG Neurosci. 2008;39(3):118–24.

[121] Pellicciari MC, Cordone S, Marzano C, Bignotti S, Gazzoli A, Miniussi C, et al. Dorsolateral prefrontal transcranial magnetic stimulation in patients with major depression locally affects alpha power of REM sleep. Front Hum Neurosci. 2013;7:433.

[122] Huang Y-Z, Edwards MJ, Rounis E, Bhatia KP, Rothwell JC. Theta burst stimulation of the human motor cortex. Neuron. 2005;45(2):201–6.

[123] Suppa A, Huang Y-Z, Funke K, Ridding MC, Cheeran B, Di Lazzaro V, et al. Ten years of theta burst stimulation in humans: established knowledge, unknowns and prospects. Brain Stimul. 2016;9(3):323–35.

[124] Li C-T, Chen M-H, Juan C-H, Huang H-H, Chen L-F, Hsieh J-C, et al. Efficacy of prefrontal theta-burst stimulation in refractory depression: a randomized sham-controlled study. Brain. 2014;137(7):2088–98.

[125] Chistyakov AV, Rubicsek O, Kaplan B, Zaaroor M, Klein E. Safety, tolerability and preliminary evidence for antidepressant efficacy of theta-burst transcranial magnetic stimulation in patients with major depression. Int J Neuropsychopharmacol. 2010;13(03):387.

[126] Blumberger DM, Vila-Rodriguez F, Thorpe KE, Feffer K, Noda Y, Giacobbe P, et al. Effectiveness of theta burst versus high-frequency repetitive transcranial magnetic stimulation in patients with depression (THREE-D): a randomised non-inferiority trial. Lancet (Lond, Engl). 2018;391(10131):1683–92.

[127] Chung SW, Rogasch NC, Hoy KE, Sullivan CM, Cash RFH, Fitzgerald PB. Impact of different intensities of intermittent theta burst stimulation on the cortical properties during TMS-EEG and working memory performance. Hum Brain Mapp. 2018;39(2):783–802.

[128] Chung SW, Rogasch NC, Hoy KE, Fitzgerald PB. The effect of single and repeated prefrontal intermittent theta burst stimulation on cortical reactivity and working memory. Brain Stimul. 2018;11(3):566–74.

[129] Hamer HM, Morris HH, Mascha EJ, Karafa MT, Bingaman WE, Bej MD, et al. Complications of invasive video-EEG monitoring with subdural grid electrodes. Neurology. 2002;58(1):97–103.

[130] Lehéricy S, Duffau H, Cornu P, Capelle L, Pidoux B, Carpentier A, et al. Correspondence between functional magnetic resonance imaging somatotopy and individual brain anatomy of the central region: comparison with intraoperative stimulation in patients with brain tumors. J Neurosurg. 2000;92(4):589–98.

[131] Holodny AI, Schulder M, Liu WC, Wolko J, Maldjian JA, Kalnin AJ. The effect of brain tumors on BOLD functional MR imaging activation in the adjacent motor cortex: implications for imageguided neurosurgery. AJNR Am J Neuroradiol. 2000;21(8):1415–22.

[132] Takahashi S, Vajkoczy P, Picht T. Navigated transcranial magnetic stimulation for mapping the motor cortex in patients with rolandic brain tumors. Neurosurg Focus. 2013;34(4):E3.

[133] Tarapore PE, Picht T, Bulubas L, Shin Y, Kulchytska N, Meyer B, et al. Safety and tolerability of navigated TMS for preoperative mapping in neurosurgical patients. Clin Neurophysiol. 2016;127(3):1895–900.

[134] Tarapore PE, Picht T, Bulubas L, Shin Y, Kulchytska N, Meyer B, et al. Safety and tolerability of navigated TMS in healthy volunteers. Clin Neurophysiol. 2016;127(3):1916–8.

[135] Krings T, Buchbinder BR, Butler WE, Chiappa KH, Jiang HJ, Rosen BR, et al. Stereotactic transcranial magnetic stimulation: correlation with direct electrical cortical stimulation. Neurosurgery. 1997;41(6):1319–25; discussion 1325–6.

[136] Vitikainen A-M, Lioumis P, Paetau R, Salli E, Komssi S, Metsähonkala L, et al. Combined use of non-invasive techniques for improved functional localization for a selected group of epilepsy surgery candidates. NeuroImage. 2009;45(2):342–8.

[137] Coburger J, Musahl C, Henkes H, Horvath-Rizea D, Bittl M, Weissbach C, et al. Comparison of navigated transcranial magnetic stimulation and functional magnetic resonance imaging for preoperative mapping in rolandic tumor surgery. Neurosurg Rev. 2013;36(1):65–76.

[138] Forster M-T, Hattingen E, Senft C, Gasser T, Seifert V, Szelényi A. Navigated transcranial magnetic stimulation and functional magnetic resonance imaging: advanced adjuncts in preoperative planning for central region tumors. Neurosurgery. 2011;68(5):1317–24; discussion 1324–5.

[139] Picht T, Schulz J, Hanna M, Schmidt S, Suess O, Vajkoczy P. Assessment of the influence of navigated transcranial magnetic stimulation on surgical planning for tumors in or near the motor cortex. Neurosurgery. 2012;70(5):1248–57.

[140] Krieg SM, Sabih J, Bulubasova L, Obermueller T, Negwer C, Janssen I, et al. Preoperative motor mapping by navigated transcranial magnetic brain stimu lation improves outcome for motor eloquent lesions. Neuro-Oncology. 2014;16(9):1274–82.

[141] Frey D, Schilt S, Strack V, Zdunczyk A, Rosler J, Niraula B, et al. Navigated transcranial magnetic stimulation improves the treatment outcome in patients with brain tumors in motor eloquent locations. Neuro-Oncology. 2014;16(10):1365–72.

[142] Lefaucheur J-P, Picht T. The value of preoperative functional cortical mapping using navigated TMS. Neurophysiol Clin. 2016;46(2):125–33.

[143] Lioumis P, Zhdanov A, Mäkelä N, Lehtinen H, Wilenius J, Neuvonen T, et al. A novel approach for documenting naming errors induced by navigated transcranial magnetic stimulation. J Neurosci Methods. 2012;204(2):349–54.

[144] Picht T, Krieg SM, Sollmann N, Rösler J, Niraula B, Neuvonen T, et al. A comparison of language mapping by preoperative navigated transcranial magnetic stimulation and direct cortical stimulation during awake surgery. Neurosurgery. 2013;72(5):808–19.

[145] Tarapore PE, Findlay AM, Honma SM, Mizuiri D, Houde JF, Berger MS, et al. Language mapping with navigated repetitive TMS: proof of technique and validation. NeuroImage. 2013;82:260–72.

[146] Sollmann N, Hauck T, Hapfelmeier A, Meyer B, Ringel F, Krieg SM. Intra- and interobserver variability of language mapping by navigated transcranial magnetic brain stimulation. BMC Neurosci. 2013;14(1):150.

[147] Giussani C, Roux F-E, Ojemann J, Sganzerla EP, Pirillo D, Papagno C. Is preoperative functional magnetic resonance imaging reliable for language areas mapping in brain tumor surgery? Review of language functional magnetic resonance imaging and direct cortical stimulation correlation studies. Neurosurgery. 2010;66(1):113–20.

[148] Yetkin FZ, Mueller WM, Morris GL, McAuliffe TL, Ulmer JL, Cox RW, et al. Functional MR activation correlated with intraoperative cortical mapping. AJNR Am J Neuroradiol. 1997;18(7):1311–5.

[149] FitzGerald DB, Cosgrove GR, Ronner S, Jiang H, Buchbinder BR, Belliveau JW, et al. Location of language in the cortex: a comparison between functional MR imaging and electrocortical stimulation. AJNR Am J Neuroradiol. 1997;18(8):1529–39.

[150] Ille S, Sollmann N, Hauck T, Maurer S, Tanigawa N, Obermueller T, et al. Combined noninvasive language mapping by navigated transcranial magnetic stimulation and functional MRI and its comparison with direct cortical stimulation. J Neurosurg. 2015;123(1):212–25.

[151] Krieg SM, Buchmann NH, Gempt J, Shiban E, Meyer B, Ringel F. Diffusion tensor imaging fiber tracking using navigated brain stimulation—a feasibility study. Acta Neurochir. 2012;154(3):555–63.

[152] Picht T, Schmidt S, Brandt S, Frey D, Hannula H, Neuvonen T, Karhu J, Vajkoczy P, Suess O. Preoperative functional mapping for rolandic brain tumor surgery: comparison of navigated transcranial magnetic stimulation to direct cortical stimulation. Neurosurgery. 2011;69(3):581–9.

# 第 16 章　消融：射频、激光和高强度聚焦超声
## Ablation: Radiofrequency, Laser, and HIFU

Anita P. Bhansali　Ryder P. Gwinn　**著**

成　思 **译**

杜世伟 **校**

## 一、射频消融

### （一）历史与发展

1931 年，首次报道的神经外科射频消融（RFA）的应用是治疗三叉神经痛；Kirschner 将射频电极放置在三叉神经半月节，通过热凝以缓解疼痛[1]。Fenelon 在 20 世纪 50 年代使用射频消融治疗帕金森病的运动症状，开颅后毁损豆状核[2]。其他研究者在此基础上改进手术技术，最终毁损内侧苍白球（GPi）、丘脑和丘脑底核（STN），并使用气脑造影术引导导管通过钻孔代替开颅到达靶点。Spiegel 和 Wycis 将气脑造影（一种早期的立体定向框架被称为脑定向切开术）和射频消融相结合对帕金森病患者进行苍白球毁损术；他们在 1957 年发表了他们的成果[3]。

在射频消融治疗运动障碍研究进行的同时，在行为和精神障碍疾病方面进行了类似的手术，此类治疗方法逐渐拓展到癫痫手术领域。在易激惹的癫痫患者中，杏仁核 – 海马复合体的立体定向射频毁损可降低癫痫发作频率[4]。20 世纪 80 年代，该方法在颞叶癫痫的治疗中开始常规使用[5]。1995 年，Patil 将连续射频毁损治疗颞叶内侧癫痫与术后 CT 扫描相结合，用来随访毁损的大小和变化[6]。1999 年 Parrent 和 Blume 通过 MRI 显像进行随访，结果发现毁损组织与病变组织一致性越高，癫痫发作控制越好[7]（图 16-1）。

20 世纪 60 年代，随着卡比多巴与左旋多巴联合用药控制帕金森病症状的出现，神经外科手术的应用逐渐减少。但当药物的不良反应，特别是剂量相关的运动波动变得明显时，人们

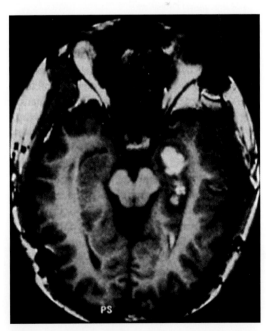

▲ 图 16-1　颅脑磁共振 $T_1$ 成像：左侧海马杏仁核毁损术后 24h 图像

经 John Wiley 和 Sons 许可转载，引自 Parrent 和 Blume[7]

再次对射频毁损产生了兴趣[8]。Laitinen 等在 1992 年发表了他们的结果，重复了帕金森病患者的 Leksell 头架引导下苍白球射频消融术[9]，在局部麻醉下进行以便在确定靶点之前使用电刺激进行靶向引导。1997 年，脑深部电刺激被 FDA 批准用于治疗帕金森病，并成为神经外科治疗帕金森病的主要手段，因为脑深部电刺激可逆，而且可选择双侧同时进行刺激而不会出现副作用。

目前，射频消融被广泛应用于医学领域，在心脏疾病中最常用于治疗各种心律失常。可与其他治疗方法相结合用于治疗甲状腺结节、子宫肌瘤和肝细胞癌[10]。射频技术还被用于某些神经外科疾病，包括治疗三叉神经痛的经皮三叉神经毁损术、治疗颈痛的脊神经毁损术，甚至是脑膜瘤切除时进行瘤内毁损[10]。但在立体定向手术中的应用已在很大程度上被其他手术方式取代。但是，如下文所讨论的，仍然有学者感兴趣并研究射频消融术治疗各种颅内病变。

## （二）作用机制

射频能量由交流电产生，频率为 10～900kHz。

放置在患者身上的射频电极或有线电极与参考电极之间存在电压差，在电极 – 组织界面产生热能。通常正极电极放置在靶点上，通过硬质导管放置电极避免电极弯曲[11]。

2011 年，Web 等描述了生物组织对温度变化的反应是可预测的[10]（图 16-2）。在大约 43℃以上，细胞膜被破坏，细胞内蛋白质变性，在此温度上维持足够长的时间，最终导致细胞死亡和凝固性坏死。这种坏死存在时间依赖性，温度在 43～57℃，坏死即刻发生。射频技术的优势之一是系统可记录有线射频电极尖端的阻抗和温度。因此，可以使用 40～50℃的较低温度引起可逆性病变，以便在高于 60℃的温度下进行永久性毁损前评估临床改善情况和不良反应[12]。温度控制的能量输送区别于 MRI 扫描的能量输送方法，到目前为止在监测温度和能量输送等技术方面仍存在较多难题。射频电极还能够进行电刺激和消融，为治疗前进行临床试验提供另一种方法[12]。一项研究[11]报道，将 10mm 有效头端伸出导管外 8mm 的射频电极加热至 75℃并保持 60s，术后即刻 MRI 上可见直径约为 20mm 的毁损范围，在 1 年 MRI 随

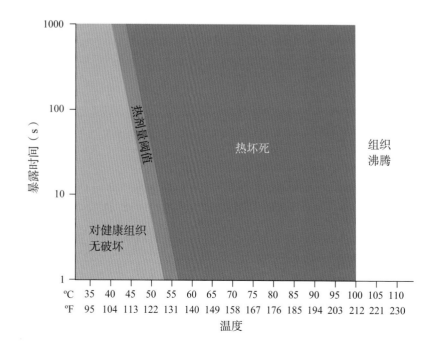

◀ 图 16-2　热凝坏死的阈值取决于组织中达到的温度。随着温度升高，达到热凝坏死所需时间呈指数下降。57℃以上，≤ 1s 出现热凝坏死。无论暴露时间如何，组织均在 100℃阈值以上沸腾[10]

经 Focused Ultrasound Foundation 许可转载，引自 Foley 等[55]

访毁损范围直径为 10mm。

将射频能量作用于生物组织时，电极不会汽化、烧灼或黏附到靶组织，因此边界清晰。如果在凝固内加热超过 2~3min，电极尖端周围会形成碳层，抑制热能到达和凝固目标区域以外的组织。射频毁损通常呈球形，但受一些环境因素的影响，包括脑脊液和大血管导致热量损失[12]。

射频消融的缺点包括必须开颅、无法控制特定脑组织的不均一性，以及热量吸收和分散的速率。虽然热凝毁损温度与组织的体积之间存在粗略相关性，但是不能够精确预测毁损的范围和形状。最典型的例子是灰白质交界处，该处的射频消融更加具有不可预测性。此外，如果目标组织结构形状不规则或直径 > 30mm，则治疗可能需要多次消融和（或）调整电极位置，导致毁损灶存在更大的不确定性[13]。

### （三）临床应用和未来关注领域

综上所述，在美国，在功能性疾病治疗领域，射频技术已经被神经外科其他手术技术所取代。但是，美国以外的神经外科医生仍在继续研究射频消融术联合颅内立体定向技术的应用。

将立体定向脑电图（sEEG）与射频消融相结合，也称为 sEEG 引导下的射频热凝，自 2001 年开始使用。Catenoix 等对 2004—2013 年采用该方法治疗的 251 例患者进行了文献综述[14]。虽然癫痫控制的总体效果不如开放性手术有效，但它确实提供了一种微创治疗选择，与原始立体定向射频消融手术治疗癫痫相比具有明显的优势，它有引导热凝毁损的 sEEG 数据和可对多个 sEEG 电极进行热凝毁损。该研究发现在致痫灶位于功能区或结节性异位或局灶性皮层发育不良时，sEEG 引导下热凝毁损与传统方法相比，风险低获益高，并且热凝

毁损不影响进一步的手术。Voges 等还发表了 1 例结节性异位症患者的病例报告，该患者接受了采用单一致痫灶的双极电极进行的射频热凝毁损治疗，通过较早的 sEEG 监测进行识别；7 年随访时的结局为 Engel Ⅰ B，无神经心理缺陷[12]。

来自捷克的一个研究小组对 51 例颞叶内侧癫痫患者进行了选择性海马 - 杏仁核射频热凝毁损术，部分患者联合 sEEG 的有创监测，其余患者未联合 sEEG 监测。研究小组使用 Leksell 头架、立体定向计划软件和枕部入路对杏仁核 - 海马复合体进行热凝毁损。2 年随访 32 例患者，78% 的患者癫痫发作控制 Engel Ⅰ 级，未出现永久性并发症[11]。一项 5 年的神经心理评估的随访研究发现，与软膜下手术切除相同，射频消融可以靶向毁损癫痫传播路径，与传统开放手术相比，通过类似于激光消融方式以更小的损伤到达深部致痫灶[15]。

下丘脑错构瘤是一种相对罕见的先天性疾病，可引起癫痫（尤其是痴笑发作）及内分泌和生长发育障碍。由于其解剖位置，开放手术存在并发症，外科手术治疗相当困难。微创立体定向方法是一种选择，包括放射治疗、激光热凝治疗和射频消融术。Homma 等在 2016 年发表了 100 例患者的队列研究结果[16]，平均 3 年无癫痫发作率为 71%；但是，随访研究发现其中约 1/3 的病例需要二次射频热凝消融术[17]。由于激光间质热疗法（LITT）和激光热凝法的局限性，因此最近在美国以外的几个国家报道了射频热凝毁损治疗下丘脑错构瘤的病例。第一组 5 例癫痫患者在机器人引导下植入电极并进行热凝毁损，结果 4 例患者癫痫发作控制为 ILAE Ⅰ 级，并无永久性并发症[18]。第二组为通过影像学检查及脑电图监测初步诊断为癫痫的 9 例患者，使用 sEEG 引导下 RFA 治疗；其中 5 例患者达到 Engel Ⅰ 级，4 例

患者达到 Engel Ⅱ 级，1 例患者术后体重显著增加[19]。

文献报道了其他 RFA 的罕见应用，用于出现硬件损坏和感染风险需要取出系统的患者，使用 DBS 电极对靶向组织传递 RF 能量[20]。2 例帕金森病患者接受了 RF 毁损治疗，术中确定控制帕金森病症状最有效的电极，在系统取出之前通过电极进行射频热凝消融治疗。其中 1 名患者在完成一个疗程的抗生素治疗后重新植入了该系统，研究团队发现该患者的药物治疗要求和刺激参数在重新植入系统后比 RF 毁损之前较低；另外一名患者拒绝重新植入，因为 RF 毁损后的症状控制满意。

## 二、激光间质热疗法

### （一）历史与发展

激光电磁辐射产生热能的概念在 20 世纪 70 年代末就已提出假设并进行了研究；Bown 发表了第一篇关于该模型在人类浅表肿瘤中的临床应用的文章，文章中包括了体外和动物模型的数据[21]。同时研究了激光热疗法治疗全身深层病变，使得该方法成为肿瘤患者更安全和更有选择性的治疗方法。

1986 年，激光间质热疗法（LITT）这一新兴领域取得了两项新进展：一项是能够产生高功率高密度致密激光，另一项是能够实时监测脑组织和肿瘤组织温度的 MRI 序列。Ascher 和奥地利的研究小组于 1991 年发表了关于"间质热疗法（ITT）"用于脑肿瘤患者的病例研究[22]。他将该技术与立体定向相结合，以尽量减少对周围结构的损伤，局麻下可在整个手术过程中评估患者的神经功能状态。

虽然测试了多种方法用于热凝消融的实时温度监测，包括超声、温度计和皮下热电偶探头，但 MR 热成像是最佳软组织分辨率的方法，没有明显伪影，同时对激光光源无损伤[23]。20 世纪 90 年代中期，MRI 测序的质子共振频率方法[24] 已经发展起来，逐渐发展为现代 MR 热成像序列。

### （二）作用机制

目前两种激光间质热疗法系统已在临床使用：分别来自 Monteris Medical, Inc. 的 NeuroBlate 系统和来自 Medtronic Inc. 的 Visualase 热治疗系统。NeuroBlate 使用波长为 1064nm 的 12W 连续激光器。Visualase 采用 15W 980nm 二极管激光器，具有局部吸水峰值的特点。可使消融靶组织和非靶组织之间边界更清晰，穿透深度更浅，防止治疗靶组织以外的损伤。激光光纤具有弥散尖端，可沿光纤轴线在组织内形成椭圆形的消融区域[25]（图 16-3）。冷却导管可以使水循环冷却激光光纤尖端并防止组织碳化，这是该系统最为关键的安全特点。MR 热成像大约每 10 秒计算一次损伤区域[26]。

产热效果取决于波长、功率、暴露持续时间[27]。目前已经确定了 5 种类型的激光 - 组织相互作用[23]，神经外科的应用依赖于光热相互作用，即从激光光源发出的光被目标分子吸收，

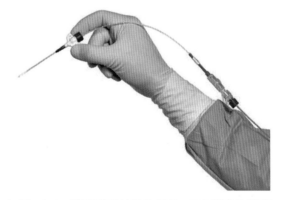

▲ 图 16-3　使用带有扩散头端的 MRI 兼容头端将二极管激光光纤立体定向插入靶组织，这使得激光能量在导管远端的 1cm 头端呈椭圆形分布

图片由 Visualase/Medtronic 提供

然后释放到环境中以提高温度。然后通过对流和传导将热量重新分布到附近组织中，造成暂时性或不可逆性损伤。其他相互作用包括光化学、光消融、光质和光破坏效应，在治疗脑部病变所用功率和频率范围之外的情况下通常会发生上述相互作用。

激光间质热疗法的一个重要特征是能够将热能传导至病变组织进行消融，同时保留邻近的正常脑组织。激光光纤区域有 3 个 X 线和组织学变化区[28]。光纤尖端附近区域的功率输出最大，因此温度升高和组织破坏最大。低于 42℃，热能导致血管舒张增加局部血流量；42～60℃，发生蛋白质变性和永久性细胞损伤。在 60℃，细胞质膜将立即被破坏，细胞死亡；如果在该温度下保持 10min，将产生凝固性坏死[25]。在 100℃以上，可发生碳化和汽化，前者可防止热能穿透到其他靶区，后者可导致颅内压升高。因此，90℃超出安全范围，为防止以上过程发生，可以设置较低的温度保护附近的敏感组织。距离尖端最近的区域也会出现组织坏死及间质水肿。边缘区距离光纤尖端最远，其特征是组织虽然受损，但可逆[28]。大血管和脑脊液具有散热功能，激光光纤能够产生 2～4cm 的环形消融区域[26]；通过缓慢回撤激光光纤并进行重复消融，可以进一步扩大病变消融区域。

### （三）临床应用和未来关注领域

虽然大多数关于激光间质热疗法应用的初步研究是针对肿瘤，包括颅内转移瘤[29]、深部复发胶质瘤[30] 和放射性坏死治疗[31]，但该方法已成为癫痫微创治疗的主要手段。MR 引导立体定向下杏仁核 - 海马激光热凝毁损术是治疗内侧颞叶癫痫的一种被接受的治疗方法，与传统颞叶切除术相比，其可能有减少术后神经心理缺陷的优势[32]，但同时减少癫痫发作率较低。癫痫患者中的另一个应用是治疗儿童[33] 和成年[26] 的下丘脑错构瘤；手术并发症更少，住院时间更短，可通过重复激光间质热疗法代替开放手术切除下丘脑错构瘤。迄今为止最大综合的研究报道了 14 例下丘脑错构瘤患者接受激光间质热疗法治疗，术后随访 9 个月，12 例无癫痫发作，无永久性神经功能障碍[34]，该研究结果与其他病例报道结果一致，如激光间质热疗法辅助胼胝体切开术[35]、海绵状血管畸形消融[36] 和开放性切除深部局灶性皮层发育不良[37]，早期结果均良好。

## 三、高强度聚焦超声

### （一）历史与发展

超声波产生于 19 世纪后期的声学研究，当时 Pierre 和 Jacques Curie 发现，应用高压声波可以在作用于石英晶体时可产生电能，这种现象被称为压电[38]。反之亦然：对石英晶体施加电荷可以产生声波。超声波是频率 > 20kHz，高于人类听觉可听范围的超声波，1960 年报道了其首次在人类中用于治疗：Meyers 和 Fry 使用它对 48 例帕金森病患者进行苍白球切开术和丘脑切开术[39]。由于超声波不能穿透颅骨而不会对头皮造成热损伤，外科医生不得不进行开颅，以便将超声波通过硬脑膜达到靶点部位。虽然手术后多数患者临床症状改善，但与当时临床应用的其他技术相比，开颅可以让超声波更好的到达靶点部位，同时因为损伤大限制了其临床应用。

治疗性超声的进展是避免开颅手术。有两个问题需要规避：颅骨发热和穿透骨后有足够的能量达到目标。降低超声波频率并使用循环水降温可解决颅骨发热问题[40]。第二个创新技术——相控阵技术可实现经颅超声波治疗，可补偿因颅骨特质而损失的超声波[41]。

磁共振（MR）测温是使神经外科高强度聚焦超声达到目前临床应用状态的最后一部分。虽然用高强度聚焦超声治疗的其他器官系统可以进行实时监测，但颅骨限制了实时监测颅内组织。MR测温序列可对目标区域进行可视化监测，并计算输送的热量，病变处热量取决于个体颅骨解剖结构和每次超声输送的能量[42]。到21世纪初，Jolesz和他在布莱根妇女学院的研究小组已经将高强度聚焦超声应用于3例不能手术的脑肿瘤患者[43]。制造出强大到能够达到射频消融所需温度的传感器仍需几年的时间。

### （二）作用机制

用于临床的超声波的产生缘于对压电（PE）元件施加电压，该元件膨胀和收缩，进而产生机械振动，通过介质传递压力和能量。大多数压电换能器的工作频率范围为200kHz～4MHz，现代器械有多个（即数百个）压电源可产生超声波，超声波在穿过皮肤后定位靶向目标，更重要的是颅骨密质性[44]。超声波产生脑损伤的早期研究发现，低于835kHz的频率不太可能导致头皮产热，并与颅骨发生有害的相互作用，能更有效地向靶点输送能量[45]。

如上所述，颅骨是大多数颅内治疗技术的挑战，尤其是"微创"、非切开方法。以超声波为例，颅骨会吸收和反射超声波，然后才能到达靶组织。在此过程中，会在颅骨和头皮中产生热量，需要通过循环水浴的方式进行冷却[46]。颅骨本身的特质也会导致单个压电传感器的超声波到达相位以外，使得能量不能有效输送，导致无法毁损病变。为了说明个体颅骨解剖的特质，在治疗前获得非增强头颅CT，以便计算颅骨密度比（SDR）[47]。该值是松质骨与皮层骨Hounsfield单位比值的总体平均值，范围为0～1。通常允许有效毁损的SDR值＞

0.4。术前需明确是否存在能够转移或者吸收超声波的额窦和其他来源的颅内钙化灶[48]。

热能是高强度聚焦超声治疗的最终结果，上文讨论的其他消融治疗也是如此。然而，这种形式的能量输送的特性提供了更好的安全性：即进行临床试验并产生可逆的神经系统变化，以在发生不可逆病变之前明确临床效果。

永久性组织损伤的阈值为56℃持续1s[49]。低于该温度，发生可逆性损伤，因此可以在发生永久性损伤之前对目标进行临床监测和重新定位。因此，治疗过程为：先在1500～3000J内进行，目标是达到41～46℃，大约每3秒进行一次MR测温扫描，观察靶点组织变化[28]，并根据需要重新定位坐标。然后，目标温度范围为42～50℃，完成初步试验治疗，以评估震颤的改善和观察不良反应。最后，一旦治疗显示临床症状改善而无副作用，50～60℃的范围进行最终的靶点毁损。

除热能外，高强度聚焦超声还会产生气化形式的机械力。超声波可形成振荡微气泡；然后在靶组织上产生具有高压和剪切力的冲击波。现代高强度聚焦超声系统使用具有气化检测能力的换能器，气化超声。降低气化可能的其他技术是使用脱气水对头部进行近距离剃除，并确保硅胶膜与头皮紧密贴合，表面没有褶皱或气泡[48]。虽然在高强度聚焦超声治疗期间通常需要避免气化，但某些情况需要气化，即在肿瘤治疗中打开血脑屏障，使其能够以可控方式进行治疗。

在美国批准使用的系统是InSightec Inc.的ExAblate 4000，其具有在650kHz下工作的1024探头。尽管有研究[50]使用了1.5T磁体，3.0T MRI是最常用的热成像监测组合（图16-4）。

### （三）临床应用与未来关注领域

目前唯一FDA批准的高强度聚焦超声的神

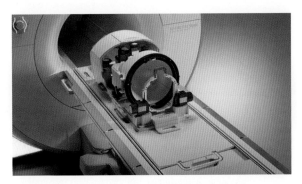

▲ 图 16-4　**ExAblate 4000 经颅聚焦超声系统（ExAblate 4000，InSightec）**

通过立体定位头架将患者固定在磁共振床上，将患者头部与传感器水平固定在台面上；这种传感器可以独立移动到目标脑区（图片由 INSIGHTEC 提供）

经外科适应证是 VIM 的单侧消融，用于治疗原发性震颤和震颤为主的帕金森病。该手术在患者完全清醒的时候在 MRI 检查室中进行。如上所述，在接受治疗的一侧 VIM 定向进行超声探查定位，并按照操作顺序进行，以确认解剖位置、临床效果和在永久性损伤之前不存在任何不良反应。

有几项使用高强度聚焦超声治疗帕金森病相关强直的 I 期和 II 期研究正在进行中。欧洲和以色列已经完全批准将这种技术用于帕金森病的治疗，丘脑核团和苍白球丘脑束都可作为靶点。同时正在考虑研究其他疾病的治疗包括疼痛、重度抑郁症、强迫症、癫痫和用于治疗阿尔茨海默病的血脑屏障破坏。

虽然高强度聚焦超声在 21 世纪初已应用于颅内肿瘤[43, 51]，但在不损伤周围正常脑组织的情况下，使用当时可用的技术无法达到足够高的消融温度。近年来随着技术的升级，高强度聚焦超声治疗肿瘤的报道再次出现。有趣的是，在治疗前通过血管内注射预形成的气泡控制气化作用的同时可诱导靶肿瘤附近血脑屏障的开放，而不需要高功率超声波[52]。几项动物试验研究[40]显示，高强度聚焦超声可用于递送化学治疗药物，同时可阻止化学治疗药物损伤正常细胞。

正在研究的高强度聚焦超声的特殊临床应用是治疗缺血性和出血性卒中。动物试验可行性研究表明，高强度聚焦超声作为 rt-PA 的辅助治疗，可以增强血管内溶栓效果[53]。脑实质内出血的人体研究显示，高强度聚焦超声可促进凝血块溶解，进而可进行穿刺抽吸[54]。虽然仍处于研究的早期阶段，但高强度聚焦超声可能被证明是治疗大量脑血管病患者的有效方式。

## 四、结论

神经外科临床应用新技术的创造和完善有着丰富的历史。所讨论的三种模式（RFA、LITT 和 HIFU）最终在脑组织中产生损伤，但每种方法达到临床应用前的研究过程是独特的，并且依赖于许多富有想象力的科学家和临床医生之间的协作互动。当我们探索颅内消融治疗的新应用时，新技术的出现肯定会促进我们对这些技术的理解，并使我们能够更充分地利用它们来治疗神经外科疾病。

## 参考文献

[1] Kirschner M. Elektrocoagulation des ganglion gasseri. Zentralbl Chir. 1932;(47):2841–3.

[2] Guridi J, Lozano AM. A brief history of pallidotomy. Neurosurgery. 1997;41(5):1169–80; discussion 80–3.

[3] Spiegel EA, Wycis HT. Ansotomy in paralysis agitans. AMA Arch Neurol Psychiatry. 1954;71(5):598–614.

[4] Narabayashi H, Nagao T, Saito Y, Yoshida M, Nagahata M. Stereotaxic amygdalotomy for behavior disorders. Arch Neurol. 1963;9:1–16.

[5] Marossero F, Ravagnati L, Sironi VA, Miserocchi G, Franzini A, Ettorre G, et al. Late results of stereotactic radiofrequency lesions in epilepsy. Acta Neurochir Suppl. 1980;30:145–9.

[6] Patil AA, Andrews R, Torkelson R. Stereotactic volumetric radiofrequency lesioning of intracranial structures for

control of intractable seizures. Stereotact Funct Neurosurg. 1995;64(3):123–33.

[7] Parrent AG, Blume WT. Stereotactic amygdalohippocampotomy for the treatment of medial temporal lobe epilepsy. Epilepsia. 1999;40(10):1408–16.

[8] Lozano CS, Tam J, Lozano AM. The changing landscape of surgery for Parkinson's disease. Mov Disord. 2018;33(1):36–47.

[9] Laitinen LV, Bergenheim AT, Hariz MI. Leksell's posteroventral pallidotomy in the treatment of Parkinson's disease. J Neurosurg. 1992;76(1):53–61.

[10] Webb H, Lubner MG, Hinshaw JL. Thermal ablation. Semin Roentgenol. 2011;46:133–41.

[11] Liscak R, Malikova H, Kalina M, Vojtech Z, Prochazka T, Marusic P, et al. Stereotactic radiofrequency amygdalohippocampectomy in the treatment of mesial temporal lobe epilepsy. Acta Neurochir. 2010;152(8):1291–8.

[12] Voges J, Buntjen L, Schmitt FC. Radiofrequency-thermoablation: general principle, historical overview and modern applications for epilepsy. Epilepsy Res. 2018;142:113–6.

[13] Hirabayashi H, Hariz MI, Wardell K, Blomstedt P. Impact of parameters of radiofrequency coagulation on volume of stereotactic lesion in pallidotomy and thalamotomy. Stereotact Funct Neurosurg. 2012;90(5):307–15.

[14] Catenoix H, Bourdillon P, Guenot M, Isnard J. The combination of stereo-EEG and radiofrequency ablation. Epilepsy Res. 2018;142:117–20.

[15] Kramska L, Vojtech Z, Lukavsky J, Stara M, Malikova H. Five-year neuropsychological outcome after stereotactic radiofrequency amygdalohippocampectomy for mesial temporal lobe epilepsy: longitudinal study. Stereotact Funct Neurosurg. 2017;95(3):149–57.

[16] Homma J, Kameyama S, Masuda H, Ueno T, Fujimoto A, Oishi M, et al. Stereotactic radiofrequency thermocoagulation for hypothalamic hamartoma with intractable gelastic seizures. Epilepsy Res. 2007;76(1):15–21.

[17] Kameyama S, Shirozu H, Masuda H, Ito Y, Sonoda M, Akazawa K. MRI-guided stereotactic radiofrequency thermocoagulation for 100 hypothalamic hamartomas. J Neurosurg. 2016;124(5):1503–12.

[18] Tandon V, Chandra PS, Doddamani RS, Subianto H, Bajaj J, Garg A, et al. Stereotactic radiofrequency thermocoagulation of hypothalamic hamartoma using robotic guidance (ROSA) coregistered with O-arm guidance-preliminary technical note. World Neurosurg. 2018;112:267–74.

[19] Wei PH, An Y, Fan XT, Wang YH, Yang YF, Ren LK, et al. Stereoelectroencephalography-guided radiofrequency thermocoagulation for hypothalamic hamartomas: preliminary evidence. World Neurosurg. 2018;114:e1073–e8.

[20] Perez-Suarez J, Torres Diaz CV, Lopez Manzanares L, Navas Garcia M, Pastor J, Barrio Fernandez P, et al. Radiofrequency lesions through deep brain stimulation electrodes in movement disorders: case report and review of the literature. Stereotact Funct Neurosurg. 2017;95(3):137–41.

[21] Bown SG. Phototherapy in tumors. World J Surg. 1983;7(6):700–9.

[22] Ascher PW, Justich E, Schrottner O. A new surgical but less invasive treatment of central brain tumours preliminary report. Acta Neurochir Suppl. 1991;52:78–80.

[23] Stafford RJ, Fuentes D, Elliott AA, Weinberg JS, Ahrar K. Laser-induced thermal therapy for tumor ablation. Crit Rev Biomed Eng. 2010;38(1):79–100.

[24] De Poorter J. Noninvasive MRI thermometry with the proton resonance frequency method: study of susceptibility effects. Magn Reson Med. 1995;34(3):359–67.

[25] Kang JY, Sperling MR. Magnetic resonance imagingguided laser interstitial thermal therapy for treatment of drug-resistant epilepsy. Neurotherapeutics. 2017;14(1):176–81.

[26] Du VX, Gandhi SV, Rekate HL, Mehta AD. Laser interstitial thermal therapy: a first line treatment for seizures due to hypothalamic hamartoma? Epilepsia. 2017;58(Suppl 2):77–84.

[27] Missios S, Bekelis K, Barnett GH. Renaissance of laser interstitial thermal ablation. Neurosurg Focus. 2015;38(3):E13.

[28] Norred SE, Johnson JA. Magnetic resonance-guided laser induced thermal therapy for glioblastoma multiforme: a review. Biomed Res Int. 2014;2014:761312.

[29] Carpentier A, McNichols RJ, Stafford RJ, Itzcovitz J, Guichard JP, Reizine D, et al. Real-time magnetic resonance-guided laser thermal therapy for focalmet astatic brain tumors. Neurosurgery. 2008;63(1 Suppl 1):ONS21–8; discussion ONS8–9.

[30] Schwarzmaier HJ, Eickmeyer F, von Tempelhoff W, Fiedler VU, Niehoff H, Ulrich SD, et al. MR-guided laser-induced interstitial thermotherapy of recurrent glioblastoma multiforme: preliminary results in 16 patients. Eur J Radiol. 2006;59(2):208–15.

[31] Rahmathulla G, Recinos PF, Kamian K, Mohammadi AM, Ahluwalia MS, Barnett GH. MRI-guided laser interstitial thermal therapy in neuro-oncology: a review of its current clinical applications. Oncology. 2014;87(2):67–82.

[32] Bezchlibnyk YB, Willie JT, Gross RE. A neurosurgeon's view: laser interstitial thermal therapy of mesial temporal lobe structures. Epilepsy Res. 2018;142:135–9.

[33] Southwell DG, Birk HS, Larson PS, Starr PA, Sugrue LP, Auguste KI. Laser ablative therapy of sessile hypothalamic hamartomas in children using interventional MRI: report of 5 cases. J Neurosurg Pediatr. 2018;21(5):460–5.

[34] Wilfong AA, Curry DJ. Hypothalamic hamartomas: optimal approach to clinical evaluation and diagnosis. Epilepsia. 2013;54(Suppl 9):109–14.

[35] Ho AL, Miller KJ, Cartmell S, Inoyama K, Fisher RS, Halpern CH. Stereotactic laser ablation of the splenium for intractable epilepsy. Epilepsy Behav Case Rep. 2016;5:23–6.

[36] Drane DL, Loring DW, Voets NL, Price M, Ojemann JG, Willie JT, et al. Better object recognition and naming outcome with MRI-guided stereotactic laser amygdalohippocampotomy for temporal lobe epilepsy. Epilepsia. 2015;56(1):101–13.

[37] Ellis JA, Mejia Munne JC, Wang SH, McBrian DK, Akman CI, Feldstein NA, et al. Staged laser interstitial thermal therapy and topectomy for complete obliteration of complex focal cortical dysplasias. J Clin Neurosci. 2016;31:224–8.

[38] Curie PJ, Curie J. Crystal physics: development by pressure of polar electricity in hemihedral crystals with inclined faces. C R Hebd Seances Acad Sci. 1880;91(291).

[39] Fry WJ, Fry FJ. Fundamental neurological research and human neurosurgery using intense ultrasound. IRE Trans

Med Electron. 1960;Me-7:166–81.

[40] Harary M, Segar DJ, Huang KT, Tafel IJ, Valdes PA, Cosgrove GR. Focused ultrasound in neurosurgery: a historical perspective. Neurosurg Focus. 2018;44(2):E2.

[41] Hynynen K, Jolesz FA. Demonstration of potential noninvasive ultrasound brain therapy through an intact skull. Ultrasound Med Biol. 1998;24(2):275–83.

[42] Damianou C, Hynynen K. The effect of various physical parameters on the size and shape of necrosed tissue volume during ultrasound surgery. J Acoust Soc Am. 1994;95 (3):1641–9.

[43] McDannold N, Clement GT, Black P, Jolesz F, Hynynen K. Transcranial magnetic resonance imaging- guided focused ultrasound surgery of brain tumors: initial findings in 3 patients. Neurosurgery. 2010;66(2):323–32; discussion 32.

[44] Tempany CM, McDannold NJ, Hynynen K, Jolesz FA. Focused ultrasound surgery in oncology: overview and principles. Radiology. 2011;259(1):39–56.

[45] Lynn JG, Zwemer RL, Chick AJ, Miller AE. A new method for the generation and use of focused ultrasound in experimental biology. J Gen Physiol. 1942;26(2):179–93.

[46] Mohammed N, Patra D, Nanda A. A meta-analysis of outcomes and complications of magnetic resonance-guided focused ultrasound in the treatment of essential tremor. Neurosurg Focus. 2018;44(2):E4.

[47] Chang WS, Jung HH, Zadicario E, Rachmilevitch I, Tlusty T, Vitek S, et al. Factors associated with successful magnetic resonance-guided focused ultrasound treatment: efficiency of acoustic energy delivery through the skull. J Neurosurg. 2016;124(2):411–6.

[48] Wang TR, Bond AE, Dallapiazza RF, Blanke A, Tilden D, Huerta TE, et al. Transcranial magnetic resonance imaging-guided focused ultrasound thalamotomy for tremor: technical note. Neurosurg Focus. 2018;44(2):E3.

[49] Zaaroor M, Sinai A, Goldsher D, Eran A, Nassar M, Schlesinger I. Magnetic resonance-guided focused ultrasound thalamotomy for tremor: a report of 30 Parkinson's disease and essential tremor cases. J Neurosurg. 2018;128(1):202–10.

[50] Iacopino DG, Gagliardo C, Giugno A, Giammalva GR, Napoli A, Maugeri R, et al. Preliminary experience with a transcranial magnetic resonance-guided focused ultrasound surgery system integrated with a 1.5–T MRI unit in a series of patients with essential tremor and Parkinson's disease. Neurosurg Focus. 2018;44(2):E7.

[51] Ram Z, Cohen ZR, Harnof S, Tal S, Faibel M, Nass D, et al. Magnetic resonance imaging-guided, highintensity focused ultrasound for brain tumor therapy. Neurosurgery. 2006;59(5):949–55; discussion 55–6.

[52] Hynynen K, McDannold N, Vykhodtseva N, Jolesz FA. Noninvasive MR imaging-guided focal opening of the blood-brain barrier in rabbits. Radiology. 2001;220(3):640–6.

[53] Tsivgoulis G, Eggers J, Ribo M, Perren F, Saqqur M, Rubiera M, et al. Safety and efficacy of ultrasound-enhanced thrombolysis: a comprehensive review and meta-analysis of randomized and nonrandomized studies. Stroke. 2010;41(2):280–7.

[54] Monteith SJ, Kassell NF, Goren O, Harnof S. Transcranial MR-guided focused ultrasound sonothrombolysis in the treatment of intracerebral hemorrhage. Neurosurg Focus. 2013;34(5):E14.

[55] Foley JL, Eames M, Snell J, Hananel A, Kassell N, Aubry JF. Image-guided focused ultrasound: state of the technology and the challenges that lie ahead. Imaging Med. 2013;5(4):357–70.

# 第 17 章　放射外科

## Radiosurgery

Daniel M. Trifiletti　Eric J. Lehrer　Jason P. Sheehan　著

成　思　译

杜世伟　校

## 缩略语

| | | |
|---|---|---|
| $^{60}$Co | cobalt-60 | 钴 –60 |
| AVM | arteriovenous malformation | 动静脉畸形 |
| BRW | Brown-Roberts-Wells | Brown-Roberts-Wells 综合征 |
| CT | computerized tomography | 计算机断层扫描 |
| CTV | clinical target volume | 临床靶体积 |
| DNA | deoxyribonucleic acid | 脱氧核糖核酸 |
| DPL | dynamically penalized maximum likelihood | 动态惩罚最大似然法 |
| FSE | fast spin echo | 快速自旋回波 |
| GTV | gross target volume | 总目标量 |
| Gy | gray | 灰色 |
| IMRS | intensity-modulated radiosurgery | 调强放射外科 |
| LINAC | linear accelerator | 直线加速器 |
| MLC | multileaf collimators | 多叶准直器 |
| MR | magnetic resonance | 磁共振 |
| MRI | magnetic resonance imaging | 磁共振成像 |
| PTC | planned target volume | 计划目标量 |
| SRS | stereotactic radiosurgery | 立体定向放射外科 |
| US | United States | 美国 |
| VP | ventriculoperitoneal | 脑室腹腔 |

## 一、放射外科历史

Lars Leksell 于 1951 年首次提出放射外科的概念 [1]。最初，使用正交电压 X 射线管将射线聚焦在三叉神经半月节上治疗面部疼痛。然后他研究了不同的辐射源：交叉发射质子、早期直线加速器（LINAC）的 X 射线和用于放射治疗的超声。由于光子束成本高、超声穿透骨性结构能力差及 LINAC 精确度差等原因，20 世纪 60 年代 Leksell 和 Larsson 选择 $^{60}$Co 作为最终的理想辐射源。1968 年在 Queen Sofia Hospital in Stockholm 诞生了第一台由 179 个放射源组成的伽马刀（Elekta AB，Stockholm）。

同时 University of California，Berkeley 的临床医生于 1954 年试验了回旋加速器，其他立体定向治疗是使用 1957 年在瑞典乌普萨拉为物理研究而构建的粒子加速器进行的。而带电粒子用于放射治疗和放射外科已有 50 多年的历史，目前绝大多数放射外科治疗都是用伽马刀和基于 LINAC 的放射外科治疗平台进行的，因为回旋加速器或同步加速器等粒子加速器成本明显更高，需要更多的空间，并且明显比基于光子的放射外科治疗更复杂。然而，由于存在高尖的 Bragg 峰，与光子放射外科相比，质子放射外科可放大靶区内的剂量，并减少了正常组织的剂量。质子独特的物理性质让人们产生了极大兴趣，促进了大型质子治疗中心的构建和发展。目前，大多数质子治疗应用于长期放疗过程中治疗颅外恶性肿瘤（例如前列腺癌）。

早期学者的努力促进了颅内放射外科的进展。Ladislau Steiner、Georg Noren、Christer Lindquist 和 Leksell 的其他同时代的人努力探索伽马刀放射外科的具体适应证。意大利的 Federico Colombo 和布宜诺斯艾利斯的 Osvaldo Betti 都使用了改良的 LINAC 来重建伽马刀的原理。在美国，Jacob Fabrikant 和 Raymond Kjellberg 利用了质子可以产生 Bragg 峰的特性将其用于放射外科治疗。扩大了非侵入性颅内手术的治疗范围。

1987 年，匹兹堡大学的 L. Dade Lunsford 获得了美国第 1 台专用的临床伽马刀。1989 年，伽马刀在弗吉尼亚大学安装。最终在美国、南美和亚洲安装了数个放射外科平台。截至 2016 年，已有 300 多台伽马刀机器和 100 多万患者接受了伽马刀治疗，其中恶性肿瘤占 44%，良性肿瘤占 36%，血管病变占 12%，功能性疾病占 7%[2]。已有数百例患者接受了射波刀（Accuray，Sunnyvale，CA）、直线加速器（LINAC）和带电粒子系统治疗；此外，最近直线加速器的放射外科应用有增加的趋势[3]。

近 50 年来，放射外科技术有了巨大的进步。目前，放射外科在各种神经外科疾病中发挥了关键作用，放射外科通过更准确的射线输送、更方便的放射外科计划软件和多种选择的固定工具不断提高其治疗能力。

## 二、电离辐射类型

术语"电离辐射"是指能量足以将电子从原子中分离或破坏原子与分子之间化学键的辐射。在放射外科中利用两种辐射源，人工产生来自人造机器的辐射和自发产生来自放射性核素的辐射。上述辐射源产生两种基本形式的辐射，包括电磁辐射和粒子辐射。

### （一）电磁辐射

电磁辐射通过振动的磁场和电特性携带能量。电磁波谱的范围从无线电波到红外波，通过可见光光谱，到高能 X 射线和 γ 射线。放射治疗和放射外科最常使用高能量 X 射线和 γ 射线。这些射线表现出双重性质，它们可以被描述为波或被称为光子的能量包。

X 射线和 γ 射线的另一个区别是它们的产生方式。X 射线是由高速电子与原子核之间的相互作用（Bremsstrahlung X 射线）或电离原子外壳中的电子从高能级降至低能级以填充由喷射电子产生的空位（特征 X 射线）而产生的。X 射线可能是放射性的产物，也可能是人为干预产生的。例如，直线加速器通过电子的加速度产生 X 射线，并引导电子撞击由原子序数较高物质组成的靶物质。电子和靶核之间的相互作用主要产生 Bremsstrahlung 和二次特征 X 射线。

相比之下，γ 射线是放射性原子核在衰变时发出的光子，例如 $^{60}$Co，它是伽马刀中使用的伽马放射线源。高能量光子是间接电离的，因此，当与组织相互作用时，光子会释放带电粒子（电子），然后继续引起电离级联反应，从而产生放射治疗中观察到的生物学效应。高能量光子在进入组织时表现出一种被称为"积累区"的特性。这是因为皮肤表面附近的电子大部分正向散射，并将其能量累积在深部组织。这使光子具有被称为"保留皮肤"效应的特点，允许在深部靶组织内增加放射线剂量。

### （二）带电粒子辐射

带电粒子辐射与光子辐射的不同之处在于带电粒子的质量，故其辐射能量可以作为粒子本身的动能。高能量带电粒子（如电子和质子）的直接电离形式是辐射，当它们在组织中相互作用时，具有足够的动能使原子电离。与高能光子不同，高能光子往往很少与物质相互作用，在被吸收之前可以传播很长的距离，高能粒子往往具有可预测的组织穿透范围。最常用于治疗目的的粒子是电子和质子。少数中心使用重离子，偶尔有人试图使用中子。

高能电子通常在直线加速器中产生。电子开始在组织表面附近沉积一定量的剂量，有一个可预测的范围，在该范围内沉积大部分能量，并呈现出快速的剂量衰减。这使得电子治疗在皮肤或皮下病变（如蕈样肉芽肿）的治疗中具有特殊的优势。

质子在粒子加速器（如回旋加速器）中产生，比电子重 1500 倍以上。因此，在特定速度下，质子表现出更大的动能，并且没那么容易发生散射。因此，与电子相比，质子对周围组织的损伤可能较小。此外，质子的大部分能量吸收发生在运动轨道的远端（最后几毫米）；质子通过轨道末端这个被精确定义的强电离区域称为 Bragg 峰。质子在组织中具有明确的范围，极少出现能量逃逸。可以改变质子束以增宽 Bragg 峰适应拟治疗组织的厚度和深度。利用 Bragg 峰值效应及许多质子束的交叉发射，可以产生良好定位的高辐射能量输送，尽管频率远低于光子，但已应用于放射外科。

## 三、放射生物学

### （一）自由基

当细胞受到电离辐射的照射时，光子通过从氢原子中分离一个电子与细胞质中的水分子相互作用，产生一个高能电子和一个电离水分子。由于持续的电离辐射，产生的电子继续与水分子相互作用。带正电荷的水分子在解离为一个 $H^+$ 和 OH- 羟自由基之前，表现出较短的半衰期。羟自由基具有极强的反应性，能够破坏附近分子中的化学键。自由基介质的这种间接作用是大多数辐射诱导损伤的原因，氧气的存在进一步增强了这种损伤。在较低的辐射剂量下，组织缺氧（氧分压＜ 30mmHg）抑制自由基的产生，从而减少辐射的损伤作用。

### （二）DNA 放射损伤

有大量证据表明，DNA 是电离辐射对细胞损伤最重要的靶点。活性水衍生物可能与 DNA 相互作用，从而导致永久性细胞损伤或死亡。此外，辐射也能够直接与 DNA 相互作用。DNA 损伤可有多种形式，如单链断裂，两个螺旋结构中的一个断裂；双链断裂，两个螺旋结构均断裂。单链断裂是两者中较常见的，可被 DNA 修复酶以完整链为模板进行修复。双链断裂更难修复并导致最严重的生物损伤，但不是不可能修复。双链断裂可能是单个粒子或两个单链断裂相互作用的结果，两个单链断裂是由时间和空间距离上非常接近的单个粒子引起的。对分裂细胞的细胞培养研究证明，细胞周期 $G_2$ 期和 M 期的细胞最易发生双链 DNA 断裂。

### （三）常规放射的放射生物学

放射对肿瘤细胞的 DNA 及正常细胞的 DNA 均可造成损伤。然而，正常组织的 DNA 修复往往比肿瘤更强。这在一定程度上是由于肿瘤内细胞周期控制机制异常及允许损伤异常肿瘤表型的遗传特征差异所致。此外，与正常细胞相比，畸变的代谢模式使得肿瘤细胞更易受到氧化应激的影响。

细胞需要足够的时间进行 DNA 损伤修复。因此放射下细胞的正常反应是延缓细胞周期。有趣的是，$G_2$ 期延迟的长度与抗辐射性呈正相关。因此，放射生物学中细胞修复的差异性对常规放疗具有重要意义。相反，修复的作用越小，放射次数减少，每次放射剂量增加（如放射外科）。

单剂量放射后的细胞存活率与吸收剂量呈函数关系，以 Gy 测量。培养物中单剂量放射治疗后获得的典型哺乳动物细胞存活曲线具有特征性，包括低剂量高尖部分，随后是较高剂量的陡坡部分[4,5]。高尖部分被解释为低剂量下亚致死性损伤的蓄积，其中两个或多个事件的相互作用导致致死性。例如，由于能够修复单链 DNA 断裂，这种损伤将被认为是亚致死性的。然而，双链断裂可能导致永久性细胞变化，最终导致细胞死亡。这种模型可以通过以下概率方程来描述（治愈或并发症）。

$$e^{-K \times e^{(-aD-\beta D^2)}}$$

其中 $K$ 等于克隆体的数量，$\alpha$ 和 $\beta$ 分别是通过亚致死事件相互作用与单事件细胞杀伤和细胞杀伤相关的常数，$D$ 代表辐射剂量。

$\alpha/\beta$ 值是总体细胞杀伤作用，同样归因于两种细胞杀伤组分的单次剂量，因此[6]，如下所示。

$$\alpha D = \beta D^2 \ 或 \ D = \frac{\alpha}{\beta}$$

该模型被称为"线性 - 二次模型"，与传统放射治疗相比，应用于放射外科治疗时存在一些局限性[7]。尽管如此，它仍然为对比放射外科与分次放射方案提供了一种有意义的方法。$\alpha/\beta$ 值不同，取决于接受治疗的肿瘤和组织类型。晚期组织（如前驱体）的 $\alpha/\beta$ 值约为 3，而许多肿瘤的 $\alpha/\beta$ 值接近 10，皮肤或黏膜的 $\alpha/\beta$ 值范围为 5~8。与 $\alpha/\beta$ 值较高的类似组织接受相同治疗相比，$\alpha/\beta$ 值较低的肿瘤在使用每个治疗分次的低放射剂量时产生的预期效应较小。可通过以下公式[8]将放射剂量标准化为每分次 2Gy 剂量当量（NTD2Gy）。

$$NTD2Gy = D \times \left( d + \frac{\alpha}{\beta} \right) \Big/ \left( 2Gy + \frac{\alpha}{\beta} \right)$$

其中，$D$ 是总剂量，$d$ 是分次剂量，$\alpha/\beta$ 是组织的固有特性。

常规分次放射治疗依赖于放射生物学的 4 个 R，如下所示：①非致死性损伤的修复。②缺氧肿瘤细胞的再氧化。③肿瘤细胞的再增殖。④将肿瘤细胞重新分配到细胞周期的更敏感阶段。常规放射治疗和放射外科治疗各有优缺点。具体选择的方式取决于临床情况，例如，在治疗功能性病变（如分泌性垂体腺瘤）时，分次治疗无效果[7]。

如前所述，$PaO_2 < 30mmHg$ 的组织缺氧可抑制自由基的进一步损伤，从而使放射损伤的程度最小化。实验研究和临床经验表明，放射后细胞失去活性，放射部位以缺氧细胞为主。因此，因为缺氧细胞没有充分减少，肿瘤细胞随着放射剂量增加效果反而变差。然而，如果分多次进行放射，肿瘤的复氧能力可能会再次

进行氧合作用，使其更容易受到放射诱导的损伤。复氧依赖于多种因素，如死亡细胞耗氧量的减少和与毛细血管供血有关的细胞数量的减少。

恶性肿瘤通常以缺氧细胞为主的早期反应组织，而正常脑和脊髓组织主要由正常细胞为主的晚期反应组织。在治疗恶性肿瘤时，可以提出赞成和反对分次放射的论点。虽然在给定的总放射剂量下，分次放射确实可以增强杀灭肿瘤细胞，也减少了对晚期反应正常组织（正常大脑）的损伤。然而，分次放射允许恶性肿瘤细胞在不同部分之间重新填充。这种现象与放射外科治疗许多良性肿瘤和动静脉畸形形成鲜明对比，其中病变靶组织和正常脑组织都是放疗类型相似的组织组成。在这些情况下，分次放射的效果没有明显提升。

常规放射治疗的标准方法包括每周 5 天治疗，每次 1.8～2Gy，因为已证明该方法在多种不同组织类型中耐受良好，为最常用的剂量。全脑的放射耐受剂量为 45～50Gy，共 20～25 次。然而，随着放射时间延长该剂量仍可能导致神经认知功能下降。

### （四）放射外科的放射生物学

与周围正常组织相比，肿瘤中沉积更多的放射剂量可以达到治疗目的，这是放射外科的基本放射生物学原理。单个放射束从低剂量开始，在多个放射束交叉发射的靶区逐渐增加。因此，周围的正常神经组织免于高剂量的放射。这种快速的剂量递减是放射外科中用于保留正常组织的基本原理。尽管在常规放射治疗中也使用了交叉发射的特点，但是在常规放射治疗中的实际限制是 2～4 个治疗区域，并且在许多解剖部位中输送精度约为 1cm 或以上。在放射外科的情况下，由于将数百束射线加在一起，等剂量线呈现出肿瘤的形态，并提供与肿瘤相

对应的高度适形辐射场，而剂量的急剧衰减防止周围组织暴露于高剂量和损伤。1951 年，瑞典斯德哥尔摩卡罗林斯卡研究所的 Lars Leksell 首次提出了放射外科的概念。他描述了使用放射治疗作为功能性神经外科手术替代手术刀或电极消融的一种手段。

Leksell 最初的放射外科概念是用于治疗功能性神经系统疾病（如三叉神经痛），但现在已经扩展成为许多良性和恶性中枢神经系统疾病的标准治疗选择。在放射治疗时，医生不会区别需要治疗的病变组织和不需要治疗的组织，而治疗目的是在靶点体积内达到组织的灭活或破坏。供血血管闭塞导致的肿瘤血管内皮功能障碍似乎在放射外科中的作用比放射治疗更显著。

## 四、常见的放射外科平台

### （一）伽马刀

伽马刀（Elekta AB，Stockholm，Sweden）通过多个 $^{60}$Co 放射源发射伽马射线，发出的射线精确的在一个点上相交，称为焦点（图 17-1）。每个射束具有相当低的剂量，然而焦

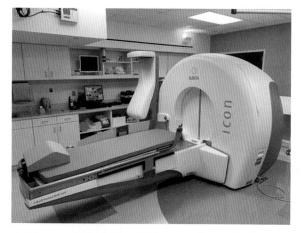

▲ 图 17-1　现用伽马刀机器，一个 $^{60}$Co 的放射外科平台，可接受有框架和无框架的颅内放射外科手术

点处光束的总和产生了高度集中的剂量。通过在光束之间传输治疗能量（当前型号使用 201 或 192 光束，取决于装置类型），可能在靶区内达到较大的放射剂量，同时最大限度上保留正常脑组织，因为随着与焦点（或等中心）的距离增加，剂量迅速降至低水平。伽马刀放射外科治疗中的剂量学与常规分次放射治疗的剂量学差异较大，后者侧重于靶区内的剂量均匀性，而伽马刀实现的剂量梯度和等中心平面意味着靶区内的剂量是不均匀的（图 17-2）[9]。

如前所述，放射外科依赖于立体定向和 3D 成像的合成。伽马刀通过使用 Leksell 框架的立体定向系统进行定位、相关的基准系统进行成像及治疗计划来实现这一点。外科医生通过定义一个或多个等中心点（通常称为"发射"）来计划治疗，该等中心点是脑内的一个位置，将在规定的时间内放置在伽马刀装置的焦点上。通过仔细控制等中心点的位置、每个位置的停留时间和阻塞射孔孔径，可以生成高度适形的处理方案。

伽马刀装置由几个主要部件组成：一个包含 $^{60}$Co 放射源阵列的球形隔离装置（装置的主体），保护患者和操作人员免受 γ 射线照射，固定源阵列包含初级准直系统（负责将 γ 射线引导至焦点）的中心体，治疗台可将患者头部移入和移出装置（在最近的装置中，可精确定位头部，使目标位于焦点处），允许对装置进行操作控制的控制套件，以及允许神经外科医师、放射肿瘤学家和医学物理学家共同创建适当剂量分布的治疗计划系统。

以前的伽马刀装置（型号 B、C、U 和 4C）使用头盔的外部系统直接进行照射。每个头盔包含多个机械加工成特定射野尺寸（4mm、8mm、14mm 或 18mm）的可拆卸准直器。单个准直器可以用固体塞子代替，以实现特定的波束成形效果，主要用于保护靠近靶点的关键结构和增强波束的一致性。使用一个以上射野尺寸或使用塞子的放疗需要操作员在放疗期间更换头盔 / 塞子。在最近的 Perfexion 和 Icon 伽马刀型号中，外部准直系统已被具有精确机械加工的单个准直器（4mm、8mm 和 16mm）的内部准直结构所取代。$^{60}$Co 放射源阵列分为 8 个独立的扇区，放射源支架可以在装置后部电机驱动的线性轴承上滑动，使扇区与任何可

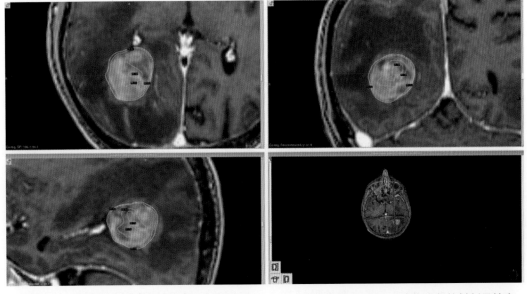

▲ 图 17-2　放射治疗中所用的放射剂量不均匀性案例；病变边界为 18Gy，病变内部放射剂量较高

用的准直器尺寸或"塞子"位置对齐。因此，8 个扇区中的每个扇区均可独立配置，导致可能存在由多个射野尺寸组成的"复合"等中心点。在 Perfexion 和 Icon 中，塞子屏蔽（高度手动的过程）同样被设置一个扇形到阻塞位置的全自动过程所取代。该图标还增加了基于面罩的系统的灵活性、锥束 CT 和红外跟踪低分割放射外科。

### （二）直线加速器放射治疗

直线加速器是 Larson 等于 1974 年首次提出的放射外科平台。1984 年 Betti 和 Derechinsky 及 1985 年 Colombo 等发表了关于直线加速器的临床放射外科治疗最早的报道。Hartmann 等用于放射手术的直线加速器通常是由用于常规癌症治疗的机器改良而来，以实现更小的射束尺寸和更精确的定位。

已经开发了各种方法来使用直线加速器作为放射外科工具。然而，大多数方法遵循相同的基本技术。治疗床、机架旋转和准直器旋转的组合用于从不同角度将光子束引导到颅内靶区（而不是传统放射治疗中使用的 1～5 个光束，通常使用超过 5 个光束）。通过使用两个相交的旋转轴并将靶点中心置于该相交点。多叶准直器（MLC）用于在每个位置对治疗射野进行塑形，并可进行调制以实现特定的剂量分布。如果 X 射线在机架旋转时指向头部，光束的中心线可能会追踪路径，称为弧线。弧线和调制 MLC 的组合有助于实现适形剂量分布。最后，市场上存在一些专用的直线加速器放射平台（图 17-3），包括 Varian 的 Edge（Palo Alto）、Elekta 的 Versa HD（Elekta AB, Stockholm）、Tomotherapy© Hi-Art©（Tomotherapy Inc., Madison）、Cyberknife（Accuray® Inc., Sunnyvale）和 Novalis（BrainLab, Germany）。

近年来，另一种直线加速器放射外科模型

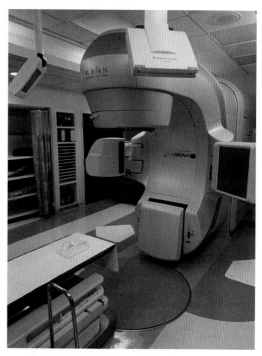

▲ 图 17-3　Varian-Truebeam 直线加速器，是众多直线加速器的放射外科平台之一

得到了广泛关注，即基于磁共振（MR）的直线加速器[10]。这个仪器的独特之处在于由直线加速器和磁共振成像（MRI）扫描仪相结合。该仪器的主要优势是 MRI 在治疗前和治疗期间可以提供良好的全身软组织对比度。MR 直线加速器与大多数 CT 直线加速器形成鲜明对比，CT 直线加速器只能在治疗前使用，并不提供 MRI 所做的软组织增强图像。因此，MR 直线加速器可能能够以较窄的区域开始进行治疗，从而减少正常组织的放射暴露，并将毒性风险降至最低。第一个 MR 直线加速器于 2008 年在荷兰 UMC Utrecht 安装。从那时起，成立了一个国际联盟，在美国和欧洲各地安装了多个设备，进一步探索这项技术。

### （三）质子放射外科

为了利用带电粒子束进行放射外科手术治疗，需要对仪器进行一些修改。由于质子束可根据其能量而达到不同的深度，为了匹配最佳靶组织的 Bragg 峰值，治疗期间需要调整质子束的能量和 Bragg 峰值的扩散。常用方法是通过添加可变厚度吸收体来调整颗粒的能量范围。例如，如果使用来自不同方向的四个质子束治疗靶组织，则靶组织的形状很可能与每个光束的角度不同。为了治疗，从每个光束的角度对靶组织进行非常详细了解是非常重要的。每个光束都需要一个定制的变矩吸收器、一个可变厚度的旋转吸收器和一个光束成形孔径。带电粒子放射外科治疗可以产生较好的剂量分布，但治疗过程通常比伽马刀或 X 刀更耗时、更昂贵和更困难。

## 五、基于伽马刀头架的放射外科工作流程

### （一）立体定向头架放置和成像

靶点固定和定位是放射外科的基础。立体定向头架通常在局部麻醉和静脉镇静下安装。在安装头架之前，常规清洁头皮，并用长效局麻药浸润头皮固定针放置区域。临床医生和技术人员应预览立体定向放射外科手术（SRS）前 MR 图像，了解病变的位置和性质，并制订安装策略，使目标保持在中心位置，安装后方便测量同时避免碰撞。治疗期间，基础环、支柱/组件和患者头部与准直器头盔通常会发生碰撞。在既往有过开颅手术史或存在颅骨附件（例如 VP 分流）的患者中，重点应避免将颅骨钉放置在柔性或半柔性骨瓣上。在将患者转移到 MRI 装置之前，应在框架上进行 MRI 或 CT 校准。如果由于过度移动导致校准框与头架不相符，则可能需要重新安装头架。确认头架适配器与患者头架的匹配度是至关重要的一步。如果头架过于前移，并且头环后部过于靠近颈部，则适配器可能不适合，无法进行放射手术

治疗。尤其是在长期治疗过程中，适配器较紧可能会引起颈部不适。头架帽检查提供了所有立体定向头架部件（包括立柱和螺钉）的几何结构相关信息，以及患者头部几何结构和治疗计划系统定位相关信息。以上为预测与伽马刀准直器系统的潜在碰撞或密切接触所必需的信息。如果头架帽不匹配，则必须在治疗计划系统中输入精确的立柱和螺钉几何结构测量值，以避免潜在碰撞的可能性。

通常，基于头架放射外科手术的患者需接受特殊影像学检查，如薄层立体定向 MRI 联合或不联合静脉造影。根据靶组织的病理决定检查的序列。某些病变可采用其他成像序列，例如动静脉畸形需进行 CT 血管造影或立体定向血管造影。对 MRI 装置进行定期检查，以确保图像准确性。使用特殊的头架在 MRI 检查过程中应避免头部发生移动。此外，除从后基准点到中间基准点的距离外，还通过比较已知帧测量与图像测量，检查每个图像序列的准确度。图像传输到计算机后，用 SRS 计划软件定义。再次检查测量值，并与已知帧测量值及与中间基准的距离进行比较，以确认图像传输过程中无任何失真。

### （二）治疗计划

无论使用哪种放射外科平台，立体定向放射外科均需要对靶组织进行精准的成像。在过去的 25 年中，神经影像学的进步提高了放射外科治疗颅内病变的有效性和安全性。目前颅内病变的治疗计划通常在计算机的软件上进行，其中对靶组织和周围结构进行大致勾画。可生成剂量计划，向靶组织输送计划剂量，并向邻近关键结构输送安全剂量。还可以获得靶区和关键结构的剂量 - 体积直方图等多种参数。此外，可评估适形度、剂量均匀性和梯度指数，并进行调整，以优化治疗计划。

可采用 SRS 软件手动标记靶区，某些软件还提供了自动轮廓绘制功能。但是需要强调的是，仔细检查病变界限，通常边界并非一条清晰的线，而是增强和非增强之间一个模糊的区域。某些视错觉，如 Cornsweet 效应，误导神经外科医生提高非病变部分的照射剂量。人们常常注意到，等剂量线总是能够与肿瘤完全吻合（绝对误差）。视觉误差让我们认为多种等剂量线可适用于同一肿瘤。因此，一些有经验的神经外科医生和放射肿瘤学家在制订计划时，并没有明确目标。病灶边界的不确定性能够让临床医生评估每帧影像上的边界误差，避免认为某个特定边界是唯一正确边界，减少了线条过多的误差。当然，包括剂量 – 体积直方图、适形指数和梯度指数在内的参数在放射外科计划完成后仍可回顾性获得。

（三）制订放射剂量

通常情况下，单次放射手术剂量界限范围在脑膜瘤、神经鞘瘤和其他常见良性颅内肿瘤中为 10～15Gy，在功能性垂体腺瘤中为 15～30Gy [11]，在动静脉畸形中为 18～30Gy，在脑转移瘤和其他颅内恶性肿瘤中为 16～24Gy。以三叉神经痛为例，放射最大剂量 70～90Gy。应注意避免高剂量"热点"位于重要的神经血管上，如脑神经、脑干或颈动脉。放射治疗可以是多次分割的，典型的是创建立体定向模型（图 17-4），需要 2～5 个疗程，以对不同病例进行制定个体化放射治疗策略。

（四）重要结构的剂量限制：屏蔽和封堵技术

SRS 后的视力下降是罕见的，如果光学仪器的剂量限制在≤ 8Gy，则可以避免；然而，一些研究小组已经发表了 10～12Gy 的报道 [12]。通常，肿瘤边缘和视觉器官之间的距离应为

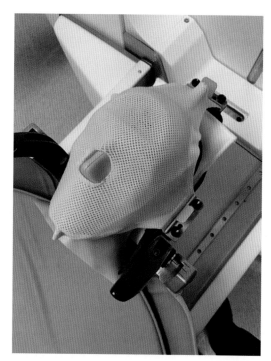

▲ 图 17-4　在颅内立体定向放射外科手术中为固定头部而制作的 Aquaplast 面罩的示例

3mm 以上。如果无法构建符合这些参数的可接受梯度，则应考虑替代治疗。现代放射外科平台允许的距离可能短至 1～2mm。最终，放射剂量可能因患者而异，并且可能受到多种因素的影响，例如之前的肿瘤压迫对视神经的损伤、缺血性损伤、之前干预的类型和时间（例如：分次放射治疗和手术）、患者年龄和是否存在其他并发症（例如糖尿病）。

大多数脑神经似乎比视神经更能抵抗射线照射效应，然而，在多次放射手术后脑神经病变已得到充分证实。尽管脑神经的可耐受限度尚不清楚，但报道显示该区域的有效放射手术剂量为 19～30Gy，出现显著临床副作用的风险较低 [13, 14]。SRS 后颈动脉等颅内大血管损伤较罕见。在肿瘤累及语言区的情况下，可使用屏蔽和塞子技术来降低关键结构的照射剂量。

对于鞍区病变，肿瘤体积与放射手术后的内分泌症状缓解率之间似乎存在直接相关性 [15]。由于大多数为微小病变，非常适合进行

立体定向放射外科治疗，因此病变体积通常不是剂量大小的限制因素。此外，由于功能性垂体腺瘤可能存在严重的全身多系统损害，尽管通常仅用 16～18Gy 就可以控制肿瘤生长。但是仍可提高放射剂量（肿瘤边缘≥ 20Gy）以早期将激素恢复至正常水平。为了提高功能性腺瘤的激素水平正常化，甚至可以选择 25 或 30Gy 的临界剂量。然而，尚不完全清楚较高的临界剂量会导致多大程度的迟发性垂体功能减退。在海绵窦中存在放射学可识别靶组织的功能性腺瘤的情况下，可以制定较高照射剂量的计划，同时避开大部分正常的垂体柄、腺垂体和视神经。

对于脑干病变，如脑干 AVM、转移瘤或原发肿瘤，剂量 - 体积效应可显著影响剂量选择。当出现 SRS 后水肿时，患者可出现脑干功能障碍，最终导致死亡。在弗吉尼亚大学，脑干肿瘤边缘的脑实质照射剂量高达 14～20Gy，一般是安全的。虽然 20Gy 剂量不会导致脑干转移患者出现功能障碍，但当在脑干附近或脑干内进行照射时，我们通常会降低我们的照射剂量和（或）考虑分次放射治疗。

### （五）准直器系统内靶组织的立体定向放射治疗

目前放射外科手术在治疗过程的各方面都是全自动的，包括立体定向坐标的设置、确定准直器大小、阻塞光束的不同部位的设置及曝光时间的设置。所有放射手术数据都导出到操作控制台，用于控制和连续监测患者的治疗。对于伽马刀放射手术过程中，唯一的手动控制是选定角度将患者头部定位在对接设备中，并调整治疗床高度以便患者处于最舒适的体位。但是，需要对涉及与准直器系统密切接触的发射进行间隙检查，并检查操作控制台的控制计算机上不同等中心点的坐标、曝光时间和扇区

设置。为了进行间隙检查，需要连接模拟内部准直器形状和尺寸的专用测试工具，并围绕患者头部旋转各种位置。这种情况通常发生在颅内多发转移病灶的患者。在放射手术治疗期间，还可以通过音频和视频监测观察患者的情况。还可以监测生命体征，必要时可中断治疗。

### （六）立体定向引导装置的移除

整个流程的最后一步是从患者头部移除头架。固定颅骨钉处可能渗血，一般通过简单压迫止血，有时候需缝合止血。颅骨钉部位感染可通过给予新霉素、杆菌肽或其他局部抗生素来预防和治疗。放射外科治疗后，对患者进行数小时监测，如果情况稳定，则出院。但是，如果患者发生非预期事件，如癫痫发作、恶心、重度疼痛、麻醉并发症或新发神经功能障碍，则需要入院治疗。

## 六、基于 LINAC 的放射外科工作流程

### （一）固定靶点

基于头架的放射外科（如伽马刀）的精确度通常被认为小于 1mm。近年来，医生在设计无框架的固定工具，如咬嘴和面罩，在增强患者的舒适度方面做出了巨大的努力。对颅外分次治疗来说，头架安装除了是有创操作外，过程也较复杂。在基于 LINAC 的放射外科中，在整个治疗过程中常使用无框架固定技术（例如，热塑性面罩或牙垫可重新定位框架）（参见第 4 章）。在放射外科治疗的过程中也可以进行术中成像（例如 X 射线或 CT）以确认精确的定位或进行误差调整。这种方法有利于多次放射外科治疗。然而这种方法的准确性有待商榷。精确度问题最初是通过两名佛罗里达大学科学家

对头架矫正器械的改进和最近通过开发放射外科专用直线加速器来解决。基于 LINAC 的放射外科不仅治疗常见疾病，也适用于脑功能性疾病，如三叉神经痛和帕金森综合征。在最近的医学物理学报道中，基于 LINAC 的放射外科准确性可接近 1mm [16, 17]。

### （二）剂量测定与划定靶区

在制订颅内病变的治疗计划时，多个照射野通过头顶部进入。伽马刀很少使用常规放射治疗的概念，但基于 LINAC 的放射外科应用较多，包括肿瘤区（GTV）、临床靶区（CTV）和计划靶区（PTV）。PTV 被认为是临床上安全有效的最小照射剂量。充分覆盖靶区的剂量被称为临床应用剂量。通常，在基于 LINAC 的放射外科中，临床应用剂量基线较高（70%～90%），这意味着最大剂量比病变临界的剂量大 10%～30%，并且剂量分布比伽马刀更均匀，其中临界等剂量线通常在 50% 等剂量线。

与伽马刀类似，基于 LINAC 的放射外科的射线剂量会快速下降。准直器尺寸和所用计划类型会存在一定的变化，例如：多个等中心点、动态弧或静态射束。照射剂量下降的区域被称为半暗带。与伽马刀相似，半暗带中的照射剂量可能足够高到引起毒性反应。在治疗邻近功能区的病变时，如脑干、运动区和脊髓，必须考虑半暗带的剂量测定引起的后果。尽管用额外 1mm 或 3mm 的扩展性边缘覆盖病变是有效果的，但有可能存在放射诱导损伤的风险。然而，基于 LINAC 的放射外科的现代技术（例如，强度调控）可优化关键结构附近的放射剂量。

为了在病灶周边实现非对称性的剂量衰减，放射弧的程度和长度会导致一些异质性。与成形射束技术相比，使用多等中心点技术通常会带来更多的异质性方案。异质计划的一个主要

优势是可以将"热点"移动到必要区域（例如靶区的最大增强区域或最扩散受限区域）。50% 等剂量线的多个等中心点治疗计划与 90% IDL 的直线形束治疗计划对于保留正常组织的临床效果尚不清楚。梯度指数与仪器有关，并不是固定在特定的等剂量线上。每种剂量方案都应考虑适形和梯度指数的优化。

### （三）LINAC 机器中的适形方法

计算机成像、3D 治疗计划软件和快速输送直线加速器促进了直线加速器适形放射治疗技术的显著发展，包括多个等中心、成形光束和笔形光束方法。可使用配备多叶准直器的直线加速器进行波束放射治疗。这种准直器根据靶病灶的射束眼视图（BEV）获得的信息自动改变辐射束的形状。目前通过计划软件中目标体积的 3D 重建是可以实现的。动态弧形和静态射束是当代放射外科的两种方法。

随着技术的进步，调强放射外科（IMRS）是增强放射输送疗效的策略，这一概念由 Anders Brahme 首次描述。1988 年他提出治疗计划的传统试错范式被颠倒，人们通过使用确定性技术从所需的剂量分布中推导出最佳的光束强度。从那时起，在计划和输送技术中开发了几种方法，以允许输送最佳强度。随着微多叶准直器的出现，现在可以进行 IMRS。IMRS 的成功取决于三个组成部分的开发和实现：逆向计划，叶片测序和用紧密集成的加速器和多叶准直器输送。

逆向计划技术是一个优化过程，详细列出预期所需的剂量分布并查找射束强度分布使其满足这些规格。这通常是通过一个目标函数来实现的，然后通过数学运算将其最小化。在理论和实践中，有许多基于物理和生物学的函数可以作为目标函数。被称为动态最大似然（DPL）算法的物理方法已被集成到许多商业

治疗计划系统中，用于颅内病变的逆向计划。DPL 方法的一个优点是能够同时计算多个逆计划。这使得临床小组可以根据剂量 – 体积柱状图和剂量分布信息，对目标和处于危险中的器官给予不同程度的重视，从而为个体病变选择适当的计划。

基于 LINAC 的放射外科的另一个重要进步是体积辐射技术，其可产生或改善剂量的一致性，同时显著缩短治疗时间。RapidArc 是一个容积弧形治疗的例子，通过 LINAC 的单次或多次机架旋转输送辐射剂量。治疗期间，可通过同时改变三个参数的治疗计划算法实现：机架旋转速度，多叶准直器治疗孔径形状和辐射剂量率。这使得治疗的输送速度比其他动态治疗快数倍。RapidArc 的治疗时间通常短于其他动态治疗。

#### （四）无框架放射外科和脊柱

近年来，无框架、图像引导的放射外科获得了很大的关注，已成为克服基于框架治疗局限性的新工具。在影像学引导下的放射治疗中，明确患者的运动特征，进而确定目标和邻近的关键结构是至关重要的，特别是在脊柱放射治疗中。高度适形输送，如用多个圆形准直光束、动态适形弧和 IMRS，甚至被用于达到规定的肿瘤剂量。目前，存在多个无框架放射外科平台，并广泛用于颅内和颅外靶点。伽马刀 Icon 放射治疗平台使用与经典伽马刀相同的基本核心原理，但能够通过使用面罩实现适当的固定而不是立体定向框架（图 17-1 和图 17-4）。

植入脊柱 X 线下可显示的标记或椎体的直接成像已被用于定位脊柱解剖结构和相关肿瘤 [18]。制动通常是通过使用可塑形垫完成的，患者取仰卧位，以减少呼吸引起的靶点运动。Yin 及其同事在对仰卧位患者进行 X 线透视检查时，观察到呼吸引起的椎体运动 < 1mm [18]。

另一份报告显示，放射手术治疗期间脊柱解剖结构移动可能 > 2mm [19]。Agazaryan 等 [20] 观察到椎骨解剖结构运动变化高达 3mm，可在 5min 内发生。这些结果表明，需要对患者进行内部监测 / 成像和矫正，即使对那些预计整体治疗时间相对较短的患者也是如此。

然而，一些研究已经证明脊髓剂量的不确定性与模拟患者的定位误差有关，并且需要对安装和运动中的不确定性有准确的认识。此外，SRS 后脊髓炎也有发生，尽管很少。对于脊柱放射外科，脊髓耐受性、测量患者在 SRS 过程中的平移和旋转及分析 SRS 后并发症正在进一步研究中。

在未来几年，放射外科在颅外应用的增长可能会被观察到，并且可以预期放射外科将在脊髓转移瘤中发挥更大的作用。

### 七、质子束放射外科

在进行质子放射外科治疗时有两种方法。第一种方法是使用质子交叉发射，第二种方法是使用 Bragg 峰的效应。"交叉火"的想法来自 1954 年的劳伦斯和 1957 年的莱克塞尔，他们使用质子作为他们的辐射源。Lawrence 等在加州大学伯克利分校，使用从头部每一侧的多个质子交叉发射弧治疗靶点，光束的方向应避免正常组织中的剂量重叠，但在靶点中心相交 [21]。Leksell 使用 185-MeV 质子束的相同原理，通过立体定向固定靶向病变 [22]。随后，使用回旋加速器的高能量对该方法进行了改进 [23]。

第二种方法是利用 Bragg 峰的效应，Bragg 峰是 1961 年由哈佛回旋加速器实验室的团队开发的。该设施仅限于 160-MeV 质子光束，其光束范围不足以使用交叉发射方法；但是，Bragg 峰值可以在这种设置中应用。与交叉发射方法不同，质子束从头部顶点朝向足部，由于质子范围有限，可以在没有下游剂量的情况下使用到胸部，计算得出质子在目标范围内停止。尽管技术挑战仍然是在所需位置精确停止质子的能力，但是已经建立了几项改进，例如层压计划和被称为扩展 Bragg 峰（SOBP）的组合峰。

目前，质子束通过固定水平束室或旋转束室输送。STAR 系统是一种立体定向颅内光束线设备，位于波士顿的麻省总医院。使用 STAR 系统，患者可以通过在治疗床上或特定椅子上的位置进行治疗，质子放射外科所涉及的程序与上述基于光子的 SRS 相似。

STAR 装置使用 Brown-Roberts-Wells（BRW）坐标系。局部麻醉下安装 BRW 头架，在 STAR 系统内用支架固定患者，这样他们就可以在需要时侧位，进行斜场治疗。在医院的质子治疗设施中，使用机架装置和 STAR 系统进行放射外科治疗。机架单元采用非等中心 4 轴机器人定位和非晶硅面板进行数字成像，而不是胶片。最终质子射束成形是通过每个治疗射束的尖顶黄铜孔径和光泽度补偿器实现的，以创建射束的远端形状。然而，STAR 系统的固定射束线具有较少的治疗位置自由度，但具有适形输送治疗的优势。光束在 185 MeV 下从回旋加速器传输，并以单一散射系统的形式通过吸收体的适当组合降低到必要的能量和深度。在等中心点深度产生的 ±2.5% 的横向剂量均匀性比机

架射野产生更明显的横向剂量衰减，这对于放射外科特别有利，其中需要靶组织和非靶组织之间的短剂量梯度。

质子放射外科手术的成本比光子放射外科手术高，并且需要更复杂的方法。从理论上讲，尽管小型共形质子束场很难准确建立，同时需要特别注意对患者的伤害，质子的这些物理特性使其成为立体定向放射外科手术有效的治疗方法。质子放射外科的未来有望更具成本效益，更易于使用，更可靠，并且能够提供更精确的剂量。现在正在使用紧凑的质子系统，例如 Mevion 的一种。另外，还正在探索其他带电粒子（例如碳离子）用于立体定向的可能性。

## 八、结论

立体定向放射外科是一种微创技术，可用于治疗中枢神经系统的多种病变（良性和恶性）。虽然物理和放射生物学的基本原理适用于放射外科治疗，但根据使用的能量来源和平台，差异较为明显。自 1968 年伽马刀首次问世以来，该领域有了无数的进展，安全性和有效性得到了提高。放射外科领域继续向前发展，适应证将更为广泛，将逐渐发展到基于颗粒的输送，以及采用无框架方法。

## 参考文献

[1] Leksell L. The stereotaxic method and radiosurgery of the brain. Acta Chir Scand. 1951;102(4):316–9.

[2] Elekta surpasses one million patients treated with Leksell Gamma Knife [press release]. Stockholm, SE2016.

[3] Park HS, Wang EH, Rutter CE, Corso CD, Chiang VL, Yu JB. Changing practice patterns of Gamma Knife versus linear accelerator-based stereotactic radiosurgery for brain metastases in the US. J Neurosurg. 2016;124(4):1018–24.

[4] Dale RG. The application of the linear-quadratic dose-effect equation to fractionated and protracted radiotherapy. Br J Radiol. 1985;58(690):515–28.

[5] Fowler JF. The linear-quadratic formula and progress in fractionated radiotherapy. Br J Radiol. 1989;62(740):679–94.

[6] Hall EJ, Giaccia A. Radiobiology for the radiologist. 6th ed. Philadelphia: Lipincott Williams & Wilkins; 2006.

[7] Hall EJ, Brenner DJ. The radiobiology of radiosurgery: rationale for different treatment regimes for AVMs and malignancies. Int J Radiat Oncol Biol Phys. 1993;25(2):381–5.

[8] Flickinger JC, Kalend A. Use of normalized total dose to represent the biological effect of fractionated radiotherapy.

Radiother Oncol. 1990;17(4):339–47.

[9] Wu A. Physics and dosimetry of the gamma knife. Neurosurg Clin N Am. 1992;3(1):35–50.

[10] Kerkmeijer LG, Fuller CD, Verkooijen HM, Verheij M, Choudhury A, Harrington KJ, et al. The MRI-linear accelerator consortium: evidence-based clinical introduction of an innovation in radiation oncology connecting researchers, methodology, data collection, quality assurance, and technical development. Front Oncol. 2016;6:215.

[11] Sheehan JP, Starke RM, Mathieu D, Young B, Sneed PK, Chiang VL, et al. Gamma Knife radiosurgery for the management of nonfunctioning pituitary adenomas: a multicenter study. J Neurosurg. 2013;119(2):446–56.

[12] Leber KA, Bergloff J, Pendl G. Dose-response tolerance of the visual pathways and cranial nerves of the cavernous sinus to stereotactic radiosurgery. J Neurosurg. 1998;88(1):43–50.

[13] Kuo JS, Chen JC, Yu C, Zelman V, Giannotta SL, Petrovich Z, et al. Gamma knife radiosurgery for benign cavernous sinus tumors: quantitative analysis of treatment outcomes. Neurosurgery. 2004;54(6):1385–93; discussion 93–4.

[14] Liu AL, Wang C, Sun S, Wang M, Liu P. Gamma knife radiosurgery for tumors involving the cavernous sinus. Stereotact Funct Neurosurg. 2005;83(1):45–51.

[15] Sheehan JP, Pouratian N, Steiner L, Laws ER, Vance ML. Gamma Knife surgery for pituitary adenomas: factors related to radiological and endocrine outcomes. J Neurosurg. 2011;114(2):303–9.

[16] Minniti G, Scaringi C, Clarke E, Valeriani M, Osti M, Enrici RM. Frameless linac-based stereotactic radiosurgery (SRS) for brain metastases: analysis of patient repositioning using a mask fixation system and clinical outcomes. Radiat Oncol. 2011;6:158.

[17] Khoshbin Khoshnazar A, Bahreyni Toossi MT, Hashemian A, Salek R. Development of head docking device for linac-based radiosurgery with a Neptun 10 PC linac. Physica medica: PM: an international journal devoted to the applications of physics to medicine and biology: official journal of the Italian Association of Biomedical. Physics. 2006;22(1):25–8.

[18] Yin FF, Ryu S, Ajlouni M, Yan H, Jin JY, Lee SW, et al. Image-guided procedures for intensity-modulated spinal radiosurgery. Technical note. J Neurosurg. 2004;101(Suppl 3):419–24.

[19] Murphy MJ, Chang SD, Gibbs IC, Le QT, Hai J, Kim D, et al. Patterns of patient movement during frameless image-guided radiosurgery. Int J Radiat Oncol Biol Phys. 2003;55(5):1400–8.

[20] Agazaryan N, Tenn SE, Desalles AA, Selch MT. Image-guided radiosurgery for spinal tumors: methods, accuracy and patient intrafraction motion. Phys Med Biol. 2008;53(6):1715–27.

[21] Lawrence JH, Tobias CA, Born JL, Mc CR, Roberts JE, Anger HO, et al. Pituitary irradiation with high-energy proton beams: a preliminary report. Cancer Res. 1958;18(2):121–34.

[22] Larsson B, Leksell L, Rexed B, Sourander P, Mair W, Andersson B. The high-energy proton beam as a neurosurgical tool. Nature. 1958;182(4644):1222–3.

[23] Boone ML, Lawrence JH, Connor WG, Morgado R, Hicks JA, Brown RC. Introduction to the use of protons and heavy ions in radiation therapy: historical perspective. Int J Radiat Oncol Biol Phys. 1977;3:65–9.

# 第四篇
# 疾病和靶点
## Diseases and Targets

第 18 章　帕金森病：脑深部电刺激 / 216

Parkinson's Disease: Deep Brain Stimulation

第 19 章　帕金森病：毁损 / 232

Parkinson's Disease: Lesions

第 20 章　原发性震颤：脑深部电刺激 / 247

Essential Tremor: Deep Brain Stimulation

第 21 章　原发性震颤：毁损 / 253

Essential Tremor: Lesions

第 22 章　肌张力障碍 / 266

Dystonia

第 23 章　癫痫的侵入性监测 / 281

Epilepsy: Invasive Monitoring

第 24 章　内侧颞叶癫痫 / 289

Epilepsy: Mesial Temporal

第 25 章　新皮层癫痫 / 314

Epilepsy: Neocortical

第 26 章　儿童癫痫 / 334

Pediatric Epilepsy

第 27 章　癫痫的神经调控治疗 / 340
　　　　　Epilepsy: Neuromodulation

第 28 章　难治性抑郁症：脑深部电刺激 / 355
　　　　　Treatment-Resistant Depression: Deep Brain Stimulation

第 29 章　强迫症：脑深部电刺激 / 368
　　　　　Obsessive-Compulsive Disorder: Deep Brain Stimulation

第 30 章　强迫症：毁损 / 377
　　　　　Obsessive-Compulsive Disorder: Lesions

第 31 章　抽动秽语综合征：脑深部电刺激 /388
　　　　　Gilles de la Tourette Syndrome: Deep Brain Stimulation

第 32 章　慢性疼痛的神经调控治疗 / 397
　　　　　Chronic Pain: Neuromodulation

第 33 章　慢性疼痛的毁损技术 / 403
　　　　　Chronic Pain: Lesions

第 34 章　丛集性头痛：脑深部电刺激 / 413
　　　　　Cluster Headache: Deep Brain Stimulation

# 第 18 章　帕金森病：脑深部电刺激
## Parkinson's Disease: Deep Brain Stimulation

Donald J. Crammond　R. Mark Richardson　著

魏明怡　译

陶　蔚　校

## 一、概述

20 世纪 80 年代，现代脑深部电刺激（DBS）治疗帕金森病（PD）是在 Benabid 及其同事的研究基础上发展起来的[1]，并在 90 年代得到了进一步完善[2]。DBS 治疗 PD 因其临床的有效性、可逆性和可调节性，现已成为 PD 最常见的外科治疗，已经极大程度地取代了消融治疗。现今，除仅被用于震颤为主的 PD 的丘脑腹中间核（VIM）外，基底节区有两个核团可作为 PD 患者植入 DBS 的靶点，即丘脑底核（STN）和内侧苍白球（GPi）。

基底神经节是帕金森病影响的复杂运动系统的组成部分，由于黑质致密部多巴胺能神经分布的进行性减少而导致壳核多巴胺能传输减少。因此，最佳药物左旋多巴可解决许多 PD 的运动症状。然而，抵消进行性多巴胺能损失所需的剂量增加最终导致左旋多巴诱导的异动症，并导致大的"开关"药物性运动波动。DBS 首先在具有这些运动并发症的 PD 患者的治疗中得到普及，因为它可以增加药物治疗"开期"时间，并降低药物剂量。研究已经证实了 DBS 对 PD 患者的益处。

## 二、转归

美国退伍军人事务（VA）合作研究计划是针对 DBS 在美国进行的第一个多中心且极具影响力的研究[3]。这项研究表明，与最佳药物治疗相比，STN DBS 或 GPi DBS 患者的"开期"显著增加而不会引起异动症。此外，与最佳药物治疗组相比，DBS 组在 UPDRS 评分、左旋多巴剂量和生活质量评分方面显示出更大的改善。此后，在帕金森病患者进行 DBS 后，除单独药物治疗外，DBS 可以获得显著运动改善。Jiang 等[4] 发现在术后 5 年时接受 STN DBS 的患者在"关期"状态下 UPDRS 评分提高 35%，而 Merola 等[5] 发现，与最佳药物治疗相比，"关期"状态的 UPDRS 评分及 ADL 评分均得到改善。

其他研究也证明了 STN DBS 对 PD 的长期疗效。VA 合作研究对患者进行了 2 年的随访，结果表明 STN DBS 和 GPi DBS 在这段时间内临床疗效均得到了保持[6]。其他研究对 PD 患者进行了更长期的随访，并证实 STN DBS 分别在 4 年[7]、5 年[4]、6~9 年[8-10] 和 10 年[11-13] 后获得稳定的运动症状改善，提高了生活质量，并降低了左旋多巴等效日剂量。在更长的随访中，STN DBS 的疗效似乎有所下降[4]，而轴性症状（即姿势不稳性步态异常）成为主要症状[8]并加剧了运动迟缓[13]。Limousin 和 Foltynie[14]使用类似标准回顾了 15 例 STN DBS 术后病例，在非药物治疗期间评估 UPDRS Ⅲ，证实了 DBS 可以在 5 年或更长时间内显著改善僵直和震颤，与术后 1 年相比，对运动迟缓和轴性症状的益处有所下降。尽管仅有两项关于 GPi DBS 的长期研究（＞ 5 年）被发表[15, 16]，但 GPi DBS 在 5 年后显著提高了 UPDRS Ⅲ评分，对僵直和异动症的益处最大。

## 三、DBS 的患者选择

大多数进行 DBS 的中心都有专业的多学科运动障碍病团队，包括运动障碍病神经内科医生、神经生理学专家、神经外科医生、神经心理学专家，以及医师助理和（或）护士。每个成员在 PD 患者接受 DBS 的评估、筛选、植入、程控和随访中都发挥着独特的作用。大多数中心的早期患者选择标准是基于 1999 年制订的《PD 外科介入治疗核心评估方案》（CAPSIT-PD）指南[17]，并基于 STN 作为 DBS 治疗的主要靶点。这些初始指南包括年龄标准（即＜ 70岁）、诊断 PD 最短时间（＞ 7 年）、开关期药物 UPDRS 评分，以及无禁忌证（如明显的认知缺陷、痴呆、某些精神疾病和医学共病）。

在笔者所在中心，通常会将患者转至运动障碍病神经内科医生进行初步评估。患者需要进行彻底的评估以确认其 PD 诊断，如果尚未经过充分的药物治疗或患有严重的并发症而无法进行手术，则将他们从手术候选者中排除。然后，通过初步评估的患者会在多学科会议上讨论，以确定他们是否适合接受 DBS。继而，被认为是潜在手术候选人的患者将接受高分辨率 MRI 扫描以排除结构异常，进行开关期 UPDRS 评估及全面的神经心理学评估以确认任何相关的认知或精神问题。

大多数中心的典型纳入标准为，UPDRS运动症状从关期到开期服药状态改善 30%，提示对 DBS 的反应良好[18]。尽管有些人认为考虑到外科手术的风险和新型多巴胺能药物的发展[19]，选择 DBS 患者时应该更加严格，但该领域整体上已经在向扩大 DBS 治疗 PD 患者的范围发展。

历史上，当 PD 患者出现与药物相关的不良反应（例如异动症）、每日较大的开关期波动或无法耐受药物不良反应时才考虑 DBS。20 年前制定的 CAPSIT-PD 初始标准现在被认为过于严格，例如，建议仅适用于症状超过 5 年且年龄＜ 70 岁的患者。在许多中心，患病时间和年龄建议已逐渐扩大，从而包括症状持续时间较短的患者和年龄较大的患者。然而，近期英国一项对 1997—2012 年进行 DBS 治疗的 PD 患者的回顾性研究发现，PD 患者的 DBS 植入时间保持相对稳定，平均植入年龄为 60 岁，PD 诊断平均时间为 11 年[20]。在老年患者中植入 DBS 的一个问题是，严重并发症的发生率可能更高。但是，最近的一项回顾性研究表明，1700 多名接受 DBS 治疗的 PD 患者，最高年龄达 90 岁，并没有发现并发症的发生率显著增加（例如颅内出血、感染、肺栓塞或肺炎），也未发现住院时间随年龄增大而增长[21]。因此，一项长期研究表明，将 PD 患者分为三个年龄组，DBS 对老年 PD 患者同样安全；在 DBS 服药 5 年后，老年患者（65 岁及 65 岁以上）受益较少；与年轻的 DBS PD 患者相比，DBS 的轴性症状评分显著变差，并且情绪和认知评分没有改善[22]。

## 四、患者应该更早地进行 DBS 手术吗

由于 DBS 成功地治疗了晚期 PD 患者的

多种运动症状，因此推动了在疾病早期或运动并发症出现后不久便开始进行 DBS 植入。EARLYSTIM 试验是第一个 DBS 早期植入的随机对照试验 [23]。将至少具有 4 年病史的 PD 患者植入 STN DBS，平均病程为 7.5 年，患者存在异动症和运动症状波动约 1.5 年。此外，只有在他们的多巴胺能反应至少达到 50% 的情况下，才将患者纳入研究。这项研究的结果表明，与单纯的最佳药物治疗没有变化相比，DBS 组在非药物治疗的 UPDRS Ⅲ 运动评分有更大的改善（53%）。

较小的研究也表明了早期 DBS 植入的潜在益处。例如，一项回顾性研究对早期 STN DBS 植入（症状出现少于 3 年）和晚期 STN DBS 植入（症状出现多于 3 年）进行对比，早期刺激患者，在 8 年随访中的日常生活活动得到持续改善，未出现晚期 STN 组的严重障碍 [5]。另一项关于 PD 起病 < 4 年的研究也表明，STN DBS 具有良好的耐受性，与仅使用最佳药物治疗相比，DBS + 最佳药物治疗组的用药需求较低 [24]。尽管没有证据表明，DBS 治疗 PD 是一种通过再生过程的一种修复性治疗。对黑质纹状体功能障碍的啮齿动物模型的研究表明，DBS 影响生长因子的释放，如果在疾病的较早阶段，黑质纹状体多巴胺能变性较少，则可能具有临床益处 [25, 26]。使用经颅运动诱发电位的研究表明，DBS 可能通过恢复运动皮层的皮层可塑性而产生临床作用 [27]。该研究与 STN DBS 可以部分减少运动皮层的病理相振幅耦合的证据相一致 [28]。长期以来，了解 DBS 过程中可测量的生理变化如何随着时间的推移影响整个基底神经节 – 丘脑皮层回路的功能连通性方面，尚处于早期阶段 [29]。

与越来越多支持早期 DBS 治疗的证据相反，仅有有限的证据考虑取消选择具有高度病理学特征的患者。Vasques 等 [30] 在长达 8 年的随访中，随访了重度运动性肌张力障碍综合征患者进行 GPi DBS 的长期预后。当根据手术时 GPi 的体积将患者区分时，他们发现对 DBS 反应较差的患者的 GPi 体积明显较小。这一发现表明，DBS 作用机制可能需要存在一定体积的未受影响的神经组织，才能使来自 DBS 的基底神经节 – 皮层回路神经调节发生直接作用。为了扩展这一论点，早期 DBS 植入的益处可能与 PD 早期诊断后黑质内健康多巴胺能神经元剩余体积的一些因素相关，包括 DBS 直接缓解症状，且长期减少 LEDD，这将延长左旋多巴的功效，并保留了整个皮层 – 基底节运动回路的潜在恢复作用。值得注意的是，Ngoga 等 [31] 报道，与未行 DBS 的 PD 患者相比，DBS 改善了严重 PD 患者的存活率，尽管尚不清楚这种改善生存率的潜在原因。

## 五、DBS 的成本效益

与单纯的最佳药物治疗相比，对 DBS 治疗的批判与它的成本效益相关。DBS 治疗确实比单独的最佳药物治疗要花费更多，至少在前期，大部分是设备和植入手术的费用。欧洲对 DBS 植入进行成本分析的几项研究 [32-34]，为我们提供了新的思路。然而，考虑到生活质量改善、生产力的提高、药物成本降低，以及与 PD 相关的损伤减少等价值时，DBS 的长期成本是有利的。例如 Dams 等 [34] 发现在德国卫生系统内，根据 EARLYSTIM 标准进行植入，导致 STN DBS 每年生活质量调整（quality-adjusted life year，QALY=1 年生命 ×1 实用价值）的成本增加了 22 700 欧元。该研究表明，对于 QALY 而言，DBS 的额外成本是具有成本效益的，因为它低于每个 QALY 50 000 欧元的临界值。英国和瑞典的研究也一致认为，DBS 的初始成本被长期节省的药物所抵消。

## 六、靶点选择：STN vs. GPi

目前大量研究表明，STN 和 GPi DBS 治疗 PD，术后 6 个月运动症状改善相似。对 6 篇文章中 563 例患者随访 6～12 个月的 Meta 分析表明 [35]，靶点之间的治疗效果无差异。但是，STN DBS 可减少用药，而 GPi DBS 可以减轻精神症状。STN DBS 与 GPi DBS 相比的 Meta 分析，通过纳入标准和排除标准，评估超过 2 年的 UPDRS Ⅲ 和 PDQ-39 ADL 评分 [36] 显示，UPDRS Ⅲ 的总得分无差异，运动部分无差异，GPi DBS 对 PDQ-39 ADL 的改善更好，而 STN DBS 的 LED 评分下降更大。根据 STN 和 GPi DBS 治疗 PD 的文献综述报道，随访至少 3 年 [37] 和 5 年 [38]，两个靶点的 DBS 治疗均可有效控制 PD 的初级运动症状（震颤、僵直、肌张力障碍和药物相关性异动症，以及运动症状波动）。

长期的研究随访表明，在这两个靶点上刺激的效果并不完全相同。例如 Rodriguez Oroz 及其同事 [7] 在植入 STN 或 GPi DBS 后随访 4 年发现，虽然两个靶点都可以稳定地改善运动症状，但只有 STN DBS 与多巴胺能药的显著减少相关，而 GPi 却没有。另一方面，STN DBS 与日益加重的言语副作用和姿势稳定性有关。荷兰丘脑底核和苍白球刺激（Netherlands SubThalamic and Pallidal Stimulation，NSTAPS）研究比较了 STN 和 GPi 的症状反应和残疾水平 [39]。该研究随访长达 3 年，总体而言，在开期状态下，UPDRS 评分和残疾严重程度没有差异。但是，对于 STN 患者，在关期状态下这些评分的改善更大，左旋多巴的剂量的减少也更大。这一研究表明，STN 可能比 GPi 更适用于晚期 PD 患者 [40]。此外，这项研究在长期随访中未发现 STN 和 GPi DBS 之间在认知、情绪或行为指标上有任何差异。但是，由于不满意或疗效不佳，GPi 组的患者更有可能进行二次手术（65 例中有 8 例，而 STN 组中 63 例中有 1 例），对于初始植入 GPi 的患者，放置在 STN 中也产生了令人满意的疗效。

STN 和 GPi 刺激在运动功能改善上存在细微差别，非运动功能上也可能有所不同，例如认知能力和情绪的变化。VA 合作研究表明，与药物治疗相比，接受 STN 或 GPi DBS 的患者的工作记忆、处理速度、发音流畅性和延迟视觉记忆显著降低 [3]。但是，必须注意 DBS 对功能影响的大小。例如，在工作记忆上，药物治疗组的标准得分从 97.3 上升了 1 分，至 98.3，而 DBS 组的标准得分从 101.2 分下降了 1.6 分，至 99.6。治疗前及治疗后，每组的分数都是均值。VA 合作研究的分析小组一项有影响力的研究表明，DBS 靶点位置对认知有不同影响。具体而言，与 GPi DBS 相比，STN DBS 与处理速度的下降有关 [6]。帕金森病认知与情绪（COMPARE）试验中也提到了此差异，该试验是一项前瞻性随机临床试验，旨在评估单侧 GPi 或 STN DBS 后非运动症状的改变 [41]。该试验表明 GPi 和 STN DBS 在运动功能改善总体上未发现差异，STN DBS 对僵直改善更明显。然而，STN DBS 与认知功能下降有关，STN DBS 之后出现单词口语流利性逐渐下降。无论 DBS 是开机还是关闭状态，这种趋势均持续存在。有趣的是，相对于 GPi 患者，STN 患者在词汇语言流利性上表现更差，而两组之间的语义语言流利性没有差异。此外，COMPARE 试验的结果表明，刺激 STN 可能与更明显的情绪和行为反应有关。这是因为 STN 患者自诉的愤怒情绪有恶化趋势，以及更多的术后情绪或行为并发症（尽管 GPi 和 STN 的整体并发症数量相同）。

COMPARE 试验中注意到的情绪变化反映了先前的担忧，即 STN DBS 可能与抑郁和自杀有关。确实，一项多个中心涵盖 5000 多名 PD 患者的大型研究表明，与年龄匹配的人群比率相比，STN DBS 的自杀意向和自杀完成的可能性显著高于预期[42]。本研究发现，STN DBS PD 人群自杀的危险因素为有冲动控制障碍史或强迫性用药史，以及术后抑郁或淡漠。研究的局限性在于没有未接受 DBS 治疗的 PD 患者作为对照组，但是之前的研究已经表明，PD 人群的基线自杀率与普通人群中观察到的相同甚至更低。并非所有研究都支持 STN DBS 对 PD 患者的情绪变化和自杀倾向的影响。例如，VA 合作研究表明，最重要的是，接受 DBS 或最佳药物治疗 2 年的 PD 患者的抑郁和自杀率非常低。此外，他们发现 DBS 患者与仅接受最佳药物治疗的 PD 患者相比更有可能感到快乐、精力充沛及生活满足感[43]。

目前尚不清楚为什么早期研究发现 STN DBS 植入会增加情绪障碍和自杀率。一种假设是，这些变化可能是随着 DBS 对于运动症状的改善，多巴胺能药迅速减量所致。例如，一项大型的多中心调查表明，DBS 的自杀率增加伴随左旋多巴等效日剂量减少了 50%～60%，在 VA 合作研究中减少了约 25%。此外，有一项研究专门设计用于测试 STN DBS 治疗高多巴胺能特征（例如冲动性、冒险性、强迫性、性欲亢进等）的患者，左旋多巴剂量减少了 73%[44]。

但是，他们发现，在 30 例高多巴胺能特征的患者中，有 18 例患者在 DBS 和左旋多巴减少的同时出现淡漠。此外，2 例患者自杀。最后，情绪失调可能与慢性多巴胺能药物剂量变化紧密相关的假说，与将 STN DBS 与情绪失调相关的一些发现相一致，因为 STN 刺激比 GPi 刺激具有更大的减少药物治疗的能力。

## 七、使用微电极记录皮层下结构用于植入 DBS

在 STN 和 GPi 中进行亚毫米的精确定位，获得对 PD 运动症状的最佳治疗效果，以及最大限度减少不良的运动和非运动并发症至关重要。2004 年出版的关于运动障碍病外科治疗的微电极记录（MER）一书[45]，记录了当时关于支持和反对利用 MER 提高 DBS 靶点准确性的各种观点，这些观点基于没有长期随访数据的 Ⅲ 类证据，支持 MER/ 神经电生理定位对靶点定位的价值。MER 识别功能靶点的边界和大小的 X、Y 和 Z 坐标，STN 相对较小，GPi 约 5mm，它们在大脑中位置较深，所以要求较长的轨迹，一个小角度的偏差将完全错过目标，靶点周围的邻近结构，电流扩散不能超过几毫米，例如内囊的皮层脊髓束和皮层延髓束、上行内侧丘系、动眼神经和视束。硬脑膜打开后，脑脊液丢失，脑位置可有数毫米的改变，最后，DBS 的最佳靶点位置实际上是较大的 STN 和 GPi 核内的一个小的感觉运动区。靶点误差的其他来源包括所有硬件组件的设置，包括累积误差和放射学误差，以及与 MR 和 CT 图像的分辨率和融合相关的软件误差。Brahimaj 等研究了这些误差[46]。他用术中 CT 测量了"靶点"处单个 MER 轨道的最终坐标，并从预期靶点位置的坐标测量了径向距离误差。他们发现在总共 150 个 STN 靶点中平均误差 1.23mm，总共 27 个 GPi 靶点的平均误差为 1.10mm。需注意的是，这些是放置在初始计划确定的靶点坐标上的微电极，尚未根据 MER 的结果进行调整，并记录了固有的测量误差和机械误差。

MER 需要分离目标核团内神经元细胞体产生的单细胞动作电位，因单细胞活动揭示了单个神经元活动的频率和模式，体积较小的靶点的多细胞记录可以从相邻核团或较大核团的功能靶点中进行识别。使用任何形式的直接解剖靶点定位，都无法以约 50μm 的分辨率进行如此详细的功能核团定位。由于 STN 最初被批准为 PD 中 DBS 的主要靶点，因此大多数情况下，已经研究了不同细胞放电频率的特征模式以定位 STN 的功能靶点。MER 最初使用单个轨迹沿立体定向空间内 Z 轴或深度来确定靶点的上下边界。约 5mm 的单细胞活动范围与靶点内单细胞活动的预期"特征"模式的记录相结合，为 MER 通过功能靶点核心的最佳轨迹确定了"黄金标准"。最大限度优化目标靶点的跨度主要是基于以下事实：第一个获得批准的 DBS 电极的四个触点的跨度为 7.5mm，MER 跨度约为 5mm，而最低 DBS 触点位于靶点下界以确保最低的三个 DBS 靶点位于功能靶点内。如果单个 MER 轨迹无法达到最佳靶点的神经生理学和几何学定义，则需将 X 或 Y 坐标连续调整 2.0mm，来连续执行单个 MER 轨迹，直到达到预期的目标。

在 DBS 手术中使用术中 MRI 和 CT 之前，有证据表明，与不使用 MER 的 DBS 电极相比，使用 MER 放置 STN DBS 靶点位置更精确，运动改善效果明显[47]。具体来说，他们发现 32 例应用 MER 的 STN DBS 患者，UPDRS Ⅲ 部分评分降低了 25%，而 10 例无 MER 的 STN DBS 患者术后 UPDRS 评分无变化。同时采用最多 5 个微电极记录及相关的三维定位，进一步提高了靶点准确性。对于 STN 的定位，Temel 等比较了单个 MER 轨迹和同时 5 个 MER 轨迹，发现术后 3 个月及 1 年 UPDRS 运动评分的降低具有显著差异，分别为 41% 和 55%[48]。Bjerknes 等在 30 例患者组成的双盲随机对照研究中，比较了单轨迹 MER 与同时进行 3 个轨迹 MER 的两组患者，发现多点 MER 记录的术后 12 个月 UPDRS Ⅲ 部分评分降低了 35%，而单轨迹 MER 的患者下降了 26%[49]。在两项研究中，单轨迹 MER 与多轨迹 MER 不良事件的发生率（包括出血）没有差异。

利用 MER 和宏刺激评估刺激诱发的副作用，从而进行初始的立体定向计划术中调整，大量文献对此进行了详细的描述。Bour 等在同时使用 4 个或 5 个轨迹 MER 中发现，只有 50% 的 STN 患者和 57% 的 GPi 患者使用中心的靶点进行最终的 DBS 植入[50]。确实，报道显示，在所有 STN 病例中，有 9% 的患者没有记录到中心轨迹 MER 的活动。对于 STN 病例，根据 MER 结果进行 DBS 电极植入的最终位置平均比基于 MRI（没有 MER 结果）的靶点位置低了 2.1mm，且与使用 MER 后三个 DBS 电极触点植入 STN 相比，不使用 MER 仅有两个 DBS 电极触点被放置在 STN 内。最近的一项研究报道，如果不进行 MER，大约 20% 的 DBS 植入的 X 坐标和 Y 坐标的平均误差分别为 2.2mm 和 2.0mm，这与 DBS 电极植入错位相关[51]，但该研究的控制较差。虽然 Shenai 等发现使用 MER 记录后，UPDRS 评分提高了 58%，对于 < 4.8mm 与 > 5.6mm 的 STN 跨度相比，没有发现统计学差异[52]。但是，在所有 73 例病例中，MER 均确认靶点位于 STN 背外侧。另一方面，Boëx 等发现 MER 记录的 STN 跨度（轨迹长度）与 12 个月 UPDRS 运动评分改善具有高度相关，STN 长度增加 2mm，改善约 16%[53]。有趣的是，该研究发现基于 MER 的 STN 跨度与宏刺激在关节僵硬度的下降或运动传导束激活方面没有相关性。

## 八、定义 STN"功能"靶点

### （一）单细胞活动

帕金森病专家提出 DBS 治疗中合适的"功能"靶点确认的问题，这些专家报道了用间接靶点确认 STN 位置的立体定向坐标存在很大差异[54]。此外，Garcia-Garcia[55] 等对 40 例植入

STN DBS 电极的患者进行了新颖的体积分析，这些患者被注册到标准化的 3D 图谱中，该图谱将术后 MRI 中 DBS 电极的位置标准化，使 STN 呈现为椭球状。有趣的是，当根据 STN 内活跃的 DBS 触点的标准化位置评估 6 个月时的 UPDRS 和 LED 评分时，DBS 效果因位置而异，临床最大的 DBS 最佳部位位于 STN 背外侧运动区的前部和最外侧部分，以及 STN、未定带和丘脑束之间的交界处。另一方面，Bot 等 [56] 发现，与连合中点相比，使用 STN 内侧边界进行定位 STN 术后疗效更好。这些研究和相关的实践调查表明，需要进行更多的研究来表征和定义 STN 感觉运动分区内的"功能性"靶点，以实现最佳的 DBS 治疗。

除了改善 DBS 临床预后，MER 定位还改善了我们对基底神经节生理的理解，反过来又为最佳 STN 功能靶点产生了清晰的生理学定义，从而导致了针对 PD 的明确的神经生理学生物标志物，并被用于生理学上定义 DBS 靶点，并提供了 DBS 疗效的反馈性治疗。早期的 MER 研究，例如 Hutchison 等 [57]，确定了单细胞活动的独特特征，这是 STN 背外侧感觉运动区域的特征，包括高频（平均 37Hz）、单细胞活动的爆发模式，以及单细胞对主动和被动运动的响应，包括所谓的"震颤"细胞。Seifried 等 [58] 报道了约 51Hz 的平均 STN 单细胞频率，在 STN 的所有子区域中都相似。然而，他们还检查了单细胞放电的模式，发现不规则放电最常见，其次是爆发模式和振荡放电，而后两种模式多见于背侧 STN。Lourens 等 [59] 通过相关分析将 STN 单细胞放电频率和爆发模式定位到 STN 的通用图集上表示，并与相邻 STN 区域中记录的单细胞活动相比，确定了较高的放电频率（约 30Hz）和爆发活动模式在背侧感觉运动 STN 的发生率更高。根据 MPTP 处理前后帕金森病 NHP 诱发的 MER 研究，这些单细

胞放电特征频率和模式被认为是 PD 中功能性 STN 靶点的标志物，并在 Steigerwald 等 [60] 接受 MER 定位的 PD 和 ET 患者的 STN 记录中，发现与 ET 相比，PD 的 STN 单细胞放电频率显著高于 ET（40.5Hz vs. 19.3Hz），并且 PD 的单细胞爆发性显著（70% vs. 36%）。Deffains 等 [61] 证实背侧 STN 的单细胞频率高于腹侧 STN（44.5Hz vs. 39.9Hz），并进一步补充说明，背侧 STN 的单细胞活动与 β 波段振荡活动具有更高的相关性。Pozzi 等 [62] 还发现，与 STN 的相邻区域相比，背侧 STN 内的病理性爆发活动模式和放电速率的区域变化更为普遍。

Guo 等 [63] 在背外侧 STN 中记录了 17 例清醒、运动僵硬的 PD 患者在没有伪影和运动的情况下的单细胞活动，并确定了自发单细胞神经元放电的频谱含量。他们发现平均自发放电频率为 42.0Hz，具有 β 波段振荡活动的 56 个神经元（平均 18.9Hz）具有更高的平均放电频率 48.4Hz，而没有振荡活动的 99 个神经元的平均放电频率为 38.9Hz，因此，将高频单细胞放电与 β 波段活动特异相关。Guo 等 [64] 通过测量来自相同 188 个 STN 神经元的振荡活动，进一步区分了 STN 单元的高频爆发活动。发现了三种模式：震颤频段振幅平均为 4.9Hz，β 频段振幅为 21.5Hz，以及非振荡单细胞。尽管这两种模式在空间上没有分开，但大多数（92.2%）的振荡神经元位于 STN 的背外侧。临床上，在术后 12 个月（震颤 3.4 减至 0.7，僵硬 4.4 减至 1.6，运动迟缓 8.6 减至 3.2）中，在 UPDRS Ⅲ 中实现最大且统计显著减少的最佳 DBS 触点被定位在包含最大振荡点燃模式活动的相同 STN 背外侧区域。

综上所述，现有大量文献支持使用 MER 来定位特定 PD 单细胞活动模式和 θ 及 β 频段振荡活动到背外侧 STN，与震颤为主和运动不能 - 僵硬 PD 亚型相关。由于临床多触点 DBS

电极的设计和间距，MER 定位的亚毫米分辨率允许定位 STN 感觉运动的边界和大小，以实现约 5mm 的 STN 最小定位跨度，这将定位三个 DBS 触点到 STN 后部和感觉运动区内，并在利用来自三个可用触点的单极或双极 DBS 中获得最大的灵活性。

### （二）人群神经元放电和振荡活动

从在背外侧 STN 中定位高频 MER 单细胞活动中，Brown 等[65]发现 STN 局部场电位（LFP）中存在的低频 β 波段（＜30Hz）振荡活动通过左旋多巴的使用而减少，并将振荡活动的频谱转换到约 70Hz 的高频带。当比较 9 例 PD 患者的左旋多巴和 DBS 治疗效果时，Giannicola 等[66]发现左旋多巴消除了 STN β LFP 振荡，而 DBS 仅降低了 β 振荡，这表明这两种疗法以不同的方式调节 STN β 振荡。Eusebio 等[67]随后证实了 DBS 抑制了 β 波段振荡。

Levy 等[68]发现左旋多巴对 β 频段振荡具有相同的作用，另外还证实，主动运动也抑制了这些振荡。Cassidy 等[69]研究了运动对 STN 和 GPi β 频段的振荡活动，表明主动运动前和运动期间都会降低 β 频段的活动。然而，在一项更详细的研究中，Tan 等发现更高的低 β 功率与异常的力量消耗或运动损伤的测量相关[70]。在自由运动的 PD 受试者中研究的 β 振荡在不同姿势之间转换时不会改变，但在行走过程中会降低，并且在 DBS 1V 和 3V 开启刺激下会显著降低[71]。在 63 例 STN DBS 的 PD 患者大队列中，Neumann 等[72]发现在关期状态下，相对频谱 β 能量与 UPDRS 总得分显著相关，并且这种相关需要明显的运动迟缓症状[73]。Beudel 等[74]对 39 例 STN DBS 的 PD 患者进行了相同的分析，并且发现 β 频段功率与运动迟缓 – 僵直 UPDRS 得分的特定相关性。Geng 等[75]发现，与 β 频段振荡活动的运动相关减少，γ 频段振荡随之增加，与腹侧区域 α 频段调节相比，这将更多地定位在背外侧。β 频段活动更清晰的与运动迟缓 – 僵直 PD 亚型相关，但不足以充分支持与低频（4~8Hz）和高频同步化相关的异动症[76]。最后，震颤为主的 PD 进一步区分了 γ HFO，由左旋多巴药物[77]和运动[78]调节。

这些研究表明，振荡活动可以作为电生理学"标志"单独或组合使用，用于优化治疗各种 PD 症状亚型。由于使用 MER 中单细胞记录的亚毫米分辨率对 STN 功能定位进行了优化，因此一个重要的问题是确定单细胞活动（具有与 STN "功能"靶点的定位相关的 MER 基础特征）与记录在背外侧 STN 中振荡活动之间的联系。单细胞活动与 LFP 之间的这种联系是由 Kuhn 等[79]和 Weinberger 等[80]发现的。使用棘波诱发的平均值来显示锁定于 β 振荡的单细胞神经元放电在背侧 STN 中具有最强的相关性。Moran 等[81]使用相似的方法，发现了两个不同的振荡频率，分别在 3~7Hz（震颤频段）和 8~20Hz，它们独立地发生变化，表明两个不同的神经元种群。Zaidel 等研究了使用 β 频段 LFP 活动进一步定义"功能性"STN 靶点的可能性[82]。他们根据 MER 信号的均方根和功率谱密度的关联来区分背外侧和腹侧 STN，这就是术语"背外侧振荡区"。Zaidel 等[82]进一步研究最佳的改善临床效果的 DBS（基于术后平均 16 个月的 UPDRS 评分）与背外侧振荡区域的记录跨度相关。Verhagen 等[83]报道仅计算在显示 LFP 和神经元棘波之间具有显著一致性的特定 β 频率，可能有助于区分感觉运动性 STN。他们的结果表明，由于 β 频率振荡的体积传导，仅以 LFP 记录来正确定位 STN 感觉运动区很困难。实际上，仅凭 LFP 记录 β 波段振荡活动并基于单极记录可能无法确定最佳 STN 靶点[84]。

越来越多学者开始使用机器学习方法来尝试自动区分 STN。Kostoglou 等[85] 使用机器学习方法对各种 MER 和 LFP 特征与 UPDRS 评分的改善的相关性进行建模，发现对应于不同振荡活动量度的 5 个变量与 UPDRS 评分降低正相关，而其他非振荡性量度则与 UPDRS 评分不相关。对其他 10 项优化 MER 特性的机器学习研究的回顾[86] 发现，尽管这些方法是严格且定量的，但作者认为没有一种方法足够可靠地用于临床实践。

### （三）回路分析

在非人类灵长类动物中的解剖学研究表明，与背外侧 STN 的主要皮层连接来自初级运动皮层[87]。最近，Miocinovic 等[88] 提供了证据，证明人类 PD 受试者中通过皮层脑电图记录从植入 STN 电极到初级运动皮层这一通路的逆性刺激中存在单突触、超直接通路。一项研究表明通过显示 DBS 以分级方式减弱 STN 和运动皮层 β 频段振荡活动来说明这种功能联系，因此 DBS 神经调节涉及皮层基底神经节回路或网络，而不仅仅涉及基底神经节[89]。两项不同的 NHP 研究表明，GPi[90] 和 STN[91] 刺激均导致初级运动皮层振荡活动和单细胞放电的调节。显然，DBS 神经调节治疗的基础机制在复杂的基底神经节皮层网络水平起作用。

寻找可以在 PD 术中识别并用于确定最佳触点放置位置的明确的功能性病理学生物标志物是一项复杂的工作，因为它涉及信号的许多不同特征，这些特征可能不会以线性方式相互作用并且可能取决于患者状态。Yang 等[92] 和 Wang 等[93] 发现 STN 中的相位 - 幅度耦合（PAC）特定于 β 相和 HFO 振幅，在背侧 STN 边界最强，涉及 DBS 触点在临床上最有效的位置。另外，初级运动皮层的 STN β 相位和 γ 波幅之间的过度的 PAC[94] 是一种相互作用，已被证明

的是可通过丘脑底核的治疗性 DBS 可逆地减少[28]。PAC 的计算量很大，这使得它们很难在术中完成直接的靶点调整。在执行行为任务期间同时进行皮层和 STN LFP 记录也已确定了皮层 - 基底神经节功能的连接。例如，研究执行相同的视觉提示的抓握任务时，PD 患者表现出高 β 感觉运动皮层 PAC 减少，这在非运动障碍患者中没有被发现[95]。然而，同一研究发现在原发性震颤患者中也记录到 β 频段振荡活动，表明 β 频段振荡活动并非 PD 病理生理学上独有。Lipski 等[96] 记录执行手活动任务的 PD 受试者 STN 单细胞活动和感觉运动 LFP，发现 STN 激发显示出与低和高 β 频率皮层振荡的相位同步，其在运动的某些阶段被调制，并且与神经元激发速率的变化本身无关。基底节与皮层网络相互作用的行为研究证实 PD 的生物标志物是动态的，并取决于患者的行为状态。确实，早期研究就已发现运动本身对帕金森病患者具有治疗作用，例如，如 PRET-PD 随机试验所示[97]，运动对步态的影响似乎是运动促进了基底神经节皮层回路的调节。

## 九、定义 GPi "功能" 靶点

针对 PD 和肌张力障碍患者的 GPi 早期靶点是基于非人类灵长类动物 MER 定位研究，该研究针对位于 GPi 尾部区域的感觉运动区，包括帕金森病动物中神经元放电模式改变的神经元[98, 99]。PD 苍白球毁损术中 GP 的 MER 定位结合微刺激[100] 的研究，通过定位 GP 的感觉运动表达区及目前苍白球毁损术不良的靶点范围所导致的过于靠近内囊和视束的刺激并发症，进一步优化最佳靶点。使用 MER 来绘制 GPi 的腹后外侧区域的感觉运动区来定位 GP 中的 DBS 靶点[101, 102]。Baker 等[103] 汇编的 MER 定位结果来自 299 位对面部、手臂和腿部主动和

被动运动的单细胞神经元反应的患者。根据他们的立体定向坐标，对 3183 个记录的对对侧身体区域有反应的单个神经元中的 1767 个进行了定位，并生成三维解剖图：与腿相关的神经元定位在背内侧；手臂相关神经元定位背前侧，口面相关神经元定位在背外侧。

这些定位研究将相对大量的组织定义为 GPi DBS 的感觉运动靶点，这也许可以解释为什么与 STN DBS 相比，GPi DBS 需要使用更高的刺激电压 [104]。但是，GPi 中这种较大的感觉运动不同的表达区可能会为各种 PD 亚型和肌张力障碍提供不同的功能靶点。例如，对涉及 3 种不同的肌张力障碍类型（14 例原发性、22 例继发性静止性和 8 例进行性继发性肌张力障碍）的 44 名儿童进行的 GPi 和 GPe 单细胞放电特征的 MER 定位研究发现 GPi 和 GPe 单细胞神经元放电频率和放电模式与肌张力障碍病因学差异显著 [105]。有趣的是，尽管该报道未提供 DBS 电极位置图，但发现 GPi 放电频率与 1 年时 DBS 疗效呈正相关，这在继发性静止组最为明显。这项详细的研究表明，MER 定位对 GPi 最高频率单细胞的活动很重要。尽管很少有临床研究关注 MER 苍白球靶点，但 Bour 等 [50] 报道了 MER 对 GPi 靶点的小而一致的目标调整。总而言之，有强有力的证据支持皮层下 MER 定位在定义 DBS 治疗的 STN 和 GPi 中功能性靶点的尺寸方面的价值，从而使 DBS 治疗具有更高的功效，且副作用最少。

## 十、全麻术中影像引导下 DBS 电极植入

尽管在使用 MER 定位 DBS 电极的最佳位置方面取得了进展，但对于每位 PD 患者来说，在脑外科手术中清醒几小时都是不舒适的或不可取的。实际上，根据患者选择策略仅在最合适的患者中执行清醒的 DBS 手术。对于最好在睡眠状态进行手术治疗的患者，可以使用几种减轻患者不适、焦虑和疲劳的方法，包括使用 MER [106] 或不使用 MER [107] 的全麻手术，以及不使用 MER [108] 的清醒手术。介入式 MRI DBS [110-112]，包括相应的颅骨固定装置和专用软件，可以实现实时目标核团和植入电极的可视化 [109]，这在其他章节已经详细描述。笔者认为，如果放弃 MER 定位，针对每个靶点的正确功能子区域的最佳方法是 MRI 实时指导，多年使用 MER 的经验和大量研究共同确定和完善了 STN 和 GPi 中的功能靶点，以实现最佳 DBS 治疗，并可以在 MRI 上可视化。此外，现在有多项研究提供了证据证明 iMRI 引导和 MER 引导的电极植入效果相似 [113-116]。第 3 章学习介绍了使用全身麻醉进行 DBS 植入的相关因素、时机和局限性。

## 十一、刺激程控

在临床上，除了选择用于刺激的触点之外，DBS 刺激参数的程控范围比较狭窄，通过参数程控使得 UPDRS 评分提高，避免副作用。典型参数是 130Hz 的频率，60μs 的脉宽和 2～4mA 的刺激强度。Conway 等 [117] 对 21 个已发表的报道进行了 Meta 分析，这些分析报道了 DBS 程控参数并评估了至少一种运动症状。17 项研究调查了改变刺激频率，5 项研究改变刺激振幅，2 项研究改变脉宽。总体而言，该 Meta 分析认为低频 DBS 的证据质量较差，并且发现低刺激振幅可能导致运动症状再次出现。对于大多数 PD 患者，典型的高频 DBS 也许就足够了。DBS 另一个可程控的方面是改变刺激脉冲模式，当前所有 DBS 设备在长期刺激时保持恒定的频率，这使得临床研究改变刺激模式很难。但是，Grill 及其同事的工作 [118] 已

经验证了使用不规则的刺激脉冲模式的效果，并指出与常规 DBS 相比，三种不规则的刺激脉冲模式在改善 PD 受试者交替手指敲击任务的性能方面表现更好。在一项灵长类帕金森病动物模型研究中取得了令人瞩目的结果之后，其他小组正在临床验证协同重置刺激的有效性 [119, 120]。因此，对不规则刺激模式的研究具有广阔的前景。

分段 DBS 触点的最新出现已经影响了刺激的编程方式 [121]。此外，两项研究表明，LFP 可以预测最有效的刺激触点，最终可以作为选择 DBS 最佳触点的工具 [122, 123]。鉴于目前对几种可能对特定运动障碍亚型有用的生物标志物的潜在电生理信号的了解，DBS 的未来显然正在转向基于特定生物标志物信号的"感知"的闭环 DBS。闭环 DBS 也被称为自适应 DBS（aDBS），其可行性已经得到证明 [124, 125]。Habets 等 [126] 提出由于多种 PD 症状表型和高度可用的 aDBS 系统的个性化，以及当前可用的 aDBS 系统仅感知单个电生理学生物标志信号的事实，该信号可能无法代表大多数患者的表型。为此，Neumann 等 [127] 提出了一种基于电生理的智能 aDBS 系统，该系统需要感测具有多种组合和排列的多个生物标记信号，以至于应用机器学习方法对系统学习如何优化 DBS 的反馈控制是必要的，个性化和优化 aDBS 设置以获得 PD 症状的最佳控制。

## 十二、结论

用于 PD 的现代 STN 和 GPi DBS 于 20 年前被推出。从那时起，我们对 PD 神经病理学的了解已经通过使用基底神经节的神经生理学定位技术得到了极大的改善，这使得 DBS 的功能靶点定位越来越明确。PD 亚型的病理生理学电生理指标已明确，并可用于研究各种治疗方式的效果。DBS 疗法的应用有可能变得更加智能，因为个性化的生物标志物信号可以作为反馈信号，反过来，aDBS 设备可以使用定向电流控制将治疗聚焦在较小体积的目标组织上，从而最大限度地减小电流扩散和副作用。有关使用非常规刺激模式的进一步研究可能会提出更高分辨率的个体化神经调控疗法。尽管在控制 PD 的主要运动症状方面取得了显著成功，但长期研究中与 STN DBS 相关的不良非运动症状仍引起了人们的关注，可以通过改善最佳功能性 STN 靶点的靶向性，或通过选择 GPi 作为某些有认知或精神疾病患者的等效替代靶点，或将 DBS 电极放置在此复杂回路的其他节点中（本节未讨论）。尽管如此，扩大患者选择标准以包括年轻和老年患者，更早使用 DBS 治疗，以及扩大我们的基底神经节生理学和基底神经节回路的功能结构的知识，可以使这种改变生活的治疗更加有效，并且可以用于治疗更多合适的患者。

## 参考文献

[1] Benabid A, Pollak P, Louveau A, Henry S, de Rougemont J. Combined (thalamotomy and stimulation) stereotactic surgery of the VIM thalamic nucleus for bilateral Parkinson disease. Appl Neurophysiol. 1987;50:344–6.

[2] Limousin P, Pollak P, Benazzouz A, Hoffmann D, Bas LJ, Broussolle E, et al. Effect of parkinsonian signs and symptoms of bilateral subthalamic nucleus stimulation. Lancet (London,

England). 1995;345:91–5.

[3] Weaver FM, Follett K, Stern M, Hur K, Harris C, Marks WJ, et al. Bilateral deep brain stimulation vs best medical therapy for patients with advanced Parkinson disease: a randomized controlled trial. JAMA. 2009;301:63–73.

[4] Jiang L-LL, Liu J-LL FX-LL, Xian W-BB GJ, Liu Y-MM, et al. Long-term efficacy of subthalamic nucleus deep brain

stimulation in Parkinson's disease: a 5–year follow-up study in China. Chin Med J. 2015;128:2433–8.

[5] Merola A, Romagnolo A, Bernardini A, Rizzi L, Artusi CA, Lanotte M, et al. Earlier versus later subthalamic deep brain stimulation in Parkinson's disease. Parkinsonism Relat Disord. 2015;21:972–5.

[6] Follett KA, Weaver FM, Stern M, Hur K, Harris CL, Luo P, et al. Pallidal versus subthalamic deep-brain stimulation for Parkinson's disease. N Engl J Med. 2010;362:2077–91.

[7] Rodriguez-Oroz M, Obeso J, Lang A, Houeto J-LL, Pollak P, Rehncrona S, et al. Bilateral deep brain stimulation in Parkinson's disease: a multicentre study with 4 years follow-up. Brain J Neurol. 2005;128:2240–9.

[8] Lilleeng B, Gjerstad M, Baardsen R, Dalen I, Larsen J. The long-term development of non-motor problems after STN-DBS. Acta Neurol Scand. 2015;132:251–8.

[9] Zibetti M, Merola A, Rizzi L, Ricchi V, Angrisano S, Azzaro C, et al. Beyond nine years of continuous subthalamic nucleus deep brain stimulation in Parkinson's disease. Mov Disord. 2011;26:2327–34.

[10] Lin HY, Hasegawa H, Mundil N, Samuel M, Ashkan K. Patients' expectations and satisfaction in subthalamic nucleus deep brain stimulation for Parkinson disease: 6–year follow-up. World Neurosurg. 2019;121:e654–60.

[11] Castrioto A, Lozano AM, Poon Y-YY, Lang AE, Fallis M, Moro E. Ten-year outcome of subthalamic stimulation in Parkinson disease: a blinded evaluation. Arch Neurol. 2011;68:1550–6.

[12] Henriksen BM, Johnsen E, Sunde N, Vase A, Gjelstrup M, Østergaard K. Surviving 10 years with deep brain stimulation for Parkinson's disease – a follow-up of 79 patients. Eur J Neurol. 2016;23:53–61.

[13] Janssen ML, Duits AA, Turaihi AH, Ackermans L, Leentjens AF, Leentjes AF, et al. Subthalamic nucleus high-frequency stimulation for advanced Parkinson's disease: motor and neuropsychological outcome after 10 years. Stereotact Funct Neurosurg. 2014;92:381–7.

[14] Limousin P, Foltynie T. Long-term outcomes of deep brain stimulation in Parkinson disease. Nat Rev Neurol. 2019;15:234–42.

[15] Volkmann J, Albanese A, Kulisevsky J, Tornqvist A-LL, Houeto J-LL, Pidoux B, et al. Long-term effects of pallidal or subthalamic deep brain stimulation on quality of life in Parkinson's disease. Mov Disord. 2009;24:1154–61.

[16] Moro E, Lozano AM, Pollak P, Agid Y, Rehncrona S, Volkmann J, et al. Long-term results of a multicenter study on subthalamic and pallidal stimulation in Parkinson's disease. Mov Disord. 2010;25:578–86.

[17] Defer G, Widner H, Marié R, Rémy P, Levivier M. Core assessment program for surgical interventional therapies in Parkinson's disease (CAPSIT-PD). Mov Disord. 1999;14:572–84.

[18] Kleiner-Fisman G, Herzog J, Fisman DN, Tamma F, Lyons KE, Pahwa R, et al. Subthalamic nucleus deep brain stimulation: summary and metaanalysis of outcomes. Mov Disord. 2006;21(Suppl 14):S290–304.

[19] Galati S, Stefani A. Deep brain stimulation of the subthalamic nucleus: all that glitters isn't gold? Mov Disord. 2015;30:632–7.

[20] deSouza R, Akram H, Low H, Green A, Ashkan K, Schapira A. The timing of deep brain stimulation for Parkinson disease in the UK from 1997 to 2012. Eur J Neurol. 2015;22:1415–7.

[21] DeLong MR, Huang KT, Gallis J, Lokhnygina Y, Parente B, Hickey P, et al. Effect of advancing age on outcomes of deep brain stimulation for Parkinson disease. JAMA Neurol. 2014;71:1290–5.

[22] Shalash A, Alexoudi A, Knudsen K, Volkmann J, Mehdorn M, Deuschl G. The impact of age and disease duration on the long term outcome of neurostimulation of the subthalamic nucleus. Parkinsonism Relat Disord. 2014;20:47–52.

[23] Schuepbach WMM, Rau J, Knudsen K, Volkmann J, Krack P, Timmermann L, et al. Neurostimulation for Parkinson's disease with early motor complications. N Engl J Med. 2013;368:610–22.

[24] Charles D, Konrad PE, Neimat JS, Molinari AL, Tramontana MG, Finder SG, et al. Subthalamic nucleus deep brain stimulation in early stage Parkinson's disease. Parkinsonism Relat Disord. 2014;20:731–7.

[25] Spieles-Engemann AL, Steece-Collier K, Behbehani MM, Collier TJ, Wohlgenant SL, Kemp CJ, et al. Subthalamic nucleus stimulation increases brain derived neurotrophic factor in the nigrostriatal system and primary motor cortex. J Park Dis. 2011;1:123–36.

[26] Fischer D, Kemp CJ, Cole-Strauss A, Polinski NK, Paumier KL, Lipton JW, et al. Subthalamic nucleus deep brain stimulation employs trkB signaling for neuroprotection and functional restoration. J Neurosci Off J Soc Neurosci. 2017;37:6786–96.

[27] Kim SJ, Udupa K, Ni Z, Moro E, Gunraj C, Mazzella F, et al. Effects of subthalamic nucleus stimulation on motor cortex plasticity in Parkinson disease. Neurology. 2015;85:425–32.

[28] de Hemptinne C, Swann NC, Ostrem JL, Ryapolova-Webb ES, Luciano M, Galifianakis NB, et al. Therapeutic deep brain stimulation reduces cortical phase-amplitude coupling in Parkinson's disease. Nat Neurosci. 2015;18:779–86.

[29] Alhourani A, Well MM, Randazzo MJ, Wozny TA, Kondylis ED, Lipski WJ, et al. Network effects of deep brain stimulation. J Neurophysiol. 2015;114:2105–17.

[30] Vasques X, Cif L, Hess O, Gavarini S, Mennessier G, Coubes P. Prognostic value of globus pallidus internus volume in primary dystonia treated by deep brain stimulation. J Neurosurg. 2009;110:220–8.

[31] Ngoga D, Mitchell R, Kausar J, Hodson J, Harries A, Pall H. Deep brain stimulation improves survival in severe Parkinson's disease. J Neurol Neurosurg Psychiatry. 2014;85:17–22.

[32] Eggington S, Brandt A, Rasmussen RE, Grifi M, Nyberg J. Cost-effectiveness of deep brain stimulation (Dbs) in the management of advanced Parkinson's disease: a Swedish Payer Perspective. Value Health. 2015;18:A352.

[33] Eggington S, Valldeoriola F, Chaudhuri K, Ashkan K, Annoni E, Deuschl G. The cost-effectiveness of deep brain stimulation in combination with best medical therapy, versus best medical therapy alone, in advanced Parkinson's disease. J Neurol. 2014;261:106–16.

[34] Dams J, Balzer-Geldsetzer M, Siebert U, Deuschl G, Uepbach W, Krack P, et al. Cost-effectiveness of neurostimulation in Parkinson's disease with early motor complications. Mov Disord. 2016;31:1183–91.

[35] Liu Y, Li W, Tan C, Liu X, Wang X, Gui Y, et al. Meta-analysis comparing deep brain stimulation of the globus pallidus and subthalamic nucleus to treat advanced Parkinson disease. J Neurosurg. 2014;121:709–18.

[36] Peng L, Fu J, Ming Y, Zeng S, He H, Chen L. The long-term efficacy of STN vs GPi deep brain stimulation for Parkinson disease: a meta-analysis. Medicine. 2018;97:e12153.

[37] Mansouri A, Taslimi S, Badhiwala JH, Witiw CD, Nassiri F, Odekerken VJ, et al. Deep brain stimulation for Parkinson's disease: meta-analysis of results of randomized trials at varying lengths of follow-up. J Neurosurg. 2018;128: 1199–213.

[38] Rodriguez-Oroz MC, Moro E, Krack P. Long-term outcomes of surgical therapies for Parkinson's disease. Mov Disord. 2012;27:1718–28.

[39] Odekerken VJ, van Laar T, Staal MJ, Mosch A, Hoffmann CF, Nijssen PC, et al. Subthalamic nucleus versus globus pallidus bilateral deep brain stimulation for advanced Parkinson's disease (NSTAPS study): a randomised controlled trial. Lancet Neurol. 2013;12:37–44.

[40] Odekerken VJ, Boel JA, Schmand BA, de Haan RJ, Figee M, van den Munckhof P, et al. GPi vs STN deep brain stimulation for Parkinson disease: three year follow-up. Neurology. 2016;86:755–61.

[41] Okun MS, Fernandez HH, Wu SS, Kirsch-Darrow L, Bowers D, Bova F, et al. Cognition and mood in Parkinson's disease in subthalamic nucleus versus globus pallidus interna deep brain stimulation: the COMPARE trial. Ann Neurol. 2009;65:586–95.

[42] Voon V, Krack P, Lang AE, Lozano AM, Dujardin K, Schüpbach M, et al. A multicentre study on suicide outcomes following subthalamic stimulation for Parkinson's disease. Brain J Neurol. 2008;131:2720–8.

[43] Weintraub D, Duda JE, Carlson K, Luo P, Sagher O, Stern M, et al. Suicide ideation and behaviours after STN and GPi DBS surgery for Parkinson's disease: results from a randomised, controlled trial. J Neurol Neurosurg Psychiatry. 2013;84:1113–8.

[44] Lhommée E, Klinger H, Thobois S, Schmitt E, Ardouin C, Bichon A, et al. Subthalamic stimulation in Parkinson's disease: restoring the balance of motivated behaviours. Brain J Neurol. 2012;135:1463–77.

[45] Israel Z, Burchiel KJ. Microelectrode recording in movement disorders surgery. New York: Thieme; 2004.

[46] Brahimaj B, Kochanski RB, Sani S. Microelectrode accuracy in deep brain stimulation surgery. J Clin Neurosci. 2018;50:58–61.

[47] Reck C, Maarouf M, Wojtecki L, Groiss SJ, Florin E, Sturm V, et al. Clinical outcome of subthalamic stimulation in Parkinson's disease is improved by intraoperative multiple trajectories microelectrode recording. J Neurol Surg A Cent Eur Neurosurg. 2012;73:377–86.

[48] Temel Y, Wilbrink P, Duits A, Boon P, Tromp S, Ackermans L, et al. Single electrode and multiple electrode guided electrical stimulation of the subthalamic nucleus in advanced Parkinson's disease. Neurosurgery. 2007;61:346–55; discussion 355–7.

[49] Bjerknes S, Toft M, Konglund AE, Pham U, Waage TR, Pedersen L, et al. Multiple microelectrode recordings in STN-DBS surgery for Parkinson's disease: a randomized study. Mov Disord Clin Pract. 2018;5:296–305.

[50] Bour LJ, Contarino M, Foncke EM, de Bie RM, van den Munckhof P, Speelman JD, et al. Longterm experience with intraoperative microrecording during DBS neurosurgery in STN and GPi. Acta Neurochir. 2010;152:2069–77.

[51] Lozano CS, Ranjan M, Boutet A, Xu DS, Kucharczyk W, Fasano A, et al. Imaging alone versus microelectrode recording-guided targeting of the STN in patients with Parkinson's disease. J Neurosurg. 2018:1–6.

[52] Shenai MB, Patel DM, Romeo A, Whisenhunt J, Walker HC, Guthrie S, et al. The relationship of electrophysiologic subthalamic nucleus length as a predictor of outcomes in deep brain stimulation for Parkinson disease. Stereotact Funct Neurosurg. 2017;95:341–7.

[53] Boëx C, Tyrand R, Horvath J, Fleury V, Sadri S, Corniola M, et al. What is the best electrophysiologic marker of the outcome of subthalamic nucleus stimulation in Parkinson disease? World Neurosurg. 2018;120:e1217–24.

[54] Hamel W, Köppen JA, Alesch F, Antonini A, Barcia JA, Bergman H, et al. Targeting of the subthalamic nucleus for deep brain stimulation: a survey among Parkinson disease specialists. World Neurosurg. 2017;99:41–6.

[55] Garcia-Garcia D, Guridi J, Toledo JB, Alegre M, Obeso JA, Rodríguez-Oroz MC. Stimulation sites in the subthalamic nucleus and clinical improvement in Parkinson's disease: a new approach for active contact localization. J Neurosurg. 2016;125:1068–79.

[56] Bot M, Schuurman P, Odekerken VJ, Verhagen R, Contarino FM, Bie RM, et al. Deep brain stimulation for Parkinson's disease: defining the optimal location within the subthalamic nucleus. J Neurol Neurosurg Psychiatry. 2018;89:493–8.

[57] Hutchison W, Allan R, Opitz H, Levy R, Dostrovsky J, Lang A, et al. Neurophysiological identification of the subthalamic nucleus in surgery for Parkinson's disease. Ann Neurol. 1998;44:622–8.

[58] Seifried C, Weise L, Hartmann R, Gasser T, Baudrexel S, Szelényi A, et al. Intraoperative microelectrode recording for the delineation of subthalamic nucleus topography in Parkinson's disease. Brain Stimul. 2012;5:378–87.

[59] Lourens M, Meijer H, Contarino M, van den Munckhof P, Schuurman P, van Gils S, et al. Functional neuronal activity and connectivity within the subthalamic nucleus in Parkinson's disease. Clin Neurophysiol. 2013;124:967–81.

[60] Steigerwald F, Pötter M, Herzog J, Pinsker M, Kopper F, Mehdorn H, et al. Neuronal activity of the human subthalamic nucleus in the parkinsonian and nonparkinsonian state. J Neurophysiol. 2008;100:2515–24.

[61] Deffains M, Holland P, Moshel S, de Noriega F, Bergman H, Israel Z. Higher neuronal discharge rate in the motor area of the subthalamic nucleus of Parkinsonian patients. J Neurophysiol. 2014;112:1409–20.

[62] Pozzi NG, Arnulfo G, Canessa A, Steigerwald F, Nickl R, Homola GA, et al. Distinctive neuronal firing patterns in subterritories of the subthalamic nucleus. Clin Neurophysiol. 2016;127:3387–93.

[63] Guo S, Zhuang P, Zheng Z, Zhang Y, Li J, Li Y. Neuronal firing patterns in the subthalamic nucleus in patients with akinetic-rigid-type Parkinson's disease. J Clin Neurosci. 2012;19:1404–7.

[64] Guo S, Zhuang P, Hallett M, Zheng Z, Zhang Y, Li J, et al.

Subthalamic deep brain stimulation for Parkinson's disease: correlation between locations of oscillatory activity and optimal site of stimulation. Parkinsonism Relat Disord. 2013;19:109–14.

[65] Brown P, Oliviero A, Mazzone P, Insola A, Tonali P, Lazzaro DV. Dopamine dependency of oscillations between subthalamic nucleus and pallidum in Parkinson's disease. J Neurosci Off J Soc Neurosci. 2001;21:1033–8.

[66] Giannicola G, Marceglia S, Rossi L, Mrakic-Sposta S, Rampini P, Tamma F, et al. The effects of levodopa and ongoing deep brain stimulation on subthalamic beta oscillations in Parkinson's disease. Exp Neurol. 2010; 226:120–7.

[67] Eusebio A, Thevathasan W, Gaynor DL, Pogosyan A, Bye E, Foltynie T, et al. Deep brain stimulation can suppress pathological synchronisation in parkinsonian patients. J Neurol Neurosurg Psychiatry. 2011;82:569.

[68] Levy R, Ashby P, Hutchison WD, Lang AE, Lozano AM, Dostrovsky JO. Dependence of subthalamic nucleus oscillations on movement and dopamine in Parkinson's disease. Brain J Neurol. 2002;125:1196–209.

[69] Cassidy M, Mazzone P, Oliviero A, Insola A, Tonali P, Lazzaro V, et al. Movement-related changes in synchronization in the human basal ganglia. Brain J Neurol. 2002;125:1235–46.

[70] Tan H, Pogosyan A, Anzak A, Foltynie T, Limousin P, Zrinzo L, et al. Frequency specific activity in subthalamic nucleus correlates with hand bradykinesia in Parkinson's disease. Exp Neurol. 2013;240:122–9.

[71] Quinn EJ, Blumenfeld Z, Velisar A, Koop MM, Shreve LA, Trager MH, et al. Beta oscillations in freely moving Parkinson's subjects are attenuated during deep brain stimulation. Mov Disord. 2015;30:1750–8.

[72] Neumann W-JJ, Degen K, Schneider G-HH, Brücke C, Huebl J, Brown P, et al. Subthalamic synchronized oscillatory activity correlates with motor impairment in patients with Parkinson's disease. Mov Disord. 2016;31:1748–51.

[73] Neumann W-JJ, Kühn AA. Subthalamic beta power Unified Parkinson's disease rating scale III correlations require akinetic symptoms. Mov Disord. 2017;32:175–6.

[74] Beudel M, Oswal A, Jha A, Foltynie T, Zrinzo L, Hariz M, et al. Oscillatory beta power correlates with akinesia-rigidity in the parkinsonian subthalamic nucleus. Mov Disord. 2017;32:174–5.

[75] Geng X, Xu X, Horn A, Li N, Ling Z, Brown P, et al. Intraoperative characterisation of subthalamic oscillations in Parkinson's disease. Clin Neurophysiol. 2018;129(5):1001–10.

[76] Alegre M, López-Azcárate J, Alonso-Frech F, Rodríguez-Oroz MC, Valencia M, Guridi J, et al. Subthalamic activity during diphasic dyskinesias in Parkinson's disease. Mov Disord. 2012;27:1178–81.

[77] Hirschmann J, Butz M, Hartmann CJ, Hoogenboom N, Özkurt TE, Vesper J, et al. Parkinsonian rest tremor is associated with modulations of subthalamic high-frequency oscillations. Mov Disord. 2016;31:1551–9.

[78] Lofredi R, Neumann W-JJ, Bock A, Horn A, Huebl J, Siegert S, et al. Dopamine-dependent scaling of subthalamic gamma bursts with movement velocity in patients with Parkinson's disease. elife. 2018;7.

[79] Kühn AA, Trottenberg T, Kivi A, Kupsch A, Schneider G-HH,

Brown P. The relationship between local field potential and neuronal discharge in the subthalamic nucleus of patients with Parkinson's disease. Exp Neurol. 2005;194:212–20.

[80] Weinberger M, Mahant N, Hutchison WD, Lozano AM, Moro E, Hodaie M, et al. Beta oscillatory activity in the subthalamic nucleus and its relation to dopaminergic response in Parkinson's disease. J Neurophysiol. 2006;96:3248–56.

[81] Moran A, Bergman H, Israel Z, Bar-Gad I. Subthalamic nucleus functional organization revealed by parkinsonian neuronal oscillations and synchrony. Brain. 2008;131:3395–409.

[82] Zaidel A, Spivak A, Grieb B, Bergman H, Israel Z. Subthalamic span of beta oscillations predicts deep brain stimulation efficacy for patients with Parkinson's disease. Brain J Neurol. 2010;133:2007–21.

[83] Verhagen R, Zwartjes DG, Heida T, Wiegers EC, Contarino M, de Bie RM, et al. Advanced target identification in STN-DBS with beta power of combined local field potentials and spiking activity. J Neurosci Methods. 2015;253:116–25.

[84] Telkes I, Ince N, Onaran I, Abosch A. Spatiospectral characterization of local field potentials in the subthalamic nucleus via multitrack microelectrode recordings. Conference proceedings: Annual International Conference of the IEEE Engineering in Medicine and Biology Society IEEE Engineering in Medicine and Biology Society Annual Conference. 2015;2015:5561–4.

[85] Kostoglou K, Michmizos KP, Stathis P, Sakas D, Nikita KS, Mitsis GD. Classification and prediction of clinical improvement in deep brain stimulation from intraoperative microelectrode recordings. IEEE Trans Biomed Eng. 2017;64:1123–30.

[86] Wan KR, Maszczyk T, See AA, Dauwels J, King NK. A review on microelectrode recording selection of features for machine learning in deep brain stimulation surgery for Parkinson's disease. Clin Neurophysiol. 2019;130:145–54.

[87] Nambu A, Takada M, Inase M, Tokuno H. Dual somatotopical representations in the primate subthalamic nucleus: evidence for ordered but reversed body-map transformations from the primary motor cortex and the supplementary motor area. J Neurosci Off J Soc Neurosci. 1996;16:2671–83.

[88] Miocinovic S, de Hemptinne C, Chen W, Isbaine F, Willie JT, Ostrem JL, et al. Cortical potentials evoked by subthalamic stimulation demonstrate a short latency hyperdirect pathway in humans. J Neurosci Off J Soc Neurosci. 2018;38:9129.

[89] Whitmer D, de Solages C, Hill B, Yu H, Henderson JM, Bronte-Stewart H. High frequency deep brain stimulation attenuates subthalamic and cortical rhythms in Parkinson's disease. Front Hum Neurosci. 2012;6:155.

[90] McCairn KW, Turner RS. Deep brain stimulation of the globus pallidus internus in the parkinsonian primate: local entrainment and suppression of low-frequency oscillations. J Neurophysiol. 2009;101:1941–60.

[91] Johnson LA, Xu W, Baker KB, Zhang J, Vitek JL. Modulation of motor cortex neuronal activity and motor behavior during subthalamic nucleus stimulation in the normal primate. J Neurophysiol. 2015;113:2549–54.

[92] Yang AI, Vanegas N, Lungu C, Zaghloul KA. Beta-coupled high-frequency activity and beta-locked neuronal spiking in the subthalamic nucleus of Parkinson's disease. J Neurosci

Off J Soc Neurosci. 2014;34:12816–27.

[93] Wang DD, de Hemptinne C, Miocinovic S, Qasim SE, Miller AM, Ostrem JL, et al. Subthalamic local field potentials in Parkinson's disease and isolated dystonia: an evaluation of potential biomarkers. Neurobiol Dis. 2016;89:213–22.

[94] de Hemptinne C, Ryapolova-Webb ES, Air EL, Garcia PA, Miller KJ, Ojemann JG, et al. Exaggerated phase-amplitude coupling in the primary motor cortex in Parkinson disease. Proc Natl Acad Sci U S A. 2013;110:4780–5.

[95] Kondylis ED, Randazzo MJ, Alhourani A, Lipski WJ, Wozny TA, Pandya Y, et al. Movement-related dynamics of cortical oscillations in Parkinson's disease and essential tremor. Brain J Neurol. 2016;139:2211–23.

[96] Lipski WJ, Wozny TA, Alhourani A, Kondylis ED, Turner RS, Crammond DJ, et al. Dynamics of human subthalamic neuron phase-locking to motor and sensory cortical oscillations during movement. J Neurophysiol. 2017;118:1472–87.

[97] Rafferty MR, Prodoehl J, Robichaud JA, David FJ, Poon C, Goelz LC, et al. Effects of 2 years of exercise on gait impairment in people with Parkinson disease: the PRET-PD randomized trial. J Neurol Phys Ther. 2017;41:21–30.

[98] DeLong M, Crutcher MD, Georgopoulos A. Primate globus pallidus and subthalamic nucleus: functional organization. J Neurophysiol. 1985;53:530–43.

[99] Bergman H, Wichmann T, Karmon B, MR DL. The primate subthalamic nucleus. II. Neuronal activity in the MPTP model of parkinsonism. J Neurophysiol. 1994;72(2):507–20.

[100] Vitek J, Bakay R, Hashimoto T, Kaneoke Y, et al. Microelectrode-guided pallidotomy: technical approach and its application in medically intractable Parkinson's disease. J Neurosurg. 1998;88(6):1027–43.

[101] Vayssiere N, van der Gaag N, Cif L, Hemm S, et al. Deep brain stimulation for dystonia confirming a somatotopic organization in the globus pallidus internus. J Neurosurg. 2004;101(2):181–8.

[102] Chang EF, Turner RS, Ostrem JL, Davis VR, Starr PA. Neuronal responses to passive movement in the globus pallidus internus in primary dystonia. J Neurophysiol. 2007;98:3696–707.

[103] Baker KB, Lee JY, Mavinkurve G, Russo GS, Walter B, DeLong MR, et al. Somatotopic organization in the internal segment of the globus pallidus in Parkinson's disease. Exp Neurol. 2010;222:219–25.

[104] Ostrem JL, Starr PA. Treatment of dystonia with deep brain stimulation. Neurotherapeutics. 2008;5:320–30.

[105] McClelland V, Valentin A, Rey H, Lumsden D, Elze M, Selway R, et al. Differences in globus pallidus neuronal firing rates and patterns relate to different disease biology in children with dystonia. J Neurol Neurosurg Psychiatry. 2016;87:958–67.

[106] Harries AM, Kausar J, Roberts SA, Mocroft A, Hodson JA, Pall HS, et al. Deep brain stimulation of the subthalamic nucleus for advanced Parkinson disease using general anesthesia: long-term results. J Neurosurg. 2012;116:107–13.

[107] Burchiel KJ, McCartney S, Lee A, Raslan AM. Accuracy of deep brain stimulation electrode placement using intraoperative computed tomography without microelectrode recording. J Neurosurg. 2013;119:301–6.

[108] Aviles-Olmos I, Kefalopoulou Z, Tripoliti E, Candelario J, Akram H, Martinez-Torres I, et al. Long-term outcome of subthalamic nucleus deep brain stimulation for Parkinson's disease using an MRI-guided and MRI-verified approach. J Neurol Neurosurg Psychiatry. 2014;85:1419–25.

[109] Larson PS, Starr PA, Bates G, Tansey L, Richardson R, Martin AJ. An optimized system for interventional magnetic resonance imaging-guided stereotactic surgery: preliminary evaluation of targeting accuracy. Neurosurgery. 2012;70:95–103. discussion 103

[110] Larson PS, Starr PA, Martin AJ. Deep brain stimulation: interventional and intraoperative MRI approaches. Prog Neurol Surg. 2018;33:187–97.

[111] Lee PS, Richardson RM. Interventional MRI–guided deep brain stimulation lead implantation. Neurosurg Clin N Am [Internet]. 2017;28:535–44. Available from: http://www.sciencedirect.com/science/article/pii/S1042368017300657.

[112] Richardson RM, Golby AJ. Chapter 13: Functional neurosurgery: deep brain stimulation and gene therapy. In: Image guided neurosurgery [Internet]. Cambridge, Massachusetts, USA: Academic Press; 2015. p. 297–323. Available from: https://www.sciencedirect.com/science/article/pii/B9780128008706000133.

[113] Lee PS, Weiner GM, Corson D, Kappel J, Chang Y-FF, Suski VR, et al. Outcomes of interventional MRI versus microelectrode recording-guided subthalamic deep brain stimulation. Front Neurol. 2018;9:241.

[114] Ostrem JL, Ziman N, Galifianakis NB, Starr PA, Luciano MS, Katz M, et al. Clinical outcomes using ClearPoint interventional MRI for deep brain stimulation lead placement in Parkinson's disease. J Neurosurg. 2016;124:908–16.

[115] Ostrem JL, Galifianakis NB, Markun LC, Grace JK, Martin AJ, Starr PA, et al. Clinical outcomes of PD patients having bilateral STN DBS using high-field interventional MR-imaging for lead placement. Clin Neurol Neurosurg. 2013;115:708–12.

[116] Sidiropoulos C, Rammo R, Merker B, Mahajan A, LeWitt P, Kaminski P, et al. Intraoperative MRI for deep brain stimulation lead placement in Parkinson's disease: 1 year motor and neuropsychological outcomes. J Neurol. 2016;263:1226–31.

[117] Conway ZJ, Silburn PA, Thevathasan W, Maley KO, Naughton GA, Cole MH. Alternate subthalamic nucleus deep brain stimulation parameters to manage motor symptoms of Parkinson's disease: systematic review and meta-analysis. Mov Disord Clin Pract. 2019;6:17–26.

[118] Brocker DT, Swan BD, Turner DA, Gross RE, Tatter SB, Koop MM, et al. Improved efficacy of temporally non-regular deep brain stimulation in Parkinson's disease. Exp Neurol. 2013;239:60–7.

[119] Tass PA, Qin L, Hauptmann C, Dovero S, Bezard E, Boraud T, et al. Coordinated reset has sustained aftereffects in Parkinsonian monkeys. Ann Neurol. 2012;72:816–20.

[120] Adamchic I, Hauptmann C, Barnikol UB, Pawelczyk N, Popovych O, Barnikol TT, et al. Coordinated reset neuromodulation for Parkinson's disease: proof-of-concept study. Mov Disord. 2014;29:1679–84.

[121] Dembek TA, Reker P, Visser-Vandewalle V, Wirths J, Treuer H, Klehr M, et al. Directional DBS increases side-effect thresholds-A prospective, double-blind trial. Mov

Disord. 2017;32:1380–8.

[122] Tinkhauser G, Pogosyan A, Debove I, Nowacki A, Shah S, Seidel K, et al. Directional local field potentials: a tool to optimize deep brain stimulation. Mov Disord. 2018;33(1):159–64.

[123] Bour L, Lourens M, Verhagen R, de Bie R, van den Munckhof P, Schuurman P, et al. Directional recording of subthalamic spectral power densities in Parkinson's disease and the effect of steering deep brain stimulation. Brain Stimul. 2015;8:730–41.

[124] Velisar A, Syrkin-Nikolau J, Blumenfeld Z, Trager MH, Afzal MF, Prabhakar V, et al. Dual threshold neural closed loop deep brain stimulation in Parkinson disease patients.

Brain Stimul. 2019;12(4):868–76.

[125] Arlotti M, Marceglia S, Foffani G, Volkmann J, Lozano AM, Moro E, et al. Eight-hours adaptive deep brain stimulation in patients with Parkinson disease. Neurology. 2018;90:e971–6.

[126] Habets JG, Heijmans M, Kuijf ML, Janssen ML, Temel Y, Kubben PL. An update on adaptive deep brain stimulation in Parkinson's disease. Mov Disord. 2018;33:1834–43.

[127] Neumann W-JJ, Turner RS, Blankertz B, Mitchell T, Kühn AA, Richardson R. Toward electrophysiology-based intelligent adaptive deep brain stimulation for movement disorders. Neurotherapeutics. 2019;16:105–18.

# 第 19 章　帕金森病：毁损
## Parkinson's Disease: Lesions

Juliana Rotter　G. Rees Cosgrove　**著**

魏明怡 **译**

陶　蔚 **校**

## 一、历史背景

自 1817 年 James Parkinson 早期描述以来，静止性震颤、运动迟缓、姿势不稳和肌强直一直是帕金森病（PD）的主要诊断标准[1]。Leriche 于 1912 年进行了最早的 PD 手术——肌强直双侧后路颈椎切开术[2]。在接下来的几十年中，外科医生开始尝试毁损锥体束：运动性皮层切除术[3]、中脑大脑脚切开术[4]、小脑齿状体切除术[5]、脊髓前外侧柱切断术[6]、外侧锥体束切开术[7]、后外侧脊髓切断术[8]、交感神经切断术和神经节切除术[9]。在中脑大脑脚切开术中意外阻塞了脉络膜前动脉，使患者震颤消失而没有偏瘫，Cooper 继续进行了脉络膜前动脉结扎术，以减轻震颤和肌强直。正如预期的那样，由于脉络膜前动脉分布可变，手术效果低于预期[10, 11]。1939 年，Meyes 第一次对基底节进行了手术，将 2/3 的尾状核头消融，使震颤停止[12]。为了确定最佳目标，他随后设计了一系列实验性手术，在锥体束外结构、内囊和苍白球，使用局部麻醉，以便能够将增量毁损与临床反应实时关联。他的系统方法得出结论，苍白球靶点在减少震颤和肌强直方面更加优秀[13]。

1947 年，Spiegel 和 Wycis 通过引入立体定向设备，在大脑深层结构中实现准确和可重复的毁损，彻底改变了功能神经外科。随后，使用校对线来定义坐标系[14]，出版了许多立体图谱。外科医生青睐对帕金森病患者使用苍白球切开术，不仅采用新颖的立体定向方法，而且在开放式和闭合式手术中采用不同的毁损方式（热凝、化学、超声和电解[15-18]）进行试验。患者在内侧苍白球的腹侧和后部毁损中获得了最大的治疗效果[19]。在 Hassler 细致的神经解剖学工作的支持下，在一次丘脑切开术中意外阻止震颤后，苍白球切开术失去了人们的青睐，尽管它能显著降低肌强直和运动迟缓评分[20]。下一个技术进展，微电极记录，使电生理学家能够严格分析运动障碍病不可或缺的解剖成分，使外科医生能够在手术室更精确地去确定丘脑边界。通过这些方法，外科医生能够确定控制震颤的最佳丘脑靶点：腹中间核。然而，这些毁损几乎没有缓解运动障碍和肌强直[21]。在此期间，还探索了丘脑底核，作为一种阻断苍白球和丘脑红核纤维的方法[22]。

尽管针对以 PD 为主的运动障碍病进行了超过 37 000 例的立体定向神经外科手术，但左旋多巴的引入导致几乎完全放弃了 PD 的神经外科手术干预[23]。导致该疾病最终进行外科手术治疗的因素有很多：左旋多巴随着时间的流逝效力减弱，难治性症状的发展（扭曲姿势、冻结、反射丢失）及致残性副作用导致生活质量严重受损（异动症、运动症状波动、精神疾病）[24]。Laitinen 在 1992 年发表的具有里程碑意义的论文重新引入了苍白球腹后侧切开术，作为治疗晚期 PD 的有效工具，该部位的毁损使震颤、肌强直、运动迟缓和药物引起的异动症减轻且持久，几乎没有副作用[25, 26]。尽管双侧苍白球切开术比单侧手术的效果更好，但许多患者报告有严重并发症，包括构音障碍、步态障碍和吞咽困难[27]。单侧和双侧丘脑底核切开术均被重新确定为 PD 的毁损靶点，可改善所有主要症状，并减少左旋多巴诱发的异动症，但对震颤和异动症的作用似乎是暂时的，且副作用更加明显[28, 29]。

在 20 世纪 90 年代，引入脑深部电刺激（DBS）再次使毁损术成为二线治疗方法。高频宏刺激消除了震颤并预测了与丘脑毁损术一样的手术疗效，这是 DBS 技术的基础。在 DBS 中，发现来自永久植入电极的刺激产生了与消融同样作用的功能改善，并具有安全性[30]。毁损仅限于对 DBS 有禁忌证的患者，这些患者不能从 DBS 那里获得足够的改善，或者对于他们来说，DBS 的费用和相关的医疗随访费用太过沉重[31]。

神经影像学的进步改善了靶细胞核团的可视化，并引入了两种非侵入性毁损方法：伽马刀（GK）和 MRI 引导的聚焦超声（MRgFUS）。放射手术反应延迟且缺乏对毁损影响的实时患者评估，使其比射频消融术更难以预测，而 MRgFUS 有望缓解帕金森病，且副作用极小，并且在毁损过程中能够监测患者[32-34]。

## 二、功能解剖

基底神经节（BG）回路的广义模型为理解帕金森病患者的功能减退症状及特定和毁损特定核团后的临床反应提供了足够的背景。在 PD 中，对这些环路的改变会改变患者开始和继续运动的能力。运动症状通常分为两类，即正性和负性。正性症状为震颤、肌强直和肌张力障碍，负性症状为运动迟缓（运动缓慢）、运动困难（运动缺失）和姿势反射丧失。PD 患者的另一个主要致残原因是使用左旋多巴数年后出现的，在进行了 4~6 年的治疗后，有 40% 的患者发生了非自主的且通常是痛苦的肌肉收缩，称为异动症，90% 患者 9~15 年后出现[35]。

作为主要的 BG 输入源，纹状体融合了黑质致密部（SNc）、丘脑的板内核，以及广泛的皮层区域（包括运动皮层、前运动皮层和辅助运动区域）的投射[36, 37]。除了丘脑底核（STN）的投射以外，大多数 BG 连接都是抑制性的。两条截然不同的途径将传入（纹状体）连接到两个输出核［内侧苍白球（GPi）和黑质网状部（SNr）］。"直接"途径通过从纹状体到 GPi/SNr 的单突触连接，促进运动，而"间接"途径从纹状体通过 GP 外侧部（GPe）和 STN 的过多突触传递，减少不必要或过度的运动，然后到达 GPi/SNr。苍白球的突触终止于丘脑腹后核。与帕金森病有关的另一个重要丘脑核团，即丘脑腹中间核（VIM），从对侧小脑接收投射，并投射到同侧初级运动皮层、前运动皮层和辅助运动区[38, 39]。

该回路模型可作为简化框架来解释原发性帕金森病神经病理学的发展，将 SNc 神经元的退化与对丘脑皮层和脑干运动系统的过度抑制导致过度活跃的运动症状联系起来。多巴胺能缺乏是由黑质纹状体神经元减少引起的，通过直接途径，黑质纹状体多巴胺能缺乏降低 GPi 抑制作用，通过间接途径，减少的黑质纹状体多巴胺会过度抑制 GPe，STN 去抑制，并激活 GPi/SNr。直接途径减少 GPi 抑制作用和间接途径增加 GPi/STN 活性，共同降低了丘脑 – 皮层和脑干运动中枢的活动，从而导致以运动迟缓

233

和运动困难为特征的运动障碍[40, 41]。

帕金森病的震颤很可能是由于 BG 回路中出现异常振荡的神经元网络，神经元表现出与肢体震颤频率同步的放电模式。除了小脑震颤综合征外，这些所谓的震颤细胞存在于多发性硬化症、原发性震颤和 PD 患者的丘脑腹中间核（VIM）、STN 和 GPi 中[42, 43]。

## 三、毁损的生理学基础

### （一）苍白球切开术

在 PD 中，黑纹状体神经元变性和多巴胺缺乏症通过直接和间接途径的联合作用诱导 GPi 过度活跃。这会导致过度的丘脑抑制和皮层活动减少，从而产生运动不足的帕金森病症状。代谢研究表明，苍白球切开术中 GPi 感觉运动区的毁损会调节这种异常的回路。GPi 毁损会降低慢性代谢性和病理性丘脑过度抑制，从而增加额叶和额叶前皮层代谢。这些代谢变化与症状减轻相关[44, 45]。

### （二）丘脑切开术

在非小脑震颤综合征中，由 STN、GPi 和 VIM 中的震颤细胞组成的异常振荡的神经元网络与静止性震颤有关。丘脑毁损后的代谢和灌注研究表明，静止和活动状态之间的网络调节存在差异。静息时，VIM 与额叶外侧和顶叶联合皮层功能不相连，而运动时初级运动皮层的灌注减少，这些与震颤缓解相关[45, 46]。尽管丘脑切开术可缓解震颤，但对帕金森病的其他症状的影响轻微，使得它在以震颤为主的 PD 患者中也不一定是最好的选择。

### （三）丘脑底核切开术

丘脑底核过度活跃是 PD 间接通路失调的

生理学表现之一。来自黑质纹状体神经元变性的多巴胺能缺陷导致 GPe 过度抑制，STN 去抑制，GPi/SNR 过度活跃，丘脑皮层输出减少，从而产生帕金森病的主要症状[47]。灵长类动物的丘脑底核切开使 GPi/SNr 的输出正常化，并减轻了运动困难、运动迟缓、震颤和肌强直[48]。代谢研究证实，STN 毁损会抑制 GPi/SNr 活性，这会在术后第一年影响下游脑桥和丘脑的活动[49, 50]。

## 四、DBS vs. 毁损术

为了选择最合适的神经外科技术来治疗帕金森病，DBS 和毁损术的风险和益处应指导方案选择。单侧苍白球切开术与苍白球 DBS 一样安全和有效。由于言语并发症的发生率较高，双侧消融术似乎不如双侧 DBS 植入术安全[51, 52]。尽管丘脑切开术和 VIM DBS 在对 PD 生活质量的评分量表中均显示出相似的改善，但 DBS 的副作用较小，使得 DBS 成为大多数患者的最佳选择[53, 54]。

尽管 DBS 的优点明显，但毁损术仍然是一种可行的选择，在某些患者中可能被认为是一线治疗。对于有经验的神经外科医生，毁损术是手术时间较短的更直接的方法。毁损术不需要全身麻醉，但是 DBS 脉冲发生器植入需要全身麻醉[55]。DBS 植入还需要进行随访，以实现最佳的程控，程控和设备更换这些综合成本使 DBS 的最终价格远高于毁损术[56]。对于毁损术，患者不必担心笨重的硬件，这些硬件易感染、移位、故障、断裂或连接失败，报道的比率高达 49%[57, 58]。因硬件并发症（如感染或移位）而需要移除 DBS 的患者，在经过充分恢复和适当评估后，也可能是毁损的合适人选[59]。最后，患有免疫缺陷或自身免疫性疾病的患者禁用 DBS[60]。

## 五、适应证和禁忌证

毁损的最佳适应证是 5～10 年的中度难治性原发性 PD，其左旋多巴反应性运动症状包括震颤、肌强直、运动迟缓和药物引起的异动症。实际上，由于苍白球切开术通常仅单侧进行，因此这些患者的症状应更加偏侧。患者应接受专门的运动障碍小组进行严格的神经和心理评估，以排除核上性麻痹、多系统萎缩和继发于多发性缺血性白质病的帕金森综合征，这些疾病预后较差，且毁损后改善不明显[61-63]。患有痴呆症、严重抑郁症、精神病、脑炎、近期神经系统感染、头部外伤或近期血管疾病患者也应排除在外[64]。尽管有证据表明大多数患者仅经历短暂的语言障碍，但语言疾病仍是相对的禁忌证。与苍白球切开术相比，丘脑切开术具有更高的言语并发症风险，包括发音不良、发声改变、言语剥夺和缺乏主动言语能力。双侧毁损后的语言障碍比单侧毁损要大得多，这两者都超过了 DBS 手术后的发生率[65, 66]。

### （一）苍白球切开术

苍白球切开术对非对称性、药物难治性、多巴反应性症状及非震颤症状为主的原发性 PD 患者，受益最大[67, 68]。尽管痛苦的肌张力障碍、明显的开关期波动和运动迟缓对毁损术反应很好，但最大的改善体现在异动症的减少和关期运动不能。尽管大多数患者的病情得到了明显改善，但震颤对苍白球切开术的反应不理想[69]。姿势不稳和自主神经功能紊乱很少被改善，偶有恶化，因此严重的共济失调、严重的步态问题、直立性低血压或自主神经功能紊乱的严重胃肠道或生殖器泌尿系统症状是相对禁忌证[70]。尽管苍白球切开术已在 30—82 岁的患者中安全进行，但年轻患者（＜ 60 岁）比老年人（＞ 70 岁）受益更大，PD 病程的增加也预

示了反应较差[64]。FDG PET 显示结构异常和慢性代谢不足是相对的禁忌证[58]。尽管一些研究显示分期双侧苍白球切开术是安全的，未引起其他并发症，但是另一些研究报道了双侧苍白球切开术的风险增加。因此，具有严重双侧症状的患者应进行双侧 DBS，但有时也可考虑进行分期双侧苍白球切开术[71, 72]。

### （二）丘脑切开术

丘脑切开术对单侧或非对称性震颤为主的难治性 PD 患者效果更好[73]。丘脑切开术可以很好地减轻震颤并适当减轻僵硬程度，但通常对运动迟缓、写字过小症、音调降低和步态几乎没有影响[49]。向前扩展毁损范围至丘脑腹后侧可以改善肌强直和左旋多巴引起的异动症[74]。双侧丘脑切开术使音调降低、构音障碍、吞咽困难和运动迟缓恶化的比例增加，因此双侧震颤的患者适合采用双侧 DBS 治疗[75, 76]。

### （三）丘脑底核切开术

由于 STN 毁损与偏身投掷症的相关性，丘脑底核切开术不被视为手术选择。随着对 STN 卒中改善帕金森病性震颤的几例报道，以及在 STN DBS 早期有效后，这种观念随着对 STN 在 PD 中的作用的了解而逐渐改变[30, 77, 78]。丘脑底核射频毁损仍很少实施，可考虑在晚期、难治性的、不对称的、致残性异动症的 PD 患者中采用[79]。

## 六、手术步骤

### （一）术前评估

所有患者应由神经外科、神经内科、精神病学家、心理学家和神经放射科医生组成的综合性多学科运动障碍团队进行评估，内容包括

头颅 MRI、神经心理学和眼科检查，以及对预期风险和获益的全面讨论。必须确认原发性 PD 的诊断，以防止对预后差或并发症阻碍疗效的患者进行毁损手术。详细的病史采集和体格检查包括帕金森病综合评定量表（UPDRS）、Schwab 和 England 量表、Hoehn 和 Yahr 量表及 SF-36 健康调查表以量化整体残疾程度。手术之前，必须治疗情绪或精神疾病，并评估患者的认知状态，进行标准的术前检查和血液检查，并且应在手术前至少 5 天停止使用改变凝血特性的药物。

### （二）立体定向射频毁损

苍白球、丘脑和丘脑底核的射频毁损具有相似的步骤，不同的是毁损部位和微电极记录 / 宏刺激特征。本概述介绍了立体定向射频毁损的通用技术 [59, 80, 81]。

#### 1. 手术准备

手术前夜停止服用抗帕金森病和抗震颤药，以利于微电极记录，防止药物引起的异动症导致框架脱落，并有利于直接评估临床反应。避免使用苯二氮䓬类、抗焦虑药，以及其他镇静药，以确保在手术过程中患者能充分配合，并能充分监测运动症状。如果头部震颤干扰立体定向图像的采集，可以少量使用异丙酚或咪达唑仑。在毁损的同侧建立静脉通道，以便于患侧肢体活动自由。鼻导管提供氧气。监测心电图、脉搏血氧饱和度和血压，并将其维持在正常范围内。通常不进行膀胱导尿。

通常在局部麻醉下将与 MRI 兼容的立体定向框架固定于患者头颅，可根据患者具体情况采用或不采用镇静药。也可使用无框架系统，对于症状严重或焦虑的患者可采用全身麻醉。

#### 2. 立体定向成像

现代成像技术已可显示 GPi 和 STN 的边界，但丘脑核团在 1.5～3T MRI 中无法很好地显示。主要有两种利用不同图像组合的靶点规划方法，即"直接"和"间接"法。在"直接"靶点规划中，患者在框架固定后进行 $T_1$ 加权矢状位 MRI 扫描，以识别前连合（AC）和后连合（PC），并测量 AC-PC 长度。基底神经节和丘脑位于 AC-PC 平面，随后，使用 $T_2$ 序列显示 GPi，使用 SWI 序列显示 STN。对于有 MRI 禁忌证的患者，可以采用立体定向 CT 或脑室造影进行"间接"靶点规划，计算 AC-PC 长度和连合中点 [75]。单独的 CT 图像不适合靶点识别，因为其解剖学分辨率不足以实现足够的靶点识别。但是，如果 MRI 无法获得，可以将有框架的 CT 扫描与先前无框架的 MRI 图像注册融合。

基于大量先前数据集的患者特定图集或概率图集也可以用作靶点识别或验证的辅助工具。此外，已提出弥散张量成像可用于个性化靶点识别 [82]。将图像导入到具有立体定向软件的神经导航计算机工作站中，可以根据入点和毁损靶点确定最佳穿刺轨迹。

苍白球切开术的靶点通常是在连合中点之前 2～3mm，连合线下方 4～6mm 和第三脑室中线旁开 19～22mm。这些测量会根据患者的个体解剖结构进行调整。毁损靶点位于乳头体后缘的后方，视束的外上方。应避免损伤边缘系统、苍白球相关区域、视束和内囊（图 19-1）[83, 84]。

丘脑切开术的靶点 VIM，通常位于是后连合前 AC-PC 长度的 25%，第三脑室壁外侧 11mm，AC-PC 平面（图 19-2）[85]。

最佳的 STN 靶点是其背外侧运动区，位于连合中点后 2～3mm，在 AC-PC 旁开 11～12mm，AC-PC 平面下方 4～5mm [86, 87]。

#### 3. 手术技术

预防性给予抗生素后，患者可舒适地仰卧半坐位，鼓励患者在手术过程中充分合作。手

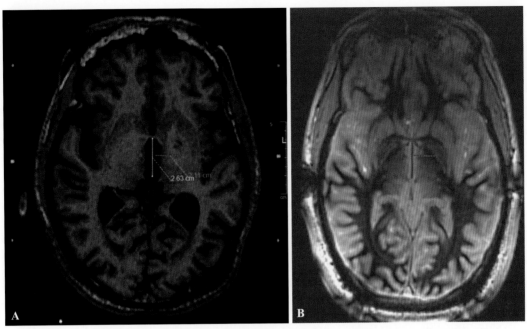

▲ 图 19-1　T₁ 加权轴位 MRI 显示 GPi 的初始靶点位于连合中点前 2～3mm，旁开 21mm（A），在轴位质子密度加权 MR 图像上更好地显示了 GPi 结构（B）

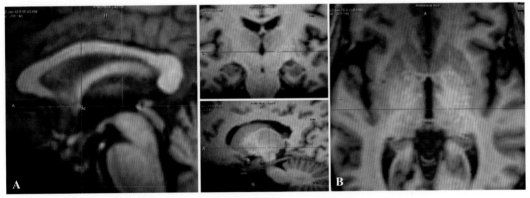

▲ 图 19-2　T₁ 加权冠状位、矢状位 MRI 显示了丘脑 VIM 的初始靶点位于前 - 后连合平面，后连合向前 1/4 连合线长度（A），轴位更好地显示了内囊的位置（B）

术单必须充分遮盖手术区域，且不得干扰术中评估。使用局麻药浸润麻醉头皮，头皮切口位于中线旁，与中线平行，苍白球毁损术的颅骨钻孔位于中线旁开 3cm，冠状缝前 1～2cm 处，丘脑毁损的颅骨钻孔位于冠状缝水平中线旁开 3cm 处。选择入点应避开静脉、脑沟和穿入脑室。苍白球毁损的穿刺点在冠状缝的前面，而丘脑毁损的穿刺点在冠状缝水平。电凝硬脑膜和软脑膜以防止出血。然后放置立体定向弧弓，植入电极导引管。骨孔用纤维蛋白胶填充，或

者用尼龙缝线暂时缝合皮肤，以最大限度地减少脑脊液流失和脑移位。

4. 微电极记录和宏刺激

为了确认轨迹、定义靶点边界，以及进一步确定毁损位置，可以进行宏刺激和（或）微电极记录。1992—1999 年，微电极记录用于46.2% 的苍白球切开术，宏刺激用于 53.8% 的苍白球切开术[63]。微电极记录时，将微驱动平台安装到框架上以精确驱动微电极，记录来自单个神经元的活动。分析各种细胞类型的神经

元活动可以创建基底神经节和丘脑核团的详细图谱，从而精确定位。微电极记录需要专业知识、专用设备和分析时间，更快但不那么精确的方法是，使用带有暴露尖端的宏电极进行刺激，也可以在微电极记录后依次进行。以 2Hz 的频率在 0～5V 下施加方波脉冲刺激运动阈值，以 50～75Hz 的频率刺激视觉阈值，并观察患者的症状缓解程度、神经功能障碍或异常感觉征象。

### 5. 进行毁损

射频发生器通过带有裸露尖端的探针传导热量，在靶点上产生毁损。在测试毁损和毁损过程中，都会持续监测语言和感觉运动功能。苍白球毁损时，也可以监视视觉功能。在 42～46℃下进行 60s 的测试毁损，并通过将温度从 60℃逐渐升高到 75℃ 60s 来产生永久性毁损[63]。苍白球毁损时，在靶点上方 2mm 和 4mm 处再次进行毁损（图 19-3）。丘脑毁损时，初始毁损位于连合间线平面，第二个毁损灶位于其上方 2mm（图 19-4）。必须权衡症状缓解和副作用或并发症，以决定毁损灶的大小。毁损灶的大小也因手术类型的不同而不同，苍白球毁损的高度通常为 6mm，直径为 4mm，丘脑毁损的直径通常为 4～6mm[55, 88]。靶点毁损后，拔出电极，用吸收性明胶海绵和骨粉填充骨孔后，缝合头皮，取下框架并用无菌敷料覆盖。

### 6. 术后护理

患者通常在短暂观察后返回病房，要小心控制血压以最大限度地减少出血风险，轻度镇痛药通常足以控制手术疼痛。对患者进行夜间监测，并在出院前进行 MRI 检查以确认毁损部位和除外并发症。

### （三）MRI 引导的聚焦超声毁损

虽然 Fry 等最早在 1958 年提出超声作为 PD 的外科手术选择，他的技术要求开颅手术直接进入靶点部位[89]。从那时起，众多技术的出现为目前正在进行Ⅲ期临床试验的最新无创神经外科技术 MRgFUS 的开发铺平了道路[90–93]。聚焦超声的物理概念是该疗法的基础，即通过颅骨传输的超声波形式的声能在靶点部位转化为热能。无须切口或钻孔即可精确地产生永久性毁损。1s 的 57℃热剂量会使所有蛋白质变性并使所有细胞死亡，等效热剂量是暴露面积和暴露时间的函数[94]。

术前筛查和手术准备与射频消融相同。首

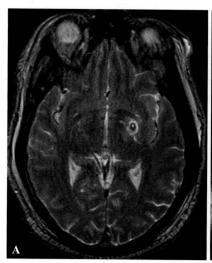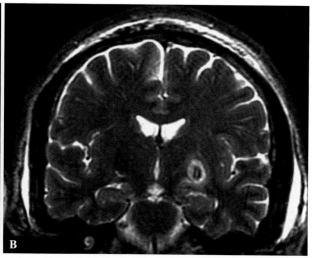

▲ 图 19-3　苍白球射频毁损 24h 后的轴位（A）和冠状位（B）T₂ 加权 MR 图像，注意毁损位于内囊外侧和视束上方的位置

先将患者剃头，然后在局部麻醉下将 MRI 匹配的立体定向框架固定在颅骨上，类似于射频毁损术。在排气并充满冷冻水后，将弹性隔板绷紧头部并连接到换能器。MRgFUS 在 MRI 中执行，在整个过程中使用实时 MRI 进行准确的定位、治疗规划和热剂量控制[95]。术中 MRI 扫描与术前 CT 扫描融合，以进行颅骨矫正，因为颅骨密度改变了到达毁损靶点的热能[96]。丘脑 VIM 毁损的靶点是 PC 前方 AC-PC 长度的 1/4，中线旁开 14mm，若脑室扩大，则选择第三脑室壁旁开 11mm，AC-PC 平面上方 1~2mm[83]。苍白球毁损的靶点是中线旁开 22mm，AC-PC 线中点前方 3~4mm，连合线以下 2~3mm[84]。

MRgFUS 分为三个阶段。在第一阶段中，用较低能级（41~46℃）的 MR 热成像技术在矢状位、轴位和冠状位平面内确认超声毁损靶点。第二阶段，当监测到病人症状缓解，且无副作用时，将能量逐渐增加（46~50℃）。第三即最终阶段是毁损，通过更大的超声强度，不超过 60℃，或延长超声持续时间来增加能量

（图 19-5）。该治疗通常可作为门诊治疗[83, 97]。

## （四）伽马刀毁损

尽管在 1951 年由 Lars Leksell 提出将其作为功能性疾病的神经外科技术，但由于 PD 立体定向放射外科的症状改善的显著延迟和不良事件的发生，医生和 PD 患者更愿意选择 DBS 和射频毁损[98, 99]。它的应用仅限于患者倾向、患有严重的心脏病或呼吸道疾病的手术条件差的患者、接受长期抗凝血药治疗、药物依从性不足，以及老年人。$^{60}$Co 产生多束光子能量，这些光束通过 4mm 的准直器开口聚焦，这种电离辐射产生自由基。γ 射线和自由基都会破坏组织并使 DNA 突变，从而在靶点引起坏死[100, 101]。无须使用切口和骨孔即可完成毁损，也无须剃头。

与射频毁损相同，患者应进行严格的术前筛查和手术准备，运动障碍病多学科小组还应包括肿瘤放射学家和医学物理学家。首先将患者的头部固定在立体定向框架中，然后获得高分辨率的 MRI，随后将其加载到带有剂量规划

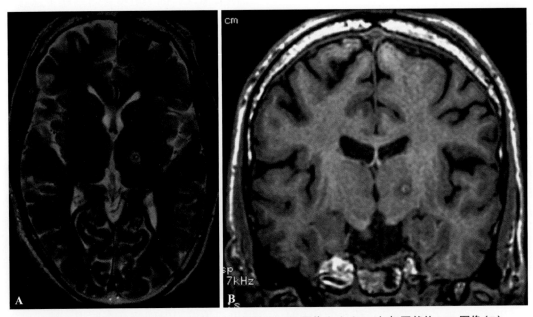

▲ 图 19-4　丘脑射频毁损 24h 后的 T$_2$ 加权轴位 MR 图像（A）和 T$_1$ 加权冠状位 MR 图像（B）；注意毁损的位置正好位于内囊的内侧，并延伸至连合线平面下方 1mm

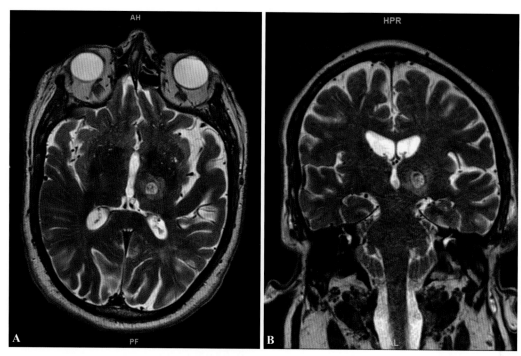

▲ 图 19-5　丘脑 FUS 毁损后 24h 的轴位（A）和冠状位（B）T₂ 加权 MR 图像薄扫

软件的计算机上。个体剂量由神经外科医生、肿瘤放射学家和医学物理学家共同确定，在苍白球毁损中为 120～180Gy，在丘脑毁损中为 120～160Gy。出院后几个月，当可以看到 GK 影像结果时进行影像随访[91, 92]。

## 七、手术效果

### （一）临床效果

#### 1. 苍白球切开术

已在众多回顾性病例系列、多项前瞻性非对照试验及一些随机对照双盲临床试验中评估了苍白球切开术[102, 103]。Alkhani 等总结了 1992—1999 年在 12 个国家 / 地区的 40 个中心接受了苍白球射频毁损术的近 2000 名 PD 患者的结果。在 1959 年的 263 名患者中，记录了术前和术后对侧异动症评分，平均评分从 2.2±0.6 到 0.71±0.45，改善了 67.7%，并在 6 个月（94 名评估者中的 73.5%）和 12 个月（71 名评

估患者中的 86.4%）持续改善[63]。在关期，患侧的对侧肢体的僵直、震颤和运动迟缓也明显改善，同侧症状也有所改变。开期的变化不太明显[26, 78]。在关期，不仅症状缓解更好，而且患者报告的每日关期时间减少[65, 95]。对步态的影响有争议，因为有些患者描述步态有所改善或保持不变，另一些患者则主诉步态恶化和姿势不稳[104, 105]。术前中度和重度构音困难的患者语言功能障碍加重，而轻度构音困难的患者在进行苍白球毁损术后有可能有益于语言能力改善[106]。

#### 2. 丘脑切开术

大多数患者实现了完全或接近完全的肢体震颤停止，对运动迟缓、步态或执行功能几乎没有影响[107, 108]。持续性震颤缓解仍然是一个有争议的话题，因为一些患者报告了 10 年来的持续获益，而另一些患者与术前功能基线相比则持续下降。尽管关于丘脑毁损获益的时间长度仍在争议，但确实存在共识，即丘脑毁损不会改变疾病进程[109]。一些病例报道毁损对侧

的肌僵直得到了持续改善。但是，肌僵直的最佳改善发生在丘脑 VOP 毁损[59]。丘脑毁损对左旋多巴引起的异动症的影响最初是有争议的，一些早期的报道证实毁损阻止了异动症的进展，而另一些报道显示异动症无改变[110]。似乎异动症的总体减轻是手术后每日左旋多巴需求减少的结果。此外，腹嘴前核和后核被发现是减轻异动症的更合适毁损靶点[111]。

### 3. MRI 引导的聚焦超声毁损

尽管尚未发表有关 MRgFUS 苍白球毁损的病例报道，但早期结果显示在最初的 6 个月中与苍白球射频毁损有类似的效果，改善了开和关期运动评分，减少了左旋多巴引起的异动症[84, 112]。MRgFUS VIM 丘脑毁损已被更严格的研究，显示可显著改善难治性震颤为主 PD 患者的震颤[85]，震颤的减轻可以增强日常生活活动的能力，从而显著改善生活质量[113, 114]。

### 4. 伽马刀毁损

Elaimy 等总结了 14 篇总计 79 例接受 GK 苍白球毁损的患者和 477 例接受 GK 丘脑毁损的运动障碍病患者的文章。由于围绕手术有效性和安全性的争议，患者很少接受 GK 苍白球毁损，运动迟缓、僵直和异动症的改善范围为 0%～87%。最小病例报道中的 4 例患者均没有疗效；中型报道 18 例中只有 33% 的患者症状改善；对 28 例和 29 例患者的 2 项较大的研究报道显示，64.3%～65.5% 患者运动迟缓 / 肌僵直改善，85.7%～88.6% 的患者异动症减轻。据报道，在 455 例原发性震颤、PD 和多发性硬化症患者中，用 GK 丘脑毁损治疗震颤，80%～100% 患者震颤改善，症状改善起始时间为 1 周至 1 年[92]。

### 5. 丘脑底核切开术

丘脑底核切开术可使对侧震颤缓解，开期和关期状态下双侧运动迟缓和僵直得到改善，冻结、姿势稳定性和面部表情均得到改善。与苍白球切开术和丘脑切开术相比，丘脑底核切开术显著减少了药物需求，从而减缓了药物引起的异动症的发展，减少了致残性[28, 86]。双侧毁损显示双侧肢体震颤、运动迟缓和僵直评分都有更大的改善[29]。

## （二）并发症

### 1. 苍白球切开术

Alkhani 和 Lozano 对 1564 例苍白球切开术患者的系统评价提供了最全面的不良事件分析。出血是苍白球射频毁损最严重的并发症，发生率为 1.7%，死亡率为 0.4%。显然，在 MER 监测下，出血更常见，总体并发症发生率为 23.1%，永久并发症发生率为 14.3%。常见的并发症包括：①肢体无力发生率为 5.3%，2.2% 持续存在；②语言障碍（构音困难、发音过弱）发生率为 4.5%，2.9% 持续存在；③视野缺损发生率为 2%，1.5% 持续存在[63]。尽管老年人更容易出现短暂的术后意识混乱或嗜睡，但大多数患者并未出现明显的认知或精神障碍[64, 115]。有几项研究表明，认知、记忆和执行功能一过性轻度改变。左侧毁损可能会降低语言流畅性或额叶功能，而右侧毁损可能会改善额叶功能[116, 117]。

### 2. 丘脑切开术

与苍白球切开术一样，死亡率很低（0.4%～9%），颅内出血是最常见的丘脑毁损并发症，发生率为 1.5%～6%，同样在 MER 监测下更常见[118]。患者报告有构音障碍、发音过弱、吞咽困难或失语，只有一部分报告了持续并发症，只有小部分报告不良反应所致残疾[119]。早期临床病例曾报道无力或偏瘫，发生率为 1.7%～26%，但是现代立体定向技术已降低了其发生率，并且大多数情况下无须进一步治疗即可缓解[15, 111]。患者还报告了一过性口周或四肢感觉异常和麻木感[120]。丘脑切开术似乎有一定的认知功能下降，即语言流畅性下降和轻微记忆障碍，但是一些患者的词语记忆得到改善[121, 122]。罕见的并发症包括感染、丘脑痛综合征、淡漠、吞咽困难、流涎、眼睑痉挛、肌张力障碍、共济失调、过度运动和肌张力低下[111]。

### 3. MRI 引导的聚焦超声毁损

与其他神经外科手术相比，MRgFUS 的无创技术具有重大的优势，即降低了严重并发症的发生率。尽管需进行更大宗的试验才能证实 MRgFUS 丘脑毁损临床疗效，但目前研究的结果对 PD 中 MRgFUS 并发症发生率已有所了解。在早期试验中，内囊加热引起轻度偏瘫，最终改善至接近基线。多数不良反应是一过性和轻微的，包括持续性轻度共济失调（5%）、口面部感觉异常（27%）、手指感觉异常（5%）和一过性共济失调（35%），绝大多数术后 12 个月缓解。头痛（65%）和头晕 / 眩晕（42%）仅在手术过程中发生，并且在卸下 MRI 套件后即可完全消失[85]。其他几种次要并发症的发生率也较低，包括恶心、骨钉部位不适、味觉障碍、异动症、主观语言障碍、焦虑、疲劳、体重增加、短暂性高血压、面部不对称和轻微冲动[83, 86]。

### 4. 伽马刀毁损

在苍白球和丘脑 GK 毁损中，多种多样且不可预测的副作用以与临床获益相同的延迟方式发生，报道的发生率为 0.4%～50%。苍白球 GK 毁损中，较大的研究对 28 例和 29 例患者进行报道，并发症发生率为 3.4%～3.6%，中等研究的 18 例患者报道了 50% 的并发症发生率，最小研究的 4 例患者中并发症的发生率为 25%。并发症包括视野缺损、吞咽困难、构音困难、偏瘫、偏身麻木、痴呆和精神病。在 9 项关于丘脑 GK 毁损的研究中，并发症发生率为 0%～16.7%，尽管有一项研究报道并发症的

发生率为 46.7%。并发症包括出血、水肿、偏瘫、感觉和运动障碍、构音障碍、吞咽困难和平衡失调[92]。有两个假设推测苍白球 GK 毁损并发症发生率高于丘脑 GK 毁损的原因：苍白球穿支动脉下游供血效应比丘脑更多样化，并且铁沉积随着年龄的增长而积聚在苍白球中，金属产物的浓度增加，易成为自由基催化剂，从而导致更易受损[91, 123]。

### 5. 丘脑底核切开术

丘脑底核切开术可使对侧震颤缓解，开期和关期状态下双侧运动迟缓和僵直减轻，冻结、姿势稳定性和面部表情改善。与苍白球切开术和丘脑切开术相比，丘脑底核切开术显著减少了药物需求，减缓了药物引起的异动症的进展，从而减少了致残性[28, 86]。双侧毁损显示双侧肢体的震颤、运动迟缓和僵直评分都有较大改善[29]。

一项针对 10 例患者的研究报道了单侧 MRgFUS 丘脑底核毁损的结果，毁损靶点为连合中点后 3mm，旁开 12mm，连合线下 4mm。结果表明，在开始的 6 个月中，偏身肌僵直、运动困难和震颤的运动评分在关期改善了 53%，在开期改善 47%。并发症包括异动症、语言障碍、焦虑、体重增加、步态共济失调、骨钉部位疼痛、短暂性高血压、面部不对称和冲动[86]。一项小病例系列研究报道 13 例患者以苍白球丘脑束为靶点，与射频毁损疗效相似，不良反应的风险降低，总体运动评分改善了 60.9%，没有术后神经系统并发症[124]。

## 八、结论

对于早期对左旋多巴治疗有反应的帕金森病患者，之后症状控制不佳或左旋多巴引起异动症时，射频毁损已被确定为一种有效且安全的手术选择。苍白球切开术可缓解震颤、运动

迟缓、肌僵直和异动症，并具有以下风险：无
力、语言改变和视野缺损。丘脑切开术可使震
颤几乎完全停止，并有感觉异常、无力和构音
障碍的风险。GK 也被证实是一种有效地进行
毁损的方式，尽管以延迟的方式有效地产生了

毁损，但不良反应的可预测性较低，尤其是在
苍白球毁损后。尽管需要对 MRgFUS 毁损进行
更长期、更大规模的研究，但这种新的无创技
术的初步经验表明，它在功能神经外科中具有
重要作用。

## 参考文献

[1] Parkinson J. An essay on the shaking palsy. J Neuropsychiatry Clin Neurosci. 2002;14(2):223–36.

[2] Duker AP, Espay AJ. Surgical treatment of Parkinson disease: past, present, and future. Neurol Clin. 2013;31(3):799–808.

[3] Bucy PC, Case TJ. Tremor: physiologic mechanism and abolition by surgical means. Arch Neurol Psychiatr. 1939;41(4):721–46.

[4] Walker AE. Cerebral pedunculotomy for the relief of involuntary movements: II. Parkinsonian tremor. J Nerv Ment Dis. 1952;116(6):766–75.

[5] Baltuch GH, Stern MB, editors. Deep brain stimulation for Parkinson's disease. Boca Raton: CRC Press; 2007.

[6] Putnam TJ. Relief from unilateral paralysis agitans by section of the pyramidal tract. Arch Neurol. 1938;40:1049–50.

[7] Oliver L. Surgery in Parkinson's disease division of lateral pyramidal tract for tremor. Lancet. 1949;253(6561):910–3.

[8] Puusepp L. Cordotomia posterior lateralis (fasc. Burdachi) on account of trembling and hypertonia of the muscles in the hand. Folia Neuropath Estonia. 1930;10:62–4.

[9] Gardner WJ, Williams GH. Interruption of the sympathetic nerve supply to the brain—effect on Parkinson's syndrome. Arch Neurol Psychiatr. 1949;61(4):413–21.

[10] Cooper IS. Ligation of the anterior choroidal artery for involuntary movements-parkinsonism. Psychiatry Q. 1953;27(1–4):317–9.

[11] Cooper IS. Surgical alleviation of parkinsonism: effects of occlusion of the anterior choroidal artery. J Am Geriatr Soc. 1954;2(11):691–718.

[12] Meyers R. Surgical procedure for postencephalitic tremor, with notes on the physiology of premotor fibers. Arch Neurol Psychiatr. 1940;44:455–9.

[13] Meyers R. Surgical experiments in the therapy of certain 'extrapyramidal' diseases: a current evaluation. Acta Psychiatr Neurol Suppl. 1951;67:1–42.

[14] Spiegel EA, Wycis HT, Marks M, Lee AJ. Stereotaxic apparatus for operations on the human brain. Science. 1947;106(2754):349–50.

[15] Waltz JM, Riklan M, Stellar S, Cooper IS. Cryothalamectomy for Parkinson's disease a statistical analysis. Neurology. 1966;16(10):994.

[16] Obrador S. A simplified neurosurgical technique for approaching and damaging the region of the globus pallidus in Parkinson's disease. J Neurol Neurosurg Psychiatry. 1957;20(1):47.

[17] Fry WJ, Meyers R. Ultrasonic method of modifying brain structures. Stereotact Funct Neurosurg. 1962;22(3–5):315–27.

[18] Cooper IS, Bravo G. Chemopallidectomy and chemothalamectomy. J Neurosurg. 1958;15(3):244–50.

[19] Guridi J, Lozano AM. A brief history of pallidotomy. Neurosurgery. 1997;41(5):1169–83.

[20] Cooper IS. Surgical treatment of parkinsonism. Annu Rev Med. 1965;16(1):309–30.

[21] Narabayashi H. Parkinsonian tremor and nucleus ventralis intermedius of the human thalamus. Prog Clin Neurophysiol. 1978;5:165–72.

[22] Bertrand CMA. Pneumotaxic technique for producing localized cerebral lesions: and its use in the treatment of Parkinson's disease. J Neurosurg. 1958;15(3):251–64.

[23] Speelman JD, Bosch DA. Resurgence of functional neurosurgery for Parkinson's disease: a historical perspective. Mov Disord. 1998;13(3):582–8.

[24] Marsden CD, Parkes JD. Success and problems of long-term levodopa therapy in Parkinson's disease. Lancet. 1977;309(8007):345–9.

[25] Laitinen LV, Bergenheim AT, Hariz MI. Ventroposterolateral pallidotomy can abolish all parkinsonian symptoms. Stereotact Funct Neurosurg. 1992;58(1–4):14–21.

[26] Laitinen LV. Pallidotomy for Parkinson's disease. Neurosurg Clin. 1995;6(1):105–12.

[27] Merello M, Starkstein S, Nouzeilles MI, Kuzis G, Leiguarda R. Bilateral pallidotomy for treatment of Parkinson's disease induced corticobulbar syndrome and psychic akinesia avoidable by globus pallidus lesion combined with contralateral stimulation. J Neurol Neurosurg Psychiatry. 2001;71(5):611–4.

[28] Obeso JA, Alvarez LM, Macias RJ, Guridi J, Teijeiro J, Juncos JL, Rodriguez MC, Ramos E, Linazasoro GJ, Gorospe A, DeLong MR. Lesion of the subthalamic nucleus (STN) in Parkinson's disease (PD). Neurology. 1997;48(3):12003.

[29] Heywood P, Gill SS. Bilateral dorsolateral subthalamotomy for advanced Parkinson's disease. Lancet. 1997;350(9086):1224.

[30] Kleiner-Fisman G, Herzog J, Fisman DN, Tamma F, Lyons KE, Pahwa R, Lang AE, Deuschl G. Subthalamic nucleus deep brain stimulation: summary and meta-analysis of outcomes. Mov Disord. 2006;21(S14):S290–304.

[31] Tomaszewski KJ, Holloway RG. Deep brain stimulation in the treatment of Parkinson's disease a cost effectiveness analysis. Neurology. 2001;57(4):663–71.

[32] Higuchi Y, Matsuda S, Serizawa T. Gamma knife radiosurgery in movement disorders: indications and limitations. Mov Disord. 2017;32(1):28–35.

[33] Christian E, Yu C, Apuzzo ML. Focused ultrasound: relevant history and prospects for the addition of mechanical energy to the neurosurgical armamentarium. World Neurosurg. 2014;82(3–4):354–65.

[34] Lozano CS, Tam J, Lozano AM. The changing landscape of surgery for Parkinson's disease. Mov Disord. 2018;33(1):36–47.

[35] Ahlskog JE, Muenter MD. Frequency of levodoparelated dyskinesias and motor fluctuations as estimated from the cumulative literature. Mov Disord. 2001;16(3):448–58.

[36] Alexander GE, DeLong MR, Strick PL. Parallel organization of functionally segregated circuits linking basal ganglia and cortex. Annu Rev Neurosci. 1986;9(1):357–81.

[37] Alexander GE, Crutcher MD. Functional architecture of basal ganglia circuits: neural substrates of parallel processing. Trends Neurosci. 1990;13(7):266–71.

[38] Smith Y, Bevan MD, Shink E, Bolam JP. Microcircuitry of the direct and indirect pathways of the basal ganglia. Neuroscience. 1998;86(2):353–87.

[39] Crossman AR. Functional anatomy of movement disorders. J Anat. 2000;196(4):519–25.

[40] Obeso JA, Rodriguez-Oroz MC, Rodriguez M, Lanciego JL, Artieda J, Gonzalo N, Olanow CW. Pathophysiology of the basal ganglia in Parkinson's disease. Trends Neurosci. 2000;23:S8–19.

[41] Miller WC, DeLong MR. Parkinsonian symptomatology an anatomical and physiological analysis. Ann N Y Acad Sci. 1988;515(1):287–302.

[42] Jasper HH. Thalamic units involved in somaticsensa tion and voluntary and involuntary movements in man. Thalamus. 1966;365–90.

[43] Deuschl G, Raethjen J, Baron R, Lindemann M, Wilms H, Krack P. The pathophysiology of parkinsonian tremor: a review. J Neurol. 2000;247(5):V33–48.

[44] Eidelberg D, Moeller JR, Ishikawa T, Dhawan V, Spetsieris P, Silbersweig D, Stern E, Woods RP, Fazzini E, Dogali M, Beric A. Regional metabolic correlates of surgical outcomes following unilateral pallidotomy for parkinson's disease. Ann Neurol. 1996;39(4):450–9.

[45] Henselmans JM, de Jong BM, Pruim J, Staal MJ, Rutgers AW, Haaxma R. Acute effects of thalamotomy and pallidotomy on regional cerebral metabolism, evaluated by PET. Clin Neurol Neurosurg. 2000;102(2):84–90.

[46] Boecker H, Wills AJ, Ceballos-Baumann A, Samuel M, Thomas DG, Marsden CD, Brooks DJ. Stereotactic thalamotomy in tremor-dominant Parkinson's disease: an H215O PET motor activation study. Ann Neurol. 1997;41(1):108–11.

[47] Bergman H, Wichmann T, DeLong MR. Reversal of experimental parkinsonism by lesions of the subthalamic nucleus. Science. 1990;249(4975):1436–8.

[48] Aziz TZ, Peggs D, Sambrook MA, Crossman AR. Lesion of the subthalamic nucleus for the alleviation of 1–methyl-4–phenyl-1, 2, 3, 6–tetrahydropyridine (MPTP)–induced parkinsonism in the primate. Mov Disord. 1991;6(4):288–92.

[49] Su PC, Ma Y, Fukuda M, Mentis MJ, Tseng HM, Yen RF, Liu HM, Moeller JR, Eidelberg D. Metabolic changes following subthalamotomy for advanced Parkinson's disease. Ann Neurol. 2001;50(4):514–20.

[50] Trošt M, Su PC, Barnes A, Su SL, Yen RF, Tseng HM, Ma Y, Eidelberg D. Evolving metabolic changes during the first postoperative year after subthalamotomy. J Neurosurg. 2003;99(5):872–8.

[51] Kumar R, Lozano AM, Montgomery E, Lang AE. Pallidotomy and deep brain stimulation of the pallidum and subthalamic nucleus in advanced Parkinson's disease. Mov Disord. 1998;13:73–82.

[52] Blomstedt P, Hariz GM, Hariz MI. Pallidotomy versus pallidal stimulation. Parkinsonism Relat Disord. 2006;12(5):296–301.

[53] Tasker RR. Deep brain stimulation is preferable to thalamotomy for tremor suppression. Surg Neurol. 1998;49(2):145–53.

[54] Blomstedt P, Hariz MI. Are complications less common in deep brain stimulation than in ablative procedures for movement disorders? Stereotact Funct Neurosurg. 2006;84(2–3):72–81.

[55] Gross RE. What happened to posteroventral pallidotomy for Parkinson's disease and dystonia? Neurotherapeutics. 2008;5(2):281–93.

[56] McIntosh E, Gray A, Aziz T. Estimating the costs of surgical innovations: the case for subthalamic nucleus stimulation in the treatment of advanced Parkinson's disease. Mov Disord. 2003;18(9):993–9.

[57] Hariz MI. Complications of deep brain stimulation surgery. Mov Disord. 2002;17(S3):S162–6.

[58] Oh MY, Abosch A, Kim SH, Lang AE, Lozano AM. Long-term hardware-related complications of deep brain stimulation. Neurosurgery. 2002;50(6):1268–76.

[59] Lokuketagoda J, Gross R. Thalamotomy and pallidotomy. In: Jandial R, McCormick P, Black PM, editors. Core techniques in operative neurosurgery E-book: expert consult-online. Amsterdam: Elsevier Health Sciences; 2011. p. 290–300.

[60] Hooper AK, Okun MS, Foote KD, Fernandez HH, Jacobson C, Zeilman P, Romrell J, Rodriguez RL. Clinical cases where lesion therapy was chosen over deep brain stimulation. Stereotact Funct Neurosurg. 2008;86(3):147–52.

[61] Alterman RL, Kelly P, Sterio D, Fazzini E, Eidelberg D, Perrine K, Beric A. Selection criteria for unilateral posteroventral pallidotomy. In: Advances in stereotactic and functional neurosurgery 12. Vienna: Springer; 1997. p. 18–23.

[62] Alterman RL, Kelly PJ. Pallidotomy technique and results: the New York University experience. Neurosurg Clin N Am. 1998;9(2):337–44.

[63] Tasker RR, Siqueira J, Hawrylyshyn P, Organ LW. What happened to VIM thalamotomy for Parkinson's disease? Stereotact Funct Neurosurg. 1983;46(1–4):68–83.

[64] Bronstein JM, DeSalles A, DeLong MR. Stereotactic pallidotomy in the treatment of Parkinson disease: an expert opinion. Arch Neurol. 1999;56(9):1064–9.

[65] Alomar S, King NK, Tam J, Bari AA, Hamani C, Lozano AM. Speech and language adverse effects after thalamotomy and deep brain stimulation in patients with movement disorders: a meta-analysis. Mov Disord. 2017;32(1):53–63.

[66] Uitti RJ, Wharen RE Jr, Duffy JR, Lucas JA, Schneider SL, Rippeth JD, Wszolek ZK, Obwegeser AA, Turk MF,

Atkinson EJ. Unilateral pallidotomy for Parkinson's disease: speech, motor, and neuropsychological outcome measurements. Parkinsonism Relat Disord. 2000;6(3):133–43.

[67] Alkhani A, Lozano AM. Pallidotomy for Parkinson disease: a review of contemporary literature. J Neurosurg. 2001;94(1):43–9.

[68] Van Horn G, Hassenbusch SJ, Zouridakis G, Mullani NA, Wilde MC, Papanicolaou AC. Pallidotomy: a comparison of responders and nonresponders. Neurosurgery. 2001;48(2):263–73.

[69] Iacono RP, Shima F, Lonser RR, Kuniyoshi S, Maeda G, Yamada S. The results, indications, and physiology of posteroventral pallidotomy for patients with Parkinson's disease. Neurosurgery. 1995;36(6):1118–25.

[70] Lozano AM, Lang AE. Pallidotomy for Parkinson's disease. Neurosurg Clin N Am. 1998;9(2):325–36.

[71] De Bie RM, Schuurman PR, Esselink RA, Bosch DA, Speelman JD. Bilateral pallidotomy in Parkinson's disease: a retrospective study. Mov Disord. 2002;17(3):533–8.

[72] Counihan TJ, Shinobu LA, Eskandar EN, Cosgrove GR, Penney JB Jr. Outcomes following staged bilateral pallidotomy in advanced Parkinson's disease. Neurology. 2001;56(6):799–802.

[73] Tasker RR. Thalamotomy. Neurosurg Clin N Am. 1990;1(4):841–64.

[74] Narabayashi HI, Yokochi FU, Nakajima YA. Levodopa-induced dyskinesia and thalamotomy. J Neurol Neurosurg Psychiatry. 1984;47(8):831–9.

[75] Matsumoto K, Asano T, Baba T, Miyamoto T, Ohmoto T. Long-term follow-up results of bilateral thalamotomy for parkinsonism. Stereotact Funct Neurosurg. 1976;39(3–4):257–60.

[76] Hallett M, Litvan I. Evaluation of surgery for Parkinson's disease: a report of the Therapeutics and Technology Assessment Subcommittee of the American Academy of Neurology. Neurology. 1999;53(9):1910.

[77] Vidaković A, Dragasević N, Kostić VS. Hemiballism: report of 25 cases. J Neurol Neurosurg Psychiatry. 1994;57(8):945–9.

[78] Yamada A, Takeuchi H, Miki H. Unilateral abolition of parkinsonian rigidity after subthalamic nucleus hemorrhage. Clin Neurol. 1992;32(8):887–9.

[79] Patel NK, Heywood P, O'Sullivan K, McCarter R, Love S, Gill SS. Unilateral subthalamotomy in the treatment of Parkinson's disease. Brain. 2003;126(5):1136–45.

[80] Gross RE, Stern MA, Lazarus JT. Ablative procedures for Parkinson's disease. In: Winn HR, editor. Youmans neurological surgery E-book. Amsterdam: Elsevier Health Sciences; 2011. p. 610–8.

[81] Walter BL, Vitek JL. Surgical treatment for Parkinson's disease. Lancet Neurol. 2004;3(12):719–28.

[82] See AA, King NK. Improving surgical outcome using diffusion tensor imaging techniques in deep brain stimulation. Front Surg. 2017;4:54.

[83] Eskandar EN, Shinobu LA, Penney JB, Cosgrove GR, Counihan TJ. Stereotactic pallidotomy performed without using microelectrode guidance in patients with Parkinson's disease: surgical technique and 2–year results. J Neurosurg. 2000;92(3):375–83.

[84] Laitinen LV, Bergenheim AT, Hariz MI. Leksell's posteroventral pallidotomy in the treatment of Parkinson's disease. J Neurosurg. 1992;76(1):53–61.

[85] Tasker RR, Yamashiro K, Lenz F, Dostrovsky JO. Thalamotomy for Parkinson's disease: microelectrode technique. In: Modern stereotactic neurosur gery. Boston: Springer; 1988. p. 297–314.

[86] Alvarez L, Macias R, Guridi J, Lopez G, Alvarez E, Maragoto C, Teijeiro J, Torres A, Pavon N, Rodriguez-Oroz MC, Ochoa L. Dorsal subthalamotomy for Parkinson's disease. Mov Disord. 2001;16(1):72–8.

[87] Rodriguez-Rojas R, Carballo-Barreda M, Alvarez L, Guridi J, Pavon N, Garcia-Maeso I, Macías R, Rodriguez-Oroz MC, Obeso JA. Subthalamotomy for Parkinson's disease: clinical outcome and topography of lesions. J Neurol Neurosurg Psychiatry. 2018;89(6):572–8.

[88] Lozano A, Hutchison W, Kiss Z, et al. Methods for microelectrode-guided posteroventral pallidotomy. J Neurosurg. 1996;84(2):194–202. 153.

[89] Fry WJ. Use of intense ultrasound in neurological research. Am J Phys Med. 1958;37(3):143–7.

[90] Schlesinger I, Sinai A, Zaaroor M. MRI-guided focused ultrasound in Parkinson's disease: a review. Parkinson's Dis. 2017;2017:8124624.

[91] Na YC, Chang WS, Jung HH, Kweon EJ, Chang JW. Unilateral magnetic resonance–guided focused ultrasound pallidotomy for Parkinson disease. Neurology. 2015;85(6):549–51.

[92] Bond AE, Shah BB, Huss DS, Dallapiazza RF, Warren A, Harrison MB, Sperling SA, Wang XQ, Gwinn R, Witt J, Ro S. Safety and efficacy of focused ultrasound thalamotomy for patients with medication-refractory, tremor-dominant Parkinson disease: a randomized clinical trial. JAMA Neurol. 2017;74(12):1412–8.

[93] Martínez-Fernández R, Rodríguez-Rojas R, del Álamo M, Hernández-Fernández F, Pineda-Pardo JA, Dileone M, Alonso-Frech F, Foffani G, Obeso I, Gasca-Salas C, de Luis-Pastor E. Focused ultrasound subthalamotomy in patients with asymmetric Parkinson's disease: a pilot study. Lancet Neurol. 2018;17(1):54–63.

[94] Sapareto SA, Dewey WC. Thermal dose determination in cancer therapy. Int J Radiat Oncol Biol Phys. 1984;10(6):787–800.

[95] Chung AH, Jolesz FA, Hynynen K. Thermal dosimetry of a focused ultrasound beam in vivo by magnetic resonance imaging. Med Phys. 1999;26(9):2017–26.

[96] Chang WS, Jung HH, Zadicario E, Rachmilevitch I, Tlusty T, Vitek S, Chang JW. Factors associated with successful magnetic resonance-guided focused ultrasound treatment: efficiency of acoustic energy delivery through the skull. J Neurosurg. 2016;124(2):411–6.

[97] Zaaroor M, Sinai A, Goldsher D, Eran A, Nassar M, Schlesinger I. Magnetic resonance–guided focused ultrasound thalamotomy for tremor: a report of 30 Parkinson's disease and essential tremor cases. J Neurosurg. 2018;128(1):202–10.

[98] Duma CM. Movement disorder radiosurgery–planning, physics and complication avoidance. In: Radiosurgery and pathological fundamentals, vol. 20. Basel: Karger Publishers; 2007. p. 249–66.

[99] Elaimy AL, Arthurs BJ, Lamoreaux WT, Demakas JJ, Mackay AR, Fairbanks RK, Greeley DR, Cooke BS, Lee

CM. Gamma knife radiosurgery for movement disorders: a concise review of the literature. World J Surg Oncol. 2010;8(1):61.

[100] Wu A, Lindner G, Maitz AH, Kalend AM, Lunsford LD, Flickinger JC, Bloomer WD. Physics of gamma knife approach on convergent beams in stereotactic radiosurgery. Int J Radiat Oncol Biol Phys. 1990;18(4):941–9.

[101] Ganz J. Gamma knife neurosurgery. New York: Springer Science & Business Media; 2010.

[102] Merello M, Nouzeilles MI, Cammarota A, Betti O, Leiguarda R. Comparison of 1-year follow-up evaluations of patients with indication for pallidotomy who did not undergo surgery versus patients with Parkinson's disease who did undergo pallidotomy: a case control study. Neurosurgery. 1999;44(3):461–7.

[103] de Bie RM, de Haan RJ, Nijssen PC, Rutgers AW, Beute GN, Bosch DA, Haaxma R, Schmand B, Schuurman PR, Staal MJ, Speelman JD. Unilateral pallidotomy in Parkinson's disease: a randomised, single-blind, multicentre trial. Lancet. 1999;354(9191):1665–9.

[104] Bastian AJ, Kelly VE, Perlmutter JS, Mink JW. Effects of pallidotomy and levodopa on walking and reaching movements in Parkinson's disease. Mov Disord. 2003;18(9):1008–17.

[105] Hagiwara N, Hashimoto T, Ikeda SI. Static balance impairment and its change after pallidotomy in Parkinson's disease. Mov Disord. 2004;19(4):437–45.

[106] Schulz GM, Greer M, Friedman W. Changes in vocal intensity in Parkinson's disease following pallidotomy surgery. J Voice. 2000;14(4):589–606.

[107] Narabayashi H, Maeda T, Yokochi F. Long-term follow-up study of nucleus ventralis intermedius and ventrolateralis thalamotomy using a microelectrode technique in parkinsonism. Stereotact Funct Neurosurg. 1987;50(1–6):330–7.

[108] Kelly PJ, Gillingham FJ. The long-term results of stereotaxic surgery and L-dopa therapy in patients with Parkinson's disease: a 10-year follow-up study. J Neurosurg. 1980;53(3):332–7.

[109] Diederich N, Goetz CG, Stebbins GT, Klawans HL, Nittner K, Koulosakis A, Sanker P, Sturm V. Blinded evaluation confirms long-term asymmetric effect of unilateral thalamotomy or subthalamotomy on tremor in Parkinson's disease. Neurology. 1992;42(7):1311.

[110] Cardoso F, Jankovic J, Grossman RG, Hamilton WJ. Outcome after stereotactic thalamotomy for dystonia and hemiballismus. Neurosurgery. 1995;36(3):501–8.

[111] Guridi J, Obeso JA, Rodriguez-Oroz MC, Lozano AM, Manrique M. L-dopa-induced dyskinesia and stereotactic surgery for Parkinson's disease. Neurosurgery. 2008;62(2):311–25.

[112] Chang JW. Magnetic resonance guided focused ultrasound pallidotomy for Parkinson's disease. J Ther Ultrasound. 2015;3(S1):O5.

[113] Schlesinger I. MRI guided focused ultrasound thalamotomy for moderate-to-severe tremor in Parkinson's disease. Parkinson's Dis. 2015;2015:219149.

[114] Sperling SA, Shah BB, Barrett MJ, Bond AE, Huss DS, Mejia JA, Elias WJ. Focused ultrasound thalamotomy in Parkinson disease: nonmotor outcomes and quality of life. Neurology. 2018;91(14):e1275–84.

[115] Lozano AM, Lang AE, Galvez-Jimenez N, Miyasaki J, Duff J, Hutchison WD, Dostrovsky JO. Effect of GPi pallidotomy on motor function in Parkinson's disease. Lancet. 1995;346(8987):1383–7.

[116] Demakis GJ, Mercury MG, Sweet JJ, Rezak M, Eller T, Vergenz S. Motor and cognitive sequelae of unilateral pallidotomy in intractable Parkinson's disease: electronic measurement of motor steadiness is a useful outcome measure. J Clin Exp Neuropsychol. 2002;24(5):655–63.

[117] Lacritz LH, Cullum CM, Frol AB, Dewey RB Jr, Giller CA. Neuropsychological outcome following unilateral stereotactic pallidotomy in intractable Parkinson's disease. Brain Cogn. 2000;42(3):364–78.

[118] Louw DF, Burchiel KJ. Ablative therapy for movement disorders: complications in the treatment of movement disorders. Neurosurg Clin N Am. 1998;9(2):367–74.

[119] Bell DS. Speech functions of the thalamus inferred from the effects of thalamotomy. Brain. 1968;91(4):619–38.

[120] Wester K, Hauglie-Hanssen E. Stereotaxic thalamotomy—experiences from the levodopa era. J Neurol Neurosurg Psychiatry. 1990;53(5):427–30.

[121] Rossitch E Jr, Zeidman SM, Nashold BS Jr, Horner J, Walker J, Osborne D, Bullard DE. Evaluation of memory and language function pre-and postthalamotomy with an attempt to define those patients at risk for postoperative dysfunction. Surg Neurol. 1988;29(1):11–6.

[122] Hugdahl K, Wester K. Neurocognitive correlates of stereotactic thalamotomy and thalamic stimulation in parkinsonian patients. Brain Cogn. 2000;42(2):231–52.

[123] Duma CM, Deane J. The treatment of movement disorders using gamma knife stereotactic radiosurgery. Neurosurg Clin N Am. 1999;10(2):379–89.

[124] Magara A, Bühler R, Moser D, Kowalski M, Pourtehrani P, Jeanmonod D. First experience with MR-guided focused ultrasound in the treatment of Parkinson's disease. J Ther Ultrasound. 2014;2(1):11.

# 第 20 章　原发性震颤：脑深部电刺激
## Essential Tremor: Deep Brain Stimulation

Adela Wu　Casey Halpern　著

付维亮　译

陶　蔚　校

## 一、概述

原发性震颤（essential tremor，ET）是最常见的成人运动障碍病，也是最广为人知的神经系统疾病之一，影响全球近 1% 的人口，其特征通常是不同频率的腿部、头部和声音的姿势性和（或）运动性震颤[1]。这些症状造成运动功能和生活质量明显下降，给患者带来极大的困扰[2-4]。自丘脑切开术治疗 ET 以来，随着外科医生在丘脑腹中间核（VIM）植入电极以进行电刺激，越来越多的脑深部电刺激（deep brain stimulation，DBS）细节被报道。尽管其作用机制仍难以解释，但 DBS 仍被认为是可逆的"功能性手术"。FDA 于 1997 年批准了目前被认为是标准治疗之一的单侧 DBS 治疗药物难治性 ET。

## 二、患者选择

评估和筛选合适的患者对于使用 DBS 治疗 ET 至关重要。不幸的是，目前尚无关于 ET 治疗的 Ⅰ 类证据研究[5]。尽管 DBS 对于 ET 的疗效显著，但是手术之前需进行合理的药物治疗。在进行神经外科手术之前，患者可服用扑米酮、普萘洛尔，或加用二线药物（如加巴喷丁或托

吡酯）的联合治疗方案。大约 50% 的 ET 患者对药物治疗有效[6]。

一般来说 DBS 治疗有效的患者，往往是药物治疗效果不佳，及由于严重的意向性或声音震颤导致手部功能或交流能力下降的患者[7]。单侧 VIM-DBS 适用于严重的手部震颤患者，双侧 VIM-DBS 适用于有严重双侧肢体、头部、声音或轴向震颤的患者[7]。一系列随访时间为 0～8.5 年的长期研究表明，ET 患者的震颤幅度可有较高比例的改善（82%～95%）[8]。有一项研究认为年龄 > 75 岁的患者应禁止行 DBS 手术[5]，但并未被普遍接受。在许多中心，有功能减退的 75 岁以上 ET 患者仍可进行 DBS 手术。

尽管 VIM-DBS 对 ET 的效果极佳，但某些患者可对治疗产生耐受性[9]。疗效减退可由多种原因造成，包括 DBS 固有的局限性或患者的原因。Merchant 等发现有意向性或近端肢体姿势性震颤的患者对 DBS 表现出早期耐受性[9]。这些患者最终表现出包括持续性共济失调和构音障碍的全小脑综合征，这可能会降低整体疗效和患者满意度。此外，在 DBS 植入前表现出轻微共济失调和不协调的患者也可能产生早期耐受。

## 三、立体定向技术

通过立体定向方法精确定位 DBS 电极位置对于手术成功至关重要。借助 CT 和 MRI 进行容积成像导航可提供三维解剖学信息，且可以使用配准技术将不同的影像数据融合到一个坐标系中进行观察。无论是采用框架方法还是无框架方法，为了创建精确的坐标系统，通常使用固定的基准标记在头部建立几何阵列[10]。这些方法在本书的第一部分中进行了详细的介绍。CT、MRI，有时还有 fMRI 的影像融合可用于规划最终靶点的路径，以避免损伤复杂的皮层区域、血管和脑室。通常使用前 – 后连合（AC-PC）用作参考建立坐标，但这并未考虑丘脑和相邻的第三脑室的解剖变异[11]。弥散张量成像（DTI）和神经纤维束成像（在第 7 章中进行了详细讨论）作为 CT 和 MRI 的辅助检查，可在辅助打靶和确定精准解剖定位方面提供很大帮助[12, 13]。DISTINCT 是第一个比较传统立体定向技术与 DTI 和神经纤维束成像辅助立体定向手术的随机对照试验，其已于 2020 年完成，但最终结果在本文撰写时尚未明确[14]。

除了利用影像进行定位外，电生理学也提供了有用的靶点信息。例如单细胞记录和宏刺激是选择电极位置的精细辅助方法，尤其是当 MRI 不能区分丘脑的单独区域时[15]。另一种提高立体定向精度的方法是术中 MRI，它消除了对基准标记和电生理的需要，并可以计算出在外科医生打开硬脑膜并释放脑脊液时靶点潜在的移位[16]。其他人已尝试使用 NexFrame 系统进行术中 CT，以将电极成功植入 VIM 和 GPI 中，平均矢量误差为（1.59 ± 1.11）mm，平均偏离轨迹（1.24 ± 0.87）mm[17]。请参考第 3 章中关于术中成像在立体定向神经外科中的作用的更多论述。

一些人研究了基于震颤细胞电生理概率图

的另一种立体定向方法。通过微电极的刺激，研究人员选择了包含单个丘脑单位的区域，以 3～10Hz 的频率发放信号（连续 5～10 个），与患者的震颤的诱发相匹配[15]。此外，除了 AC-PC 平面和丘脑与内囊之间的交界外，穹隆和后联合（FX-PC）可用作前后平面的参考。结果表明，最佳刺激靶点的选择差异明显减小。

## 四、靶点

针对原发性震颤的 DBS 靶点可以有多种选择。Benabid 等引入第一个也是最常用的解剖靶点是丘脑腹中间核（VIM）[18-21]。在一项针对 ET 患者的长期随访研究中，受试者接受了 Fahn、Tolosa、Marin 震颤评分量表（FTMTRS）的评估，表明在 VIM-DBS 刺激后 1 年和 10 年随访中症状均得到改善[20]。此外，鉴于对电极精确位置及 DBS 刺激后震颤的最终改善百分比的分析确定了最佳电极位置为 VIM 的前边界[11]。

由于 DBS 存在耐受性，选择 VIM 作为靶点仍存在疑问。尽管一些长期研究表明 VIM 刺激可在至少 29～40 个月内提供持续的疗效，但许多研究报告表明，随着时间的推移，震颤的改善减少，日常生活的获益也减少[22-27]。仅使用 VIM-DBS 也难以治疗近端震颤[28]。

最近丘脑底后部（PSA）成为一个很有潜力的替代靶点[29]。Murata 等发现接受 PSA-DBS 治疗的 8 例重度 ET 患者的轴向、近端和远端震颤均有改善[30]。难治性 ET 患者在术后即刻和 1 年随访中症状的缓解明显，FTMTRS 评分改善了 80.1%[31]。

更准确地说，PSA 包括了未定带（zona incerta, ZI）尾部、丘脑前辐射和小脑丘脑束（fasciculus cerebellothalamicus, Fct）。PSA 位于 VIM 和连合间线（ICL）的腹侧。ZI 尾部在

ET 治疗中具有重要的治疗潜力。实际上，在 Murata 等的研究中，症状改善幅度较大的电极位置是在 ZI 和丘脑前辐射[30]。对 ZI 尾部 DBS 术后的 18 位患者进行了为期 4 年的随访，并在最终评估中保持阳性结果，基线 FTMTRS 评分改善了 52.4%，上肢震颤、手功能和日常生活活动也得到了改善[32]。Sandvik 等的前瞻性研究反映了 ZI 尾部 DBS 的益处，并通过测评震颤等级和生活质量量表表明手部震颤、手部功能和日常生活质量得到改善[33]。ZI 尾部 DBS 的进一步研究表明，PSA 的上部与小脑丘脑束末端有关，是震颤控制的最佳刺激靶点[34]。实际上，最近的一项随机对照试验提供了 I 类证据，表明对于 PSA 的相对较低幅度刺激与 VIM-DBS 的治疗效果至少相当[35, 36]。总体而言，PSA 提供了一个有效的新的 DBS 靶点，可显著减少震颤[37]。重要的是，可以在保留 VIM 电极的同时行 PSA 植入。

还可以为 ET 设置两个不同的 DBS 刺激靶点，以实现最大的治疗效果。一组纳入 17 例 ET 患者的研究中，同时植入双侧 VIM 和 PSA 的 4 根电极，均能实现最佳的震颤控制[38]。总体而言，该研究中有 69% 的患者震颤得到控制，伴有术后不良反应，包括步态共济失调和构音障碍[38]。

## 五、有细微差别的手术方法

植入的 DBS 电极对于 ET 的治疗效果有细微差别。尽管传统的脉宽为 60μs，在不牺牲治疗效果的同时，较短的 40μs 脉宽可以有较宽的治疗窗和较小的刺激能量需求[39]。与传统的 DBS 设置相比，通过 DBS 电极发放的方形双相脉冲可表现出对姿势性震颤、静止震颤和动作震颤更显著效果改善，并可改善持续性震颤[40, 41]。另一个有趣的应用为通过先前植入

的 DBS 电极进行热凝毁损治疗，目的是对一小部分 ET 患者进行精确的热凝毁损，以缓解 ET 症状[42-44]。

震颤的热凝毁损疗法将在第 21 章中详细论述，这里仅做简要概述。VIM 的立体定向放射外科手术（SRS）可为不适合 DBS 的难治性 ET 的患者提供一种治疗选择。国际立体定向放射外科学会建议把 130～150Gy 定为单侧 VIM 靶向治疗 ET 的有效治疗剂量[45]。在一组原发性震颤（$n=8$）、帕金森病或多发性硬化症相关震颤（$n=2$）的患者中，双侧伽马刀丘脑毁损对于大部分药物治疗失败的患者，在改善震颤和恢复功能方面有良好的效果[46]。在一项 73 例 ET 患者的研究中，患者接受中位剂量为 140Gy 的伽马刀丘脑毁损，结果显示 93.2% 的患者术后震颤立即改善，96% 的术后立即缓解的 ET 患者的长期随访中 ET 症状仍有缓解（中位随访时间：28 个月）[47]。总而言之，SRS 可使 ET 患者的震颤水平平均降低 88%[45]。

聚焦超声（focused ultrasound, FUS）是 ET 治疗的新选择。通过热消融，FUS 可瞄准与 DBS 靶点类似的解剖结构。在 MRI 引导下，FUS 定位到小脑丘脑束进行治疗，表现出良好效果和对于 ET 症状的改善[48]。在另一项研究中，18 例 ET 患者接受丘脑 FUS 毁损，在术后 1 个月和 6 个月随访时可显著减少震颤和改善生活质量[49]。治疗的不良反应可持续 3 个月，其中头痛、眩晕和步态共济失调是最常见的并发症[49]。

自 20 世纪 80 年代以来，丘脑切开术成为治疗药物难治性 ET 的选择之一[50, 51]。现在，在某些情况下，DBS 无效时，可以考虑行丘脑切开术。在一项针对 6 例 ET 患者和 1 例震颤为主的 PD 患者的研究中，这些患者 DBS 术后均出现了严重的不良反应，包括治疗效果不佳及电极位置不佳。进行补救性手术后，有 6 例

（85.7%）患者称其震颤有一定程度改善[52]。

## 六、治疗决策的临床依据

尽管 DBS 是最常用的 ET 治疗方法，但仍有多种可供选择的治疗方案，医生在评估适应证和效果等因素后选择合理的治疗方案方面发挥着重要作用。ET 治疗方案的当前临床证据来源于回顾性研究和一些临床试验。一项纵向病例研究随访了 1 名超过 12 年的 ET 患者，该患者在 1996 年行 VIM-DBS 植入，调控后震颤即刻减少，并且无长期的效果波动[53]。

DBS 作为目前的 ET 的标准治疗方法，在 1 年随访中，与丘脑射频毁损（70.6%）和 MRI 引导下的 FUS（78.3%）相比，虽然 3 种方式之间的治疗效果差异无统计学意义，DBS 的持续症状控制的百分比最高（84.2%）[54]。值得注意的是，FUS 治疗组的总体并发症发生率最低[54]。在另一项对 DBS、丘脑射频毁损、SRS 和 FUS 的系统评价显示，单侧 DBS 和 FUS 在与健康相关的生活质量或治疗效果方面，随访 1 年后没有显著差异[55]。在最近的一项 Meta 分析中，FUS 的费用远低于 DBS；与 SRS 或 DBS 相比，其在生活质量的改善程度和功能残疾的降低程度更为明显，FUS 的费用至少比放射外科手术便宜 40%[56, 57]。

## 七、结论

ET 是一种常见的运动障碍疾病，患者由于运动性和姿势性震颤而无法充分发挥功能。DBS 是目前 FDA 批准的难治性 ET 的标准治疗方法。丘脑腹中间核（VIM）的电极放置及丘脑底后部（PSA）内的新靶点刺激均依赖于立体定向技术进行精确定位。当前 ET 的神经外科治疗中的创新点主要为 MRI 引导的聚焦超声（FUS），已被证实性价比较高，且与 DBS 疗效相当。

## 参考文献

[1] Louis ED, Ferreira JJ. How common is the most common adult movement disorder? Update on the worldwide prevalence of essential tremor. Mov Disord. 2010;25(5):534–41. https://doi.org/10.1002/ mds.22838.

[2] Chandran V, Pal PK, Reddy JYC, Thennarasu K, Yadav R, Shivashankar N. Non-motor features in essential tremor. Acta Neurol Scand. 2012;125(5):332–7. https://doi.org/10.1111/j.1600–0404.2011.01573.x.

[3] Lorenz D, Poremba C, Papengut F, Schreiber S, Deuschl G. The psychosocial burden of essential tremor in an outpatient- and a community-based cohort. Eur J Neurol. 2011;18(7):972–9. https://doi.org/10.1111/j.1468–1331.2010.03295.x.

[4] Lorenz D, Schwieger D, Moises H, Deuschl G. Quality of life and personality in essential tremor patients. Mov Disord. 2006;21(8):1114–8. https://doi.org/10.1002/mds.20884.

[5] Paschen S, Deuschl G. Patient evaluation and selection for movement disorders surgery: the changing spectrum of indications. Prog Neurol Surg. 2018;33:80–93. https://doi.org/10.1159/000480910.

[6] Lyons KE, Pahwa R. Deep brain stimulation and tremor. Neurotherapeutics. 2008;5(2):331–8. https:// doi.org/10.1016/j.nurt.2008.01.004.

[7] Munhoz RP, Picillo M, Fox SH, et al. Eligibility criteria for deep brain stimulation in Parkinson's disease, tremor, and dystonia. Can J Neurol Sci. 2016;43(4):462–71. https://doi.org/10.1017/ cjn.2016.35.

[8] Deuschl G, Raethjen J, Hellriegel H, Elble R. Treatment of patients with essential tremor. Lancet Neurol. 2011;10(2):148–61. https://doi.org/10.1016/ S1474–4422(10)70322–7.

[9] Merchant SH, Kuo S-H, Qiping Y, et al. Objective predictors of "early tolerance" to ventral intermediate nucleus of thalamus deep brain stimulation in essential tremor patients. Clin Neurophysiol. 2018;129(8):1628–33. https://doi.org/10.1016/j. clinph.2018.05.012.

[10] Khan FR, Henderson JM. Deep brain stimulation surgical techniques. Handb Clin Neurol. 2013;116:27–37. https://doi.org/10.1016/ B978–0–444–53497–2.00003–6.

[11] Papavassiliou E, Rau G, Heath S, et al. Thalamic deep brain stimulation for essential tremor: relation of lead location to outcome. Neurosurgery. 2004;54(5):1120–9; discussion 1129–1130. http://www.ncbi.nlm.nih. gov/pubmed/15113466. Accessed 2 Dec 2018.

[12] Nowacki A, Schlaier J, Debove I, Pollo C. Validation of diffusion tensor imaging tractography to visualize

the dentatorubrothalamic tract for surgical planning. J Neurosurg. 2018;130:1–10. https://doi.org/10.3171/2 017.9.JNS171321.

[13] Seddighi AS, Seddighi A, Nikouei A. Deep brain nucleus targeting in Parkinson's disease and essential tremor by image guided surgery using neuronavigation system with tractography and volume of tissue of activated assessment. Hell J Nucl Med. 2017;20 Suppl:14–9. http://www.ncbi.nlm. nih.gov/ pubmed/29324910. Accessed 1 Dec 2018.

[14] Sajonz BEA, Amtage F, Reinacher PC, et al. Deep brain stimulation for tremor tractographic versus traditional (DISTINCT): study protocol of a randomized controlled feasibility trial. JMIR Res Protoc. 2016;5(4):e244. https:// doi.org/10.2196/ resprot.6885.

[15] King NKK, Krishna V, Sammartino F, et al. Anatomic targeting of the optimal location for thalamic deep brain stimulation in patients with essential tremor. World Neurosurg. 2017;107:168–74. https://doi. org/10.1016/ j.wneu.2017.07.136.

[16] Starr PA, Martin AJ, Ostrem JL, Talke P, Levesque N, Larson PS. Subthalamic nucleus deep brain stimulator placement using high-field interventional magnetic resonance imaging and a skull-mounted aiming device: technique and application accuracy. J Neurosurg. 2010;112(3):479–90. https://doi.org/10.3 171/2009.6.JNS081161.

[17] Burchiel KJ, McCartney S, Lee A, Raslan AM. Accuracy of deep brain stimulation electrode placement using intraoperative computed tomography without microelectrode recording. J Neurosurg. 2013;119(2):301–6. https://doi. org/10.3171/2013.4. JNS122324.

[18] Benabid AL, Pollak P, Louveau A, Henry S, de Rougemont J. Combined (thalamotomy and stimulation) stereotactic surgery of the VIM thalamic nucleus for bilateral Parkinson disease. Appl Neurophysiol. 1987;50(1–6):344–6. http:// www.ncbi.nlm.nih.gov/ pubmed/3329873. Accessed 1 Dec 2018.

[19] Flora ED, Perera CL, Cameron AL, Maddern GJ. Deep brain stimulation for essential tremor: a systematic review. Mov Disord. 2010;25(11):1550–9. https://doi.org/10.1002/ mds.23195.

[20] Cury RG, Fraix V, Castrioto A, et al. Thalamic deep brain stimulation for tremor in Parkinson disease, essential tremor, and dystonia. Neurology. 2017;89(13):1416–23. https://doi. org/10.1212/ WNL.0000000000004295.

[21] Crowell JL, Shah BB. Surgery for dystonia and tremor. Curr Neurol Neurosci Rep. 2016;16(3):22. https://doi. org/10.1007/s11910–016–0627–8.

[22] Nazzaro JM, Pahwa R, Lyons KE. Long-term benefits in quality of life after unilateral thalamic deep brain stimulation for essential tremor. J Neurosurg. 2012;117(1):156–61. https://doi.org/10.3171/2012.3. JNS112316.

[23] Baizabal-Carvallo JF, Kagnoff MN, Jimenez-Shahed J, Fekete R, Jankovic J. The safety and efficacy of thalamic deep brain stimulation in essential tremor: 10 years and beyond. J Neurol Neurosurg Psychiatry. 2014;85(5):567–72. https://doi.org/10.1136/ jnnp-2013-304943.

[24] Blomstedt P, Hariz G-M, Hariz MI, Koskinen L-OD. Thalamic deep brain stimulation in the treatment of essential tremor: a long-term follow up. Br J Neurosurg. 2007;21(5):504–9. https:// doi. org/10.1080/02688690701552278.

[25] Hariz G-M, Blomstedt P, Koskinen L-OD. Long-term effect of deep brain stimulation for essential tremor on activities of daily living and health-related quality of life. Acta Neurol Scand. 2008;118(6):387–94. https:// doi.org/10.1111/j.1600–0404.2008.01065.x.

[26] Benabid AL, Pollak P, Gervason C, et al. Long-term suppression of tremor by chronic stimulation of the ventral intermediate thalamic nucleus. Lancet (Lond, Engl). 1991;337(8738):403–6. http://www.ncbi.nlm. nih.gov/ pubmed/1671433. Accessed December 15, 2018.

[27] Koller WC, Lyons KE, Wilkinson SB, Troster AI, Pahwa R. Long-term safety and efficacy of unilateral deep brain stimulation of the thalamus in essential tremor. Mov Disord. 2001;16(3):464–8. http://www. ncbi.nlm.nih.gov/ pubmed/11391740. Accessed 15 Dec 2018.

[28] Nguyen JP, Degos JD. Thalamic stimulation and proximal tremor. A specific target in the nucleus ventrointermedius thalami. Arch Neurol. 1993;50(5):498–500. http://www.ncbi. nlm.nih.gov/pubmed/8489406. Accessed 1 Dec 2018.

[29] Blomstedt P, Sandvik U, Tisch S. Deep brain stimulation in the posterior subthalamic area in the treatment of essential tremor. Mov Disord. 2010;25(10):1350–6. https://doi. org/10.1002/mds.22758.

[30] Murata J, Kitagawa M, Uesugi H, et al. Electrical stimulation of the posterior subthalamic area for the treatment of intractable proximal tremor. J Neurosurg. 2003;99(4):708–15. https://doi. org/10.3171/jns.2003.99.4.0708.

[31] Plaha P, Patel NK, Gill SS. Stimulation of the subthalamic region for essential tremor. J Neurosurg. 2004;101(1):48–54. https://doi.org/10.3171/ jns.2004.101.1.0048.

[32] Fytagoridis A, Sandvik U, Åström M, Bergenheim T, Blomstedt P. Long term follow-up of deep brain stimulation of the caudal zona incerta for essential tremor. J Neurol Neurosurg Psychiatry. 2012;83(3):258–62. https://doi. org/10.1136/jnnp-2011–300765.

[33] Sandvik U, Hariz G-M, Blomstedt P. Quality of life following DBS in the caudal zona incerta in patients with essential tremor. Acta Neurochir. 2012;154(3):495–9. https:// doi.org/10.1007/s00701–011–1230–z.

[34] Fytagoridis A, Åström M, Samuelsson J, Blomstedt P. Deep brain stimulation of the caudal zona incerta: tremor control in relation to the location of stimulation fields. Stereotact Funct Neurosurg. 2016;94(6):363–70. https://doi. org/10.1159/000448926.

[35] Barbe MT, Reker P, Hamacher S, et al. DBS of the PSA and the VIM in essential tremor. Neurology. 2018;91(6):e543–50. https://doi.org/10.1212/ WNL.0000000000005956.

[36] Barbe MT, Liebhart L, Runge M, et al. Deep brain stimulation of the ventral intermediate nucleus in patients with essential tremor: stimulation below intercommissural line is more efficient but equally effective as stimulation above. Exp Neurol. 2011;230(1):131–7. https://doi. org/10.1016/j.expneurol.2011.04.005.

[37] Ramirez-Zamora A, Smith H, Kumar V, Prusik J, Phookan S, Pilitsis JG. Evolving concepts in posterior subthalamic area deep brain stimulation for treatment of tremor: surgical neuroanatomy and practical considerations. Stereotact Funct Neurosurg. 2016;94(5):283–97. https://doi. org/10.1159/000449007.

[38] Bot M, van Rootselaar F, Contarino MF, et al. Deep brain

stimulation for essential tremor: aligning thalamic and posterior subthalamic targets in 1 surgical trajectory. Oper Neurosurg (Hagerstown). 2018;15(2):144–52. https://doi.org/10.1093/ons/ opx232.

[39] Moldovan A-S, Hartmann CJ, Trenado C, et al. Less is more – pulse width dependent therapeutic window in deep brain stimulation for essential tremor. Brain Stimul. 2018;11(5):1132–9. https://doi.org/10.1016/j.brs.2018.04.019.

[40] De Jesus S, Almeida L, Shahgholi L, et al. Square biphasic pulse deep brain stimulation for essential tremor: the BiP tremor study. Parkinsonism Relat Disord. 2018;46:41–6. https://doi.org/10.1016/j. parkreldis.2017.10.015.

[41] Akbar U, Raike RS, Hack N, et al. Randomized, blinded pilot testing of nonconventional stimulation patterns and shapes in Parkinson's disease and essential tremor: evidence for further evaluating narrow and biphasic pulses. Neuromodulation. 2016;19(4):343–56. https://doi.org/10.1111/ner.12397.

[42] Raoul S, Faighel M, Rivier I, Vérin M, Lajat Y, Damier P. Staged lesions through implanted deep brain stimulating electrodes: a new surgical procedure for treating tremor or dyskinesias. Mov Disord. 2003;18(8):933–8. https://doi.org/10.1002/mds.10457.

[43] Oh MY, Hodaie M, Kim SH, Alkhani A, Lang AE, Lozano AM. Deep brain stimulator electrodes used for lesioning: proof of principle. Neurosurgery. 2001;49(2):363–7; discussion 367–369. http://www. ncbi.nlm.nih.gov/pubmed/11504112. Accessed 2 Dec 2018.

[44] Pérez-Suárez J, Torres Díaz CV, López Manzanares L, et al. Radiofrequency lesions through deep brain stimulation electrodes in movement disorders: case report and review of the literature. Stereotact Funct Neurosurg. 2017;95(3):137–41. https://doi.org/10.1159/000454891.

[45] Martínez-Moreno NE, Sahgal A, De Salles A, et al. Stereotactic radiosurgery for tremor: systematic review. J Neurosurg. 2018;130:1–12. https://doi.org/10.3171/2017.8.JNS17749.

[46] Niranjan A, Raju SS, Monaco EA, Flickinger JC, Lunsford LD. Is staged bilateral thalamic radiosurgery an option for otherwise surgically ineligible patients with medically refractory bilateral tremor? J Neurosurg. 2018;128(2):617–26. https://doi.org/10.3171/2016.11.JNS162044.

[47] Niranjan A, Raju SS, Kooshkabadi A, Monaco E, Flickinger JC, Lunsford LD. Stereotactic radiosurgery for essential tremor: retrospective analysis of a 19–year experience. Mov Disord. 2017;32(5):769–77. https://doi.org/10.1002/mds.26925.

[48] Chazen JL, Sarva H, Stieg PE, et al. Clinical improvement associated with targeted interruption of the cerebellothalamic tract following MR-guided focused ultrasound for essential tremor. J Neurosurg. 2018;129(2):315–23. https://doi.org/10.3171/2017.4. JNS162803.

[49] Zaaroor M, Sinai A, Goldsher D, Eran A, Nassar M, Schlesinger I. Magnetic resonance-guided focused ultrasound thalamotomy for tremor: a report of 30 Parkinson's disease and essential tremor cases. J Neurosurg. 2018;128(1):202–10. https://doi.org/10.3171/2016.10.JNS16758.

[50] Goldman MS, Ahlskog JE, Kelly PJ. The symptomatic and functional outcome of stereotactic thalamotomy for medically intractable essential tremor. J Neurosurg. 1992;76(6):924–8. https://doi.org/10.3171/jns.1992.76.6.0924.

[51] Nagaseki Y, Shibazaki T, Hirai T, et al. Long-term follow-up results of selective VIM-thalamotomy. J Neurosurg. 1986;65(3):296–302. https://doi.org/10.3171/jns.1986.65.3.0296.

[52] Bahgat D, Magill ST, Berk C, McCartney S, Burchiel KJ. Thalamotomy as a treatment option for tremor after ineffective deep brain stimulation. Stereotact Funct Neurosurg. 2013;91(1):18–23. https://doi.org/10.1159/000342491.

[53] DiLorenzo DJ, Jankovic J, Simpson RK, Takei H, Powell SZ. Long-term deep brain stimulation for essential tremor: 12–year clinicopathologic follow-up. Mov Disord. 2010;25(2):232–8. https://doi.org/10.1002/mds.22935.

[54] Kim M, Jung NY, Park CK, Chang WS, Jung HH, Chang JW. Comparative evaluation of magnetic resonance-guided focused ultrasound surgery for essential tremor. Stereotact Funct Neurosurg. 2017;95(4):279–86. https://doi.org/10.1159/000478866.

[55] Langford BE, Ridley CJA, Beale RC, Caseby SCL, Marsh WJ, Richard L. Focused ultrasound thalamotomy and other interventions for medication-refractory essential tremor: an indirect comparison of short-term impact on health-related quality of life. Value Health. 2018;21(10):1168–75. https://doi.org/10.1016/j.jval.2018.03.015.

[56] Ravikumar VK, Parker JJ, Hornbeck TS, et al. Cost-effectiveness of focused ultrasound, radiosurgery, and DBS for essential tremor. Mov Disord. 2017;32(8):1165–73. https://doi.org/10.1002/ mds.26997.

[57] McClelland S, Jaboin JJ. Treatment of the ventral intermediate nucleus for medically refractory tremor: a cost-analysis of stereotactic radiosurgery versus deep brain stimulation. Radiother Oncol. 2017;125(1):136–9. https://doi.org/10.1016/j.radonc.2017.07.030.

# 第 21 章　原发性震颤：毁损
## Essential Tremor: Lesions

Shayan Moosa　W. Jeffrey Elias　**著**

付维亮　**译**

陶　蔚　**校**

## 缩略语

| | | |
|---|---|---|
| AAN | American Academy of Neurology | 美国神经病学会 |
| AC | anterior commissure | 前连合 |
| AChA | anterior choroidal artery | 脉络膜前动脉 |
| ADC | apparent diffusion coefficient | 表观弥散系数 |
| ADL | activities of daily living | 日常生活活动 |
| CRST | Clinical Rating Scale for Tremor | 震颤临床评估量表 |
| CSF | cerebrospinal fluid | 脑脊液 |
| CT | computed tomography | 计算机断层扫描 |
| DBS | deep brain stimulation | 脑深部电刺激 |
| DRT | dentatorubrothalamic tract | 齿状丘脑束 |
| DWI | diffusion-weighted imaging | 弥散加权成像 |
| GK | gamma knife | 伽马刀 |
| GKRS | gamma knife radiosurgery | 伽马刀放射外科 |
| ICL | intercommissural line | 连合间线 |
| MCP | midcommissural point | 连合中点 |
| MER | microelectrode recording | 微电极记录 |
| MPR | MP-RAGE | 磁化预快速梯度回波 |
| MRgFUS | magnetic resonance-guided focused ultrasound | 磁共振引导的聚焦超声 |
| MRI | magnetic resonance imaging | 磁共振成像 |
| PC | posterior commissure | 后连合 |
| PD | Parkinson's disease | 帕金森病 |
| PSA | posterior subthalamic area | 丘脑底后区域 |
| RF | radiofrequency | 射频 |
| SDR | skull density ratio | 颅骨密度比率 |

| SWI | susceptibility-weighted imaging | 磁化加权成像 |
| VC | ventralis caudalis | 丘脑腹尾核 |
| VIM | ventral intermediate | 丘脑腹中间核 |
| VL | ventrolateral | 丘脑腹外侧核 |
| VOP | ventralis oralis posterior | 丘脑腹嘴后核 |

# 一、毁损手术治疗震颤的历史

## （一）锥体束的毁损

Paul Bucy 在 1937 年首次报道了使用外科毁损手术治疗震颤[1]，距 Galen 首次将震颤确定为医学疾病差不多过去了 18 个世纪[2]。Bucy 认为，震颤来源于大锥形"Betz"细胞的活动，因此指出如果不破坏皮层脊髓束，就不能消除震颤。基于这种理解，Bucy 切除了中央前回后部的上下肢区域，在消除震颤方面取得了一些成功，但付出的代价是相当严重的偏瘫。

一些学者也尝试在锥体束的其他部分进行手术毁损治疗震颤，包括脊髓[3]、内囊和大脑脚。1948 年，Earl Walker 完成第一例大脑脚切断术，通过切开 2/3 的大脑脚来治疗运动障碍病[4]。Walker 对帕金森病（PD）的患者重复了此过程，据报道震颤明显改善，但运动功能受到损害，且对其他帕金森病的症状几乎没有变化[5]。Bucy 也采用了该技术，并对其进一步完善，避免了与皮层切除相关的癫痫发作的风险，并减少了锥体束损伤，运动功能得到了更大的恢复[6, 7]。尽管做了这些改进，但随着对基底节的非自主运动认识的进步、立体定向外科手术的发展及人工合成的左旋多巴治疗帕金森病等，锥体束毁损治疗震颤在 20 世纪 50 年代和 60 年代逐渐淡出人们的视线。

## （二）锥体外系的毁损

在 20 世纪 30 年代后期，Russell Meyers 推测可以通过破坏锥体外系的组成部分来改善 PD 患者的功能，例如尾状核和豆状核襻的苍白球传出纤维。当时 Walter Dandy 曾表示，腹侧纹状体是意识产生的必要条件。但是 Meyers 观察到一名患者被螺旋桨击中后致颅骨开放性骨折，出现双侧腹侧纹状体损伤，而意识并未改变。1939 年，Meyers 为一名 26 岁女性进行了经皮层、经脑室切除尾状核前 2/3 的手术，该患者患有因脑炎所致的严重左侧帕金森综合征。患者在接受手术时保持清醒状态，Meyers 用皮层刺激来避免损伤运动系统。术后患者的震颤立即缓解，此后，Meyers 总共进行了 58 例基底节手术，其中 69% 的患者震颤改善。Meyers 的大多数患者术后震颤和僵硬有所改善，且没有出现偏瘫，但该手术具有较高的并发症发生率和约 15% 的死亡率[8]。Meyers 的病例启发了 Gerard Guiot 通过额叶下入路进行豆状核襻毁损，实现了类似程度的震颤和僵硬的缓解[9]。幸运的是，Ernest Spiegel 和 Henry Wycis 于 1947 年开发了现代的脑立体定向系统，并将其早期的许多手术方法用于震颤[10-12]。立体定向毁损对震颤控制具有较好的效果，并且在缓解僵直的同时安全性也得到保证。

Irving Cooper 于 1952 年进行了第一次苍白球切开术，这是偶然发生的，当时他在为一位患有脑炎后震颤的患者进行大脑脚切断术，术中被迫闭塞了脉络膜前动脉（anterior choroidal artery，AChA）[13, 14]。术后 Cooper 发现患者的震颤和僵直消失了，且没有皮层脊髓束的损伤，随后截止到 1955 年他有意地闭塞了至少

40 名其他 PD 患者的 AChA [15]。在这段时间里，Cooper 还开发了一种涉及气脑造影术和立体定向的技术，能够以更高的准确性、可靠性和安全性毁损苍白球 [16]。Rolf Hassler 提出了丘脑腹外侧（ventrolateral, VL）切开术，以及内侧苍白球的主要传出道是丘脑 [17, 18]。Gonzalo Bravo 和 Cooper 随后对丘脑腹外侧进行了立体定向毁损，证实了该方法，与苍白球毁损相比，对震颤控制更有效且并发症更少 [19, 20]。

随着 20 世纪 70 年代计算机断层扫描（CT）和 80 年代磁共振成像（MRI）的发展，用于行脑部毁损治疗震颤的现代方法变得更加精确。随着伽马刀放射外科（gamma knife radiosurgery, GKRS）和磁共振引导的聚焦超声（magnetic resonance-guided focused ultrasound, MRgFUS）领域的进步，这些方法变得更加微创。在本章的以下各节中，我们将回顾适合于原发性震颤（ET）各种毁损手术的患者，讨论目前在 ET 毁损治疗中使用的手术靶点，比较现代的毁损模式，并重点介绍在这个领域里的新进展。PD 的毁损和脑深部电刺激（DBS）治疗将在单独的章节中讨论。

## 二、操作指南和患者选择

### （一）操作指南

原发性震颤是最常见的运动障碍病，影响多达 5% 的人口 [21]。ET 患者通常会出现单侧或双侧上肢的姿势性和意向性震颤，轴向肌肉组织和下肢也可能受到影响 [22]。ET 的一线治疗包括普萘洛尔和扑米酮。不幸的是，有 30%～50% 的 ET 患者对这两种药物均无反应或不耐受 [23, 24]。二线药物包括阿普唑仑、阿替洛尔、加巴喷丁、索他洛尔和托吡酯，但证据表明他们对于震颤的疗效较差 [25, 26]。

对药物治疗无效的 ET 患者可以推荐手术治疗，包括毁损或 DBS 神经调控治疗 [27]。毁损治疗的临床证据将在本章稍后进行回顾。美国神经病学会（American Academy of Neurology, AAN）于 2005 年和 2011 年发布的当前操作指南将单侧丘脑切开术描述为对于治疗难治性 ET 对侧肢体震颤"可能有效"（C 级证据）方法。由于不良事件的风险增加，不建议进行双侧丘脑切开术。DBS 也被认为对减少对侧肢体震颤"可能有效"（C 级证据）。虽然 DBS 可能比丘脑切开术具有更低的不良事件风险，但必须考虑具体患者的特点才能确定最佳手术方式。根据 AAN 的操作指南，尚无足够的数据支持将双侧 DBS 用于双侧上肢震颤或头部 / 声音震颤，并且也没有足够的证据（U 级）来支持使用伽马刀放射外科用于 ET 的治疗 [25, 26]。

### （二）患者选择

ET 手术治疗的两个主要类别为立体定向毁损和 DBS 神经调控。DBS 似乎是一个更好的手术选择，因为它对于单侧和双侧 ET 都是安全的，且与丘脑毁损相比疗效相同或更好。另外，DBS 可进行参数调节和可逆的神经调控。DBS 手术需要植入颅内电极和脉冲发生器，该发生器通常放置在胸壁。有一部分 ET 患者由于无法耐受植入设备造成的不适，不能接受需要长期调控，不能接受需要重复进行外科手术以解决电池耗竭或与设备相关的并发症等风险，或者是无法承担过高的手术费用等原因，不建议接受 DBS 植入治疗。也有一些患者由于严重的并发症和无法停用抗凝血药而不能安全地进行手术放置 DBS 电极。此外，患者近期有 DBS 系统感染者硬件感染风险高，或预期需要进行毁损术、经颅磁刺激、电休克治疗的患者可能更适合进行毁损手术 [27]。因此，不愿或不能接受 DBS 的难治性 ET 患者可以考虑进行毁损手术治疗。值得注意的是，由于不良事件的风险增加，因此不建议对双侧震颤患者进行双侧丘脑毁损手术治疗。但是，如果有必要可以将毁损和神经调控治疗联合用于双侧震颤[25]。对于双侧症状和（或）明显轴性震颤的患者，DBS 显然是最佳选择。

目前，丘脑毁损有 3 种被广泛接受的方式，即射频消融术、GKRS 和 MRgFUS。这些将在本章的后续部分分别进行阐述。适合丘脑毁损术的患者主要是单侧的或手部非对称性震颤为主的患者。外科医生对待老年人或平衡能力受损的患者必须非常谨慎，任何程度的共济失调都可能严重影响他们的生活状况。通常能够安全地接受开放式外科手术并且倾向于不植入硬件设备的患者被认为是符合射频消融的适应证[27]。需要侵入性更小的毁损方式的患者可以考虑使用 MRgFUS 或 GKRS。接受 MRgFUS 的患者必须进行头部 CT 筛查，因为如果颅骨不适合传输声能（通常在松质骨的程度比皮层骨增高的情况下），则禁止行该手术。患者还必须接受剃头。接受 GKRS 或其他形式的立体定向放射外科手术（SRS）的患者必须愿意忍受手术的延迟起效。表 21-1 提供了当前治疗难治性 ET 不同的手术方案的比较。

# 三、手术靶点

## （一）丘脑腹中间核

ET 毁损手术中最常用的靶点是丘脑腹中间核（VIM）。基于使用 Hassler 开发的 Schaltenbrand-Wahren 图谱的术语，VIM 位于运动丘脑前部［丘脑腹嘴后核（ventralis oralis posterior，VOP］和感觉丘脑后部［丘脑腹尾核（ventralis caudalis，VC）］之间[28]。VIM 的内侧和外侧界分别由丘脑中央中核和内囊形成。VIM 在前后平面中的尺寸为 1.5~3.5mm，在内侧 – 外侧平面中的尺寸为 8~9mm，在背侧 – 腹侧平面中的尺寸为 8~9mm[29]。VIM 是一个躯体定位结构，其中对侧的嘴位于内侧，其次是对侧的手臂，然后再向外是腿。VIM 的传入投射携带运动信息，从对侧脊髓和小脑深核发出，经过齿状丘脑束（DRT）。VIM 的传出投射延伸到同侧初级运动皮层。

VIM 的间接定位是基于前连合（AC）和后连合（PC）连线为参考的成功的丘脑毁损的研究结果。尽管不同神经外科医生在 VIM 的靶点方面存在很大差异，但毁损通常位于 PC 前方 AC-PC 连线距离的 25%（通常为 7mm），在连合间线（intercommissural line，ICL）水平中

表 21-1　原发性震颤不同手术方式的比较

|  | RF 毁损 | GKRS 毁损 | MRgFUS 毁损 | DBS |
|---|---|---|---|---|
| 优点 | • 单次手术<br>• 术中微电极记录和宏刺激进行定位<br>• 预刺激测试<br>• 无植入物 | • 单次手术<br>• 更加微创<br>• 没有植入物 | • 单次手术<br>• 更加微创<br>• 预刺激测试<br>• 术中影像反馈<br>• 无植入物 | • 可逆<br>• 可调节<br>• 术中微电极记录和宏刺激进行定位<br>• 对于双侧震颤是安全的 |
| 缺点 | • 手术风险<br>• 不可逆<br>• 一过性水肿及相关并发症<br>• 并发症可能为永久性 | • 不可逆<br>• 延迟起效<br>• 没有术中反馈<br>• 射线暴露<br>• 幽闭恐惧患者会感到不适 | • 不可逆<br>• 一过性水肿及相关并发症<br>• 并发症可能为永久性<br>• 必须剃头<br>• 幽闭恐惧患者会感到不适 | • 手术风险<br>• 需要长期程控<br>• 电池更换和（或）充电<br>• 硬件相关并发症（如感染） |

DBS. 脑深部电刺激；GKRS. 伽马刀放射外科；MRgFUS. 磁共振引导的聚焦超声；RF. 射频

线旁开约 14mm（或者在脑室造影的情况下三脑室壁外侧 10～11mm）[30, 31]。图 21-1 提供了一个间接定位 VIM 的示例。神经外科医生必须明白这是 VIM 的近似部位，必须小心调整手术靶点，以免侧方偏移进入内囊或向后偏移进入感觉丘脑。借助计算机程序，可以更轻松地执行，该程序可以在患者的 MRI 扫描上提供调整后的立体定向图谱[32]。由于无法使用当前的 MRI 技术直接描绘 VIM，因此正在研究一种纤维示踪技术作为基于锥体束、内侧丘系、DRT 和丘脑皮层束相关连接的特殊定位手段[33, 34]。

运动和感觉丘脑可以通过微电极记录（microelectrode recording，MER）直接定位[35]。震颤细胞表现出与患者四肢震颤同步的爆发活动，主要位于 VIM、近尾部的 VOP 和 VC 的前缘[36, 37]。有证据表明，将毁损集中在震颤细胞簇上可改善震颤控制的效果[38]。在 VIM 内还可以看到可能对被动关节运动做出反应的运动细胞，而在 VOP 内可以看到对主动运动有反应的自主细胞。值得注意的是，与 VIM 相比，来自 VOP 的单细胞记录通常显示背景活动、频率和幅度降低[39]。VC 内的感觉细胞对轻触觉做出反应，并很好地定位于特定的身体区域[32]。可以使用微刺激或宏刺激进行进一步定位，电极位于 VIM 通常可导致震颤停止，位于 VC 导致感觉异常或位于内囊导致面部牵拉 / 构音障碍。

## （二）丘脑底后区域

虽然不如丘脑 VIM 毁损常见，但在帕金森病和非帕金森病性震颤中，越来越多地考虑到丘脑底后区域（posterior subthalamic area，PSA）的毁损，更具体地说是近尾部的未定带（cZI）。这项技术随着人们对苍白球丘脑束和小脑丘脑束的解剖位置的更好地了解而得到不断完善[40]。PSA 位于运动丘脑腹侧深处，红核外侧，丘脑底核后内侧。统计中靶点通常是中线旁开 10～14mm，连合中点（MCP）后 4.5～7.5mm，以及连合间线（ICL）下 2～4mm。该区域包括未定带和 Forel 区域[41]。Plaha 及其同事使用以下坐标定位 cZI：中线旁开 11～13mm，MCP 后 78mm，ICL 下 4～5mm。由于各个关于 PSA 毁损的研究之间存在差异，因此很难得到关于这些操作的有效性的结论[41]。但是，PSA 毁损似乎可以使 ET 的震颤得到实质性缓解，涉及这些区域的双侧 DBS 研究表明远端震颤和轴性震颤都得到了显著改善[42-44]。

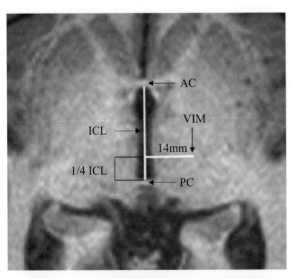

▲ 图 21-1 在 VIM 的间接定位中，首先在轴位平面上连接 AC 和 PC 绘制并测量一条直线。Y 坐标位于 PC 之前 ICL 长度的 1/4；X 坐标位于此点外侧 14mm 处（或在有脑室造影的情况下，距第三脑室壁外侧 10～11mm 处）；Z 坐标与 AC-PC 平面相同

AC. 前连合；ICL. 连合间线；PC. 后连合；VIM. 丘脑腹中间核

## 四、射频消融

## （一）手术方法

射频消融通常使用立体定向框架在患者清醒的情况下进行。在笔者所在中心，他们在框架固定后行术中 CT，并与术前 MRI 融合并

进行注册。他们使用间接靶点定位来进行丘脑切开术的计划，注意避开皮层血管和脑沟，以减少出血的风险。他们也尽可能避免横穿侧脑室[45]。在冠状缝处或冠状缝前钻孔，锐性切开硬脑膜。在打开蛛网膜之前，他们通常使用双极电凝将蛛网膜和软脑膜电凝以最大限度地减少脑脊液（CSF）丢失和随后的脑漂移。RF 探针的外径为 1.1mm，尖端为 3mm（Integra Radionics；Burlington，MA）。一旦探针到达靶点，就将吸收性明胶海绵或组织密封剂放在探针周围硬膜外，以防止进一步的脑脊液丢失。

刺激频率为 150Hz，逐渐增加电压，并持续监测震颤缓解程度和副作用。如果正确放置探针，患者通常会表现出明显的震颤缓解，并伴有对侧手的一过性感觉异常。持续性感觉异常（说明位于 VC）可能需要向前调整探针，而面部或手部牵拉感（说明位于内囊）可能需要向内侧调整探针。可以在 45℃下进行 60s 的测试毁损。最终的治疗性消融在 70℃进行 60s，

同时连续监测患者的运动功能[46]。在大多数情况下，在第一次消融后将探针拔出 2mm，以进行第二次背侧消融。图 21-2 提供了一个热损伤随时间变化的示例，预计 RF 毁损和聚焦超声类似。

### （二）临床证据

大多数检验射频消融治疗震颤疗效的初步研究是对于不同的患者人群、手术靶点和结果的回顾性研究[47-51]。在这些研究中，最后一次随访中中度至完全震颤改善比率为 80%～100%，其中只有三项研究调查了 ET 患者的丘脑毁损的结果。Zirh 等在一项针对 21 例接受丘脑射频毁损的难治性 ET 的患者的队列研究中，通过盲法功能评估显示在术后 1 年时有 90% 的改善率[52]。Akbostanci 等在 37 例 ET 患者中进行了 43 次丘脑毁损，所有这些患者术后震颤均明显减轻[53]。在最后一次 1～13 个月的随访中，61% 的患者无震颤，14% 的患者有轻度震颤。5 例患者再次出现震颤，他们均成

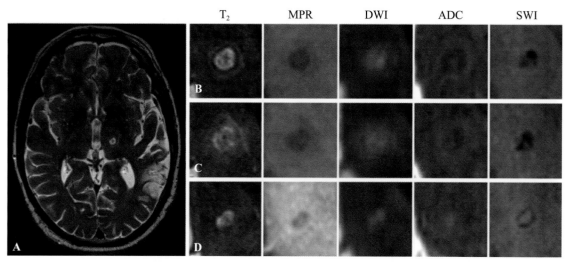

▲ 图 21-2　在 MRI（A）轴位 T₂ 像上显示了左侧丘脑毁损。在 1 个月内这种热毁损灶在 T₂ 像、MPR、DWI、ADC 和 SWI 序列中的演变在 B 至 D 中展示。术后 1 天（B）、术后 1 周（C）和术后 1 个月（D）通过 MRI 序列获得图像。请注意，术后 1 天至 1 周病灶扩大，术后 1 个月脑水肿面积明显减少；术后 1 周至 1 个月，中央凝固坏死的大小也略有减少

ADC. 表观弥散系数，DWI. 弥散加权成像；MPR. 磁化预快速梯度回波；MRI. 磁共振成像；SWI. 磁化加权成像

功再次完成了丘脑毁损术。Sobstyl 等使用了震颤临床评估量表（clinical rating scale for tremor, CRST），这是一种经过验证且针对特定疾病的震颤测量方法[54]，证明在特定的上肢运动任务和功能障碍方面约有 60% 的改善[55]。

丘脑毁损往往直接与 DBS 进行比较。Tasker 等对 47 例行 VIM 丘脑毁损或 DBS 植入的难治性 PD 或 ET 的患者进行了回顾性研究[56]。69% 接受丘脑毁损的患者完全或几乎完全消除了震颤，而 DBS 组则为 79%。Schuurman 等在一项前瞻性研究中，随机比较了用丘脑毁损或 DBS 治疗的震颤患者，结果显示 DBS 组的功能改善要稍高（术后 6 个月两个组分别为 90% 和 79%）[57]。相反，Pahwa 等回顾性分析 35 例行 VIM 丘脑毁损或 DBS 治疗的难治性 ET 患者，在震颤评分或日常生活活动（ADL）评分方面无显著差异[58]。Anderson 等在 21 例晚期 ET 患者中，进行了单侧丘脑毁损或 DBS 后示指敲击的随机比较。尽管两种疗法在震颤方面的临床改善相似，但丘脑毁损组比 DBS 组更大程度地改善了手指敲打的规律性[59]。

### （三）不良事件

丘脑射频毁损术可造成不可逆的损伤，相较而言，DBS 更加温和。像所有其他类型的毁损手术一样，丘脑毁损需要在毁损灶大小和手术安全之间寻求平衡，因为较大的毁损灶更有效、更持久，但风险更高。丘脑切开术后大多数短暂的不良事件与病灶周围水肿有关，水肿随时间的推移逐渐减轻[27]。Tasker 等描述了 42% 的接受丘脑切开术的患者和 26% 的接受 DBS 患者的术后出现短暂性共济失调、构音障碍和步态障碍，而这些症状在 31% 的丘脑切开术患者中会永久存在[56]。Schurrman 等报道了类似的情况，其中丘脑切开术组中有 9% 的患者认知功能下降，而 DBS 组中没有出现。值得

注意的是，他们的 2 例 DBS 患者在植入脉冲发生器部位发生了血肿或感染，在植入 DBS 后有 1 例死亡[57]。Pahwa 等也表示，与 DBS 相比，丘脑切开术引起的手术并发症发生率更高；然而，由于设备相关的并发症，DBS 组中更多的患者需要接受再次手术[58]。丘脑射频毁损术消除了手术植入设备带来的风险，包括硬件故障和感染。有别于 DBS，由于构音障碍的风险增加，因此双侧丘脑射频毁损术被认为是不安全的[47, 49, 52]。总体而言，丘脑毁损造成感觉或脑损伤的风险较高，但是避免了植入的神经刺激器造成的硬件相关并发症（例如感染）。

## 五、立体定向放射外科

### （一）手术方法

目前伽马刀（gamma knife, GK）更常用于治疗脑肿瘤和脑血管疾病，而 Lars Leksell 最初对伽马刀的愿景是治疗功能性疾病[60, 61]。伽马刀丘脑切开术是在患者固定于立体定向框架后，在清醒状态下进行的。固定框架后将患者送去行容积 MRI 或薄层 CT 以融合到最近的容积 MRI。VIM 在 MRI 上是间接靶点，确保 20% 的等剂量线位于内囊的内侧[62]。将患者放入 GKRS 装置（Elekta；Stockholm, Sweden）后，使用 4mm 准直器将总计 130～150Gy 的射线传送至 VIM[62-65]。电离辐射一般超过 1h，但总辐射时间将取决于钴源的年龄和半衰期[66]。图 21-3 显示了伽马刀丘脑切开术手术计划的示例。临床和放射效应通常在 1 个月至 1 年（平均 5 个月）的过程中出现[63]。因此无法进行术中震颤缓解测试，并且手术后无法立即确认靶点。

### （二）临床证据

目前伽马刀丘脑切开术主要用于治疗 ET，

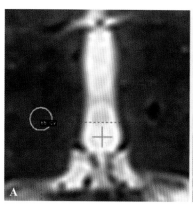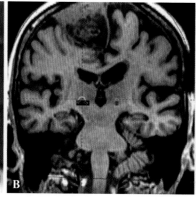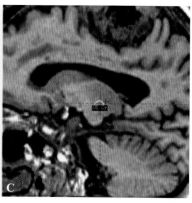

▲ 图 21-3 如 MRI 轴位（A）、冠状位（B）和矢状位（C）所示，为先前放置了左侧 VIM DBS 的患者计划行右侧丘脑伽马刀毁损术。右侧 VIM 的处方剂量为 65.0Gy（黄色圆圈），即最大剂量 130.0Gy 的 50%。冠状位和矢状位显示出较大的右额叶后部占位，阻碍了 DBS 电极放置的常用通路，这是向患者推荐丘脑伽马刀毁损术的主要原因。绿色和红色加号表示中线

DBS. 脑深部电刺激；VIM. 腹中间核

有两项前瞻性、盲法、非对照的研究。Witjas 等报道了 50 例患者（36 例 ET，14 例 PD）接受了 130Gy 的 VIM 毁损，并在 1 年的时间里接受了神经病学专家在盲法下评估震颤。上肢震颤评分平均提高了 54%，而日常生活活动得分则提高了 72%，但退出率相对较高，为 18%[63]。Lim 等报道了共纳入 14 例患者的类似实验设计（11 例 ET，3 例 PD）；但是，震颤评分没有统计学上的显著改善[67]。值得注意的是，该研究中有 2 例患者的随访时间不到 1 年。有一些回顾性、非盲法的研究报道伽马刀丘脑切开术治疗震颤的疗效各不相同[62, 64, 65, 68, 69]。这些研究中最大宗的由 Young 等报道，评估了总共 161 例 ET 患者，他们接受 140～150Gy 的 VIM 治疗，平均随访时间为 33 个月。作者描述他们的患者中有 81% 的人在治疗后好转，平均震颤得分提高了 58%[64]。Niranjan 等回顾性分析了 73 例 ET 患者在单个中心 19 年来平均接受 140Gy 的 VIM 治疗。作者使用部分 Fahn-Tolosa-Marin 临床震颤等级量表评估，显示 93% 的患者震颤有改善，而 96% 的患者在末次随访时仍有震颤的缓解（平均末次随访时间为 28 个月）[68]。

## （三）不良事件

与放射外科丘脑切开术相关的唯一问题是延迟和多变的疗效，尽管有些人主张这些潜在的效应是积极的，因为有更多的时间来补偿脑功能。总体而言，放射外科丘脑切开术耐受良好，不良事件较少。由 Witjas 等治疗的 50 例患者中，有 1 例在术后 12 个月出现偏瘫，另一例在 MRI 上观察到过度的水肿反应，均得以解决。值得注意的是，该研究术后 1 年进行的 MRI 检查显示 11 例患者毁损灶极小甚至没有，表明个体对电离辐射的反应差异很大[63]。类似的情况，Lim 等报道其 14 例患者中有 1 例在丘脑毁损灶周围出现了广泛的水肿。该患者在术后 14 个月时发生了丘脑出血，当时正在服用抗凝血药。另外 2 例患者在病变对侧出现轻度延迟的手指麻木[67]。Young 等报道在 161 例患者中有 4 例轻度感觉减退（2 例为永久性），10 例运动障碍（6 例永久性对侧肢体无力和逐渐改善的语言障碍）。病变大小与副作用发生率之间存在明显的相关性。有意思的是接受分期双侧毁损的 42 例患者均未出现并发症[64]。Niranjan 等报道仅在 73 例患者中的 3 例（4%）中出现

了暂时的辐射不良影响，包括对侧偏瘫、面部无力、吞咽困难和（或）麻木 [68]。

## 六、聚焦超声

### （一）手术方法

自从 20 世纪 50 年代 Meyers、William 和 Francis Fry 首次将聚焦超声用于颅内病变以来，立体定向高频超声技术取得了重大进展 [70, 71]。现代 MRgFUS 利用先进的经颅声学传递，相位校正技术和 MR 热成像技术来实现亚毫米级精度的脑组织消融 [72, 73]。

患者首先要进行影像资料的准备，包括 CT 和 MRI 扫描。我们使用 CT 来计算颅骨密度比（skull density ratio，SDR），这是对颅骨是否利于行 MRgFUS 手术的一种评价指标，该方法是基于颅骨髓质和皮层骨的 Hounsfield 单位值起作用 [74]。在手术当天，在计划软件中的 CT 图像上设定禁止通过区域，使得能量路径避开额窦和颅内钙化。剃掉头发并刮干净头皮，以确保在经颅超声手术期间没有微气泡形成。框架放置在头部较低的位置，以使超声换能器（NeuroAblate 4000，Insightec；Tirat Carmel，

Israel）的可用表面积最大。然后将有机硅膜放在头皮上，将患者仰卧在 MRI 上，将膜固定在换能器上，并且在膜和换能器之间的空间充满冷冻的脱气水。行 MRI 定位扫描，并根据本章中介绍的间接方法确定 VIM 的靶点。调节传感器，使其最佳聚焦点与丘脑靶点匹配。在低温（40～45℃）下执行一系列超声测试，以确认立体定向靶点处正在进行加热。接下来，进行一系列中等强度的超声聚焦（50～55℃），以便可以对患者进行临床测试。一旦在热图像上确定了靶点并且临床震颤反应为阳性，就可以进行最终的消融术（约 60℃）。在我们的实践中，我们在原始靶点背侧 2mm 处进行了额外的治疗性消融，以扩大毁损范围 [75]。与其他热毁损技术一样，会立即有临床效果。术后 MRI 可以在手术后立即扫描或术后第二天待毁损灶稳定后进行。图 21-4 进一步展示了目前的 MRgFUS。

### （二）临床证据

最初通过 3 项非对照试验研究 [76-78] 探索聚焦超声丘脑切开术治疗难治性 ET，随后进行了 76 例 ET 患者的多中心、随机、假对照临床试验 [79]。术后 3 个月和 12 个月由独立专家对震颤和功能障碍进行视频评分。丘脑切开术组

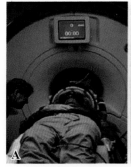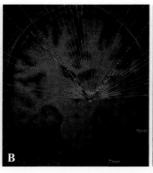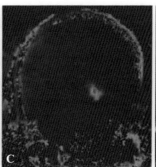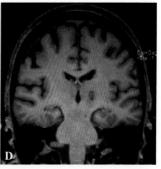

▲ 图 21-4　目前的 MRgFUS 技术

A. ET 患者仰卧在 MRI 台上接受左侧 MRgFUS 治疗，立体定向头架将患者的头部固定在 MRI 台和超声换能器上；
B. 最多可使用 1024 个独立单元将超声束（用绿线表示）锐利地聚焦在靶点（蓝圆圈）上；C. MR 测温法用于在超声处理过程中每 3 秒监测一次温度变化（精确到约 1℃），温度变化映射在垂直于共振频率的两个平面上，在颅内绿色区域显示丘脑靶点处的发热；D. 术后 MRI $T_1$ 像冠状位上显示左丘脑毁损灶的精确度小于 1mm
ET. 原发性震颤；MRgFUS. 磁共振引导聚焦超声；MRI. 磁共振成像

在 3 个月时的平均震颤得分提高了 47%（假手术组为 0.1%），平均失能值提高了 59%。该临床益处在 12 个月时得以维持。一项为期 2 年的单独随访研究表明，67 例接受丘脑切开术的患者持续获益，其平均震颤得分改善了 56%，功能障碍评分改善了 60% [80]。MRgFUS 随后于 2016 年 7 月获得了 FDA 的批准用于治疗 ET。

### （三）不良事件

MRgFUS 系统需监测空化现象和患者移动，以防止意外的组织损伤。迄今为止，尚无因使用 MRgFUS 治疗运动障碍而导致颅内出血或死亡的报道 [81]。Elias 等报道指出最常见的不良反应是感觉变化（麻木 / 感觉异常），38% 的患者出现，14% 为持续性；步态障碍（不稳定 / 共济失调）的发生率为 36%，9% 为持续性。Fishman 等回顾了来自五项研究的 186 例接受 MRgFUS 丘脑切开术治疗 ET 的患者的安全性数据，报告与手术相关的严重不良事件发生率为 1.6% [81]。与其他毁损方式一样，治疗效果可能会随着时间推移而减弱。DBS 补救性手术和重复毁损可能是解决丘脑毁损疗效减弱的方法 [82]。

### 七、未来方向

立体定向神经外科最初是为脑内毁损而建立的。毁损的第一个时代在 20 世纪 60 年代，结束于左旋多巴的合成 [83]，第二个时代 20 世纪 80 年代随着 DBS 的出现而结束 [84]。值得注意的是，毁损从来没有由于缺乏疗效而被放弃。

对毁损治疗的热情有时会下降，但是影像学和微创毁损的新进展继续推动该领域的发展。目前，高场强磁共振成像 [85] 和示踪成像 [86, 87] 已与所有毁损方式整合在一起，以提高靶点的准确度和精确度。

也许目前对于新的毁损方式，最重要的临床问题就是双侧丘脑切开术治疗双侧和（或）轴向震颤的安全性。如本章所述，早期毁损治疗运动障碍病的研究表明，双侧毁损的患者吞咽困难和不平衡的风险显著增加。但是，这些研究是在没有精确的立体定向方法和当今神经外科医生可用的详细颅内成像技术的情况下进行的。此外，这些研究中的主要人群是 PD 患者而不是 ET 患者，其中许多患者存在原本的吞咽和平衡问题 [88]。最近使用伽马刀双侧丘脑切开术治疗 ET 研究表明，与单侧毁损的风险相当 [64]。因此，使用现代的毁损模式以分阶段的方式进行双侧丘脑切开术可能是安全的。

### 八、结论

自毁损治疗 ET 于 20 世纪 30 年代问世以来，该领域已取得了重大进展。手术团队能够使用射频消融、伽马刀和 MRgFUS 毁损单侧 VIM 或 PSA 治疗药物难治性 ET 患者。为了确定脑部病变是否适合，以及应采用哪种毁损方法，团队必须考虑患者的具体特征和期望，这一点很重要。随着外科医生能够使用越来越准确、精确和多种多样的毁损方法，我们希望见证新的、第三次脑毁损治疗时代的兴起。

## 参考文献

[1] Bucy PC. Surgical relief of tremor at rest. Ann Surg. 1945;122:933–41.

[2] Koehler PJ, Keyser A. Tremor in Latin texts of Dutch physicians: 16th–18th centuries. Mov Disord.

1997;12(5):798–806.

[3] Putnam TJ. Relief from unilateral paralysis agitans by section of the pyramidal tract. Arch Neurol Psychiatr. 1938;40:1049–50.

[4] Walker AE. Cerebral pedunculotomy for the relief of involuntary movements; hemiballismus. Acta Psychiatr Neurol. 1949;24(3–4):723–9.

[5] Walker AE. Cerebral pedunculotomy for the relief of involuntary movements. II. Parkinsonian tremor. J Nerv Ment Dis. 1952;116(6):766–75.

[6] Bucy PC, Keplinger JE, Siqueira EB. Destruction of the "pyramidal tract" in man. J Neurosurg. 1964;21:285–98.

[7] Jane JA, Yashon D, Becker DP, Beatty R, Sugar O. The effect of destruction of the corticospinal tract in the human cerebral peduncle upon motor function and involuntary movements. Report of 11 cases. J Neurosurg. 1968;29(6):581–5.

[8] Abel TJ, Walch T, Howard MA 3rd. Russell Meyers (1905–1999): pioneer of functional and ultrasonic neurosurgery. J Neurosurg. 2016;125(6):1589–95.

[9] Guiot G, Brion S. Treatment of abnormal movement by pallidal coagulation. Rev Neurol (Paris). 1953;89(6):578–80.

[10] Spiegel EA, Wycis HT. Pallidothalamotomy in chorea. Arch Neurol Psychiatr. 1950;64(2):295–6.

[11] Spiegel EA, Wycis HT, Thur C. The stereoencephalotome (model III of our stereotaxic apparatus for operations on the human brain). J Neurosurg. 1951;8(4):452–3.

[12] Spiegel EA, Wycis HT. Ansotomy in paralysis agitans. AMA Arch Neurol Psychiatry. 1954;71(5):598–614.

[13] Cooper IS. Anterior choroidal artery ligation for involuntary movements. Science. 1953;118(3059):193.

[14] Das K, Benzil DL, Rovit RL, Murali R, Couldwell WT. Irving S. Cooper (1922–1985): a pioneer in functional neurosurgery. J Neurosurg. 1998;89(5):865–73.

[15] Cooper IS. Surgical alleviation of parkinsonism; effects of occlusion of the anterior choroidal artery. J Am Geriatr Soc. 1954;2(11):691–718.

[16] Cooper IS. Chemopallidectomy: an investigative technique in geriatric parkinsonians. Science. 1955;121(3137):217–8.

[17] Hassler R, Riechert T. Indications and localization of stereotactic brain operations. Nervenarzt. 1954;25(11):441–7.

[18] Hassler R, Riechert T. Symptomatology & surgery of extrapyramidal movement disorders. Med Klin. 1958;53(19):817–24.

[19] Bravo GJ, Cooper IS. A clinical and radiological correlation of the lesions produced by chemopallidectomy and thalamectomy. J Neurol Neurosurg Psychiatry. 1959;22(1):1–10.

[20] Cooper IS. Results of 1,000 consecutive basal ganglia operations for parkinsonism. Ann Intern Med. 1960;52:483–99.

[21] Louis ED, Ferreira JJ. How common is the most common adult movement disorder? Update on the worldwide prevalence of essential tremor. Mov Disord. 2010;25(5):534–41.

[22] Deuschl G, Wenzelburger R, Loffler K, Raethjen J, Stolze H. Essential tremor and cerebellar dysfunction clinical and kinematic analysis of intention tremor. Brain. 2000;123(Pt 8):1568–80.

[23] Koller WC, Vetere-Overfield B. Acute and chronic effects of propranolol and primidone in essential tremor. Neurology. 1989;39(12):1587–8.

[24] Diaz NL, Louis ED. Survey of medication usage patterns among essential tremor patients: movement disorder specialists vs. general neurologists. Parkinsonism Relat Disord. 2010;16(9):604–7.

[25] Zesiewicz TA, Elble R, Louis ED, Hauser RA, Sullivan KL, Dewey RB Jr, et al. Practice parameter: therapies for essential tremor (ET): report of the Quality Standards Subcommittee of the American Academy of Neurology. Neurology. 2005;64(12):2008–20.

[26] Zesiewicz TA, Elble RJ, Louis ED, Gronseth GS, Ondo WG, Dewey RB Jr, et al. Evidence-based guideline update: treatment of essential tremor (ET): report of the Quality Standards subcommittee of the American Academy of Neurology. Neurology. 2011;77(19):1752–5.

[27] Dallapiazza RF, Lee DJ, De Vloo P, Fomenko A, Hamani C, Hodaie M, et al. Outcomes from stereotactic surgery for essential tremor. J Neurol Neurosurg Psychiatry. 2019;90:474–82.

[28] Schaltenbrand G, Wahren W. Atlas for stereotaxy of the human brain. New York: Thieme; 1977.

[29] Hirai T, Ohye C, Nagaseki Y, Matsumura M. Cytometric analysis of the thalamic ventralis intermedius nucleus in humans. J Neurophysiol. 1989;61(3):478–87.

[30] Kelly PJ, Derome P, Guiot G. Thalamic spatial variability and the surgical results of lesions placed with neurophysiologic control. Surg Neurol. 1978;9(5):307–15.

[31] Laitinen LV. Brain targets in surgery for Parkinson's disease. Results of a survey of neurosurgeons. J Neurosurg. 1985;62(3):349–51.

[32] Hamani C, Dostrovsky JO, Lozano AM. The motor thalamus in neurosurgery. Neurosurgery. 2006;58(1):146–58; discussion −58.

[33] Pouratian N, Zheng Z, Bari AA, Behnke E, Elias WJ, Desalles AA. Multi-institutional evaluation of deep brain stimulation targeting using probabilistic connectivity-based thalamic segmentation. J Neurosurg. 2011;115(5):995–1004.

[34] Sammartino F, Krishna V, King NK, Lozano AM, Schwartz ML, Huang Y, et al. Tractography-based ventral intermediate nucleus targeting: novel methodology and intraoperative validation. Mov Disord. 2016;31(8):1217–25.

[35] Starr PA, Vitek JL, Bakay RA. Ablative surgery and deep brain stimulation for Parkinson's disease. Neurosurgery. 1998;43(5):989–1013; discussion −5.

[36] Lenz FA, Kwan HC, Martin RL, Tasker RR, Dostrovsky JO, Lenz YE. Single unit analysis of the human ventral thalamic nuclear group. Tremorrelated activity in functionally identified cells. Brain. 1994;117(Pt 3):531–43.

[37] Magnin M, Morel A, Jeanmonod D. Single-unit analysis of the pallidum, thalamus and subthalamic nucleus in parkinsonian patients. Neuroscience. 2000;96(3):549–64.

[38] Lenz FA, Normand SL, Kwan HC, Andrews D, Rowland LH, Jones MW, et al. Statistical prediction of the optimal site for thalamotomy in parkinsonian tremor. Mov Disord. 1995;10(3):318–28.

[39] Vitek JL, Ashe J, Kaneoke Y. Spontaneous neuronal activity in the motor thalamus: alteration in pattern and rate in parkinsonism. Soc Neurosci Abstr. 1994;20:561.

[40] Gallay MN, Jeanmonod D, Liu J, Morel A. Human pallidothalamic and cerebellothalamic tracts: anatomical basis for functional stereotactic neurosurgery. Brain Struct Funct. 2008;212(6):443–63.

[41] Blomstedt P, Sandvik U, Fytagoridis A, Tisch S. The

posterior subthalamic area in the treatment of movement disorders: past, present, and future. Neurosurgery. 2009;64(6):1029–38; discussion 38–42.

[42] Plaha P, Patel NK, Gill SS. Stimulation of the subthalamic region for essential tremor. J Neurosurg. 2004;101(1):48–54.

[43] Plaha P, Khan S, Gill SS. Bilateral stimulation of the caudal zona incerta nucleus for tremor control. J Neurol Neurosurg Psychiatry. 2008;79(5):504–13.

[44] Blomstedt P, Sandvik U, Tisch S. Deep brain stimulation in the posterior subthalamic area in the treatment of essential tremor. Mov Disord. 2010;25(10):1350–6.

[45] Elias WJ, Sansur CA, Frysinger RC. Sulcal and ventricular trajectories in stereotactic surgery. J Neurosurg. 2009;110(2):201–7.

[46] Vitek JL, Bakay RA, Hashimoto T, Kaneoke Y, Mewes K, Zhang JY, et al. Microelectrode-guided pallidotomy: technical approach and its application in medically intractable Parkinson's disease. J Neurosurg. 1998;88(6):1027–43.

[47] Nagaseki Y, Shibazaki T, Hirai T, Kawashima Y, Hirato M, Wada H, et al. Long-term follow-up results of selective VIM-thalamotomy. J Neurosurg. 1986;65(3):296–302.

[48] Mohadjer M, Goerke H, Milios E, Etou A, Mundinger F. Long-term results of stereotaxy in the treatment of essential tremor. Stereotact Funct Neurosurg. 1990;54–55:125–9.

[49] Goldman MS, Ahlskog JE, Kelly PJ. The symptomatic and functional outcome of stereotactic thalamotomy for medically intractable essential tremor. J Neurosurg. 1992;76(6):924–8.

[50] Jankovic J, Cardoso F, Grossman RG, Hamilton WJ. Outcome after stereotactic thalamotomy for parkinsonian, essential, and other types of tremor. Neurosurgery. 1995;37(4):680–6; discussion 6–7.

[51] Shahzadi S, Tasker RR, Lozano A. Thalamotomy for essential and cerebellar tremor. Stereotact Funct Neurosurg. 1995;65(1–4):11–7.

[52] Zirh A, Reich SG, Dougherty PM, Lenz FA. Stereotactic thalamotomy in the treatment of essential tremor of the upper extremity: reassessment including a blinded measure of outcome. J Neurol Neurosurg Psychiatry. 1999;66(6):772–5.

[53] Akbostanci MC, Slavin KV, Burchiel KJ. Stereotactic ventral intermedial thalamotomy for the treatment of essential tremor (ET): results of a series of 37 patients. Stereotact Funct Neurosurg. 1999;72(2–4):174–7.

[54] Fahn S, Tolosa E, Marin C. Clinical rating scale for tremor. In: Jankovic J, Tolosa E, editors. Parkinson's disease and movement disorders. Baltimore/Munich: Urban & Schwarzenberg; 1988. p. 223–34.

[55] Sobstyl M, Zabek M, Koziara H, Kadziolka B, Mossakowski Z. Stereotactic ventrolateral thalamotomy in the treatment of essential tremor. Neurol Neurochir Pol. 2006;40(3):179–85.

[56] Tasker RR. Deep brain stimulation is preferable to thalamotomy for tremor suppression. Surg Neurol. 1998;49(2):145–53; discussion 53–4.

[57] Schuurman PR, Bosch DA, Bossuyt PM, Bonsel GJ, van Someren EJ, de Bie RM, et al. A comparison of continuous thalamic stimulation and thalamotomy for suppression of severe tremor. N Engl J Med. 2000;342(7):461–8.

[58] Pahwa R, Lyons KE, Wilkinson SB, Troster AI, Overman J, Kieltyka J, et al. Comparison of thalamotomy to deep brain stimulation of the thalamus in essential tremor. Mov Disord.

2001;16(1):140–3.

[59] Anderson VC, Burchiel KJ, Hart MJ, Berk C, Lou JS. A randomized comparison of thalamic stimulation and lesion on self-paced finger movement in essential tremor. Neurosci Lett. 2009;462(2):166–70.

[60] Leksell L. Cerebral radiosurgery. I. Gammathalanotomy in two cases of intractable pain. Acta Chir Scand. 1968;134(8):585–95.

[61] Steiner L, Forster D, Leksell L, Meyerson BA, Boethius J. Gammathalamotomy in intractable pain. Acta Neurochir. 1980;52(3–4):173–84.

[62] Kooshkabadi A, Lunsford LD, Tonetti D, Flickinger JC, Kondziolka D. Gamma Knife thalamotomy for tremor in the magnetic resonance imaging era. J Neurosurg. 2013;118(4):713–8.

[63] Witjas T, Carron R, Krack P, Eusebio A, Vaugoyeau M, Hariz M, et al. A prospective single-blind study of Gamma Knife thalamotomy for tremor. Neurology. 2015;85(18):1562–8.

[64] Young RF, Li F, Vermeulen S, Meier R. Gamma Knife thalamotomy for treatment of essential tremor (ET): long-term results. J Neurosurg. 2010;112(6):1311–7.

[65] Ohye C, Higuchi Y, Shibazaki T, Hashimoto T, Koyama T, Hirai T, et al. Gamma Knife thalamotomy for Parkinson disease and essential tremor (ET): a prospective multicenter study. Neurosurgery. 2012;70(3):526–35; discussion 35–6.

[66] Young RF, Shumway-Cook A, Vermeulen SS, Grimm P, Blasko J, Posewitz A, et al. Gamma Knife radiosurgery as a lesioning technique in movement disorder surgery. J Neurosurg. 1998;89(2):183–93.

[67] Lim SY, Hodaie M, Fallis M, Poon YY, Mazzella F, Moro E. Gamma Knife thalamotomy for disabling tremor: a blinded evaluation. Arch Neurol. 2010;67(5):584–8.

[68] Niranjan A, Raju SS, Kooshkabadi A, Monaco E 3rd, Flickinger JC, Lunsford LD. Stereotactic radiosurgery for essential tremor (ET): retrospective analysis of a 19–year experience. Mov Disord. 2017;32(5):769–77.

[69] Kondziolka D, Ong JG, Lee JY, Moore RY, Flickinger JC, Lunsford LD. Gamma Knife thalamotomy for essential tremor. J Neurosurg. 2008;108(1):111–7.

[70] Fry WJ, Mosberg WH Jr, Barnard JW, Fry FJ. Production of focal destructive lesions in the central nervous system with ultrasound. J Neurosurg. 1954;11(5):471–8.

[71] Jagannathan J, Sanghvi NT, Crum LA, Yen CP, Medel R, Dumont AS, et al. High-intensity focused ultrasound surgery of the brain: part 1––A historical perspective with modern applications. Neurosurgery. 2009;64(2):201–10; discussion 10–1.

[72] Clement GT, White PJ, King RL, McDannold N, Hynynen K. A magnetic resonance imagingcompatible, large-scale array for trans-skull ultrasound surgery and therapy. J Ultrasound Med. 2005;24(8):1117–25.

[73] Gallay MN, Moser D, Jeanmonod D. Safety and accuracy of incisionless transcranial MR-guided focused ultrasound functional neurosurgery: single-center experience with 253 targets in 180 treatments. J Neurosurg. 2018;1:1–10.

[74] Chang WS, Jung HH, Zadicario E, Rachmilevitch I, Tlusty T, Vitek S, et al. Factors associated with successful magnetic resonance-guided focused ultrasound treatment: efficiency of acoustic energy delivery through the skull. J Neurosurg. 2016;124(2):411–6.

[75] Wang TR, Bond AE, Dallapiazza RF, Blanke A, Tilden D, Huerta TE, et al. Transcranial magnetic resonance imaging-guided focused ultrasound thalamotomy for tremor: technical note. Neurosurg Focus. 2018;44(2):E3.

[76] Chang WS, Jung HH, Kweon EJ, Zadicario E, Rachmilevitch I, Chang JW. Unilateral magnetic resonance guided focused ultrasound thalamotomy for essential tremor (ET): practices and clinicoradiological outcomes. J Neurol Neurosurg Psychiatry. 2015;86(3):257–64.

[77] Elias WJ, Huss D, Voss T, Loomba J, Khaled M, Zadicario E, et al. A pilot study of focused ultrasound thalamotomy for essential tremor. N Engl J Med. 2013;369(7):640–8.

[78] Lipsman N, Schwartz ML, Huang Y, Lee L, Sankar T, Chapman M, et al. MR-guided focused ultrasound thalamotomy for essential tremor (ET): a proof-of-concept study. Lancet Neurol. 2013;12(5):462–8.

[79] Elias WJ, Lipsman N, Ondo WG, Ghanouni P, Kim YG, Lee W, et al. A randomized trial of focused ultrasound thalamotomy for essential tremor. N Engl J Med. 2016;375(8):730–9.

[80] Chang JW, Park CK, Lipsman N, Schwartz ML, Ghanouni P, Henderson JM, et al. A prospective trial of magnetic resonance-guided focused ultrasound thalamotomy for essential tremor (ET): results at the 2–year follow-up. Ann Neurol. 2018;83(1):107–14.

[81] Fishman PS, Elias WJ, Ghanouni P, Gwinn R, Lipsman N, Schwartz M, et al. Neurological adverse event profile of magnetic resonance imaging-guided focused ultrasound thalamotomy for essential tremor. Mov Disord. 2018;33(5):843–7.

[82] Wang TR, Dallapiazza RF, Moosa S, Huss D, Shah BB, Elias WJ. Thalamic deep brain stimulation salvages failed focused ultrasound thalamotomy for essential tremor (ET): a case report. Stereotact Funct Neurosurg. 2018;96(1):60–4.

[83] Lanska DJ. Chapter 33: the history of movement disorders. Handb Clin Neurol. 2010;95:501–46.

[84] Benabid AL, Chabardes S, Torres N, Piallat B, Krack P, Fraix V, et al. Functional neurosurgery for movement disorders: a historical perspective. Prog Brain Res. 2009;175:379–91.

[85] Abosch A, Yacoub E, Ugurbil K, Harel N. An assessment of current brain targets for deep brain stimulation surgery with susceptibility-weighted imaging at 7 tesla. Neurosurgery. 2010;67(6):1745–56; discussion 56.

[86] Tian Q, Wintermark M, Jeffrey Elias W, Ghanouni P, Halpern CH, Henderson JM, et al. Diffusion MRI tractography for improved transcranial MRI-guided focused ultrasound thalamotomy targeting for essential tremor. Neuroimage Clin. 2018;19:572–80.

[87] Krishna V, Sammartino F, Agrawal P, Changizi BK, Bourekas E, Knopp MV, et al. Prospective tractography-based targeting for improved safety of focused ultrasound thalamotomy. Neurosurgery. 2018;84:160–8.

[88] Alshaikh J, Fishman PS. Revisiting bilateral thalamotomy for tremor. Clin Neurol Neurosurg. 2017;158:103–7.

# 第 22 章　肌张力障碍

## Dystonia

Teresa Wojtasiewicz　Ankur Butala　William Stanley Anderson　**著**

付维亮 **译**

陶　蔚 **校**

## 一、概述

肌张力障碍是一组异质性运动障碍，其特征为各类异常运动和姿势，通常是有规律的、扭曲的或震颤的，可影响头部、躯干和四肢。汇总分析表明，原发性肌张力障碍的患病率为 16/100 万，这可能是低估的，而继发性肌张力障碍的患病率（由继发性神经损伤引起）尚不清楚[1]。到目前为止，还没有统一的机制来解释肌张力障碍疾病的生理学[2, 3]。肌张力障碍姿势会严重损害患者的行走、自理和工作能力。随着病情发展，肌张力障碍的运动可导致肌肉骨骼并发症，包括挛缩、脊柱侧弯和骨骼畸形，肌张力障碍也可能是持续性慢性疼痛的原因。神经外科手术对于无法通过药物治疗充分缓解症状的患者可能会有帮助。在接下来的章节中，我们将重点讨论肌张力障碍的外科治疗，包括术前注意事项、手术技巧及术后评估和结果。

## 二、肌张力障碍的分类和诊断

肌张力障碍是一种不精确的诊断，包括了一组疾病。肌张力障碍通过两个方面进行分类：临床（发病年龄或解剖分布区域）和病因（原发与继发）[4-7]。

## （一）肌张力障碍的临床评估

在肌张力障碍患者的临床评估中，主动肌和拮抗肌的同时活动会产生不协调的肌肉收缩。从暂时的到持续的痉挛，这种肌肉收缩的持续时间可能会有很大的不同。节律性或半节律性运动可能伴随着收缩，从而产生肌张力障碍性震颤，会将其误认为是"原发性"或红核震颤。肌张力障碍运动也可能表现为异常的扭曲或舞蹈样姿势，因此历史上称之为"扭转性肌张力障碍"。肌张力障碍可以是节段性（连续区域）、多灶性（非连续性）、偏身性（偏侧身体，通常继发于继发性结构性病变）、广泛性（涉及躯干和两个其他区域）。现在，许多肌张力障碍被认为是继发于特定动作。特定动作的肌张力障碍可能发生在身体的某些部位，这些部位涉及熟练或重复性动作，例如写作（书写痉挛）或演奏乐器（音乐家肌张力障碍）[3, 8, 9]。肌张力障碍可以与过度运动相关，与肌张力障碍相关的肌肉附近的同侧或对侧的肌肉被激活。有时可以观察到镜像现象，就是在使用受影响程度较小或未受影响的肢体时，会引起患处的肌张力障碍性运动[10]。一些患者可能主诉特殊的动作可以使得肌张力障碍缓解，例如在严重的斜颈中触摸脸颊或下巴[11, 12]。相当多的感觉和非触觉刺激可以缓解肌张力障碍症状[13-16]。

### （二）肌张力障碍的病因学

肌张力障碍的病因包括原发性肌张力障碍和继发性肌张力障碍，原发性肌张力障碍通常在早期出现并且不能归因于获得性原因，而继发性肌张力障碍则由多种复杂的诱发因素引起。有许多基因可导致不同类型的原发性肌张力障碍，包括超过 25 种单基因形式的肌张力障碍[17, 18]。肌张力障碍综合征可以为独立的肌张力障碍性姿势（单独的肌张力障碍），也可以与肌阵挛、帕金森病或运动亢进（合并的肌张力障碍）同时存在。尽管肌张力不同，大多数肌张力障碍为常染色体显性遗传，尽管有一些例外，如 X 连锁、常染色体隐性遗传和线粒体疾病[19]。继发性肌张力障碍是在复杂的基因型 - 表型相互作用的情况下获得的，并且常常是隐匿性环境触发因素。丘脑或基底节的肿瘤性、出血性或缺血性损伤可能导致局灶性、节段性或偏身肌张力障碍，伴或不伴有舞蹈症或肌阵挛引起的运动亢进[20, 21]。与围生期缺血缺氧性损害相关的肌张力障碍也可能会在成年后表现出来[22, 23]。多种药物可引起迟发性肌张力障碍，包括抗精神病药、止吐药、抗抑郁药和抗惊厥药[24]。

### （三）肌张力障碍的评分量表

就表型表现和病因而言，原发性和继发性肌张力障碍都是一组高度异质的疾病。目前已经针对特定的肌张力障碍制定并验证了几种标准化的评分量表，包括眼睑痉挛、颈部肌张力障碍、局灶性肌张力障碍和全身性肌张力障碍[25-28]。运动障碍学会工作量表评分小组已推荐几种量表进行术前评估。多伦多西部痉挛性斜颈评分量表（Toronto western spasmodic torticollis rating scale，TWSTRS）是使用最广泛的量表，具有良好的相互评分信度，分为三个子量表，用于衡量临床症状严重程度、对缓解动作的反应，以及有关致残和疼痛的信息[26]。Burke-Fahn-Marsden 肌张力障碍评定量表（Burke-Fahn-Marsden dystonia rating scale，BFMDRS）是成人和儿童中另一种广泛使用的临床医师评定量表，它通过局部运动表现和残疾程度来评估全身性肌张力障碍[29, 30]。

## 三、治疗

通过对症治疗，许多肌张力障碍患者可以很好地控制症状[31]。对症治疗是复杂和多方面的，可大致分为三类：①非药物治疗，例如物理疗法和支具。②药物治疗。③化学性去神经支配治疗（肉毒毒素）。

### （一）物理和支持治疗

对于肌张力障碍有多种非药物疗法，包括生物反馈训练、姿势锻炼、支具和行为疗法，其中大多数研究仅限于病例报道和少数临床试验[31-34]。尽管对于这些物理疗法有一些有希望的证据，特别是局灶性肌张力障碍中的运动再训练和经皮神经电刺激（TENS），但这些疗法应作为辅助治疗，而不是一线或单独治疗[33, 35]。

### （二）药物治疗

肌张力障碍的药物治疗属于对症治疗的一部分，因为迄今为止尚无任何针对肌张力障碍病因的治疗方法。目前关于研究肌张力障碍的临床药物选择问题，很少有足够说服力的盲法临床试验，而现有的用药建议主要基于经验观察和开放标记式研究。某些类型的肌张力障碍，例如 DYT5a［Segawa 病或多巴胺反应性肌张力障碍（dopamine-responsive dystonia，DRD）］，似乎对低剂量的多巴胺激动药也有快速反应[36, 37]。多巴胺拮抗药，如氯氮平，也已用于治疗急性迟发性肌张力障碍和特发性肌张力障碍，尽管目前疗效尚不明确且副作用（即刻和长期的）均很明显[38-40]。调节多巴胺对于迟发性肌张力障碍[41]和特发性肌张力障碍[42]似乎有效，尽管这些药物尚未被广泛使用[43-45]。长期以来，人们观察到抗胆碱能药可改善抗精神病药引起的急性肌张力障碍反应[46-48]。一些证据表明抗胆碱能药似乎对肌张力障碍有效，尤其是对于儿童，他们似乎比成人更能耐受高剂量的抗胆碱能药[49, 50]。这些药物在原发性肌张力障碍[51]及继发性肌张力障碍如脑性瘫痪[52, 53]的治疗中似乎有效。由于肉毒毒素一直被证明具有比抗胆碱能药更好的疗效和更好的耐受性，因此这些药物多用于二线或三线治疗[54]。

### （三）肉毒毒素注射

肌内注射肉毒毒素是多个学会和国际组织推荐的肌张力障碍的一线治疗方法[32, 55-57]。肉毒毒素注射已被证明可有效治疗原发性头面部（不包括口周下颌部位）肌张力障碍、颈部肌张力障碍和书写痉挛[58-60]。在成人和儿童患者中肉毒毒素都是安全的[61]。美国有两种血清型肉毒毒素，分别为 A 型肉毒毒素和 B 型肉毒毒素，虽然它们的作用机制不同，但都能有效治疗肌张力障碍[62, 63]。

## 四、手术治疗

肌张力障碍的外科治疗在过去的一个世纪中，从开放性的苍白球切开和丘脑切开术[64, 65]演变为外周神经去支配和现代脑深部电刺激[66, 67]，其形成取决于对病理生理学、电生理学和功能成像的理解。脑深部电刺激，通常靶点选择苍白球，是用于治疗难治性肌张力障碍的最常见手术方法。由于苍白球 DBS 的疗效可能会因患者特点和肌张力障碍的分类而有

所差异，因此术前仔细评估和筛选患者对于手术效果的预期至关重要[68-74]。有多种脑深部电刺激的方法，包括多种不同的立体定向方式。我们将同时回顾基于立体定向框架和基于术中 MRI 引导的到达内侧苍白球（internal globus pallidus，GPi）的方法。还有其他一些技术可以治疗肌张力障碍，包括周围神经去支配术和新型侵入性较小的苍白球毁损术。下面我们将简要讨论这些技术。

### （一）脑深部电刺激

脑深部电刺激对许多用药物治疗和肉毒毒素注射疗效不佳的肌张力障碍患者有益。多项随机对照试验表明，DBS 在原发性全身性肌张力障碍和颈部肌张力障碍中具有长期显著疗效[68-73]，并且也有证据表明 DBS 可用于某些继发性肌张力障碍的患者[68]。但是，并非所有患者都能获得相同程度的收益，最好由多学科运动障碍团队来管理患者。运动障碍团队应确定 DBS 是否是最合适的治疗方法，哪个靶点最适合患者，以及术后应如何管理患者。神经科医生首先要进行全面的神经病学评估，以确保对患者进行正确的诊断，调整好药物，进一步进行手术方案讨论。然后将适合接受 DBS 的患者转介给神经外科医师，以讨论手术方式、手术风险和预期收益。并发症和手术安全性的评估都很重要，外科医生需要与其他学科医学专家合作。由神经心理学家和精神科医生进行认知评估可以确保没有合并认知损害或行为问题，这些问题会降低患者从 DBS 手术中获得的益处。

多学科团队的任务当然还包括讨论最合适的 DBS 靶点。苍白球 DBS，定位于内侧苍白球（GPi）是治疗肌张力障碍的最常见方法，并已通过多项随机对照试验进行了验证[68-73]。然而其他的靶点在肌张力障碍的治疗中也显现出

希望，包括皮层和丘脑的靶点[75-77]。丘脑腹中间核（ventralis intermedius nucleus，VIM）可以同时改善肌张力障碍和震颤，可以行单侧[78,79]、双侧[80]或与 GPi DBS 联合使用[77,81-83]。一些病例报告提示腹外侧核的后部区域也可以改善肌张力障碍[84]。在帕金森病继发性肌张力障碍的治疗中，STN 和邻近的靶点显示出一定的益处，并已考虑用于治疗肌张力障碍综合征[76,85]。尽管 GPi 是肌张力障碍的主要靶点，但其他靶点可能会带来新的希望，进一步的详细比较将有助于确定哪个靶点最适合特定的患者。

### （二）手术过程：DBS

目前有多种可以准确植入电极的方法。本文的其他部分将详细介绍用于准确立体定位的各种方式，以及每种方式的相对优缺点。我们将回顾基于立体定向框架并使用微电极记录和术中测试，以及术中 MRI 引导两种方法。在患者清醒的情况下使用立体定向框架行术中测试的 DBS 已被确定为一种安全、精确的方法[86,87]。但是对于肌张力障碍患者来说，尤其是患有颈部肌张力障碍或者躯干或肢体活动明显的患者，使用框架和清醒测试的方法可能较为困难。肌张力障碍患者头部可能很难固定在一个固定位置，因此无法安全地使用立体定向框架进行 DBS。针对这些患者目前存在多种无框架技术。尽管临床研究表明无框架技术可能不那么精确，但无框架 DBS 的疗效似乎与使用框架技术相当[88,89]。对于严重肌张力障碍的患者，清醒手术的过程可能非常不舒服。此外，肌张力障碍症状通常不能在术中测试时缓解，因此术中只能测试不良反应。DBS 手术也可以仅使用影像导航来准确放置电极[90-92]。这样不需要进行术中测试，DBS 手术可以在全身麻醉下进行，这对于某些不能耐受清醒手术过

程的肌张力障碍患者非常有帮助。对于当前采用以解剖/影像导航靶点的 DBS（"睡眠"手术）是否足以与采用微电极记录和术中测试的 DBS（"清醒"手术）相媲美，是否足够的精准，目前还有争议[93-95]。然而，不使用微电极记录的 DBS 研究表现出了良好的效果，并且对于根据微电极记录进行靶点调整能否会改善疗效这个问题尚无共识[96,97]。

### （三）手术过程：基于立体定向框架的 DBS

对于基于框架的技术，患者需要在术前行立体定向框架固定（例如，Leksell 框架，Elekta，Stockholm，Sweden）。框架平行于 Frankfort 平面。患者固定框架后接受 CT 扫描，并将其与工作站中的术前 MRI 融合。可以根据前-后连合（AC-PC）距离和其他中线结构（间接靶点）及 MRI 定位的靶点（直接靶点）行基于图谱的靶点计算。使用 Schaltenbrand 和 Talairach 图谱，内侧苍白球估计为在前-后连合中点前方 2～3mm，下 3～4mm 和侧方 20～22mm[98-101]。GPi 的坐标可以在 MRI 上通过在轴向穿过前连合处的切面上找到 GPi 和 GPe 连线的后 1/4 处来确定[100,101]。使用计算机化的立体定向工作站（例如 Framelink 工作站；Medtronic，Minneapolis，MN），计划靶点的路径，并获得 X、Y、Z 值，以及弧形和环形角坐标。进手术室后，将框架固定在手术床上，以最大限度地减少手术过程中头部的移动（图 22-1）。对于有不自主的头部或颈部运动的肌张力障碍患者而言，做到这一点尤其困难。在计划的入点处切开皮肤，并在入口处钻孔。将 DBS 电极固定装置牢固地安置在骨孔处，将导线在电极出颅位置固定。硬脑膜以十字形烧灼后切开。然后使用术中 X 射线或 CT 引导套管沿着预定路径放置。在这个步骤中，如果使用微电极记录（MER），就将

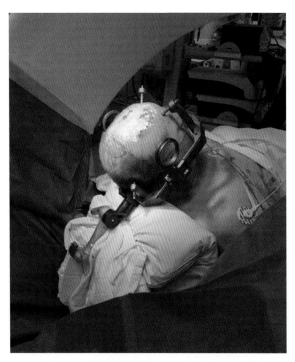

▲ 图 22-1　将患者固定于 Leksell 立体定向头架

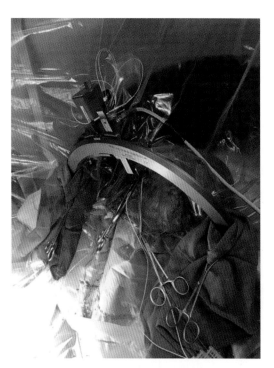

▲ 图 22-2　微电极记录装置

高阻抗的铂 - 铱微电极穿过套管（图 22-2）。随着微电极缓慢推进，临床医生同时通过监视神经元特征性放电和患者的运动反应来确认电极在正确的轨道上推进[102]。将微电极推进至靶点下 4～5mm，在刺激的同时术者对患者进行评估，监测治疗效果或刺激引起的副作用。值得注意的是，肌张力障碍通常在术中预刺激的疗效不明显。刺激引起的副作用可以确定视束、内囊和内侧丘系的相对位置。必要的情况下可以调整电极路径。刺激完成后，移去微电极并放置 DBS 电极。术中 X 线透视用于确定电极位置。可以对电极进行各种模式刺激，以确定症状缓解情况和来自相邻结构的不良反应。确认电极位置后就可以固定电极。一旦完成了双侧电极植入，就可以沿着皮下隧道将电极引至拟定放置脉冲发生器的位置。

### （四）手术过程：MRI 导航的 DBS [103, 104]

对于适合 MRI 导航的患者，患者进入手术室进行气管插管全身麻醉后，将其置于固定装置中。根据不同的立体定向导航方法，目前有多种手术方法可以选择。笔者所在中心使用术中 MRI 导航。使用这种方法，需要在常规流程准备完毕后，将 MRI 设备（Irvine，CA）的 ClearPoint 头部固定系统（图 22-3）和 ClearPoint 基准网格装置放置在规划的头皮入点处。进行增强的标准 3D T$_1$ 容积扫描，以制定初始入点和轨道。根据这些路径切开皮肤。笔者选择改良的双冠状切口，以利于定位装置的放置。在每个入口处钻孔，然后固定 ClearPoint 定位底座（图 22-4）。进行 T$_1$ 容积扫描（无增强）和高分辨率薄层扫描，并导入套管对准时重复，以实现小于 1mm 的径向误差。一旦建立了路径，就将陶瓷探针通过套管插入目标位置，并获得另一个 3D T$_1$ 容积采集扫描以验证 GPi 位置。然后，从 iMRIS 孔中取出探针，并植入两根 DBS 电极代替。DBS 电极通过固定系统固定，并在皮下建立隧道，以备连接脉冲发生器。

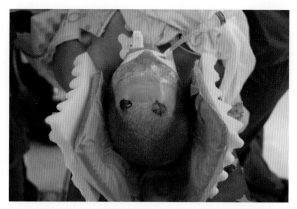

▲ 图 22-3　患者在 ClearPoint 框架内固定的位置

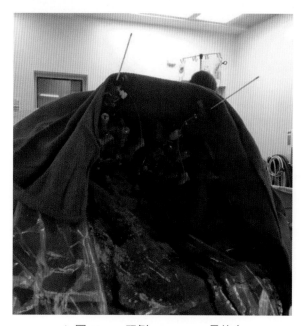

▲ 图 22-4　双侧 ClearPoint 导航座

### （五）植入脉冲发生器

脉冲发生器的植入可以在 DBS 电极植入后立即进行，也可以延迟 1 周进行。通常最好选择右侧胸壁，以免对将来可能植入心脏起搏器造成影响。对患者使用全身麻醉，在延长导线穿行的路径上做一个切口。导线在耳郭后方穿行，电极通过延长导线与脉冲发生器相连。可以在颅骨上磨一个凹槽，使得电极和延长导线的连接装置不那么突出，并减少覆盖皮肤的张力。做一锁骨下切口，在胸肌筋膜上方制备一个囊袋，以容纳脉冲发生器。延长导线通过皮

下隧道连接至锁骨下切口，并连接至脉冲发生器。连接装置和脉冲发生器用缝线固定，以防止移动，然后缝合切口。

### （六）术后并发症

对肌张力障碍患者进行 DBS 的并发症与其他疾病行 DBS 的并发症类似[105-119]。DBS 的并发症可能与手术相关、与硬件相关或与刺激相关。我们下面将讨论这些并发症。

DBS 手术相关的并发症通常发生在手术期间或术后立即出现。许多这些 DBS 引起的即刻并发症往往是自限性的，包括术后谵妄、癫痫发作、血管迷走神经反应等，不会引起永久性神经功能障碍[105-118]。DBS 还有颅内出血的风险，可能导致严重的神经功能障碍和死亡[108, 110, 112, 115, 117, 120]。幸运的是，DBS 术后的出血率非常低，为 0.8%～5%，并且这些患者中只有大约一半是有症状的[108, 110, 112, 115, 117, 120]。一系列接受 DBS 的肌张力障碍病例研究表明，与其他接受 DBS 治疗的患者组相比，肌张力障碍与其他疾病的出血率相当[117]。尽管有人担心肌张力障碍治疗中的常用靶点 GPi 的出血率更高，但进一步的分析并未表明出血风险与解剖学靶点之间存在明确的相关性[119, 121, 122]。出血与微电极记录之间的关联是有争议的。有部分观点认为微电极记录会增加出血的风险，且风险与微电极穿刺次数之间存在相关性，但一些研究结果并未显示出这种情况会增加出血风险[119, 123, 124]。与微电极记录相关的风险和争议并非肌张力障碍的治疗所独有，本书中其他疾病也涉及。对于肌张力障碍而言，术后需要特别考虑的一个问题是肌张力障碍危象，这是一种可能由于术后治疗方式、感染或脱水等改变引发的肌张力障碍症状的急性加重。肌张力障碍状态可能很严重甚至导致危及生命的问题，包括自主神经系统紊乱、呼吸困难、横纹肌溶

解或急性肾衰竭[125-127]。肌张力障碍危象的处理主要为支持治疗，包括在重症监护室进行严密监测、补液、苯二氮䓬类和退烧药等[125-127]。

### （七）硬件相关并发症

DBS 的长期并发症主要为硬件相关的并发症，包括感染、切口裂开、电极移位、导线断裂、脉冲发生器（IPG）故障，以及引起疼痛。这些问题甚至可能在手术数年后出现。DBS 最常见的并发症是感染[105, 108, 110-113, 115, 116, 128-133]，包括术后短期内或多年以后，高达 15.2% 的患者发生感染。对多个研究的 Meta 分析显示，DBS 平均感染率为 5%～6%[105, 108, 110-113, 115, 116, 128-133]。最常见的感染部位是植入脉冲发生器的部位[105, 111, 112, 116, 123, 128, 134]。尽管感染通常需要拆除整个 DBS 系统，但局限于脉冲发生器囊袋的浅表感染可能仅需要用抗生素进行治疗或仅拆除 IPG 和连接装置即可[133-135]。其中，约 50% 的保守治疗的感染患者中，DBS 电极可以保留[111, 112, 133-135]。严重感染或保守治疗失败者，应先去除整个 DBS 系统，然后进行抗生素治疗几个月，再考虑重新植入。其他与硬件相关的并发症，例如导线断裂或其他硬件故障，可能会导致刺激器突然停止工作。如果怀疑导线断裂或失效，则初始评估包括检查 DBS 设备的阻抗和电流，并进行 X 线检查以评估硬件是否断开[136]。与其他运动障碍相比，肌张力障碍患者的导线断裂发生率似乎略高，多达 5.6% 的患者可发生导线断裂[105, 111, 128, 130, 137, 138]。颈部的肌张力异常姿势会在延长电缆上施加张力，这也就可以解释为什么导线断裂率较高了[105, 111, 128, 130, 137, 138]。

### （八）刺激相关的副作用

DBS 即使电极位置良好，也可出现靶点附近的解剖区域相关的神经系统副作用。肌张力

障碍患者似乎对 GPi 的 DBS 耐受性良好，刺激引起的不良反应发生率较低[139-141]。在肌张力障碍中最常见的刺激相关不良反应是构音障碍，发生率为 4%～11%[113, 128, 142]。尽管调控可以改善甚至消除构音障碍，但某些患者可能会有持续性症状[113, 128, 142]。GPi 还与运动迟缓和步态"冻结"有关，严重程度的差异较大[129, 143-145]。运动迟缓的发生率很难评估，因为即使在没有报告症状性运动迟缓的患者中也有运动反应减慢的迹象[73, 146]。GPi DBS 后似乎没有明显的认知减退或抑郁的风险[139-141]。

## 五、转归

### （一）原发性全身性肌张力障碍

原发性全身性肌张力障碍是肌张力障碍各个亚型中研究最多的。有建议认为，具有遗传学特征的原发性肌张力障碍（例如 DYT1）可能对 DBS 的反应较好[130]。在长达 66 个月的随访期内，双侧 GPi DBS 的早期病例显示 BFMDRS 运动评分改善了 22%～86%[84, 147-152]。这些令人鼓舞的结果促使在 GPi DBS 治疗原发性肌张力障碍这个领域中进行了一些前瞻性对照研究。一项关于 GPi 刺激的开放性前瞻性研究结果显示 GPi DBS 植入后 1 年 BMFDRS 的客观运动和残疾评分改善了 50% 以上[72]。随机非对照试验证实了这个结果，显示 3 个月后 BFMDRS 运动评分改善了 39.9%，而对照组则为 4.5%[73]。1 年后，这些患者的 BFMDRS 改善了 45%[73]。2010 年进行的另一项前瞻性研究显示，1 年后 BFMDRS 运动评分提高了 43.8%[153]。对原发性肌张力障碍患者进行的长期随访表明，GPi DBS 的效果会逐步提高，长期改善效果相较于术前基线水平（基于 BFMDRS 运动评分）改善 58%～76%，该研究

的随访时间为 3～20 年[113, 130, 131, 154-156]。

## （二）局灶性肌张力障碍 / 颈部肌张力障碍

局灶性肌张力障碍，例如颈部肌张力障碍对于 DBS 也有改善。若干回顾性非盲性研究表明，颈部肌张力障碍患者的预后可与原发性全身性肌张力障碍患者类似[74]。其他长期研究表明，TWSTRS 严重程度评分的改善差异很大，一直延续到术后 20 个月的 TWSTRS 严重程度、残疾和疼痛评分可持续改善（严重程度 38%～63%，残疾 54%～69%，疼痛 38%～50%）[137, 142, 157-161]。长期随访表明，与治疗原发性全身性肌张力障碍的效果类似，在平均随访时间为 7.7 年的情况下，DBS 治疗局灶性肌张力障碍的效果较术前的 TWSTRS 评分的改善可达 47.6%[70, 161, 162]。DBS 在特发性头颈部肌张力障碍（Meige 综合征）中也得到了广泛的评估，这是一种涉及眶周、面部、口颊和颈肌的节段性肌张力障碍。Meige 综合征通常难以耐受药物治疗和去神经支配治疗，后者的应用多因不良反应受到限制。Meige 综合征的双侧 GPi DBS 已证明与治疗颈部和全身性肌张力障碍的效果相似，病例报告和小样本病例研究表明植入后 10 年的头部和颈部的 BFMDRS 评分最多可改善 80%[163-167]。最近的一项涵盖了使用 GPi 或 STN-DBS 治疗的 Meige 综合征的大规模回顾研究显示，运动评分平均改善 66.9%，残疾评分平均改善 56%[168]。

## （三）继发性肌张力障碍

尽管有观点认为许多类型的继发性肌张力障碍均可通过 DBS 改善，但其中某些亚型的继发性肌张力障碍似乎特别适合使用 DBS 治疗[169]。值得注意的是，支持在继发性肌张力障碍中使用 DBS 的大多数证据来自病例报告和病例系列研究，而不是盲法的对照研究，因此有待进一步研究。患有难治性严重迟发性肌张力障碍的患者，可因多巴胺能拮抗药的不良反应引起不自主的肌肉收缩和痉挛性疼痛，他们似乎对 DBS 表现出较好的疗效，大多数患者的症状 6 个月内至少改善了 50%～70%（基于 BFMDRS 运动评分）[69, 76, 170-175]。脑瘫患者的改善程度一般较轻，改善程度为 23.6%～49.5%（基于经典肌张力障碍评定量表）[176-179]。但重要的是，接受 DBS 治疗的脑瘫患者即使在他们的肌张力障碍评定量表仅稍有改善的情况下，总体生活质量的改善也可能是非常显著的[178, 179]。

## （四）DBS 程控和刺激参数

DBS 程控的一般指导原则是改善运动症状并最大限度地减少不良刺激的影响。对于肌张力障碍患者，对 DBS 刺激参数变化的临床反应可能不会立即显现，这使得程控特别具有挑战性，并且目前尚无针对肌张力障碍推荐的"理想"DBS 参数设置[180-182]。在肌张力障碍程控中可能需要连续几个月的刺激才能找到最佳设置，以实现整体肌张力障碍的改善。首次术后程控通常在电极放置后 3～4 周进行，以减少微毁损效应的影响，并在患者处于停药状态下进行，以充分显露症状。在少数情况下，例如肌张力危象，可以更早地进行程控[126, 180]。在初始程控时，每个电极触点都以单极方式依次激活（以患者为正极，触点为负极），逐渐增加刺激强度、电压或电流幅度，直到出现瞬时或持续的副作用[183, 184]。GPi 后外侧的刺激触点通常比诱发幻视的触点高一个，这个触点往往会带来最大的运动改善[185-187]。程控可能需要进行多次调整，包括双极或双单极设置、高脉宽[188, 189]或频率调整[148, 150, 160, 190, 191]。肌张力障碍 DBS 的程控突出了开环设备和当前程控方法的局限性。改进肌张力障碍治疗的新兴研究包括将传统的矩形 DBS 波形从被动电荷平衡变为主动电荷平衡[192] 和低频特定相位刺激[193]。也许最让人感兴趣的是由于对小脑参与调节基底节活动认识的提升，开辟了新的治疗途径和新的刺激靶点[194-198]。

## 六、去周围神经支配治疗

对于颈部肌张力障碍的患者，肌电图可用于指导确定与该患者肌张力障碍有关的特定支配肌肉的神经，去周围神经支配术可以减轻疼痛并且无须永久性植入装置或颅内操作。在 Bertrand 手术中，将副神经前往胸锁乳突肌的分支切断，然后切断同侧 $C_{1\sim6}$ 脊神经的后支，以消除同侧椎旁肌的神经支配[199-201]。这项技术可以改善颈部肌张力障碍的症状，使 TWSTRS 严重程度评分改善 22%～59%[202-209]。但是去周围神经支配可能存在一些重大风险，包括吞咽困难（可能是短暂的）、麻木 / 感觉异常和去支配的神经再生。多达 25% 的患者会经历颈部肌肉再次获得神经支配，这被认为是颈丛神经小分支去神经支配不完全的结果[203, 205]。尽管目前的数据表明去周围神经支配在治疗颈部肌张力障碍方面可能不如 DBS 有效或持久，但仍有部分患者可能会受益于该手术[205, 209]。

## 七、苍白球切开术

尽管 GPi DBS 目前是治疗肌张力障碍的主要外科手术方法，但其他技术也很有意义，例如对于患有并发症导致植入手术风险过大的患者、考虑因感染而需要将其硬件移除的患者或者在没有 DBS 设备和程控支持并愿意接受治疗的患者。放射外科手术治疗肌张力障碍始于苍白球切开术和丘脑切开术[210, 211]。在 DBS 出现之前，采用射频消融术产生毁损灶的立体定向苍白球切开术在肌张力障碍中显示出令人鼓舞的结果[212, 213]。对于双侧肌张力障碍的立体定向苍白球切开术，病例报告和小样本病例系列研究提示原发性肌张力障碍患者的 BFMDRS 评分平均提高 60%，对于继发性肌张力障碍的治疗结果则混杂不清[152, 214-216]。随着 DBS 的出现，苍白球切开术不再受欢迎。近来作为挽救方法，苍白球切开术已重新引起了人们的兴趣。一些新的技术用于立体定向苍白球切开术。一些研究表明可以通过苍白球上的 DBS 电极进行射频消融，这对于必须移除 DBS 系统的感染患者效果非常好[217]。立体定向放射外科手术（一种无手术切口的方法）也已被用于进行苍白球毁损，即使毁损不那么持久而且效果似乎不如 DBS[218-220]。激光间质疗法（laser interstitial therapy，LITT），一项利用激光纤维穿过颅骨上小孔并可以设计消融路径的技术，也已被用于苍白球切开术[221]。最后，MRI 引导聚焦超声目前已被用于治疗原发性震颤并且并发症发生率较低[222]，将来可能成为苍白球切开术的一种选择。尽管目前尚无取代 DBS 的方法，但这些新的脑深部刺激应用和方法将继续成为研究的活跃领域。

## 八、结论

在本章中，我们概述了肌张力障碍患者的临床特征，肌张力障碍患者表现差异较大，并且对治疗的效果也各不相同。我们概述了术前评估和 DBS 外科治疗，说明了 DBS 可用于治疗肌张力障碍，对许多类型的患者均具有良好的疗效。与其他疾病类似，在肌张力障碍的治疗中有多种进行 DBS 的方法。DBS 患者需要进行仔细的随访，并由经验丰富的临床医生进行程控。其他手术方法包括去周围神经支配或苍白球切开术等是有待继续探索和研究的领域。

# 参考文献

[1] Steeves TD, et al. The prevalence of primary dystonia: a systematic review and meta-analysis. Mov Disord. 2012;27(14):1789–96.

[2] Albanese A. How many Dystonias? Clinical evidence. Front Neurol. 2017;8:18.

[3] Pirio Richardson S, et al. Research priorities in limb and task-specific Dystonias. Front Neurol. 2017;8:170.

[4] Marsden CD. Dystonia: the spectrum of the disease. Res Publ Assoc Res Nerv Ment Dis. 1976;55:351–67.

[5] Albanese A, et al. Phenomenology and classification of dystonia: a consensus update. Mov Disord. 2013;28(7):863–73.

[6] Morgan VL, Rogers BP, Abou-Khalil B. Segmentation of the thalamus based on BOLD frequencies affected in temporal lobe epilepsy. Epilepsia. 2015;56(11):1819–27.

[7] Morgante F, Klein C. Dystonia. Continuum (Minneap Minn). 2013;19(5 Movement Disorders):1225–41.

[8] Torres-Russotto D, Perlmutter JS. Task-specific dystonias: a review. Ann N Y Acad Sci. 2008;1142:179–99.

[9] Frucht SJ, et al. The natural history of embouchure dystonia. Mov Disord. 2001;16(5):899–906.

[10] Sitburana O, et al. Motor overflow and mirror dystonia. Parkinsonism Relat Disord. 2009;15(10):758–61.

[11] Patel N, et al. Alleviating manoeuvres (sensory tricks) in cervical dystonia. J Neurol Neurosurg Psychiatry. 2014;85(8):882–4.

[12] Broussolle E, et al. Early illustrations of Geste Antagoniste in cervical and generalized dystonia. Tremor Other Hyperkinet Mov (N Y). 2015;5:332.

[13] Lee CN, et al. "Visual sensory trick" in patient with cervical dystonia. Neurol Sci. 2012;33(3):665–7.

[14] Stojanovic M, et al. Improvement in laryngeal dystonia with background noise. Mov Disord. 1997;12(2):249–50.

[15] Asmus F, et al. Reverse sensory geste in cervical dystonia. Mov Disord. 2009;24(2):297–300.

[16] Greene PE, Bressman S. Exteroceptive and interoceptive stimuli in dystonia. Mov Disord. 1998;13(3):549–51.

[17] Ozelius L, et al. Human gene for torsion dystonia located on chromosome 9q32–q34. Neuron. 1989;2(5):1427–34.

[18] Klein C. Genetics in dystonia. Parkinsonism Relat Disord. 2014;20(Suppl 1):S137–42.

[19] Phukan J, et al. Primary dystonia and dystonia-plus syndromes: clinical characteristics, diagnosis, and pathogenesis. Lancet Neurol. 2011;10(12):1074–85.

[20] Hawker K, Lang AE. Hypoxic-ischemic damage of the basal ganglia. Case reports and a review of the literature. Mov Disord. 1990;5(3):219–24.

[21] Lee MS, Marsden CD. Movement disorders following lesions of the thalamus or subthalamic region. Mov Disord. 1994;9(5):493–507.

[22] Burke RE, Fahn S, Gold AP. Delayed-onset dystonia in patients with "static" encephalopathy. J Neurol Neurosurg Psychiatry. 1980;43(9):789–97.

[23] Hilaire MHS, et al. Delayed-onset dystonia due to perinatal or early childhood asphyxia. Neurology. 1991;41(2, Part 1):216.

[24] Zadori D, et al. Drug-induced movement disorders. Expert Opin Drug Saf. 2015;14(6):877–90.

[25] Jankovic J, et al. Relationship between various clinical outcome assessments in patients with blepharospasm. Mov Disord. 2009;24(3):407–13.

[26] Consky E, Lang A. Clinical assessments of patients with cervical dystonia. In: Jankovic J, Hallett M, editors. Therapy with botulinum toxin. New York: Marcel Dekker; 1994. p. 211–37.

[27] Muller J, et al. Craniocervical dystonia questionnaire (CDQ-24): development and validation of a disease-specific quality of life instrument. J Neurol Neurosurg Psychiatry. 2004;75(5):749–53.

[28] Comella CL, et al. Rating scales for dystonia: a multicenter assessment. Mov Disord. 2003;18(3):303–12.

[29] Krystkowiak P, et al. Reliability of the Burke-Fahn-Marsden scale in a multicenter trial for dystonia. Mov Disord. 2007;22(5):685–9.

[30] Burke RE, et al. Validity and reliability of a rating scale for the primary torsion dystonias. Neurology. 1985;35(1):73–7.

[31] Jankovic J. Medical treatment of dystonia. Mov Disord. 2013;28(7):1001–12.

[32] Albanese A, et al. EFNS guidelines on diagnosis and treatment of primary dystonias. Eur J Neurol. 2011;18(1):5–18.

[33] Delnooz CC, et al. Paramedical treatment in primary dystonia: a systematic review. Mov Disord. 2009;24(15):2187–98.

[34] De Pauw J, et al. The effectiveness of physiotherapy for cervical dystonia: a systematic literature review. J Neurol. 2014;261(10):1857–65.

[35] Tassorelli C, et al. Botulinum toxin and neuromotor rehabilitation: an integrated approach to idiopathic cervical dystonia. Mov Disord. 2006;21(12):2240–3.

[36] Nygaard TG, Marsden CD, Duvoisin RC. Dopa-responsive dystonia. Adv Neurol. 1988;50:377–84.

[37] Segawa M, et al. Hereditary progressive dystonia with marked diurnal fluctuation. Adv Neurol. 1976;14:215–33.

[38] Karp BI, et al. An open trial of clozapine for dystonia. Mov Disord. 1999;14(4):652–7.

[39] Jankovic J. Tardive syndromes and other drug-induced movement disorders. Clin Neuropharmacol. 1995;18(3):197–214.

[40] Shapleske J, Mickay AP, McKenna PJ. Successful treatment of tardive dystonia with clozapine and clonazepam. Br J Psychiatry. 1996;168(4):516–8.

[41] Simpson GM. The treatment of tardive dyskinesia and tardive dystonia. J Clin Psychiatry. 2000;61(Suppl 4):39–44.

[42] Jankovic J, Beach J. Long-term effects of tetrabenazine in hyperkinetic movement disorders. Neurology. 1997;48(2):358–62.

[43] Chen JJ, et al. Tetrabenazine for the treatment of hyperkinetic movement disorders: a review of the literature. Clin Ther. 2012;34(7):1487–504.

[44] Jankovic J. Treatment of hyperkinetic movement disorders with tetrabenazine: a double-blind crossover study. Ann Neurol. 1982;11(1):41–7.

[45] Jankovic J, Orman J. Tetrabenazine therapy of dystonia, chorea, tics, and other dyskinesias. Neurology. 1988; 38(3):391–4.

[46] Boyer WF, Bakalar NH, Lake CR. Anticholinergic prophylaxis of acute haloperidol-induced acute dystonic reactions. J Clin Psychopharmacol. 1987;7(3):164–6.

[47] Holloman LC, Marder SR. Management of acute extrapyramidal effects induced by antipsychotic drugs. Am J Health Syst Pharm. 1997;54(21):2461–77.

[48] Stern TA, Anderson WH. Benztropine prophylaxis of dystonic reactions. Psychopharmacology (Berl). 1979; 61(3):261–2.

[49] Fahn S. High dosage anticholinergic therapy in dystonia. Neurology. 1983;33(10):1255–61.

[50] Albanese A, et al. A systematic review on the diagnosis and treatment of primary (idiopathic) dystonia and dystonia plus syndromes: report of an EFNS/MDS-ES Task Force. Eur J Neurol. 2006;13(5):433–44.

[51] Burke RE, Fahn S, Marsden CD. Torsion dystonia: a double-blind, prospective trial of high-dosage trihexyphenidyl. Neurology. 1986;36(2):160–4.

[52] Sanger TD, et al. Prospective open-label clinical trial of trihexyphenidyl in children with second ary dystonia due to cerebral palsy. J Child Neurol. 2007;22(5):530–7.

[53] van den Heuvel CNAM, et al. The symptomatic treatment of acquired dystonia: a systematic review. Mov Disord Clin Pract. 2016;3(6):548–58.

[54] Brans JW, et al. Botulinum toxin versus trihexyphenidyl in cervical dystonia: a prospective, randomized, double-blind controlled trial. Neurology. 1996;46(4):1066–72.

[55] Hallett M, et al. Evidence-based review and assessment of botulinum neurotoxin for the treatment of movement disorders. Toxicon. 2013;67:94–114.

[56] Simpson DM, et al. Practice guideline update summary: botulinum neurotoxin for the treatment of blepharospasm, cervical dystonia, adult spasticity, and headache: report of the guideline development Subcommittee of the American Academy of Neurology. Neurology. 2016;86(19):1818–26.

[57] Simpson DM, et al. Assessment: botulinum neurotoxin for the treatment of movement disorders (an evidence-based review): report of the therapeutics and technology assessment Subcommittee of the American Academy of Neurology. Neurology. 2008;70(19):1699–706.

[58] Kruisdijk JJ, et al. Botulinum toxin for writer's cramp: a randomised, placebo-controlled trial and 1–year follow-up. J Neurol Neurosurg Psychiatry. 2007;78(3):264–70.

[59] Bentivoglio AR, et al. Fifteen-year experience in treating blepharospasm with Botox or Dysport: same toxin, two drugs. Neurotox Res. 2009;15(3):224–31.

[60] Truong D, et al. Efficacy and safety of botulinum type A toxin (Dysport) in cervical dystonia: results of the first US randomized, double-blind, placebo-controlled study. Mov Disord. 2005;20(7):783–91.

[61] Albavera-Hernandez C, Rodriguez JM, Idrovo AJ. Safety of botulinum toxin type A among children with spasticity secondary to cerebral palsy: a systematic review of randomized clinical trials. Clin Rehabil. 2009;23(5):394–407.

[62] Pappert EJ, Germanson T. And G. Myobloc/Neurobloc European Cervical Dystonia Study, botulinum toxin type B vs. type A in toxin-naive patients with cervical dystonia:

[63] Duarte GS, et al. Botulinum toxin type A versus botulinum toxin type B for cervical dystonia. Cochrane Database Syst Rev. 2016;10:CD004314.

[64] Cooper IS. Clinical and physiologic implications of thalamic surgery for disorders of sensory communication. 2. Intention tremor, dystonia, Wilson's disease and torticollis. J Neurol Sci. 1965;2(6):520–53.

[65] Cooper IS. 20–year followup study of the neurosurgical treatment of dystonia musculorum deformans. Adv Neurol. 1976;14:423–52.

[66] Gildenberg PL. Evolution of basal ganglia surgery for movement disorders. Stereotact Funct Neurosurg. 2006;84(4):131–5.

[67] Cif L, Hariz M. Seventy years with the globus palli dus: Pallidal surgery for movement disorders between 1947 and 2017. Mov Disord. 2017;32:972.

[68] Pretto TE, et al. A prospective blinded evaluation of deep brain stimulation for the treatment of secondary dystonia and primary torticollis syndromes. J Neurosurg. 2008;109(3):405–9.

[69] Damier P, et al. Bilateral deep brain stimulation of the globus pallidus to treat tardive dyskinesia. Arch Gen Psychiatry. 2007;64(2):170–6.

[70] Kiss ZH, et al. The Canadian multicentre study of deep brain stimulation for cervical dystonia. Brain. 2007;130(Pt 11):2879–86.

[71] Diamond A, et al. Globus pallidus deep brain stimulation in dystonia. Mov Disord. 2006;21(5):692–5.

[72] Vidailhet M, et al. Bilateral deep-brain stimulation of the globus pallidus in primary generalized dystonia. N Engl J Med. 2005;352(5):459–67.

[73] Kupsch A, et al. Pallidal deep-brain stimulation in primary generalized or segmental dystonia. N Engl J Med. 2006;355(19):1978–90.

[74] Moro E, et al. Efficacy of pallidal stimulation in isolated dystonia: a systematic review and meta-analysis. Eur J Neurol. 2017;24(4):552–60.

[75] Romito LM, et al. Fixed dystonia unresponsive to pal lidal stimulation improved by motor cortex stimulation. Neurology. 2007;68(11):875–6.

[76] Sun B, et al. Subthalamic nucleus stimulation for primary dystonia and tardive dystonia. Acta Neurochir Suppl. 2007;97(Pt 2):207–14.

[77] Woehrle JC, et al. Chronic deep brain stimulation for segmental dystonia. Stereotact Funct Neurosurg. 2009;87(6):379–84.

[78] Racette BA, et al. Thalamic stimulation for primary writing tremor. J Neurol. 2001;248(5):380–2.

[79] Minguez-Castellanos A, et al. Primary writing tremor treated by chronic thalamic stimulation. Mov Disord. 1999;14(6):1030–3.

[80] Kuncel AM, et al. Myoclonus and tremor response to thalamic deep brain stimulation parameters in a patient with inherited myoclonus-dystonia syndrome. Clin Neurol Neurosurg. 2009;111(3):303–6.

[81] Hedera P, et al. Surgical targets for dystonic tremor: considerations between the globus pallidus and ventral intermediate thalamic nucleus. Parkinsonism Relat Disord.

2013;19(7):684–6.

[82] Morishita T, et al. Should we consider vim thalamic deep brain stimulation for select cases of severe refractory dystonic tremor. Stereotact Funct Neurosurg. 2010;88(2):98–104.

[83] Fasano A, Bove F, Lang AE. The treatment of dystonic tremor: a systematic review. J Neurol Neurosurg Psychiatry. 2014;85(7):759–69.

[84] Vercueil L, et al. Deep brain stimulation in the treatment of severe dystonia. J Neurol. 2001;248(8):695–700.

[85] Ostrem JL, et al. Subthalamic nucleus deep brain stimulation in isolated dystonia: a 3–year follow-up study. Neurology. 2017;88(1):25–35.

[86] Kramer DR, et al. Best surgical practices: a step wise approach to the University of Pennsylvania deep brain stimulation protocol. Neurosurg Focus. 2010;29(2):E3.

[87] Machado A, et al. Deep brain stimulation for Parkinson's disease: surgical technique and perioperative management. Mov Disord. 2006;21(Suppl 14):S247–58.

[88] Bjartmarz H, Rehncrona S. Comparison of accuracy and precision between frame-based and frameless stereotactic navigation for deep brain stimulation electrode implantation. Stereotact Funct Neurosurg. 2007;85(5):235–42.

[89] Bot M, et al. Analysis of stereotactic accuracy in patients undergoing deep brain stimulation using Nexframe and the Leksell frame. Stereotact Funct Neurosurg. 2015;93(5):316–25.

[90] Henderson JM, et al. The application accuracy of a skull-mounted trajectory guide system for image-guided functional neurosurgery. Comput Aided Surg. 2004;9(4):155–60.

[91] Cheng CY, et al. Deep brain stimulation for Parkinson's disease using frameless technology. Br J Neurosurg. 2014;28(3):383–6.

[92] Maciunas RJ, et al. An independent application accuracy evaluation of stereotactic frame systems. Stereotact Funct Neurosurg. 1992;58(1–4):103–7.

[93] Hariz MI. Safety and risk of microelectrode recording in surgery for movement disorders. Stereotact Funct Neurosurg. 2002;78(3–4):146–57.

[94] Kocabicak E, et al. Is there still need for microelectrode recording now the subthalamic nucleus can be well visualized with high field and ultrahigh MR imaging? Front Integr Neurosci. 2015;9:46.

[95] Chen T, Mirzadeh Z, Ponce FA. "Asleep" deep brain stimulation surgery: a critical review of the literature. World Neurosurg. 2017;105:191–8.

[96] Kochanski RB, Sani S. Awake versus asleep deep brain stimulation surgery: technical considerations and critical review of the literature. Brain Sci. 2018;8(1):pii: E17.

[97] Chen T, et al. Clinical outcomes following awake and asleep deep brain stimulation for Parkinson disease. J Neurosurg. 2018;130(1):109–20. p. 1–12.

[98] Schaltenbrand G, Walker AE. Stereotaxy of the human brain. New York: Thieme-Stratton; 1982.

[99] Talairach J, Tournoux P. Co-planar stereotaxic atlas for the human brain: 3–D proportional system: an approach to cerebral imaging. New York: Thieme; 1988.

[100] O'Gorman RL, et al. Optimal MRI methods for direct stereotactic targeting of the subthalamic nucleus and globus pallidus. Eur Radiol. 2011;21(1):130–6.

[101] Vayssiere N, et al. Comparison of atlas- and magnetic resonance imaging-based stereotactic targeting of the globus pallidus internus in the performance of deep brain stimulation for treatment of dystonia. J Neurosurg. 2002;96(4):673–9.

[102] Anderson WS, et al. Applying microelectrode recordings in neurosurgery. Contemp Neurosurg. 2010;32(3):1–7.

[103] Anderson WS, Lenz FA. Surgery insight: deep brain stimulation for movement disorders. Nat Clin Pract Neuro. 2006;2(6):310–20.

[104] Starr PA, et al. Microelectrode-guided implantation of deep brain stimulators into the globus pallidus internus for dystonia: techniques, electrode locations, and outcomes. Neurosurg Focus. 2004;17(1):E4.

[105] Jitkritsadakul O, et al. Systematic review of hardware-related complications of deep brain stimulation: do new indications pose an increased risk? Brain Stimul. 2017;10(5):967–76.

[106] Bruggemann N, et al. Short- and long-term outcome of chronic pallidal neurostimulation in monogenic isolated dystonia. Neurology. 2015;84(9):895–903.

[107] Romito LM, et al. Pallidal stimulation for acquired dystonia due to cerebral palsy: beyond 5 years. Eur J Neurol. 2014;22(3):426–e32.

[108] Beric A, et al. Complications of deep brain stimulation surgery. Stereotact Funct Neurosurg. 2001;77(1–4):73–8.

[109] Burdick AP, et al. Relationship between higher rates of adverse events in deep brain stimulation using standardized prospective recording and patient outcomes. Neurosurg Focus. 2010;29(2):E4.

[110] Chen T, et al. Complication rates, lengths of stay, and readmission rates in "awake" and "asleep" deep brain simulation. J Neurosurg. 2017;127(2):360–9.

[111] Constantoyannis C, et al. Reducing hardware-related complications of deep brain stimulation. Can J Neurol Sci. 2005;32(2):194–200.

[112] Fenoy AJ, Simpson RK Jr. Risks of common complications in deep brain stimulation surgery: management and avoidance. J Neurosurg. 2014;120(1):132–9.

[113] Isaias IU, Alterman RL, Tagliati M. Deep brain stimulation for primary generalized dystonia: long-term outcomes. Arch Neurol. 2009;66(4):465–70.

[114] Kaminska M, et al. Complications of Deep Brain Stimulation (DBS) for dystonia in children – the challenges and 10 year experience in a large paediatric cohort. Eur J Paediatr Neurol. 2017;21(1):168–75.

[115] Patel DM, et al. Adverse events associated with deep brain stimulation for movement disorders: analysis of 510 consecutive cases. Neurosurgery. 2015;11(Suppl 2):190–9.

[116] Sillay KA, Larson PS, Starr PA. Deep brain stimulator hardware-related infections: incidence and management in a large series. Neurosurgery. 2008;62(2):360–6. discussion 366–7

[117] Zrinzo L, et al. Reducing hemorrhagic complications in functional neurosurgery: a large case series and systematic literature review. J Neurosurg. 2011;116(1):84–94.

[118] Buhmann C, et al. Adverse events in deep brain stim ulation: a retrospective long-term analysis of neurological, psychiatric and other occurrences. PLoS One. 2017;12(7):e0178984.

[119] Gorgulho A, et al. Incidence of hemorrhage associated with electrophysiological studies performed using

macroelectrodes and microelectrodes in functional neurosurgery. J Neurosurg. 2005;102(5):888–96.

[120] Park CK, et al. Analysis of delayed intracerebral hemorrhage associated with deep brain stimulation surgery. World Neurosurg. 2017;104:537–44.

[121] Binder DK, Rau GM, Starr PA. Risk factors for hemorrhage during microelectrode-guided deep brain stimulator implantation for movement disorders. Neurosurgery. 2005;56(4):722–32. discussion 722–32

[122] Xiaowu H, et al. Risks of intracranial hemorrhage in patients with Parkinson's disease receiving deep brain stimulation and ablation. Parkinsonism Relat Disord. 2010;16(2):96–100.

[123] Umemura A, et al. Deep brain stimulation for movement disorders: morbidity and mortality in 109 patients. J Neurosurg. 2003;98(4):779–84.

[124] Obeso JA, et al. Deep-brain stimulation of the subthalamic nucleus or the pars interna of the globus pallidus in Parkinson's disease. N Engl J Med. 2001;345(13):956–63.

[125] Allen NM, et al. Status dystonicus: a practice guide. Dev Med Child Neurol. 2014;56(2):105–12.

[126] Termsarasab P, Frucht SJ. Dystonic storm: a practical clinical and video review. J Clin Mov Disord. 2017; 4(10):10.

[127] Cheung T, et al. Status dystonicus following deep brain stimulation surgery in DYT1 dystonia patients (P01.227). Neurology. 2012;78(1 Supplement):P01.227.

[128] Kenney C, et al. Short-term and long-term safety of deep brain stimulation in the treatment of movement disorders. J Neurosurg. 2007;106(4):621–5.

[129] Meoni S, et al. Pallidal deep brain stimulation for dystonia: a long term study. J Neurol Neurosurg Psychiatry. 2017;88(11):960–7.

[130] Panov F, et al. Deep brain stimulation in DYT1 dystonia: a 10–year experience. Neurosurgery. 2013;73(1):86–93; discussion 93.

[131] Sobstyl M, et al. Long-term outcomes of bilateral pallidal stimulation for primary generalised dystonia. Clin Neurol Neurosurg. 2014;126:82–7.

[132] Tagliati M, et al. Long-term management of DBS in dystonia: response to stimulation, adverse events, battery changes, and special considerations. Mov Disord. 2011;26 Suppl 1(26):S54–62.

[133] Piacentino M, Pilleri M, Bartolomei L. Hardware-related infections after deep brain stimulation surgery: review of incidence, severity and management in 212 single-center procedures in the first year after implantation. Acta Neurochir (Wien). 2011;153(12):2337–41.

[134] Fenoy AJ, Simpson RK Jr. Management of device-related wound complications in deep brain stimulation surgery. J Neurosurg. 2012;116(6):1324–32.

[135] Bhatia S, et al. Infections and hardware salvage after deep brain stimulation surgery: a single-center study and review of the literature. Stereotact Funct Neurosurg. 2010;88(3):147–55.

[136] Fernandez FS, et al. Lead fractures in deep brain stimulation during long-term follow-up. Parkinsons Dis. 2009;2010(409356):409356.

[137] Krauss JK, et al. Pallidal deep brain stimulation in patients with cervical dystonia and severe cervical dyskinesias with cervical myelopathy. J Neurol Neurosurg Psychiatry. 2002;72(2):249–56.

[138] Yianni J, et al. Increased risk of lead fracture and migration in dystonia compared with other movement disorders following deep brain stimulation. J Clin Neurosci. 2004;11(3):243–5.

[139] Jahanshahi M, Czernecki V, Zurowski AM. Neuropsychological, neuropsychiatric, and quality of life issues in DBS for dystonia. Mov Disord. 2011;26 Suppl 1(26):S63–78.

[140] Halbig TD, et al. Pallidal stimulation in dystonia: effects on cognition, mood, and quality of life. J Neurol Neurosurg Psychiatry. 2005;76(12):1713–6.

[141] de Gusmao CM, Pollak LE, Sharma N. Neuropsychological and psychiatric outcome of GPi-deep brain stimulation in dystonia. Brain Stimul. 2017;10(5):994–6.

[142] Volkmann J, et al. Pallidal neurostimulation in patients with medication-refractory cervical dystonia: a randomised, sham-controlled trial. Lancet Neurol. 2014;13(9):875–84.

[143] Schrader C, et al. GPi DBS may induce a hypokinetic gait disorder with freezing of gait in patients with dystonia. Neurology. 2011;77(5):483–8.

[144] Blahak C, et al. Micrographia induced by pallidal DBS for segmental dystonia: a subtle sign of hypokinesia? J Neural Transm (Vienna). 2011;118(4):549–53.

[145] Berman BD, et al. Induction of bradykinesia with pallidal deep brain stimulation in patients with cranial-cervical dystonia. Stereotact Funct Neurosurg. 2009;87(1):37–44.

[146] Huebl J, et al. Bradykinesia induced by frequency-specific pallidal stimulation in patients with cervical and segmental dystonia. Parkinsonism Relat Disord. 2015;21(7):800–3.

[147] Yianni J, et al. Post-operative progress of dystonia patients following globus pallidus internus deep brain stimulation. Eur J Neurol. 2003;10(3):239–47.

[148] Kupsch A, et al. The effects of frequency in pallidal deep brain stimulation for primary dystonia. J Neurol. 2003;250(10):1201–5.

[149] Katayama Y, et al. Chronic stimulation of the globus pallidus internus for control of primary generalized dystonia. Acta Neurochir Suppl. 2003;87:125–8.

[150] Coubes P, et al. Electrical stimulation of the globus pallidus internus in patients with primary generalized dystonia: long-term results. J Neurosurg. 2004;101(2):189–94.

[151] Vayssiere N, et al. Deep brain stimulation for dystonia confirming a somatotopic organization in the globus pallidus internus. J Neurosurg. 2004;101(2):181–8.

[152] Eltahawy HA, et al. Primary dystonia is more responsive than secondary dystonia to pallidal interventions: outcome after pallidotomy or pallidal deep brain stimulation. Neurosurgery. 2004;54(3):613–9; discussion 619–21.

[153] Valldeoriola F, et al. Efficacy and safety of pallidal stimulation in primary dystonia: results of the Spanish multicentric study. J Neurol Neurosurg Psychiatry. 2010;81(1):65–9.

[154] Vidailhet M, et al. Bilateral, pallidal, deep-brain stimulation in primary generalised dystonia: a prospective 3 year follow-up study. Lancet Neurol. 2007;6(3):223–9.

[155] Loher TJ, et al. Deep brain stimulation for dystonia: outcome at long-term follow-up. J Neurol. 2008; 255(6):881–4.

[156] Volkmann J, et al. Pallidal deep brain stimulation in

patients with primary generalised or segmental dystonia: 5-year follow-up of a randomised trial. Lancet Neurol. 2012;11(12):1029–38.

[157] Cacciola F, et al. Bilateral deep brain stimulation for cervical dystonia: long-term outcome in a series of 10 patients. Neurosurgery. 2010;67(4):957–63.

[158] Hung SW, et al. Long-term outcome of bilateral pallidal deep brain stimulation for primary cervical dystonia. Neurology. 2007;68(6):457–9.

[159] Krauss JK, et al. Bilateral stimulation of globus pallidus internus for treatment of cervical dystonia. Lancet. 1999;354(9181):837–8.

[160] Moro E, et al. Pallidal stimulation in cervical dystonia: clinical implications of acute changes in stimulation parameters. Eur J Neurol. 2009;16(4):506–12.

[161] Yamada K, et al. Long disease duration interferes with therapeutic effect of globus pallidus internus pallidal stimulation in primary cervical dystonia. Neuromodulation. 2013;16(3):219–25; discussion 225.

[162] Walsh RA, et al. Bilateral pallidal stimulation in cervical dystonia: blinded evidence of benefit beyond 5 years. Brain. 2013;136(Pt 3):761–9.

[163] Inoue N, et al. Long-term suppression of Meige syndrome after pallidal stimulation: a 10-year follow-up study. Mov Disord. 2010;25(11):1756–8.

[164] Sako W, et al. Bilateral pallidal deep brain stimulation in primary Meige syndrome. Parkinsonism Relat Disord. 2011;17(2):123–5.

[165] Lyons MK, et al. Long-term follow-up of deep brain stimulation for Meige syndrome. Neurosurg Focus. 2010;29(2):E5.

[166] Reese R, et al. Long-term clinical outcome in meige syndrome treated with internal pallidum deep brain stimulation. Mov Disord. 2011;26(4):691–8.

[167] Ostrem JL, et al. Pallidal deep brain stimulation in patients with cranial-cervical dystonia (Meige syndrome). Mov Disord. 2007;22(13):1885–91.

[168] Wang X, et al. Deep brain stimulation for Craniocervical dystonia (Meige syndrome): a report of four patients and a literature-based analysis of its treatment effects. Neuromodulation. 2016;19(8):818–23.

[169] Vidailhet M, et al. Deep brain stimulation for dystonia. J Neurol Neurosurg Psychiatry. 2013;84(9):1029–42.

[170] Chang EF, et al. Long-term benefit sustained after bilateral pallidal deep brain stimulation in patients with refractory tardive dystonia. Stereotact Funct Neurosurg. 2010;88(5):304–10.

[171] Sako W, et al. Bilateral deep brain stimulation of the globus pallidus internus in tardive dystonia. Mov Disord. 2008;23(13):1929–31.

[172] Trottenberg T, et al. Treatment of severe tardive dystonia with pallidal deep brain stimulation. Neurology. 2005;64(2):344–6.

[173] Gruber D, et al. Long-term effects of pallidal deep brain stimulation in tardive dystonia. Neurology. 2009;73(1):53–8.

[174] Capelle HH, et al. Chronic deep brain stimulation in patients with tardive dystonia without a history of major psychosis. Mov Disord. 2010;25(10):1477–81.

[175] Spindler MA, et al. Globus pallidus interna deep brain stimulation for tardive dyskinesia: case report and review of the literature. Parkinsonism Relat Disord. 2013;19(2):141–7.

[176] Marks WA, et al. Dystonia due to cerebral palsy responds to deep brain stimulation of the globus pallidus internus. Mov Disord. 2011;26(9):1748–51.

[177] Vidailhet M, et al. Bilateral pallidal deep brain stimulation for the treatment of patients with dystoniachoreoathetosis cerebral palsy: a prospective pilot study. Lancet Neurol. 2009;8(8):709–17.

[178] Gimeno H, et al. Beyond the Burke-Fahn-Marsden dystonia rating scale: deep brain stimulation in childhood secondary dystonia. Eur J Paediatr Neurol. 2012;16(5):501–8.

[179] Koy A, et al. Effects of deep brain stimulation in dyskinetic cerebral palsy: a meta-analysis. Mov Disord. 2013;28(5):647–54.

[180] Kupsch A, et al. Early postoperative management of DBS in dystonia: programming, response to stimulation, adverse events, medication changes, evaluations, and troubleshooting. Mov Disord. 2011;26 Suppl 1:S37–53.

[181] Picillo M, et al. Programming deep brain stimulation for tremor and dystonia: the Toronto Western hospital algorithms. Brain Stimul. 2016;9(3):438–52.

[182] Isaias IU, et al. Managing dystonia patients treated with deep brain stimulation. In Marks Jr. WJ, editor. Deep brain stimulation management. Cambridge University Press; 2015. p. 108–17.

[183] Beaulieu-Boire I, Fasano A. Current or voltage? Another Shakespearean dilemma. Eur J Neurol. 2015;22(6):887–8.

[184] Bronstein JM, et al. The rationale driving the evolution of deep brain stimulation to constant-current devices. Neuromodulation. 2015;18(2):85–8; discussion 88–9.

[185] Pinsker MO, et al. Deep brain stimulation of the internal globus pallidus in dystonia: target locali sation under general anaesthesia. Acta Neurochir (Wien). 2009;151(7):751–8.

[186] Cheung T, et al. Defining a therapeutic target for pallidal deep brain stimulation for dystonia. Ann Neurol. 2014;76(1):22–30.

[187] Hamani C, et al. Location of active contacts in patients with primary dystonia treated with globus pallidus deep brain stimulation. Neurosurgery. 2008;62(3 Suppl 1):217–23; discussion 223–5.

[188] Coubes P, et al. Electrical stimulation of the globus pallidus internus in patients with primary generalized dystonia: long-term results. Journal of neurosurgery. 2004;101(2):189–94.

[189] Vercueil L, et al. Effects of pulse width variations in pallidal stimulation for primary generalized dystonia. J Neurol. 2007;254(11):1533–7.

[190] Bereznai B, et al. Chronic high-frequency globus pallidus internus stimulation in different types of dystonia: a clinical, video, and MRI report of six patients presenting with segmental, cervical, and generalized dystonia. Mov Disord. 2002;17(1):138–44.

[191] Liu LD, et al. Frequency-dependent effects of electrical stimulation in the globus pallidus of dystonia patients. J Neurophysiol. 2012;108(1):5–17.

[192] Almeida L, et al. A pilot trial of square biphasic pulse deep brain stimulation for dystonia: the BIP dystonia study. Mov Disord. 2017;32(4):615–8.

[193] Cagnan H, et al. Stimulating at the right time: phase-specific deep brain stimulation. Brain. 2017;140(1):132–45.

[194] Bologna M, Berardelli A. Cerebellum: an explanation for dystonia? Cerebellum Ataxias. 2017;4:6.

[195] Calderon DP, et al. The neural substrates of rapid-onset Dystonia-Parkinsonism. Nat Neurosci. 2011;14(3):357–65.

[196] Chen CH, et al. Short latency cerebellar modulation of the basal ganglia. Nat Neurosci. 2014;17(12):1767–75.

[197] Shakkottai VG, et al. Current opinions and areas of consensus on the role of the cerebellum in dystonia. Cerebellum. 2017;16(2):577–94.

[198] Shaikh AG, et al. Cervical dystonia: a neural integrator disorder. Brain. 2016;139(Pt 10):2590–9.

[199] Bertrand C, et al. Technical aspects of selective peripheral denervation for spasmodic torticollis. Appl Neurophysiol. 1982;45:326–30.

[200] Bertrand C, et al. Selective peripheral denervation in 111 cases of spasmodic torticollis: rationale and results. Adv Neurol. 1988;50:637–43.

[201] Anderson WS, et al. Selective denervation of the levator scapulae muscle: an amendment to the Bertrand procedure for the treatment of spasmodic torticollis. J Neurosurg. 2008;108(4):757.

[202] Ford B, et al. Outcome of selective ramisectomy for botulinum toxin resistant torticollis. J Neurol Neurosurg Psychiatry. 1998;65(4):472–8.

[203] Münchau A, et al. Prospective study of selec tive peripheral denervation for botulinum-toxin resistant patients with cervical dystonia. Brain. 2001;124(4):769–83.

[204] Cohen-Gadol AA, et al. Selective peripheral denervation for the treatment of intractable spasmodic torticollis: experience with 168 patients at the Mayo Clinic. J Neurosurg. 2003;98(6):1247–54.

[205] Bergenheim AT, et al. Selective peripheral denervation for cervical dystonia: long-term follow-up. J Neurol Neurosurg Psychiatry. 2015;86(12):1307–13.

[206] Contarino MF, et al. Selective peripheral denervation: comparison with pallidal stimulation and litera ture review. J Neurol. 2014;261(2):300–8.

[207] Meyer CH. Outcome of selective peripheral denervation for cervical dystonia. Stereotact Funct Neurosurg. 2001;77(1–4):44–7.

[208] Braun V, Richter HP. Selective peripheral dener vation for spasmodic torticollis: 13–year experi ence with 155 patients. J Neurosurg. 2002;97(2 Suppl):207–12.

[209] Ravindran K, et al. Deep brain stimulation versus peripheral denervation for cervical dystonia: a systematic review and meta-analysis. World Neurosurg. 2018;122:e940–6.

[210] Laitinen LV. Leksell's unpublished pallidoto mies of 1958–1962. Stereotact Funct Neurosurg. 2000;74(1):1–10.

[211] Steiner L, et al. Gammathalamotomy in intractable pain. Acta Neurochir (Wien). 1980;52(3–4):173–84.

[212] Iacono RP, et al. Simultaneous bilateral pallidoansotomy for idiopathic dystonia musculorum deformans. Pediatric Neurology. 1996;14(2):145–8.

[213] Lozano AM, et al. Globus pallidus internus pallidotomy for generalized dystonia. Movement Disorders. 1997;12(6):865–70.

[214] Gross RE. What happened to posteroventral pallidotomy for Parkinson's disease and dystonia? Neurotherapeutics. 2008;5(2):281–93.

[215] Teive HAG, et al. Bilateral pallidotomy for generalized dystonia. Arquivos de Neuro-Psiquiatria. 2001;59:353–7.

[216] Ondo WG, et al. Pallidotomy for generalized dystonia. Movement Disorders. 1998;13(4):693–8.

[217] Takeda N, et al. Radiofrequency lesioning through deep brain stimulation electrodes in patients with generalized dystonia. World Neurosurg. 2018;115:220–4.

[218] Frighetto L, et al. Stereotactic radiosurgery for movement disorders. Surg Neurol Int. 2012;3(Suppl 1):S10–6.

[219] Kondziolka D, Flickinger JC, Lunsford LD. Stereotactic radiosurgery for epilepsy and functional disorders. Neurosurg Clin N Am. 2013;24(4):623–32.

[220] Niranjan A, et al. Stereotactic radiosurgery for essential tremor: retrospective analysis of a 19–year experience. Mov Disord. 2017;32(5):769–77.

[221] Gross RE, Stern MA. Magnetic resonance-guided stereotactic laser pallidotomy for dystonia. Mov Disord. 2018;33:1502.

[222] Elias WJ, et al. A randomized trial of focused ultrasound Thalamotomy for essential tremor. N Engl J Med. 2016;375(8):730–9.

# 第 23 章　癫痫的侵入性监测

## Epilepsy: Invasive Monitoring

Jorge Gonzalez-Martinez　**著**

付萌萌　**译**

孟祥红　**校**

## 一、概述

按照最初的定义，癫痫手术的主要目标是对初始癫痫活动产生和癫痫发作早期扩散的皮层及皮层下区域进行完整的外科治疗（包括切除、离断、激光消融或神经调控）。对一些人来说，这个区域被定义为致痫区。有时，致痫区可能与皮层和皮层下功能区重叠。为了确定致痫区的解剖位置及其与可能的皮层和皮层下功能区的邻近程度，目前可以使用多种无创/微创工具进行监测，包括通过头皮脑电图记录（发作和发作间期）分析癫痫症状学、神经心理学测试、脑磁图（MEG）和 MRI [1-3]。特别是神经影像技术可以提供功能［发作期单光子发射计算机体层成像（SPECT）和 fMRI］及代谢［磁共振波谱（MRS）和正电子发射体层成像（PET）］信息。这些方法通常是互补的，除致痫区外，可将感兴趣的皮层区定义为症状产生区、激惹区、发作起始区和功能缺陷区 [4]。当非侵入性数据不足以准确定位假设的致痫区的位置，怀疑早期累及功能区皮层和皮层下区域，或可能为多灶性癫痫时，可行侵袭性监测 [5, 6]。

## 二、致痫区定位

在大多数药物难治性局灶性癫痫病例中，无创性脑电图记录和其他电生理/神经影像学数据足以评估致痫区的位置 [7-14]。长程视频头皮脑电图监测并结合临床症状学分析仍然是诊断和定位癫痫发生区的金标准 [2]。这种非侵入性采样技术可以很好地概述癫痫发生区域的位置和范围，但通常仅接近激惹区和致痫区的边界。头皮脑电图仅能检测到大面积皮层的脑电图同步化所产生的癫痫样活动，一些研究估计为 $6 \sim 8 cm^2$ 的范围，并且骨骼和其他高阻抗结构（例如脑膜和头皮）的模糊效应干扰了皮层产生区和记录电极之间的传导。MEG 可以克服其中的一些问题，更好地识别切线方向的癫痫活动（如纵列、盖部等），但所提供的癫痫间期活动的信息仍有限 [15, 16]。在某些特殊的病理组，如皮层发育畸形（MCD）中，85%~100% 的 MCD 患者在头皮间期脑电图记录中表现出癫痫样放电，范围从脑叶到偏侧、非局灶性到弥漫性（包括一些室管膜下异位患者的全导尖波模式）[17]。经术中检查或 MRI 视觉分析评估，发作间期棘波的空间分布通常比结构异常更为广泛 [17]。因此，当怀疑细微形式的皮层发育异常是药物难治性癫痫的病理机制时，主要是颞叶外癫痫和影像学阴性的患者中，需要进行额外手术监测[18-24]。

## 三、功能区定位

在制定适当的、个性化的手术策略过程中，定位大脑功能区域，以及这些区域与致痫区之间的解剖边界是至关重要的[8, 20, 25-29]。在 MCD 伴有药物难治性癫痫的患者中，由于大多数病理通常位于额叶（因此可能是功能皮层）中，因此了解受累区域的功能状态及其解剖学和病理学的相关性是至关重要的[1, 2, 30]。过去，一些研究小组评估了因药物难治性癫痫而接受局灶性新皮层切除术的患者的局灶性 MCD 的功能状态（通过直接皮层电刺激确定）及其与影像学和皮层脑电图（ECoG）特征的关系[31, 32]。一些局灶性 MCD 病变的特征是 MRI 上的 FLAIR 信号增高，并且位于解剖功能区域（例如，初级运动区，Broca 区），在直接电刺激下没有功能，通过绘制发作区图，相同的病变未显示出内在的致痫性证据。另一方面，轻度或无 FLAIR 信号增高的 MCD 病变具有功能性，有时可致癫痫。这些结果与先前的观察结果一致，即在缺乏气球样细胞的 MCD 中仍然存在明显的功能[33]。在低级别胶质瘤（如发育不良的神经上皮肿瘤和神经节胶质瘤）中也报道了类似的 ECoG 模式，而在这些病变周围发现了皮层发育不良和癫痫皮层区域。因此，功能皮层可能在半球内转移，并直接影响癫痫手术的选择。因此，位于假设癫痫起始区附近或内部的功能皮层的精确解剖位置是必不可少的信息，将指导外科医生执行安全有效的手术策略，该策略的最终目标是持续癫痫无发作状态，无神经功能缺损。

## 四、硬膜下栅格状电极

长期颅内记录最初是在 1939 年被报道的，

当时蒙特利尔神经病学研究所的 Penfield 及其同事在一名老年左颞顶骨骨折患者身上使用硬膜外单触点电极，该患者的气脑造影显示为弥漫性脑萎缩。随后，在 20 世纪 80 年代的许多出版物证明了其安全性和有效性之后，硬膜下栅格电极的使用变得更加流行[34]。在此之前，大多数侵入性技术都涉及硬膜外电极或术中记录。

颅内电极最常见的适应证包括癫痫的定侧、定位，以及功能区皮层的定位。术前的非侵入性检查和症状学通常提示局灶性癫痫，但头皮脑电图无法充分定位或定侧致痫区。硬膜下栅格电极相对于其他侵入式监测方法具有特殊优势，可以在相对较长的时间段（平均 1~2 周）内长期放置，足以记录自发性发作和在不同觉醒阶段的发作间期活动。另外，由于电极触点的紧密性和连续性，栅格和条带状电极适用于在术前绘制脑功能图。这些特点允许在高功能区域周围进行特定的皮层切除，同时最大限度地降低永久性神经功能损伤的风险。采用硬膜下方法进行手术定位的主要优点是能够对硬膜下空间的邻近皮层进行最佳覆盖，具有足够和连续的浅表功能定位能力[5]。

与长期植入硬膜下栅格电极相比，术中 ECoG 是一种有限的选择，因为它仅提供局限于发作间期活动的信息。当在全身麻醉的患者中使用时，麻醉药物可以通过改变后放电的阈值和运动反应来影响脑电图活动，从而产生误导的脑电图图形。此外，术中功能定位通常需要可配合的患者，即能够承受手术期间局部麻醉、清醒状态配合。这在儿科人群中尤其困难。

与其他侵入性监测方法相比，硬膜下栅格电极有相当大的缺点，包括手术风险、经济成本，以及进入深部皮层区域的能力受限。由于异物进入颅内，手术的风险包括伤口感染、骨髓炎、急性脑膜炎、脑水肿和出血。有关颅内压升高的担忧可能会减少可植入电极的最大数量，因此在大的皮层区域产生不完全的癫痫定位。其他限制可能包括拟采样区域的解剖位置（如近眶额、前扣带回）和有皮层粘连的"再次"手术。硬膜下栅格电极植入的其他限制是医院脑电图系统可记录的通道的数量。有些系统只能处理 64 个通道，而其他系统可以记录多达 200 个通道，因此可以在更宽的皮层区域植入更多的电极。尽管如此，只能覆盖有限的皮层区域进行采样，术前手术计划是必要的，以最大限度地利用电极覆盖发作区。硬膜下方法的主要缺点之一是难以探测深部皮层区域，如脑沟、盖部、半球间、颞内侧结构和岛叶[35-38]。使用非或半立体定向技术的深部电极植入可以部分弥补这些缺陷。

### 硬膜下技术

硬膜下电极（不锈钢或与磁共振兼容的铂），嵌入在聚氨酯或其他合成材料的条状或网格中，植入疑似致癫灶或功能发育不良的区域（图 23-1）。电极形状和尺寸的可变性允许根据具体临床情况调整其用途。定制设计的硬脑膜下电极阵列已配置用于放置在特定的解剖位置。

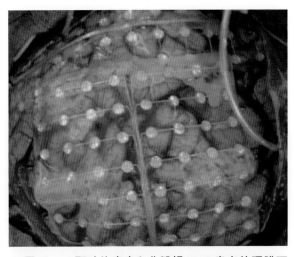

▲ 图 23-1　颞叶外癫痫和非毁损 MRI 患者的硬膜下栅格电极植入术中外观，显示大的右侧颞顶枕开颅，在大脑半球后外侧植入大的 8×8 栅格电极，在颞底、额叶、枕叶内侧面植入数个条状电极

例如，为了从大脑半球间区域进行记录，设计成曲线形式排列的电极以适配胼胝体的曲度。硬膜下栅格电极通过开颅手术切口或钻孔插入。电极可以从开颅的颅骨边缘向非可视区域滑动，来覆盖邻近区域皮层，以便更好地进行 ECoG 或功能性采样。除 ECoG 记录和直接电刺激研究外，栅格电极还可用于记录刺激三叉神经（唇部）或正中神经后的体感诱发电位，以便定位中央沟。

所有接受硬膜下栅格电极植入进行监测的患者都经过了标准的术前评估。侵入性监测是由包括了神经内科、神经外科、神经放射和神经心理等多学科专家组成的会议中决定的。覆盖区域的确定是基于术前的无创性研究，包括头皮脑电图、发作期 SPECT、PET、MEG，有时还有蝶骨电极。切口和开颅手术应允许在预期的切除区域外放置电极。如果要在同一手术中放置深部电极，则患者的体位应允许进行立体定向引导。作为手术方案的一部分，给予围术期抗生素、地塞米松和甘露醇（0.25g/kg）。切口应足够大，以便进行较大的颅骨切开，通常使用 T 形或大问号切口。如果需要覆盖颞叶底部，切口应向下延伸至颧弓；眶额的覆盖只需要锁孔开颅手术的切口；半球间的覆盖需要在中线处切开。为了便于电极的放置，应仔细检查颅脑底面和内侧表面是否有皮层引流静脉，以免妨碍电极的放置。使用无创镊子在持续冲洗下，可以将栅格电极滑入到位。任何阻力都可能表明来自引流静脉，应调整电极的轨迹。

在放置皮层电极之前，用立体定向引导植入深部电极。入点应在脑回上，避开脑沟，轨迹应尽可能垂直于皮层表面，脑实质起到固定电极的作用。用导引管从入点找到轨迹，切开软脑膜并植入电极。一旦深部电极到位，就可以放置覆盖皮层的栅格电极。再次使用无创镊子，将较大的栅格电极放置在皮层表面上，将边缘塞入硬脑膜边界下方。一旦就位，每根电极导线都用缝合线固定到最近的硬脑膜边缘。使用标准的神经外科技术进行关颅。

## 五、立体定向脑电图

SEEG 方法是由 Jean Talairach 和 Jean Bancaud 在 20 世纪 50 年代在法国提出和推广的，作为难治性局灶性癫痫侵袭性定位的选择方法，已在法国和意大利广泛使用 [8, 26, 27]。SEEG 的原理以解剖—电—临床相关性为基础，以脑内癫痫放电的三维空间组织与癫痫症状学的相关性为主要原理，并原位深部记录探索癫痫组织。植入策略是个性化的，基于植入前的假设进行电极放置，该假设考虑了癫痫样活动的起始区域和癫痫发作传播所涉及的假想的癫痫网络。基于这些原因，植入前假设在电极的战略布局中至关重要。如果植入前假设不正确，则深部电极的放置可能会不充分，并且 SEEG 记录的解释会产生误导。根据欧洲和北美最近的一些报道，SEEG 方法可以精确记录深部皮层和皮层下结构、多个非相邻脑叶及双侧大脑半球，同时避免了大的开颅手术 [18-24]。

SEEG 方法最初被描述为一种多相且复杂的方法，使用 Talairach 立体定向框架和双网格系统与远程血管造影术相结合。尽管长期以来都有报道称其取得了成功，临床应用近 60 年，但由于 SEEG 深部电极植入技术的复杂性，导致该技术在欧洲以外中心的广泛应用受限。利用目前在许多外科中心普遍可用的放射、计算机和机器人创新技术，可以常规应用更现代、更省力的 SEEG 深部电极立体定向植入方法。

除了有创监测的一般适应证外，选择 SEEG 也可以考虑有特定适应证，而不适于其他有创监测方法。这些标准包括如下几项。

(1) 致痫区可能位于深部或难以覆盖的区域，例如颞叶内侧面、盖部、扣带回、半球间区、眶额后区、岛叶和脑沟深部等区域。

(2) 先前的硬膜下侵袭性研究未能清楚地描绘出癫痫发作区的确切位置。

(3) 需要进行广泛的双侧半球探索。

(4) 术前评估提示正常 MRI 中存在功能性网络参与（例如边缘系统）。

(5) 需要在反应性神经刺激（RNS）的可能候选者中更好地定位致痫区。

SEEG 方法的优点是可以进行广泛而精确的脑深部记录和刺激，并减少相关的并发症。在再次手术中，主要是那些之前接受过硬膜下评估的患者，由于难以准确定位 EZ，这些患者中的大多数癫痫手术失败。这些患者面临进一步治疗的重大难题，可用的选项相对较少。进一步开放植入硬膜下栅格电极评估可能存在遇到瘢痕形成的风险，且在深部皮层结构记录方面仍有局限性。而使用 SEEG 方法进行评估可能会克服这些限制，为癫痫定位和癫痫无发作提供额外的机会。SEEG 方法的主要缺点是执行功能定位的能力受到了更多的限制。由于位于浅表皮层的触点数量有限，不能像在硬膜下栅格电极方法中那样获得连续的功能脑区定位。为了克服这一相对劣势，从 SEEG 方法提取的功能定位信息经常与其他定位方法互补，如 DTI 图像或唤醒的开颅手术。

### （一）SEEG 植入技术：基于框架的植入

SEEG 植入计划的制定需要明确的特定的解剖—电—功能假说来进行测试。这一假设通常是在患者讨论会议上产生的，并且是基于各种非侵袭性评估测试的结果。在这个决策过程中，术前评估测试的意义可能会有很大的不同，这取决于每个患者。在制定了解剖学和功能定位假设后，制订一个量身定做的植入策略，其目标是确认或驳回植入前假设。在这一阶段，探索的重点是解剖病变（如果存在）、可能的发作起始结构，以及癫痫发作传播的可能途径(功能网络）。根据需要探索的特定大脑区域，使用商业上可获得的不同长度和触点的深部电极可以达到预期的目标。使用常规的立体定向技术，通过直径为 2.5mm 的小且精确的钻孔植入电极。深部电极以正交或斜向插入，使颅内可以从外侧、中间或深部皮层和皮层下结构以三维排列方式记录，从而动态、多方向空间解释癫痫网络。

手术前一天，进行容积 $T_1$ 序列 MRI 检查。然后，图像被传输到我们的立体定向神经导航软件，计算第二天的轨迹。手术当天，当患者全身麻醉时，使用标准技术应用立体定向框架。一旦患者的框架连接到血管造影台，就会进行立体定向动态 CT 和 3D 数字减影血管造影术（DSA）。然后使用专用融合软件（syngo XWP, Siemens Healthcare, Forchheim, Germany）对术前 MR 图像、立体定向动态 CT 和血管造影图像进行数字处理。植入过程中使用这些融合图像，以确认每个电极最终位置的准确性，并确保电极路径上没有血管结构。在使用立体定向软件进行规划后，轨迹坐标被记录并传送到手术室。轨迹通常与颅骨矢状面垂直，以便于植入和随后对电极位置的解释。利用立体定向系统，在立体定向框架中调整每个轨迹的坐标，并在每个新位置进行侧位透视。为了避免视差，在透视过程中要注意确保植入探针位于辐射束的中央。如果轨迹与计划的轨迹相对应，且路径无血管，植入将继续进行，包括颅骨钻孔、切开硬脑膜、放置引导螺栓，最后在透视引导下插入电极。如果在透视过程中发现该路径上有血管，则手动将导管移动几毫米，直到路径无血管，然后继续植入。电极插入过程是在实时透视监控下进行的，以确定每个电极的直线轨迹。为了提供额外的指导，将与每个电极植入水平

相对应的冠状 MRI 覆盖在透视图像上。当患者仍处于麻醉状态并位于手术台上时，便进行植入后动态 CT 扫描。然后，使用先前描述的融合软件将重建的图像与 MRI 数据融合。融合后的数据将在轴位、矢状和冠状位进行显示和查看，从而验证电极的正确位置[18-24]。

手术后，将患者转移到癫痫监测单元（EMU）。癫痫监测单元的住院时间因患者而异，具体取决于几个因素，包括记录的数量、质量，以及癫痫发作期和发作间期模式。接受 SEEG 植入的 EMU 患者的平均住院时间为 7 天（3～28 天）。在获得必要的信息后，按照局部麻醉和镇静的步骤在手术室中拔除电极。患者于第 2 天上午出院，并计划在 SEEG 电极拔除后 2～3 个月进行切除手术（图 23–2）。

### （二）机器人辅助下植入

在手术的前一天，获得术前容积 MRI，将 DICOM 格式的图像传输到机器人系统的计划软件。然后三维重建（轴位、冠状位和矢状位），并根据 AC-PC 线的位置重新格式化。根据预定的目标位置和预期的轨迹，在 3D 成像重建中规划各个轨迹。选择轨迹以最大限度地从预先选定的目标区域内的浅层、深层皮层和

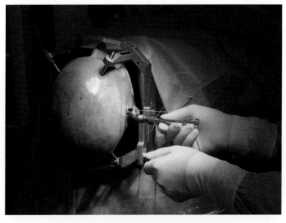

▲ 图 23–2　基于框架的 SEEG 方法

用 Leksell 框架 SEEG 植入技术和植入设备，显示了 Leksell 立体定向框架 Y、Z 轴坐标的调整

皮层下区域采样，并且在大多数情况下正交定位，以促进在非术中记录阶段的解剖—电生理相关性，并避免由于入点角度过大而造成的可能的移位。然而，当可通过单个非正交轨迹可能到达多个目标位置时，选择这些多目标轨迹以最小化每个患者的植入电极数量。

所有轨迹都要在各自重建平面（轴位、矢状位、冠状位），以及重建"针道"视角中评估安全性和目标精度。"任何可能危及血管结构的轨迹都会在不影响目标区域采样的情况下进行适当调整"。从钻孔平面到靶点的设定工作距离为150mm，最初用于每个轨迹，后来进行调整以最大限度地减少工作距离，从而提高植入精度。使用3D颅骨重建功能分析整体植入方案，并检查内部轨迹以确保不存在轨迹碰撞。检查外部轨迹位置是否有可能在皮肤水平上过于靠近（＜1.5cm距离）。

手术当天，患者要全身麻醉。对于每个患者，将头部置入三钉头架中。然后，机器人的定位使工作距离（机器人手臂的底部和颅骨中点之间的距离）大约为70cm。将机器人锁定位置，头架装置固定在机器人上。在植入过程中，无须对手术台进行任何其他位置调整。在将患者定位并固定到机器人上后，进行图像配准。利用基于半自动激光的面部识别技术来进行患者术前容积MRI配准，首先使用设定的距离校准工具对激光进行校准，然后使用激光手动选择预设的面部解剖标志进行配准。人工输入的解剖标志所定义的区域，随后通过激光面部表面扫描进行自动配准。然后，通过将其他独立选择的表面标志物与已配准的MRI相关联，来确定配准过程的准确性。成功配准后，机器人软件会自动验证计划轨迹的可到达性。

患者将按照标准的无菌方式进行消毒和铺巾，机器人的工作臂也覆盖无菌塑料罩。带有2.5mm直径工作套管的钻孔平台固定在机械臂上。在触摸屏界面上选择所需的轨迹，轨迹确认后，通过使用脚踏板开始移动机械臂。一旦到达选定轨迹的计算位置，机械臂就会自动将钻孔平台锁定在稳定位置。通过平台引入直径为2mm的手持钻，用于创建骨孔。然后使用低功率的单极烧灼硬脑膜以打开硬脑膜。将导向螺钉（Ad-Tech，Racine，WI，USA）牢固地拧入每个针孔中。测量从钻孔平台到固定螺钉的距离。从标准的150mm减去该值，记录并作为待植入电极的最终长度。每个轨迹都重复这个过程。在开始植入电极之前，应先放置所有针孔和固定螺钉。然后将一个小探针（直径2mm）设置为先前记录的电极距离。在导向螺钉的引导下，将探针轻轻地植入到脑实质中，然后立即植入预先测量的电极（图23-3）。

植入所有电极后，将患者从固定装置中移出。头部放置在透射线的手术台上的软泡沫支架中，然后在AP平面使用透视检查来确认植入的电极轨迹的一般精度。获得非增强的1mm层厚的植入后头颅容积CT。SEEG植入后，对患者进行EMU中所有癫痫发作的临床监测和电子记录。然后在植入后约1周举行第二次患者讨论会议，以讨论SEEG研究的结果和意义，并共同决定手术切除的计划。在拔除SEEG电极后大约6周，患者接受标准的开颅手术，以切除假设的致痫区。在康复出院后，所有患者均接受定期随访（术后6周、6个月和每年1次），以记录其手术治疗效果和可能的晚期并发症。

## 六、结论

对难治性局灶性癫痫进行侵袭性监测的目的可能包括：①对假想致痫区进行更好的解剖学描述；②对皮层和皮层下功能脑区进行定义。采用硬膜下方法（这里包括硬膜下栅格电极和

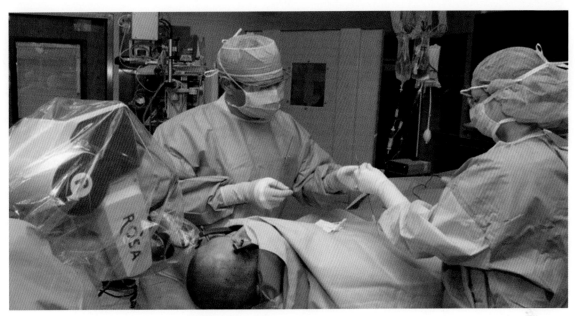

▲ 图 23-3　机器人辅助下 SEEG 方法

显示机器人辅助下 SEEG 植入技术

条状电极）进行手术外定位的优点是，它可以最理想地覆盖硬膜下空间相邻的皮层，并具有足够和连续的表面功能定位能力。此外，从外科角度来看，硬膜下植入术是开放的，可以更好地处理可能的颅内出血并发症。硬膜下方法的缺点在于无法记录和刺激皮层深部和皮层下的区域，如岛叶、眶额后部、扣带回、深部脑沟等。在这些情况下，SEEG 方法可被视为一种更有效和更安全的选择。SEEG 的优点是允许广泛和精确的脑深部记录和刺激，并将相关并发症降至最低。

# 参 考 文 献

[1] Luders H. Epileptic syndromes may be misleading. Epilepsia. 2014;55(10):1677–8.

[2] Luders H, Amina S, Bailey C, Baumgartner C, Benbadis S, Bermeo A, et al. Proposal: different types of alteration and loss of consciousness in epilepsy. Epilepsia. 2014;55(8):1140–4.

[3] Rosenow F, Klein KM, Strzelczyk A, Hamer HM, Menzler K, Bauer S, et al. New aspects in the field of epilepsy. Nervenarzt. 2014;85(8):955–64.

[4] Luders HO, Amina S, Baumgartner C, Benbadis S, Bermeo-Ovalle A, Devereaux M, et al. Modern technology calls for a modern approach to classification of epileptic seizures and the epilepsies. Epilepsia. 2012;53(3):405–11.

[5] Jayakar P, Jayakar A, Libenson M, Arzimanoglou A, Rhydenhag B, Cross JH, et al. Epilepsy surgery near or in eloquent cortex in children-practice patterns and recommendations for minimizing and reporting deficits. Epilepsia. 2018;59:1484.

[6] Hartlieb T, Winkler P, Coras R, Pieper T, Holthausen H, Blumcke I, et al. Age-related MR characteristics in mild malformation of cortical development with oligodendroglial hyperplasia and epilepsy (MOGHE). Epilepsy Behav. 2018;91:68–74.

[7] Cardinale F, Cossu M. SEEG has the lowest rate of complications. J Neurosurg. 2015;122(2):475–7.

[8] Cardinale F, Cossu M, Castana L, Casaceli G, Schiariti MP, Miserocchi A, et al. Stereoelectroencephalography: surgical methodology, safety, and stereotactic application accuracy in 500 procedures. Neurosurgery. 2013;72(3):353–66; discussion 66.

[9] Cardinale F, Pero G, Quilici L, Piano M, Colombo P, Moscato A, et al. Cerebral angiography for multimodal surgical planning in epilepsy surgery: description of a new three-dimensional technique and literature review. World Neurosurg. 2015;84(2):358–67.

[10] Caruana F, Gozzo F, Pelliccia V, Cossu M, Avanzini P. Smile and laughter elicited by electrical stimulation of the frontal

operculum. Neuropsychologia. 2016;89:364–70.

[11] Cossu M, Cardinale F, Casaceli G, Castana L, Consales A, D'Orio P, et al. Stereo-EEG-guided radiofrequency thermocoagulations. Epilepsia. 2017;58(Suppl 1):66–72.

[12] Cossu M, Fuschillo D, Cardinale F, Castana L, Francione S, Nobili L, et al. Stereo-EEG-guided radio-frequency thermocoagulations of epileptogenic grey-matter nodular heterotopy. J Neurol Neurosurg Psychiatry. 2014;85(6):611–7.

[13] Cossu M, Fuschillo D, Casaceli G, Pelliccia V, Castana L, Mai R, et al. Stereoelectroencephalography-guided radiofrequency thermocoagulation in the epileptogenic zone: a retrospective study on 89 cases. J Neurosurg. 2015;123(6):1358–67.

[14] Cossu M, Mirandola L, Tassi L. RF-ablation in periventricular heterotopia-related epilepsy. Epilepsy Res. 2018;142: 121–5.

[15] Kakisaka Y, Alkawadri R, Wang ZI, Enatsu R, Mosher JC, Dubarry AS, et al. Sensitivity of scalp 10–20 EEG and magnetoencephalography. Epileptic Disord. 2013;15(1):27–31.

[16] Kakisaka Y, Kubota Y, Wang ZI, Piao Z, Mosher JC, Gonzalez-Martinez J, et al. Use of simultaneous depth and MEG recording may provide complementary information regarding the epileptogenic region. Epileptic Disord. 2012;14(3):298–303.

[17] Marnet D, Devaux B, Chassoux F, Landre E, Mann M, Turak B, et al. Surgical resection of focal cortical dysplasias in the central region. Neurochirurgie. 2008;54(3):399–408.

[18] Gonzalez-Martinez J, Bulacio J, Alexopoulos A, Jehi L, Bingaman W, Najm I. Stereoelectroencephalography in the "difficult to localize" refractory focal epilepsy: early experience from a North American epilepsy center. Epilepsia. 2013;54(2):323–30.

[19] Gonzalez-Martinez J, Bulacio J, Thompson S, Gale J, Smithason S, Najm I, et al. Technique, results, and complications related to robot-assisted stereoelectro-encephalography. Neurosurgery. 2016;78(2):169–80.

[20] Gonzalez-Martinez J, Lachhwani D. Stereoelectroencephalography in children with cortical dysplasia: technique and results. Childs Nerv Syst. 2014;30(11):1853–7.

[21] Gonzalez-Martinez J, Mullin J, Bulacio J, Gupta A, Enatsu R, Najm I, et al. Stereoelectroencephalography in children and adolescents with difficult-to-localize refractory focal epilepsy. Neurosurgery. 2014;75(3):258–68; discussion 67–8.

[22] Gonzalez-Martinez J, Mullin J, Vadera S, Bulacio J, Hughes G, Jones S, et al. Stereotactic placement of depth electrodes in medically intractable epilepsy. J Neurosurg. 2014;120(3):639–44.

[23] Gonzalez-Martinez J, Najm IM. Indications and selection criteria for invasive monitoring in children with cortical dysplasia. Childs Nerv Syst. 2014;30(11):1823–9.

[24] Gonzalez-Martinez JA. The stereo electroencephalography: the epileptogenic zone. J Clin Neurophysiol. 2016;

33(6):522–9.

[25] Cardinale F, Casaceli G, Raneri F, Miller J, Lo Russo G. Implantation of Stereoelectroencephalography electrodes: a systematic review. J Clin Neurophysiol. 2016;33(6):490–502.

[26] Chauvel P, Rheims S, McGonigal A, Kahane P. French guidelines on stereoelectroencephalography (SEEG): editorial comment. Neurophysiol Clin. 2018;48(1):1–3.

[27] Isnard J, Taussig D, Bartolomei F, Bourdillon P, Catenoix H, Chassoux F, et al. French guidelines on stereoelectroencephalography (SEEG). Neurophysiol Clin. 2018;48(1):5–13.

[28] Karamanou M, Tsoucalas G, Themistocleous M, Giakoumettis D, Stranjalis G, Androutsos G. Epilepsy and neurosurgery: historical highlights. Curr Pharm Des. 2017;23(42):6373–5.

[29] Reif PS, Strzelczyk A, Rosenow F. The history of invasive EEG evaluation in epilepsy patients. Seizure. 2016;41:191–5.

[30] Luders H, Amina S, Eccher M, Devereaux M, Lhatoo S. Commentary: should consciousness be used to describe seizures and what terms should be applied: Epilepsia's survey results. Epilepsia. 2015;56(3):344.

[31] Najm IM. Mapping brain networks in patients with focal epilepsy. Lancet Neurol. 2018;17(4):295–7.

[32] Najm IM, Sarnat HB, Blumcke I. Review: the international consensus classification of focal cortical dysplasia–a critical update 2018. Neuropathol Appl Neurobiol. 2018;44(1):18–31.

[33] Ying Z, Wang I, Blumcke I, Bulacio J, Alexopoulos A, Jehi L, et al. A comprehensive clinico-pathological and genetic evaluation of bottom-of-sulcus focal cortical dysplasia in patients with difficult-to-localize focal epilepsy. Epileptic Disord. 2019;21(1):65–77.

[34] Wyllie E, Gupta A, Lachhwani DK. The treatment of epilepsy: principles & practice. 4th ed. Philadelphia: Lippincott Williams & Wilkins; 2006. xxi, 1247 pages p

[35] Vadera S, Burgess R, Gonzalez-Martinez J. Concomitant use of stereoelectroencephalography (SEEG) and magnetoencephalographic (MEG) in the surgical treatment of refractory focal epilepsy. Clin Neurol Neurosurg. 2014;122:9–11.

[36] Vadera S, Chan AY, Mnatsankanyan L, Sazgar M, Sen-Gupta I, Lin J, et al. Strategic hospital partnerships: improved access to care and increased epilepsy surgical volume. Neurosurg Focus. 2018;44(5):E9.

[37] Vadera S, Marathe AR, Gonzalez-Martinez J, Taylor DM. Stereoelectroencephalography for continuous two-dimensional cursor control in a brain-machine interface. Neurosurg Focus. 2013;34(6):E3.

[38] Vadera S, Mullin J, Bulacio J, Najm I, Bingaman W, Gonzalez-Martinez J. Stereoelectroencephalography following subdural grid placement for difficult to localize epilepsy. Neurosurgery. 2013;72(5):723–9. discussion 9

# 第 24 章　内侧颞叶癫痫

## Epilepsy: Mesial Temporal

Patrick J. Karas　Sameer A. Sheth　Daniel Yoshor　**著**

付萌萌　刘丹丹　**译**

陶　蔚　孟祥红　**校**

## 缩略语

| | | |
|---|---|---|
| AChA | anterior choroidal artery | 脉络膜前动脉 |
| AED | antiepileptic drug | 抗癫痫药 |
| ANT | anterior nucleus of the thalamus | 丘脑前核 |
| ATL | anterior temporal lobectomy | 前颞叶切除术 |
| C | caudate | 尾状核 |
| CSF | cerebrospinal fluid | 脑脊液 |
| DBS | deep brain stimulation | 脑深部电刺激 |
| EEG | electroencephalogram | 脑电图 |
| EMU | epilepsy monitoring unit | 癫痫监测病房 |
| FDG | Fludeoxyglucose | 氟代脱氧葡萄糖 |
| HMPAO | Hexamethylpropyleneamine oxime | 六甲基丙二基胺肟 |
| IC | internal capsule | 内囊 |
| ITG | inferior temporal gyrus | 颞下回 |
| LITT | laser interstitial thermal therapy | 激光间质热疗 |
| MEG | magnetoencephalography | 脑磁图 |
| MTLE | mesial temporal lobe epilepsy | 内侧颞叶癫痫 |
| MTG | middle temporal gyrus | 颞中回 |
| OT | optic tract | 视束 |
| P | putamen | 壳核 |
| PCA | posterior cerebral artery | 大脑后动脉 |
| PET | positron emission tomography | 正电子发射体层成像 |
| PHG | parahippocampal gyrus | 海马旁回 |
| RNS | responsive neurostimulation | 反馈性神经刺激 |
| SAHC | selective amygdalohippocampectomy | 选择性海马杏仁核切除术 |
| sEEG | stereoelectroencephalography | 立体定向脑电图 |

| SLAH | stereotactic laser amygdalohippocampotomy | 立体定向激光下海马杏仁核毁损术 |
| SOZ | seizure onset zone | 癫痫起始区 |
| SPECT | single-photon emission computerized tomography | 单光子发射计算机体层成像 |
| SRS | stereotactic radiosurgery | 立体定向放射外科 |
| STG | superior temporal gyrus | 颞下回 |
| SUB | subiculum | 下托 |
| Tc-99m | technetium-99m | 锝–99m |
| THLV | temporal horn of the lateral ventricle | 侧脑室颞角 |
| VNS | vagus nerve stimulation | 迷走神经电刺激 |

## 一、概述

内侧颞叶癫痫（MTLE）是一种常见的、定义明确的局灶性癫痫综合征。MTLE 患者的外科评估和治疗也是在局灶性癫痫综合征中研究最广泛的。大约 1% 的人口患有癫痫，超过 30% 的癫痫患者为药物难治性癫痫[1-3]。国际抗癫痫联盟（ILAE）将药物难治性癫痫定义为两种可耐受的、适当选择和使用的抗癫痫药（无论是单药还是联合用药）的充分应用，仍不能实现癫痫无发作[4]。在药物难治性癫痫患者中，大约 25% 的患者可以接受手术治疗。

癫痫手术有着悠久的历史，最早的报道来自于 19 世纪初期的 Dudley[5, 6]。然而，在适当选择的耐药 MTLE 患者中，手术切除优于持续药物治疗的优越性仅在 2001 年得到严格证实，当时 Wiebe 及其同事报道前颞叶切除术（ATL）后 64% 的患者免于致残性癫痫发作，而在持续的药物治疗中，仅有 8% 的患者免于致残性发作[7]。从那时起，癫痫手术已被越来越多地接受，从而患者选择、手术技术和技术创新方面得到进步。尽管取得了这些进展，癫痫的外科治疗仍未得到充分利用[8]。与持续的药物治疗相比，癫痫的手术治疗也更具成本效益。尽管手术需要大笔的前期费用，但随着时间的推移，由于药物治疗不佳而导致的癫痫反复发作的费用不断积累，并在 5～10 年内超过了手术费用[9-11]。不仅癫痫手术的费用少于癫痫发作终生残疾的综合成本，而且许多患者继续遭受致残性癫痫发作，而这些癫痫发作可以通过手术治愈或大大减少。癫痫手术需要一个由神经内科、神经外科、放射科和神经心理学专家组成的跨学科团队。本章概述了这些方面的观点，回顾了 MTLE 的病理生理学、患者的表现、术前评估，以及用于治疗 MTLE 的现代外科选择的演变。笔者还提出了针对接受 MTLE 手术的患者进行预防手术风险并实现最大疗效的策略。

## 二、内侧颞叶及内侧颞叶癫痫

内侧颞叶硬化（MTS），经典地被称为 Ammon 角硬化症，是内侧颞叶癫痫最常见的病理，占 MTLE 病例的 50%～60%。低级别肿瘤占 MTLE 病例的 20%～30%，其他病因包括血管畸形、神经元丢失或其他模式的胶质细胞增生占剩下的 10%～20%[12, 13]。导致颞叶内侧癫痫的最常见肿瘤包括神经节细胞胶质瘤（40%），发育不良的神经上皮性肿瘤（DNET）（20%）和弥漫性低级别神经胶质瘤（20%）。较少见的肿瘤包括毛细胞型星形细胞瘤和多形性黄色瘤型星形细胞瘤[14]。

影像学上，海马硬化表现为海马 $T_2$ 液体抑制反转恢复序列（FLAIR）信号增加、海马结构丧失和海马硬化（图 24-1）。同侧穹隆萎缩也很常见。组织学显示神经细胞丢失与慢性星形胶质细胞增生，胶质细胞增生伴有锥体神经元和颗粒细胞分散的缺失。

海马硬化导致癫痫的机制尚不清楚。海马硬化是一种获得性病变，常与儿童时期长时间的热性惊厥有关。在显著硬化后，海马体和周围的内侧颞叶结构可成为独立的癫痫病灶，能产生可扩散的癫痫样放电，表现为内侧颞叶癫痫。

内侧颞叶的解剖结构很复杂，要全面了解内侧颞叶结构的三维关系，需要进行深入的解剖学研究。内侧颞叶结构包括海马、杏仁核、下托和内嗅皮层。内侧颞叶通过 Papez 的回路与额叶、颞叶和顶叶高度相连。了解这些结构与其周围结构之间的关系（图 24-2）对安全进行内侧颞叶手术至关重要。有许多优秀的关于内侧颞叶解剖结构的文献 [15-17]。

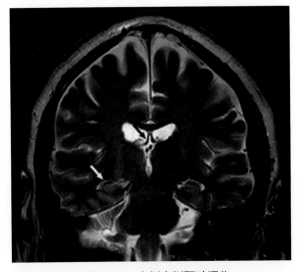

▲ 图 24-1　右侧内侧颞叶硬化

通过双侧海马体的 $T_2$ 加权冠状位图像显示了内侧颞叶硬化的经典表现。注意硬化性海马体内部结构缺失（白箭），右海马体比左海马体信号稍高，在 $T_2$-FLAIR 上更清晰（未显示），右侧穹隆（黑箭）也较左侧穹隆小

**（一）内侧颞叶癫痫症状学**

内侧颞叶癫痫的症状学既经典又多变。孤立的海马癫痫发作在临床上可呈静止状态，通常仅表现为行为停止。随着癫痫样放电传播到紧密连接的结构，会出现其他症状。仔细注意症状学，尤其是症状学的时间进展，可以帮助确定癫痫起始区（SOZ）的精确位置及癫痫样活动的传播途径。

根据 SOZ 和所涉及的结构网络，内侧颞叶癫痫可分为几种亚型。这些亚型包括内侧型（杏仁核、海马、海马旁回、内嗅皮层）、颞极型、内外侧型、外侧型和颞叶叠加型 [18]。孤立的内侧颞叶癫痫发作通常最初仅表现为行为停止。杏仁核或海马癫痫发作的其他体征包括上腹部不适，这是由杏仁核向后岛叶扩散引起的。其他症状包括恐惧、似曾相识的先兆，以及早期扩散到额盖所致的口或手的自动性，口部自动性的特征是咂嘴或咀嚼，手部自动症包括挑选、摸索和摆弄手。头向对侧偏转通常发生在发作泛化之前，也高度提示颞叶内侧发作。在任何一种内侧结构内发作的患者通常属于这种症状学亚型。

颞极 SOZ 发作与内侧颞叶发作具有非常相似的症状学特征，但其临床症状和意识丧失（即意识受损）发生的速度往往更快 [19]。意识的快速丧失可能源于颞上回（STG）的早期参与，因为颞极是颞上回向蝶骨小翼下方弯曲的延续。颞极癫痫发作迅速涉及 STG，这是一个联合皮层区域，与广泛的脑网络有强大的白质束连接，导致意识丧失。与此相反，内侧颞叶癫痫发作首先扩散到颞极，然后与颞上回相互作用，进而传播到其他结构，导致癫痫症状学的出现比颞极发作要慢。

内外侧颞叶癫痫发作像颞极型发作一样，也表现为早期意识丧失。早期发声，以及口部

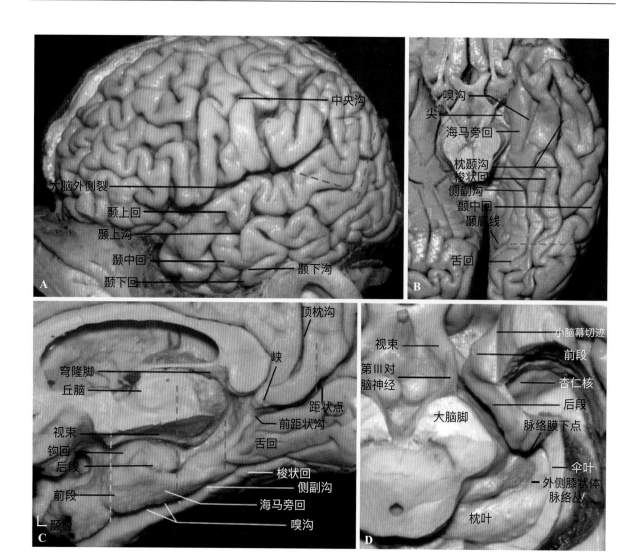

▲ 图 24-2　颞叶大体解剖

重要的外侧新皮层标志包括颞上回、颞中回和颞下回；A. 外侧裂将额叶和颞叶分开，颞外侧皮层由颞上沟和颞下沟分开；B. 从颞底看，梭状回位于颞下回内侧，由外侧枕颞沟分开，侧副沟将梭状回的内侧面与海马旁回分开；C. 视束和其他未显示的重要结构（脉络膜前动脉、大脑后动脉、第Ⅲ对脑神经）位于海马旁回和海马钩回内侧的环池和脚间池中；D. 切除海马旁回后，可以观察到海马内侧结构（伞叶、海马、杏仁核、钩回）与丘脑结构（外侧膝状体和丘脑枕）及邻近的大脑脚（引自 Kucukyuruk B 等 [17]. https://creativecommons.org/licenses/by/3.0/）

和言语的自动性也是特征。这些癫痫发作的症状学与内侧型重叠，内外侧型癫痫发作可以从独立的内侧和外侧新皮层结构的近同时癫痫样活动开始 [20, 21]。

　　外侧颞叶癫痫发作通常表现为听觉先兆，随后是频繁的继发性全面强直阵挛发作。它们通常持续时间短。外侧颞叶 SOZ 可继发于外侧颞叶新皮层的病变，但也可发生在 MRI 阴性的患者 [20, 21]。然而，也有罕见的单纯外侧颞叶新

皮层起始的癫痫，伴影像学上内侧颞叶硬化，唯一提示新皮层起始的是癫痫症状学 [22]。这突出了症状学在确定 SOZ 的重要性，因为在这些患者中进行选择性的内侧颞叶切除将无法实现癫痫无发作。

　　颞叶叠加型癫痫表现为味觉、听觉或前庭先兆，同侧强直运动征象，对侧偏转和发作后烦躁不安。这种症状来源于岛叶、额盖和颞盖、眶额皮层和颞顶枕交界的联合参与。这种复杂

的症状学可以产生于颞叶癫痫发作的快速扩散，也可以产生于所涉及的癫痫网络中的癫痫起始区[23]。在考虑手术前，无论何时遇到非内侧颞叶症状学，除了研究内侧颞叶和新皮层结构外，还必须研究产生该行为的解剖区域。

### （二）诊断和术前评估

术前评估的目的是确认癫痫的诊断，确定是否存在癫痫病灶，确定 SOZ 的大小和位置，最后确定切除的可行性和安全性。许多工具用于执行此评估，一项研究的结果通常可以为上述目标提供多个参考。在计划外科手术切除之前，必须严格检查每个测试的结果是否一致。

### （三）癫痫诊断的确认

视频脑电图仍然是诊断癫痫的金标准。在患者较多的外科癫痫中心，癫痫监测病房的脑电图监测显示，20%～30% 转诊进行外科癫痫评估的患者有心因性非癫痫性发作（以前称为假性发作），实际上并没有癫痫[24]。在进一步的外科评估之前，通过有经验的癫痫监测病房的视频脑电图监测确认癫痫诊断是必要的。MTLE 的发作以头皮脑电图上的一系列不同模式为特征，最常见的是发作间期癫痫放电停止，此后是一侧颞叶节律性 δ-θ 活动[25]。

### （四）致病性病灶的鉴别

高分辨率 MRI 对于确定是否存在导致癫痫发作起始的颅内病灶至关重要。MRI 应由在诊断致病灶方面经验丰富的神经内科、神经影像科和神经外科医生阅片。如果不明确考虑，诊断如小的颞叶囊肿、皮层发育异常或脑室周围结节异位等很容易遗漏。若能发现致病灶，则手术效果较好；若在手术切除时未能切除致病灶，则手术将无法达到癫痫无发作。使用 7T MRI 进行的研究表明，即使在 MRI 阴性癫痫（通过 3T MRI）的情况下，在 7T MRI 上也可能存在原发性癫痫灶[26]。在 7T MRI 上发现 3T MRI 阴性病变后，在回顾 3T MRI 时相当大比例可以看到病变，这就强调了仔细阅读 MRI 的重要性。术前 MRI 应包括 $T_1$ 加权、$T_2$ 加权和磁化加权图像。一些中心常规进行 CT 扫描以筛查提示脑膨出的小的骨缺损。MTLE 最常见的病因是内侧颞叶硬化（图 24-3A）。

### （五）癫痫起始区的确定

确定 SOZ 是实现癫痫无发作的关键；手术停止癫痫发作需要完全切除或断开整个 SOZ。一些测试可以帮助确定 SOZ 的位置和大小。基于头皮脑电记录生成初始假设，但由于头皮脑电信号的空间分辨率较低，需要对其进行验证。

$^{18}$F- 氟脱氧葡萄糖（$^{18}$F-FDG）PET 是常用的定位方法。$^{18}$F-FDG 是一种放射性葡萄糖类似物。与葡萄糖一样，$^{18}$F-FDG 很容易被代谢活跃的细胞吸收，其吸收速率与细胞代谢活性成正比。细胞摄取 $^{18}$F-FDG 后被磷酸化并捕获在细胞中。$^{18}$F-FDG 缺乏正常葡萄糖中存在的 2- 羟基，并且直到放射性衰变后才能进一步代谢，从而导致 $^{18}$F-FDG 的积累与细胞中的代谢活性成正比。PET 扫描显示 $^{18}$F-FDG 在整个大脑中的分布。最终 $^{18}$F 衰变为 $^{18}$O，将 $^{18}$F-FDG 转化为葡萄糖 -6- 磷酸，然后可以像普通葡萄糖一样代谢。PET 扫描通常在发作间期进行，以便于安排时间。在发作期，癫痫起始区会增加新陈代谢并增加局部脑灌注。相反，在发作间期，癫痫起始区表现出异常的低代谢。这些低代谢的区域可通过 $^{18}$F-FDG PET 轻松识别。MTLE 中的 $^{18}$F-FDG PET 表现通常包括海马和周围前颞叶结构的低代谢（图 24-3B）。重要的是，虽然低代谢区域通常包括 SOZ，但并非总是如此。SOZ 可能只是 $^{18}$F-FDG PET 上低代谢区的一小部分。

发作期 SPECT 是另一项核医学研究，用于测量与癫痫发作相关的局部脑血流的变化。发作期 SPECT 必须在视频脑电图监测下进行，以确认癫痫发作。在癫痫发作时注射一种示踪剂，通常是 $^{99m}$Tc 标记的六甲基丙烯胺肟（HMPAO）。与 $^{18}$F-FDG PET 相比，SPECT 中的示踪剂是根据血流而不是根据新陈代谢来分配的。由于血流与脑代谢密切相关（血流代谢耦合），因此示踪剂分布与代谢活动密切相关。由于癫痫发作活跃的脑区代谢需求增加，通常会导致局部脑血流量增加，因此示踪剂会迅速大量散布到癫痫发作活跃的区域，并在癫痫发作后保留数小时。将同一患者的发作期 SPECT 影像与间期 SPECT 进行比较，以确定在发作时大脑的哪些区域有局部脑灌注增加[27]，提示 SOZ。发作期 SPECT 在部分性癫痫中最有用，其功效在继发性全面强直阵挛发作降低。MTLE 的发作期 SPECT 表现通常显示 MTLE 的内侧和前外侧结构的脑血流量增加。

脑磁图（MEG）通过测量大脑局部磁场的变化来定位 SOZ。在正常的脑组织中，轴突在大脑皮层中大致对齐。神经元群体的同步放电改变了电流，导致脑磁图检测到的磁场的改变。脑电图和脑磁图测量的是相同的神经生理过程。重要的是，由于磁场产生的方向与电流方向相切，因此脑磁图最适合测量头皮外磁场发生变化的脑沟中的电活动。脑回的电活动引起的磁场变化通常不会被布置在头部周围的磁力计探测到，因为这些磁场变化发生在头部内部。相比之下，脑电图检测的电信号来自脑回和脑沟的神经元群。脑电图测量的电场由于骨头和头皮的影响而严重失真，这使得精确定位电活动非常困难。磁场不会因这些结构而失真，这使得脑磁图能够比脑电图更精确地定位电流活动。因此，脑磁图被用于癫痫神经元群的解剖定位，

为 SOZ 的定位提供了额外的证据（图 24-3C）。脑磁图机器价格昂贵，无法广泛使用。许多繁忙而成功的癫痫中心在术前癫痫评估中并未使用脑磁图。

## （六）神经心理评估

全面的神经心理学评估是术前评估的重要组成部分。特殊的神经心理缺陷可以提示癫痫网络的解剖结构。此外，神经心理学测试的结果还可用于预测不同手术方法的并发症。来自 MTLE 的神经心理学缺陷主要分为三类：记忆障碍、执行功能障碍和语言障碍[28]。

MTLE 患者通常会损害工作记忆，包括短期记忆。优势侧（通常为左）颞叶癫痫、发病年龄较早、癫痫发作频率高和海马硬化的患者，其工作记忆障碍受损更严重[29]。工作记忆障碍可进一步分为语言记忆障碍（与优势侧 MTLE 密切相关[30, 31]）和空间记忆障碍（与非优势侧 MTLE 更相关[32]）。长期自动生物图形记忆的缺陷也是可能的，甚至在有完整的工作记忆的情况下[33-35]。这种缺陷是由于无法巩固情景记忆（依赖于背景），尽管有正常的存储语义知识和单一项目的能力（无关背景的记忆）[36]。词语记忆功能经典地定位于优势侧海马，而空间记忆与非优势侧海马更相关。

在 MTLE 人群中已经证明了难以形成新的关联和记录信息[37-40]、基于反馈的决策减少[41]，以及在高认知负荷下较弱的心理灵活性[42]。执行功能损害的机制仍知之甚少，但可能是由于颞叶内侧和前额叶结构之间高度连接，故经常累及 MTLE 癫痫网络中的前额叶区域。

单词查找和命名障碍是 MTLE 中最常见的语言障碍，在多达 40% 的病例中都存在。这些缺陷最常见于癫痫发作起始于语言优势侧（通常为左侧）时[43, 44]。这些语言障碍对日常生活[45]有明显的不利影响。重要的是，听觉命

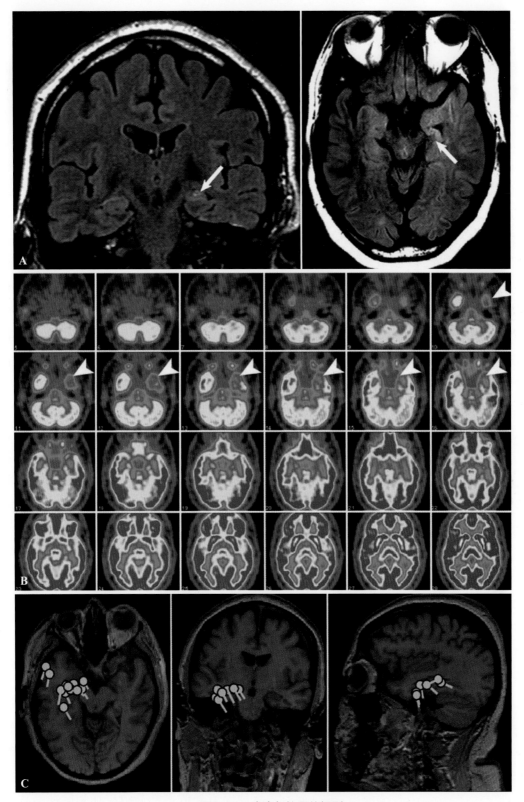

▲ 图 24-3　癫痫起始区的识别

A. 冠状位（左）和轴位（右）经 $T_2$-FLAIR MRI 扫描显示典型的左侧内侧颞叶硬化（白箭）；B. 发作间期 $^{18}$F-FDG PET 显示左颞极和内侧颞叶（白箭）低代谢，对应于内侧颞叶硬化区；C. 轴位、冠状位和矢状位图像 MEG 显示左颞叶内侧棘簇，注：MEG 的惯例是在屏幕左侧显示患者的左侧，与标准射线照相惯例相反（图片由 Audrey Nath 博士提供）

名（通过口头定义）比视觉命名（通过图片卡）更容易受到影响[43, 46]。听觉命名的缺陷可预测85%的患者癫痫病灶的侧别[47]。语言和听觉命名通常定位于优势侧颞叶新皮层[48, 49]。然而，确切的位置是可变的，包括前颞、中颞、下颞和颞叶后上部新皮层的网络[50, 51]。

考虑优势颞叶的记忆和语言功能，确定语言和记忆优势侧对手术计划和预测术后神经心理结果有很大影响。切除优势的内侧颞叶结构常常导致神经心理缺陷的恶化。通常使用颈内动脉异戊巴比妥（Wada）测试来确定语言优势侧。在过去的10年里，Wada的语言优势测试已经逐渐被功能性磁共振成像（fMRI）所取代，从而避免了患者围术期的风险和血管介入过程中的不适。功能性磁共振成像已被证明是Wada的可靠替代方法，对ATL术后的命名和言语记忆下降具有相似的预测精度[52]。

MTLE切除手术后言语记忆下降最可靠的预测因素是优势颞叶癫痫（优势侧切除）、良好的术前言语记忆智商（＞120）、MRI阴性癫痫和晚期癫痫发作。这些危险因素在患者咨询和决定手术时都很重要。

在视频脑电图确认MTLE诊断后，由神经外科、神经内科、神经影像医生和神经心理学家组成的跨学科团队仔细审查和讨论，内容包括癫痫症状学的时间进展，MRI的解剖表现，由间期PET、发作期SPECT和（或）MEG确定的SOZ的位置，以及神经心理测试结果。该团队生成了癫痫发作区和癫痫发作网络的假设，并探查所有测试中是否存在一致和不一致的数据。然后，多学科团队就侵袭性监测和（或）手术治疗做出决策。

### （七）侵袭性脑电图监测

侵袭性监测技术将在第23章中详细介绍。这里讨论了一些特定于MTLE的要点。如果癫痫发作症状学、术前MRI显示内侧颞叶硬化、癫痫起始区研究和神经心理测试之间有很强的一致性，一些中心主张直接进行手术切除而不进行有创监测[53]。如果MRI上内侧颞叶硬化以外的病灶并被认为是发作的焦点，侵袭性监测也不需要，但该监测可能有助于帮助切除整个癫痫发作区，以获得最佳的癫痫无发作的结果。如果前面讨论的任何术前评估不一致或提示有多个癫痫病灶，我们建议进行有创性脑电图监测。用视频和有创性脑电图监测癫痫通常被称为二期监测。

有效的侵袭性记录可以通过硬膜下栅格和条状电极或立体定向脑电图（sEEG）进行。植入物的精确位置应以癫痫起始区和癫痫网络的假说为基础，并应仔细考虑症状学和其他上述术前检查结果。硬膜下栅格和条状电极常覆盖外侧颞叶新皮层，硬膜下的条状电极可以包绕前颞极周围，也可向下滑动以记录梭状回和海马旁回。插入颞叶下部条状电极时必须小心，因为颞叶的大引流静脉可能会在汇入横窦的途中穿过该间隙。sEEG电极轨迹应计划用于采集所有可疑的、考虑为致病灶的解剖结构，以及可疑的癫痫网络。在规划sEEG轨迹时，必须特别注意避免浅表硬膜下血管结构，以防止电极放置期间颅内出血。

## 三、内侧颞叶癫痫的外科切除手术

在过去20年，外科手术治疗药物难治性MTLE已经有了显著的发展。前颞叶切除术（ATL）仍然是药物难治性MTLE的金标准。选择性海马杏仁核切除术（SAHC）是一种保留外侧颞叶新皮层而切除所有内侧颞叶结构的手术方法。保留外侧颞叶新皮层的目的是减少术后认知缺陷，尤其是命名和语言问题。

### （一）前颞叶切除术

近半个世纪来，前颞叶切除术（ATL）一直是MTLE的主要治疗手段。随着时间的推移，当影像学和皮层脑电图定位于内侧颞叶结构时，通常切除的外侧新皮层的数量减少了，这与癫痫控制效果的丧失没有相关性。当外侧颞叶新皮层涉及癫痫发作起始时，切除内侧颞叶结构也可有效控制癫痫发作[54, 55]。对于前颞叶切除术的实施方式，不同医生之间存在很大的差异，导致一些人得出结论，认为没有"标准的"前颞叶切除术。在这里，笔者描述他们的做法。

在手术之前，患者将继续其当前的抗癫痫药治疗方案。由于血小板功能下降，一些外科医生倾向于在手术前5～7天停用丙戊酸及其衍生物（如双丙戊酸），但其对术中失血量的影响仍有争议[56]。术前即刻开始使用术前抗生素和10mg地塞米松静脉注射。术后1～2周，地塞米松逐渐减量。由于外侧颞叶新皮层切除量小，术后出现语言障碍的风险低，手术一般在全身麻醉下进行。如果优势侧颞叶病变需要切除外侧颞叶新皮层，手术可以在清醒状态下进行，以便进行术中语言定位。在语言定位还可以在第2阶段监测期间通过皮层下栅格电极的刺激执行，从而在全身麻醉下实现安全的优势侧外侧颞叶新皮层切除术。

总的来说，下面描述的内侧颞叶切除术包括海马旁回和海马的前3cm、杏仁核和钩回。手术可分为四个步骤：开颅；前外侧新皮层切除；颞内侧结构（杏仁核、海马和海马旁回）切除；关颅。

患者在手术台上仰卧，垫肩。床头抬高，使头部高于心脏的水平。头部置于三钉头架固定装置中，稍伸直，转离手术侧。床也可以旋转，使额颞区与地面水平。可以使用颅内导航装置，但不是必需的，常规使用解剖标志来指导手术。

使用反向问号切口，从发际线后方开始，向后延伸到颞上线的上方，在耳前向下至颧弓根部（图24-4A），用钩状牵开器牵开肌皮瓣。经改良的翼点开颅术，骨瓣下缘在由颧弓根部定义的颅中窝底部，前缘在颧骨的额突，后缘约在耳郭后缘，上缘为颞上线（图24-4B）。蝶骨翼应与切开颅骨的边缘平齐，但不需要像暴露Willis环时那样向下钻孔。切开硬脑膜，并牵向颞肌。这种暴露可显露额下回、外侧裂和前5～6cm的颞上回（STG）、颞中回（MTG）和颞下回（ITG）（图24-5A）。

显露后，下一步是外侧颞叶新皮层切除。这部分手术通常在放大镜下进行。保留静脉，即大的侧裂静脉和Labbe静脉，对于防止静脉性脑梗死的发生是至关重要的。Labbe静脉在颞极后方4～6cm处，标志着切除的后方界限。后方切除也受岩骨崤限制，但理想情况下，切除的范围应仅与切除致痫性颞叶新皮层并提供通往侧脑室颞角底部海马的通道所需的大小一样。为了预防术后语言障碍，必须避免损伤优势侧颞上回前部。此外，灌注颞叶后部皮层的大脑中动脉分支可出现在前侧裂处，并通过STG和MTG的前4cm。这些血管的损害也会导致语言缺陷，应避免。

初始皮层切开位于MTG（图24-5A，切口1a）或STG（图24-5B，切口1b），与颞上沟平行。外侧新皮层切除后缘通常为优势半球的3～4cm，非优势半球切除的4～5cm，这可以根据术前检查确定的SOZ中外侧新皮层结构的参与情况来调整。如果从MTG切开，则直接垂直于侧脑室的颞角方向切开脑组织（图24-5B，切口1a）。对于STG切开，必须稍向中窝底的方向切开脑组织，以到达颞角，并避免通过侧裂进入岛叶（图24-5B，切口1b）。切开1～2cm深度后可到达颞盖灰质和侧裂，并有脑脊液

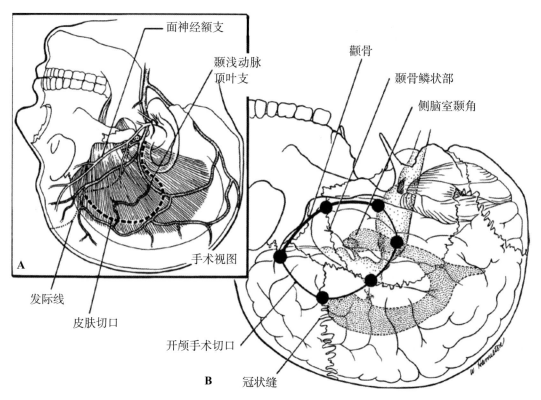

▲ 图 24-4  前颞叶切除术的皮肤切口和骨瓣

A. 从发际线后面开始的一个小的反向问号切口，切开肌皮瓣；B. 然后进行改良翼点开颅术，特别注意骨瓣前缘和下缘，以确保显露颞极、颞下回和颅中窝底（绘图：Winifred Hamilton，PhD，Baylor College of Medicine，Houston，TX；经 Elsevier 许可，引自 Yoshor D 等 [57]）

（CSF）流出，然后到达侧脑室的颞角。在距颞极 2～5cm 处，定位 MTG 或 STG 后缘皮层切口，切开 MTG 和 ITG 直至颅中窝底部，从而形成外侧新皮层切除术的后边界。向下切开脑组织，方向略向后方，进入侧脑室颞角，平均深度 3～3.5cm。在术前 MRI 上测量该深度并在手术期间将其作为参考通常会有所帮助。

如果在定位颞角时遇到困难，则可以使用无框立体定向技术。另外，由解剖学引导的仔细解剖至少和计算机辅助导航一样有效，而且不受大脑移位的限制；侧副裂 / 沟位于梭状回内侧，向上经过侧副隆起，进入海马外侧的颞角。

进入颞角后，可将与颞上沟平行的初始 STG 或 MTG 皮层切口向前移切至颞极，注意保留引流至蝶顶窦的任何侧裂静脉。然后切开

侧副隆起，通常看成是在颞角的底部隆起，平行于海马体而侧向延伸，然后切开并向下切至侧副沟（图 24-5B，切口 2）。从后到前，从梭状回的侧面的侧副沟软膜下切开，终止于颅中窝底部，完成颞叶外侧新皮层的切除。

然后用显微镜切除内侧颞叶结构。传统上，使用牵开器牵开颞角前部保持，而笔者常采用吸引器和双极电凝镊动态牵开，以防止不必要的组织创伤。如果使用牵开器，则必须将牵开器放在残余的 STG 或侧裂上（图 24-6B，牵开器 R1），不要太用力或太深，以免损伤下方的内囊、视束或苍白球。

首先，笔者从脉络膜裂的尖端对准蝶骨大翼内侧的连线切开杏仁核（图 24-6B，切口 3）。该切口基于假想线，该假想线连接前脉络膜点至大脑中动脉 M1 段，是杏仁核切除的上边界。

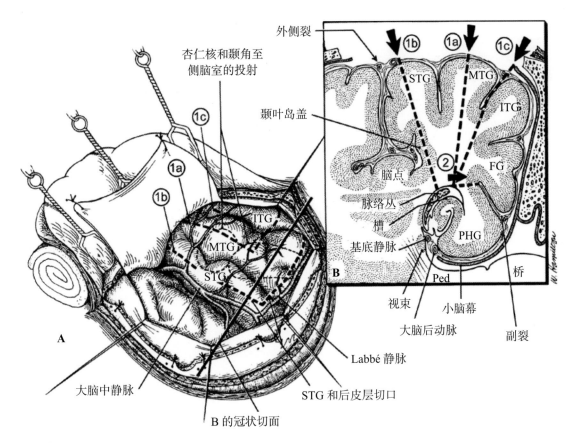

▲ 图 24-5 前颞叶切除术和选择性海马杏仁核切除术的新皮层切口

A. 保守的新皮层切除在颞中回平行于颞上沟切开皮层（切口 1a），稍微向后和向下切开皮层直到侧脑室的颞角。如果没有语言功能皮层，也可以在颞上回切开皮层（切口 1b）。切口向后可延伸至 5cm 或 6cm，但新皮层切除的确切数量要根据具体情况而定。Labbe 静脉代表一个确实的后方切除边界，应始终保留。选择性海马杏仁核切除术保留外侧新皮层结构，通常通过颞中下回经皮层通道（未显示）或经颞下沟（切口 1c）经脑沟入路进行。
B. 进入侧脑室颞角后，侧副隆起位于海马体的下方和外侧，并从该标志物向下切至侧副沟（切口 2），完成外侧皮层切除术。FG. 梭状回；ITG. 颞下回；MTG. 颞中回；PHG. 海马旁回；Ped. 脚；STG. 颞上回；v. 静脉（绘图：Winifred Hamiltonh PhD，Baylor College of Medicine，Houston，TX；经 Elsevier 许可，引自 Yoshor D 等 [57]）

前脉络膜点（也被称为下脉络膜点或单纯脉络膜点）被定义为脉络丛的前缘，在此脉络膜前动脉进入侧脑室的颞角。M1 之外的另一个标志是岛阈，定义为岛叶的前缘，位于前穿支的外侧界，也是前后外侧回的交点。高于该线会危及基底节（图 24-5B，基底节位置）。

杏仁核可以通过软脑膜下吸引切除，同时注意保护覆盖在蝶骨和幕上的软脑膜。必须保留这一软脑膜平面，因为它是覆盖小脑幕切迹的保护边界，在它之下是大脑后动脉（PCA）、Rosenthal 基底静脉、脉络膜前动脉（AChA）、第Ⅲ和Ⅳ对脑神经、大脑脚、视束和脑干。杏

仁核的切除显露了位于海马旁回内侧的软脑膜（图 24-6A 和 C）。然后，将海马旁回内侧以软脑膜下的方式切开，直到到达下托（图 24-6A，切口 6）。

再往后，轻轻将脉络膜向内侧提起，露出下面的脉络膜裂。在脉络膜裂外侧，用温和的吸引方式从海马体中切除海马伞和海马神经纤维（图 24-6A 和 C，切口 4），显露海马裂的边缘（图 24-6A 和图 24-7A）。海马裂由软脑膜-蛛网膜平面结合组成，一侧从脉络膜裂向下延伸，另一侧从海马旁回内侧向上延伸。从脉络膜裂延伸至海马裂的软脑膜-蛛网膜平面内，

常含有一条 2～3mm 的静脉，流向海马，该静脉必须电凝并切断（图 24-6A 和 24-7A，切口 5），显露出下方的下托。重要的是，在这条静脉的后面，AChA 动脉分支在前、PCA 分支在后穿过海马裂的软脑膜 – 蛛网膜平面供应海马血供。还可以有路过的穿支血管穿过海马裂后返回以供应内囊后部。必须仔细检查动脉，保留路过的穿支血管，以防止内囊后部梗死和术后偏瘫。PCA 的走行是可变的。有时会发现 PCA 牢固地附着在下托上。因此，当 PCA 越过小脑幕切迹时，必须在前面进行识别，在切开下托之前追踪到它的走行。

继续向侧软膜下切除海马旁回和下托至海马裂（图 24-6，切口 6）。以这种方式进行切除，允许从上内侧和下外侧角度同时显露海马裂中的血管，以识别路过的血管。另外，下托的软脑膜可以从上内侧切开（图 24-7B，切口 6），然后软脑膜下切除至海马旁回内侧。在海马头（PES）向后约 3cm 切开海马后部和海马旁回（图 24-7B，切口 7），通常位于进入海马裂的静脉位置后方 1cm 处，该静脉先前已电凝并切断。此操作游离了海马和海马旁回以整体切除

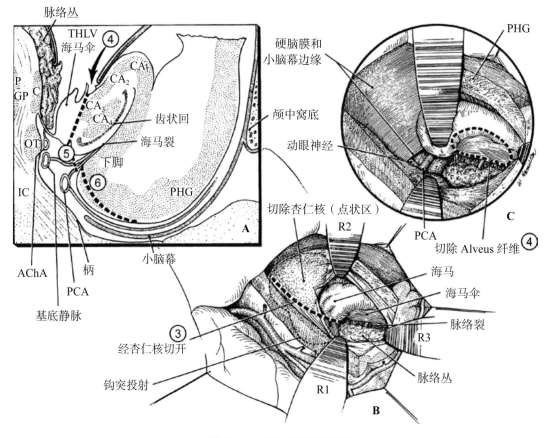

▲ 图 24-6　颞叶内侧结构切除

在去除外侧新皮层结构后，可以找到脉络膜前点，并将脉络丛向上和向内侧抬高；从脉络膜前点向 M1 方向切开杏仁核（切口 3，图 B）；高于这个平面切开杏仁核会危及基底节；然后切除杏仁核的下外侧部分（B）；从海马体中切除海马伞和海马纤维（切口 4，图 A 和 C）；注意保护内侧软脑膜，以防止其进入环池和脚间池，这些池中的细小动静脉为脑干供血；确定海马裂的软脑膜，分离海马供血动脉，断开海马内侧面（切口 5，图 A）；从颅中窝底开始，对海马旁回进行软膜下分离，直到海马裂下方（切口 6，图 A）；AChA. 脉络膜前动脉；C. 尾状核尾；GP. 苍白球；IC. 内囊；OT. 视束；PCA. 大脑后动脉；PHG. 海马旁回；P. 壳核；THLV. 侧脑室颞角；v. 静脉（绘图：Winifred HamiltonPhD，Baylor College of Medicine，Houston，TX；经 Elsevier 许可，引自 Yoshor D 等 [57]）

（图 24-7C）。最后，通过软膜下分离和轻柔吸除的方式切除残余的钩回，注意保护 PCA 发出的供应脑干的穿支动脉、后交通动脉和 AChA。覆盖脚间池和环池的软脑膜平面不应用双极电凝。这时也可以沿着海马尾轻柔吸除残余的海马。海马应向后切除，直到至少冠状面与外侧中脑沟对齐为止。有时可通过保护环池的内侧软脑膜观察到外侧膝状体，也可作为海马后部切除的标记。

可以对海马进行术中记录以指导切除。积极切除颞叶内侧结构尖波产生区可提高癫痫无发作率[57]；但是，这还没有得到很好的证明，并且一般都没有实践。如果需要，在切除外侧新皮层后，在切除内侧颞叶之前进行海马记录。一条由 4～6 个触点组成的条状电极将被放置在侧脑室的颞角，电极指向侧脑室枕角，覆盖海马表面。术中皮层脑电图的使用要求严格限制吸入麻醉药的使用。

采用双极电凝和氧化纤维素进行止血，在硬脑膜水密缝合之前，用无菌生理盐水填充空腔。然后骨瓣复位，使用抗生素冲洗，逐层缝合切口。

### （二）选择性海马杏仁核切除术

发展选择性海马杏仁核切除术（SAHC）的动力是双重的。首先，来自电生理、功能成像和动物模型的证据表明，仅切除颞叶内侧结构可获得类似的治疗效果；其次，保留外侧颞叶新皮层结构可能会避免一些与 ATL 相关的术后神经心理学缺陷。另一方面，如上所述，

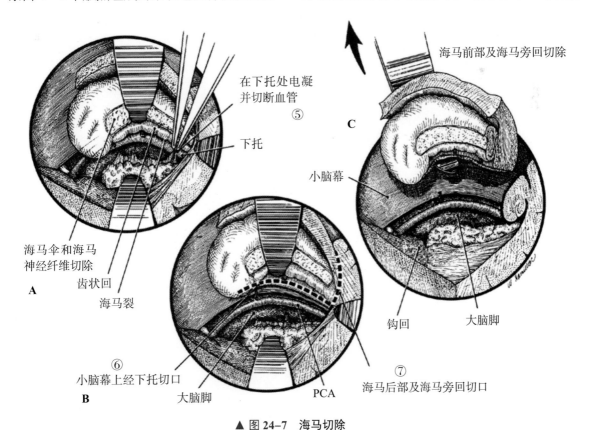

▲ 图 24-7　海马切除

A. 切断海马裂中供应海马的动脉和静脉以分离海马（切口 5），注意保护海马裂内的路过的血管，因为脉络膜前动脉和大脑后动脉的分支可能穿过海马裂到达有功能的结构；B. 断开海马体血供后，仔细地软膜下分离下托和海马旁回（切口 6），最后在海马头后方约 3cm 处切开海马体尾部和海马旁回（切口 7）；C. 这样就可以整体切除海马和海马旁回；PCA. 大脑后动脉（绘图：Winifred Hamilton，PhD，Baylor College of Medicine，Houston，TX；经 Elsevier 许可，引自 Yoshor D 等[57]）

ATL 可以更好地可视化和整体切除内侧颞叶结构。

SAHC 可以通过多种方法执行。它是半个多世纪以前通过经 MTG 皮层方法首次被描述的 [58]。其他入路包括经侧裂入路 [59, 60] 和颞下入路 [61]。每种方法各有优缺点，但均获得可接受的结果 [62]。在这里，笔者将简要地描述今天仍然最流行的经皮层方法。

患者的体位与 ATL 相似，仰卧，头部向对侧旋转 90° 使手术侧平行于地板。头部固定在三钉头架中，由于手术的有限暴露很容易导致解剖标志之间的混淆，因此常使用颅内导航。在耳前做一个直切口，从耳屏的上部开始，大约 7cm。将颞肌线性切开并向外侧牵开，然后进行直径骨窗约 4cm 的开颅手术，切开硬脑膜，向下翻。

经皮层入路的切口可通过颞中回或颞下回，或通过颞下沟（图 24-5，切口 1c）进行。在颞极后方不超过 3.5cm 处用双极电凝形成 1.5～2cm 皮层切口，用导航引导切开皮层至侧脑室颞角，然后用一个自持式牵开器保持牵开皮层。颞叶内侧结构的切除采用了与上述 ATL 相似的方法，但有一些区别旨在保持"安全区"以避免方向错误。首先使用双极电凝和吸引器相结合的方式去除部分杏仁核，显露位于颅中窝内侧底面的软脑膜，寻找软脑膜平面，使外科医生避免损伤颈动脉、大脑脚和脚间池等内侧结构。然后继续向后进行软膜下剥离以切除钩回，注意识别小脑幕切迹。最后，内侧的软脑膜平面必须小心保留，以保护第Ⅲ和第Ⅳ对脑神经、PCA 和 AChA 及大脑脚。

切除钩回后，在侧脑室颞角的后方可见脉络膜裂。同样，这个裂标志着切除的上边界，以防止对视束和大脑脚的损伤。脉络膜可以向上推移，用棉片保护，并用牵开器的尖端固定住。向后牵开显露海马体，从脉络膜裂向后切开海马体和海马伞。切除后缘为神经导航所显示的顶盖平面，允许切除约 2.5cm 的海马。在后边界横断海马体后，从后向前继续进行剥离，使海马体海马旁回游离。这时，海马体除了附着在海马裂的软脑膜 – 蛛网膜平面外，其余部分是游离的。从前向后将海马从海马裂游离，注意只切断供给海马的动脉，保留来自 AChA 和 PCA 的路过血管。

## （三）手术切除的效果

切除性手术的目标是癫痫无发作。虽然抗癫痫药临床试验的结果通常以癫痫发作频率显著降低（降低 50% 或更高）的患者百分比来衡量，但癫痫外科治疗的效果仍保持较高标准，使用 Engel 术后疗效分级（表 24-1）[63] 和（或）ILAE 术后疗效分级（表 24-2）[64]。

在 MTLE 患者中，ATL 与持续药物治疗的首次随机对照试验显示，在 ATL 治疗 1 年后，有 64% 的患者无致残性癫痫发作（包括所有随机考虑的手术治疗时为 58%），而继续药物治疗为 8% [7]。1 年后，手术组癫痫完全无发作率为 38%，而药物组仅为 3%。与药物治疗组相比，手术组的生活质量也有显著提高。本试验证实了外科手术在颞叶内侧海马硬化继发难治性癫痫中的作用，有助于该手术的推广。在 2001 年发表时，据估计，在符合接受癫痫手术条件的人群中，只有约 2% 的人真正接受了癫痫手术 [65]。

进一步的研究和 Meta 分析表明，ATL 后 60%～90% 的患者达到 Engel Ⅰ [7, 66-73]，并且疗效在 5 年后基本得以保留。在 ATL 后获得最高 Engel Ⅰ 疗效率的文献高度重视术前评估，报道了症状学、MRI 表现和神经心理学评估之间非常高的一致性 [73]。70%～80% Engel Ⅰ 的预后率可被认为是 ATL 后癫痫发作减少的现代基准。

表 24-1　**Engel 术后疗效分级**

| 分 级 | 描 述 |
|---|---|
| I | 无致残性癫痫发作 |
| A | 手术后完全无癫痫发作 |
| B | 手术后仅有非致残性简单部分性癫痫发作 |
| C | 手术后有些致残性癫痫发作，但至少在术后 2 年内没有致残性癫痫发作 |
| D | 仅在停用 AED 时全身性抽搐 |
| II | 罕见的致残性癫痫发作（几乎无癫痫发作） |
| III | 明显改善 a |
| IV | 无明显改善 |

经 John Wiley and Sons 许可转载，引自 Engel J Jr 等 [63]
a. 明显改善的定义各不相同，包括癫痫发作频率的减少范围，50%～90% 及以上

表 24-2　**国际抗癫痫联盟（ILAE）术后疗效分级**

| 分 级 | 描 述 |
|---|---|
| 1 | 完全无癫痫发作；没有先兆 a |
| 2 | 仅有先兆；无其他发作 |
| 3 | 每年发作 1～3 天；± 先兆 |
| 4 | 每年发作 4 天，基线发作天数减少 50%；± 先兆 |
| 5 | 基线癫痫发作天数减少不超过 50% 至基线癫痫发作天数增加 100%；± 先兆 |
| 6 | 基线癫痫发作天数增加 100% 以上；± 先兆 |

经 John Wiley and Sons 许可转载，引自 Wieser HG 等 [64]
a. 这不包括在手术后第 1 个月发生的癫痫发作，该发作并不能预测长期预后

通常将 SAHC 后的癫痫发作减少与 ATL 的结果进行比较。尚无将 SAHC 与 ATL 进行比较的随机对照试验，并且大多数单项研究的样本量较小，提示与 ATL 减少癫痫发作相当或稍有优势。对文献进行的 Meta 分析比较了 ATL 和 SAHC 后癫痫发作的疗效，与 SAHC 相比，ATL 后的致残性癫痫无发作率增加了 8%[74]。这项针对 11 项研究的分析比较了 1203 名患者（620 名 ATL 与 583 名 SAHC），将结果分为无致残性癫痫发作（Engel I）和仍有癫痫发作

（Engel II～IV）。当分析仅限于内侧颞叶海马硬化患者（n=1092）时，ATL 优于 SAHC。其他大型 Meta 分析也显示 ATL 术后癫痫无发作率优于 SAHC[75]。

神经心理损害在 ATL 后可增加。优势侧右侧 ATL 患者中有 25%～50% 的患者发生语言记忆障碍，而接受左侧 ATL 的患者中有 30% 的患者发生语言记忆障碍[76]。对 ATL 和 SAHC 两种手术结果的研究报告显示，两种手术在言语记忆缺陷方面没有差异，有 40%～50% 的左侧手术和 30% 的右侧手术存在缺陷[77, 78]。术后言语记忆受损风险最高的患者包括：海马外观正常且优势记忆力完整的患者，以及切除侧海马硬化但对侧记忆功能受损的患者。其他危险因素包括术前言语智商很高和癫痫发病年龄晚。与 ATL 后的言语记忆相比，空间记忆往往能恢复，即使非优势海马被切除。

语言障碍，特别是命名困难，可能在优势侧 ATL 术后 25% 的患者中出现[79]。这些缺陷可能是永久性的也可能是暂时性的。其他报告表明，命名和语言的改善与癫痫发作频率的降低相对应[80, 81]。总体而言，与记忆缺陷相比，术后语言和命名缺陷往往不那么严重，也更罕见。

实施 SAHC 的基本原理源于这样一种想法，即保留非癫痫性的外侧颞叶新皮层可以防止术后神经心理的衰退，特别是在语言和命名方面。接受 SAHC 代替 ATL 的患者实际上是否具有更好的神经心理功能仍是一个争论的话题。一些研究显示 SAHC 后的功能转归更好[82-84]，而另一些研究表明，SAHC 与 ALT 术后的功能相当[77, 85]。研究之间神经心理学的可变性使大型 Meta 分析变得困难。

术后执行功能的结果不如记忆和语言结果那样明确。大多数研究表明，术后执行功能改善，且这种改善与癫痫发作减少密切相关[86-89]。总体而言，尽管言语记忆恶化，但 ATL 和

SAHC 后生活质量仍得到改善，与癫痫无发作和致残性癫痫发作频率的降低密切相关。

ATL 和 SAHC 都是安全的手术。主要并发症包括死亡、偏瘫、偏盲和脑神经损伤，导致永久性功能障碍是罕见的（＜1%）。术后新发的对侧上象限盲是常见的，它是由于视辐射在 Meyer 环经侧脑室颞角时被切断所致。象限盲在某些报道中发生率高达 100%，但临床上一般无症状。

ATL 后的精神症状包括抑郁症状恶化、新发抑郁症 [90, 91]，偶尔还会出现术后精神病 [92, 93]。抑郁常与 MTLE 并存 [94]。抑郁与术后癫痫控制不良都是术后精神症状的危险因素 [95]。

## 四、海马杏仁核立体定向激光毁损术

海马杏仁核立体定向激光毁损术（SLAH）是最近出现的一种破坏内侧颞叶结构的"微创"方法，在过去的 5 年里越来越受欢迎。激光间质热疗（LITT）是一种热消融技术，由于磁共振热成像技术的进步，可以实时监测温度的变化，应用越来越广泛。海马杏仁核立体定向激光毁损术（文献中也交替使用海马杏仁核立体定向激光切开术）是一种治疗内侧颞叶癫痫的技术，采用激光探针加热周围组织导致永久性毁损。LITT 的技术细节和一般原则在第 16 章中回顾。

### （一）海马杏仁核立体定向激光毁损术流程

对于内侧颞叶癫痫，该过程在对 ATL 或 SAHC 进行标准检查后进行。可使用外科医生偏爱的任何立体定向平台放置激光纤维组件，包括标准的颅骨安装框架、机器人系统或无框架系统。目前有两种商用 LITT 系统：可视化热

治疗系统（Medtronic，Minneapolis，MN，USA）和神经融合激光消融系统（Monteris，Plymouth，MN，USA）。下面详细描述了前一个系统的使用情况。

激光光纤沿杏仁核复合体的长轴从枕骨穿刺点插入（图 24-8A）。使用 MRI 增强扫描所显示的血管系统避开软脑膜表面的血管。在可能的情况下也应避免枕角，以防止激光套管偏离室管膜表面。除了标准的立体定向问题，如血管回避，额外需要考虑的是规划热扩散。散热系统，包括颞角和基底池，能防止热量扩散，并限制在这些方向上的热损伤。

患者根据所使用的立体定向系统定位。有些人使用仰卧的姿势，头部旋转，另一些人使用仰卧半坐位的沙滩椅，颈部弯曲（半下垂），而另一些人则使用俯卧的姿势。笔者使用立体定向机器人系统下的半坐位的体位。在计划穿刺点周围消毒和覆盖一个小区域后，做一个 4mm 的切口，并沿着计划的轨迹钻一个 3.2mm 的骨孔。笔者使用钛锚栓和 T 形手柄扳手来保持轨道。如果需要，通过单极烧灼有涂层的探针切开硬脑膜。测量和计算从螺栓到靶目标的距离，并通过一个导杆沿着轨迹创建一条通往靶点的路径。然后将 1.6mm 激光套管通过锚栓沿轨迹放置到计划消融体积的远端（最接近颞极）部分。然后将具有 10mm 扩散器尖端的激光器放入激光套管（图 24-8B）。

用头骨锚栓将激光导管锁定到位后，将患者转移至 MRI 扫描仪，并通过容积扫描对导管进行可视化（图 24-8C）。扫描仪被配置成在 1 个、2 个或 3 个正交平面上显示导管轨迹。增加更多的平面增加了每次热图像采集的时间。笔者通常使用 2 个平面，轴位和矢状位。选择低温（通常 45～50℃）和高温（通常 90℃）安全点。下限设置在有风险的结构附近，这样激光在加热这些结构超过不可逆细胞死亡点之前

自动关闭。高温限制可阻止组织达到蒸发温度时释放气体。

使用快速破坏梯度恢复回波，每隔几秒（通常为 3~8s，取决于获取的平面数量，如上所述）监测温度，以绘制不可逆和累积损伤区域（图 24-8D）。首先进行最远端的消融，这样就可以沿轨迹逐渐撤出激光导管来实现后续的消融。在消融第一体积后，激光套管以大约 1cm 的增量拔除，以进行随后的消融。通常需要沿激光轨迹进行 3~5 次连续消融以完成毁损[96]。消融的后部范围通常是中脑外侧沟或四叠体。消融后采用 T1 增强扫描和弥散加权 MRI 序列记录消融体积（图 24-8E）。出血用快速场回波（FFE）或梯度回波序列来评估。消融完成后，

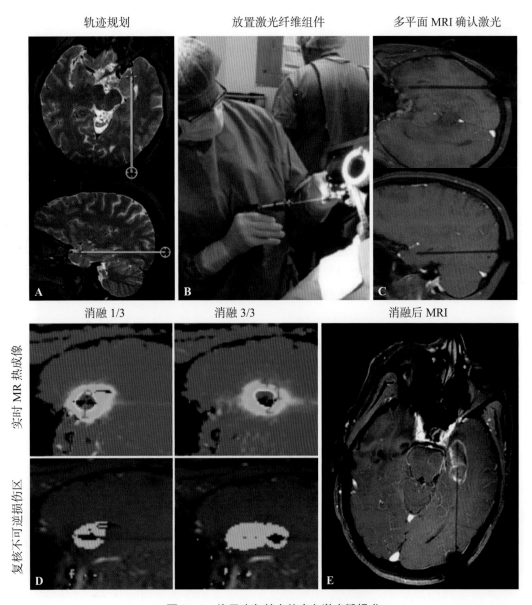

▲ 图 24-8　海马杏仁核立体定向激光毁损术

A. 当激光进入枕叶，沿着杏仁核 - 海马复合体的长轴行进时，激光导管的轨迹被规划；B. 然后将激光光纤组件置于立体定向引导下；C. 患者被送往磁共振成像，以获得激光光纤组件的多平面扫描，这确认了正确的位置，并确定了温度监测平面；毁损是在实时磁共振热像监测下进行的；合成的不可逆损伤区（橙色）代表最终毁损的位置；D. 将激光向后退 2 次，以延长海马体长轴的毁损长度；E. T1 加权增强后 MRI 用于记录毁损体积和检查颅内出血（经 John Wiley 和 Sons 许可转载，引自 Youngerman BE 等[96]）

取出激光套管和锚栓，缝合头皮切口。大多数患者可以在术后第 1 天出院。

术后癫痫无发作和手术的并发症都受消融几何形状和范围的影响 [97-99]。最近的一项多中心研究表明，颞叶前、下和内侧结构的消融程度是决定术后癫痫无发作的最大因素 [100]。增加杏仁核消融量与癫痫无发作有关，包括海马头、海马旁回、内嗅皮层和嗅周皮层。相比之下，在冠状面的中脑外侧沟水平的海马体和尾部后方的消融与较差的癫痫控制结果相关。由于海马杏仁核复合体弯曲，海马后部消融可能导致更坏的结果。直激光套管一般不允许在一条轨道上同时消融前下内侧结构和海马体后部及海马尾。杏仁核不能充分消融是一个常见的缺陷，导致术后癫痫控制不良。大多数中心用一条轨迹进行激光毁损；然而，一些中心选择使用两条轨迹进行激光毁损治疗严重的内侧颞叶硬化，因为杏仁核在海马轨迹的中间有一个尖锐的曲率，因此一条轨迹不能毁损足够体积的海马和杏仁核。

重要的是，毁损的轨迹必须避免太过前倾，以避免损伤 Meckel 腔的三叉神经。高于脉络膜裂水平的上方毁损会使视束损伤，造成视力缺陷。较后侧的毁损可导致对侧上象限盲 [101]，或由于外侧膝状体受损导致对侧同侧偏盲。

### （二）海马杏仁核立体定向激光毁损术后的疗效转归

多个单机构的 SLAH 系列研究表明，消融后 1 年的癫痫无发作率为 55%～60%（报告范围为 38%～78%）[96, 98-100, 102-107]。在有海马硬化影像学证据的患者中，这些比率提高到 60%～89%。迄今为止规模最大的系列研究是一项多中心回顾性队列研究，对 234 例因 MTLE 而接受 SLAH 治疗的患者进行研究，报道了 1 年时 Engel Ⅰ 的比率为 58%，2 年时

为 57.5% [100]。这项研究显示，Engel Ⅰ 级或 Engel Ⅱ 级的预后术后 1 年和 2 年分别为 77.1% 和 80.2%。影像学海马硬化的存在与否并不影响预后，但局灶性至双侧强直阵挛性发作的患者实现 Engel Ⅰ 级的可能性较小 [96]。

总体并发症发生率为 15%～20% [100, 104, 108]。放射学检查出血率为 1%～2%，不到 1% 会导致永久性神经损伤。大约 5% 的患者会出现视觉并发症，包括象限盲或第 Ⅲ 或 Ⅳ 对脑神经功能障碍。

神经认知结果也在许多此类研究中得到报道；然而，由于每个研究中的患者数量较少，并且使用了不同的神经认知测量方法，因此很难对最终结果进行概括。与 SAHC 一样，SLAH 保留了外侧皮层结构。对 SLAH 和 ATL 的初步直接比较表明，SLAH 术后物体识别和命名的下降要比 ATL 小 [109]。令人惊讶的是，个别研究结果显示即使语言优势侧颞叶内侧结构被毁损，语言记忆的某些方面也得以保留。然而，神经认知功能的确切性质（如命名、流利性、言语记忆、学习）因研究而异。例如，一些人报告语言记忆的保留伴随着学习的下降 [108]，而另一些人则报告学习的相对保留，但记忆下降 [103]。需要更大的研究与一致的神经认知测试来阐明 SLAH 的神经认知结果。

为了更好地总结 SLAH 的疗效和不良反应，立体定向激光消融术治疗颞叶癫痫（SLATE）研究正在招募中，该试验是一项由业界赞助的应用 Visualase 系统 MRI 引导下激光消融术的前瞻性开放性试验。该试验计划招募 150 名患者，在 2022 年完成。包括癫痫无发作、不良事件、生活质量和神经心理结果在内的研究内容将在 12 个月时进行评估 [110]。

根据现有的早期数据，SLAH 似乎是一种安全且微创的手术方式，用以治疗存在或不存在颞叶内侧硬化的 MTLE 患者。与开放性手术

（ATL 和 SAHC）相比，SLAH 癫痫控制率似乎较低。然而，SLAH 的并发症似乎低于开放手术。此外，与开放性手术相比，SLAH 术后的神经认知缺陷可能要轻一些。

## 五、其他方法

虽然颞叶内侧切除术仍然是 MTLE 外科治疗的金标准，且消融手术也越来越受到欢迎，但是仍有许多可用的替代方法。立体定向放射治疗已经在研究中，它可能为无法接受手术治疗的患者提供另一种选择。此外，目前多种神经调控治疗方式已获得美国 FDA 批准，用于治疗药物难治性癫痫。这些神经调节方法越来越多地应用于那些颞叶切除后仍有致残性癫痫发作的患者、双侧内侧颞叶癫痫患者，以及不适合进行切除手术的患者。最后，海马横断术是一种切断内侧结构以阻止发作扩散的外科技术，这种手术在很大程度上保留内侧结构，可以避免术后的认知障碍，但很大程度上被消融术和（或）神经调控所替代，将不再进一步讨论。

### （一）立体定向放射外科

立体定向放射外科（SRS）是一种治疗颞叶内侧硬化引起的 MTLE 的一种非手术方式。几项初步研究显示，在接受 20～29Gy 的微量放射后，癫痫发作缓解率为 47%～85%[111-114]，其安全性与前颞叶切除术相当。特别的是，最初被证明拥有良好的言语记忆结果，这也是采用 SRS 的一个初始驱动因素[115]。然而，由于放射效应需要时间，SRS 后癫痫发作的缓解时间会延迟，SRS 后 12～24 个月才逐渐出现效果。此外，有时癫痫发作会变得更频繁，之后才会因放射的毁损作用而好转。

放射外科与开放手术治疗内侧颞叶癫痫（ROSE）试验[116] 是一项多中心随机对照试验，比较 24Gy SRS 与 ATL 治疗难治性单侧内侧颞叶癫痫的疗效。3 年随访时，SRS 与 ATL 并没有表现出非劣效性。癫痫发作缓解定义为在治疗后 25～36 个月无癫痫发作引起的意识障碍，SRS（31 例）为 52%，ATL（27 例）为 78%。试验证实了 ATL 效果的即时性和持久性，在手术后的 3 个月时完全无发作率达 81%，直到随访的最后 3 个月（手术后 33～36 个月），完全无发作率仍保持在 85%。SRS 前 3 个月的癫痫无发作率只有 6%，之后这个比例逐渐增长，在最后 3 个月（SRS 后 33～36 个月）可达 74%，这再次证明了 SRS 的延迟效应。SRS 组和 ATL 组的神经认知结果大致相当。重要的是，语言记忆在治疗组之间没有统计学差异，而总体生活质量与癫痫发作缓解率相关，因此 SRS 组的生活质量改善比 ATL 组要慢。ROSE 试验表明，ATL 仍应是治疗难治性 MTLE 的金标准，而 SRS 是不能耐受手术患者的可能的替代方案。

### （二）神经调控

癫痫的神经调控治疗将在第 27 章详细讨论。在此，我们对 MTLE 的神经调控做一个简短的总结。目前，癫痫有三种神经调控方案，即迷走神经电刺激（VNS）、丘脑前核脑深部电刺激（DBS）、反馈性神经电刺激（RNS）。

1997 年迷走神经电刺激被批准用于治疗耐药的局灶性癫痫。迷走神经电刺激不是耐药 MTLE 的一线治疗方法。然而，它可用于不能行内侧颞叶切除或毁损术的单侧 MTLE 患者、ATL 或 SAHC 后仍有癫痫发作的单侧 MTLE 患者或双侧起病的 MTLE 患者。这一特定人群对 VNS 的确切疗效很难从文献中确定，但约 50% 的局灶性癫痫患者在 VNS 植入术 1 和 2 年后癫痫发作频率下降 50% 或更多[117]。然而，与切除相比，这些比率明显较低，因为它们的预后为 Engel Ⅲ。这一比较强调了对筛选的患者来说切除比神经调控效果更好。

在一项针对局灶性癫痫的多中心、双盲随机试验[119]，即刺激丘脑前核治疗癫痫（SANTE）试验的 5 年随访[118]取得了良好的结果后，2018 年美国批准了丘脑前核（ANT）DBS。ANT 通过内侧边缘（Papez）回路与颞叶内侧结构密切相关。到达 ANT 的传出投射来自于海马腹侧下托和 CA1，通过连合后穹隆或乳头体及乳头丘脑束到达 ANT。ANT 还直接或间接地向海马旁回和海马体发送传入投射纤维，从而形成一个直接或间接的丘脑 - 内侧皮层回路组成的复杂网络[120]。

SANTE 试验和对患者的长期随访结果显示颞叶起始癫痫发作亚组患者的 1 年和 5 年癫痫发作减少率的中位数分别为 44% 和 76%。这些结果似乎比迷走神经电刺激组好，但同样明显比切除手术组差，切除手术组的癫痫无发作率（Engel Ⅰ）非常高。与安慰剂组相比，虽然癫痫发作频率下降更显著，但在 3 个月的随访期中，有效率（癫痫发作频率降低 > 50%）与安慰剂组相比无显著差异（34% 手术组 vs. 25% 假手术组，$P > 0.05$）。

既往有切除手术史的患者癫痫发作减少率中位数是 1 年 53%，5 年 67%。重要的是，无论是颞叶癫痫的患者群体，还是之前接受过切除手术的患者群体，都包括非内侧颞叶癫痫的患者，这些结果可以作为 MTLE 受试者未来研究的指导。ANT DBS 的并发症包括感染（10%）、电极移位（8%）、抑郁（37%）和记忆减退（27%）[119]。重要的是，随着时间的推移，DBS 的效果似乎有所提高，而且随着对电极放置和刺激参数的改进，DBS 的效果有望得到进一步改善。

RNS 系统（NeuroPace Inc.，Mountain View, CA）是无法进行切除或毁损手术的 MTLE 患者的另一种神经调控选择。ANT DBS 是一种开环刺激模式，应用恒定的指定参数的刺激，与前者不同的是，RNS 系统采用一种闭环的模式，其中大脑活动被记录，刺激只有在设备检测到提示即将发作的活动时才会进行。

MTLE 的 RNS 电极通常单侧或双侧在杏仁核海马复合体的长轴上放置深部电极，还可以单侧或双侧地在颞叶下部放置条状电极。在当前版本的系统中，只有两根电极可以连接到刺激装置上。到目前为止，使用 RNS 治疗 MTLE 最有力的数据来自对 111 名 MTLE 患者的前瞻性试验[121]。72% 的受试者为双侧 MTLE，28% 为单侧发病，12% 的受试者颞叶切除术不成功。6 年后，致残癫痫发作减少了 67%，65% 的受试者癫痫发作频率至少减少了 50%（Engel Ⅲ）。在非盲阶段，45% 的研究对象癫痫无发作期超过 3 个月，15% 的研究对象癫痫无发作期至少 1 年（Engel Ⅰ）。在双侧起病与单侧起病的患者及既往接受过切除手术与未接受过手术的研究对象之间没有差异。虽然海马刺激电极有更好的控制癫痫发作的趋势，但在海马体植入深部电极的受试者和在海马体外侧植入深部电极的受试者之间没有统计学上的显著差异。副作用包括植入部位感染累及浅表软组织并需要取出植入物（12%）；电极设备故障（6%）；颅内出血（3%）；闪光（14%）；短暂记忆障碍（6%）和抑郁（5%）。与 DBS 一样，RNS 的癫痫控制在植入后也会随着时间的推移而得到改善[122]，而且随着电极放置和刺激参数的不断完善，RNS 的癫痫控制效果可能会继续改善。

虽然神经调控方法越来越普遍，但它们不应被视为 ATL 或 SAHC 的替代方法。ATL 和 SAHC 的癫痫无发作率明显高于 RNS 或 ANT DBS。因此，神经调控应该应用于不适合进行 ATL/SAHC 的患者，或者已行切除手术但癫痫发作控制仍不理想的患者。

## 六、结论

内侧颞叶癫痫是一种常见的局灶性癫痫综合征，可以对适当选择的患者进行手术治疗。筛选患者是最重要的，并且需要一个多学科的团队进行充分的术前评估。前颞叶切除术仍然是金标准手术，70%～80% 的患者可由原来的致残性的癫痫发作达到完全无发作。选择性海马杏仁核切除术仍然是一种合理的选择，尽管癫痫完全无发作率稍低，且与前颞叶切除术相比，该术式的神经认知优势尚不清楚。立体定向激光消融是一种新的微创技术，它有可能达到与选择性海马杏仁核切除术类似的结果。正在进行的试验结果将有助于阐明激光消融的疗效和神经认知结果。反馈性神经刺激和丘脑前核脑深部电刺激对无法进行切除手术的患者来说是一种新的方式，并为双侧起病的内侧颞叶癫痫患者提供了一种选择。近 20 年来，内侧颞叶癫痫的外科治疗发展迅速，积极的研究将继续推动这一领域向前发展。

### 致谢

作者感谢 Dr. Winifred Hamilton 在起草图 24-4、图 24-5、图 24-6 和图 24-7 原始版本方面的艺术技巧，以及 Dr. Audrey Nath 在图 24-3 中提供的图像。

## 参 考 文 献

[1] Cockerell OC, Johnson AL, Sander JW, Hart YM, Shorvon SD. Remission of epilepsy: results from the National General Practice Study of Epilepsy. Lancet. 1995;346(8968):140–4.

[2] Kwan P, Brodie MJ. Early identification of refractory epilepsy. N Engl J Med. 2000;342(5):314–9.

[3] Mohanraj R, Brodie MJ. Diagnosing refractory epilepsy: response to sequential treatment schedules. Eur J Neurol. 2006;13(3):277–82.

[4] Kwan P, Arzimanoglou A, Berg AT, Brodie MJ, Allen Hauser W, Mathern G, et al. Definition of drug resistant epilepsy: consensus proposal by the ad hoc Task Force of the ILAE Commission on Therapeutic Strategies. Epilepsia. 2009;51(6):1069–77.

[5] Stone JL, Jensen RL. Benjamin Winslow Dudley and Early American trephination for posttraumatic epilepsy. Neurosurgery. 1997;41(1):263–8.

[6] Patchell RA, Young AB, Tibbs PA. Classics in neurology. Benjamin Winslow Dudley and the surgical treatment of epilepsy. Neurology. 1987;37(2):290–1.

[7] Wiebe S, Blume WT, Girvin JP, Eliasziw M, Effectiveness and Efficiency of Surgery for Temporal Lobe Epilepsy Study Group. A randomized, controlled trial of surgery for temporal-lobe epilepsy. N Engl J Med. 2001;345(5):311–8.

[8] Englot DJ, Ouyang D, Garcia PA, Barbaro NM, Chang EF. Epilepsy surgery trends in the United States, 1990–2008. Neurology. 2012;78(16):1200–6.

[9] Wiebe S, Gafni A, Blume WT, Girvin JP. An economic evaluation of surgery for temporal lobe epilepsy. J Epilepsy. 1995;8(3):227–35.

[10] Picot M-C, Neveu D, Kahane P, Crespel A, Gélisse P, Hirsch E, et al. Cost-effectiveness of epilepsy surgery in a cohort of patients with medically intractable partial epilepsy – preliminary results. Rev Neurol (Paris). 2004;160 Spec N:5S354–67.

[11] Widjaja E, Li B, Schinkel CD, Ritchie LP, Weaver J, Snead OC, et al. Cost-effectiveness of pediatric epilepsy surgery compared to medical treatment in children with intractable epilepsy. Epilepsy Res. 2011;94(1–2):61–8.

[12] York MK, Rettig GM, Grossman RG, Hamilton WJ, Armstrong DD, Levin HS, et al. Seizure control and cognitive outcome after temporal lobectomy: a comparison of classic Ammon's horn sclerosis, atypical mesial temporal sclerosis, and tumoral pathologies. Epilepsia. 2003;44(3):387–98.

[13] Armstrong DD. The neuropathology of temporal lobe epilepsy. J Neuropathol Exp Neurol. 1993;52(5):433–43.

[14] Osborn AG, Hedlund GL, Salzman KL. Osborn's brain. 2nd ed. Philadelphia: Elsevier; 2017.

[15] Wen HT, Rhoton AL, de Oliveira E, Cardoso ACC, Tedeschi H, Baccanelli M, et al. Microsurgical anatomy of the temporal lobe: part 1: mesial temporal lobe anatomy and its vascular relationships as applied to amygdalohippocampectomy. Neurosurgery. 1999;45(3):549–92.

[16] Wen HT, Rhoton AL, de Oliveira E, Castro LHM, Figueiredo EG, Teixeira MJ. Microsurgical anatomy of the temporal lobe: part 2: Sylvian fissure region and its clinical application. Neurosurgery 2009;65(6 Suppl):1–35.

[17] Kucukyuruk B, Richardson RM, Wen HT, Fernandez-Miranda JC, Rhoton AL. Microsurgical anatomy of the temporal lobe and its implications on temporal lobe epilepsy surgery. Epilepsy Res Treat. 2012;2012:1–17.

[18] Kahane P, Bartolomei F. Temporal lobe epilepsy and hippocampal sclerosis: lessons from depth EEG recordings.

Epilepsia. 2010;51:59–62.

[19] Chabardès S, Kahane P, Minotti L, Tassi L, Grand S, Hoffmann D, et al. The temporopolar cortex plays a pivotal role in temporal lobe seizures. Brain. 2005;128(8):1818–31.

[20] Bartolomei F, Wendling F, Vignal JP, Kochen S, Bellanger JJ, Badier JM, et al. Seizures of temporal lobe epilepsy: identification of subtypes by coherence analysis using stereo-electro-encephalography. Clin Neurophysiol. 1999;110(10):1741–54.

[21] Maillard L, Vignal J-P, Gavaret M, Guye M, Biraben A, McGonigal A, et al. Semiologic and electrophysiologic correlations in temporal lobe seizure subtypes. Epilepsia. 2004;45(12):1590–9.

[22] Arzimanoglou A, Kahane P. The ictal onset zone: general principles, pitfalls and caveats. In: Lüders HO, editor. Textbook of epilepsy surgery. London: Informa Healthcare; 2008. p. 597–602.

[23] Barba C, Barbati G, Minotti L, Hoffmann D, Kahane P. Ictal clinical and scalp-EEG findings differentiating temporal lobe epilepsies from temporal "plus" epilepsies. Brain. 2007;130(7):1957–67.

[24] Benbadis SR, O'Neill E, Tatum WO, Heriaud L. Outcome of prolonged video-EEG monitoring at a typical referral epilepsy center. Epilepsia. 2004;45(9):1150–3.

[25] Dericioglu N, Saygi S. Ictal scalp EEG findings in patients with mesial temporal lobe epilepsy. Clin EEG Neurosci. 2008;39(1):20–7.

[26] Feldman RE, Delman BN, Pawha PS, Dyvorne H, Rutland JW, Yoo J, et al. 7T MRI in epilepsy patients with previously normal clinical MRI exams compared against healthy controls. Bernhardt BC, editor. PLoS One. 2019;14(3):e0213642.

[27] Varghese GI, Purcaro MJ, Motelow JE, Enev M, McNally KA, Levin AR, et al. Clinical use of ictal SPECT in secondarily generalized tonic-clonic seizures. Brain. 2009;132(Pt 8):2102–13.

[28] Zhao F, Kang H, You L, Rastogi P, Venkatesh D, Chandra M. Neuropsychological deficits in temporal lobe epilepsy: a comprehensive review. Ann Indian Acad Neurol. 2014;17(4):374–82.

[29] Black LC, Schefft BK, Howe SR, Szaflarski JP, Yeh H, Privitera MD. The effect of seizures on working memory and executive functioning performance. Epilepsy Behav. 2010;17(3):412–9.

[30] Wagner DD, Sziklas V, Garver KE, Jones-Gotman M. Material-specific lateralization of working memory in the medial temporal lobe. Neuropsychologia. 2009;47(1):112–22.

[31] Düzel E, Hufnagel A, Helmstaedter C, Elger C. Verbal working memory components can be selectively influenced by transcranial magnetic stimulation in patients with left temporal lobe epilepsy. Neuropsychologia. 1996;34(8):775–83.

[32] Abrahams S, Morris RG, Polkey CE, Jarosz JM, Cox TCS, Graves M, et al. Hippocampal involvement in spatial and working memory: a structural MRI analysis of patients with unilateral mesial temporal lobe sclerosis. Brain Cogn. 1999;41(1):39–65.

[33] Kapur N, Millar J, Colbourn C, Abbott P, Kennedy P, Docherty T. Very long-term amnesia in association with temporal lobe epilepsy: evidence for multiple-stage consolidation processes. Brain Cogn. 1997;35(1):58–70.

[34] Blake RV, Wroe SJ, Breen EK, McCarthy RA. Accelerated forgetting in patients with epilepsy: evidence for an impairment in memory consolidation. Brain. 2000;123(3):472–83.

[35] Butler CR, Zeman AZ. Recent insights into the impairment of memory in epilepsy: transient epileptic amnesia, accelerated long-term forgetting and remote memory impairment. Brain. 2008;131(9):2243–63.

[36] Tramoni E, Felician O, Barbeau EJ, Guedj E, Guye M, Bartolomei F, et al. Long-term consolidation of declarative memory: insight from temporal lobe epilepsy. Brain. 2011;134(3):816–31.

[37] Kim C-H, Lee S-A, Yoo H-J, Kang J-K, Lee J-K. Executive performance on the Wisconsin card sorting test in mesial temporal lobe epilepsy. Eur Neurol. 2007;57(1):39–46.

[38] Horner MD, Flashman LA, Freides D, Epstein CM, Bakay RAE. Temporal lobe epilepsy and performance on the Wisconsin card sorting test. J Clin Exp Neuropsychol. 1996;18(2):310–3.

[39] Oyegbile TO, Dow C, Jones J, Bell B, Rutecki P, Sheth R, et al. The nature and course of neuropsychological morbidity in chronic temporal lobe epilepsy. Neurology. 2004;62(10):1736–42.

[40] Hermann B, Seidenberg M, Lee E-J, Chan F, Rutecki P. Cognitive phenotypes in temporal lobe epilepsy. J Int Neuropsychol Soc. 2007;13(01):12–20.

[41] Labudda K, Frigge K, Horstmann S, Aengenendt J, Woermann FG, Ebner A, et al. Decision making in patients with temporal lobe epilepsy. Neuropsychologia. 2009;47(1):50–8.

[42] McDonald CR, Delis DC, Norman MA, Tecoma ES, Iragui VJ. Discriminating patients with frontal-lobe epilepsy and temporal-lobe epilepsy: utility of a multilevel design fluency test. Neuropsychology. 2005;19(6):806–13.

[43] Bell BD, Seidenberg M, Hermann BP, Douville K. Visual and auditory naming in patients with left or bilateral temporal lobe epilepsy. Epilepsy Res. 2003;55(1–2):29–37.

[44] Loring DW, Meador KJ, Lee GP. Effects of temporal lobectomy on generative fluency and other language functions. Arch Clin Neuropsychol. 1994;9(3):229–38.

[45] Mayeux R, Brandt J, Rosen J, Benson DF. Interictal memory and language impairment in temporal lobe epilepsy. Neurology. 1980;30(2):120–5.

[46] Hamberger MJ, Seidel WT. Auditory and visual naming tests: normative and patient data for accuracy, response time, and tip-of-the-tongue. J Int Neuropsychol Soc. 2003;9(3):479–89.

[47] Hamberger MJ, Tamny TR. Auditory naming and temporal lobe epilepsy. Epilepsy Res. 1999;35(3):229–43.

[48] Price CJ, Devlin JT, Moore CJ, Morton C, Laird AR. Meta-analyses of object naming: effect of baseline. Hum Brain Mapp. 2005;25(1):70–82.

[49] Damasio H, Tranel D, Grabowski T, Adolphs R, Damasio A. Neural systems behind word and concept retrieval. Cognition. 2004;92(1–2):179–229.

[50] Hamberger MJ, McClelland S, McKhann GM, Williams AC, Goodman RR. Distribution of auditory and visual naming sites in nonlesional temporal lobe epilepsy patients and patients with space-occupying temporal lobe lesions. Epilepsia. 2007;48(3):531–8.

[51] Hamberger MJ, Seidel WT, Goodman RR, Perrine K, McKhann GM. Temporal lobe stimulation reveals anatomic distinction between auditory naming processes. Neurology. 2003;60(9):1478–83.

[52] Binder JR. Functional MRI is a valid noninvasive alternative to Wada testing. Epilepsy Behav. 2011;20(2):214–22.

[53] Diehl B, Lüders HO. Temporal lobe epilepsy: when are invasive recordings needed? Epilepsia. 2000;41(Suppl 3):S61–74.

[54] Jooma R, Yeh HS, Privitera MD, Gartner M. Lesionectomy versus electrophysiologically guided resection for temporal lobe tumors manifesting with complex partial seizures. J Neurosurg. 1995;83(2):231–6.

[55] Cascino GD, Kelly PJ, Sharbrough FW, Hulihan JF, Hirschorn KA, Trenerry MR. Long-term follow-up of stereotactic lesionectomy in partial epilepsy: predictive factors and electroencephalographic results. Epilepsia. 1992;33(4):639–44.

[56] Ward MM, Barbaro NM, Laxer KD, Rampil IJ. Preoperative valproate administration does not increase blood loss during temporal lobectomy. Epilepsia. 1996;37(1):98–101.

[57] Yoshor D, Hamilton WJ, Grossman RG. Temporal lobe operations for drug-resistant epilepsy. In: Schmidek HH, Roberts DW, editors. Schmidek and Sweet's operative neurosurgical techniques: indications, methods, and results. 5th ed. Philadelphia: Saunders Elsevier Inc; 2006. p. 1383–93.

[58] Niemeyer P. The transventricular amygdalohippocampectomy in temporal lobe epilepsy. In: Baldwin M, Bailey P, editors. Temporal lobe epilepsy. Springfield: Charles C. Thomas; 1958. p. 461–82.

[59] Wieser HG, Yaşargil MG. Selective amygdalohippocampectomy as a surgical treatment of mesiobasal limbic epilepsy. Surg Neurol. 1982;17(6):445–57.

[60] Yaşargil MG, Wieser HG, Valavanis A, von Ammon K, Roth P. Surgery and results of selective amygdalahippocampectomy in one hundred patients with nonlesional limbic epilepsy. Neurosurg Clin N Am. 1993;4(2):243–61.

[61] Park TS, Bourgeois BFD, Silbergeld DL, Dodson WE. Subtemporal transparahippocampal amygdalohippocampectomy for surgical treatment of mesial temporal lobe epilepsy. J Neurosurg. 1996;85(6):1172–6.

[62] Hoyt AT, Smith KA. Selective Amygdalohippocampectomy. Neurosurg Clin N Am. 2016;27(1):1–17.

[63] Engel J, Van Ness PC, Rasmussen T, Ojemann L. Outcome with respect to epileptic seizures. In: Engel J, editor. Surgical treatment of the epilepsies. New York: Raven Press; 1993. p. 609–21.

[64] Wieser HG, Blume WT, Fish D, Goldensohn E, Hufnagel A, King D, et al. Proposal for a new classification of outcome with respect to epileptic seizures following epilepsy surgery. Epilepsia. 2008;42(2):282–6.

[65] Engel J Jr. A greater role for surgical treatment of epilepsy: why and when? Epilepsy Curr. 2003;3(2):37–40.

[66] Spencer SS, Berg AT, Vickrey BG, Sperling MR, Bazil CW, Shinnar S, et al. Initial outcomes in the Multicenter Study of Epilepsy Surgery. Neurology. 2003;61(12):1680–5.

[67] Sperling MR, O'Connor MJ, Saykin AJ, Plummer C. Temporal lobectomy for refractory epilepsy. JAMA. 1996;276(6):470–5.

[68] Wyler AR, Hermann BP, Somes G. Extent of medial temporal resection on outcome from anterior temporal lobectomy: a randomized prospective study. Neurosurgery. 1995;37(5):982–90; discussion 990–1.

[69] Engel J, Wiebe S, French J, Sperling M, Williamson P, Spencer D, et al. Practice parameter: temporal lobe and localized neocortical resections for epilepsy: report of the Quality Standards Subcommittee of the American Academy of Neurology, in Association with the American Epilepsy Society and the American Association of Neurological Surgeons. Neurology. 2003;60(4):538–47.

[70] Cohen-Gadol AA, Wilhelmi BG, Collignon F, White JB, Britton JW, Cambier DM, et al. Long-term outcome of epilepsy surgery among 399 patients with nonlesional seizure foci including mesial temporal lobe sclerosis. J Neurosurg. 2006;104(4):513–24.

[71] Elsharkawy AE, Alabbasi AH, Pannek H, Oppel F, Schulz R, Hoppe M, et al. Long-term outcome after temporal lobe epilepsy surgery in 434 consecutive adult patients. J Neurosurg. 2009;110(6):1135–46.

[72] Schramm J, Lehmann TN, Zentner J, Mueller CA, Scorzin J, Fimmers R, et al. Randomized controlled trial of 2.5–cm versus 3.5–cm mesial temporal resection in temporal lobe epilepsy— part 1: intent-to-treat analysis. Acta Neurochir. 2011;153(2):209–19.

[73] Elliott RE, Bollo RJ, Berliner JL, Silverberg A, Carlson C, Geller EB, et al. Anterior temporal lobectomy with amygdalohippocampectomy for mesial temporal sclerosis: predictors of long-term seizure control. J Neurosurg. 2013;119(2):261–72.

[74] Josephson CB, Dykeman J, Fiest KM, Liu X, Sadler RM, Jette N, et al. Systematic review and metaanalysis of standard vs selective temporal lobe epilepsy surgery. Neurology. 2013;80(18):1669–76.

[75] Hu W-H, Zhang C, Zhang K, Meng F-G, Chen N, Zhang J-G. Selective amygdalohippocampectomy versus anterior temporal lobectomy in the management of mesial temporal lobe epilepsy: a meta-analysis of comparative studies. J Neurosurg. 2013;119(5):1089–97.

[76] Martin RC, Sawrie SM, Roth DL, Gilliam FG, Faught E, Morawetz RB, et al. Individual memory change after anterior temporal lobectomy: a base rate analysis using regression-based outcome methodology. Epilepsia. 1998;39(10):1075–82.

[77] Gleissner U, Helmstaedter C, Schramm J, Elger C. Memory outcome after selective amygdalohippocampectomy: a study in 140 patients with temporal lobe epilepsy. Epilepsia. 2002;43(1):87–95.

[78] Clusmann H, Schramm J, Kral T, Helmstaedter C, Ostertun B, Fimmers R, et al. Prognostic factors and outcome after different types of resection for temporal lobe epilepsy. J Neurosurg. 2002;97(5):1131–41.

[79] Langfitt JT, Rausch R. Word-finding deficits persist after left anterotemporal lobectomy. Arch Neurol. 1996;53(1):72–6.

[80] Davies KG, Maxwell RE, Beniak TE, Destafney E, Fiol ME. Language function after temporal lobectomy without stimulation mapping of cortical function. Epilepsia. 1995;36(2):130–6.

[81] Hermann BP, Wyler AR, Somes G. Language function following anterior temporal lobectomy. J Neurosurg. 1991;74(4):560–6.

[82] Pauli E, Pickel S, Schulemann H, Buchfelder M, Stefan

H. Neuropsychologic findings depending on the type of the resection in temporal lobe epilepsy. Adv Neurol. 1999;81:371–7.

[83] Paglioli E, Palmini A, Portuguez M, Paglioli E, Azambuja N, da Costa JC, et al. Seizure and memory outcome following temporal lobe surgery: selective compared with nonselective approaches for hippocampal sclerosis. J Neurosurg. 2006;104(1):70–8.

[84] Clusmann H, Kral T, Gleissner U, Sassen R, Urbach H, Blümcke I, et al. Analysis of different types of resection for pediatric patients with temporal lobe epilepsy. Neurosurgery. 2004;54(4):847–60.

[85] Jones-Gotman M, Zatorre RJ, Olivier A, Andermann F, Cendes F, Staunton H, et al. Learning and retention of words and designs following excision from medial or lateral temporal-lobe structures. Neuropsychologia. 1997;35(7):963–73.

[86] Wachi M, Tomikawa M, Fukuda M, Kameyama S, Kasahara K, Sasagawa M, et al. Neuropsychological changes after surgical treatment for temporal lobe epilepsy. Epilepsia. 2001;42(Suppl 6):4–8.

[87] Novelly RA, Augustine EA, Mattson RH, Glaser GH, Williamson PD, Spencer DD, et al. Selective memory improvement and impairment in temporal lobectomy for epilepsy. Ann Neurol. 1984;15(1):64–7.

[88] Hermann BP, Wyler AR, Richey ET. Wisconsin card sorting test performance in patients with complex partial seizures of temporal-lobe origin. J Clin Exp Neuropsychol. 1988;10(4):467–76.

[89] Rausch R, Crandall PH. Psychological status related to surgical control of temporal lobe seizures. Epilepsia. 1982;23(2):191–202.

[90] Naylor AS, Rogvi-Hansen Bá R-H, Kessing L, Kruse-Larsen C. Psychiatric morbidity after surgery for epilepsy: short-term follow up of patients undergoing amygdalohippocampectomy. J Neurol Neurosurg Psychiatry. 1994;57(11):1375–81.

[91] Quigg M, Broshek DK, Heidal-Schiltz S, Maedgen JW, Bertram EH. Depression in intractable partial epilepsy varies by laterality of focus and surgery. Epilepsia. 2003;44(3):419–24.

[92] Christodoulou C, Koutroumanidis M, Hennessy MJ, Elwes RDC, Polkey CE, Toone BK. Postictal psychosis after temporal lobectomy. Neurology. 2002;59(9):1432–5.

[93] Mace CJ, Trimble MR. Psychosis following temporal lobe surgery: a report of six cases. J Neurol Neurosurg Psychiatry. 1991;54(7):639–44.

[94] Altshuler L, Rausch R, Delrahim S, Kay J, Crandall P. Temporal lobe epilepsy, temporal lobectomy, and major depression. J Neuropsychiatry Clin Neurosci. 1999;11(4):436–43.

[95] Hermann BP, Wyler AR, Ackerman B, Rosenthal T. Short-term psychological outcome of anterior temporal lobectomy. J Neurosurg. 1989;71(3):327–34.

[96] Youngerman BE, Oh JY, Anbarasan D, Billakota S, Casadei CH, Corrigan EK, et al. Laser ablation is effective for temporal lobe epilepsy with and without mesial temporal sclerosis if hippocampal seizure onsets are localized by stereoelectroencephalography. Epilepsia. 2018;59(3): 595–606.

[97] Wu C, Boorman DW, Gorniak RJ, Farrell CJ, Evans JJ,

Sharan AD. The effects of anatomic variations on stereotactic laser amygdalohippocampectomy and a proposed protocol for trajectory planning. Neurosurgery. 2015;11:345–57.

[98] Jermakowicz WJ, Kanner AM, Sur S, Bermudez C, D'Haese P-F, Kolcun JPG, et al. Laser thermal ablation for mesiotemporal epilepsy: analysis of ablation volumes and trajectories. Epilepsia. 2017;58(5):801–10.

[99] Vakharia VN, Sparks R, Li K, O'Keeffe AG, Miserocchi A, McEvoy AW, et al. Automated trajectory planning for laser interstitial thermal therapy in mesial temporal lobe epilepsy. Epilepsia. 2018;59(4):814–24.

[100] Wu C, Jermakowicz WJ, Chakravorti S, Cajigas I, Sharan AD, Jagid JR, et al. Effects of surgical targeting in laser interstitial thermal therapy for mesial temporal lobe epilepsy: a multicenter study of 234 patients. Epilepsia. 2019;00:1–13.

[101] Yin D, Thompson JA, Drees C, Ojemann SG, Nagae L, Pelak VS, et al. Optic radiation tractography and visual field deficits in laser interstitial thermal therapy for amygdalohippocampectomy in patients with mesial temporal lobe epilepsy. Stereotact Funct Neurosurg. 2017;95(2):107–13.

[102] Willie JT, Laxpati NG, Drane DL, Gowda A, Appin C, Hao C, et al. Real-time magnetic resonance-guided stereotactic laser amygdalohippocampotomy for mesial temporal lobe epilepsy. Neurosurgery. 2014;74(6):569–84; discussion 584–5.

[103] Donos C, Breier J, Friedman E, Rollo P, Johnson J, Moss L, et al. Laser ablation for mesial temporal lobe epilepsy: surgical and cognitive outcomes with and without mesial temporal sclerosis. Epilepsia. 2018;59(7):1421–32.

[104] Le S, Ho AL, Fisher RS, Miller KJ, Henderson JM, Grant GA, et al. Laser interstitial thermal therapy (LITT): seizure outcomes for refractory mesial temporal lobe epilepsy. Epilepsy Behav. 2018;89:37–41.

[105] Grewal SS, Zimmerman RS, Worrell G, Brinkmann BH, Tatum WO, Crepeau AZ, et al. Laser ablation for mesial temporal epilepsy: a multi-site, single institutional series. J Neurosurg. 2018:1–8.

[106] Tao JX, Wu S, Lacy M, Rose S, Issa NP, Yang CW, et al. Stereotactic EEG-guided laser interstitial thermal therapy for mesial temporal lobe epilepsy. J Neurol Neurosurg Psychiatry. 2018;89(5):542–8.

[107] Gross RE, Stern MA, Willie JT, Fasano RE, Saindane AM, Soares BP, et al. Stereotactic laser amygdalo-hippocampotomy for mesial temporal lobe epilepsy. Ann Neurol. 2018;83(3):575–87.

[108] Kang JY, Wu C, Tracy J, Lorenzo M, Evans J, Nei M, et al. Laser interstitial thermal therapy for medically intractable mesial temporal lobe epilepsy. Epilepsia. 2016;57(2):325–34.

[109] Drane DL, Loring DW, Voets NL, Price M, Ojemann JG, Willie JT, et al. Better object recognition and naming outcome with MRI-guided stereotactic laser amygdalohippocampotomy for temporal lobe epilepsy. Epilepsia. 2015;56(1):101–13.

[110] Stereotactic Laser Ablation for Temporal Lobe Epilepsy (SLATE). Clinical Investigational Plan Study Sponsor: Medtronic Navigation, Inc. [Internet]. 2016 [cited 2019 May 13]. Available from: https://clinicaltrials.gov/ct2/show/NCT02844465.

[111] Barbaro NM, Quigg M, Broshek DK, Ward MM, Lamborn KR, Laxer KD, et al. A multicenter, prospective pilot study of gamma knife radiosurgery for mesial temporal lobe epilepsy: seizure response, adverse events, and verbal memory. Ann Neurol. 2009;65(2):167–75.

[112] Regis J, Rey M, Bartolomei F, Vladyka V, Liscak R, Schrottner O, et al. Gamma knife surgery in mesial temporal lobe epilepsy: a prospective multicenter study. Epilepsia. 2004;45(5):504–15.

[113] Bartolomei F, Hayashi M, Tamura M, Rey M, Fischer C, Chauvel P, et al. Long-term efficacy of gamma knife radiosurgery in mesial temporal lobe epilepsy. Neurology. 2008;70(19):1658–63.

[114] Rheims S, Fischer C, Ryvlin P, Isnard J, Guenot M, Tamura M, et al. Long-term outcome of gamma-knife surgery in temporal lobe epilepsy. Epilepsy Res. 2008;80(1):23–9.

[115] Quigg M, Broshek DK, Barbaro NM, Ward MM, Laxer KD, Yan G, et al. Neuropsychological outcomes after Gamma Knife radiosurgery for mesial temporal lobe epilepsy: a prospective multicenter study. Epilepsia. 2011;52(5):909–16.

[116] Barbaro NM, Quigg M, Ward MM, Chang EF, Broshek DK, Langfitt JT, et al. Radiosurgery versus open surgery for mesial temporal lobe epilepsy: the randomized, controlled ROSE trial. Epilepsia. 2018;59(6):1198–207.

[117] Englot DJ, Chang EF, Auguste KI. Efficacy of vagus nerve stimulation for epilepsy by patient age, epilepsy duration, and seizure type. Neurosurg Clin N Am. 2011;22(4):443–8.

[118] Fisher R, Salanova V, Witt T, Worth R, Henry T, Gross R, et al. Electrical stimulation of the anterior nucleus of thalamus for treatment of refractory epilepsy. Epilepsia. 2010;51(5):899–908.

[119] Salanova V, Witt T, Worth R, Henry TR, Gross RE, Nazzaro JM, et al. Long-term efficacy and safety of thalamic stimulation for drug-resistant partial epilepsy. Neurology. 2015;84(10):1017–25.

[120] Child ND, Benarroch EE. Anterior nucleus of the thalamus: functional organization and clinical implications. Neurology. 2013;81(21):1869–76.

[121] Geller EB, Skarpaas TL, Gross RE, Goodman RR, Barkley GL, Bazil CW, et al. Brain-responsive neurostimulation in patients with medically intractable mesial temporal lobe epilepsy. Epilepsia. 2017;58(6):994–1004.

[122] Nair DR, Morrell MJ. Nine-year prospective safety and effectiveness outcomes from the long-term treatment trial of the RNS® system. In: American Epilepsy Society 2018 Annual Meeting. New Orleans, Louisiana; 2018. p. Abstract 2.075.

# 第 25 章　新皮层癫痫

## Epilepsy: Neocortical

John P. Andrews　Edward F. Chang　**著**

陈　勇　**译**

陶　蔚　孟祥红　**校**

对于新皮层起始的药物难治性癫痫，手术治疗不如内侧颞叶癫痫（MTLE）常见。随着经验的积累、诊断水平的提高及癫痫发作控制率报告的改善，新皮层癫痫切除手术正成为治疗癫痫手段中更突出的一种。如果把所有病例放在一起考虑，我们会发现来自新皮层起始的癫痫并不少见，因此探究该方面的外科专业知识显得尤为必要，亦为药物难治性癫痫患者提供全面的治疗选择。

与内侧颞叶癫痫相比，新皮层癫痫发作有不同的表现、症状学和治疗，但也有很多相同点。药物难治性癫痫检查和治疗的一般原则仍然适用，但是，临床上应认识到有可辨别的目标病灶的癫痫发作，应准确定位癫痫发作的解剖起始及周围的责任皮层，必须仔细界定所需切除的范围。无论致痫灶的部位在哪里，安全的执行手术计划的步骤都是必要的。

本章将回顾颞叶、额叶、枕叶和顶叶的新皮层的药物难治性癫痫的切除手术。虽然这些癫痫综合征中有许多并不严格遵循脑叶的解剖边界，但从手术的角度来看是有帮助的，而且，癫痫脑叶分类的概念在文献中广泛使用。本章介绍了发作症状学、常见诊断和手术评估的方法；每个小节回顾分析感兴趣的脑叶或综合征的手术切除技术，总结每种新皮层癫痫类型的

相关结果。

## 一、颞叶新皮层癫痫

### （一）临床表现、诊断和评估

起始于颞叶新皮层的癫痫在临床上可能很难与起始于内侧颞叶结构的癫痫区分开来。两者在症状学方面既有相似之处，也有不同之处，包括腹部先兆、罕见的躯体先兆、自动症，以及发展为强直阵挛发作[1-4]。热惊厥史在内侧颞叶癫痫中比颞叶新皮层癫痫（NTLE）更普遍[2,3]，在 NTLE 中记忆很少有偏侧性[5]。伴有幻觉、幻听或前庭症状可能更具有外侧 – 新皮层癫痫发作的特征，而非内侧颞叶癫痫发作的特征[6]，但是根据症状学来区分并不可靠[1,2]。这些关联的强度不足以对个体患者进行明确的诊断（图 25-1）。

这种相似的症状可能是由于内侧颞叶和外侧颞叶解剖位置紧密的相互联系造成的。颞叶新皮层癫痫可在其发作早期扩展到内侧结构，因此一个新皮层起始癫痫的特征会出现颞叶内侧癫痫的症状，例如腹部先兆。由于诊断的复杂性，有人建议将一些颞叶症状和先兆的特定方面归于意识体验，而且内侧和外侧颞叶都必

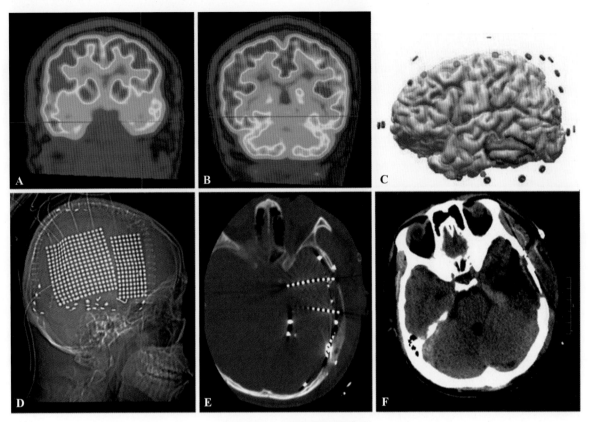

▲ 图 25-1　颞叶新皮层癫痫

这名 20 岁的男性同时有局灶性和全面性发作，在失去意识之前有发作先兆，描述为沉重感，有时还会头晕，磁共振检查正常。A 和 B. FDG-PET 显示左侧颞叶后下代谢减低；C. PET 代谢减低的区域与头皮 EEG 的偶极子和分布源估计的 3D 重建一致；D 和 E. 在外侧皮层上放置 2 个硬膜下皮层电极，同时在杏仁核和海马放置深部电极，条状电极放置在颞下皮层；F. 左侧前颞叶切除，向颞下延伸以包括颞下回后部，癫痫发作定位于该脑回，左侧颞下回病理回报为局灶性皮层发育不良 Ⅱ a 型，而海马和杏仁核未见明显病理改变。在 1 年的随访中，患者无癫痫发作

须参与 [1]，这可能会增加颞叶新皮层癫痫综合征与更常见的内侧颞叶癫痫之间的区分难度。

所有 NTLE 的定界都不是很清楚。在一些颞叶癫痫（TLE）的研究中，根据立体定向脑电图（SEEG）将内侧 vs. 外侧或 NTLE 的连续体描述为内侧、外侧 - 新皮层或内侧 - 外侧 [6]。研究发现，恐惧和内脏感觉症状在内侧型和内侧 - 外侧型癫痫中的发生率明显高于单纯外侧型，而感觉幻觉（视觉、听觉、前庭）在单纯外侧 TLE 中更多见。需要注意的是，只有 13 位患者属于 TLE 的外侧型，并且这些特征不是绝对的（症状学中仍然存在一些交叉），除此之外，没有单纯的外侧 TLE 患者报告发作时有恐惧。

难治性 NTLE 的病理学包括肿瘤起源的病变，例如低级别神经胶质瘤、胶质神经元病变和胚胎发育不良的神经上皮肿瘤 [7]；以及非肿瘤性病变，例如海绵状血管瘤和血管畸形、错构瘤、结节和皮层发育不良 [8]。在 MRI 阴性、非病变性 NTLE 中，尽管可能很细微，但常常在病理学上可检测到各种类型的皮层发育不良或皮层发育异常和神经元迁移障碍 [9]，并且未明确的神经胶质增生仍是一种常见的病理学报告 [10-12]。

在临床检查中头皮脑电图和 MRI 可提供指向颞叶新皮层定位的第一手证据。在新皮层癫痫中，头皮脑电图不能提供所需手术切除的致痫灶范围，而且在空间定位也受限于与头皮电

极垂直的偶极子。尽管如此，在一项经手术证实的大型研究中，显示在74%的NTLE中头皮脑电图具有定位价值，远超过顶叶和枕叶新皮层癫痫，同时指出，在NTLE这一分组中，结构性病变会影响它的定位能力[13]。

多模态影像学检查和功能研究能为手术提供必需的定位价值。磁源成像（MSI）、2-[18F]氟-2-脱氧-D葡萄糖-正电子发射断层扫描（FDG-PET）和短波单光子发射计算机体层成像（SPECT）等非侵入性检查都有一定的诊断价值，MSI在NTLE中可能具有特殊价值[14]。这些检查措施每单个检查的精确度相对较低，而且在癫痫患者定位致痫灶中显得有些烦冗，因此，一种检查的结果阴性并不意味着另一种检查不能有效地定位癫痫病灶。尽管资源分配可能并不能总是允许这样做，但从MSI开始，通过连续获取这些检查资料，可以使诊断敏感性和阳性预测值最大化[14, 15]。

建议所有需要手术的NTLE患者将颅内脑电图作为外科手术计划和癫痫局灶性定位的一部分，尤其是那些MRI上提示无明显结构性病变的患者，以及那些在MRI检测的病变和头皮脑电图之间位置不一致的患者[1, 11, 16]。非侵入性影像学研究，包括FDG-PET、MSI或发作期SPECT，可能有助于指导颅内电极的位置和覆盖范围，以更好地定位发作起始区和预期的切除范围。

### （二）手术切除

NTLE手术切除的目标是由现有的病理决定的，包括三种类型：肿瘤性病变、非肿瘤性病变和非病变性NTLE。关于肿瘤性病变NTLE，患者最初的表现可能是癫痫发作，而控制癫痫不发作是当前的目标，全面检查会发现潜在的肿瘤病变。在这种情况下，设计手术方式和入路时还需要考虑肿瘤复发的可能性，通常手术

目标除了控制癫痫发作外，还包括切除肿瘤。

NTLE手术计划的第一步是将这种形式的癫痫与MTLE区别开。症状学和非侵入性癫痫影像学研究是必要的，但可能不足以描述NTLE，最终，颅内监测提供了区分NTLE和MTLE的最准确的方法。然后进行正确的手术计划。头皮脑电图和非侵入性影像学研究（例如SPECT和FDG-PET）可能遗漏或错误地定位颞叶外侧致痫灶[10]。区分内侧和外侧颞叶癫痫可以通过使用植入海马的电极和同时覆盖外侧新皮层的电极来进行。海马深部电极可从垂直于海马长轴的入路的多个点插入[6]，或单个电极通过枕骨入路沿海马长轴放置[17]。还可以在硬膜下植入栅格状电极覆盖脑表面[18]。立体定向脑电图（SEEG）是否比深部电极和硬膜下栅格状电极结合使用更具优势，仍存在一定争议。硬膜下栅格状电极可提供出色的空间分辨率，指导新皮层切除，结合深部电极，可以为语言中枢皮层周围的手术决策提供皮层的详细范围[16]。SEEG具有立体定向准确度高的优势，特别适用于硬脑膜粘连的患者，这可能会阻碍硬脑膜下条状或栅格状电极的最佳放置[16]。两种技术的并发症发生率都相对较低，患者对SEEG的耐受性可能更高[16, 19, 20]。

在颞叶新皮层的非肿瘤性病变和非病灶性癫痫中，切除引起患者癫痫发作的组织是主要目标。在NTLE病变部位中，病灶与发作区域重叠或邻接的程度，是决定如何切除病变的重点。非病灶性NTLE将依靠电生理和功能成像勾勒出要切除的致痫灶。

病灶切除术、病灶切除术加脑皮层切除术、裁剪式病灶切除术/皮层切除术加上内侧结构切除术、外侧颞叶皮层切除术和多软脑膜下横断术均已被用于NTLE的治疗[21]。颞叶新皮层癫痫手术治疗的一个关键是是否将内侧结构一并切除。借鉴讨论颞叶肿瘤相关性癫痫切除术

的文献，NTLE 手术切除范围包括内侧结构效果会更好[7]。但是，与较单纯的外侧颞叶新皮层肿瘤相比，内侧相关肿瘤对这些数据的贡献很难弄清。将包含内侧结构的切除策略与排除内侧结构的切除策略进行比较的分析可能会受到包含内侧颞叶起源肿瘤数据的影响，这些肿瘤更有可能切除包含导致癫痫的内侧结构[22-25]。还描述了癫痫致痫灶明显定位于外侧且内侧结构无病灶时切除包括内侧结构[2, 5]。记忆力减退在内侧颞叶癫痫手术中很常见，尤其是优势侧颞叶手术后的语言记忆障碍[26, 27]。将切除范围限于外侧病变或皮层切除可以避免因内侧切除后的许多与记忆减退有关的并发症发生率[28]。目前有观点认为，当这些结构中没有明确致痫灶的证据时，应避免更广泛的向内切除。此外，有报道在确定癫痫起始区与内侧颞叶结构无关的患者中，保留内侧颞叶结构的局灶性颞叶新皮层切除有较高的无发作率[29, 30]。

使用反问号切口颞部开颅（仰卧位，垫肩）可很好地显露外侧颞叶皮层。必须计划好颞部开颅手术的大小，以显露需要切除的皮层区域。如果计划的切除范围超出了病灶切除术的范围，锁孔入路的方式可能会受到限制，而且，术中若要使用电刺激技术，开颅范围必须考虑可能切除的最大范围[31]。

外侧颞叶癫痫手术切除范围必需标示可能的语言功能区，这是手术计划另一个重要方面。非病灶切除最好由颅内脑电图确定致痫灶。皮层致痫灶周围 1cm 的边缘可作为切除范围边缘，同时需考虑优势半球的限制[8, 31]。进行皮层切除术时，应注意保护脑沟之间的蛛网膜及横跨脑回的血管。同时，应避免损伤脑深部白质。弥散张量成像有助于术前规划以避开这些区域。在没有病变的情况下，皮层切除术的深度不应超过 2.5～3cm[31]，虽然这是避开大量语言区白质束的通用方法，但这种具体的测量方法本身

并不适用于所有的新皮层切除，也不足以保证切除的安全性。语言障碍可能是颞叶新皮层手术最令人担心的并发症，因此，在扩大切除时应格外小心。由于语言中枢在外侧颞叶皮层的多变性，皮层语言功能区定位对于安全、完整的切除是很有必要的。术中直接皮层电刺激技术可提高与运动性语言中枢密切相关的病灶切除的安全性[32, 33]。颅内栅格状皮层电极具有双重优势，当以分阶段的方式使用时，可为致痫灶的定位和语言定位提供详细的信息。

接近语言中枢的病变或致痫灶可能需要采用非切除技术进行补充或替代。多处软脑膜下横断术是一种降低癫痫发作频率的方法，也可降低重要皮层功能损伤的风险[34, 35]。致痫灶的反应性神经刺激也是一项不断发展的技术，当癫痫灶范围扩展到语言中枢时，建议可将其作为切除术的辅助手段[36]。

## （三）手术转归

文献报道，NTLE 癫痫术后无发作率为 39%～72%（表 25-1）。这么大的差异，可能是与综合征的潜在异质性病理和缺乏标准化的切除技术有关。三篇最大宗病例系列报道显示，MRI 可检测病变与无 MRI 可检测病变 NTLE 相比，有更高的无发作率[12, 29, 30]。在这些研究中，Schramm 等[29] 明确指出，在报道的所有患者中，切除范围均未包括内侧结构。作者通过颞叶癫痫发作的形式定义了颞叶新皮层癫痫，明显是在内侧颞叶结构的外侧，而 MRI 缺乏明显的内侧颞叶异常。在这项研究中，Engel Ⅰ级的结果为 79%，表明 NTLE 术后无癫痫发作并非必须切除包括内侧颞叶的结构。

Schramm 及其同事报道的切除方式为不进行海马切除术的前颞叶外侧 2/3 切除（n=11），皮层切除加病灶切除（n=50），一例为多处软脑膜下离断（MST）。在报道的 62 例患者中，

表 25-1　颞叶新皮层癫痫手术系列研究

| 作　者 | 年　份 | 患者数 | Engel I（%）[a] |
| --- | --- | --- | --- |
| Burgerman[5] | 1995 | 11 | 72 |
| Pacia[2] | 1996 | 21 | 无[b] |
| O'Brien[3] | 1996 | 15 | 60 |
| Jung[37] | 1999 | 31 | 68 |
| Lee[8] | 2000 | 23 | 39[d] |
| Schramm[29] | 2001 | 62 | 79 |
| Lee[10] | 2003 | 22 | 无[c] |
| Mailard[6] | 2004 | 8 | 75 |
| Lee[11] | 2005 | 31 | 55 |
| Jansky[38] | 2006 | 29 | 69[d] |
| Yun[12] | 2006 | 80 | 71[d] |
| Kim[30] | 2010 | 66 | 42 |
| Dolezolova[39] | 2016 | 7 | 42 |

a. Engel I 级或类似的无癫痫发作的评估
b. 只有在颞叶前内侧切除术后无癫痫发作的患者才被纳入研究，因此不显示无癫痫发作率
c. 只有"良好的癫痫发作控制"的患者，即无癫痫发作或癫痫发作减少 90% 以上的患者被纳入本研究，因此不显示无发作率
d. "无癫痫发作"，没有明确 Engel 分级的结果

有 26 例患者进行了颅内脑电图（iEEG），iEEG 的适应证为以下之一：缺乏 MRI 可检测到的病变，头皮脑电图定位不确定，怀疑双侧或颞叶外侧癫痫，或怀疑的癫痫起始区与皮层语言功能区重叠。与未进行侵入性监测的患者相比，接受 iEEG 的患者术后癫痫发作控制较差。与其他 TLE 研究一样，这是由于 iEEG 监测的患者均为高风险和定位较差者，更全面的监测未能将原本无法手术的癫痫治疗效果提高至与病灶定位明确的术后癫痫无发作一样的水平 [36]。

Yun 等[12] 报道了一项对 193 例新皮层癫痫病例的大宗研究，其中 80 例为 NTLE。在这 80 例患者中，有 57 例（71%）在 2 年的随访中无癫痫发作。在有病灶情况下，如果病变位于运动性语言中枢附近，如果怀疑病灶是局灶性皮层发育不良，或术前研究显示出不一致的特征，则应进行侵入性监测。手术切除范围包括发作起始区、显示发作性棘波和病理性 δ 波的区域（即使该区域中没有发作起始区），并且排除了语言中枢皮层。这项研究将所有类型的新皮层癫痫病归为一类，在高样本量的情况下，这将带来有趣而又强大的观察结果，但是对于多个不同的脑叶，由于手术中存在多种解剖学限制和变量的变化，因此无法得出太多有关 NTLE 的结论。但是，值得注意的是，在新皮层癫痫中，MRI 可检测到的病变对癫痫发作的积极作用是一致的。

Kim 等[30] 报道显示，在随访 2 年后，总体癫痫无发作率略低，为 42%。值得注意的是，该研究中的 66 例 NTLE 患者，包括 9 例颅内监测显示癫痫发作活动迅速扩散到内侧颞叶，从而进行了包括海马切除术在内的裁剪式切除。那些有或没有海马切除术的患者没有独立报告其各自的结局，因此不确定手术效果是否不同。从手术计划的角度来看，对于切除包括癫痫发作前 3s 内癫痫扩散的组织的患者来说，结果最好，这一发现与其他研究一致，认为癫痫扩散是癫痫发病的标志 [36, 40]。

综上所述，作为一种独特的综合征，颞叶新皮层癫痫的概念仍有待发展，而且仍有许多进展。手术上，应将其作为一个独立的实体与颞叶内侧癫痫分开治疗，特别是因为在不破坏内侧结构的情况下，癫痫不发作率相当高。通过适当的检查和功能定位，可以提高 NTLE 手术后癫痫无发作率和降低并发症。

## 二、额叶癫痫

### （一）临床表现、诊断和评估

额叶癫痫（FLE）是仅次于颞叶癫痫的一

类最常见的解剖定位癫痫综合征[41, 42]。FLE 症状学的分类包括复杂部分性、局灶性和辅助运动区癫痫，尽管这些划分不是绝对的，而且这些类型之间存在着明显的重叠[43-46]。局灶性运动性癫痫开始于对侧肢体阵挛活动，但保留意识。辅助运动区（SMA）发作的典型特征是缄默、茫然凝视和不对称的强直姿势。复杂的部分性癫痫发作，有时在文献中被称为精神运动性

癫痫，包括早期无反应，伴有凝视和偏转，在此期间还描述了自动症和发声[44, 46]（图 25-2）。

额叶的一些解剖特征和 FLE 发作期大脑皮层的电生理特征使发作表现和定位复杂化。解剖特征包括额叶的大小，占整个大脑皮层体积的 1/3 以上，因此表面电极需从深部紧密联系的皮层褶皱电信号中进行提取。当手术切除计划依赖于定位分散的癫痫病灶时，这些原因可

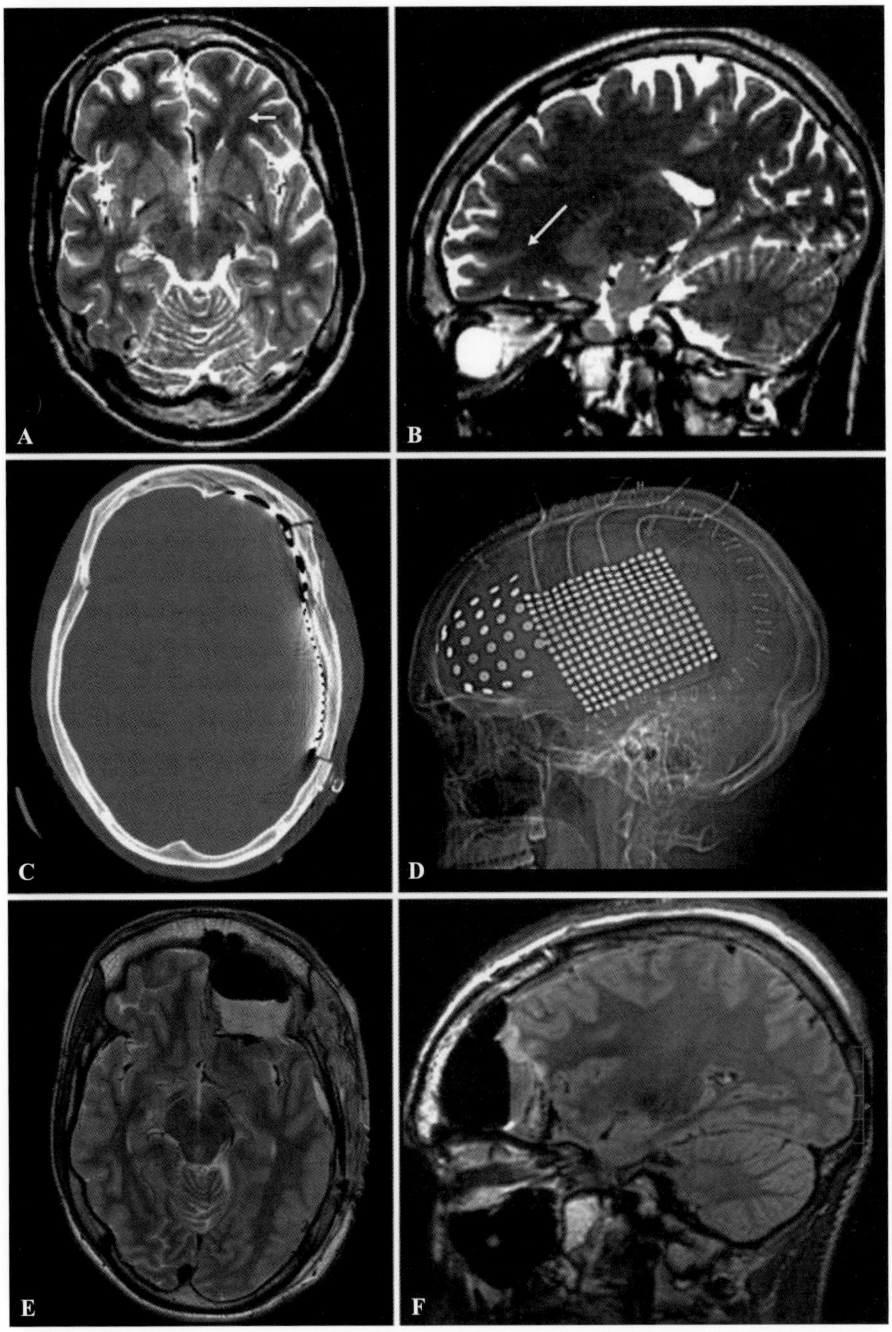

◀ 图 25-2　额叶癫痫

这名 18 岁的男性患者有中度发育迟缓和每天数次的发作。一种发作形式为始于一种"模糊的感觉"，患者会蜷缩成球，发出呼噜的声音；另一种发作形式为始于一种无法抗拒的焦虑，有时是一种要跌倒的感觉，随之出现大声喊叫和手臂挥舞。通常，他会有几小时的意识模糊和失语。A 和 B. T₂ 序列显示左侧额下回前部向左侧脑室前角延伸的皮层发育不良（箭）；C 和 D. 轴位 CT 和侧位平片显示左侧额叶前外侧皮层上有 2 个硬膜下栅格状电极，癫痫发作的起始与 MRI 病灶一致，随后进行了前额极切除术；E 和 F. 轴位 T₂ 和矢状位 FLAIR 显示病变切除充分。切除后放置皮层电极并监测 20min，未显示癫痫样放电。病理证实为局灶性皮层发育不良 Ⅱb 型。这位患者自手术后一直没有癫痫发作

能导致癫痫不发作率低于颞叶癫痫[42, 47]。文献也特别提出额叶癫痫发作的短暂和迅速的传播，以及复杂的运动动作和更为独特的情绪症状[44, 45, 48]。致密的白质束和皮层–皮层连接可能是额叶癫痫快速扩散的潜在神经电生理机制。直观地说，SEEG 已经证明快速传播的癫痫发作性活动与 FLE 手术中的不良癫痫发作结果相关[49]。

关于将症状与解剖联系起来的分类方法，一项有趣的研究使用 SEEG 记录将症状分组到解剖，按头—尾分布[50]。将症状学标志进行详细的定义，对癫痫发作进行回顾和分类，然后使用主成分分析将经常出现在一起的症状和解剖定位进行了分组，提出四组 FLE 癫痫发作。第 1 组的癫痫发作起始于尾端，涉及中央前回和中央盖，有时外侧和内侧运动前皮层也受累。第 1 组癫痫以单纯运动体征为特征，如对侧强直姿势、翻身、阵挛和面部不对称收缩。这些癫痫发作缺乏情绪特征或手势行为。第 2 组癫痫发作与前额区和运动前区有关。单纯运动体征，如对称轴性紧张姿势和面部抽搐，以及不完整的手势运动行为是该组的症状学特征。第 3 组癫痫发作显示早期扩散，涉及前额腹外侧和前扣带回。前扣带区和前额叶腹外侧区同时出现癫痫发作活动，或在发作时出现，或发作从外侧向内侧扩散。第 3 组症状学包括不完整手势运动行为，无初级运动征象，肢体末端刻板重复。缺乏单纯运动体征是该组的重要标志。第 4 组癫痫发作表现为恐惧的手势动作行为，有时伴有试图逃跑或身体攻击，以及尖叫、咒骂和自主神经症状。与第 3 组一样，没有与该组相关的单纯运动体征。第 4 组解剖定位为眶、前额叶，向颞前皮层和杏仁核扩散，但不向额叶外侧皮层扩散。

这种症状学的头—尾轴线很吸引人，因为它反映了对额叶功能的分层理解[51]。划分不是严格的分类，而是组织梯度，尽管如此，它仍然有助于尝试基于症状去定位。当头—尾梯度表现很明显，但癫痫发作从外向内扩展，前额叶内侧皮层可能是额叶外侧起始的癫痫发作的传导通路，从而使得沿该轴的硬性区别不明显。

## （二）手术切除

手术的目的是切除致痫灶。由于症状学可提示发作开始或传播的区域，但忽视了更精细或沉寂特征的皮层区域，因此基于症状学的定位不应与指导手术切除的癫痫发作定位相混淆。尽管额叶切除术是一种选择，但有针对性的检查通常可发现致痫灶，从而指导手术。与前颞叶切除术相比，缺乏标准化的额叶切除术，导致额叶癫痫手术的方法更加多样化。可以根据癫痫病灶的入路方式，分为内侧入路或外侧入路。

对于额叶内侧，如接近辅助运动区（SMA）、背侧前扣带回和 SMA 前靶区，可采用双冠状切口，单侧额叶开颅术，仰卧位。这种入路可以利用扣带回和胼胝体找到扣带回腹侧区域。需要注意的是大脑镰腹侧界相对于胼胝体的位置。大脑镰与胼胝体不平齐。在大脑镰前部，这两个结构之间有明显的间隙，且存在半球间蛛网膜粘连，需分离这些粘连才能显露该区域。这些粘连会阻碍将硬膜下条状电极置于这些半球间区域。大脑前动脉胼周支和胼缘支受损是半球间皮层分离的潜在风险。应采用直视下仔细的软膜下分离以避免损伤这些血管。

利用运动描记来描绘中央前回对腿部和足部功能的映射区域，有助于避免当切除扩大到该区域附近时的不必要损伤。SMA 恰好位于腿部映射区域头侧，切除会导致 SMA 综合征。该综合征包括失用症、对侧肢体的自主运动困难，以及音调增强或保持。当病变累及优势半球的 SMA 时，也会出现语言功能障碍，例如运动性失语症。这些功能障碍通常是暂时性的，需要数周时间才能缓解，但一些检查结果，如双手交替运动可以持续存在[52-55]。相反，由初级运动皮层损害引起的功能障碍恢复的可能性较小，因此，区分术后功能障碍的两种可能的原因很重要。SMA 的边界为下方扣带回内侧，后方为中央前沟，尽管前缘缺乏容易辨认的解剖学界限，但前 SMA 通常位于前连合的垂直平面之前[54]。与 SMA 相比，SMA 前部缺乏与初级运动皮层的大白质束连接，被认为更多地参与认知和非运动任务[52, 56]。

　　额叶病灶的外侧入路可通过额叶腹侧区的翼点开颅术进行。额叶开颅术适用于额叶背外侧区切除。优势半球的语言区应该通过语言定位来识别，以避开语言中枢。尽管语言中枢定位存在相当大的异质性[33]，但语音产生的区域（Broca 区）通常局限于盖部或中央前回。三角区也可以定位为命名中枢[57]。

## （三）手术转归

　　额叶癫痫术后癫痫无发作的趋势低于内侧颞叶癫痫，在本文综述的研究中，平均只有 50%以上（表 25-2）[47]。病理与其他新皮层癫痫相似，包括局灶性皮层发育不良、肿瘤、血管病变和一系列胶质细胞病变，以及病理无法识别的正常组织。额叶的致痫灶切除可能受 SMA、中央前回和优势半球语言区域的限制。从认知角度来看，除了 SMA 受累造成的短期功能障碍外，额叶切除术通常耐受性良好[58]。病理学的多样性、随访的可变性和不同的切除方法可能与术后癫痫无发作率的变化有关（表 25-2）。

　　与其他新皮层癫痫一样，更局限的致痫灶相关的因素与更好的预后相关。这种对术前评估的关注在不同的研究中有一定的差异。大多数大型研究发现，MRI 可定位病灶与较典型的癫痫发作相关，但并不是普遍现象。Bonini 等

**表 25-2　额叶癫痫手术系列研究**

| 作　者 | 年　份 | 患者数 | Engel I（%）[a] |
|---|---|---|---|
| Rasmussen[59] | 1991 | 253 | 27 |
| Rougier[60] | 1992 | 23 | 42 |
| Talairach[61] | 1992 | 100 | 55[b] |
| Fish[62] | 1993 | 45 | 20[c] |
| Laskowitz[43] | 1995 | 16 | 63 |
| Smith[63] | 1997 | 49 | 53 |
| Swartz[64] | 1998 | 26 | 38 |
| Wennberg[65] | 1999 | 25 | 60 |
| Ferrier[66] | 1999 | 37 | 32 |
| Mosewich[67] | 2000 | 68 | 59 |
| Jobst[68] | 2000 | 25 | 64 |
| Zaatreh[69] | 2002 | 37 | 35 |
| Kloss[70] | 2002 | 18 | 78 |
| Luyken[71] | 2003 | 25 | 80 |
| Tigaran[72] | 2003 | 65 | 49 |
| Yun[12] | 2006 | 61 | 39 |
| Jeha[73] | 2007 | 70 | 30 |
| Lee[74] | 2008 | 71 | 54 |
| Elsharkawy[75] | 2008 | 97 | 42 |
| Kim[76] | 2010 | 76 | 55 |
| Holtkamp[49] | 2012 | 25 | 60 |
| Lazow[77] | 2012 | 58 | 55 |
| Ramantani[78] | 2017 | 75 | 63 |
| Bonini[79] | 2017 | 42 | 57 |
| Xu[80] | 2019 | 82 | 52 |
| Morace[81] | 2019 | 44 | 68 |

a. 相当于无癫痫发作
b. 手术后癫痫"实际治愈"
c. Rasmussen 评分结果良好

最近的一项研究[79]，包括42名患者，其中38名患者接受了立体定向脑电图的颅内监测。作者发现MRI阴性和MRI阳性癫痫的发作结果没有差别，相反，致痫区域的完整切除是最重要的预后标志。这一点的相关性当然完全取决于术前对致痫区域的定义，因为理论上完全切除致痫区域将使患者从癫痫发作中解脱出来。在这项研究中，作者直观地定义了致痫区域，并使用了一种被称为致痫指数的定量计算指数，该指数对发作后表现出发作活动的区域的潜伏期进行了很大的加权[82]。Lazow等[77]另一项研究没有发现病变的MRI定位与癫痫发作结果相关（57%的人在最后一次随访中没有癫痫发作）。Bonini等的研究中相对较高的颅内脑电图比率（89.6%）反映了理论上这可能会影响MRI结果对手术结果的贡献。

在其他有长期随访的额叶癫痫手术的大型研究中，MRI上的病灶确实可以预测预后。Elsharkawy等[75]研究发现，在接受FLE手术的97例患者中，界限清楚的病灶可预测长期癫痫无发作的结果。在该研究中报道的2年、5年和14年的癫痫无发作结果分别为49.5%、41.9%和41.9%。Kim等[76]还发现，在76例接受额叶切除术的患者中，癫痫病灶的MRI定位是预后的一个预测因素。Jeha等[73]，Xu等[80]也分享了MRI异常与癫痫控制相关的发现。

Englot等[47]对额叶致痫灶切除术进行了系统的回顾和Meta分析，该研究涵盖1199例手术患者的21项研究。该研究显示，额叶切除术后总体癫痫不发作率为45.1%。病灶的识别和MRI异常是预后的预测指标。在病灶性癫痫亚组中，完全切除是预后的一个重要预测因素。贯穿所有这些研究的重点是致痫区，这对于在具有密集互连性的大脑中进行外科手术计划和指导切除至关重要。致痫灶切除的越彻底，术后获得稳定的癫痫无发作的可能性就越大。

## 三、枕叶癫痫

### （一）临床表现、诊断和评估

枕叶癫痫（OLE）的症状学特征主要是视觉症状，最早的此类癫痫发作文献描述了闪亮的或闪烁的光，以及视力丧失[83, 84]。与颞叶和额叶癫痫相比，起始于枕叶病灶的癫痫相对少见，与枕叶体积较小有关。当对大样本的新皮层癫痫进行解剖学细分时，OLE通常占少数[11, 30]。药物难治性OLE具有独特的视觉先兆和症状学，患有这种疾病的患者手术后癫痫发作控制率较高。

在Williamson等开展的一项25例经典的OLE患者的研究中，将关键的局部症状和体征描述为初级视幻觉、发作性黑朦、眼球运动感、快速眼动、早期眨眼症状[85]。尤其是快速发作性眨眼可能是一个怀疑枕叶癫痫有用的线索，虽然不太敏感[86]。初级视幻觉包括闪烁的白色或彩色灯光，以及不太常见的稳定光。癫痫发作的后期特征发生在发作后较长的时间，包括内脏上腹部感觉、眩晕和复杂的视幻觉（面部或场景），考虑发作扩散到枕叶以外。这种扩散可能会使这些癫痫发作看起来像是起始于颞叶或额叶，从而使OLE的诊断出现偏差[85, 87]。

视觉症状的优势，特别是初级视幻觉，在最近的一系列文章中被提及，与早期文献有显著的相似性[87-89]。如果癫痫发作是复杂部分性发作，意识障碍可能会干扰患者记忆和准确报告其先兆和癫痫发作症状的能力。研究还发现，视幻觉并不是OLE特有的，在颞枕交界和颞后癫痫发作中也有报道[90]。同样，扩散到附近毗邻的解剖结构也可能起了一定的作用。复杂的视幻觉，如人脸或场景，往往不仅涉及枕叶，或者主要涉及枕叶以外的区域[90]。无论是头皮脑电图还是症状学都不能作为确诊OLE的依据，因为这些混合图像比较常见，且有致密白质束连接颞叶和枕叶。下纵束可能是在枕叶和颞叶之间传播癫痫的通路，引起的症状可能与颞叶癫痫相同。上行白质束可以解释 OLE 癫痫发作的运动症状，它可以类似额叶癫痫[85]。顶叶 - 枕叶、颞枕叶和单纯枕叶癫痫发作有时被归为"后皮层癫痫"，作为讨论类似临床特征和解剖定位的手段，而在其他地方，这些被称为枕叶附加型癫痫[91-93]。鉴别 OLE 和颞叶癫痫是诊断过程中的一个重要组成部分，在任何可能需要手术的病例中，只要有视觉症状和（或）枕部脑电图改变，就应考虑或排除 OLE[94, 95]。

引起 OLE 的病理学类型与其他新皮层癫痫相似。胚胎发育不良性神经上皮肿瘤和神经节细胞胶质瘤、胶质瘢痕、皮层发育不良、血管畸形和肿瘤等都在 OLE 的基础组织学中发挥作用[91, 96, 97]。这些病变越集中，就越不可能需要那么多的影像学和评估方法来进行计划和诊断。正如以前人们所说的，发作间期的头皮脑电图不能作为定位的依据，因为其起始于颞叶的可能性很高，而磁共振成像所提供的信息往往是最有用的，这取决于病变和病理。也就是说，结合多种技术，MRI 阴性的 OLE 仍有可能进行有效定位。正电子发射体层成像术（PET）[86] 和发作期减影单光子发射计算机体层成像术（SPECT）[98] 和脑磁图（MEG）/ 磁源成像（MSI）[97, 99, 100] 都有助于描述可能的致痫灶。这些研究的一致性可以有效地指导颅内电极的放置，并提供潜在致痫区域的信息[100-102]。

除了视幻觉外，OLE 患者的视野缺损也很常见，因此，在进行切除手术前，还应进行视野检查。在计划手术时，必须仔细评估患者的视觉功能状况，患者和医生都需要考虑到术后视觉恶化的可能性。如果枕叶明确为癫痫发作区，且患者已经有同侧偏盲，那么可以更积极地进行枕叶切除术。当影像学或功能研究对病灶的位置

缺乏说服力时，或当视觉完整的患者中致痫灶与初级视觉皮层之间存在明显重叠时，进行颅内的研究更有可能提供指导手术计划的信息。

完善的颅内研究可以回答非侵入性研究提出的问题，也可以回答其他方法无法回答的问题。对于癫痫综合征的定侧或枕叶受累的问题，必须进行广泛的研究，并足以完全排除其中的任何一侧枕叶。深部电极和 SEEG 可用于沿相对较大体积的脑回捕获信息。MRI 阴性的 OLE 通常会出现一个重要的难题，即颅内电极的位置应使其与切除的边缘交叉，例如沿枕颞部或枕顶叶交界处应画出切除边缘。当癫痫发作表现为颞叶起始时，颞叶中段结构的参与可能值得关注。累及内侧结构的可能性可以通过使用海马深部电极来评估，可以从枕部入路沿海马长轴放置，也可以通过颞侧入路从侧方进入[16]。根据计划的入路和颅内研究所需的覆盖范围，条状电极也可用于颞叶内侧覆盖[18]。电极覆盖枕叶所有三个表面可能有助于术后癫痫发作的控制[88]。硬脑膜下的条状或片状电极可以沿皮层表面提供详细的解剖分布。半球间硬膜下片状电极可能对视力完好，且对视觉皮层的哪些方面参与癫痫的发生仍有疑问的患者最有用。处理视觉功能必须像语言功能一样严格，而且许多相同的原则都是一致的。硬膜下半球片状电极的刺激映射图是描绘视觉皮层和功能的有效方法。

### （二）手术切除

枕叶手术切除的关键是患者的视觉状态。在最佳切除计划和实施中，这一点怎么强调都不过分。最佳癫痫控制和避免新的视觉缺陷之间的平衡是不确定的。虽然一个较易耐受的象限性视野缺损可以很好地换取癫痫的不发作，但下象限视野缺损可能会带来一种新的、一直存在的功能障碍，可能会降低癫痫不发作所获

得的生活质量。此外，应该考虑到，切除术后癫痫可能控制不好，同时又出现新的视觉功能障碍。患者可能会有这样的期望，即他们愿意接受的术后功能障碍越多，他们就可以获得更大的癫痫不发作率，但这种情况并不总是如此[103]。在某些情况下，风险获益比过高时，例如可能会出现严重的视力障碍、新的偏盲，这足以决定取消切除手术方案。无论如何，在寻求保留功能或任何视觉象限的任何枕叶切除术中，外科医生都应了解视觉通路的投影。

手术切除应根据每个患者的致痫灶及保护视野的目标而定。应注意避免损伤视觉通路的皮层下投射及初级视皮层的浅表投射。颅内脑电图数据可用于指导切除范围从枕叶延伸到颞叶或顶叶。这些切除手术是采用标准的显微外科手术进行的。皮层脑电图是指导手术切除的有效工具，已在相关文献中证实[96, 104, 105]。

对外科手术计划有重大影响的决定是在枕叶切除术中是否包括颞叶内侧结构。OLE切除扩大为多脑叶切除并不罕见[94]，但缺乏严格的比较研究来评估其益处[88]。此外，与本章其他地方讨论的外侧颞叶皮层切除相反，这些枕叶病灶和内侧颞叶结构之间的距离较大，可能需要分阶段进行手术，或增加不必要的并发症。在优势半球进行的枕颞叶大面积切除，需要考虑语言和语言相关通路的相互联系。扩大切除可能导致由于胼胝体压部半球间连接受损引起失写失读症。应注意避免损伤枕叶和颞叶主要结构之间的连接，损伤这些连接将加重症状。在枕叶病灶切除手术中，影像导航是有效辅助手段。

### （三）手术转归

枕叶癫痫切除术并不像颞叶或额叶癫痫手术那么常见，切除技术也没有金标准，所以结果有更多的可变性和不确定性。过去10年系统研究中，至少1年的随访发现，平均有50%以上的癫痫无发作（表25-3）。Harward等有一项对后头部癫痫的系统回顾和Meta分析[103]，包括584名患者，其中每个研究6~52名患者，显示65% OLE患者主诉在手术后癫痫发作消失。年轻的患者和MRI异常患者癫痫发作消失可能性更大。57%患者OLE术后出现一定程度的视力下降。这些可能是文献中OLE最好的数据结果，但个别研究提供了这些手术的重要方面的细微差别，尤其是视觉结果方面。

表 25-3　枕叶癫痫手术系列研究

| 作　者 | 年　份 | 患者数 | Engel I（%）[a] |
|---|---|---|---|
| Rasmussen[106] | 1975 | 25 | 26 |
| Wyler[107] | 1990 | 14 | 50 |
| Blume[108] | 1991 | 16 | 32 |
| Salanova[84] | 1992 | 23 | 41 |
| Williamsom[85] | 1992 | 16 | 88 |
| Bidzinsku[109] | 1992 | 12 | 83 |
| Aykut-Bingol[110] | 1998 | 35 | 46 |
| Sturm[111] | 2000 | 6 | 50 |
| Boesbeck[93] | 2002 | 42 | 48[b] |
| Kunn Lee[112] | 2005 | 26 | 62 |
| Dalmagro[91] | 2005 | 44 | 65 |
| Caicoya[113] | 2007 | 7 | 71 |
| Binder[96] | 2008 | 52 | 69 |
| Tandon[86] | 2009 | 21 | 81 |
| Jehi[114] | 2009 | 11 | 89 |
| Jobst[88] | 2010 | 14 | 50 |
| Ibrahim[97] | 2012 | 41 | 51 |
| Sarkis[115] | 2012 | 35 | 69[b] |
| Appel[94] | 2015 | 19 | 42 |
| Yang[87] | 2015 | 35 | 71 |
| Marchi[92] | 2016 | 18 | 55 |
| Heo[116] | 2018 | 42 | 64 |

a. 相当于无癫痫发作
b. 后皮层癫痫，累及枕颞叶和枕顶叶

Heo 等最近报道了 42 例与 OLE 患者相关的一系列研究[116]，描述了 64% 的癫痫无发作率。作者使用标准化视觉功能评估（国家眼科研究所视觉功能问卷 25 或 NEI-VFQ-25）对视觉结果进行了详细分析，并随后将这些结果与解剖切除区域相关联[117-118]。在这项研究中，有 61% 的患者出现了新的视野缺损或已有的视野缺损恶化。直观地说，对于那些在手术前视力正常或是孤立性盲眼的患者来说，切除初级视觉皮层与新的或恶化的视觉缺陷相关。此外，偏盲患者的视觉功能评分明显低于对照组或正常视力组。33 例术前视力正常或象限性偏盲的患者中，9 例视力正常，10 例枕叶切除术后出现象限盲，提示半数以上的患者可以接受 OLE 手术，视力结果良好。而且，该研究还将切除范围与 NEI-VFQ-25 视觉功能问卷相关联。确定了枕叶外侧区域（LO1 和 LO2）的切除与周围视野下降、特定视力（LO1）和一般视觉（LO2）障碍相关[116]。

来自 Kun Lee 等的较早的比较谨慎的研究显示[112]，18 例术前视力正常的患者中，只有 1 例术后视力正常。这些研究来自同一机构的重叠时间点，可能呈现了随着时间推移更好地保存视力的过程。Binder[96] 和 Tandon[86] 系列研究报道大约一半 OLE 术后患者会出现新的或更严重的视觉缺损。

这些数据都说明了 OLE 手术可以达到满意的癫痫无发作率。然而，术后发生新的或更严重的视觉缺损的比率也很高，需要建议患者就此去权衡。

## 四、顶叶癫痫

### （一）临床表现、诊断和评估

顶叶癫痫（PLE）的临床表现多变，由于无特异的症状学所以很难定位。也许是由于这些原因，顶叶切除手术是最不常见的癫痫切除手术[119-121]。顶叶癫痫最主要的症状常描述为躯体感觉，其他方面的症状不太明确[122]。顶叶的前缘边界较清晰，为中央沟；后缘边界为顶枕沟，顶枕沟在大脑半球内侧最明显；颞顶叶交界处的侧面解剖不太清晰。中央后回可能是顶叶最清晰的解剖结构，来自于该区域的躯体感觉先兆和躯体感觉症状是 PLE 的最明确特征，但是快速传递到其他皮层区域可能导致错误定位[122-125]。初级躯体感觉皮层癫痫通常表现为对侧感觉异常、麻木和刺痛，即使在同一患者身上也会发生许多不同的感觉现象[124, 126]。癫痫发作可能会沿着患肢蔓延，通过其在感觉皮层的映射呈发作性放电式传播。顶盖体感区（第二感觉区域或 S Ⅱ）也可能参与了 PLE 的感觉体征。与以对侧局灶性感觉症状为代表的初级躯体感觉皮层癫痫不同，S Ⅱ 癫痫的特征是更广泛的双侧轴性麻木、刺痛或疼痛症状[126, 127]。矢状窦旁和顶下皮层区域起始的癫痫的感觉症状与 S Ⅱ 区相似[128, 129]。

虽然顶叶癫痫的感觉方面表现可能是其最独特的表现，但感觉症状并不是出现在所有 PLE 癫痫发作中，躯体感觉特征也不是绝对定位于顶叶。对 600 例药物难治性癫痫患者进行连续视频脑电图监测，显示有 75 例（12.5%）有躯体感觉先兆[129]。其中，58 例描述为刺痛，这是最常见的症状（77%），6 例诉其他感觉（8%），4 例诉麻木（5%），4 例诉时冷时热（5%），2 例诉疼痛（3%）和 1 例出现运动的感觉（1%）。MRI 扫描显示 1/3 患者病变在顶叶（32%），也有在额中央区（22%）和颞叶（13%）找到病变，其余为非病变性（20%）、靠近顶叶（6%）或额盖（5%）[129]。

据报道，大约一半的药物难治性 PLE 会出现感觉症状[122, 130, 131]。在 Williamson 等对药物难治性 PLE 的描述中，11 例中有 4 例表现出对侧感觉先兆，而在最近另一项有 40 例患者的独立性顶叶切除研究中，有 20/40 例患者有感觉先兆[119]。可以观察到多种感觉先兆，有些患者报告称有 3～4 种不同类型的症状[119, 132]。

不同的癫痫发作类型发生频率不同，典型的发作类型为局灶性运动发作[133]和复杂部分性发作[122, 123]。通常一个癫痫患者的发作形式不止一种[123, 133]。最大的 PLE 切除的系列报道是来自 Montreal 神经病学研究所，他们在 1929—1988 年的研究中发现[134, 135]，运动特征很常见，57/82（70%）非肿瘤性患者和 28/34（83%）非肿瘤性 PLE 都有局灶性运动发作。其他常见癫痫发作的特征还有强直性姿势和口 – 手自动症。22% 非肿瘤性患者和 18% 肿瘤性 PLE 都有 Todd 麻痹。大多数有强直性姿势（61%）的患者的致痫灶包括顶上小叶（SPL），提示在 SPL 区域出现的癫痫发作可能优先扩散到辅助运动区。另外，有口 – 手自动症的患者更有可能的致痫灶包括顶下小叶（79%），提示优先传导到颞部和边缘系统[120, 134, 135]。

在 PLE 中头皮脑电图的定位能力有限，通常定位错误或无法定位，但是，MRI 对顶叶病变的定位很有价值[122, 123, 132]。MRI 应用于临床 PLE 的一系列研究表明，药物难治性 PLE 的常见病理病变包括肿瘤（如神经节细胞胶质瘤、胚胎发育不良神经上皮肿瘤和少突胶质瘤）、皮层发育不良、非特异性胶质增生，以及较少见的血管病变和错构瘤[119, 123, 133, 136]。非侵入性影像检查包括 PET、SPECT、脑磁图（MEG）、磁源成像（MSI），发挥的作用与在其他的新皮层癫痫中相似[14, 15, 102]。MSI 在提取头皮脑电图无法检测到的电偶极子方面可能特别有价值[137, 138]。无论是单独使用硬膜下片状 / 条状电极或 SEEG，还是联合使用深部电极和硬膜下电极，颅内脑电图仍然是癫痫发作区域定位的

金标准，尤其是在非病变性 PLE 或非侵入性成像显示不一致或多灶时。

## （二）手术切除

与其他新皮层癫痫手术一样，顶叶致痫灶的外科切除通常包括显微外科切除皮层内的病灶或局部病灶，以及围绕致痫灶的保守性皮层切除术。顶叶基本上被功能区皮层包围，这就限制了扩大的切除范围，因此，多处软膜下横断术（MST）应作为顶叶手术的一个方面加以讨论。当致痫灶延伸到主要的感觉皮层或语言区时，MST 可被用作与传统切除术相结合的附加技术[139]。当致痫灶扩展到语言区，Bonn 报道的 40 例顶叶癫痫手术患者中，11 例使用了 MST，Yale 报道的 28 例患者有 8 例患者使用了 MST[123, 130]。MST 在难治性癫痫中的最新研究发现，将 MST 与切除术相结合，55.2% 达到了癫痫无发作，而单独使用 MST 的病例中则为 23.9%[35]。但是，同一项研究也发现其并发症的发生率很高，20% 的患者出现单瘫或偏瘫；分别有 12.3% 和 1.9% 出现短暂或永久性吞咽困难；6.6% 的患者出现永久性偏瘫。

术中皮层脑电图用于评估和调整切除范围[93, 104, 105, 123, 136]。功能图谱也可以在术中使用，以避开语言区并减少术后功能障碍[140, 141]。对神经外科医生而言，顶下小叶是个模糊区域，当切除该区域的病变，功能刺激结果和皮层脑电图可提供宝贵的信息。

后头部皮层的多脑叶性癫痫可以通过离断术来避免切除，这在儿童癫痫中最常见。Dorfer 等发表了对这种技术的详细描述[142]。所有这些手术都采用了神经导航，并用硬膜下片状电极诱发电位相位反转对中央沟进行定位。离断范围包括从顶盖皮层向下到侧脑室三角区，再到半球间裂和胼胝体峡部裂进行胼胝体切开，穹隆在三角区的水平切开。然后软膜下离断顶

盖颞盖皮层直到岛叶后部，然后沿着下环岛沟穿过颞干切开。颞干切开后向前推进至脉络膜裂水平，最后沿大脑中动脉边缘吸除或切除杏仁核背侧，完成离断。据 Dorfer 等报道，采用该技术治疗的 10 例患者中有 9 例癫痫无发作，并发症极少。类似的离断技术和策略在后头部和多脑叶癫痫中已有报道 [143, 144]。

### （三）手术转归

最大的一项顶叶癫痫切除术报道来自蒙特利尔神经研究所，包括 34 例肿瘤性和 82 例非肿瘤性病例，均在无 MRI 时代进行 [134, 135]。53% 的肿瘤患者和 46% 的非肿瘤患者达到了 Engel Ⅰ 级无发作。在最近的一项研究中，癫痫发作的缓解率为 32%～91%，数据来自于一些患者量相对较少的病例研究（表 25-4）。

总而言之，顶叶癫痫术后无发作率较高，并发症发生率相对较低。报道的并发症包括 Gerstmann 综合征（失写、失算、手指失认和左右定向障碍）和偏侧感觉综合征，这些症状是由于外侧角回或前部的感觉皮层受到损伤所致 [119, 123, 145]。在某些并发症中，视野缺损也占了相当大的比例，因为致痫灶延伸到枕叶并不少见，例如后头部皮层癫痫 [124, 136, 114, 146]。一项关于儿童顶叶癫痫的神经心理学结果的研究发现，39%～66% 的 PLE 患儿术前有认知功能障碍，其中 29% 的智商属于智障，更多的是注意力障碍 [147]。术后，作者发现注意力得到改善，认知功能没有明显下降。同一个研究，虽然样本量 *n* 较小（15 例儿童患者），报道了一个极好的癫痫控制结果，87% 的患者在 1 年内没有癫痫发作，82% 在最近的随访中也没有发作（图 25-3）。

### 五、结论

与颞叶内侧切除术相比，新皮层癫痫手术

表 25-4　顶叶癫痫手术系列研究

| 作　者 | 年　份 | 患者数 | Engel Ⅰ（%）[a] |
|---|---|---|---|
| Williamson [122] | 1992 | 11 | 91 |
| Cascino [148] | 1993 | 10 | 90 |
| Salanova [134] | 1995 | 34 | 75 |
| Salanova [135] | 1995 | 82 | 65 |
| Boesebeck [93] | 2002 | 21 | 60[b] |
| Kasowski [130] | 2003 | 28 | 55 |
| Kim [146] | 2004 | 38 | 53 |
| Kim [133] | 2004 | 27 | 52 |
| Gleissner [147] | 2008 | 15 | 87 |
| Binder [123] | 2009 | 40 | 58 |
| Jehi [114] | 2009 | 32 | 53 |
| Francione [119] | 2015 | 40 | 75 |
| Liava [149] | 2016 | 59 | 64 |
| Asadollahi [132] | 2017 | 18 | 61 |
| Ramantani [136] | 2017 | 34 | 50 |

a. 相当于无癫痫发作
b. 包括颞叶枕叶切除，无癫痫发作的百分比没有降低

的癫痫发作的控制报道不一。但是，正如这里总结的那样，诊断、影像学和经验的进步增加了这些手术的有效率。尽管每个脑叶在诊断和外科技术方面都面临着特有的挑战，但通过回顾新皮层癫痫的当前数据状态，可以看出某种趋势。一般来说，磁共振成像可识别的边界清楚的病变与癫痫控制率较高相关。颅内监测通常有助于或需要确定致痫灶，以规划手术切除边界，尤其是当 MRI 没有显示与非侵入性研究相关的明显病变时。直接从皮层记录，无论是用硬膜下电极、深部电极或 SEEG，对鉴别浅表或深层结构受累非常有帮助。当代病例研究报道在颞叶、额叶、枕叶和顶叶新皮层手术中进行颅内研究时，并发症发生率低且癫痫控制有效。

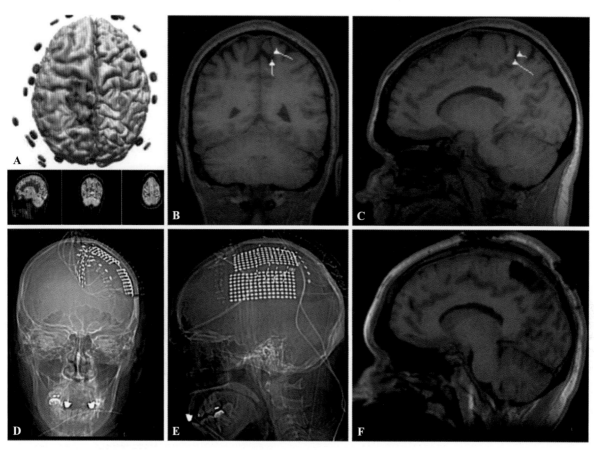

▲ 图 25-3 顶叶癫痫

1 名 29 岁的女性，根据 PET 和 EEG 定位，左侧中央顶叶癫痫，致痫灶位于躯体皮层上方。她的右腿有时还伴有刺痛感，接着是张力性伸展和腿部抽搐。第二种发作类型没有先兆，从直接甩臂到全身强直阵挛发作。A. 根据头皮脑电图对偶极子和分布源的三维重建显示了脑电图和 PET 上放射性同位素摄取减少的一致性。B 和 C. 磁源成像（MSI）显示偶极子（白箭）位于左侧楔前叶。D 和 E. 放置颅内电极后的正侧位片。使用直接皮层刺激进行运动定位以发现中央沟。在立体定向引导下，将 4 个 10 触点深部电极放置在感觉和运动皮层上，并在外侧和半球间皮层上放置条状电极。注意在硬脑膜边缘下无阻力滑动条状电极。在外侧皮层上放置 2 个 128 导联片状电极。F. 在患者清醒的情况下，配合运动感觉测试切除中央回后回。软膜下离断直至中央沟。手术后，患者主诉右腿轻度感觉减退（减少了 5%）；手术 1 年后，患者无癫痫发作，感觉障碍恢复

# 参 考 文 献

[1] Walczak TS. Neocortical temporal lobe epilepsy: characterizing the syndrome. Epilepsia. 1995;36(7): 633–5.

[2] Pacia SV, Devinsky O, Perrine K, Ravdin L, Luciano D, Vazquez B, et al. Clinical features of neocortical temporal lobe epilepsy. Ann Neurol. 1996;40(5):724–30.

[3] O'Brien TJ, Kilpatrick C, Murrie V, Vogrin S, Morris K, Cook MJ. Temporal lobe epilepsy caused by mesial temporal sclerosis and temporal neocortical lesions: a clinical and electroencephalographic study of 46 pathologically proven cases. Brain. 1996;119(6):2133–41.

[4] Pfänder M, Arnold S, Henkel A, Weil S, Noachtar S. Findings differentiating mesial from neocortical temporal. Epileptic Disord. 2002;4(3):189–95.

[5] Burgerman RS, Sperling MR, French JA, Saykin AJ, O'Connor MJ. Comparison of mesial versus neocortical onset temporal lobe seizures: neurodiagnostic findings and surgical outcome. Epilepsia. 1995;36(7):662–70.

[6] Maillard L, Vignal JP, Gavaret M, Guye M, Biraben A, McGonigal A, et al. Semiologic and electrophysiologic correlations in temporal lobe seizure subtypes. Epilepsia. 2004;45(12):1590–9.

[7] Englot DJ, Han SJ, Berger MS, Barbaro NM, Chang EF. Extent of surgical resection predicts seizure freedom in low-grade temporal lobe brain tumors. Neurosurgery. 2011;70(4):921–8.

[8] Lee SA, Spencer DD, Spencer SS. Intracranial EEG seizure-onset patterns in neocortical epilepsy. Epilepsia.

2000;41(3):297–307.

[9]  Ochoa JG, Hentgarden D, Paulzak A, Ogden M, Pryson R, Lamle M, et al. Subtle pathological changes in neocortical temporal lobe epilepsy. Epilepsy Behav. 2017;71:17–22.

[10] Lee S, Yun C, Oh J, Nam H, Jung S, Paeng J, et al. Intracranial ictal onset zone in nonlesional lateral temporal lobe epilepsy on scalp ictal EEG. Neurology. 2003;61(6):757–64.

[11] Lee SK, Lee SY, Kim KK, Hong KS, Lee DS, Chung CK. Surgical outcome and prognostic factors of cryptogenic neocortical epilepsy. Ann Neurol. 2005;58(4):525–32.

[12] Yun CH, Lee SK, Lee SY, Kim KK, Jeong SW, Chung CK. Prognostic factors in neocortical epilepsy surgery: multivariate analysis. Epilepsia. 2006;47(3):574–9.

[13] Lee SK, Kim JY, Hong KS, Nam HW, Park SH, Chung CK. The clinical usefulness of ictal surface EEG in neocortical epilepsy. Epilepsia. 2000;41(11):1450–5.

[14] Knowlton RC, Elgavish RA, Bartolucci A, Ojha B, Limdi N, Blount J, et al. Functional imaging: II. Prediction of epilepsy surgery outcome. Ann Neurol. 2008;64(1):35–41.

[15] Knowlton RC, Elgavish RA, Limdi N, Bartolucci A, Ojha B, Blount J, et al. Functional imaging: I. Relative predictive value of intracranial electroencephalography. Ann Neurol. 2008;64(1):25–34.

[16] Spencer D, Nguyen DK, Sivaraju A. Invasive EEG in presurgical evaluation of epilepsy. In: Shovon S, Fish D, ed. The Treatment of Epilepsy: second edition. Malden, MA: Blackwell Science Ltd; 2004. 609–35.

[17] Van Roost D, Solymosi L, Schramm J, van Oosterwyck B, Eiger CE. Depth electrode implantation in the length axis of the hippocampus for the presurgical evaluation of medial temporal lobe epilepsy: a computed tomography-based stereotactic insertion technique and its accuracy. Neurosurgery. 1998;43(4):819–26.

[18] Cohen-Gadol AA, Spencer DD. Use of an anteromedial subdural strip electrode in the evaluation of medial temporal lobe epilepsy. J Neurosurg. 2003;99(5):921–3.

[19] Arya R, Mangano FT, Horn PS, Holland KD, Rose DF, Glauser TA. Adverse events related to extraoperative invasive EEG monitoring with subdural grid electrodes: a systematic review and meta-analysis. Epilepsia. 2013; 54(5):828–39.

[20] Cardinale F, Cossu M, Castana L, Casaceli G, Schiariti MP, Miserocchi A, et al. Stereoelectroencephalography: surgical methodology, safety, and stereotactic application accuracy in 500 procedures. Neurosurgery. 2012;72(3): 353–66.

[21] Schramm J, Clusmann H. The surgery of epilepsy. Neurosurgery. 2008;62(suppl_2):SHC-463–SHC-81.

[22] Ogiwara H, Nordli DR, DiPatri AJ, Alden TD, Bowman RM, Tomita T. Pediatric epileptogenic gangliogliomas: seizure outcome and surgical results. J Neurosurg Pediatr. 2010;5(3):271–6.

[23] Giulioni M, Rubboli G, Marucci G, Martinoni M, Volpi L, Michelucci R, et al. Seizure outcome of epilepsy surgery in focal epilepsies associated with temporomesial glioneuronal tumors: lesionectomy compared with tailored resection. J Neurosurg. 2009;111(6):1275–82.

[24] Jooma R, Yeh H-S, Privitera MD, Gartner M. Lesionectomy versus electrophysiologically guided resection for temporal lobe tumors manifesting with complex partial seizures. J Neurosurg. 1995;83(2):231–6.

[25] Bilginer B, Yalnızoglu D, Soylemezoglu F, Turanlı G, Cila A, Topçu M, et al. Surgery for epilepsy in children with dysembryoplastic neuroepithelial tumor: clinical spectrum, seizure outcome, neuroradiology, and pathology. Childs Nerv Syst. 2009;25(4):485.

[26] Jobst BC, Cascino GD. Resective epilepsy surgery for drug-resistant focal epilepsy: a review. JAMA. 2015;313(3):285–93.

[27] Téllez-Zenteno JF, Dhar R, Hernandez-Ronquillo L, Wiebe S. Long-term outcomes in epilepsy surgery: antiepileptic drugs, mortality, cognitive and psychosocial aspects. Brain. 2006;130(2):334–45.

[28] Helmstaedter C, Elger C, Hufnagel A, Zentner J, Schramm J. Different effects of left anterior temporal lobectomy, selective amygdalohippocampectomy, and temporal cortical lesionectomy on verbal learning, memory, and recognition. J Epilepsy. 1996;9(1):39–45.

[29] Schramm J, Kral T, Grunwald T, Blümcke I. Surgical treatment for neocortical temporal lobe epilepsy: clinical and surgical aspects and seizure outcome. J Neurosurg. 2001;94(1):33–42.

[30] Kim DW, Kim HK, Lee SK, Chu K, Chung CK. Extent of neocortical resection and surgical outcome of epilepsy: intracranial EEG analysis. Epilepsia. 2010;51(6):1010–7.

[31] Clusmann H. Neocortical resections. In: Fountas K, Kapsalaki EZ, editors. Epilepsy surgery and intrinsic brain tumor surgery: a practical atlas. Cham: Springer; 2019. p. 147–63.

[32] Chang EF, Clark A, Smith JS, Polley M-Y, Chang SM, Barbaro NM, et al. Functional mapping–guided resection of low-grade gliomas in eloquent areas of the brain: improvement of long-term survival. J Neurosurg. 2011;114(3):566–73.

[33] Sanai N, Mirzadeh Z, Berger MS. Functional outcome after language mapping for glioma resection. N Engl J Med. 2008;358(1):18–27.

[34] Spencer SS, Schramm J, Wyler A, O'connor M, Orbach D, Krauss G, et al. Multiple subpial transection for intractable partial epilepsy: an international meta-analysis. Epilepsia. 2002;43(2):141–5.

[35] Rolston JD, Deng H, Wang DD, Englot DJ, Chang EF. Multiple subpial transections for medically refractory epilepsy: a disaggregated review of patient-level data. Neurosurgery. 2017;82(5):613–20.

[36] Andrews JP, Gummadavelli A, Farooque P, Bonito J, Arencibia C, Blumenfeld H, et al. Association of seizure spread with surgical failure in epilepsy. JAMA Neurol. 2019;76(4):462–9.

[37] Jung WY, Pacia SV, Devinsky O. Neocortical temporal lobe epilepsy: intracranial EEG features and surgical outcome. J Clin Neurophysiol. 1999; 16(5):419.

[38] Janszky J, Pannek H, Fogarasi A, Bone B, Schulz R, Behne F, et al. Prognostic factors for surgery of neocortical temporal lobe epilepsy. Seizure. 2006;15(2):125–32.

[39] Doležalová I, Brázdil M, Chrastina J, Hemza J, Hermanová M, Janoušová E, et al. Differences between mesial and neocortical magnetic-resonance-imaging-negative temporal lobe epilepsy. Epilepsy Behav. 2016;61:21–6.

[40] Kutsy RL, Farrell DF, Ojemann GA. Ictal patterns of neocortical seizures monitored with intracranial electrodes: correlation with surgical outcome. Epilepsia. 1999;40(3):

257–66.

[41] Salanova V, Quesney LF, Rasmussen T, Andermann F, Olivier A. Reevaluation of surgical failures and the role of reoperation in 39 patients with frontal lobe epilepsy. Epilepsia. 1994;35(1):70–80.

[42] Tellez-Zenteno JF, Dhar R, Wiebe S. Long-term seizure outcomes following epilepsy surgery: a systematic review and meta-analysis. Brain. 2005;128(Pt 5):1188–98.

[43] Laskowitz DT, Sperling MR, French JA, O'connor MJ. The syndrome of frontal lobe epilepsy: characteristics and surgical management. Neurology. 1995;45(4):780–7.

[44] Hosking PG. Surgery for frontal lobe epilepsy. Seizure. 2003;12(3):160–6.

[45] Williamson PD. Frontal lobe seizures. Problems of diagnosis and classification. Adv Neurol. 1992;57:289–309.

[46] Salanova V, Morris H, Van Ness P, Kotagal P, Wyllie E, Lüders H. Frontal lobe seizures: electroclinical syndromes. Epilepsia. 1995;36(1):16–24.

[47] Englot DJ, Wang DD, Rolston JD, Shih TT, Chang EF. Rates and predictors of long-term seizure freedom after frontal lobe epilepsy surgery: a systematic review and meta-analysis. J Neurosurg. 2012;116(5):1042–8.

[48] Williamson PD, Spencer DD, Spencer SS, Novelly RA, Mattson RH. Complex partial seizures of frontal lobe origin. Ann Neurol. 1985;18(4):497–504.

[49] Holtkamp M, Sharan A, Sperling MR. Intracranial EEG in predicting surgical outcome in frontal lobe epilepsy. Epilepsia. 2012;53(10):1739–45.

[50] Bonini F, McGonigal A, Trébuchon A, Gavaret M, Bartolomei F, Giusiano B, et al. Frontal lobe seizures: from clinical semiology to localization. Epilepsia. 2014;55(2):264–77.

[51] Koechlin E, Ody C, Kouneiher F. The architecture of cognitive control in the human prefrontal cortex. Science. 2003;302(5648):1181–5.

[52] Nachev P, Kennard C, Husain M. Functional role of the supplementary and pre-supplementary motor areas. Nat Rev Neurosci. 2008;9(11):856.

[53] Kim Y-H, Kim CH, Kim JS, Lee SK, Han JH, Kim C-Y, et al. Risk factor analysis of the development of new neurological deficits following supplementary motor area resection. J Neurosurg. 2013;119(1):7–14.

[54] Rosenberg K, Nossek E, Liebling R, Fried I, Shapira-Lichter I, Hendler T, et al. Prediction of neurological deficits and recovery after surgery in the supplementary motor area: a prospective study in 26 patients. J Neurosurg. 2010;113(6):1152–63.

[55] Duffau H, Lopes M, Denvil D, Capelle L. Delayed onset of the supplementary motor area syndrome after surgical resection of the mesial frontal lobe: a time course study using intraoperative mapping in an awake patient. Stereotact Funct Neurosurg. 2001;76(2):74–82.

[56] Bozkurt B, Yagmurlu K, Middlebrooks EH, Karadag A, Ovalioglu TC, Jagadeesan B, et al. Microsurgical and tractographic anatomy of the supplementary motor area complex in humans. World Neurosurg. 2016;95:99–107.

[57] Chang EF, Breshears JD, Raygor KP, Lau D, Molinaro AM, Berger MS. Stereotactic probability and variability of speech arrest and anomia sites during stimulation mapping of the language dominant hemisphere. J Neurosurg.

2017;126(1):114–21.

[58] Ljunggren S, Andersson-Roswall L, Rydenhag B, Samuelsson H, Malmgren K. Cognitive outcome two years after frontal lobe resection for epilepsy–a prospective longitudinal study. Seizure. 2015;30:50–6.

[59] Rasmussen T. Tailoring of cortical excisions for frontal lobe epilepsy. Can J Neurol Sci. 1991;18(S4):606–10.

[60] Rougier A, Dartigues J-F, Commenges D, Claverie B, Loiseau P, Cohadon F. A longitudinal assessment of seizure outcome and overall benefit from 100 cortectomies for epilepsy. J Neurol Neurosurg Psychiatry. 1992;55(9):762–7.

[61] Talairach J, Bancaud J, Bonis A, Szikla G, Trottier S, Vignal J, et al. Surgical therapy for frontal epilepsies. Adv Neurol. 1992;57:707–32.

[62] Fish DR, Smith SJ, Quesney LF, Andermann F, Rasmussen T. Surgical treatment of children with medically intractable frontal or temporal lobe epilepsy: results and highlights of 40 years' experience. Epilepsia. 1993;34(2):244–7.

[63] Smith J, Lee M, King D, Murro AM, Park YD, Lee GP, et al. Results of lesional vs. nonlesional frontal lobe epilepsy surgery. Stereotact Funct Neurosurg. 1997;69(1–4):202–9.

[64] Swartz B, Delgado-Escueta A, Walsh G, Rich J, Dwan P, DeSalles A, et al. Surgical outcomes in pure frontal lobe epilepsy and foci that mimic them. Epilepsy Res. 1998;29(2):97–108.

[65] Wennberg R, Quesney LF, Lozano A, Olivier A, Rasmussen T. Role of electrocorticography at surgery for lesion-related frontal lobe epilepsy. Can J Neurol Sci. 1999;26(1):33–9.

[66] Ferrier C, Engelsman J, Alarcon G, Binnie C, Polkey C. Prognostic factors in presurgical assessment of frontal lobe epilepsy. J Neurol Neurosurg Psychiatry. 1999;66(3):350–6.

[67] Mosewich R, So EL, O'brien T, Cascino GD, Sharbrough F, Mars W, et al. Factors predictive of the outcome of frontal lobe epilepsy surgery. Epilepsia. 2000;41(7):843–9.

[68] Jobst BC, Siegel AM, Thadani VM, Roberts DW, Rhodes HC, Williamson PD. Intractable seizures of frontal lobe origin: clinical characteristics, localizing signs, and results of surgery. Epilepsia. 2000;41(9):1139–52.

[69] Zaatreh MM, Spencer DD, Thompson JL, Blumenfeld H, Novotny EJ, Mattson RH, et al. Frontal lobe tumoral epilepsy: clinical, neurophysiologic features and predictors of surgical outcome. Epilepsia. 2002;43(7):727–33.

[70] Kloss S, Pieper T, Pannek H, Holthausen H, Tuxhorn I. Epilepsy surgery in children with focal cortical dysplasia (FCD): results of long-term seizure outcome. Neuropediatrics. 2002;33(01):21–6.

[71] Luyken C, Blümcke I, Fimmers R, Urbach H, Elger CE, Wiestler OD, et al. The Spectrum of long-term epilepsy–associated tumors: long-term seizure and tumor outcome and neurosurgical aspects. Epilepsia. 2003;44(6):822–30.

[72] Tigaran S, Cascino GD, McClelland RL, So EL, Richard MW. Acute postoperative seizures after frontal lobe cortical resection for intractable partial epilepsy. Epilepsia. 2003;44(6):831–5.

[73] Jeha LE, Najm I, Bingaman W, Dinner D, Widdess-Walsh P, Lüders H. Surgical outcome and prognostic factors of frontal lobe epilepsy surgery. Brain. 2007;130(2):574–84.

[74] Lee JJ, Lee SK, Lee S-y, Park K-I, Kim DW, Lee DS, et al. Frontal lobe epilepsy: clinical characteristics, surgical outcomes and diagnostic modalities. Seizure.

2008;17(6):514–23.

[75] Elsharkawy AE, Alabbasi AH, Pannek H, Schulz R, Hoppe M, Pahs G, et al. Outcome of frontal lobe epilepsy surgery in adults. Epilepsy Res. 2008;81(2–3):97–106.

[76] Kim CH, Chung CK, Lee SK. Longitudinal change in outcome of frontal lobe epilepsy surgery. Neurosurgery. 2010;67(5):1222–9.

[77] Lazow SP, Thadani VM, Gilbert KL, Morse RP, Bujarski KA, Kulandaivel K, et al. Outcome of frontal lobe epilepsy surgery. Epilepsia. 2012;53(10):1746–55.

[78] Ramantani G, Kadish NE, Mayer H, Anastasopoulos C, Wagner K, Reuner G, et al. Frontal lobe epilepsy surgery in childhood and adolescence: predictors of long-term seizure freedom, overall cognitive and adaptive functioning. Neurosurgery. 2017;83(1):93–103.

[79] Bonini F, McGonigal A, Scavarda D, Carron R, Régis J, Dufour H, et al. Predictive factors of surgical outcome in frontal lobe epilepsy explored with stereoelectroencephalography. Neurosurgery. 2017;83(2):217–25.

[80] Xu C, Yu T, Zhang G, Wang Y, Li Y. Prognostic factors and longitudinal change in long-term outcome of frontal lobe epilepsy surgery. World Neurosurg. 2019;121:e32–e8.

[81] Morace R, Casciato S, Quarato PP, Mascia A, D'Aniello A, Grammaldo LG, et al. Long-term seizure outcome in frontal lobe epilepsy surgery. Epilepsy Behav. 2019;90:93–8.

[82] Bartolomei F, Chauvel P, Wendling F. Epileptogenicity of brain structures in human temporal lobe epilepsy: a quantified study from intracerebral EEG. Brain. 2008;131(7):1818–30.

[83] Gowers WR. Cases of cerebral tumour illustrating diagnosis and localisation. Lancet. 1879;i:363–5.

[84] Salanova V, Andermann F, Oliver A, Rasmussen T, Quesney L. Occipital lobe epilepsy: electroclinical manifestations, electrocorticography, cortical stimulation and outcome in 42 patients treated between 1930 and 1991: surgery of occipital lobe epilepsy. Brain. 1992;115(6):1655–80.

[85] Williamson P, Thadani V, Darcey T, Spencer D, Spencer S, Mattson R. Occipital lobe epilepsy: clinical characteristics, seizure spread patterns, and results of surgery. Ann Neurol. 1992;31(1):3–13.

[86] Tandon N, Alexopoulos AV, Warbel A, Najm IM, Bingaman WE. Occipital epilepsy: spatial categorization and surgical management. J Neurosurg. 2009;110(2):306–18.

[87] Yang P-F, Jia Y-Z, Lin Q, Mei Z, Chen Z-Q, Zheng Z-Y, et al. Intractable occipital lobe epilepsy: clinical characteristics, surgical treatment, and a systematic review of the literature. Acta Neurochir. 2015;157(1):63–75.

[88] Jobst BC, Williamson PD, Thadani VM, Gilbert KL, Holmes GL, Morse RP, et al. Intractable occipital lobe epilepsy: clinical characteristics and surgical treatment. Epilepsia. 2010;51(11):2334–7.

[89] Doud A, Julius A, Ransom CB. Visual phenomena in occipital lobe epilepsy: "It's Beautiful!". JAMA Neurol. 2018;75(9):1146–7.

[90] Bien CG, Benninger FO, Urbach H, Schramm J, Kurthen M, Elger CE. Localizing value of epileptic visual auras. Brain. 2000;123(Pt 2):244–53.

[91] Dalmagro CL, Bianchin MM, Velasco TR, Alexandre V Jr, Walz R, Terra-Bustamante VC, et al. Clinical features of patients with posterior cortex epilepsies and predictors of surgical outcome. Epilepsia. 2005;46(9):1442–9.

[92] Marchi A, Bonini F, Lagarde S, McGonigal A, Gavaret M, Scavarda D, et al. Occipital and occipital "plus" epilepsies: a study of involved epileptogenic networks through SEEG quantification. Epilepsy Behav. 2016;62:104–14.

[93] Boesebeck F, Schulz R, May T, Ebner A. Lateralizing semiology predicts the seizure outcome after epilepsy surgery in the posterior cortex. Brain. 2002;125(10):2320–31.

[94] Appel S, Sharan A, Tracy J, Evans J, Sperling M. A comparison of occipital and temporal lobe epilepsies. Acta Neurol Scand. 2015;132(4):284–90.

[95] Yamamoto T, Hamasaki T, Nakamura H, Yamada K. Improvement of visual field defects after focal resection for occipital lobe epilepsy: case report. J Neurosurg. 2018;128(3):862–6.

[96] Binder DK, Von Lehe M, Kral T, Bien CG, Urbach H, Schramm J, et al. Surgical treatment of occipital lobe epilepsy. J Neurosurg. 2008;109(1):57–69.

[97] Ibrahim GM, Fallah A, Albert GW, Withers T, Otsubo H, Ochi A, et al. Occipital lobe epilepsy in children: characterization, evaluation and surgical outcomes. Epilepsy Res. 2012;99(3):335–45.

[98] Desai A, Bekelis K, Thadani VM, Roberts DW, Jobst BC, Duhaime AC, et al. Interictal PET and ictal subtraction SPECT: sensitivity in the detection of seizure foci in patients with medically intractable epilepsy. Epilepsia. 2013 Feb;54(2):341–50.

[99] Mamelak AN, Lopez N, Akhtari M, Sutherling WW. Magnetoencephalography-directed surgery in patients with neocortical epilepsy. J Neurosurg. 2002;97(4):865–73.

[100] Sutherling W, Mamelak A, Thyerlei D, Maleeva T, Minazad Y, Philpott L, et al. Influence of magnetic source imaging for planning intracranial EEG in epilepsy. Neurology. 2008;71(13):990–6.

[101] Knowlton RC, Razdan SN, Limdi N, Elgavish RA, Killen J, Blount J, et al. Effect of epilepsy magnetic source imaging on intracranial electrode placement. Ann Neurol. 2009;65(6):716–23.

[102] Knowlton RC. The role of FDG-PET, ictal SPECT, and MEG in the epilepsy surgery evaluation. Epilepsy Behav. 2006;8(1):91–101.

[103] Harward SC, Chen WC, Rolston JD, Haglund MM, Englot DJ. Seizure outcomes in occipital lobe and posterior quadrant epilepsy surgery: a systematic review and meta-analysis. Neurosurgery. 2017;82(3):350–8.

[104] Chang EF, Christie C, Sullivan JE, Garcia PA, Tihan T, Gupta N, et al. Seizure control outcomes after resection of dysembryoplastic neuroepithelial tumor in 50 patients. J Neurosurg Pediatr. 2010;5(1):123–30.

[105] Dorward IG, Titus JB, Limbrick DD, Johnston JM, Bertrand ME, Smyth MD. Extratemporal, nonlesional epilepsy in children: postsurgical clinical and neurocognitive outcomes. J Neurosurg Pediatr. 2011;7(2):179–88.

[106] Rasmussen T. Surgery for epilepsy arising in regions other than the temporal and frontal lobes. Adv Neurol. 1975;8:207.

[107] Wyler A, Hermann B. Surgical treatment of occipital lobe epileptogenic foci. Epilepsia. 1990;31:638.

[108] Blume WT, Whiting SE, Girvin JP. Epilepsy surgery in the posterior cortex. Ann Neurol. 1991;29(6):638–45.

[109] Bidziński J, Bacia T, Ruzikowski E. The results of the surgical treatment of occipital lobe epilepsy. Acta Neurochir. 1992;114(3–4):128–30.

[110] Aykut-Bingol C, Bronen RA, Kim JH, Spencer DD, Spencer SS. Surgical outcome in occipital lobe epilepsy: implications for pathophysiology. Ann Neurol. 1998;44(1):60–9.

[111] Sturm JW, Newton MR, Chinvarun Y, Berlangieri SU, Berkovic SF. Ictal SPECT and interictal PET in the localization of occipital lobe epilepsy. Epilepsia. 2000;41(4):463–6.

[112] Kun Lee S, Young Lee S, Kim DW, Soo Lee D, Chung CK. Occipital lobe epilepsy: clinical characteristics, surgical outcome, and role of diagnostic modalities. Epilepsia. 2005;46(5):688–95.

[113] Caicoya AG, Macarrón J, Albísua J, Serratosa JM. Tailored resections in occipital lobe epilepsy surgery guided by monitoring with subdural electrodes: characteristics and outcome. Epilepsy Res. 2007;77(1):1–10.

[114] Jehi LE, O'Dwyer R, Najm I, Alexopoulos A, Bingaman W. A longitudinal study of surgical outcome and its determinants following posterior cortex epilepsy surgery. Epilepsia. 2009;50(9):2040–52.

[115] Sarkis RA, Jehi L, Najm IM, Kotagal P, Bingaman WE. Seizure outcomes following multilobar epilepsy surgery. Epilepsia. 2012;53(1):44–50.

[116] Heo W, Kim JS, Chung CK, Lee SK. Relationship between cortical resection and visual function after occipital lobe epilepsy surgery. J Neurosurg. 2018;129(2):524–32.

[117] Clemons TE, Chew EY, Bressler SB. McBee W. National Eye Institute visual function questionnaire in the age-related eye disease study (AREDS): AREDS report no. 10. Arch Ophthalmol. 2003;121(2):211–7.

[118] Heo JW, Yoon HS, Shin JP, Moon SW, Chin HS, Kwak HW. A validation and reliability study of the Korean version of national eye institute visual function questionnaire 25. J Korean Ophthalmol Soc. 2010;51(10):1354–67.

[119] Francione S, Liava A, Mai R, Nobili L, Sartori I, Tassi L, et al. Drug-resistant parietal epilepsy: polymorphic ictal semiology does not preclude good post-surgical outcome. Epileptic Disord. 2015;17(1):32–46.

[120] Salanova V. Parietal lobe epilepsy. Handb Clin Neurol. 2018;151:413–25.

[121] Salanova V. Parietal lobe epilepsy. J Clin Neurophysiol. 2012;29(5):392–6.

[122] Williamson P, Boon P, Thadani V, Darcey T, Spencer D, Spencer S, et al. Parietal lobe epilepsy: diagnostic considerations and results of surgery. Ann Neurol. 1992;31(2):193–201.

[123] Binder DK, Podlogar M, Clusmann H, Bien C, Urbach H, Schramm J, et al. Surgical treatment of parietal lobe epilepsy. J Neurosurg. 2009;110(6):1170–8.

[124] Sveinbjornsdottir S, Duncan J. Parietal and occipital lobe epilepsy: a review. Epilepsia. 1993;34(3):493–521.

[125] Foldvary N, Klem G, Hammel J, Bingaman W, Najm I, Lüders H. The localizing value of ictal EEG in focal epilepsy. Neurology. 2001;57(11):2022–8.

[126] Mauguiere F, Courjon J. Somatosensory epilepsy: a review of 127 cases. Brain. 1978;101(2):307–32.

[127] Blume WT, Jones DC, Young GB, Gravin JP, Mclachlan RS. Seizures involving secondary sensory and related areas. Brain. 1992;115(5): 1509–20.

[128] Yamamoto J, Ikeda A, Matsuhashi M, Satow T, Takayama M, Ohara S, et al. Seizures arising from the inferior parietal lobule can show ictal semiology of the second sensory seizure (SII seizure). J Neurol Neurosurg Psychiatry. 2003;74(3):367–9.

[129] Tuxhorn IEB. Somatosensory auras in focal epilepsy: a clinical, video EEG and MRI study. Seizure. 2005;14(4):262–8.

[130] Kasowski HJ, Stoffman MR, Spencer SS, Spencer DD. Surgical management of parietal lobe epilepsy. Adv Neurol. 2003;93:347–56.

[131] Pilipović-Dragović S, Ristić AJ, Bukumirić Z, Trajković G, Sokić D. Long-term seizure outcome following epilepsy surgery in the parietal lobe: a meta-analysis. Epileptic Disord. 2018;20(2):116–22.

[132] Asadollahi M, Sperling MR, Rabiei AH, Asadi-Pooya AA. Drug-resistant parietal lobe epilepsy: clinical manifestations and surgery outcome. Epileptic Disord. 2017;19(1):35–9.

[133] Kim DW, Lee SK, Yun CH, Kim KK, Lee DS, Chung CK, et al. Parietal lobe epilepsy: the semiology, yield of diagnostic workup, and surgical outcome. Epilepsia. 2004;45(6):641–9.

[134] Salanova V, Andermann F, Rasmussen T, Olivier A, Quesney L. Tumoural parietal lobe epilepsy clinical manifestations and outcome in 34 patients treated between 1934 and 1988. Brain. 1995;118(5):1289–304.

[135] Salanova V, Andermann F, Rasmussen T, Olivier A, Quesney L. Parietal lobe epilepsy clinical manifestations and outcome in 82 patients treated surgically between 1929 and 1988. Brain. 1995;118(3):607–27.

[136] Ramantani G, Stathi A, Brandt A, Strobl K, Schubert-Bast S, Wiegand G, et al. Posterior cortex epilepsy surgery in childhood and adolescence: predictors of long-term seizure outcome. Epilepsia. 2017;58(3):412–9.

[137] Roberts TP, Tran Q, Ferrari P, Berger MS. Increased somatosensory neuromagnetic fields ipsilateral to lesions in neurosurgical patients. Neuroreport. 2002;13(5):699–702.

[138] Kakisaka Y, Iwasaki M, Alexopoulos AV, Enatsu R, Jin K, Wang ZI, et al. Magnetoencephalography in fronto-parietal opercular epilepsy. Epilepsy Res. 2012;102(1–2):71–7.

[139] Morrell F, Whisler WW, Bleck TP. Multiple subpial transection: a new approach to the surgical treatment of focal epilepsy. J Neurosurg. 1989;70(2):231–9.

[140] Maldonado IL, Moritz-Gasser S, de Champfleur NM, Bertram L, Moulinie G, Duffau H. Surgery for gliomas involving the left inferior parietal lobule: new insights into the functional anatomy provided by stimulation mapping in awake patients. J Neurosurg. 2011;115(4):770–9.

[141] Rolland A, Herbet G, Duffau H. Awake surgery for gliomas within the right inferior parietal lobule: new insights into the functional connectivity gained from stimulation mapping and surgical implications. World Neurosurg. 2018;112:e393–406.

[142] Dorfer C, Czech T, Muhlebner-Fahrngruber A, Mert A, Groppel G, Novak K, et al. Disconnective surgery in posterior quadrantic epilepsy: experience in a consecutive series of 10 patients. Neurosurg Focus. 2013;34(6):E10.

[143] Yang PF, Mei Z, Lin Q, Pei JS, Zhang HJ, Zhong ZH, et al. Disconnective surgery in posterior quadrantic epilepsy: a series of 12 paediatric patients. Epileptic Disord. 2014;16(3):296–304.

[144] Santos MV, Machado HR. Extratemporal disconnective procedures for the treatment of epilepsy in children. Epilepsia. 2017;58:28–34.

[145] Olivier A, Boling W Jr. Surgery of parietal and occipital lobe epilepsy. Adv Neurol. 2000;84:533–75.

[146] Kim CH, Chung CK, Lee SK, Lee YK, Chi JG. Parietal lobe epilepsy: surgical treatment and outcome. Stereotact Funct Neurosurg. 2004;82(4):175–85.

[147] Gleissner U, Kuczaty S, Clusmann H, Elger CE, Helmstaedter C. Neuropsychological results in pediatric patients with epilepsy surgery in the parietal cortex. Epilepsia. 2008;49(4):700–4.

[148] Cascino GD, Hulihan JF, Sharbrough FW, Kelly PJ. Parietal lobe lesional epilepsy: electroclinical correlation and operative outcome. Epilepsia. 1993;34(3):522–7.

[149] Liava A, Mai R, Cardinale F, Tassi L, Casaceli G, Gozzo F, et al. Epilepsy surgery in the posterior part of the brain. Epilepsy Behav. 2016;64:273–82.

## 推荐阅读

[1] Binder DK, Podlogar M, Clusmann H, et al. Surgical treatment of parietal lobe epilepsy. J Neurosurg. 2009;110(6):1170–8.

[2] Binder DK, Von Lehe M, Kral T, et al. Surgical treatment of occipital lobe epilepsy. J Neurosurg. 2008;109(1):57–69.

[3] Cascino GD, Hulihan JF, Sharbrough FW, Kelly PJ. Parietal lobe lesional epilepsy: electroclinical correlation and operative outcome. Epilepsia. 1993;34(3):522–7.

[4] Desai A, Jobst BC, Thadani VM, et al. Stereotactic depth electrode investigation of the insula in the evaluation of medically intractable epilepsy. J Neurosurg. 2011;114(4):1176–86.

[5] Englot DJ, Breshears JD, Sun PP, Chang EF, Auguste KI. Seizure outcomes after resective surgery for extra-temporal lobe epilepsy in pediatric patients. J Neurosurg Pediatr. 2013;12(2):126–33.

[6] Englot DJ, Wang DD, Rolston JD, Shih TT, Chang EF. Rates and predictors of long-term seizure freedom after frontal lobe epilepsy surgery: a systematic review and meta-analysis. J Neurosurg. 2012;116(5):1042–8.

[7] Harward SC, Chen WC, Rolston JD, Haglund MM, Englot DJ. Seizure outcomes in occipital lobe and posterior quadrant epilepsy surgery: a systematic review and meta-analysis. Neurosurgery. 2017;82(3):350–8.

[8] Isnard J, Guenot M, Sindou M, Mauguiere F. Clinical manifestations of insular lobe seizures: a stereoelectroencephalographic study. Epilepsia. 2004;45(9):1079–90.

[9] Jeha LE, Najm I, Bingaman W, Dinner D, Widdess-Walsh P, Luders H. Surgical outcome and prognostic factors of frontal lobe epilepsy surgery. Brain. 2007;130(Pt 2):574–584.17.

[10] Jobst BC, Williamson PD, Thadani VM, et al. Intractable occipital lobe epilepsy: clinical characteristics and surgical treatment. Epilepsia. 2010;51(11):2334–7.

[11] Kasowski HJ, Stoffman MR, Spencer SS, Spencer DD. Surgical management of parietal lobe epilepsy. Adv Neurol. 2003;93:347–56.

[12] Lazow SP, Thadani VM, Gilbert KL, et al. Outcome of frontal lobe epilepsy surgery. Epilepsia. 2012;53(10):1746–55.

[13] Lee SK, Lee SY, Kim KK, Hong KS, Lee DS, Chung CK. Surgical outcome and prognostic factors of cryptogenic neocortical epilepsy. Ann Neurol. 2005;58(4):525–32.

[14] Rolston JD, Deng H, Wang DD, Englot DJ, Chang EF. Multiple subpial transections for medically refractory epilepsy: a disaggregated review of patient-level data. Neurosurgery. 2017;82(5):613–20.

[15] Schramm J, Kral T, Grunwald T, Blümcke I. Surgical treatment for neocortical temporal lobe epilepsy: clinical and surgical aspects and seizure outcome. J Neurosurg. 2001;94(1):33–42.

[16] Schramm J, Kral T, Kurthen M, Blumcke I. Surgery to treat focal frontal lobe epilepsy in adults. Neurosurgery. 2002;51(3):644–54; discussion 654–645.

[17] Spencer D, Nguyen DK, Sivaraju A. Invasive EEG in presurgical evaluation of epilepsy. Treat Epilepsy. 2015;733–55.

[18] Sveinbjornsdottir S, Duncan JS. Parietal and occipital lobe epilepsy: a review. Epilepsia. 1993;34(3):493–521.

[19] Tandon N, Alexopoulos AV, Warbel A, Najm IM, Bingaman WE. Occipital epilepsy: spatial categorization and surgical management. J Neurosurg. 2009;110(2):306–18.

[20] von Lehe M, Wellmer J, Urbach H, Schramm J, Elger CE, Clusmann H. Insular lesionectomy for refractory epilepsy: management and outcome. Brain. 2009;132(Pt 4):1048–56.

[21] Williamson PD, Boon PA, Thadani VM, et al. Parietal lobe epilepsy: diagnostic considerations and results of surgery. Ann Neurol. 1992;31(2):193–201.

[22] Williamson PD, Thadani VM, Darcey TM, Spencer DD, Spencer SS, Mattson RH. Occipital lobe epilepsy: clinical characteristics, seizure spread patterns, and results of surgery. Ann Neurol. 1992;31(1):3–13.

[23] Williamson PD. Frontal lobe seizures. Problems of diagnosis and classification. Adv Neurol. 1992;57:289–309.

[24] Zentner J, Hufnagel A, Pechstein U, Wolf HK, Schramm J. Functional results after resective procedures involving the supplementary motor area. J Neurosurg. 1996;85(4):542–9.

# 第 26 章　儿童癫痫

## Pediatric Epilepsy

Marc A. Prablek　Nisha Giridharan　Howard L. Weiner　著

吴戊辰　译

孟祥红　校

---

**缩略语**

| | | |
|---|---|---|
| EEG | electroencephalography | 脑电图 |
| HH | hypothalamic hamartoma | 下丘脑错构瘤 |
| LITT | laser interstitial thermal therapy | 激光间质热疗法 |
| MEG | magnetoencephalography | 脑磁图 |
| MRI | magnetic resonance imaging | 磁共振成像 |
| PET | positron emission tomography | 正电子发射体层成像 |
| RNS | responsive neurostimulation | 反应性神经电刺激 |
| SEEG | stereoelectroencephalography | 立体定向脑电图 |
| SPECT | single-photon emission computed tomography | 单光子发射计算机体层成像 |
| TS | tuberous sclerosis | 结节硬化症 |

　　近些年来，外科在儿童癫痫治疗中的作用已经有了很大的进展[1]。这种趋势存在多种原因，包括之前一些被认为不能手术的情况现在也可以进行手术干预，将癫痫发作的缓解而非癫痫完全无发作作为手术目标，以及无论是医疗界或是普通民众意识到外科手术对癫痫的控制是一种安全有效的方式，因而对其接受程度有所提高。当然，立体定向导航技术治疗不同神经系统疾病的应用与进步，亦是这种现象的原因之一；这些方法的应用增加了外科手术进入大脑深部结构的可能性，新的方法可以应用于多发致痫病灶的治疗，并且可以避免侵入性的癫痫监测及大的开颅手术。简而言之，在儿童癫痫的诊断及治疗中有效使用立体定向技术促进了该领域的飞速发展，并扩展了儿童癫痫外科治疗的新方法。

　　在目前的常规术前评估中，儿童癫痫的检查评估是综合的、多学科的，涉及神经心理评估、实验室、影像学检查、癫痫专科病房住院的临床观察及脑电图检查[2,3]。宽泛地说，这些评估可以分为 2 个阶段，一期（非手术）及二期（外科），后者包括放置有创的脑电监测设备，包括硬膜下栅格状电极、条状电极及脑深部电极。常规的一期评估包括对患者癫痫发作症状学的详细记录、神经心理评估，以及包括磁共振成像（MRI）、正电子发射体层成像（PET）、单光子发射计算机体层成像（SPECT）、无创脑电图及脑磁图（MEG）等在内的综合影像学评估。即便是在没发现病灶即 MRI 阴性的癫痫病例中，这些综合的影像学评估也可能为定位潜在的致癫痫灶提供有价值的线索。

癫痫检查第一阶段的发现是第二阶段评估外科手术计划的基础，该计划通常包括放置硬膜下电极和对第一阶段评估中确定的感兴趣区域放置深部电极。在某些临床情况中，使用侵入性脑电图监测尤其有用。如果患者的 MRI 正常但有局灶性癫痫发作，或者假定的致痫病灶与功能皮层重叠，则侵入性 EEG 可以帮助确定切除的目标范围[3, 4]。此外，对于患有多灶性癫痫的患者，侵入性脑电图可以帮助阐明每个致痫灶对患者症状学的贡献。此外，侵入性脑电图可以帮助检验假设的致痫灶与影像学病变之间的关系。

有多种方法可以进行侵入性脑电图记录。以前就已经应用硬脑膜下栅格电极放置以记录可疑区域的电活动。深部电极提高了测量皮层下结构电活动的能力，在测量颞叶内侧电活动中尤其有用。这些可以通过开颅手术或在立体定向引导下放置，即立体定向脑电图（SEEG）。

当怀疑的致痫灶位于深部皮层或皮层下区域、位置为双侧或多灶性或者是更广泛的癫痫网络时，特别应考虑植入深部电极。此外，当患者进行无创性评估后未能找到明确可疑病灶，且既往曾开颅行硬膜下电极/深部电极植入失败或在随后的监测过程中失败时，SEEG 是一种有效的选择[4]。

电极的立体定向植入可以通过多种方式实现。可采用立体定向框架植入电极，其优点包括被广泛应用于多种技术如脑深部电刺激（DBS）；缺点包括如果需要多个轨道，工作流程会很困难，因为每个轨道均需重新设置框架坐标系坐标，所以实施起来困难且耗时。相比

之下，机器人辅助立体定向的使用可以让深部电极沿多个轨迹更合理地放置，有时甚至可达 16～18 根。其他的优点还包括在同一手术中进行多种方法及轨道应用时适应能力很强。缺点在于机器人装置相关的成本较高，以及部分神经外科医生可能对如何操纵机器人还不太熟悉（图 26-1）。

然而，立体定向癫痫监测的最大优点可能在于患者可以直接从监测无缝过渡到治疗。一旦从患者的监测中获得足够的数据确定了适当的治疗部位，相同的引导深部电极的颅骨螺钉就可以用来引导其他设备，如反应性神经刺激（RNS）电极或激光消融的导丝到达相关区域。这就使得通过闭环神经刺激或激光间质热疗法（LITT）可以有效且相对微创地治疗癫痫[5-8]。

立体定向 LITT 是一种新颖的外科技术，可对颅内局灶性病变进行微创治疗[9]。该技术包括使用立体定向技术将激光纤维放置在目标组织中，对组织进行热消融，并在毁损过程中使用 MRI 热像仪监控实时温度[9]。对于那些

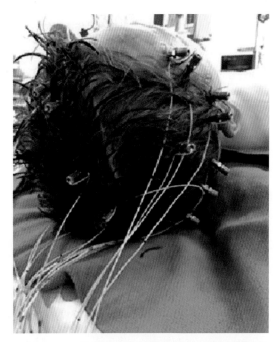

▲ 图 26-1 有代表性的放置立体定向脑电图后的患者照片

开颅手术并发症风险很高的患者，这种方法无疑是有益的。它的另一个优点是能够传递靶点热能但不损坏邻近的皮层组织及深层结构[10]。2012 年，Curry 首次描述了它在癫痫中的应用，用于治疗有局灶病灶的难治性癫痫的儿童[5]。在这 5 例患者中，所有儿童在随访中均实现了癫痫无发作且无并发症[5]。

目前已经有多个病例系列报道应用 MRI 引导的激光间质热疗法治疗药物难治性的颞叶癫痫综合征[5, 11-18]。过去的前颞叶切除术及选择性杏仁核海马切除术已经证实了可以达到较高的癫痫无发作率，但是由于切除颞叶外侧结构可能会对神经认知产生不良影响，因此通常不进行该类手术[12-14]。立体定向激光消融术可以保留这些结构，并且与前颞叶切除术相比，激光消融术后患者出现命名障碍和面孔识别障碍者更少[12]。应用立体定向激光消融术治疗内侧颞叶癫痫患者癫痫无发作率很高，60%～70%的患者能够达到 Engel Ⅰ 级[5, 11-15, 17, 18]。在颞叶外的癫痫中，可以接受 MRI 引导的激光间质热疗法的病变包括下丘脑错构瘤、结节性硬化症、局灶性皮层发育不良及脑室周围结节异位[6, 9]。

通过应用立体定向技术，特别是立体定向激光消融术，癫痫外科治疗的适应证得以迅速扩展。由于癫痫监测及治疗的创伤性较小，立体定向技术在癫痫的姑息性治疗中起着很大的作用，在这种情况下，手术的目标并不一定是达到完全的癫痫无发作，而是减少最严重的癫痫发作性事件。当手术的目标不再是完全控制癫痫无发作时，最大限度地减少手术范围及开颅手术就成了更重要的考虑因素，因而也更强化了立体定向方法的必要性。此外，对于病灶在运动语言中枢或皮层下深部的癫痫患者来说，LITT 可能是更好的选择，可以用更有针对性的方法来控制癫痫发作[19]。

现在，不适于进行癫痫手术的多种癫痫综合征也可以从立体定向手术治疗中获益。特别是，随着用于诊断和治疗的立体定向技术的不断发展，结节性硬化症和下丘脑错构瘤的治疗也已发生了巨大变化。

## 一、结节性硬化症

结节性硬化症（TS）是一种常染色体显性遗传的神经皮肤综合征，其发病率为 1/(6000～10 000) 活产婴儿。患者会有大量良性肿物，包括肾血管平滑肌脂肪瘤、心脏横纹肌瘤及皮肤结节[20]。该病的颅内病变包括皮层结节、室管膜下结节及管膜下巨细胞星形细胞瘤（SEGA）。这些病变，尤其是皮层结节，可能是高度致痫的，而且确实 80%～90% 的 TS 患者同时患有癫痫，其中 50%～80% 的患者为药物难治性癫痫[20-23]。在 TS 患者中，皮层结节的切除已被证实在控制癫痫发作方面是有效的，因此，同前所述，术前应使用先进的影像技术及视频脑电图监测进行癫痫评估[21]。然而，在相当数量的患者中，需要进行更为侵入性的监测，这些患者术前的影像学表现常有多发或双侧半球的皮层结节[21]。此外，可以对特定结节邻近的皮层进行监测，因为有研究表明，致痫灶可能定位于这些邻近结节的皮层而非仅仅是结节本身，并且对邻近皮层的切除可以更好地控制癫痫发作[24]。除了传统的颅内脑电图记录方法外，EEG 导联可以通过立体定向的方式放置，这样可以减少双侧监测的侵袭性，同时可以对多个皮层结节和其他疑似致痫灶进行有针对性的监测（图 26-2）。

一旦确定了切除的目标区域，患者就可以开始手术进程，通常是局灶性结节的切除。如前所述，很多患者仅靠病灶切除即可以实现持久性的癫痫无发作，一项报告指出约有 50% 的患者在 5～10 年中可达到完全无发作[23]。此

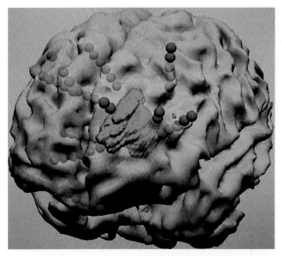

▲ 图 26-2 TS 患者的立体定向脑电图放置示意

蓝球体代表电极触点，绿阴影区域代表推测的致痫灶

外，即使是双侧病变的患者，也可以通过切除单个致痫灶或进一步反复开颅手术以控制发作而获益[25, 26]。

患者可以极大地获益于癫痫的几乎完全控制或者是部分控制，因为这可以显著地提高生活质量[27]。此外，切除前选择进行双侧颅内电极监测，以及为了控制发作而进行的多次反复手术的想法，为立体定向方法的应用提供了明确的指征。利用立体定向方法将多个电极放置到多个结节或皮层区域，可以进行更为广泛的切除前监测，如前所述，利用立体定向方法放置 EEG 导联理论上可以在治疗阶段使用 LITT 来实现癫痫发作的控制。尽管应用 LITT 对 TS 患者的癫痫治疗尚未得到广泛的研究，但一些病例报告已经证实了其良好的控制癫痫发作的作用，尽管随访数据比较有限[5]。

神经外科中立体定向方法的出现，为治疗 TS 相关的儿童期癫痫提供了令人感兴趣的新选择。由于这种疾病的性质，许多患儿可能存在广泛的双侧病变，需要进行双侧的侵入性监测，而与传统方法相比，立体定向的侵入性 EEG 监测更为容易。LITT 还为那些可能需要反复手术治疗癫痫的患者提供了额外的手术选择，从而能够减少多次开颅手术或结节切除所导致的潜在并发症。

结节性硬化症的治疗方法在过去的几十年里有了显著的发展。尽管目前的癫痫监测及局灶性切除的标准方法能够使得很多患儿实现癫痫无发作，应用立体定向方法进行 EEG 电极的放置及 LITT 作为外科治疗中局灶性结节切除的补充或替代可能有机会让更多的患者获得癫痫无发作。我们希望通过进一步的研究，立体定向技术在癫痫的监测及治疗方面能有进一步的发展，这将进一步丰富神经外科治疗这一类具有挑战性疾病的手段。

## 二、下丘脑错构瘤

下丘脑错构瘤（HH）是异位的肿块，是由来于灰质结节及第三脑室底部的神经元细胞及神经胶质组成的，人群发病率大约为 1/200 000[9, 28]。这些患者常常伴有一系列认知及神经内分泌功能障碍，包括中枢性性早熟、行为障碍及痴笑癫痫，其特征是刻板的、无感情色彩的大笑[9]。

这些癫痫发作会使人极度虚弱，并且常常为药物难治性。此外，一些研究已经证实了下丘脑错构瘤的内在致痫性，这通常很难通过头皮脑电进行监测，但是在一些研究中已经开始通过应用深部电极来进行监测[29-31]。

由于该病的危害性及致痫灶局限于单个病灶，因此开放性手术切除病灶一直是治疗下丘脑错构瘤的一种有吸引力的传统方式[32]。翼点入路、经胼胝体入路和经脑室内镜是切除这些病灶的经典方法，然而并发症很高，目前已报道的包括内分泌功能紊乱、视觉异常、记忆力减退和偏瘫的发生率很高[33]。这种永久的功能障碍比率约为 25%[33-37]。此外，目前也有其他治疗 HH 的方法报道，如立体定向放射外科

（SRS）或内镜离断手术[32]。由于这些治疗方法侵入性较小并且对癫痫发作的控制率较高，因此有很大的吸引力。然而，应用 SRS 或进行离断手术仍有损伤病灶周围重要结构的风险，并且接受 SRS 治疗的患者从完成治疗到癫痫发作控制之间所需的时间过长，这可能使人难以接受[32]。

HH 相关的癫痫的另一种治疗方法是 MRI 引导的立体定向 LITT。利用激光消融术可以在不牵拉或破坏周围组织的情况下到达深部病变区域[38]。激光消融已经被证实是治疗下丘脑错构瘤的一种安全有效的方式，因为它具有最小的通道相关并发症[39]。组织消融可能并不够精确，并且可能需要不止一条路径才能成功消融整个病灶，但其并发症仍然远低于开颅手术[38]。目前已有的几个回顾性病例系列研究显示，立体定向激光消融这些病灶，术后痴笑癫痫的无发作率在 76%～88%[28, 38-41]。

与 TS 相似，HH 代表了长期以来神经外科治疗面临的独特挑战的一类癫痫病理。但是，如同在 TS 的治疗中一样，立体定向为这些疾病的治疗提供了一种微创的、很有吸引力的方法。同时也希望立体定向技术能够继续为儿童癫痫提供新的诊断及治疗方式，并且能够扩展及提高我们对这些复杂的患者和病情治疗的能力。

# 参考文献

[1] Dwivedi R, Ramanujam B, Chandra PS, Sapra S, Gulati S, Kalaivani M, et al. Surgery for drug-resistant epilepsy in children. N Engl J Med. 2017; 377(17):1639–47.

[2] Lee J, Adelson PD. Neurosurgical management of pediatric epilepsy. Pediatr Clin N Am. 2004;51:441–56.

[3] Jayakar P, Gaillard WD, Tripathi M, Libenson MH, Mathern GW, Cross JH, et al. Diagnostic test utilization in evaluation for resective epilepsy surgery in children. Epilepsia. 2014;55(4):507–18.

[4] Alomar S, Jones J, Maldonado A, Gonzalez-Martinez J. The stereo-electroencephalography methodology. Neurosurg Clin N Am. 2016;27(1):83–95.

[5] Curry DJ, Gowda A, McNichols RJ, Wilfong AA. MR-guided stereotactic laser ablation of epileptogenic foci in children. Epilepsy Behav. 2012;24(4): 408–14.

[6] North RY, Raskin JS, Curry DJ. MRI-guided laser interstitial thermal therapy for epilepsy. Neurosurg Clin N Am. 2017;28(4):545–57.

[7] Morrell MJ, Halpern C. Responsive direct brain stimulation for epilepsy. Neurosurg Clin N Am. 2016;27(1):111–21.

[8] Bandt SK, Leuthardt EC. Minimally invasive neurosurgery for epilepsy using stereotactic MRI guidance. Neurosurg Clin N Am. 2016;27(1):51–8.

[9] Buckley RT, Wang AC, Miller JW, Novotny EJ, Ojemann JG. Stereotactic laser ablation for hypothalamic and deep intraventricular lesions. Neurosurg Focus. 2016;41(4):E10.

[10] Tovar-Spinoza Z, Carter D, Ferrone D, Eksioglu Y, Huckins S. The use of MRI-guided laser-induced thermal ablation for epilepsy. Child's Nerv Syst. 2013;29(11):2089–94.

[11] Dadey DY, Kamath AA, Smyth MD, Chicoine MR, Leuthardt EC, Kim AH. Utilizing personalized stereotactic frames for laser interstitial thermal ablation of posterior fossa and mesiotemporal brain lesions: a single-institution series. Neurosurg Focus. 2016;41(4):E4.

[12] Drane DL, Loring DW, Voets NL, Price M, Ojemann JG, Willie JT, et al. Better object recognition and naming outcome with MRI-guided stereotactic laser amygdalohippocampotomy for temporal lobe epilepsy. Epilepsia. 2015;56(1):101–13.

[13] Jermakowicz WJ, Kanner AM, Sur S, Bermudez C, D'Haese PF, Kolcun JPG, et al. Laser thermal ablation for mesiotemporal epilepsy: analysis of ablation volumes and trajectories. Epilepsia. 2017;58(5):801–10.

[14] Kang JY, Wu C, Tracy J, Lorenzo M, Evans J, Nei M, et al. Laser interstitial thermal therapy for medically intractable mesial temporal lobe epilepsy. Epilepsia. 2016;57(2):325–34.

[15] Lewis EC, Weil AG, Duchowny M, Bhatia S, Ragheb J, Miller I. MR-guided laser interstitial thermal therapy for pediatric drug-resistant lesional epilepsy. Epilepsia. 2015;56(10):1590–8.

[16] Patel P, Patel NV, Danish SF. Intracranial MR-guided laser-induced thermal therapy: single-center experience with the Visualase thermal therapy system. J Neurosurg. 2016;125(4):853–60.

[17] Willie JT, Laxpati NG, Drane DL, Gowda A, Appin C, Hao C, et al. Real-time magnetic resonance-guided stereotactic laser amygdalohippocampotomy for mesial temporal lobe epilepsy. Neurosurgery. 2014;74(6):569–84; discussion 84–5.

[18] Willie JT, Gross RE. 202 role of repeat ablation to treat seizure recurrence following stereotactic laser amygdalohippocampotomy. Neurosurgery. 2015;62(CN_suppl_1):233–4.

[19] Kuo CH, Feroze AH, Poliachik SL, Hauptman JS, Novotny EJ Jr, Ojemann JG. Laser ablation therapy for pediatric

patients with intracranial lesions in eloquent areas. World Neurosurg. 2019;121:e191.

[20] Overwater IE, Bindels-de Heus K, Rietman AB, Ten Hoopen LW, Vergouwe Y, Moll HA, et al. Epilepsy in children with tuberous sclerosis complex: chance of remission and response to antiepileptic drugs. Epilepsia. 2015;56(8):1239–45.

[21] Evans LT, Morse R, Roberts D. Epilepsy surgery in tuberous sclerosis: a review. Neurosurg Focus. 2011;32(3):E5.

[22] Romanelli P, Verdecchia M, Rodas R, Seri S, Curatolo P. Epilepsy surgery for tuberous sclerosis. Pediatr Neurol. 2004;31(4):239–47.

[23] Liang S, Zhang J, Yang Z, Zhang S, Cui Z, Cui J, et al. Long-term outcomes of epilepsy surgery in tuberous sclerosis complex. J Neurol. 2017;264(6): 1146–54.

[24] Fallah A, Rodgers SD, Weil AG, Vadera S, Mansouri A, Connolly MB, et al. Resective epilepsy surgery for tuberous sclerosis in children: determining predictors of seizure outcomes in a multicenter retrospective Cohort Study. Neurosurgery. 2015;77(4):517–24; discussion 24

[25] Arya R, Tenney JR, Horn PS, Greiner HM, Holland KD, Leach JL, et al. Long-term outcomes of resective epilepsy surgery after invasive presurgical evaluation in children with tuberous sclerosis complex and bilateral multiple lesions. J Neurosurg Pediatr. 2015;15(1):26–33.

[26] Weiner HL, Ferraris N, LaJoie J, Miles D, Devinsky O. Epilepsy surgery for children with tuberous sclerosis complex. J Child Neurol. 2004;19:687–9.

[27] Curatolo P, Bombardieri R, Jozwiak S. Tuberous sclerosis. Lancet. 2008;372:657–68.

[28] Wilfong AA, Curry DJ. Hypothalamic hamartomas: optimal approach to clinical evaluation and diagnosis. Epilepsia. 2013;54(Suppl 9):109–14.

[29] Mittal S, Mittal M, Montes JL, Farmer J, Andermann F. Hypothalamic hamartomas. Part 1. Clinical, neuroimaging, and neurophysiological characteristics. Neurosurg Focus. 2013;34(6):1–12.

[30] Munari C, Kahane P, Francione S, Hoffmann D, Tassi L, Cusmai R, et al. Role of the hypothalamic hamartoma in the genesis of gelastic fits (a video-stereo-EEG study). Electroencephalogr Clin Neurophysiol. 1995;95(3):154–60.

[31] Palmini A, Chandler C, Andermann F, Costa Da Costa J. Resection of the lesion in patients with hypothalamic hamartomas and catastrophic epilepsy. Neurology. 2002;58(9):1338.

[32] Mittal S, Mittal M, Montes JL, Farmer J, Andermann F. Hypothalamic hamartomas. Part 2. Surgical considerations and outcome. Neurosurg Focus. 2013;34(6):1–10.

[33] Mittal S, Mittal M, Montes JL, Farmer JP, Andermann F. Hypothalamic hamartomas. Part 2. Surgical considerations and outcome. Neurosurg Focus. 2013;34(6):E7.

[34] Harvey AS, Freeman JL, Berkovic SF, Rosenfeld JV. Transcallosal resection of hypothalamic hamartomas in patients with intractable epilepsy. Epileptic Disord. 2003;5(4):257–65.

[35] Mottolese C, Stan H, Bret P, Berlier P, Lapras C. Hypothalamic hamartoma: the role of surgery in a series of eight patients. Child's Nerv Syst. 2001; 17(4–5):229–36. discussion 37–8

[36] Ng YT, Rekate HL, Prenger EC, Chung SS, Feiz-Erfan I, Wang NC, et al. Transcallosal resection of hypothalamic hamartoma for intractable epilepsy. Epilepsia. 2006;47(7):1192–202.

[37] Polkey CE. Resective surgery for hypothalamic hamartoma. Epileptic Disord. 2003;5(4):281–6.

[38] Curry DJ, Raskin J, Ali I, Wilfong AA. MR-guided laser ablation for the treatment of hypothalamic hamartomas. Epilepsy Res. 2018;142:131–4.

[39] Kameyama S, Murakami H, Masuda H, Sugiyama I. Minimally invasive magnetic resonance imaging-guided stereotactic radiofrequency thermocoagula tion for epileptogenic hypothalamic hamartomas. Neurosurgery. 2009;65(3):438–49. discussion 49

[40] Kameyama S, Shirozu H, Masuda H, Ito Y, Sonoda M, Akazawa K. MRI-guided stereotactic radiofrequency thermocoagulation for 100 hypothalamic hamartomas. J Neurosurg. 2016;124(5):1503–12.

[41] Xu DS, Chen T, Hlubek RJ, Bristol RE, Smith KA, Ponce FA, et al. Magnetic resonance imaging-guided laser interstitial thermal therapy for the treatment of hypothalamic hamartomas: a retrospective review. Neurosurgery. 2018; 83(6):1183–92

# 第 27 章 癫痫的神经调控治疗
## Epilepsy: Neuromodulation

Matthew K. Mian　Robert E. Gross　**著**

吴戊辰 **译**

孟祥红 **校**

## 一、概述

癫痫困扰着 1% 的人口，30%～40% 的病例为药物难治性[1]。临床上已经充分应用 2 种一线药物治疗后，仍持续发作，则认为它们是"难治性的"，继续应用其他药物已不太可能实现癫痫无发作[2, 3]。难治性癫痫患者可以进行切除或毁损手术，长期癫痫无发作率高达 70%[4-7]。

在接受外科手术评估的患者中，许多患者不适合进行破坏性手术，例如致痫灶定位不清或有多个致痫灶，尤其是致痫灶涉及功能区皮层及全面性癫痫的患者，或者患者切除或毁损后可能会出现神经心理学的异常。这些患者历来都是治疗上的挑战。

自从 20 世纪 90 年代，三项针对难治性局灶性癫痫发作的神经调控技术通过了 FDA 批准，每一项均涉及电流刺激神经系统：迷走神经刺激（VNS）、反应性神经刺激（RNS）和脑深部电刺激（DBS）。每一项技术均有一项或多项随机对照实验支持，这些方法扩大了可以通过手术治疗的难治性癫痫患者的范围，包括许多上述两难困境的患者。

癫痫的神经调控治疗是姑息性的，它们可降低癫痫发作频率并减轻癫痫发作的严重程度，但不适用于治愈性目的。虽然少数患者通过神经调控可达到长期的癫痫无发作，但多数患者仅有癫痫发作频率显著下降。神经调控还可以带来与癫痫发作缓解无关的其他好处，包括神经心理和生活质量的改善，以及降低癫痫猝死（SUDEP）的发生率。

在本章中，我们将回顾 VNS、RNS 和 DBS 治疗部分性癫痫发作的基本原理、支持数据、手术技巧和术后注意事项。我们将比较这些技术，重点介绍针对个别患者选择治疗方法的注意事项。最后，我们将讨论神经刺激在全面性癫痫的适应证外应用。

## 二、迷走神经电刺激

早在 19 世纪 80 年代，James Corning 就曾通过皮下施加电流来探索迷走神经电刺激（VNS）减少癫痫发作[8]。他的试验是在先前尝试通过颈动脉机械性压迫中止癫痫发作的努力之后进行的。目前，VNS 通过围绕在迷走神经的颈中段的一对电极以双极方式刺激，并连接到锁骨下脉冲发生器。

FDA 于 1997 年批准了左侧迷走神经电刺激治疗成人和 12 岁以上儿童的难治性部分性癫痫发作。Cyberonics 开发了几种商业设备，后来与一家意大利医疗设备公司合并组成了 LivaNova。

VNS 神经刺激器既提供了慢性、间歇性刺激周期，又提供了由外部磁体触发的按需模式，患者或护理人员可以根据需要应用此模式来中止即将发作或正在发作的癫痫。2015 年，LivaNova 发布了 AspireSR VNS 模型，该模型使用基于心率的检测算法添加了闭环模式，以筛查发作性心动过速，然后自动进行使发作终止的刺激。

### （一）原理

左侧迷走神经将内脏的传入神经输送到脑干。在将其应用于人类癫痫之前，研究已经确定 VNS 可以中止动物模型诱发的癫痫发作[9, 10]。该机制可能与蓝斑的激活有关[11]：VNS 提高了去甲肾上腺素的细胞外水平[12]，以发挥抗癫痫作用[13]，这些作用可以被蓝斑毁损消除[14]。

在人类中，VNS 降低癫痫发作间期放电频率[15-17]。VNS 的成功可能与丘脑血流增加相关[18]，这种现象具有时间依赖性，因为其他研究表明在接受治疗有效的患者中，内侧丘脑的代谢活性降低[19-21]。

与其他形式的神经刺激一样，VNS 的作用是动态的，并且可能涉及多种机制。有些人提出 VNS 可能通过钝化神经炎性反应来起到部分调控作用[22]。VNS 似乎不通过长期调节副交感神经张力而发挥作用[23]，因为 VNS 术后患者的自主神经功能保持稳定。

### （二）证据和转归

FDA 对 VNS 的批准依赖于两项具有类似设计的临床试验（E03 和 E05），VNS 植入部分性癫痫发作的受试者，然后随机分配为高刺激或低刺激组（分别为假治疗剂量和亚治疗剂量组）。迷走神经电刺激通常对患者来说是可以感知的，因此在这些试验中必须使用安慰剂来保持双盲。主要评价指标是癫痫发作频率的变化。

在 E03 试验（$n$=114）中，在 12 周的随访期内，高刺激组比低刺激组的癫痫发作频率显著降低（24.5% vs. 6.1%；$P$=0.01）[24]。此外，高刺激组中更多的患者癫痫发作频率降低了至少 50%（31% vs. 13%；$P$=0.02）。在 E05 试验中（$n$=199），在为期 3 个月的随访中，高刺激组比低刺激组受试者的癫痫发作频率显著降低（27.9% vs. 15.2%；$P$=0.04）[25]。

VNS 的抗癫痫作用持续存在，甚至随着时间的推移而增强。在 E03 和 E05 关键试验之后进行的开放标签扩展研究显示，癫痫发作频率在 1 年时分别降低了 32% 和 45%[26, 27]。一项涉及 5 个临床试验（$n$=454）的患者的长期疗效研究发现，1 年的癫痫发作中位数减少 35%，2 年时减少 44%，3 年时减少 44%，在 1 年时发作减少 ≥ 50% 的患者为 36.8%，2 年时为 43.2%，3 年时为 42.7%[28]。大型 VNS 注册表中的数据显示，1 年时癫痫发作中位数减少 56%，2 年时减少 62%，1 年时癫痫发作减少 ≥ 50% 的患者为 53%，2 年时为 56%[29]。但是这些数据具有与注册管理机构相关的典型限制，可能会高估获益。这些研究中的 VNS 抗癫痫作用对广泛的癫痫亚型均一致。较小的队列研究延长了随访期，结果显示 VNS 的抗癫痫作用是长期持续的[30]。

几项研究指出增加 VNS 设备的磁铁模式的好处。施加磁铁模式来避免或中止癫痫发作对许多患者来说是一项挑战[31]，原因多种多样，包括缺乏先兆、发作时意识快速丧失、睡眠期间发作及认知或躯体功能障碍。但是，许多患者描述了使用磁铁的好处，28% 的患者主诉可中止癫痫发作[32]。来自 E03 和 E04 的研究发现，针对 9482 次癫痫发作的磁铁刺激中，24% 发作中止，38% 发作减轻[33]。

较新的 VNS 型号可使用心动过速检测算法来自动触发刺激。发作性心动过速很常见，在某些研究中发生于 80% 以上的部分性癫痫发作[34-36]，甚至可能在脑电图或临床发作之前出现[37,38]，闭环心动过速算法的初步研究表明它是有效的[39]，并且可以改善最初植入老型号 VNS 患者的癫痫发作控制[40]。

## （三）技术

VNS 植入是在全身麻醉下进行的门诊手术。该过程在左侧进行，因为右侧迷走神经发出窦房结的副交感神经，刺激右侧迷走神经可能会引起心律失常（尽管有在特殊情况下刺激右侧迷走神经成功的个案报道[41]）。患者仰卧，颈部略伸展，手臂置于身体旁。可于肩胛骨中部垫软枕，使左肩抬高以扩大术区。我们不转动头部。

在颈部做一个 3cm 的横向切口，横跨胸锁乳突肌（SCM）内侧缘，终止在中线附近。该切口位于从胸骨切迹到乳突距离的 1/3 处。切开皮肤后向上方和下方分离。

显露颈阔肌，垂直其肌纤维切开，然后牵开。用 Metzenbaum 剪刀在 SCM 内侧的间隙中横向分离，以打开自然间隙，向下显露颈动脉鞘。小的桥接血管需电凝并切断。注意严格止血，即使少量渗血也会使自然间隙模糊，并可能导致术后颈部血肿。

触及内侧的颈动脉后，用钝头的牵开器横向牵开，将以 SCM 牵向外侧。显露颈动脉鞘，如有必要，可进一步用钝头牵开器向外侧牵开颈静脉，应注意不要损伤任何桥接静脉。迷走神经位于颈动脉和颈静脉之间的深部（图 27-1）。如果在其他部位看到神经，则仍应探查颈动脉和颈静脉之间的深部以确认该神经确实是迷走神经。

将 3cm 长的神经周围游离，无须去除或穿过神经外膜，这可能会损害神经的血管供应。在锁骨下方或腋窝中（出于美容原因）做一个小的脉冲发生器囊袋。我们在锁骨下方两横指或三角肌沟内侧两横指做一个横切口。用皮下隧道器做至颈部切口的皮下隧道，电极通过隧道被带到脉冲发生器位置。

电极的刺激端包括环绕神经的 3 个线圈，即负极（远端）、正极（中间）和锚定（近端）。助手帮助抬高和固定迷走神经，还可以通过在神经下方放置一个塑料垫片将其与周围组织隔离，以便于放置电极。将每个线圈沿其长度拉伸，放到神经上，然后牵拉固定住两端线将两端沿任一方向绕神经缠绕。我们首先放置锚线圈，因为它是一个比阴极或阳极长的线圈，放置锚线圈后，在放置其他线圈时不易移位。

一旦放置了所有 3 个线圈，就将电极的近端插入脉冲发生器，进行阻抗检查，并验证心率检测。请注意，在进行这些步骤时，刺激会引起心动过缓，应在测试之前通知麻醉医师。

用缝线将脉冲发生器固定在囊袋中，白色的固定片沿着电极的近端放置并缝合到胸锁乳突肌内侧。再次确定阻抗正常后，分层缝合切口，皮肤用外科手术胶闭合。

## （四）术后护理和并发症

几周后开启刺激器。我们通常从非常低的

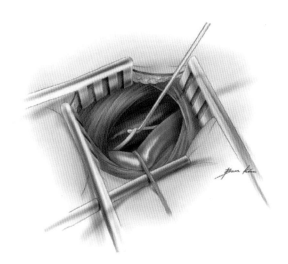

▲ 图 27-1　显露左侧迷走神经

神经位于颈动脉鞘内颈动脉（内侧）和颈静脉（外侧）之间（经 Emery University 许可）

电流开始刺激，然后每隔几周逐步增加，同时监测副作用。常见的最终参数是 1.5～2.25mA，20～30Hz，250～500μs，刺激 30s 和关闭 3～5min 的周期，并且将磁铁激活设置为稍高的电流。刺激数周后，通常会产生明显的临床效果。

刺激过程中的发声困难很普遍，也是人们所期望的。其他常见的副作用包括声音嘶哑和咳嗽，随着时间的流逝它们会逐渐改善[28]。永久的声音嘶哑是罕见的。在大型 VNS 系列病例中，其他不良事件包括头痛（4%～5%），呼吸困难（3%），手术部位感染（1%～2%），声带麻痹（＜1%）和吞咽困难（＜1%）[28, 30, 42, 43]。

## 三、反应性神经刺激

2013 年反应性神经刺激（RNS）被 FDA 批准用于治疗 18 岁以上、两种或更多抗癫痫药治疗无效、并且为 1～2 个致痫灶的局灶发作性癫痫患者。目前使用的 RNS（NeuroPace Inc.，Mountain View，CA）为嵌入在颅骨的处理器通过植入 1 或 2 个致痫灶的深部条状电极进行连续皮层脑电图（ECoG）监测，然后采用 3 个触发检测算法提供电刺激终止癫痫。患者或看护人定期将 ECoG 窗口存储并上传到在线服务器，患者的临床团队可以对这些进行随访研究，以进一步定制检测和治疗方案。

RNS 方法不同于迷走神经电刺激和脑深部电刺激，因为它向致痫灶本身传递刺激。RNS 比 VNS 或 DBS 允许更大程度的治疗方案定制，尽管这个过程需要更密集的程控。来自 RNS 的长期 ECoG 也促进了癫痫的研究，包括发作放电的振荡性质，以及如何预测发作漏洞[44]，先前被认为是双侧致痫灶的患者存在单侧颞叶疾病[45]，以及预测抗癫痫药试验是否有可能成功[46]。

### （一）基本原理

闭环颅内刺激的想法部分来自于观察，短暂的电脉冲传递可能会中断正在进行颅内脑电图监测的患者癫痫所诱发的后放电[47]。然而，RNS 影响癫痫发作传播的机制仍不清楚。该装置的局限性妨碍了在脉冲刺激期间对 ECoG 的分析。在刺激过程中，通过抑制致痫灶的局部活动，可以降低癫痫发作频率。之前的研究也证实，皮层刺激会破坏脑区之间的同步[48]，因此 RNS 通过网络去同步来交替调节其作用。无论效果模式主要是局部的还是依赖于网络的对电极放置的方式均有临床指导意义，这是最基本的特征。

与 VNS 和 DBS 相比，RNS 提供的电流剂量适中。VNS 和 DBS 都主要在开环模式下发挥作用，通常为循环刺激，每 5 分钟刺激 30～60s。相比之下，RNS 仅短暂刺激（100～200ms）以回应皮层活动达到预测的癫痫发作阈值。患者触发的次数差异很大，在一次分析中，大多数患者每天触发 600～2000 次，导致每天 5min 或更少的累积刺激剂量[49]。然而，这些剂量足以达到控制癫痫发作的效果，并能发挥神经调节作用，使癫痫发作随时间逐渐改善，其治疗效果至少可与 VNS 和 DBS（见下文）相媲美。这是如何实现的，以及减少刺激剂量是否对致痫灶或邻近区域内的重要皮层的长期功能有影响仍不清楚。

### （二）证据和转归

住院期间根据颅内监测的体外闭环刺激经验[50, 51]激励了 NeuroPace 设备的发展。关键的 RNS 试验[52]招募了 191 名有 1 个或 2 个致痫灶、频繁的、致残的部分癫痫发作的受试者。受试者经过植入后，经历了 4 周的基线稳定期，之后进入盲法试验，被随机分配到刺激组或假刺激组，随访 12 周。在盲期结束时评估癫痫发作的结果，然后所有患者开放标签，接受 2 年的刺激。

两个治疗组均经历了"植入效应"，出现了暂时性的发作频率降低，尽管这种效应（即与安慰剂或均值回归相比）的原因尚不清楚[53]。在 12 周盲期结束时，刺激组的癫痫发作频率降低（37.9% vs. 17.3%；$P$=0.01）。影响反应的因素包括致痫灶位置（中颞叶 vs. 新皮层）、致痫灶数量、VNS 的存在及先前的癫痫手术等。在扩展的开放标签试验治疗中，所有患者接受电刺激，1 年时癫痫发作减少 44%，2 年时减少 53%，2 年时 55% 的患者发作减少 ≥ 50%。对这些患者的长期随访显示，在 3～6 年癫痫发作减少 48%～66%，约 60% 的患者发作减少 ≥ 50%，23% 的患者无癫痫发作间隔至少 6 个月[54]。

对开放标签试验患者的分析表明，反应的程度取决于致痫灶的位置。对于新皮层起病者，额叶和顶叶癫痫发作减少的中位数为 70%，颞叶为 58%，多脑叶为 51%[55]。MRI 可见病变患者比无病变患者的反应更好（77% vs. 45%）[55]。试验患者中最大的亚群是颞叶内侧致痫灶患者，他们癫痫发作的中位数减少了 70%，癫痫发作减少 ≥ 50% 或 66%[56]，是否有颞叶内侧硬化对结果没有影响。神经心理学测试显示对认知、情感或记忆没有不良影响，事实上，一些患者的非文字记忆有所改善[57]，生活质量略有改善[58]。

### （三）技术

电极植入可以使用多种立体定向技术进行。由于植入方法因致痫灶区域的不同而不同，在此我们讨论一种最常见的情况——双侧海马致痫灶。

我们先植入深部电极以避免在颅骨切除术时导致脑移位。电极植入可在 MRI 引导下采用 ClearPoint 系统（MRI 介入，Irvine，CA），它能够直接可视靶点和电极，也可以在手术室采用 ROSA 机器人（Zimmer Biomet，Warsaw，IN）、立体定向系统（StarFix，FHC，Bowdoin，ME）或传统立体定向框架。前一种方法增加了将麻醉的患者从磁共振检查室转送到手术室的步骤。我们发现电极的顶枕入点使传统立体定向头架的使用面临挑战。

采用 MRI 时患者是俯卧的。采用机器人时，俯卧位妨碍颅骨注册，因此我们通常会让患者仰卧转头，最新版本的 ROSA 机器人通常能够在这个体位到达后方入点。选择从顶枕入点的轨迹是为了最大化海马内的电极触点数。我们通常会做一个小的颅骨钻孔，并用"dogbone"微型钛板固定电极而不是用专门的颅骨孔盖。通过术中 MRI 或 CT 检查来确认电极位置，然后将电极导线穿过皮下隧道。

弯曲的刺激器适合放置在顶骨上。我们做一个倒 U 形切口，在颞上线上方进行颅骨切除，有时方案需要根据既往的开颅手术而改变。根据刺激器套圈的形状进行颅骨切除，然后将刺激器套圈固定在颅骨上。小心调整刺激器的方向，使脆弱的电极导线不会经过切口下方，以避免重新打开切口更换电池时损伤导线。植入刺激器后，确认阻抗在正常范围内，且可以传输实时 ECoG。冲洗该区域，撒上万古霉素粉末，然后缝合切口。

### （四）术后护理和并发症

术后数周开始刺激。通常最终刺激参数是 1.5～3mA（通常颞叶内侧＜ 3mA，新皮层＜ 6mA），200Hz，160μs 和 100ms 的脉冲[49]。检测模式和阈值是针对每个患者特定的。每天允许的刺激次数的上限是 1000～3000 次。

在关键的 RNS 试验和扩展研究中，不良事件包括颅内出血（5%）、植入部位疼痛（15%）、头痛（11%）和手术部位感染（5%～9%）[52, 59, 60]，有一例患者自杀。在长期随访中，有 7 例可能的或明确的 SUDEP [54]，与评估癫痫手术的高风险患者的观察结果相同。应提醒患者 RNS 是 MRI 的禁忌证。

## 四、丘脑前核脑深部电刺激

丘脑前核（ANT）的脑深部电刺激（DBS）于 2018 年获得 FDA 批准，用于三种或三种以上药物难以治愈的成人局灶性癫痫发作。2010 年美敦力公司赞助的双盲随机试验——丘脑前核电刺激治疗癫痫（SANTE）试验，发表了其结果：ANT DBS 相对于皮层 RNS 的优点包括，可以定向放置电极和刺激器程控，不需要患者上传数据，能够治疗致痫灶定位不明确或超过两个致痫灶的患者，以及电池植入和替换过程简易。自此 ANT DBS 一直在欧洲使用，然而，由于其获得 FDA 批准时间较短，除了参与关键试验的患者外，长期随访数据有限。

### （一）基本原理

ANT 是 Papez 回路的一个节点[61]，它在支持情绪和记忆，以及启动和传播边缘脑叶癫痫方面发挥着作用。ANT 包括丘脑的前上内侧面，在影像学上可以看到它突入侧脑室（图 27-2）。它通过乳头丘脑束（MTT）接受来自乳头体的传入，然后主要通过丘脑前辐射广泛投射到大脑皮层[62]。

20 世纪 40 年代开始的动物研究证实，ANT 的电刺激可以调节头皮脑电的同步化[63, 64]，可能是通过激活皮层丘脑抑制系统起作用[65]。高频刺激提高了大鼠[66]和绵羊[67]癫痫模型的发作阈值。此外，ANT 或上游传入结构的损伤

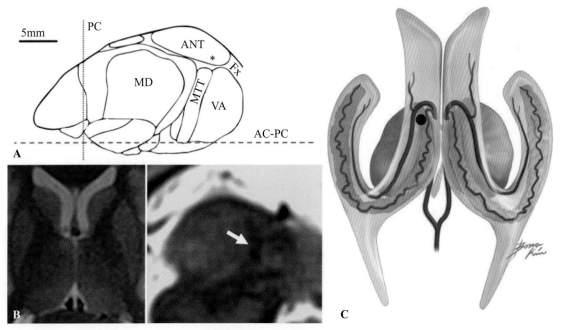

▲ 图 27-2　定位丘脑前核

A. 从中线向外侧 8.2mm 的丘脑矢状切面。ANT 位于丘脑的上表面。手术靶点（＊）位于 ANT-MTT 交界处上前方。B. 通过 ANT 的轴位 T$_2$（左）和矢状位 STIR（右）MRI 切片。在轴位图像中，右侧的 ANT 和 MTT 分别用蓝色和红色圆圈标记。MTT 在矢状位 STIR 图像上显示为暗带（白箭）。C. 丘脑和周围脑室静脉的背面视图。ANT（红圈）由丘脑纹状体静脉（上外侧）、脉络膜上静脉（上内侧）和大脑内静脉（下内侧）包围。AC. 前连合；ANT. 丘脑前核；Fx. 穹隆；MD. 背内侧核；MTT. 乳头丘脑束；PC. 后连合；VA. 腹前核（A 改编自参考文献 [106]；C 经 Emory University 许可）

可减轻癫痫发作的发生和传播[66, 68-71]，这一发现后来在人类的一个临床小系列研究中得到了支持[72]。

## （二）证据和转归

Cooper 的开创性研究[73, 74] 和后来的小规模试验性研究表明了 ANT DBS 耐受性和潜在有效性[75, 76]，促进了关键的 SANTE 试验[77]。在该试验中，110 名局灶性癫痫发作的受试者被植入了双侧 ANT DBS，然后盲法随机分为刺激组和假刺激组 3 个月；随后，在两个治疗组中均采用开放标签电刺激扩展研究。刺激为单极模式，使用位于 ANT 最中心位置的电极触点，采用"1min 开，5min 关"循环刺激。主要观察指标是与基线对比的癫痫发作频率变化。

在 3 个月的盲期结束时，刺激组表现出更明显的癫痫发作频率减少（40.4% vs. 14.5%；$P=0.002$）。2 年后，所有参与者癫痫发作减少中位数为 56%，发作减少 ≥ 50% 的患者为 54%。长期随访显示持续改善，5 年平均癫痫发作减少 69%，发作减少 ≥ 50% 的患者为 68%[78]。

在 SANTE 试验中，尽管在情绪或认知方面没有客观的组间差异，但新发抑郁症状和记忆功能障碍的自我报告在刺激组更为常见[77]。一些主诉持续至 7 年，但没有伴随客观的神经心理学评分下降，相反，受试者群体在执行功能和注意力方面评分有所增高[79]。

对 Papez 神经回路的解剖提出假设——额颞叶或边缘脑叶神经回路癫痫发作的患者采用 ANT DBS 时可能比在其他脑叶发作的患者效果更好。事实上，在 SANTE 试验中发现颞叶致痫灶患者的反应最好，随后对 8 项 ANT DBS 研究的 Meta 分析显示，59% 的患者的癫痫发作减少超过 70%[80]。由于颞叶癫痫患者在 SANTE 试验中的比例过高，因此很难得出确定的结论。

## （三）技术

我们分两个阶段进行 ANT DBS：电极植入和脉冲发生器植入。与 RNS 一样，我们使用几种电极植入方法中的一种，都是在全身麻醉和直接靶向的情况下进行的。我们更倾向于使用 ClearPoint 系统在 MRI 扫描仪中植入电极。ANT 可以在 $T_2$ 和短反转时间反转恢复（STIR）序列上可视化（图 27-2），用 FGATIR 序列也可以看到 ANT[81]。由于将电极准确地放置在 ANT 内似乎至关重要[82]，而微电极记录或术中刺激测试的作用尚未确定，我们认为术中 MRI 直接确认靶点是首选方法。然而，只要术中进行某种形式的放射检查，手术同样可以用常规立体定向框架进行。最理想的方法是使用术中 CT（如 3D）或双平面成像。值得注意的是，仅用侧位片无法检测到 DBS 电极的内侧偏斜，而这种偏斜并不少见。

不同患者的丘脑解剖有很大差异，因此，使用相对于前 - 后连合的标准化坐标的间接靶点是不合适的，尽管在 SANTE 试验中就是这样进行的。我们采用大约在冠状缝的入点，靶点定位在 MTT-ANT 连接上 1～2mm 前方（图 27-2），在 STIR 矢状位上显示更清晰。目标是将电极触点放置在 ANT 中，而不是 MTT 中。由丘脑室管膜表面偏斜导致的电极位置不正并不少见，使用尖探针（见下文）或长套管直接插入靶点可以避免该情况发生。

ANT 被静脉包绕：上外侧的丘脑纹状静脉、上内侧的脉络膜上静脉及腹内侧的大脑内静脉（图 27-2）。手术靶点靠近这些静脉的交界处，但患者之间及侧别之间差异显著。将针穿过这些静脉网络具有挑战性，在极少数情况下，需要外侧或后方脑室外入路来安全植入电极，尽管有证据表明这些入路在精确达到靶点方面较差[83]。由于后入路可能要求患者俯卧位，我们建议在手术前一天进行初步计划。

### （四）术后护理和并发症

与其他神经刺激系统一样，通常在植入数周后开始刺激。这在一定程度上是因为电极周围的阻抗会随着术后水肿的变化而变化，而使用 FDA 批准的恒压 Medtronic 脉冲发生器时，水肿会导致电流波动。最终的刺激参数是相当标准化的。在 SANTE 试验中，所有患者最初被程控为单极刺激模式，5V，145Hz，90μs 脉宽，间断循环刺激，1min 开，5min 关。1 名盲法试验刺激组的患者有 200 个短暂的与设备开机相关的局灶性发作，这些发作随着将刺激振幅降低到 4V 就消失了。因此，笔者从 1~2V 开始刺激，然后逐渐增加。

不良事件可分为与 DBS 植入相关的不良事件和与 ANT 刺激相关的不良事件。关于前者，在 SANTE 试验中有 5 例无症状颅内出血（4.5%），与文献中 DBS 植入的发生率一致[84-87]；感染率 12.7%（14 例；9 例需要移除设备），比其他研究稍高[84]；10.9% 的受试者主诉植入部位疼痛。

在 SANTE 试验中，与刺激相关的不良事件包括诱发癫痫、感觉异常、抑郁症状和记忆障碍。5 例患者出现了癫痫持续状态：2 例在系统植入后开机前，1 例在开机后，经重新程控好转，1 例在刺激期间需要住院治疗，还有 1 例在刺激停止 1 年后。与情绪和记忆相关的抱怨比假刺激组更常见，但正如上面所讨论的，这些并没有转化为可证实的神经心理评分的下降。患者应在术前就这些症状进行咨询。

## 五、治疗方法的比较

尽管针对 VNS、RNS 和 ANT DBS 的关键试验纳入了类似的患者，但这些疗法的任何直接对比都存在试验之间方法上的差异且缺乏正面的研究。迷走神经刺激的长期发作减少率和反应率略低于 DBS 和 RNS。目前，DBS 和 RNS 在癫痫发作减少、癫痫无发作率、生活质量、神经心理表现、SUDEP 风险等方面尚缺乏对比数据。

DBS 和 RNS 的癫痫无发作率相似，DBS 患者癫痫 6 个月的无发作率为 16%（随访超过 5 年），RNS 患者为 23%（随访超过 7 年）[54, 78]；VNS 的癫痫无发作率较低。3 种治疗方法对受试者生活质量均有改善[58, 79, 88-90]。

SUDEP 仍然是癫痫发作控制不力患者死亡的主要原因[91]，3 种神经刺激疗法似乎都能将风险降低到相似的程度。对大量 VNS 患者数据库的分析显示，在植入后 1~2 年的患者中，年龄调整后的 SUDEP 率为 2.47/1000 人年[92]，而在考虑接受癫痫手术的患者队列中为（6.3~9.3）/1000 人·年[93]。在 SANTE 试验中，在基线期有 1 例可能的 SUDEP，在植入后有 2 例确定的和 1 例可能的死亡，确定 / 可能的病死率为 2.9/1000 人·年。一项对关键试验和批准后研究的 RNS 患者死亡的回顾发现了 1 个可能的和 4 个确定的事件，对应于确定 / 可能的比率为 2/1000 人·年[94]。

这些疗法有协同作用吗？换句话说，VNS、DBS 和 RNS 对单个患者的影响是否可以叠加？简而言之，我们不知道。在 RNS 关键试验中，34% 的患者之前植入了 VNS，而之前的 VNS 未被发现与 RNS 治疗反应相关[52]。小样本量和短期随访限制了可以从这些数据中得出的结论（这些疗法的神经调节作用在多年的累积中）。在 SANTE 试验中，任何已有的 VNS 系统都必须移除才能参与试验[77]，因此没有协同效应的数据。

目前，我们缺乏一个数据支持的系统来选择治疗方法。在缺乏数据的情况下，我们的选择通常根据与患者相关的因素。Papez 回路外引起的频繁发作，例如由初级运动或感觉皮层引起的发作可能最适合 RNS；特征不明显的多灶性癫痫发作可能适合做 ANT DBS，当患者对颅内刺激感到忧虑时，可选择 VNS；双侧颞叶癫痫患者可以选择 DBS 或 RNS，如果存在是否为双侧颞叶癫痫的疑问，更适合 RNS，若阳性结果可以确定为单侧颞叶癫痫，则后期行手术治疗（如切除或热凝）。RNS 不适合期望未来需要 MRI 扫描的患者，也不适合有依从性困难的患者，例如不愿或不能定期上传他们的数据，或不能随访程控的患者。DBS 和 VNS 的程控更标准化，因此不需要密集的随访。最后，需要考虑患者是否能承受 RNS 的开颅手术，以及后续的神经刺激器更换，是否易于感染或损害。

## 六、丘脑中央中核的脑深部电刺激

我们已经讨论了难治性局灶性癫痫发作的治疗，一个常见的临床难题是对控制不良的原发性或症状性全面性癫痫患者的处理。上述三种神经刺激疗法均未获得 FDA 批准用于治疗全面性癫痫。然而，VNS 长期以来一直被用于治疗全面性癫痫，虽然没有前瞻性试验，但对大型注册研究的回顾证实了其有效性[29]。该领域中 ANT DBS 和 RNS 也都未经过验证。

另一个丘脑的 DBS 靶点——丘脑中央中核（CM）——已经受到了墨西哥、英国、韩国和巴西团队的关注。有限的系列研究已经为治疗全面性癫痫的疗效提供了证据，特别是 Lennox-Gastaut 综合征（LGS）。我们已经开始对药物和 VNS 治疗无效的成年全面性癫痫患者实行 CM DBS，因此对该疗法进行以下有限的讨论。需要明确的是，CM DBS 目前在美国属于适应证外应用。

### （一）基本原理

CM 被认为是上行网状激活系统中的一个节点，调节皮层的兴奋性。它对纹状体和岛叶有很强的投射[95]，在灵长类动物中，它还广泛地投射到新皮层，特别是运动和运动前皮层[96, 97]。它的弥漫性皮层投射支持低频 CM 刺激可产生"募集节律"，诱导皮层广泛同步。相反，高频 CM 刺激被认为可以去同步皮层活动，为抑制癫痫发作提供了一个假定的机制。

### （二）证据和转归

Velasco 成功刺激 CM 的最初报道[98]激励了他团队和其他人的持续研究[99-104]，其研究结果表明 EEG 尖波、全面强直阵挛和失神发作频率减少，Lennox-Gastaut 综合征反应较好，而额叶、颞叶癫痫的反应不稳定。

三个 CM DBS 的小型前瞻性试验中，没有一个全部纳入全面性癫痫患者，这些试验存在样本量小、患者异质性、方法和转归报告不一致等问题。

在一个试验中[105]，7 例患者参与了一项双盲交叉研究，在该研究中，真或假 CM 刺激进行了 3 个月，随后是洗脱期和交叉。与墨西哥的研究相比，刺激的强度要低一些且每天仅刺激 2h，以避免与潜在非盲相关的感觉异常。在真刺激组患者的平均下降幅度为 30%，而在假刺激组为 8%，这在统计学上没有显著意义，虽然有 1 例有效刺激患者退组可能具有有限的统计学意义。在开放标签扩展刺激试验中，全面性癫痫比局灶性癫痫有更好的反应。

在第二个试验中[99]，13 例植入了 CM DBS 的患者在 6 个月、12 个月或 9 个月的积极刺激后接受了 3 个月的双盲刺激关闭期。Velasco 报道显示，非盲刺激使全面性强直阵挛发作、失神发作、全面性尖波放电和额叶尖波相对于基线显著减少，而复杂局灶发作或颞叶尖波没有变化。但是，在双盲刺激停止期间，癫痫发作的总次数或任何类型的发作频率都没有变化。

最近，Valentin[103] 报道了一项对 11 例全面性或额叶癫痫患者的研究，这些患者在经过一段洗脱期后，以单盲方式刺激。2 名患者仅采用植入（无刺激）就得到超过 1 年的无发作期。在症状性或特发性全面性癫痫患者（n=6）中，在 3 个月的刺激期间，癫痫发作频率均改善 ≥ 50%（其中 2 例为仅植入后即无癫痫发作）。在长期扩展研究中，6 例中有 5 例主要癫痫发作频率改善 ≥ 50%，5 例中有 3 例无癫痫发作。5 例颞叶癫痫患者中只有 1 例在盲期有 ≥ 50% 的反应。

### （三）技术和术后护理

采用全身麻醉，在手术室应用立体定向框架进行 CM DBS。由于 CM 不是可视化靶点，不能采用如 ANT 中所使用的直接 MRI 定位。笔者还观察到，由于被试群体的个体差异较大，单纯依靠基于图谱计算的间接靶点的定位也比较差。微电极记录的实用性尚未确定。术中刺激试验包括产生皮层募集、节律，这期间不需要患者清醒来参与。为评估这种节律，在消毒和铺巾前需要在手术区域放置头皮脑电图电极。

由于 CM 不是 MRI 可视化靶点，笔者使用已发表的坐标进行间接定位，然后根据患者的解剖位置进行调整。CM 是一个大的核团，现有数据表明，治疗效果与准确放置相关[99]。公布的靶点因研究中心不同而不同，但全面性癫痫的坐标为中线外侧 10mm，PC 前方 0~4mm，AC-PC 平面上方 0~1mm（图 27-3）。

我们在植入两根电极后监测皮层募集节律。以 6Hz 方波进行单极刺激，脉宽为 300μs，每次持续刺激 30s，并以 1 或 2V 的幅度递增。头皮脑电图监测募集反应。一种典型表现是在较低刺激振幅下出现一个低波幅和低频（例如 < 6Hz）节律，通常只出现在一侧半球，高振幅刺激下演变成一个更强的 6Hz 高振幅信号（图 27-4）。

如 ANT DBS 一样，患者在植入数周后开机。参数的递增速度很慢，刺激以 60Hz 和 90μs 脉宽的单极模式进行，其电压由患者的耐受性决定。目前还不清楚连续刺激和循环刺激孰优孰劣。

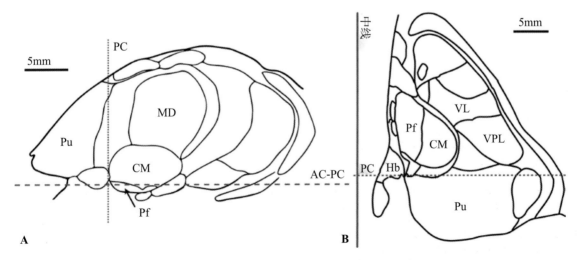

▲ 图 27-3　通过 CM 核的矢状位（A）与轴位（B）切面[106]；矢状位切面在中线外侧面 10mm，轴位切面在 AC-PC 平面背侧 2.7mm

AC. 前连合；CM. 中央中核；Hb. 松果体缰；MD. 背内侧核；PC. 后连合；Pf. 束旁核；Pu. 丘脑枕；VL. 腹外侧核；VPL. 腹后外侧核（改编自参考文献 [106]）

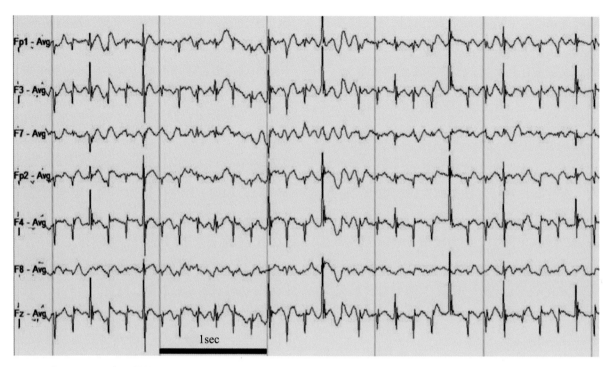

▲ 图 27-4　用皮层募集节律进行术中央中核（CM）靶点确认，图示是由以 6Hz、300μs 脉宽和 6～8V 的方波形式传递的单侧 CM 单极刺激产生的双侧皮层募集节律

# 参 考 文 献

[1] Kwan P, Brodie MJ. Early identification of refractory epilepsy. N Engl J Med. 2000;342(5):314–9.

[2] Banerjee PN, Filippi D, Allen HW. The descriptive epidemiology of epilepsy-a review. Epilepsy Res. 2009;85(1):31–45.

[3] Beyenburg S, Stavem K, Schmidt D. Placebo-corrected efficacy of modern antiepileptic drugs for refractory epilepsy: systematic review and meta-analysis. Epilepsia. John Wiley & Sons, Ltd (10.1111). 2010;51(1):7–26.

[4] Wiebe S, Blume WT, Girvin JP, Eliasziw M, Effectiveness and Efficiency of Surgery for Temporal Lobe Epilepsy Study Group. A randomized, controlled trial of surgery for temporal-lobe epilepsy. N Engl J Med. 2001;345(5):311–8.

[5] Engel J, Wiebe S, French J, Sperling M, Williamson P, Spencer D, et al. Practice parameter: temporal lobe and localized neocortical resections for epilepsy: report of the Quality Standards Subcommittee of the American Academy of Neurology, in association with the American Epilepsy Society and the American Association of Neurological Surgeons. Neurology. 2003;60:538–47.

[6] Engel J, McDermott MP, Wiebe S, Langfitt JT, Stern JM, Dewar S, et al. Early surgical therapy for drug-resistant temporal lobe epilepsy: a randomized trial. JAMA. 2012;307(9):922–30.

[7] Josephson CB, Dykeman J, Fiest KM, Liu X, Sadler RM, Jetté N, et al. Systematic review and meta-analysis of standard vs selective temporal lobe epilepsy surgery. Neurology. Wolters Kluwer Health, Inc. on behalf of the American Academy of Neurology. 2013;80(18):1669–76.

[8] Lanska DJ. J.L. Corning and vagal nerve stimulation for seizures in the 1880s. Neurology. 2002;58: 452–9.

[9] Woodbury DM, Woodbury JW. Effects of vagal stimulation on experimentally induced seizures in rats. Epilepsia. 1990;31(Suppl 2):S7–19.

[10] Zabara J. Inhibition of experimental seizures in canines by repetitive vagal stimulation. Epilepsia. 1992;33(6):1005–12.

[11] Devoto P, Flore G, Saba P, Fà M, Gessa GL. Stimulation of the locus coeruleus elicits noradrenaline and dopamine release in the medial prefrontal and parietal cortex. J Neurochem. Wiley/ Blackwell (10.1111). 2005;92(2): 368–74.

[12] Roosevelt RW, Smith DC, Clough RW, Jensen RA, Browning RA. Increased extracellular concentrations of norepinephrine in cortex and hippocampus following vagus nerve stimulation in the rat. Brain Res. 2006;1119(1): 124–32.

[13] Raedt R, Clinckers R, Mollet L, Vonck K, Tahry El R, Wyckhuys T, et al. Increased hippocampal noradrenaline is a biomarker for efficacy of vagus nerve stimulation in a limbic seizure model. J Neurochem. John Wiley & Sons, Ltd (10.1111). 2011;117(3):461–9.

[14] Krahl SE, Clark KB, Smith DC, Browning RA. Locus coeruleus lesions suppress the seizure-attenuating effects of vagus nerve stimulation. Epilepsia. 1998;39(7):709–14.

[15] Koo B. EEG changes with vagus nerve stimulation. J Clin Neurophysiol. 2001;18(5):434–41.

[16] Kuba R, Guzaninová M, Brázdil M, Novák Z, Chrastina J, Rektor I. Effect of vagal nerve stimulation on interictal epileptiform discharges: a scalp EEG study. Epilepsia. 2002;43(10):1181–8.

[17] Wang H, Chen X, Lin Z, Shao Z, Sun B, Shen H, et al. Long-term effect of vagus nerve stimulation on interictal epileptiform discharges in refractory epilepsy. J Neurol Sci. 2009;284(1–2):96–102.

[18] Liu W-C, Mosier K, Kalnin AJ, Marks D. BOLD fMRI activation induced by vagus nerve stimulation in seizure patients. J Neurol Neurosurg Psychiatr. BMJ Publishing Group. 2003;74(6):811–3.

[19] Henry TR, Votaw JR, Pennell PB, Epstein CM, Bakay RA, Faber TL, et al. Acute blood flow changes and efficacy of vagus nerve stimulation in partial epilepsy. Neurology. 1999;52(6):1166–73.

[20] Ring HA, White S, Costa DC, Pottinger R, Dick JP, Koeze T, et al. A SPECT study of the effect of vagal nerve stimulation on thalamic activity in patients with epilepsy. Seizure. 2000;9(6):380–4.

[21] Chae J-H, Nahas Z, Lomarev M, Denslow S, Lorberbaum JP, Bohning DE, et al. A review of functional neuroimaging studies of vagus nerve stimulation (VNS). J Psychiatr Res. 2003;37(6):443–55.

[22] Borovikova LV, Ivanova S, Zhang M, Yang H, Botchkina GI, Watkins LR, et al. Vagus nerve stimulation attenuates the systemic inflammatory response to endotoxin. Nature. Nature Publishing Group. 2000;405(6785):458–62.

[23] Garamendi I, Acera M, Agundez M, Galbarriatu L, Marinas A, Pomposo I, et al. Cardiovascular autonomic and hemodynamic responses to vagus nerve stimulation in drug-resistant epilepsy. Seizure. 2017;45:56–60.

[24] The Vagus Nerve Stimulation Study Group. A randomized controlled trial of chronic vagus nerve stimulation for treatment of medically intractable seizures. The Vagus Nerve Stimulation Study Group. Neurology. 1995;45(2):224–30.

[25] Handforth A, DeGiorgio CM, Schachter SC, Uthman BM, Naritoku DK, Tecoma ES, et al. Vagus nerve stimulation therapy for partial-onset seizures: a randomized active-control trial. Neurology. 1998;51(1):48–55.

[26] Salinsky MC, Uthman BM, Ristanovic RK, Wernicke JF, Tarver WB. Vagus nerve stimulation for the treatment of medically intractable seizures. Results of a 1–year open-extension trial. Vagus Nerve Stimulation Study Group. Arch Neurol. 1996;53(11):1176–80.

[27] DeGiorgio CM, Schachter SC, Handforth A, Salinsky M, Thompson J, Uthman B, et al. Prospective long-term study of vagus nerve stimulation for the treatment of refractory seizures. Epilepsia. 2000;41(9):1195–200.

[28] Morris GL, Mueller WM. Long-term treatment with vagus nerve stimulation in patients with refractory epilepsy. The Vagus Nerve Stimulation Study Group E01–E05. Neurology. 1999;53(8):1731–5.

[29] Englot DJ, Chang EF, Auguste KI. Efficacy of vagus nerve stimulation for epilepsy by patient age, epilepsy duration, and seizure type. Neurosurg Clin N Am. 2011;22(4):443–8–v.

[30] Elliott RE, Morsi A, Tanweer O, Grobelny B, Geller E, Carlson C, et al. Efficacy of vagus nerve stimulation over

time: review of 65 consecutive patients with treatment-resistant epilepsy treated with VNS > 10 years. Epilepsy Behav. 2011;20(3):478–83.

[31] Boon P, Vonck K, Van Walleghem P, D'Havé M, Goossens L, Vandekerckhove T, et al. Programmed and magnet-induced vagus nerve stimulation for refractory epilepsy. J Clin Neurophysiol. 2001;18(5):402–7.

[32] Fisher RS, Eggleston KS, Wright CW. Vagus nerve stimulation magnet activation for seizures: a critical review. Acta Neurol Scand. John Wiley & Sons, Ltd (10.1111). 2015; 131(1):1–8.

[33] Morris GL. A retrospective analysis of the effects of magnet-activated stimulation in conjunction with vagus nerve stimulation therapy. Epilepsy Behav. 2003;4(6):740–5.

[34] Jansen K, Lagae L. Cardiac changes in epilepsy. Seizure. 2010;19(8):455–60.

[35] Sevcencu C, Struijk JJ. Autonomic alterations and cardiac changes in epilepsy. Epilepsia. John Wiley & Sons, Ltd (10.1111). 2010;51(5):725–37.

[36] Eggleston KS, Olin BD, Fisher RS. Ictal tachycardia: the head-heart connection. Seizure. 2014;23(7):496–505.

[37] Zijlmans M, Flanagan D, Gotman J. Heart rate changes and ECG abnormalities during epileptic seizures: prevalence and definition of an objective clinical sign. Epilepsia. 2002;43(8):847–54.

[38] Leutmezer F, Schernthaner C, Lurger S, Pötzelberger K, Baumgartner C. Electrocardiographic changes at the onset of epileptic seizures. Epilepsia. 2003;44(3):348–54.

[39] Fisher RS, Afra P, Macken M, Minecan DN, Bagić A, Benbadis SR, et al. Automatic vagus nerve stimulation triggered by ictal tachycardia: clinical outcomes and device performance–The U.S. E-37 Trial. Neuromodulation. Wiley/Blackwell (10.1111). 2016;19(2):188–95.

[40] Hamilton P, Soryal I, Dhahri P, Wimalachandra W, Leat A, Hughes D, et al. Clinical outcomes of VNS therapy with AspireSR® (including cardiac-based seizure detection) at a large complex epilepsy and surgery centre. Seizure. 2018;58:120–6.

[41] McGregor A, Wheless J, Baumgartner J, Bettis D. Right-sided vagus nerve stimulation as a treatment for refractory epilepsy in humans. Epilepsia. John Wiley & Sons, Ltd (10.1111). 2005;46(1):91–6.

[42] Kuba R, Brázdil M, Kalina M, Procházka T, Hovorka J, Nezádal T, et al. Vagus nerve stimulation: longitudinal follow-up of patients treated for 5 years. Seizure. 2009; 18(4):269–74.

[43] Ben-Menachem E. Vagus nerve stimulation, side effects, and long-term safety. J Clin Neurophysiol. 2001;18(5):415–8.

[44] Baud MO, Kleen JK, Mirro EA, Andrechak JC, King-Stephens D, Chang EF, et al. Multi-day rhythms modulate seizure risk in epilepsy. Nat Commun Nature Publishing Group. 2018;9(1):88.

[45] King-Stephens D, Mirro E, Weber PB, Laxer KD, Van Ness PC, Salanova V, et al. Lateralization of mesial temporal lobe epilepsy with chronic ambulatory electrocorticography. Epilepsia. Wiley/Blackwell (10.1111). 2015;56(6):959–67.

[46] Skarpaas TL, Tcheng TK, Morrell MJ. Clinical and electrocorticographic response to antiepileptic drugs in patients treated with responsive stimulation. Epilepsy Behav. 2018;83:192–200.

[47] Lesser RP, Kim SH, Beyderman L, Miglioretti DL, Webber WR, Bare M, et al. Brief bursts of pulse stimulation terminate afterdischarges caused by cortical stimulation. Neurology. 1999;53(9):2073–81.

[48] Sohal VS, Sun FT. Responsive neurostimulation suppresses synchronized cortical rhythms in patients with epilepsy. Neurosurg Clin N Am. 2011;22(4):481. –8–vi

[49] Sun FT, Morrell MJ. Closed-loop neurostimulation: the clinical experience. Neurotherapeutics. 2014;11(3):553–63.

[50] Kossoff EH, Ritzl EK, Politsky JM, Murro AM, Smith JR, Duckrow RB, et al. Effect of an external responsive neurostimulator on seizures and electrographic discharges during subdural electrode monitoring. Epilepsia. John Wiley & Sons, Ltd (10.1111). 2004;45(12):1560–7.

[51] Osorio I, Frei MG, Sunderam S, Giftakis J, Bhavaraju NC, Schaffner SF, et al. Automated seizure abatement in humans using electrical stimulation. Ann Neurol. John Wiley & Sons, Ltd. 2005;57(2):258–268.

[52] Morrell MJ, RNS System in Epilepsy Study Group. Responsive cortical stimulation for the treatment of medically intractable partial epilepsy. Neurology. 2011; 77(13):1295–304.

[53] Sun FT, Arcot Desai S, Tcheng TK, Morrell MJ. Changes in the electrocorticogram after implantation of intracranial electrodes in humans: the implant effect. Clin Neurophysiol. 2018;129(3):676–86.

[54] Bergey GK, Morrell MJ, Mizrahi EM, Goldman A, King-Stephens D, Nair D, et al. Long-term treatment with responsive brain stimulation in adults with refractory partial seizures. Neurology. Wolters Kluwer Health, Inc. on behalf of the American Academy of Neurology. 2015;84(8):810–7.

[55] Jobst BC, Kapur R, Barkley GL, Bazil CW, Berg MJ, Bergey GK, et al. Brain-responsive neurostimulation in patients with medically intractable seizures arising from eloquent and other neocortical areas. Epilepsia. Wiley/Blackwell (10.1111). 2017;58(6):1005–14.

[56] Geller EB, Skarpaas TL, Gross RE, Goodman RR, Barkley GL, Bazil CW, et al. Brain-responsive neurostimulation in patients with medically intractable mesial temporal lobe epilepsy. Epilepsia. 2017;58(6):994–1004.

[57] Loring DW, Kapur R, Meador KJ, Morrell MJ. Differential neuropsychological outcomes following targeted responsive neurostimulation for partial-onset epilepsy. Epilepsia. 2015;56(11):1836–44.

[58] Meador KJ, Kapur R, Loring DW, Kanner AM, Morrell MJ, RNS® System Pivotal Trial Investigators. Quality of life and mood in patients with medically intractable epilepsy treated with targeted responsive neurostimulation. Epilepsy Behav. 2015;45:242–7.

[59] Heck CN, King-Stephens D, Massey AD, Nair DR, Jobst BC, Barkley GL, et al. Two-year seizure reduction in adults with medically intractable partial onset epilepsy treated with responsive neurostimulation: final results of the RNS system pivotal trial. Epilepsia. 2014;55(3):432–41.

[60] Bergey GK, Morrell MJ, Mizrahi EM, Goldman A, King-Stephens D, Nair D, et al. Long-term treatment with responsive brain stimulation in adults with refractory partial seizures. Neurology. Lippincott Williams & Wilkins. 2015;84(8):810–7.

[61] Papez JW. A proposed mechanism of emotion. Archives of Neurology & Psychiatry. American Medical Association. 1937;38(4):725–743.

[62] Child ND, Benarroch EE. Anterior nucleus of the thalamus: functional organization and clinical implications. Neurology. Wolters Kluwer Health, Inc. on behalf of the American Academy of Neurology. 2013;81(21):1869–76.

[63] Dempsey E, Morison R. The production of rhythmically recurrent cortical potentials after localized thalamic stimulation. Am J Physiol. 1942;135: 293–300.

[64] Hunter J, Jasper HH. Effects of thalamic stimulation in unanaesthetised animals: the arrest reaction and petit mal-like seizures, activation patterns and generalized convulsions. Electroencephalogr Clin Neurophysiol Elsevier. 1949;1(1–4):305–24.

[65] Molnar GF, Sailer A, Gunraj CA, Cunic DI, Wennberg RA, Lozano AM, et al. Changes in motor cortex excitability with stimulation of anterior thalamus in epilepsy. Neurology. Wolters Kluwer Health, Inc. on behalf of the American Academy of Neurology. 2006;66(4):566–71.

[66] Mirski MA, Rossell LA, Terry JB, Fisher RS. Anticonvulsant effect of anterior thalamic high frequency electrical stimulation in the rat. Epilepsy Res. 1997;28(2):89–100.

[67] Stypulkowski PH, Giftakis JE, Billstrom TM. Development of a large animal model for investigation of deep brain stimulation for epilepsy. Stereotact Funct Neurosurg Karger Publishers. 2011;89(2):111–22.

[68] Mirski MA, Ferrendelli JA. Anterior thalamic mediation of generalized pentylenetetrazol seizures. Brain Res. 1986;399(2):212–23.

[69] Mirski MA, Ferrendelli JA. Interruption of the connections of the mammillary bodies protects against generalized pentylenetetrazol seizures in Guinea pigs. J Neurosci. 1987;7(3):662–70.

[70] Mirski MA, Fisher RS. Electrical stimulation of the mammillary nuclei increases seizure threshold to pentylenetetrazol in rats. Epilepsia. 1994;35(6):1309–16.

[71] Hamani C, Hodaie M, Chiang J, del Campo M, Andrade DM, Sherman D, et al. Deep brain stimulation of the anterior nucleus of the thalamus: effects of electrical stimulation on pilocarpine-induced seizures and status epilepticus. Epilepsy Res. 2008;78(2–3):117–23.

[72] Sitnikov AR, Grigoryan YA, Mishnyakova LP. Bilateral stereotactic lesions and chronic stimulation of the anterior thalamic nuclei for treatment of pharmacoresistant epilepsy. Surg Neurol Int. 2018;9(1):137.

[73] Cooper IS, Upton AR, Amin I. Reversibility of chronic neurologic deficits. Some effects of electrical stimulation of the thalamus and internal capsule in man. Appl Neurophysiol. 1980;43(3–5):244–58.

[74] Cooper IS, Upton AR, Amin I, Garnett S, Brown GM, Springman M. Evoked metabolic responses in the limbic-striate system produced by stimulation of anterior thalamic nucleus in man. Int J Neurol. 1984;18:179–87.

[75] Hodaie M, Wennberg RA, Dostrovsky JO, Lozano AM. Chronic anterior thalamus stimulation for intractable epilepsy. Epilepsia. 2002;43(6):603–8.

[76] Kerrigan JF, Litt B, Fisher RS, Cranstoun S, French JA, Blum DE, et al. Electrical stimulation of the anterior nucleus of the thalamus for the treatment of intractable epilepsy. Epilepsia. 4 ed. 2004;45(4):346–54.

[77]　Fisher R, Salanova V, Witt T, Worth R, Henry T, Gross R, et al. Electrical stimulation of the anterior nucleus of thalamus for treatment of refractory epilepsy. Epilepsia. 2010;51(5):899–908.

[78]　Salanova V, Witt T, Worth R, Henry TR, Gross RE, Nazzaro JM, et al. Long-term efficacy and safety of thalamic stimulation for drug-resistant partial epilepsy. Neurology Lippincott Williams & Wilkins. 2015;84(10):1017–25.

[79]　Tröster AI, Meador KJ, Irwin CP, Fisher RS, SANTE Study Group. Memory and mood outcomes after anterior thalamic stimulation for refractory partial epilepsy. Seizure. 2017;45:133–41.

[80]　Chang B, Xu J. Deep brain stimulation for refractory temporal lobe epilepsy: a systematic review and meta-analysis with an emphasis on alleviation of seizure frequency outcome. Childs Nerv Syst. Springer Berlin Heidelberg. 2018;34(2):321–7.

[81]　Cukiert A, Lehtimäki K. Deep brain stimulation targeting in refractory epilepsy. Cukiert A, Rydenhag B, editors. Epilepsia. 2nd ed. John Wiley & Sons, Ltd; 2017;58 Suppl 1(Suppl 1):80–4.

[82]　Lehtimäki K, Möttönen T, Järventausta K, Katisko J, Tähtinen T, Haapasalo J, et al. Outcome based definition of the anterior thalamic deep brain stimulation target in refractory epilepsy. Brain Stimul. 2016;9(2):268–75.

[83]　Lehtimäki K, Coenen VA, Gonçalves Ferreira A, Boon P, Elger C, Taylor RS, et al. The surgical approach to the anterior nucleus of thalamus in patients with refractory epilepsy: experience from the International Multicenter Registry (MORE). Neurosurgery. 3rd ed. 2019;84(1):141–50.

[84]　Voges J, Waerzeggers Y, Maarouf M, Lehrke R, Koulousakis A, Lenartz D, et al. Deep-brain stimulation: long-term analysis of complications caused by hardware and surgery–experiences from a single centre. J Neurol Neurosurg Psychiatr. BMJ Publishing Group Ltd. 2006;77(7):868–72.

[85]　Sansur CA, Frysinger RC, Pouratian N, Fu K-M, Bittl M, Oskouian RJ, et al. Incidence of symptomatic hemorrhage after stereotactic electrode placement. J Neurosurg Am Assoc Neurol Surg. 2007;107(5):998–1003.

[86]　Tonge M, Ackermans L, Kocabicak E, van Kranen-Mastenbroek V, Kuijf M, Oosterloo M, et al. A detailed analysis of intracerebral hemorrhages in DBS surgeries. Clin Neurol Neurosurg. 2015;139:183–7.

[87]　Park CK, Jung NY, Kim M, Chang JW. Analysis of delayed intracerebral hemorrhage associated with deep brain stimulation surgery. World Neurosurg. 2017;104:537–44.

[88]　Ryvlin P, Gilliam FG, Nguyen DK, Colicchio G, Iudice A, Tinuper P, et al. The long-term effect of vagus nerve stimulation on quality of life in patients with pharmacoresistant focal epilepsy: the PuLsE (Open Prospective Randomized Long-term Effectiveness) trial. Epilepsia. John Wiley & Sons, Ltd (10.1111). 2014;55(6):893–900.

[89]　Loring DW, Kapur R, Meador KJ, Morrell MJ. Differential neuropsychological outcomes following targeted responsive neurostimulation for partial-onset epilepsy. Epilepsia. John Wiley & Sons, Ltd (10.1111). 2015;56(11):1836–44.

[90]　Englot DJ, Hassnain KH, Rolston JD, Harward SC, Sinha SR, Haglund MM. Quality-of-life metrics with vagus nerve stimulation for epilepsy from provider survey data. Epilepsy Behav. 2017;66:4–9.

[91]　Tomson T, Sveinsson O, Carlsson S, Andersson T. Evolution over time of SUDEP incidence: a nation-wide population-based cohort study. Epilepsia. John Wiley & Sons, Ltd (10.1111). 2018;59(8):e120–4.

[92]　Ryvlin P, So EL, Gordon CM, Hesdorffer DC, Sperling MR, Devinsky O, et al. Long-term surveillance of SUDEP in drug-resistant epilepsy patients treated with VNS therapy. Epilepsia. John Wiley & Sons, Ltd (10.1111). 2018;59(3):562–72.

[93]　Ryvlin P, Cucherat M, Rheims S. Risk of sudden unexpected death in epilepsy in patients given adjunctive antiepileptic treatment for refractory seizures: a meta-analysis of placebo-controlled randomised trials. Lancet Neurol. 2011;10(11):961–8.

[94]　Devinsky O, Friedman D, Duckrow RB, Fountain NB, Gwinn RP, Leiphart JW, et al. Sudden unexpected death in epilepsy in patients treated with brain-responsive neurostimulation. Epilepsia. John Wiley & Sons, Ltd (10.1111). 2018;59(3):555–61.

[95]　Eckert U, Metzger CD, Buchmann JE, Kaufmann J, Osoba A, Li M, et al. Preferential networks of the mediodorsal nucleus and centromedian-parafascicular complex of the thalamus–a DTI tractography study. Hum Brain Mapp. 2012;33(11):2627–37.

[96]　Smith Y, Raju DV, Pare J-F, Sidibe M. The thalamostriatal system: a highly specific network of the basal ganglia circuitry. Trends Neurosci. 2004;27(9):520–7.

[97]　Parent M, Parent A. Single-axon tracing and three-dimensional reconstruction of centre median-parafascicular thalamic neurons in primates. J Comp Neurol. 2005; 481(1):127–44.

[98]　Velasco F, Velasco M, Ogarrio C, Fanghanel G. Electrical stimulation of the centromedian thalamic nucleus in the treatment of convulsive seizures: a preliminary report. Epilepsia. 1987;28(4): 421–30.

[99]　Velasco F, Velasco M, Jiménez F, Velasco AL, Brito F, Rise M, et al. Predictors in the treatment of difficult-to-control seizures by electrical stimulation of the centromedian thalamic nucleus. Neurosurgery. 2000;47(2):295–304. discussion 304–5.

[100]　Velasco M, Velasco F, Jiménez F, Carrillo-Ruiz JD, Velasco AL, Salín-Pascual R. Electrocortical and behavioral responses elicited by acute electrical stimulation of inferior thalamic peduncle and nucleus reticularis thalami in a patient with major depression disorder. Clin Neurophysiol. 2006;117(2):320–7.

[101]　Andrade DM, Zumsteg D, Hamani C, Hodaie M, Sarkissian S, Lozano AM, et al. Long-term follow-up of patients with thalamic deep brain stimulation for epilepsy. Neurology. Wolters Kluwer Health, Inc. on behalf of the American Academy of Neurology. 2006;66(10):1571–3.

[102]　Cukiert A, Burattini JA, Cukiert CM, Argentoni-Baldochi M, Baise-Zung C, Forster CR, et al. Centro-median stimulation yields additional seizure frequency and attention improvement in patients previously submitted to callosotomy. Seizure. 2009;18(8):588–92.

[103]　Valentín A, García Navarrete E, Chelvarajah R, Torres C, Navas M, Vico L, et al. Deep brain stimulation of the centromedian thalamic nucleus for the treatment of

generalized and frontal epilepsies. Epilepsia. 2nd ed. Wiley/Blackwell (10.1111). 2013;54(10):1823–33.

[104] Son B-C, Shon Y-M, Choi J-G, Kim J, Ha S-W, Kim S-H, et al. Clinical outcome of patients with deep brain stimulation of the centromedian thalamic nucleus for refractory epilepsy and location of the active contacts. Stereotact Funct Neurosurg. 2016;94(3):187–97.

[105] Fisher RS, Uematsu S, Krauss GL, Cysyk BJ, McPherson R, Lesser RP, et al. Placebo-controlled pilot study of centromedian thalamic stimulation in treatment of intractable seizures. Epilepsia. 1992 Sep;33(5):841–51.

[106] Morel, A. (2007). Stereotactic Atlas of the Human Thalamus and Basal Ganglia. CRC Press.

# 第 28 章　难治性抑郁症：脑深部电刺激
## Treatment-Resistant Depression: Deep Brain Stimulation

Patricio Riva-Posse　A. Umair Janjua　著

韩建国　译

陶　蔚　校

## 一、概述

重度抑郁症（MDD）是一种致残性的疾病，在美国人口中终身患病率为 16%[1]。据估计，由于工作日损失和生产力在内的多种社会经济因素，MDD 每年造成大约 830 亿美元的经济负担[2]。在一个有全国代表性的 3000 多名工人的样本中，重度抑郁症患者每年损失 27.2 个工作日[3]。这种致残性疾病带来了巨大的医疗负担，因为自杀是美国第十大死亡原因，每年夺走 47 000 人的生命，是 10—34 岁的第二大死亡原因。

《精神疾病诊断与统计手册》（第 5 版）（Diagnostic and Statistical Manual of Mental Disorders, Fifth Edition, DSM 5）中重度抑郁症的现行诊断标准为：患者在连续 2 周的期间内，必须表现出 9 种症状中的至少 5 种（情绪低落、无精打采、体重 / 食欲改变、内疚感、睡眠改变、精力减退、注意力不集中、精神运动不安 / 迟钝、无价值感、自杀念头）；其中一种症状必须是情绪低落或快感缺乏症，而且这些症状必须是由全身状况的变化引起，并导致明显的功能损害，而与其他病因或其他精神疾病（如双相情感障碍、精神分裂症）无关[4]。近几十年来，抑郁症的诊断和治疗有所增加。与过去几十年相比，如今使用抗抑郁药的情况更加普遍，部分是由于获得治疗的机会增加，还由于引入了具有更少不良反应和耐受的药物[5]。绝大多数口服抗抑郁药的治疗都是针对单胺能途径，即 5- 羟色胺、多巴胺和去甲肾上腺素[6]。自从 20 世纪 60 年代发现单胺氧化酶抑制药和三环类抗抑郁药以来，这些神经递质一直是治疗情绪症状的药物的主要靶点。这或许可以解释为什么口服抗抑郁药的疗效差异如此之小[7]。然而，尽管有更多的药物治疗选择，药物的治疗效果是有限的，而且有些患者对药物没有效果或效果减退。最大规模的抗抑郁药临床试验 STAR-D（减轻抑郁的序贯治疗方案）发现，只有 1/3 的患者在首次抗抑郁药治疗后获得缓解。此外，随着抗抑郁药的增加，进一步缓解的成功率降低，复发的可能性就会增加[8]。接受过多种治疗方案和持续失败的抑郁症患者被描述为难治性抑郁症（TRD）。对于难治性抑郁症有几种分类，通常是基于治疗失败的数量和类型，以及疾病的持续时间[9, 10]。在临床上，难治性抑郁症被定义为两种抗抑郁药治疗失败，包括足够的持续时间、强化方案和行为疗法。在这类人群中，症状表现是严重的，而且有更大的经济、医疗、死亡率和社会负担[11]。几乎 1/3 的重度抑郁症患者在适当的治疗后仍没有改善，将被认为是难治性抑郁症。大约有10%的人更加难以治疗，他们不仅无法通过多种药物治疗，也无法通过采用如神经调控方法的非药物干预治疗得到改善[12]。难治性抑郁症患者接受越多的药物治疗和住院治疗，残疾率越高，自杀率也更高[13, 14]。

除了口服精神类药物外，治疗方案还包括电休克疗法（ECT）、重复经颅磁刺激（rTMS），以及最近的氯胺酮和埃斯氯胺酮疗法[15]。电休克疗法历来是治疗难治性抑郁症最有效的干预手段，被认为优于所有其他的抑郁症治疗方法，临床试验报道的缓解率为60%～90%，这取决于患者人群和使用刺激的类型[16]。然而，在抑郁症发作时间较长和（或）对多种药物均无效的患者，缓解的机会可能较低。

另一种无创神经调控是通过重复经颅磁刺激传递磁脉冲来治疗。多元Meta分析显示，通过刺激前额叶背外侧皮层（DLPFC）可以发挥疗效[17, 18]。然而，重复经颅磁刺激需要长达6周的治疗，而关于最佳治疗参数还有很多需要研究的地方。具有高耐药性的患者对重复经颅磁刺激（rTMS）的效果差[19]。

在抗抑郁药[20]出现之前，神经外科在精神病学中的应用就已经存在。神经外科在精神病学的治疗方法被认为是难治性抑郁症最早的治疗方法。以往的治疗方法对抑郁症的疗效报道不一（30%～70%），包括扣带回前部切开术、立体定向尾状核下束切开术、边缘脑白质切开术和内囊前肢切开术[21, 22]。由于可能存在人格和认知的变化，以及治疗所造成的毁损是永久性且不可逆转的，这种治疗方式已经被淘汰。精神药理学的诞生也为精神疾病的治疗提供了一种微创的方法。

最近几十年，功能性神经成像所提供的信息，让我们对患有情绪障碍的患者大脑不同区域的功能有了更深入的了解。此外，有一种将神经精神疾病称为脑网络功能失调的趋势。功能成像使研究进展超越了静态病变模型，突出了在抑郁症病理生理学中相互联系的节点和神经回路的相关性。神经成像技术引入了识别"情绪调节网络"不同区域在抑郁症状学不同方面的作用的可能性[23]。当皮层和皮层下结构成为一些神经精神疾病的外科手术靶点后，对它们之间的传导通路、病理状态下功能改变及情绪变化的认识，为以脑深部电刺激（DBS）的形式实施侵入性神经调控治疗提供了理论依据。自2005年首次报道以来，多个靶点已被尝试作为治疗难治性抑郁症的治疗选择。DBS的确切作用机制尚不清楚，它可能涉及病理功能回路的调节。

在本章的内容中，将讨论不同靶点的DBS抗抑郁治疗的原理。解剖靶点包括胼胝体下扣带回白质（SCC）、腹侧内囊/腹侧纹状体或腹侧内囊前肢（VC/VS或ALIC）、伏隔核（NAC）、前脑内侧束（MFB）上外侧、丘脑下脚（ITP）和僵外侧核（LHb）。

北美和欧洲的一些研究小组已经在这些靶点中探索了DBS治疗抑郁症的方法，但结果各不相同。虽然记录其潜在功效的最初出版物可以追溯到近15年前，但该领域仍被认为处于初级阶段。考虑抑郁症的患病率、药物的耐药性，以及持续的高自杀率，接受DBS治疗TRD的患者总数仍维持在较低的比率[24]。开放标签试验的初步结果令人鼓舞，但在随机对照双盲研究中未能成功复制。有几个原因可以解释这种不一致。重要的是，可能与研究的设计、患者的选择或缺乏明确的靶点相关。近10年来开发的知识库可能会为将来临床试验的成功提供更大的机会，因为涉及神经外科技术改进的几个方面均已经取得了进展，试验设计已经过严格讨论，并且靶点的前景似乎更接近于实现了。

我们将进行一次按时间顺序的讨论，将靶

点选择背后的基础科学和转化科学，以及神经影像学的进展结合起来，从而提高精准度和植入率。

## 二、DBS 治疗难治性抑郁症的靶点

### （一）胼胝体下扣带回白质

#### 1. 基本原理

前扣带回皮层在抑郁症的病理生理学中起着至关重要的作用。该区域的参与已通过影像数据（结构和功能数据）及生理学的验证。多个实验已经将前扣带回的胼胝体下部分描述为参与负性情绪和抗抑郁治疗反应的情绪调节网络的关键节点。与之前在消融手术或毁损研究中的 DBS 的其他靶点不同，下扣带回皮层并不符合经典的"毁损缺失"预期。功能成像强调该区域为一个更大的，多成分情绪调节系统的主要动态调节器。

SCC 中的代谢（主要通过正电子发射体层成像研究）与抑郁和焦虑的严重程度呈正相关 [25-27]。当正常对照组进行悲伤诱导实验时，该区域的血流量增加 [28]。接受抗抑郁药治疗的患者代谢水平从异常升高到正常 [29]。在 SCC 中观察到的这些变化并不是孤立的，治疗中其他大脑区域的变化支持了基于神经回路的情绪状态变化的概念。在抑郁症患者中，SCC 和默认模式网络（DMN）中的丘脑之间的静息状态功能连接显著增强。抑郁发作的持续时间与患者 SCC 的功能连接呈正相关 [30]。Meta 分析结果显示 DMN 和 SCC 之间的功能连接增加，可以更可靠的预测抑郁性沉思水平 [31, 32]。

#### 2. 临床研究

观察表明，在 TRD 患者中，SCC（Brodmann 第 25 区域）的过度活动及其与参与情绪调节的其他大脑区域的异常连接与患者情绪相关，通过 DBS 对该区域的直接刺激可导致抑郁状态的改变。基于这一假设，DBS 的高频刺激可以纠正这些异常，恢复正常的情绪调节。在加拿大对 6 例严重难以治疗的抑郁症患者（5 例 ECT 治疗失败）进行了小规模的试验研究，6 例患者中的 4 例在 6 个月后出现反应（抑郁严重程度较基线下降 50%），其中 3 例患者症状得到缓解。汉密尔顿抑郁量表降低了 71% [33]。最初的 6 例患者增加到 20 例，他们被植入电极并监测长期刺激的抗抑郁作用。术后 1 个月，35% 的患者达到了有反应标准，10% 的患者缓解。6 个月后，60% 的患者出现刺激反应，35% 的患者达到了缓解标准，12 个月时基本维持在该水平 [34]。值得注意的是，DBS 的抗抑郁作用得以维持。这组患者的长期随访显示，情绪评分量表持续降低。DBS 治疗 1 年后，62.5% 的患者有反应，2 年后的反应率为 46%，3 年后的反应率为 75%。这些患者（都以不同靶点进行 DBS）的抑郁症状已经持续了近 7 年，治疗抵抗是最严重的。所有患者术前均有严重的职业损害（仅 10% 为在职人员），ECT 治疗后均有复发。DBS 不仅使症状显著持续减轻，而且直到最后一次随访时，身体健康和社会功能方面的损害逐步改善 [35]。虽然有 2 例患者在抑郁复发期间死于自杀，但在本次随访期间未报道明显的与刺激相关的不良事件。

在早期该领域的热门研究下，不同中心尝试进行相关领域的研究。在随后的几年中，发表了一些单中心和多中心研究，显示了在开放标签设计中有效程度相当（表 28-1）。17 例患者在埃默里大学接受了植入手术。这项研究还包括双相情感障碍患者（17 例患者中的 7 例）。刺激 6 个月后，有效率为 41%（7/17），刺激 2 年后为 92%（17 例患者中有 12 例在公布时已达到后一个时间点）。有趣的是，双相情感障碍患者和单相抑郁症患者的反应没有差异。没有

与刺激相关的副作用，如躁狂或认知改变[36]。其他中心也描述了类似的结果，其中有许多病例报道[37-40]。Puigdemont 等报道 8 例严重 TRD 患者 6 个月反应率和缓解率分别为 87.5% 和 37.5%。这些显著的改善在 12 个月后得以维持，有 62.5% 的反应率和 50% 的缓解率。德国的另一研究组植入了 6 例受试者，研究了刺激的急性效应，但也描述了长期的抗抑郁作用，其中 2 例受试者在刺激 6 个月后抑郁得到缓解。重要的是，他们没有描述高频刺激的副作用[39]。早期的分析结果显示了这一目标是有希望的，如 Berlim 等观察了 4 项随访研究，发现在 3 个月、6 个月和 12 个月的随访终点，反应率和缓解率分别为 36.6% 和 16.7%、53.9% 和 24.1%、39.9% 和 26.3%[41]。在加拿大的 3 个不同地点进行了另外一项多中心研究，有 21 例患者被植入[37]，48% 的患者在 6 个月时有刺激反应。

一项由行业赞助的多中心研究，最初的目的是在美国招募 200 名患者。在分析确定该研究达到其主要结果的可能性很低之后，该研究被终止了[48]。到研究停止时，已有 90 名患者被植入。其主要结果是双盲阶段（24 周）的第 4～6 个月内平均的反应（抑郁症的严重程度较基线水平降低 40% 以上）。参与者被随机分配为刺激组（n=60）或假刺激组（n=30），然后所有参与者都接受了刺激。在双盲期，反应无统计学差异［刺激组中有 12 名患者（20%），对照组中有 5 名患者（17%）］。这些结果低于先前的开放标签研究报告，但有趣的是，长期（开放标签）随访阶段发现了治疗效果的增加。抗抑郁效果在 18 个月、24 个月和 30 个月时是最初的 2 倍，研究中一半的患者显示出长期 DBS 治疗的积极作用。在其他组中也证明了长期 DBS 治疗的抗抑郁有效性[49]，高频参数刺激似乎是最有效的，需要不间断刺激，如果停止刺激的话，几周内症状就会复发[50]。

这类研究可能有多种原因导致失败，其中，患者选择和研究设计是常见的原因[63]。神

表 28-1　重度抑郁症最相关的脑深部电刺激（DBS）试验

| 研　究 | 靶　点 | 受试者 | 设　计 | 随　访 | 结　果 | 影　响 |
|---|---|---|---|---|---|---|
| Mayberg 等（2005）[33] | SCC | 6 | OLS | 6 个月 | HAM-D 降低 71%；反应率 66%，缓解率 50% | 第一次 DBS 用于抑郁症研究；积极的临床结果，局部和远隔区域的 PET 变化 |
| Lozano 等（2008）[34] | SCC | 20 | OLS | 1 年 | 反应率 55%，缓解率 33% | 情绪持续改善 1 年 |
| Kennedy 等（2011）[35] | SCC | 20 | OLS | 3 年 | 反应率 64%，缓解率 43%～50% | 长期随访安全有效 |
| Puigdemont 等（2012）[42] | SCC | 8 | OLS | 1 年 | 反应率 62.5%，缓解 50% | 第二项独立研究显示 SCC-DBS 的疗效 |
| Holtzheimer 等（2012）[43] | SCC | 17 | OLS | 2 年 | 6 个月时反应率 41%，2 年时反应率 92%（11/12 患者） | 表明 SCC-DBS 的长期疗效和安全性 |
| Ramasubbu 等（2013）[44] | SCC | 4 | OLS | 6 个月 | 反应率 50% | 较长的脉冲宽度可能在抗抑郁作用中有效 |
| Merkl 等（2013）[39] | SCC | 6 | OLS | 24～36 周 | 反应率 33%，缓解率 33% | SCC-DBS 可有急性和慢性抗抑郁作用 |
| Puigdemont 等（2015）[45] | SCC | 5 | COS | 6 个月 | 刺激阶段，4/5 持续反应；假刺激阶段，2/5 复发 | 持续电刺激是必要的，以避免复发。症状恢复缓慢 |

（续 表）

| 研 究 | 靶点 | 受试者 | 设 计 | 随 访 | 结 果 | 影 响 |
|---|---|---|---|---|---|---|
| Accolla 等（2016）[46] | SCC | 5 | OLS | 24 个月 | 反应率 20% | 直回后部是 MDD DBS 治疗的有效靶点 |
| Riva-Posse 等（2017）[47] | SCC | 11 | OLS | 1 年 | 反应率 81.8%，缓解率 54% | 基于纤维束描记的 DBS 靶点选择提高疗效 |
| Holtzheimer 等（2017）[48] | SCC | 90 | RCT | RCT 6 个月，然后开放标签随访 | 反应率：20%（刺激组）vs. 17%（假刺激组）；缓解率：5%（刺激组）vs. 7%（假刺激组） | 在主要终点没有临床意义；长期随访（开放标签）反应率提高 |
| Merkl 等（2017）[49] | SCC | 8 | RCT 和之后 OLS | 24～48 个月 | 6 个月时反应率 37%，平均反应率 51%，长期随访缓解率 33% | 双盲期（8 周）无临床意义；长期随访有显著反应 |
| Eitan 等（2017）[50] | SCC | 9 | RCT-COS | 13 个月 | 反应率 44% | 长期高频刺激似乎优于低频 |
| Malone 等（2009）[51] | VC/VS | 15 | OLS | 12 个月 | 反应率 53%；缓解率 40% | 抑郁症状显著改善 |
| Malone 等（2010）[52] | VC/VS | 17 | OLS | 14～67 个月 | 最后一次随访反应率 71%，缓解率 35% | 长期随访期间抑郁症状显著改善 |
| Dougherty 等（2015）[53] | VC/VS | 30 | RCT 和之后 OLS | RCT 16 周和之后 OLS | RCT 反应率：20%（刺激组）vs. 14.3%（假刺激组）；长期随访反应率 20%～26.7%。 | 第一次 DBS RCT |
| Bergfeld 等（2016）[54] | vALIC | 25（OLS）；16（COS） | OLS 和之后 RCT-COS | 1 年（OLS），22 周（COS） | 反应率 40%（OLS 期）；16 例 COS 患者在 DBS 刺激期间 HAM-D 降低（P < 0.001） | vALIC DBS 显示抑郁症状显著减少；停止刺激后恢复抑郁 |
| Bewernick 等（2012）[55] | NAC | 11 | OLS | 48 个月 | 反应率 45% | 长期随访患者有反应 |
| Millet 等（2014）[56] | NAC | 4 | OLS | 6 个月 | 延长刺激时反应率 50% | NAC 比尾状核更有前途 |
| Schlaepfer 等（2013）[57] | MFB | 7 | OLS | 12～33 周 | 反应率 86%；缓解率 57.1% | 2 天内症状迅速减轻，长期治疗有反应 |
| Fenoy 等（2016）[58] | MFB | 4 | OLS | 26 周 | 反应率 75% | 在 7 天内症状迅速减轻，长期治疗有反应 |
| Fenoy 等（2018）[59] | MFB | 6 | OLS | 1 年 | 反应率 80%（4/5，1 名退出而失访） | 持续和持久的抗抑郁反应 |
| Jimenez 等（2005）[60] | ITP | 1 | CR | 18 周 | HAM-D 评分从 42 到 6，缓解率 100% | ITP DBS 具有显著抗抑郁作用 |
| Raymaekers 等（2017）[61] | ITP vs. vALIC | 7 | COS | 3～8 年 | 对 ALIC 刺激和 ITP 有反应，2 名自杀 | 6/7 患者更喜欢 vALIC |
| Sartorius 等（2010）[62] | LHb | 1 | CR | 4 个月 | 缓解 | 突出 LHb 的抗抑郁作用；停止 DBS 刺激的导致抑郁症状的复发 |

OLS. 开放标签研究；RCT. 随机对照试验；COS. 交叉研究；CR. 病例报告；SCC. 胼胝体下扣带回；VC/VS. 腹侧内囊 / 腹侧纹状体；vALIC. 腹侧内囊前肢；NAC. 伏隔核；MFB. 前脑内侧束；ITP. 丘脑下脚；LHb. 缰外侧核；HAM-D. 汉密尔顿抑郁量表

经外科立体定向干预对患者之间的变异性有一个独特的可变性来源，这是其他抗抑郁治疗研究所没有的（除了 rTMS）：植入电极的解剖精度是决定治疗反应的关键因素[64]。DBS 的 SCC 靶点最初是通过确定在正电子发射体层成像（PET）上看到的代谢变化的解剖位置来选择的。这些技术缺乏高分辨率结构成像和先进的神经成像序列的精度。此外，SCC 是一个解剖变异性很高的区域，没有通过常规活体成像可明确识别的标志[65]。DBS 的应答者和非应答者在植入电极的解剖坐标上没有区别[66]。开放标签研究的优势可能与通过尝试法进行刺激触点调整有关。在预先确定的植入和刺激参数变化范围内，盲法试验不能控制反应的基本因素。当结合新的纤维束成像和估计激活组织体积的工程方法时（图 28-1A），对 SCC 中受刺激的白质纤维和网络的认识变得更加明显[67]。这些发现表明，电极位置的微小差异可导致激活途径的实质性差异，并且被证实与 DBS 诱导的抗抑郁作用相关的广泛网络变化有关。激活皮层、皮层下和扣带回通路的独特组合才能获得治疗益处。对接受 DBS 的 17 名受试者进行回顾性分析表明，所有应答者都有一个共同的纤维束描记图[68]。通过使用模型计算个性化刺激参数的刺激体积，每个触点都有一组独特的白质纤维。所有的 DBS 有刺激反应者共用一组白质束，这些白质束将 SCC 连接到其他的扣带回皮层（通过扣带回束）、双侧额叶内侧皮层（通过胼胝体辐射线）、皮层下核和丘脑（通过钩状束和额纹状体纤维）。一旦在回顾性分析中确定了该模式，就对该假说进行了前瞻性检验。11 名受试者进行了 DBS 植入，其靶点是基于应答者中存在的脑网络图来确定的[69]。这种方法显著提高了应答率，有 8/11（72.7%）的患者在 6 个月后比基线改善了 50% 以上，另有一名受试者在 12 个月的时间点成了有反应者（9/11，81.8% 的应答率）。在 11 名受试者中，通过"网络连接图"进行准确定位及电极植入。前瞻性靶向治疗允许针对患者进行个性化、特异性选择靶点。这种定位方法巩固并验证了以扣带回为中心的网络模型的概念，在这种模型中，为了获得足够的抗抑郁效果，需要参与到抑郁网络的更广区域。此外，还有更多的报道证实了 SCC-DBS 背后的网络模型原理。不同的白质激活模式与不同的术中反应有关，例如自主神经反应（心率升高），也与抗抑郁反应有关[70,71]。

弥散张量成像（DTI）神经束是一个复杂的精确目标，其衍生信息在临床应用中的有效性尚未完全确定。更好的使用纤维束描记的方法将涉及从一种人工迭代的确定性方法发展到基于数据驱动的概率纤维束描记定位[72]。复制、更大量的试验，以及描述良好的靶点选择流程将有希望验证这些方法[73,74]。

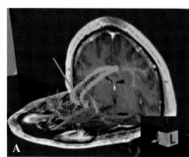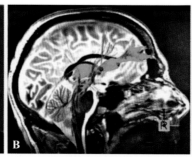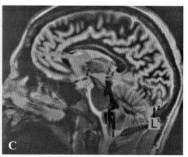

▲ 图 28-1　3 个确定脑深部电刺激靶点的纤维束成像

A. 胼胝体下扣带回靶点；B. 腹侧内囊 / 腹侧纹状体靶点；C. 前脑内侧束靶点（图片由 KiSueng Choi, PhD 提供）

### （二）腹侧内囊 / 腹侧纹状体（腹侧内囊前肢）

#### 1. 基本原理

腹侧内囊 / 腹侧纹状体（VC/VS）也称为腹侧内囊前肢（vALIC），被认为是抑郁症和焦虑症的另一个靶点。多年来，内囊前肢切开术是治疗难治性强迫症（OCD）的有效方法[75, 76]。使用 DBS，强迫症患者不仅表现出强迫症状的改善，而且在内囊前肢切开术后的抑郁量表也有改善[77]。强迫症患者的情绪改善导致了对 TRD 靶点的探索。在最初复制旧的消融方法的同时，新的研究表明，刺激内囊中 DBS 不同触点时产生了皮层 – 纹状体 – 丘脑网络的不同的激活模式[78]。DBS 对神经活动的调节显示，无论刺激在 VC/VS 中前轴的腹侧还是背侧，均出现脑灌注增加。有证据表明，在最腹侧部位的 DBS 与抑郁症状严重程度的临床变化有关，但与强迫症症状严重程度无关。

#### 2. 临床研究

VC/VS DBS 的手术技术包括立体定向解剖定位，以及采用高分辨率容积磁共振成像进行规划。内囊的前肢和 VS 可以在 $T_2$ 和反转恢复图像上很容易地显示出来，可以直接定位。典型的坐标是中线外侧 4～10mm，前连合腹侧 3～5mm，前连合后缘前 1～3mm。DBS 电极是植入双侧内囊中，位于 NAC 最腹侧[50, 79]。

该区域的 DBS 是通过高频刺激引起"功能抑制"。第一项开放性研究对 17 例 TRD 患者的 VC/VS DBS 进行了评价，发现 12 个月随访时有 53% 的患者有反应，14～67 个月最后一次随访时有 71% 的患者有反应（缓解率为 40%）[50, 51]。这种开放标签的结果是有希望的，设计了一个多中心随机临床试验，目的是提供更高水平的证据支持，用于治疗 TRD。DBS 治疗 OCD 已经在 2009 年获得了人道主义设备豁

免[52, 80]。在美国进行的一项 16 周随机、假对照试验未发现治疗有效的临床意义。在 15 名刺激组的患者中，只有 3 名（20%）获得了反应，而 14 名假刺激组患者中有 2 名（14.3%）获得了反应。在 24 个月的随访中，开放标签阶段的反应率也很低，20%～26.7% 的患者在此期间的任何时候都有反应[52]。

在荷兰设计和进行的另一项的研究结果更好，虽然他们没有可比性。试验的变化是它在初始开放标签阶段优化，持续了 52 周。这个开放标签阶段 25 个患者的总缓解率为 40%。平均抑郁评分下降 28.3%（汉密尔顿抑郁量表 17 项）和 30%［蒙哥马利 – 奥斯伯格抑郁量表（MADRS）］。在这 25 名患者中，16 名（9 名有反应者和 7 名无反应者）进入随机交叉期（刺激 – 假刺激与假刺激 – 刺激）。当停止刺激时，所有反应者在不到 2 周内症状复发[53]。有理由认为，当刺激停止时，不同的靶点可能有不同的复发时间[81]。

在同一靶点对强迫症 DBS 的研究中已经开始利用神经影像成像技术，如纤维束描记成像技术，以确定某些导致患者反应的纤维束（图 28-1B）[82]。在强迫症患者中，刺激邻近 MFB 的内囊纤维比刺激丘脑前辐射能获得更好的治疗结果（$P=0.04$；$r=0.34$），证实了纤维束成像与标准解剖成像（如 SCC）的差异，刺激靶点大多重叠，不能区分反应状态，提示反应与解剖定义的电极位置无关。如前所述，最优靶点的概念已经演变，从将靶点视为坐标确定的灰质或白质结构，到将靶点视为"接入"连接到症状网络多个区域的电路[83]。创新的试验设计、新影像学方法的引入及特定生物标记物的参与，无论是生理学、影像学还是神经心理学，都将继续阐明 DBS 的作用机制，并使该靶点成为治疗 TRD 患者的可行方法。

## （三）伏隔核

### 1. 基本原理

在这项技术早期，伏隔核（nucleus accumbens, NAC）被认为是神经调控靶点[84]。众所周知，它在动机、奖励（即激励显著性、认罪确信和积极强化）和强化学习的认知过程中起着关键作用[85]。长期以来动物研究都描述电刺激伏隔核的抗缺氧作用[86]。在抑郁症动物模型中，奖励系统功能失调，并通过长期服用抗抑郁药进行调整[87]。

### 2. 临床研究

尽管间断刺激在几十年前就已经进行了，但当德国的一个小组在 3 名患有严重难治性抑郁症的患者植入电极时，NAC DBS 在"现代"的起点才开始[88]。当刺激器打开时，3 名受试者的抑郁症状"立即"改善，而当刺激器关闭时，3 名受试者的抑郁症状均恶化。应用 FDG-PET 观察到大脑代谢的显著变化，这与刺激额叶神经网络有关。该研究队列被扩展到 10 名参与者。刺激 1 年后，一半（50%）有反应，3 名患者病情缓解[89]。在这个更大的队列中也观察到类似的 PET 结果，膝下扣带回和包括眶前额叶皮层在内的前额叶区域的代谢减少。NAC DBS 也具有持续和持久的抗抑郁作用，在 48 例相同的开放标签队列研究中显示 45%（5/11）的反应率[54]。法国的另一个研究小组植入了 4 名受试者，目的是进行一项多中心前瞻性、非竞争性和开放性试验。患者最初接受尾状核刺激，在缺乏抗抑郁反应后，给予伏隔核刺激。DBS 刺激靶点的变化导致 4 名受试者中有 3 名的情绪发生了积极变化[55]。两项试验均未报告认知或其他主要不良反应[90]。文献提供了 NAC DBS 治疗 TRD 的有希望的证据；然而，小样本阻碍了关于其抗抑郁疗效的确切结论。

## （四）前脑内侧束

### 1. 基本原理

MFB 是中脑边缘叶 – 中脑皮层多巴胺奖赏系统的一部分[91]。研究人员假设 MFB 刺激的作用是调节 mPFC 到 VTA 的谷氨酰胺能下行纤维，调节多巴胺，并且刺激大脑皮层区域。长期以来，MFB 被认为是与动物和人类受试者的心理 – 行为功能相关的一种基本结构[92, 93]。关于其功能的描述涉及情感调节和奖赏 – 寻求系统[94, 95]。MFB 的纤维在腹侧被盖区和 NAC 之间穿行，其结构超出了奖赏 – 寻求系统，似乎与 MDD 的病理生理有关。有趣的是，虽然该系统中的其他靶点（腹侧纹状体和伏隔核）已经尝试过，但在标准成像中该系统识别困难推迟了其在抑郁症中 DBS 潜在靶点的应用[96]。

### 2. 临床研究

MFB DBS 的手术技术总是需要确定性的纤维束影像来单独绘制靶区（图 28–1C）。德国最初的试点研究评估了 MFB DBS 在 7 例 TRD 患者中的安全性和有效性[56]。令人震惊的是，抗抑郁的起效非常迅速，甚至比之前所描述的 NAC 还要快。作者描述了术中即时的抗抑郁作用，如食欲动机。在刺激的第 1 周内，患者已经有明显的改善，反应率和缓解率分别为 86% 和 57.1%。在美国，这一快速反应在 4 名植入患者的不同队列中进行了复制。4 名患者中有 3 名在刺激开始后 1 周的抑郁评分相对于基线下降了 50% 以上[57]。在这两个病例系列中，一个值得注意的事实是，在最初的队列中，对 DBS 没有反应的患者在电极的轨迹上有轻微的颅内出血，因此不可逆转地降低了刺激的预期目标。在上面描述的第二个队列中，在分析 DTI 时，对 DBS 无反应的患者额叶与 MFB 的连接减少。两个中心都发表了他们的长期研究结果，抗抑郁的有效性是持续的，神经认知测试没有发现认知或冲动的变化[58, 97, 98]。由于靠近中脑的动眼神经控制区，斜视和复视是 DBS 在该靶区最显著的刺激相关副作用。类似于抗抑郁作用的快速起效，如果停止刺激，抑郁症状似乎会突然恢复[81]。

最近，报道了一项关于随机对照刺激起效的临床研究[99]。16 名患者被植入 MFB DBS，并在植入后的最初 2 个月随机接受假刺激或真刺激。这项研究在刺激 12 个月后达到了最初的结果，所有参与者对 DBS 都有反应，MADRS 平均下降了 56%（50% 的患者处于缓解期）。在这一结果上缺乏差异性突出了 DBS 试验设计的困难，很难想象一个持续的抗抑郁试验结果是由安慰剂效应引起的。TRD 患者通常对抗抑郁的干预反应很小，而且这些干预措施通常是短期的。但是任何监管机构如果要求以假阳性对照试验作为主要疗效结果，就会认为这项研究没有结论性。这项试验的作者指出，进行缓慢、谨慎和适应性的 DBS 治疗抑郁症研究是适当的。

### （五）丘脑下脚

ITP 是连接丘脑背内侧和眶额皮层的传导通路的一部分[100]。抑郁症模型显示了这方面的失调[101]。一个关于 ITP DBS 的病例报告显示术后早期抑郁评分下降，并在使用高频 DBS 和非常大的脉宽（3.5V，450μs 脉宽）刺激 8 个月后持续下降[59]。当刺激被中断时，抑郁症状再次出现，在刺激恢复并持续有效后，抗抑郁作用重新恢复[102]。一项试验试图评估内囊刺激和丘脑下脚刺激之间的差异。该组由 7 例 TRD 患者组成，每个靶点接受 2 个月的盲交叉期。由于参与人数少，无法确定一个靶点优于另一个靶点。所有患者（n=7）在植入后至少随访 3 年（3～8 年）。6 例患者完成了第一次交叉，5 例患者完成了第二次交叉。2 例参与者自杀身亡。从数值上看，内囊刺激的抑郁评分似乎较

低。3/5 的受试者对 ITP 刺激有反应。患者首选 ALIC/BNST 靶点而无重大不良反应[60]。需要进一步的临床研究来验证 ITP 作为 DBS 治疗抑郁症的靶点。

### （六）缰外侧核

#### 1. 基本原理

LHb 是一种上丘脑结构，调节 5- 羟色胺能中缝核活动，调节多巴胺能中脑功能[103]。缰外侧核的激活增加导致 5- 羟色胺能、去甲肾上腺素能、多巴胺能系统的下调和下丘脑 - 垂体 - 肾上腺（HPA）轴的刺激[104]。抑郁状态下缰核的过度活动可能会被 DBS 对缰外侧核的功能抑制所抵消。该假说是基于一项检查色氨酸耗尽后缰核的临床影像学研究和几种抑郁动物模型的发现[86]。氯胺酮（一种快速作用的抗抑郁药）的急性抗抑郁特性可通过缰核介导[105]。

#### 2. 临床研究

尽管其有很好的神经生物学支持，但文献中只有 2 个病例报道[106]。在一个病例中，作者报道了刺激缰核 4 个月后抑郁症状的缓解。有趣的是，停止 DBS 刺激导致抑郁症状的复发[61]。进一步的临床试验，病例系列和靶点之间的比较研究正在进行，以进一步检验作为 DBS 靶点的可行性。

## 三、结论

精神疾病是复杂的，症状和体征是多个相互关联的相关回路（情绪、奖赏、焦虑 / 恐惧、自我平衡、认知等）的表现。功能神经外科在过去几十年中一直处于临床神经科学进展的前沿。较新的外科手术技术可实现更精确的植入，最大限度地减少并发症，并直接监测受影响神经回路的刺激引起的生理变化[107]。DBS 治疗抑郁症的进展不会来自单一的发现或突破，而

是由相关各方（基础科学家、神经外科医生、精神病医生、计算科学家和生物医学工程）共同努力的结果。识别疾病、反应和变化的生物学标志物将对设计更精确的靶点发挥作用[108]。同样，这将影响患者的选择和试验设计。精神病学中的神经调控领域已经成熟，可以采取干预措施，为许多严重的、难治性疾病患者带来希望。当多中心、随机、双盲试验的结果不能复制阳性结果时，最初由小的、开放标签的、多数单中心研究引发的研究热度是不确定的[63, 109]。解决这些不足的新思路和方法已经应用到正在进行的创新性的试验中，这些试验将进一步提高我们在这一复杂领域的认识（NCT 01984710，NCT 03437928）。整个领域，不仅是临床医生和科学家，还有工业界、基金会和监管机构，仍然乐观地认为，更好地解决这一问题的方法最终将为许多患者提供所需要的关键答案。

# 参 考 文 献

[1] Kessler RC, Berglund P, Demler O, Jin R, Merikangas KR, Walters EE. Lifetime prevalence and age-of-onset distributions of DSM-IV disorders in the National Comorbidity Survey Replication. Arch Gen Psychiatry. 2005;62(6):593–602.

[2] Greenberg PE, Kessler RC, Birnbaum HG, Leong SA, Lowe SW, Berglund PA, et al. The economic burden of depression in the United States: how did it change between 1990 and 2000? J Clin Psychiatry. 2003;64(12):1465–75.

[3] Kessler RC, Akiskal HS, Ames M, Birnbaum H, Greenberg P, Hirschfeld RM, et al. Prevalence and effects of mood disorders on work performance in a nationally representative sample of U.S. workers. Am J Psychiatry. 2006;163(9):1561–8.

[4] American Psychiatric Association. Diagnostic and statistical manual of mental disorders. 5th ed. Washington, D.C.: American Psychiatric Association Publishing; 2013.

[5] Pratt LA, Brody DJ, Gu Q. Antidepressant use among persons aged 12 and over: United States, 2011–2014. NCHS Data Brief. 2017(283):1–8.

[6] Taylor C, Fricker AD, Devi LA, Gomes I. Mechanisms of action of antidepressants: from neurotransmitter systems to signaling pathways. Cell Signal. 2005;17(5):549–57.

[7] Cipriani A, Furukawa TA, Salanti G, Chaimani A, Atkinson LZ, Ogawa Y, et al. Comparative efficacy and acceptability of 21 antidepressant drugs for the acute treatment of adults with major depressive disorder: a systematic review and network meta-analysis. Lancet. 2018;391(10128):1357–66.

[8] Trivedi MH, Rush AJ, Wisniewski SR, Nierenberg AA, Warden D, Ritz L, et al. Evaluation of outcomes with citalopram for depression using measurement-based care in STAR*D: implications for clinical practice. Am J Psychiatry. 2006;163(1):28–40.

[9] McIntyre RS, Filteau MJ, Martin L, Patry S, Carvalho A, Cha DS, et al. Treatment-resistant depression: definitions, review of the evidence, and algorithmic approach. J Affect Disord. 2014;156:1–7.

[10] Conway CR, George MS, Sackeim HA. Toward an evidence-based, operational definition of treatment-resistant depression: when enough is enough. JAMA Psychiat. 2017;74(1):9–10.

[11] Gibson TB, Jing Y, Smith Carls G, Kim E, Bagalman JE, Burton WN, et al. Cost burden of treatment resistance in patients with depression. Am J Manag Care. 2010;16(5):370–7.

[12] Holtzheimer PE, Mayberg HS. Stuck in a rut: rethinking depression and its treatment. Trends Neurosci. 2011;34(1):1–9.

[13] Amital D, Fostick L, Silberman A, Beckman M, Spivak B. Serious life events among resistant and non-resistant MDD patients. J Affect Disord. 2008;110(3):260–4.

[14] Bergfeld IO, Mantione M, Figee M, Schuurman PR, Lok A, Denys D. Treatment-resistant depression and suicidality. J Affect Disord. 2018;235:362–7.

[15] Zarate C, Duman RS, Liu G, Sartori S, Quiroz J, Murck H. New paradigms for treatment-resistant depression. Ann N Y Acad Sci. 2013;1292:21–31.

[16] UK ECT Review Group. Efficacy and safety of electroconvulsive therapy in depressive disorders: a systematic review and meta-analysis. Lancet. 2003;361(9360):799–808.

[17] Lam RW, Chan P, Wilkins-Ho M, Yatham LN. Repetitive transcranial magnetic stimulation for treatment-resistant depression: a systematic review and meta-analysis. Can J Psychiatry. 2008;53(9): 621–31.

[18] Gaynes BN, Lloyd SW, Lux L, Gartlehner G, Hansen RA, Brode S, et al. Repetitive transcranial magnetic stimulation for treatment-resistant depression: a systematic review and meta-analysis. J Clin Psychiatry. 2014;75(5):477–89. quiz 89

[19] Burt T, Lisanby SH, Sackeim HA. Neuropsychiatric applications of transcranial magnetic stimulation: a meta-analysis. Int J Neuropsychopharmacol. 2002;5(1):73–103.

[20] Moniz E. Prefrontal leucotomy in the treatment of mental disorders. 1937. Am J Psychiatry. 1994;151(6 Suppl):236–9.

[21] Abosch A, Cosgrove GR. Biological basis for the surgical treatment of depression. Neurosurg Focus. 2008;25(1):E2.

[22] Volpini M, Giacobbe P, Cosgrove GR, Levitt A, Lozano AM, Lipsman N. The history and future of ablative neurosurgery for major depressive disorder. Stereotact Funct Neurosurg. 2017;95(4):216–28.

[23] Williams LM. Precision psychiatry: a neural circuit taxonomy for depression and anxiety. Lancet Psychiatry. 2016;3(5):472–80.

[24] Dandekar MP, Fenoy AJ, Carvalho AF, Soares JC, Quevedo J. Deep brain stimulation for treatment-resistant depression: an integrative review of preclinical and clinical findings and translational implications. Mol Psychiatry. 2018;23(5): 1094–112.

[25] Drevets WC, Bogers W, Raichle ME. Functional anatomical correlates of antidepressant drug treatment assessed using PET measures of regional glucose metabolism. Eur Neuropsychopharmacol. 2002;12(6):527–44.

[26] Kennedy SH, Evans KR, Kruger S, Mayberg HS, Meyer JH, McCann S, et al. Changes in regional brain glucose metabolism measured with positron emission tomography after paroxetine treatment of major depression. Am J Psychiatry. 2001;158(6):899–905.

[27] Osuch EA, Ketter TA, Kimbrell TA, George MS, Benson BE, Willis MW, et al. Regional cerebral metabolism associated with anxiety symptoms in affective disorder patients. Biol Psychiatry. 2000;48(10):1020–3.

[28] Liotti M, Mayberg HS, Brannan SK, McGinnis S, Jerabek P, Fox PT. Differential limbic–cortical correlates of sadness and anxiety in healthy subjects: implications for affective disorders. Biol Psychiatry. 2000;48(1):30–42.

[29] Mayberg HS, Brannan SK, Tekell JL, Silva JA, Mahurin RK, McGinnis S, et al. Regional metabolic effects of fluoxetine in major depression: serial changes and relationship to clinical response. Biol Psychiatry. 2000;48(8):830–43.

[30] Greicius MD, Flores BH, Menon V, Glover GH, Solvason HB, Kenna H, et al. Resting-state functional connectivity in major depression: abnormally increased contributions from subgenual cingulate cortex and thalamus. Biol Psychiatry. 2007;62(5):429–37.

[31] Hamilton JP, Farmer M, Fogelman P, Gotlib IH. Depressive rumination, the default-mode network, and the dark matter of clinical neuroscience. Biol Psychiatry. 2015;78(4):224–30.

[32] Dutta A, McKie S, Deakin JF. Resting state networks in major depressive disorder. Psychiatry Res. 2014;224(3):139–51.

[33] Mayberg HS, Lozano AM, Voon V, McNeely HE, Seminowicz D, Hamani C, et al. Deep brain stimulation for treatment-resistant depression. Neuron. 2005;45(5):651–60.

[34] Lozano AM, Mayberg HS, Giacobbe P, Hamani C, Craddock RC, Kennedy SH. Subcallosal cingulate gyrus deep brain stimulation for treatment-resistant depression. Biol Psychiatry. 2008;64(6):461–7.

[35] Kennedy SH, Giacobbe P, Rizvi SJ, Placenza FM, Nishikawa Y, Mayberg HS, et al. Deep brain stimulation for treatment-resistant depression: follow-up after 3 to 6 years. Am J Psychiatry. 2011;168(5):502–10.

[36] Moreines JL, McClintock SM, Kelley ME, Holtzheimer PE, Mayberg HS. Neuropsychological function before and after subcallosal cingulate deep brain stimulation in patients with treatment-resistant depression. Depress Anxiety. 2014;31(8):690–8.

[37] Lozano AM, Giacobbe P, Hamani C, Rizvi SJ, Kennedy SH, Kolivakis TT, et al. A multicenter pilot study of subcallosal cingulate area deep brain stimulation for treatment-resistant depression. J Neurosurg. 2012;116(2):315–22.

[38] Puigdemont D, Perez-Egea R, Portella MJ, Molet J, de Diego-Adelino J, Gironell A, et al. Deep brain stimulation of the subcallosal cingulate gyrus: further evidence in treatment-resistant major depression. Int J Neuropsychopharmacol. 2012;15:121–33.

[39] Merkl A, Schneider GH, Schonecker T, Aust S, Kuhl KP, Kupsch A, et al. Antidepressant effects after short-term and chronic stimulation of the subgenual cingulate gyrus in treatment-resistant depression. Exp Neurol. 2013;249:160–8.

[40] Ramasubbu R, Anderson S, Haffenden A, Chavda S, Kiss ZH. Double-blind optimization of subcallosal cingulate deep brain stimulation for treatment-resistant depression: a pilot study. J Psychiatry Neurosci. 2013;38(3):120–60.

[41] Berlim MT, McGirr A, Van den Eynde F, Fleck MP, Giacobbe P. Effectiveness and acceptability of deep brain stimulation (DBS) of the subgenual cingulate cortex for treatment-resistant depression: a systematic review and exploratory meta-analysis. J Affect Disord. 2014;159:31–8.

[42] Puigdemont D, Perez-Egea R, Portella MJ, Molet J, de Diego-Adelino J, Gironell A, et al. Deep brain stimulation of the subcallosal cingulate gyrus: further evidence in treatment-resistant major depression. Int J Neuropsychopharmacol. 2012;15(1):121–33.

[43] Holtzheimer PE, Kelley ME, Gross RE, Filkowski MM, Garlow SJ, Barrocas A, et al. Subcallosal cingulate deep brain stimulation for treatment-resistant unipolar and bipolar depression. Arch Gen Psychiatry. 2012;69(2):150–8.

[44] Ramasubbu R, Anderson S, Haffenden A, Chavda S, Kiss ZH. Double-blind optimization of subcallosal cingulate deep brain stimulation for treatment-resistant depression: a pilot study. J Psychiatry Neurosci JPN. 2013;38(5):325–32.

[45] Puigdemont D, Portella M, Perez-Egea R, Molet J, Gironell A, de Diego-Adelino J, et al. A randomized double-blind crossover trial of deep brain stimulation of the subcallosal cingulate gyrus in patients with treatment-resistant depression: a pilot study of relapse prevention. J Psychiatry Neurosci JPN. 2015;40(4):224–31.

[46] Accolla EA, Aust S, Merkl A, Schneider GH, Kuhn AA, Bajbouj M, et al. Deep brain stimulation of the posterior gyrus rectus region for treatment resistant depression. J Affect Disord. 2016;194:33–7.

[47] Riva-Posse P, Choi KS, Holtzheimer PE, Crowell AL, Garlow SJ, Rajendra JK, et al. A connectomic approach for subcallosal cingulate deep brain stimulation surgery: prospective targeting in treatment-resistant depression. Mol Psychiatry. 2018;23(4):843–9.

[48] Holtzheimer PE, Husain MM, Lisanby SH, Taylor SF, Whitworth LA, McClintock S, et al. Subcallosal cingulate deep brain stimulation for treatment-resistant depression: a multisite, randomised, sham-controlled trial. Lancet Psychiatry. 2017;4(11):839–49.

[49] Merkl A, Aust S, Schneider GH, Visser-Vandewalle V, Horn A, Kuhn AA, et al. Deep brain stimulation of the subcallosal cingulate gyrus in patients with treatment-resistant depression: a doubleblinded randomized controlled study and long-term follow-up in eight patients. J Affect Disord. 2018;227:521–9.

[50] Eitan R, Fontaine D, Benoit M, Giordana C, Darmon N, Israel Z, et al. One year double blind study of high vs low frequency subcallosal cingulate stimulation for depression. J Psychiatr Res. 2018;96:124–34.

[51] Malone DA Jr, Dougherty DD, Rezai AR, Carpenter LL, Friehs GM, Eskandar EN, et al. Deep brain stimulation of the ventral capsule/ventral striatum for treatment-resistant

depression. Biol Psychiatry. 2009;65(4):267–75.

[52] Malone DA Jr. Use of deep brain stimulation in treatment-resistant depression. Cleve Clin J Med. 2010;77(Suppl 3):S77–80.

[53] Dougherty DD, Rezai AR, Carpenter LL, Howland RH, Bhati MT, O'Reardon JP, et al. A randomized sham-controlled trial of deep brain stimulation of the ventral capsule/ventral striatum for chronic treatment-resistant depression. Biol Psychiatry. 2015;78(4):240–8.

[54] Bergfeld IO, Mantione M, Hoogendoorn ML, Ruhe HG, Notten P, van Laarhoven J, et al. Deep brain stimulation of the ventral anterior limb of the internal capsule for treatment-resistant depression: a randomized clinical trial. JAMA Psychiat. 2016;73(5):456–64.

[55] Bewernick BH, Kayser S, Sturm V, Schlaepfer TE. Long-term effects of nucleus accumbens deep brain stimulation in treatment-resistant depression: evidence for sustained efficacy. Neuropsychopharmacology. 2012;37(9):1975–85.

[56] Millet B, Jaafari N, Polosan M, Baup N, Giordana B, Haegelen C, et al. Limbic versus cognitive target for deep brain stimulation in treatment-resistant depression: accumbens more promising than caudate. Eur Neuropsychopharmacol. 2014;24(8):1229–39.

[57] Schlaepfer TE, Bewernick BH, Kayser S, Madler B, Coenen VA. Rapid effects of deep brain stimulation for treatment-resistant major depression. Biol Psychiatry. 2013;73(12):1204–12.

[58] Fenoy AJ, Schulz P, Selvaraj S, Burrows C, Spiker D, Cao B, et al. Deep brain stimulation of the medial forebrain bundle: distinctive responses in resistant depression. J Affect Disord. 2016;203:143–51.

[59] Fenoy AJ, Schulz PE, Selvaraj S, Burrows CL, Zunta-Soares G, Durkin K, et al. A longitudinal study on deep brain stimulation of the medial forebrain bundle for treatment-resistant depression. Transl Psychiatry. 2018;8(1):111.

[60] Jimenez F, Velasco F, Salin-Pascual R, Hernandez JA, Velasco M, Criales JL, et al. A patient with a resistant major depression disorder treated with deep brain stimulation in the inferior thalamic peduncle. Neurosurgery. 2005;57(3):585–93; discussion −93

[61] Raymaekers S, Luyten L, Bervoets C, Gabriels L, Nuttin B. Deep brain stimulation for treatment-resistant major depressive disorder: a comparison of two targets and long-term follow-up. Transl Psychiatry. 2017;7(10):e1251.

[62] Sartorius A, Kiening KL, Kirsch P, von Gall CC, Haberkorn U, Unterberg AW, et al. Remission of major depression under deep brain stimulation of the lateral habenula in a therapy-refractory patient. Biol Psychiatry. 2010;67(2):e9–e11.

[63] Schlaepfer TE. Deep brain stimulation for major depression-steps on a long and winding road. Biol Psychiatry. 2015;78(4):218–9.

[64] Fitzgerald PB, Hoy K, McQueen S, Maller JJ, Herring S, Segrave R, et al. A randomized trial of rTMS targeted with MRI based neuro-navigation in treatment-resistant depression. Neuropsychopharmacology. 2009;34:1255.

[65] Dombrowski SM, Hilgetag CC, Barbas H. Quantitative architecture distinguishes prefrontal cortical systems in the rhesus monkey. Cereb Cortex. 2001;11(10):975–88.

[66] Hamani C, Mayberg H, Snyder B, Giacobbe P, Kennedy S, Lozano AM. Deep brain stimulation of the subcallosal cingulate gyrus for depression: anatomical location of active contacts in clinical responders and a suggested guideline for targeting. J Neurosurg. 2009;111(6):1209–15.

[67] Lujan JL, Chaturvedi A, Choi KS, Holtzheimer PE, Gross RE, Mayberg HS, et al. Tractography-activation models applied to subcallosal cingulate deep brain stimulation. Brain Stimul. 2013;6(5):737–9.

[68] Riva-Posse P, Choi KS, Holtzheimer PE, McIntyre CC, Gross RE, Chaturvedi A, et al. Defining critical white matter pathways mediating successful subcallosal cingulate deep brain stimulation for treatment-resistant depression. Biol Psychiatry. 2014;76(12):963–9.

[69] Riva-Posse P, Choi KS, Holtzheimer PE, Crowell AL, Garlow SJ, Rajendra JK, et al. A connectomic approach for subcallosal cingulate deep brain stimulation surgery: prospective targeting in treatment-resistant depression. Mol Psychiatry. 2018;23(4):843.

[70] Choi KS, Riva-Posse P, Gross RE, Mayberg HS. Mapping the "depression switch" during intraoperative testing of subcallosal cingulate deep brain stimulation. JAMA Neurol. 2015;72(11):1252–60.

[71] Riva-Posse P, Inman CS, Choi KS, Crowell AL, Gross RE, Hamann S, et al. Autonomic arousal elicited by subcallosal cingulate stimulation is explained by white matter connectivity. Brain Stimul. 2019;12(3):743–51.

[72] Tsolaki E, Espinoza R, Pouratian N. Using probabilistic tractography to target the subcallosal cingulate cortex in patients with treatment resistant depression. Psychiatry Res Neuroimaging. 2017;261:72–4.

[73] Noecker AM, Choi KS, Riva-Posse P, Gross RE, Mayberg HS, McIntyre CC. StimVision Software: examples and applications in subcallosal cingulate deep brain stimulation for depression. Neuromodulation. 2018;21(2):191–6.

[74] Mavridis IN. Commentary: tractography-activation models applied to subcallosal cingulate deep brain stimulation. Front Neuroanat. 2015;9:148.

[75] Ballantine HT Jr, Cassidy WL, Flanagan NB, Marino R Jr. Stereotaxic anterior cingulotomy for neuropsychiatric illness and intractable pain. J Neurosurg. 1967;26(5):488–95.

[76] Miguel EC, Lopes AC, McLaughlin NCR, Noren G, Gentil AF, Hamani C, et al. Evolution of gamma knife capsulotomy for intractable obsessive-compulsive disorder. Mol Psychiatry. 2019;24(2):218–40.

[77] Greenberg BD, Malone DA, Friehs GM, Rezai AR, Kubu CS, Malloy PF, et al. Three-year outcomes in deep brain stimulation for highly resistant obsessive compulsive disorder. Neuropsychopharmacology. 2006;31(11):2384–93.

[78] Dougherty DD, Chou T, Corse AK, Arulpragasam AR, Widge AS, Cusin C, et al. Acute deep brain stimulation changes in regional cerebral blood flow in obsessive-compulsive disorder. J Neurosurg. 2016;125(5):1087–93.

[79] Greenberg BD, Gabriels LA, Malone DA Jr, Rezai AR, Friehs GM, Okun MS, et al. Deep brain stimulation of the ventral internal capsule/ventral striatum for obsessive-compulsive disorder: worldwide experience. Mol Psychiatry. 2010;15(1):64–79.

[80] Richardson RM, Ghuman AS, Karp JF. Results of the first randomized controlled trial of deep brain stimulation in treatment-resistant depression. Neurosurgery. 2015; 77(2):N23–4.

[81] Kilian HM, Meyer DM, Bewernick BH, Spanier S, Coenen VA, Schlaepfer TE. Discontinuation of superolateral medial forebrain bundle deep brain stimulation for treatment-resistant depression leads to critical relapse. Biol Psychiatry. 2019;85(6):e23–e4.

[82] Liebrand LC, Caan MWA, Schuurman PR, van den Munckhof P, Figee M, Denys D, et al. Individual white matter bundle trajectories are associated with deep brain stimulation response in obsessive-compulsive disorder. Brain Stimul. 2019;12(2):353–60.

[83] Karas PJ, Lee S, Jimenez-Shahed J, Goodman WK, Viswanathan A, Sheth SA. Deep brain stimulation for obsessive compulsive disorder: evolution of surgical stimulation target parallels changing model of dysfunctional brain circuits. Front Neurosci. 2018;12:998.

[84] Bishop MP, Elder ST, Heath RG. Intracranial self-stimulation in man. Science. 1963;140(3565): 394–6.

[85] Floresco SB. The nucleus accumbens: an interface between cognition, emotion, and action. Annu Rev Psychol. 2015;66:25–52.

[86] Lim LW, Prickaerts J, Huguet G, Kadar E, Hartung H, Sharp T, et al. Electrical stimulation alleviates depressive-like behaviors of rats: investigation of brain targets and potential mechanisms. Transl Psychiatry. 2015;5:e535.

[87] Berton O, McClung CA, Dileone RJ, Krishnan V, Renthal W, Russo SJ, et al. Essential role of BDNF in the mesolimbic dopamine pathway in social defeat stress. Science. 2006;311(5762):864–8.

[88] Schlaepfer TE, Cohen MX, Frick C, Kosel M, Brodesser D, Axmacher N, et al. Deep brain stimulation to reward circuitry alleviates anhedonia in refractory major depression. Neuropsychopharmacology. 2008;33(2):368–77.

[89] Bewernick BH, Hurlemann R, Matusch A, Kayser S, Grubert C, Hadrysiewicz B, et al. Nucleus accumbens deep brain stimulation decreases ratings of depression and anxiety in treatment-resistant depression. Biol Psychiatry. 2010;67(2):110–6.

[90] Grubert C, Hurlemann R, Bewernick BH, Kayser S, Hadrysiewicz B, Axmacher N, et al. Neuropsychological safety of nucleus accumbens deep brain stimulation for major depression: effects of 12–month stimulation. World J Biol Psychiatry. 2011;12(7):516–27.

[91] Gálvez JF, Keser Z, Mwangi B, Ghouse AA, Fenoy AJ, Schulz PE, et al. The medial forebrain bundle as a deep brain stimulation target for treatment resistant depression: a review of published data. Prog Neuro-Psychopharmacol Biol Psychiatry. 2015;58:59–70.

[92] Coenen VA, Honey CR, Hurwitz T, Rahman AA, McMaster J, Burgel U, et al. Medial forebrain bundle stimulation as a pathophysiological mechanism for hypomania in subthalamic nucleus deep brain stimulation for Parkinson's disease. Neurosurgery. 2009;64(6):1106–14. discussion 14–5

[93] Coenen VA, Panksepp J, Hurwitz TA, Urbach H, Madler B. Human medial forebrain bundle (MFB) and anterior thalamic radiation (ATR): imaging of two major subcortical pathways and the dynamic balance of opposite affects in understanding depression. J Neuropsychiatry Clin Neurosci. 2012;24(2):223–36.

[94] Panksepp J. Affective neuroscience of the emotional BrainMind: evolutionary perspectives and implications for understanding depression. Dialogues Clin Neurosci. 2010;12(4):533–45.

[95] Panksepp J. Affective consciousness: Core emotional feelings in animals and humans. Conscious Cogn. 2005;14(1):30–80.

[96] Coenen VA, Schlaepfer TE, Allert N, Madler B. Diffusion tensor imaging and neuromodulation: DTI as key technology for deep brain stimulation. Int Rev Neurobiol. 2012;107:207–34.

[97] Bewernick BH, Kayser S, Gippert SM, Switala C, Coenen VA, Schlaepfer TE. Deep brain stimulation to the medial forebrain bundle for depression-long-term outcomes and a novel data analysis strategy. Brain Stimul. 2017;10(3):664–71.

[98] Bewernick BH, Kilian HM, Schmidt K, Reinfeldt RE, Kayser S, Coenen VA, et al. Deep brain stimulation of the supero-lateral branch of the medial forebrain bundle does not lead to changes in personality in patients suffering from severe depression. Psychol Med. 2018;48(16):2684–92.

[99] Coenen VA, Bewernick BH, Kayser S, Kilian H, Bostrom J, Greschus S, et al. Superolateral medial forebrain bundle deep brain stimulation in major depression: a gateway trial. Neuropsychopharmacology. 2019;44(7):1224–32.

[100] Kopell BH, Greenberg BD. Anatomy and physiology of the basal ganglia: implications for DBS in psychiatry. Neurosci Biobehav Rev. 2008;32(3):408–22.

[101] Drevets WC. Functional anatomical abnormalities in limbic and prefrontal cortical structures in major depression. Prog Brain Res. 2000;126:413–31.

[102] Jimenez F, Nicolini H, Lozano AM, Piedimonte F, Salin R, Velasco F. Electrical stimulation of the inferior thalamic peduncle in the treatment of major depression and obsessive compulsive disorders. World Neurosurg. 2013;80(3–4):S30.e17–25.

[103] Boulos LJ, Darcq E, Kieffer BL. Translating the Habenula-from rodents to humans. Biol Psychiatry. 2017;81(4):296–305.

[104] Sartorius A, Henn FA. Deep brain stimulation of the lateral habenula in treatment resistant major depression. Med Hypotheses. 2007;69(6):1305–8.

[105] Gass N, Becker R, Reinwald J, Cosa-Linan A, Sack M, Weber-Fahr W, et al. Differences between ketamine's short-term and long-term effects on brain circuitry in depression. Transl Psychiatry. 2019;9(1):172.

[106] Geisler S, Trimble M. The lateral habenula: no lon ger neglected. CNS Spectr. 2008;13(6):484–9.

[107] Lozano AM, Lipsman N. Probing and regulating dysfunctional circuits using deep brain stimulation. Neuron. 2013;77(3):406–24.

[108] Dougherty DD. Will deep brain stimulation help move precision medicine to the clinic in psychiatry? Biol Psychiatry. 2019;85(9):706–7.

[109] Mayberg HS, Riva-Posse P, Crowell AL. Deep brain stimulation for depression: keeping an eye on a moving target. JAMA Psychiat. 2016;73(5):439–40.

# 第 29 章　强迫症：脑深部电刺激
## Obsessive-Compulsive Disorder: Deep Brain Stimulation

Patrick J. Hunt　Xuefeng Zhang　Eric A. Storch　Catherine Catlett Christian　Ashwin Viswanathan
Wayne K. Goodman　Sameer A. Sheth　著
陈　勇　译
陶　蔚　校

## 一、概述

强迫症（OCD）的终身患病率为 2%～3% [1,2]，会导致严重的损害，并经常伴有复杂的并发症。强迫症患者会出现强迫观念和（或）强迫行为，导致工作时间损失（每天损失不少于 1h，重度患者通常每天数小时），以及对自身可能造成严重的困扰或损害。患者的自知力各不相同 [3]，这可能导致额外的痛苦 / 损伤，但也可以作为评价治疗结果的有用指标。

虽然强有力的证据表明 OCD 是有遗传性的 [4]，但尚未鉴定出遗传相关的单个基因 [5]。目前，5- 羟色胺神经传递异常导致 OCD 的假说已经得到了实验室和临床研究的支持。

除了异常的 5- 羟色胺动力学外，其他神经递质的异常也被认为在强迫症的发生和发展过程中扮演着重要角色。因此，选择性 5- 羟色胺再摄取抑制药（SSRI）和三环类抗抑郁药氯米帕明（Clomipramine）均被 FDA 批准用于治疗强迫症 [6]。此外，还发现非典型抗精神病药有助于增强 5- 羟色胺再摄取抑制药作用 [7]。

为了了解强迫症患者的神经病理学，科学家和临床医生已经做出了巨大的努力来描述强迫症患者的脑回路特征。在 20 世纪 80—90 年代，出现了皮层 - 纹状体 - 丘脑 - 皮层（CSTC）回路模型来描述这些大脑区域如何在功能上协调控制行为 [8-10]。随后，各种此类的 CSTC 回路被提出和研究，每种回路负责运动、情绪和情感行为的不同方面。在每个回路中，所谓的直接和间接子网络分别负责促进和抑制该行为，这样在正常状态下，可能实现稳态平衡。研究发现，特别是包括前额叶皮层区域在内的 CSTC 回路（图 29-1）在强迫症（OCD）患者中可能存在功能障碍和过度活跃，导致间接和直接通路之间的失衡，以及随后不受控制的强迫行为 [11,12]。大脑的其他区域，如前额叶皮层、边缘回路、下丘脑和杏仁核，也可能在强迫症神经病理学中发挥关键作用 [13,14]。最近，一项大型 Meta 分析显示，强迫症患者在错误行为过程中，由于双侧背侧前扣带回皮层、辅助运动区（SMA）、辅助运动前区（Pre-SMA）、右前岛叶 / 额盖（aI/fO）和前外侧前额叶皮层过度激活，从而任务表现异常。相反，在抑制控制过程中，强迫症患者表现出头端和腹侧前扣带回皮层、双侧丘脑 / 尾状核和顶叶、右侧 aI/fO 和内侧眶额皮层的激活不足（图 29-2）。根据这一理论，强迫症患者可能会被困在强迫回路中，因为错误的强迫症行为仍未被激活不足的抑制控制纠正[15]。因此，这表明新的理论可能是建立在原来的 CSTC 循环理论的基础上。

## 二、OCD 的临床治疗

### （一）认知行为疗法

认知行为疗法（CBT）是强迫症的一线心理治疗方法，主要依靠行为疗法，即暴露与反应预防（exposure and response prevention，ERP）[16]。尽管采用高保真 CBT 结合 ERP 对许多 OCD 患者非常有效（有效率高达 85%），但一些患者在治疗后复发，另外，高达 15% 的患者难以耐受 CBT[17]。因此，通常需要 CBT/ERP 联合药物治疗来改善强迫症患者的症状。事实上，对于轻中度强迫症患者推荐 CBT 单一疗法（如果可用），而对病情更严重的患者，联合治疗是首选[18]。

### （二）药物治疗

迄今为止，FDA 已经批准了 4 种 SSRI（氟西汀、氟伏沙明、帕罗西汀和舍曲林）和 1 种三环类抗抑郁药氯米帕明用于强迫症的治疗。其他药物，包括艾司西酞普兰、文拉法辛，以及其他 SSRI，也常用于治疗强迫症。此外，还有一组抗精神病药，包括氟哌啶醇、利培酮、喹硫平、奥氮平、阿立哌唑和齐拉西酮，已经被用于增强对 SSRI 和氯米帕明疗效较差的 OCD 患者的治疗（表 29-1）。然而，关于添加这些抗精神病药是否可增强治疗效果仍然不明确[19]。

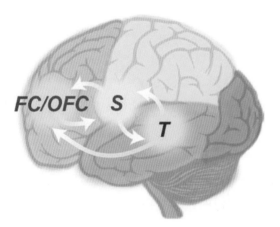

▲ 图 29-1　皮层 - 纹状体 - 丘脑 - 皮层回路，连接眶额叶皮层、前扣带回皮层、丘脑和基底节，传统上认为调节强迫症的中枢病理生理

FC. 额叶皮层；OFC. 眶额叶皮层；S. 纹状体；T. 丘脑

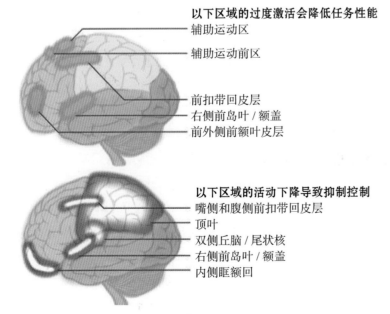

以下区域的过度激活会降低任务性能

辅助运动区
辅助运动前区

前扣带回皮层
右侧前岛叶 / 额盖
前外侧前额叶皮层

以下区域的活动下降导致抑制控制

嘴侧和腹侧前扣带回皮层
顶叶
双侧丘脑 / 尾状核
右侧前岛叶 / 额盖
内侧眶额回

◀ 图 29-2　最近的证据证明皮层 - 纹状体 - 丘脑 - 皮层回路外多个大脑区域的失调，这是导致强迫症的病理生理；因此，现有证据支持强迫症具有更广泛、更复杂的病因

表 29-1　强迫症的药物治疗

| 选择性 5- 羟色胺再摄取抑制药 | 三环类抗抑郁药 | 抗精神病药 | 去甲肾上腺素再摄取抑制药 |
|---|---|---|---|
| 氟西汀 | 氟米帕明 | 阿立哌唑 | 文拉法辛 |
| 氟伏沙明 | | 氟哌啶醇 | |
| 帕罗西汀 | | 奥氮平 | |
| 舍曲林 | | 喹硫平 | |
| 艾斯西酞普兰 | | 利培酮 | |
| | | 齐拉西酮 | |

高亮为 FDA 批准的治疗强迫症的药物

## （三）神经调控

除了 CBT 和药物治疗外，神经调控，包括神经外科手术（立体定向手术，如内囊前支切开术或扣带回切开术）、脑深部电刺激（DBS）和深部经颅磁刺激（dTMS），也是 OCD 治疗的有效手段 [14, 20-24]。在本章中，我们将重点介绍 DBS。毁损治疗，尤其是内囊切开术 [25] 至今仍在使用中，并具有一定的优势 [20, 26]，但我们建议读者阅读参考文献，全面讨论这一手术方案。同样，最近被 FDA [27] 批准用于强迫症治疗的非侵入性深部经颅磁刺激不在本章讨论。

## 三、脑深部电刺激

脑深部电刺激用于治疗神经系统疾病已有 20 多年的历史，最近在治疗精神疾病中的应用也在迅速增加。DBS 在运动障碍，如原发性震颤、帕金森病和肌张力障碍等方面的应用，于 20 世纪 90 年代末和 21 世纪初获得了美国 FDA 的批准，相关章节会对这些内容进行讨论。DBS 用于治疗强迫症的第一个试验发表于 1999 年，证明了该疗法对难治性强迫症患者的初步应用前景 [28]。2009 年，DBS 用于治疗强迫症获得 FDA 人道主义器械豁免（HDE）批准 [29]。随后，几十项研究提供了高水平的证据，支持这种疗法对严重的难治性强迫症的疗效。

## （一）适应证和禁忌证

确定 DBS 治疗强迫症的候选资格需要一个经验丰富的多学科专家组的深思熟虑的审议，该专家组由来自精神病学、心理学、神经外科，有时还有伦理和其他学科的代表组成 [30]。患者必须具有恰当的初步诊断、慢性病程、严重性和难治性，以及无其他可能干扰 DBS 治疗的并发症诊断。纳入标准通常包括以下几点。

1. 根据 DSM-5 诊断标准 [31] 诊断为强迫症的成人。

2. 有明确记录的强迫症慢性病史（病程 ≥ 5 年）。

3. 严重程度，根据 Y-BOCS/Y-BOCS- II 评分 ≥ 28 [32-34] 判定。

4. 难治性，通过适当的药物治疗和认知行为疗法未能达到足够和持久的症状控制而确定的。适当的药物治疗通常包括使用多个 SSRI（≥ 3），氯米帕明和抗精神病药（≥ 2）进行适当剂量和持续时间的试验；充分的 CBT 则包括一项专家暴露 / 反应预防治疗的试验（总时间 ≥ 25h）。

5. 健康状况良好，没有严重的健康问题。

6. 完全有能力理解和遵守指示，并给予充分的知情和书面同意。

7. 对治疗结果有足够的社会支持和适当的期望。

常见的排除标准包括以下方面。

1. 可能干扰治疗的严重精神并发症，如精神病或人格障碍。

2. 严重的神经系统并发症，如严重的认知障碍。

3. 近期严重的药物滥用。

4. 急性精神安全问题，包括即将发生的伤害自己或他人的风险。

5. 妊娠。

## （二）治疗过程

DBS 手术的实施与针对任何其他适应证的 DBS 手术非常相似。在手术前进行有和无造影剂的容积 MRI 扫描，如果靶点为内囊前肢（ALIC）腹侧部分的区域，高质量的 $T_1$ 加权序列通常是观察所需标志的全部序列，FGATIR 序列[35]也可很好地显示这些所需标志。如下所述，该区域有许多名义上的靶点，但它们可能是同一最佳靶点区域的不同名称。由于该靶点区域是美国 FDA HDE 批准的区域，并且大部分已发表的经验显示都在该靶点区域，因此我们在此重点介绍该靶点区域。

该区域解剖学上的关键标志是前连合（AC）、ALIC、腹侧纹状体（VS）和穹隆。正如下文转归部分所述，在过去 10 年累积的临床经验中，最佳靶点已经经验性的向后移动了。目前，大多数组的靶点在 AC 的前后（Y）坐标方向上的几毫米范围内，经典的腹侧内囊 / 腹侧纹状体（VC/VS）或"腹侧 ALIC"靶点位于 AC 前方 0～2mm 处，而终纹床核（BNST）靶点位于 AC 后方 0～2mm 处（图 29-3）。如下所述，我们已经成功地使用了这两个靶点，并且正在开展的工作尝试根据患者特定的白质通路重建个性化靶点。对于这两个靶点，上下（Z）坐标通常都位于 AC-PC 平面正下方。我们通常计划最腹侧的触点位于灰质内（VS 或

BNST），而较高的触点在其背侧的白质内，调整内外侧（X）坐标，使路径保持在内囊白质内。设定靶点之后，我们选择一个使路径保持在 ALIC 下方的入点，使用对比增强序列来调整入点，使路径不会穿过血管。

立体定向设备当然是外科医生必备，无论是传统框架、机器人立体定向系统、颅骨安装框架，或是其他方法。我们在手术室采用局部麻醉，使用传统框架，有时借助轻度静脉镇静，然后将患者置于舒适的位置，同时标记入点并规划切口。我们使用两个弧形切口，旨在防止切口覆盖在钻孔盖的硬件上。与单个双冠状切口相比，我们更喜欢两个较小切口，因为该靶点的入点通常位于颅骨的外侧面（考虑到 ALIC 的冠状角；图 29-3），因此单个冠状切口必须相当长。

随后做一个标准开颅，唤醒患者。我们发现微电极记录在临床上对靶点定位没有帮助，而是倾向于使用术中成像（3D 荧光透视成像 / CT）来验证电极的正确位置。另外，通过术中刺激获得"欢笑"反应是预测后期临床改善的一个很好指标[36]。固定好两根电极后，在手术结束前进行影像扫描获得最终 3D 图像以确认电极位置。通常在电极放置后，立即进行第二阶段手术（脉冲发生器植入），重新标记切口和铺巾，而不是像运动障碍患者那样分期植入脉冲发生器，大多数患者在第二天即可出院。

## （三）DBS 设备的开机、程控和调试

将刺激器参数调整至最佳状态通常需要 6～12 个月。在最初的 2 个月中，患者大约每 2 周接受 1 次随访，之后，患者大约每月接受 1 次随访，或者如果正在参加临床试验，则按照临床试验方案接受随访。可向患者提供远程调控，以便在两次预约之间在家进行微小调整，但是，为患者提供这种微调之前，必须要经过全面的教育、具体的指导，以及护理团队成员

的示范。在罕见的完全无反应和发生不良反应的情况下，最终可能需取出刺激器及电极。

在术后程控访视期间，由具有 OCD 和 DBS 专业知识的经验丰富的精神病学专家调整 DBS 刺激参数，该设备使用手持式平板电脑进行遥测编程。与治疗运动障碍的 DBS 相同，可以调整以下刺激参数：电极触点的选择、振幅、频率和脉宽。由于可能的不同排列数量巨大，因此遵循基于先前临床经验的编程算法，可使该任务更易于管理。最初，进行单极测试时频率通常设定在 130~150Hz，且恒定脉宽为 90~150μs，振幅则根据耐受情况逐渐调整，并

在床旁评估情绪 / 情感、"精力"和焦虑的指导下进行，急性诱导欢笑反应亦可用于指导编程。但是，关键是不要让患者在轻度躁狂的情况下出院，后期的随访也会考虑到 OCD 症状严重程度的变化（反应在 Y-BOCS 评分的变化）。

## （四）DBS 治疗强迫症的临床疗效

DBS 治疗强迫症的首次尝试是比利时的 Nuttin 及其同事在 20 世纪 90 年代末进行的[28]，虽然没有使用标准的 Y-BOCS 量表来衡量，结果也未客观量化，但是总体的有效率的结果（3/4 的患者有良好的效果）促使了世界范围内

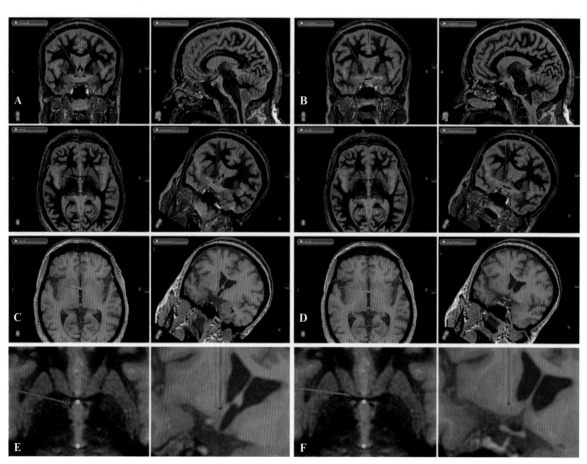

▲ 图 29-3　脑深部电刺激治疗强迫症的典型路径

BNST（A、C、E，洋红色路径）和 VC/VS 靶点（B、D、F，红色路径）路径如图所示；A. 显示了 FGATIR MRI 序列上典型 BNST 靶点的冠状面、矢状面、冠状面内线和轴向视图（从左上方开始按顺时针顺序排列）；B. 显示了 VC/VS 靶标的相同路径；C 和 D. 在 $T_1$ MRI 序列上分别显示 BNST 和 VC/VS 靶点的轴位（左）和冠状面（右）视图；E. 在轴向 FGATIR（左）和冠状内联 $T_1$（右）序列中显示 BNST 靶点的放大图，靶点位于 AC 前部和后穹隆后部之间；F. 显示与图 E 相同的 VC/VS 靶点；我们通常将 DBS 导联的腹侧触点对准灰质（如图所示），背侧触点在覆盖的白质中；请注意，为了清晰起见，此处仅显示了单侧路径，计划通常是双侧的

其他研究组对 DBS 治疗强迫症进行了数十次尝试。这里我们重点介绍这一领域中一些比较有影响力的报道（表 29-2），排除了个案报道和小型（＜ 5 例患者）病例报道。

尽管对目标区域使用了不同的命名法，但上述报道大多数的研究都针对腹侧 ALIC 区域。只有一项研究尝试单侧（右侧）DBS [37]，这组来自德国科隆的研究小组瞄准了右侧伏隔核（NAC，VS 中的一个结构），植入设备后，患者随机分为 3 个月的真刺激和假刺激，然后交叉作为自己的对照。盲期真刺激和假刺激 Y-BOCS 评分差异不显著，因此本研究没有为单侧 DBS 治疗提供实质性支持。

其余的研究都是双侧的。Amsterdam 研究组在 DBS 植入后进行了一项开放标签刺激试验，在 8 个月后进行随机、盲法、假手术对照的 [38]

停药期。在真刺激时 Y-BOCS 的总体评分低于假刺激，这为 DBS 的疗效提供了支持证据。此外，随后对这些病例的影像分析表明，这些病例的有效触点不在 VS 本身，而是在覆盖的白质中 [39]。这些研究提出了一种观点，即这种方法的有效性主要来自于网络中的一个节点所获得的全网络效应，而不仅仅是单个大脑区域的局部效应。

Gainesville，FL 小组报道了他们在 6 例 VC/VS 患者中进行的双盲交叉研究的结果 [40]。在交叉盲期，Y-BOCS 无差异，但在随访开放期，Y-BOCS 显著降低。

同年，由布朗大学领导的国际多中心小组报道了他们在 26 例患者中进行的一项开放标签试验的结果 [41]。在 3 个月（非盲）刺激过程中，有效（Y-BOCS 降低 ≥ 35%）率为 50%，末次随访时，有效率为 61.5%。如上所述，该研究

**表 29-2　DBS 治疗 OCD 汇总**

| 参考文献 | 靶点 | N | 设计 | 发现 | 响应率 |
|---|---|---|---|---|---|
| Nuttin 等 [28] | ALIC | 4 | 开放标签 | 3/4 患者有改善；未使用 Y-BOCS | N/A |
| Mallet 等 [42] | STN | 17 | 随机双盲，刺激组与对照组交叉试验 | STN-DBS 的 I 级证据，尽管使用了 25% 的较低有效阈值（与典型的 35% 相比） | N/A |
| Huff 等 [37] | 右侧 NAC | 10 | 随机双盲，刺激组与对照组交叉试验 | 12 个月时，受试者平均 Y-BOCS 下降了 7%，但在刺激组和假刺激组之间没有差异 | 1/10（10%） |
| Denys 等 [38] | NAC | 16 | 开放标签，随后优化的随机双盲，刺激组与对照组交叉试验 | Y-BOCS 下降了 8.3%，在 2 年的随访中，9/16 的患者有效 | 9/16（56%） |
| Goodman 等 [40] | VC/VS | 6 | 双盲，随机，交错发作 | 刺激组和假刺激组没有区别，1 年时，4/6 的患者有反应 | 4/6（66%） |
| Greeberg 等 [41] | VC/VS | 26 | 开放标签 | 有效率从 1 个月时的 28% 增加到最后一次随访的 62%。有效靶向后移向 AC | 16/26（62%） |
| Van denMunckhof 等 [39] | NAC/vALIC | 16 | 开放标签 | 在 9 例接受 vALIC 刺激的患者中，Y-BOCS 的改善率为 73%，NAC 刺激的改善率为 42% | 11/16（69%） |
| Luyten 等 [43] | ALIC/BNST | 24 | 开放标签、优化的随机双盲，刺激组与对照组交叉试验 | 中位数比假刺激组降低 37%；在 4 年后仍使用 DBS 的 17/24 患者中，中位数下降 66%；15/24 在最后的随访中仍然显示出有反应；邻近 BNST 似乎改善了疗效 | 15/24（63%） |
| Tyagi 等 [44] | STN+VC/VS | 6 | 随机双盲，刺激组与对照组交叉试验 | VC/VS 和 STN 刺激对 Y-BOCS 的降低作用相似，但 VC/VS 刺激的抗抑郁效果更好 | 5/6（83%） |

ALIC. 内囊前肢；BNST. 终纹床核；DBS. 脑深部电刺激；N/A. 不适用；NAC. 伏隔核；STN. 丘脑底核；VC/VS. 腹侧内囊 / 腹侧纹状体；Y-BOCS.Yale-Brown 强迫症量表

还重要地观察到了使用更靠后靶点的趋势。在整个研究过程中的经验证据表明，靶点定位越后，越接近 AC，效果越好。

一个法国研究组对 16 例患者进行了丘脑底核（STN）双盲、随机、假对照试验[42]。他们采用 Y-BOCS 降低 25% 作为反应较低标准。结果显示，真刺激期间的症状评分低于假刺激期间，提供了支持该目标区域和治疗的 I 级证据。

比利时的一项有影响力的研究首次引入 DBS 治疗强迫症，采用了一种不同的试验设计，包括对 24 例患者进行长达 1 年的开放标签刺激，然后随机双盲停机[43]。他们的靶点是 BNST，它恰好与 AC 持平或刚好在 AC 的后面，如上所述和图 29-3 所示。在盲法交叉阶段，刺激组症状改善明显优于假刺激组，再次提供了支持此靶点 DBS 治疗的 I 级证据。与 Greenberg 研究相似[41]，这些作者也发现位置越靠后的靶点越有效。

最近，伦敦小组在 6 例同时植入 VC/VS 和 STN 电极的患者中进行了双盲交叉试验[44]。他们发现，与假刺激相比，两种靶点都能更有效降低 Y-BOCS 评分，但 VC/VS 靶点除了能减轻强迫症症状外，还能更好地减轻抑郁症状。与之前的几项研究相似，他们还发现最有效的触点是在腹侧 ALIC 的白质，而不是在 VS 的灰质中。

## （五）风险、副作用和不良事件

DBS 治疗 OCD 的风险包括：颅脑手术的常见风险；特有的电刺激副作用；设备相关的并发症。DBS 需要穿刺路径，出现脑内出血和感染的风险较小但非零。在上述约 100 例患者的串联队列试验中，有 4 例无症状出血和 1 例轻微症状出血，该发生率与 DBS 治疗运动障碍病文献报道的发生率相似[45]。在 OCD 研究中，发现伤口感染 5 例，同样也在 DBS 治疗运动障碍病文献报道的发生率范围内。

强迫症患者特有的刺激相关并发症包括诱发以下精神症状：轻躁狂或躁狂、强迫症症状加重或复发、抑郁和焦虑加重伴自杀意念和行为增加、短暂性认知功能障碍。其中，轻躁狂是 DBS 最常见的副作用[46]，可通过调整刺激参数来缓解。尽管在 OCD 患者中报道了较高的自杀风险[47]，但在 OCD 治疗中未见自杀死亡与 DBS 直接相关的证据[48]。

## （六）未来方向和结论

目前正在持续不断的努力提高 DBS 治疗强迫症的有效性和适应证。在最初的 10～20 年中，我们看到了立体定向技术已经发生了很大的经验性变化，最近，有研究开始证明基于高级连接影像的靶向治疗的效果，我们正进入一个基于患者的特定连接模式的个性化靶点时代[44, 49, 50]。在这一领域的持续努力将有助于优化靶点定位，从而改善疗效。另外，最近的努力集中在改进方案拟定策略。与运动障碍病领域不同的是，程控参数调整可能不会对患者产生立即可观察到的效果，因此，可能很难知道如何将因果关系归因于编程调整。当前应对这一挑战的策略是使用具有记录和刺激功能的 DBS 设备。记录 DBS 电极的局部场电位（LFP）活动可能允许测量局部"大脑状态"，如果这种脑电状态与患者的症状特征之间存在关系，则可以通过 DBS 设备上的机载算法来自动进行调整，努力从症状更严重的状态转变为症状更轻的状态。这些所谓的"自适应"或"闭环"DBS 系统已经被提出[51]，并且正在进行临床试验以开发和测试这些方法（如 NCT03184454、NCT03457675）。DBS 治疗强迫症在最初的 20 年里进展迅速，未来 10 年有望带来更进一步的发展。与应用于运动障碍病 DBS 领域的信息和最佳实践（关于个性化靶点、适应性策略等）的交流将继续推动发展。

DBS 治疗强迫症的未来并非没有挑战，该治疗方式的广泛开展仍是以很缓慢的速度增长。在美国、欧洲和世界上的许多地方，具有足够的神经外科和精神病学专业知识来以最佳方式识别、植入和管理患者的临床试验机构数量仍然很少。在这两个临床领域开展关于该主题的教育和培训将至关重要。此外，在患者和一般精神病社区中，仍然对这种选择知之甚少，以至于潜在的符合条件的患者往往从未听说过这种选择，也从未到过经验丰富的研究中心。因此，宣传和公众教育也至关重要。但如果按目前的趋势继续下去，这种疗法的未来仍然非常令人兴奋。

## 参 考 文 献

[1] Regier DA, Narrow WE, Rae DS, Manderscheid RW, Locke BZ, Goodwin FK. The de facto US mental and addictive disorders service system. Epidemiologic catchment area prospective 1–year prevalence rates of disorders and services. Arch Gen Psychiatry. 1993;50:85–94.

[2] Ruscio AM, Stein DJ, Chiu WT, Kessler RC. The epidemiology of obsessive-compulsive disorder in the National Comorbidity Survey Replication. Mol Psychiatry. 2010;15:53–63.

[3] Foa EB, Kozak MJ, Goodman WK, Hollander E, Jenike MA, Rasmussen SA. DSM-IV field trial: obsessive-compulsive disorder. Am J Psychiatry. 1995;152(1):90–6.

[4] Taylor MJ, Martin J, Lu Y, Brikell I, Lundstrom S, Larsson H, Lichtenstein P. Association of genetic risk factors for psychiatric disorders and traits of these disorders in a Swedish Population Twin Sample. JAMA Psychiatry. 2019;76:280.

[5] Fernandez TV, Leckman JF, Pittenger C. Genetic susceptibility in obsessive-compulsive disorder. Handb Clin Neurol. 2018;148:767–81.

[6] Varigonda AL, Jakubovski E, Bloch MH. Systematic review and meta-analysis: early treatment responses of selective serotonin reuptake inhibitors and clomipramine in pediatric obsessive-compulsive disorder. J Am Acad Child Adolesc Psychiatry. 2016;55:851–9. e852

[7] Brakoulias V, Stockings E. A systematic review of the use of risperidone, paliperidone and aripiprazole as augmenting agents for obsessive-compulsive disorder. Expert Opin Pharmacother. 2019;20:47–53.

[8] Saxena S, Brody AL, Schwartz JM, Baxter LR. Neuroimaging and frontal-subcortical circuitry in obsessive-compulsive disorder. Br J Psychiatry Suppl. 1998;173:26–37.

[9] Alexander GE, DeLong MR, Strick PL. Parallel organization of functionally segregated circuits linking basal ganglia and cortex. Annu Rev Neurosci. 1986;9:357–81.

[10] Rauch SL, Jenike MA. Neurobiological models of obsessive-compulsive disorder. Psychosomatics. 1993;34:20–32.

[11] Maia TV, Cooney RE, Peterson BS. The neural bases of obsessive-compulsive disorder in children and adults. Dev Psychopathol. 2008;20:1251–83.

[12] McGovern RA, Sheth SA. Role of the dorsal anterior cingulate cortex in obsessive-compulsive disorder: converging evidence from cognitive neuroscience and psychiatric neurosurgery. J Neurosurg. 2016;126: 132–47.

[13] Lapidus KA, Stern ER, Berlin HA, Goodman WK. Neuromodulation for obsessive-compulsive disorder. Neurotherapeutics. 2014;11:485–95.

[14] Karas PJ, Lee S, Jimenez-Shahed J, Goodman WK, Viswanathan A, Sheth SA. Deep brain stimulation for obsessive compulsive disorder: evolution of surgical stimulation target parallels changing model of dysfunctional brain circuits. Front Neurosci. 2019;12:998.

[15] Norman LJ, Taylor SF, Liu Y, Radua J, Chye Y, De Wit SJ, Huyser C, Karahanoglu FI, Luks T, Manoach D, Mathews C, Rubia K, Suo C, van den Heuvel OA, Yucel M, Fitzgerald K. Error processing and inhibitory control in obsessive-compulsive disorder: a meta-analysis using statistical parametric maps. Biol Psychiatry. 2019;85(9):713.

[16] American Psychiatric Association. Practice guideline for the treatment of patients with obsessive-compulsive disorder. Arlington: American Psychiatric Association; 2007. Available online at: http://www. psych.org/psych_pract/treatg/pg/prac_guide.cfm.

[17] Foa EB, Liebowitz MR, Kozak MJ, Davies S, Campeas R, Franklin ME, Huppert JD, Kjernisted K, Rowan V, Schmidt AB, Simpson HB, Tu X. Randomized, placebo-controlled trial of exposure and ritual prevention, clomipramine, and their combination in the treatment of obsessive-compulsive disorder. Am J Psychiatry. 2005;162(1):151–61.

[18] Eddy KT, Dutra L, Bradley R, Westen D. A multidimensional meta-analysis of psychotherapy and pharmacotherapy for obsessive-compulsive disorder. Clin Psychol Rev. 2004;24:1011–30.

[19] Simpson HB. Pharmacotherapy for obsessive-compulsive disorder in adults. www.uptodate.com ©2019 UpToDate, Inc. and/or its affiliates. Wolters Kluwer Health; 2019.

[20] Pepper J, Hariz M, Zrinzo L. Deep brain stimulation versus anterior capsulotomy for obsessive-compulsive disorder: a review of the literature. J Neurosurg. 2015;122:1028–37.

[21] Jung HH, Kim CH, Chang JH, Park YG, Chung SS, Chang JW. Bilateral anterior cingulotomy for refractory obsessive-compulsive disorder: long-term follow up results. Stereotact Funct Neurosurg. 2006;84:184–9.

[22] Doshi PK. Surgical treatment of obsessive compulsive disorders: current status. Indian J Psychiatry. 2009;51:216–21.

[23] Patel SR, Aronson JP, Sheth SA, Eskandar EN. Lesion procedures in psychiatric neurosurgery. World Neurosurg. 2013;80(3–4):S31.e9–16.

[24] Mian MK, Campos M, Sheth SA, Eskandar EN. Deep brain stimulation for obsessive-compulsive disorder: past, present, and future. Neurosurg Focus. 2010;29(2):E10.

[25] Lopes AC, Greenberg BD, Pereira CA, Norén G, Miguel EC. Notice of Retraction and Replacement. Lopes et al. Gamma ventral capsulotomy for obsessive-compulsive disorder: a randomized clinical trial. JAMA Psychiatry. 2014;71(9):1066–76. JAMA Psychiatry. 2015;72(12):1258

[26] Miguel EC, Lopes AC, McLaughlin NCR, Norén G, et al. Evolution of gamma knife capsulotomy for intractable obsessive-compulsive disorder. Mol Psychiatry. 2019 Feb;24(2):218–40.

[27] Blom RM, Figee M, Vulink N, Denys D. Update on repetitive transcranial magnetic stimulation in obsessive-compulsive disorder: different targets. Curr Psychiatry Rep. 2011;13:289–94.

[28] Nuttin B, Cosyns P, Demeulemeester H, Gybels J, Meyerson B. Electrical stimulation in anterior limbs of internal capsules in patients with obsessive-compulsive disorder. Lancet. 1999;354(9189):1526.

[29] Administration USTFaD. "Humanitarian Device Exemption (HDE) DBS for OCD" Accessdata.fda. gov, https:// www.accessdata.fda.gov/scripts/cdrh/ cfdocs/cfhde/hde. cfm?id=H050003. 2009.

[30] Garnaat SL, Greenberg BD, Sibrava NJ, Goodman WK, Mancebo MC, Eisen JL, Rasmussen SA. Who qualifies for deep brain stimulation for OCD? Data from a naturalistic clinical sample. J Neuropsychiatry Clin Neurosci. 2014;26:81–6.

[31] American Psychiatric Association. Obsessive-compulsive and related disorders. In: Diagnostic and statistical manual of mental disorders. 5th ed; 2013. https://doi.org/10.1176/ appi.books.9780890425596.

[32] Goodman WK, Price LH, Rasmussen SA, Mazure C, Fleischmann RL, Hill CL, Heninger GR, Charney DS. The Yale-Brown obsessive compulsive scale. I. Development, use, and reliability. Arch Gen Psychiatry. 1989 Nov;46(11):1006–11.

[33] Goodman WK, Price LH, Rasmussen SA, Mazure C, Delgado P, Heninger GR, Charney DS. The Yale Brown obsessive compulsive scale. II validity. Arch Gen Psychiatry. 1989 Nov;46(11):1012–6.

[34] Storch EA, Rasmussen SA, Price LH, Larson MJ, Murphy TK, Goodman WK. Development and psychometric evaluation of the Yale-Brown obsessive-compulsive scale-second edition. Psychol Assess. 2010 Jun;22(2):223–32.

[35] Sudhyadhom A, Haq IU, Foote KD, Okun MS, Bova FJ. A high resolution and high contrast MRI for differentiation of subcortical structures for DBS targeting: the fast gray matter acquisition T1 inversion recovery (FGATIR). NeuroImage. 2009;47(Suppl 2):T44–52.

[36] Haq IU, Foote KD, Goodman WG, Wu SS, Sudhyadhom A, Ricciuti N, Siddiqui MS, Bowers D, Jacobson CE, Ward H, Okun MS. Smile and laughter induction and intraoperative predictors of response to deep brain stimulation for obsessive-compulsive disorder. NeuroImage. 2011;54(Suppl 1):S247–55.

[37] Huff W, Lenartz D, Schormann M, Lee SH, Kuhn J, Koulousakis A, Mai J, Daumann J, Maarouf M, Klosterkötter J, Sturm V. Unilateral deep brain stimulation of the nucleus accumbens in patients with treatment-resistant obsessive-compulsive disorder: outcomes after one year. Clin Neurol Neurosurg. 2010;112(2):137–43.

[38] Denys D, Mantione M, Figee M, van den Munckhof P, Koerselman F, Westenberg H, Bosch A, Schuurman R. Deep brain stimulation of the nucleus accumbens for treatment-refractory obsessive-compulsive disorder. Arch Gen Psychiatry. 2010;67:1061–8.

[39] van den Munckhof P, Bosch DA, Mantione MH, Figee M, Denys DA, Schuurman PR. Active stimulation site of nucleus accumbens deep brain stimulation in obsessive-compulsive disorder is localized in the ventral internal capsule. Acta Neurochir Suppl. 2013;117:53–9.

[40] Goodman WK, Foote KD, Greenberg BD, Ricciuti N, Bauer R, Ward H, Shapira NA, Wu SS, Hill CL, Rasmussen SA, Okun MS. Deep brain stimulation for intractable obsessive compulsive disorder: pilot study using a blinded, staggered-onset design. Biol Psychiatry. 2010;67(6):535–42.

[41] Greenberg BD, Gabriels LA, Malone DA Jr, Rezai AR, et al. Deep brain stimulation of the ventral internal capsule/ventral striatum for obsessive-compulsive disorder: worldwide experience. Mol Psychiatry. 2010;15(1):64–79.

[42] Mallet L, Polosan M, Jaafari N, Baup N, et al. STOC Study Group. Subthalamic nucleus stimulation in severe obsessive-compulsive disorder. N Engl J Med. 2008;359(20):2121–34.

[43] Luyten L, Hendrickx S, Raymaekers S, Gabriëls L, Nuttin B. Electrical stimulation in the bed nucleus of the stria terminalis alleviates severe obsessive-compulsive disorder. Mol Psychiatry. 2016;21(9):1272–80.

[44] Tyagi H, Apergis-Schoute AM, Akram H, Foltynie T, et al. A randomized trial directly comparing ventral capsule and Anteromedial subthalamic nucleus stimulation in obsessive-compulsive disorder: clinical and imaging evidence for dissociable effects. Biol Psychiatry. 2019;85(9):726–34.

[45] Fenoy AJ, Simpson RK Jr. Risks of common complications in deep brain stimulation surgery: management and avoidance. J Neurosurg. 2014;120(1):132–9.

[46] Greenberg BD, Malone DA, Friehs GM, Rezai AR, Kubu CS, Malloy PF, Salloway SP, Okun MS, Goodman WK, Rasmussen SA. Three-year outcomes in deep brain stimulation for highly resistant obsessive-compulsive disorder. Neuropsychopharmacology. 2006;31:2384–93.

[47] Khan A, Leventhal RM, Khan S, Brown WA. Suicide risk in patients with anxiety disorders: a meta-analysis of the FDA database. J Affect Disord. 2002;68:183–90.

[48] Naesstrom M, Blomstedt P, Bodlund O. A systematic review of psychiatric indications for deep brain stimulation, with focus on major depressive and obsessive-compulsive disorder. Nord J Psychiatry. 2016;70:483–91.

[49] Baldermann JC, Melzer C, Zapf A, Kohl S, Timmermann L, Tittgemeyer M, Huys D, Visser-Vandewalle V, Kühn AA, Horn A, Kuhn J. Connectivity profile predictive of effective deep brain stimulation in obsessive-compulsive disorder. Biol Psychiatry. 2019;85(9):735–43.

[50] Liebrand LC, Caan MWA, Schuurman PR, van den Munckhof P, Figee M, Denys D, van Wingen GA. Individual white matter bundle trajectories are associated with deep brain stimulation response in obsessive-compulsive disorder. Brain Stimul. 2019;12(2):353–60.

[51] Widge AS, Ellard KK, Paulk AC, Basu I, et al. Treating refractory mental illness with closed-loop brain stimulation: progress towards a patient-specific transdiagnostic approach. Exp Neurol. 2017;287:461–72.

# 第 30 章　强迫症：毁损
## Obsessive-Compulsive Disorder: Lesions

Adriel Barrios-Anderson　　Nicole C. R. McLaughlin　**著**

韩建国　**译**

陶　蔚　**校**

---

**缩略语**

| | | |
|---|---|---|
| ACC | anterior cingulate cortex | 前扣带回皮层 |
| CSTC | cortico-striato-thalamo-cortical | 皮层 – 纹状体 – 丘脑 – 皮层 |
| DBS | deep brain stimulation | 脑深部电刺激 |
| ERP | exposure and response prevention | 暴露与反应预防 |
| GKRS | gamma Knife radiosurgery | 伽马刀放射外科 |
| GVC | gamma Knife ventral capsulotomy | 伽马刀腹侧内囊切开术 |
| MDD | major depressive disorder | 重度抑郁症 |
| MRI | magnetic resonance imaging | 磁共振成像 |
| OCD | obsessive-compulsive disorder | 强迫症 |
| OFC | orbitofrontal cortex | 眶额皮层 |
| SSRI | selective serotonin reuptake inhibitor | 选择性 5– 羟色胺再摄取抑制药 |
| YBOCS | Yale-Brown Obsessive Compulsive Scale | Yale-Brown 强迫症量表 |

## 一、概述

强迫症（obsessive-compulsive disorder，OCD）是最常见的精神疾病之一，约占全美人口的 2.3%[1]。强迫症被归类为一种焦虑症，其定义为焦虑诱发的侵入性思维或图像，称为强迫症，伴随着反复出现的强迫行为，这些行为通常代表着试图减少强迫介导的焦虑[2, 3]。OCD 症状可能非常严重，OCD 严重程度谱上评分高的人由于侵入性的、经常令人不安的想法和强迫性地完成仪式性行为而几乎持续不断地感到焦虑，以至于自残或不利于完成日常生活任务[4-6]。由于强迫症状引起极端的功能障碍，世界卫生组织将强迫症列为世界上最致残的疾病之一[4, 7]。

尽管在临床上药物治疗精神疾病取得了重大进展，仍然存在着大量难治的或棘手的患者[8, 9]。根据定义，这些患者对传统药理学和认知行为疗法没有表现出明显的或持续的反应[8-10]。在强迫症中，有 10%～20% 为难治性[8, 11]。不幸的是，这意味着大量患有强迫症的人无法持续恢复，这极大地损害了他们的生活质量，限制功能，增加自杀风险[9, 12, 13]。其中一部分患者可以进行精神神经外科手术，包括神经消融术，已被证明有助于减轻症状和改善功能[3, 8, 14, 15]。

基于一个世纪以来的理论，某些精神疾病可以通过切除或破坏特定的脑组织来治愈，现代功能神经外科团队采用各种技术选择性的处理引起 OCD 相关联的脑功能病变结构[16, 17]。与较早的心理外科手术不同，现代神经消融技术已显示出可接受的安全性，部分原因是更小、更精确的病灶定位，并且显著提高了疗效[11]。

前瞻性和回顾性数据表明，50%～60% 的患者接受病灶治疗后，强迫症的严重程度有显著改善，其中一部分患者可能出现部分改善[3, 15, 18, 19]。现今，世界上治疗顽固性 OCD 的专业外科手术中心数量有限[20-22]。现代神经外科治疗 OCD 的手术包括尾状核下束切开术、扣带回切开术、边缘白质切开术和内囊前肢切开术[12, 23, 24]。

## 二、患者选择

大多数功能神经外科手术计划由包括精神科医生、神经心理学家、神经外科医生、神经学家和医学伦理学家组成的跨学科团队制订，他们来确定患者是否用尽了所有其他治疗方法，是否是进行神经消融术的候选人。

强迫症患者病灶选择的过程和关键部位的评估都是最具有挑战性的一部分。大多数严重难治性 OCD 患者都有严重抑郁症、身体畸形障碍、广泛性焦虑症和人格障碍[5, 9, 12-14]。这类人中抑郁症和自杀念头的发生率很高，符合手术条件的患者往往有多年严重的使人虚弱的疾病[3, 8, 14, 22, 25]。因此，临床医生必须尽一切努力选择那些已经完全用尽所有非手术干预措施的患者，以及那些最有可能对手术产生显著积极反应的患者。各个临床中心已经建立了严格的

标准来确定前者；但后者的预测更具挑战性。

进行这些手术干预措施的患者必须符合严格的具有难治性和非常严重症状的标准，虽然不同的神经外科实际上都有自己特定的外科手术纳入标准，但它们在内容上非常相似。为了符合条件，患者必须满足初步诊断为 OCD，且严重程度符合国际上认为有重大功能损害至少持续 5 年的条件。许多经过验证的精神病学指标被用来评估患者，然而，强迫症严重程度的金标准是耶鲁 - 布朗强迫症量表（YBOCS），临床医生用它来筛查患者，以及确定疗效[26, 27]。患者必须被视为患有难治性疾病，这些记录包括多次使用强迫症的一线治疗药物选择性 5- 羟色胺再摄取抑制药的试验失败，以及包括抗精神病药在内的增强药物的治疗[3, 12, 22]。此外，所有患者必须对包括暴露与反应预防（ERP）在内的认知行为疗法无效，这些治疗通常是强化精神病治疗的方法[3, 12, 22]。最后，至关重要的是患者能够完全提供知情同意书并遵守研究方案。

通常将未满 18 岁的患者排除，且各个研究机构年龄上限可能存在差异。对于因患者表达能力有障碍或药物滥用导致对研究不利的精神病患者，由多学科团队共同决定是否将之排除。此外，躁狂症及可能使患者面临严重不良反应风险（例如自杀、精神病）的其他医学或神经系统疾病，也可能使患者失去该手术的入选资格。

由于对接受手术的患者缺乏预测数据分析，临床医生必须根据已有的资料判断确定哪些患者可能是很好的手术候选人。所以临床医生应根据指导原则和实践来审查适合手术治疗的候选人。每个手术候选人是否合并有精神疾病及获得后续精神病治疗的机会，这些因素必须被评估，以确保患者得到最佳的治疗。标准的药物或 ERP 治疗是作为一种辅助治疗方法，因此

确保患者手术后愿意并且可以持续的精神病学随访，这对手术后的状况改善可能至关重要。Spofford 等研究的一个临床病例比较了在切除病灶后采用 ERP 治疗的患者疗效较未采用的有明显改善[25]。在这种情况下，患者持续的强化药物治疗和 ERP 治疗，在术后 3 年症状严重程度总体减少 67.6%[25]。其他需要考虑的因素包括获得定期的精神病治疗及与精神病学家或精神病治疗机构的积极关系。最近的分析表明其他一些因素可能对改善强迫症的治疗反应有利，包括家庭支持、就业、强迫症症状发作的年龄相对较晚，甚至在神经解剖学上有一些结构和连接的特定变化[3, 28]。

## 三、强迫症的神经生物学和神经回路

临床医生对难治性强迫症进行治疗前对其病理学的认识是目前强迫症治疗中的一个重要环节。功能性磁共振成像、结构性磁共振成像和弥散研究为治疗强迫症的神经外科手术靶点奠定了理论基础。通过功能性神经影像试验确定在强迫症中病灶位置和所参与的大脑回路已经在人体中完成了临床研究[12, 29]。在非人类灵长类动物进行的研究进一步阐明了特定的额叶 – 皮层下途径可能与手术治疗有关。在这里，我们将简要概述当前的 OCD 神经回路模型，并讨论一些对目前的科学进步有用的研究。

皮层 – 纹状体 – 丘脑 – 皮层（cortico-striato-thalamo-cortical，CSTC）回路模型是当前解释 OCD 神经生物学的主要理论。这个模型假设它们是一组互连电路或回路，其中包括皮层、基底神经节、丘脑和杏仁核，形成了 OCD 中功能失调的回路[30-33]。在很大程度上，人们认为强迫症与 2 个回路有关，这在很大程度上取决于前面讨论的功能和结构成像结果：外侧眶额环和前扣带回环[31]。高度怀疑与 OCD 病理生理有关的 2 个回路在图 30-1 中突出显示，且 2 个回路（OFC 和 ACC）已被反复报道与强迫症病理学有关。

根据这些回路中神经元间释放的神经递质的类型，这些回路分为兴奋性或抑制性。这一点很重要，因为广泛的神经科学皮层功能理论表明，皮层兴奋和抑制之间的平衡是调节大脑

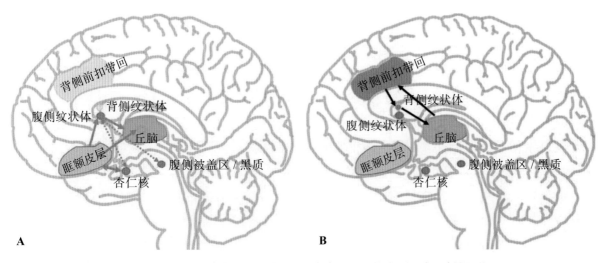

**▲ 图 30-1　强迫症病理生理学中的 2 个皮层 – 纹状体 – 丘脑 – 皮层回路**

A. 描述了包括内侧眶额皮层（OFC）和丘脑，以及二级结构的回路；这个回路通常与特定结果相关联，以促进学习，并形成一个正反馈回路，这可能是强迫症中 OFC 过度活跃的基础；B. 描述了直接与丘脑相连的背侧前扣带回（dACC）回路，被认为可能有助于强迫症患者的持续行为；该图使用 Motionolio 绘图工具包（Motionolio Inc., MD, USA）

活动和促进最佳功能的关键。研究人员观察到强迫症患者 OFC 和 ACC 的活动增强，并提出了一个假设，即强迫症患者的回路如何协同工作，从而在这些区域产生特征性的过度活跃或过度兴奋[12, 29, 31]。这 2 个回路协同工作，当额叶丘脑神经元通路出现异常的正反馈回路，导致 OFC 和丘脑的活动受到不充分抑制时，可能会出现强迫症症状[31]。此外，Papez 回路涉及令人不安的感觉和焦虑与图 30-1 所示的路径相互关联，可能是杏仁核与 OFC 连接的激活不当导致[31]。

尽管研究结果不尽相同，但通过结构性磁共振成像、静息态功能磁共振成像和激发时功能性磁共振成像可以发现一致的 CTSC 异常。这些部位在药物和行为治疗后也发生着改变。各种研究表明，强迫症的各种症状与 OFC、ACC 和纹状体某些特定的大脑结构之间相互关联[29]。一个大型结构 MRI 研究发现患有强迫症的人 OFC 灰质减少，在腹侧纹状体和 ACC 中灰质反而增加[29]。值得注意的是，相关研究表明在 OCD 中结构成像在某些方面一直前后不一致，在前面讲的结构中显示相反的体积变化[8, 31]。

人体功能性神经影像学研究也支持强迫症的 CSTC 回路模型。所使用的功能性神经影像学方法包括两种间接测量大脑活动的方法，当个体有意识并有能力完成任务时，使用功能磁共振成像（fMRI）测量大脑中的血流，使用正电子发射体层成像（PET）来测量大脑中的葡萄糖水平[12, 29]。在一项使用 PET 的研究中，研究人员观察了处于休息状态的强迫症患者，给予一种刺激，如用被污染的物体接触患者，可以使患者处于"被激怒"的状态，在这种情况下，触发患者的焦虑[34]。在这项研究中，研究人员发现在休息时和被激怒时，在强迫症组中 OFC 表现出增强的活性[29, 34]。通过使用 PET 和

fMRI 的类似研究发现 OFC、ACC 和尾状核头部的活动增强与 OCD 病理生理学有关[29]。

OFC、ACC 和尾状核的活动与强迫症有关，甚至可能是导致强迫症的原因，最近的研究结果支持了这一假设，即强迫症的临床治疗可能直接影响这些回路。例如，最近两项关于氟伏沙明和认知行为疗法（2 种强迫症一线治疗）对强迫症患者大脑活动影响的研究显示，在 PET 和功能性磁共振成像中，额叶活动发生变化，特别是 OFC 的活动减少，后扣带回皮层（PCC）的活动增加，且与治疗效果相关[35, 36]。

其他支持大脑相关区域的证据来自精神神经外科手术的证据。一项将功能成像与脑深部电刺激相结合的研究表明，通过抑制性刺激靶向特定纤维可以降低 OFC 的活性[37]。在这项实验中，罗德岛医院和克利夫兰临床基金会医院将电极植入患者的内囊前肢，与内囊切开术的靶区相同[37]。最近的研究分析了包括 DBS 和前扣带回切开术在内的外科手术的效果，表明这两种手术都调节 OFC 和 ACC 的活动，并且那些对治疗反应最好的个体在 MRI 和弥散张量成像（DTI）测量的神经解剖和神经纤维束方面显示出显著的变化，DTI 是一种脑白质连接可视化的方法[11, 30, 33, 38-40]。

所有这些发现似乎都一致地证实了重要的生物学机制的存在，这些机制涉及通过多种实验方法和案例确定的特定大脑区域。这些发现强烈支持了强迫症的神经生物学和神经传导回路假说。

虽然我们已经确定了一些相关回路，但是导致 OCD 症状的精确的神经生物学机制仍然不清楚。虽然功能神经外科最初是凭经验进行相关研究，并发现 OCD 患者对特定脑部区域的消融和刺激有相似的反应，但这有助于神经回路模型的发展[18]。换句话说，尾状核下束切开术、扣带回切开术、边缘白质切开术和内囊

切开术针对大脑的不同区域，但正如我们现在讨论的，每个靶点在 OCD 回路中均被认为起"不平衡"的作用，通过移除这些回路中特定的区域，OC 症状可能会减轻。

## 四、OCD 的手术类型

如前所述，以下 4 种方法可用于治疗严重的难治性强迫症，即尾状核下束切开术、扣带回切开术、边缘白质切开术和内囊切开术。手术过程中靶点用立体定位框架来确定，以便高度准确地定位靶点 [12, 23]。双侧病灶通过术前脑磁共振成像确定的感兴趣区域来定位。手术可以在局部麻醉和轻度镇静下进行，也可以在全身麻醉下进行，具体取决于毁损靶点的技术。毁损靶点的技术包括放射、热凝、射频消融和激光消融 [41]。这里我们将介绍这四种手术方式，包括它们的早期发展、当前应用情况、手术疗效和相关风险的报道。

### （一）尾状核下束切开术

1964 年，Knight 及其同事在伦敦发明了尾状核下束切开术，即造成双侧尾状核头下方的脑实质毁损 [10, 12, 22]。毁损这个位置旨在中断连接 OFC 到皮层下各区域的白质，此区域的传导束过度活跃，并被认为是强迫症的病理生理学基础 [12, 29]。

该手术的首次成功是通过使用 β 放射性钇 –90 探针成排的插入目标区域来实现的，但是此方法已被热凝法取代，就是用探针穿刺颅骨后，热灼毁损上述特定区域的组织 [22, 42]。当时的研究人员使用 X 射线脑室造影来观察手术解剖部位，并依靠颅骨骨缝及其他解剖标志在手术中定位靶点 [12, 42-44]。

在 20 世纪 70 年代初，Strom Olsen 和 Carlisle，以及 Göktepe 等发表了两项主要的回顾性研究，研究了尾状核下束切开术治疗强迫症的疗效 [12, 22]。在这两项研究中，20 位患者中的 50% 在 1 年的随访后称"已经完全康复"或 OCD 症状表现出"临床改善"[12]。最近对 1300 名患者进行了功能神经外科手术的回顾，发现 40%～60% 的 OCD 患者在尾状核下束切开术后病情有改善，并能够有"正常"或"接近正常"的生活 [8, 12, 23]。最近的一个病例报告采用了一种新颖的"无框"立体定向方法进行尾状核下束切开术，术后症状明显好转 [19]。

尾状核下束切开术的短期风险包括术后几天过度睡眠、术后 1 个月的意识模糊、暂时认知功能下降 [12]。该手术的严重的不良反应包括癫痫发作（至少 1.6% 的发生率）和轻微的人格变化 [12]。目前这种手术方法很少单独使用。

### （二）扣带回切开术

首先由 Fulton 提出，切除或破坏扣带回前部是治疗 OCD 和重度抑郁症（MDD）的一种方法 [12, 18]。扣带回切开术涉及前扣带回皮层（ACC）的毁损，其目的是破坏连接前扣带回、腹侧纹状体、丘脑前核、背内侧核和其他丘脑中线核的传入纤维和传出纤维。它是治疗 OCD 最广泛的外科手术之一 [12, 18, 40]。Whittey 及其同事第一个使用扣带回切开术治疗强迫症患者，他们的病例报告显示，在最初的样本中，5 例患者中有 4 例患者好转 [42]。自从最初的验证以来，马萨诸塞州总医院的神经外科团队已经为 1000 多例强迫症和抑郁症患者进行了扣带回切开术 [12]。

与尾状核下束切开术一样，早期用脑室造影确定病灶部位已经被 MRI 引导的立体定向消融的方法所取代。手术过程包括沿着前扣带回皮层，中线旁开 7mm，脑室额角向后 20～25mm，毁损 2～3 个 1cm 大小的区域 [10, 12]。通过双侧约 12mm 的颅骨钻孔进行热凝毁损[10, 12, 18]。虽然在手术过程中通常不给予刺激，但在局部麻醉下可以在穿刺靶点过程中进行神经检查，以保护运动或感觉功能，特别是下肢的功能[10, 12]。

临床研究表明扣带回切开术对 OCD 的症状有显著的改善[42]。扣带回切开术被认为是治疗严重精神疾病的安全治疗方法。Cosgrove 等报道了马萨诸塞州总医院在 40 年期间进行了 800 次扣带回切开术，只有 2 例发生与手术相关的感染，没有因手术导致死亡[12, 23]。值得注意的是，800 次扣带回切开术不仅用于 OCD，还包括 MDD，以及其他焦虑症和顽固性疼痛疾病[12, 23]。但这些疾病的手术过程和风险是相同的，并且已经证明对患者是安全的。

至于扣带回切开术的手术效果，以往的研究结果显示手术后 OCD 症状改善的比例为 25%～28%；但最近更多样本的回顾性研究表明手术后症状改善的比例为 60%[8, 10, 23, 42]。Sheth 等对 64 例 OCD 患者的回顾性研究发现，扣带回切开术后 5 年大约 47% 的患者的 OCD 严重度评分降低不少于 35%（用 YBOCS 测量），22% 的患者减少了 25%～34%[18]。值得注意的是，该回顾性研究中约有 30 例患者进行了二次扣带回切开术[18]。合并 MDD 的患者术后严重程度评分也显著降低。

对于初次扣带回切开术后仍难以治愈的强迫症患者，ACC 的重复毁损也是一个合适的选择。Bourne 等对 31 个 OCD 患者的回顾性分析中，发现 53% 的患者在重复进行扣带回切开术或后续的尾状核下束切开术后 OCD 的严重程度降低了不少于 35%，相比之下，单次扣带回切开术的患者 OCD 的严重程度降低了 17%[45]。

扣带回切开术短期术后副作用包括尿失禁、意志力丧失、头痛、恶心和呕吐。有 1%～9% 的患者在术中出现癫痫发作，其中一些患者在后期出现癫痫发作[12, 18]。

## （三）边缘白质切开术

边缘白质切开术将尾状核下束切开术和扣带回切开术结合于一个过程中[8, 12, 42]。在 20 世纪 70 年代，Richardson 和 Kelly 发明了这种手术方式，手术靶点包括背侧扣带回和尾状核前方的白质纤维束，希望进一步提高强迫症手术的效果[12]。

像扣带回切开术一样，手术过程中需要使用脑室造影，现在临床医生利用磁共振成像，或者最近的术中磁共振成像（如果有的话）来确定靶点的解剖位置。这种毁损是通过双侧颅骨中线附近的骨孔，使用热凝、冷冻探针或射频加热电极来消融组织[10, 12, 22]。1973 年 Kelly 等研究发现，在一组 49 例患者中，在手术后约 20 个月时 89% 的患者强迫症症状有所改善，而 Hay 及其同事发现，在接受边缘白质切开术的患者中，只有 38% 的患者的强迫症症状明显减轻[12]。如前所述，Sheth 及其同事对于一些患者第一次进行了尾状核下束切开术，第二次行扣带回前部切开术，术后疗效的观察显示似乎两种手术联合提高了治疗效果，由此开创了边缘白质切开术[18]。边缘白质切开术本质上是一个涉及多个靶点部位的广泛手术，这就使临床医生不愿在一次手术中进行这样操作，尤其是当扣带回切开术或尾状核下束切开术可能单独有效时。

与边缘白质切开术相关的风险包括短期副作用，如头痛、嗜睡、持续言语和括约肌功能障碍，以及更严重的不良反应，包括癫痫发作和长期或持久的嗜睡[12]。

## （四）内囊切开术

内囊切开术首先由法国的 Tailarach 及其同事实施，后来由瑞典的 Lars Leksell 在 20 世纪 60 年代发展和推广，并作为治疗强迫症的一种手段[12, 22]。手术过程包括在内囊前肢进行毁损，以损伤穿过内囊的眶额和前扣带回传出纤维，其连接前额叶皮层和皮层下核团，包括背内侧丘脑[3, 12]。

内囊切开术首先是在颅骨上钻个骨孔，然后在内囊前肢用热凝术进行毁损[12]。早期的研究表明，内囊切开术对强迫症患者可能是有益的，其中一项研究表明，术后 35 个月时 71% 的患者"症状消失"或"有很大改善"[12, 22]。Leskell 及其同事对 116 例患者进行了内囊切开术，适应证包括了强迫症、抑郁症和精神分裂症，发现 50% 的强迫症患者在内囊切开术后症状有所改善[10, 12]。

Leskell 及其同事们还开发了一种新的方法，用伽马刀放射外科（GKRS）的方法毁损内囊。GKRS 由 Lars Leksell 开发，广泛用于神经外科治疗颅内肿瘤、动静脉畸形和三叉神经痛，神经外科医生通过立体定向装置的聚焦 γ 射线来定位颅内结构[3]。任何单个 γ 射线的生物学效应都可以忽略不计，而且射线可以穿过颅骨和脑组织，只在多束射线的焦点处产生聚焦辐射，这样临床医生就可以在没有开颅手术或钻孔的情况下进行放射外科毁损[3, 12]。20 多年来，GKRS 一直被用于内囊切开术，被称为伽马刀腹侧内囊切开术（GVC），这是一种可以在门诊完成的手术[3, 12, 14]。

GVC 在治疗难治性强迫症方面已被证明是有效的，一项对 55 例患者的前瞻性队列研究显示 56% 的患者有显著改善（YBOCS 减少 ≥ 35%）[3]。在这项研究中，Rasmussen 及其同事完成了 2 例手术，毁损灶位于双侧内囊前肢，距前连合后缘的头侧 8～10mm[3]。值得注意的是，内囊切开术患者的 MDD 和广泛性焦虑的严重程度也显著降低[3]。Rück 及其同事在对 25 例强迫症患者的长期随访中发现，48% 的患者在术后 4～17 年的 YBOCS 降低 ≥ 35%，患者抑郁严重程度也有所降低[46]。在这项研究中，临床医生分析接受 GVC 和热凝治疗的患者的数据，发现结果没有显著差异[46]。

一项随机、双盲、安慰剂对照试验由圣保罗大学的 Lopes 及其同事进行，研究对象是 16 例随机接受 GVC 治疗的重度强迫症患者。12 个月后，试验者被解除了盲法，那些被随机分配到安慰剂组的人可以选择接受 GVC 治疗。不幸的是，因为伽马刀设备的钴源的迅速衰变，影响了参与者的安全，临床试验提前终止[14, 47]。12 个月后，GVC 组的 YBOCS 中位数低于安慰剂组，但 GVC 组只有 2 例患者发生反应，安慰剂组没有，GVC 疗效与安慰剂组相比无统计学意义[14]。虽然是初步的研究，也代表了第一个功能神经外科手术的双盲、随机对照试验，支持 GVC 作为严重的难治性强迫症的一种安全有效的干预措施。

最近，韩国永盛大学医学院的 Kim 及其同事报道了成功使用超声聚焦来定位和消融内囊前肢纤维[48]。磁共振成像引导超声聚焦是一种应用高功率超声对神经组织进行热消融的方法。Kim 及其同事报道，在一个由 11 例强迫症患者组成的病例组中，经过两年的随访，6 例患者的强迫症严重程度降低了 35% 以上，没有出现严重的、永久性的不良后果[48]。与 GKRS 一样，磁共振成像引导下超声聚焦是无创的，并且具有避免辐射的优势，其在强迫症神经消融治疗中的应用前景广阔。进一步研究超声聚焦在这一领域的应用对于评估这种手术的副作用、疗效和长期效果至关重要[48]。

报道的与内囊切开术相关的短期风险包括恶心、呕吐、头痛、意识混乱和尿失禁[3, 12]。研究人员注意到，在不同机构接受 GVC 的患者中有一些脑囊肿形成或放射性坏死，相关的报道提示 GKRS 治疗动静脉畸形时该副作用的发生率为 1.6%～3.6%[3, 12, 14, 47, 49, 50]。

### （五）术后管理

术后即时监测是关键，并取决于手术方式。应特别注意避免或减少与毁损过程相关的不良反应，包括头痛、癫痫、嗜睡和虚弱。手术过程也应根据特定的干预措施和技术进行调整（例如，GVC 中应监测脑水肿和囊肿的形成）。

强迫症术后的长期精神治疗应在手术前计划好，临床医生应尽一切努力与精神神经外科团队及能够为患者提供长期精神治疗（包括 ERP 治疗和药物管理）的转诊医生和临床医生协调后续的精神治疗。如前所述，这些强迫症患者伴有严重的精神疾病和功能受限，使其处于极其高的自残风险及身心衰退的风险中，特别是在症状没有减轻的情况下。大量的随访研究表明，术后强迫症症状严重程度的减轻通常需要数月到数年的时间，这意味着患者在术后相当长的时间内同样容易患上严重疾病[14, 25, 41, 51, 52]。

## 五、优化和提高手术效果

虽然现有的神经外科手术已经显示出治疗强迫症患者的巨大能力，但对于其他治疗方式都失败的患者，仍有改善患者预后和减少与手术相关不良事件的空间。在临床实践中发现可以改善顽固性 OCD 患者症状的神经外科治疗手段是一个热门的研究领域，必须多因素考虑，包括患者选择和随访护理的实施、OCD 的药物管理，以及新兴技术的优化和发展。

为了提高疗效和降低风险，关键是要在具有跨学科团队的专业机构进行上述治疗，以合理的管理患者和后续护理及长期随访。在一个 5 年的回顾性分析中，Rück 及其同事发现，在70 例接受内囊切开术的强迫症患者中，术后 5 年死亡率为 41%，其中约 10% 是自杀所致[52]。

此外，在内囊切开术后，75% 的强迫症患者服用高剂量的精神药物，84% 的患者在 5 年中的某个时间点接受了强化住院治疗精神病[52]。这些数据提醒我们，接受强迫症手术的患者病情极其严重，即使在手术干预取得积极反应后，由于疾病的严重程度，患者与普通人群相比，长期预后可能较差。然而，也应该注意到，目前的手术可能使用更小、更有针对性的靶点，从而减少副作用。

持续的精神护理和随访对患者来说是至关重要的，然而，造成永久性损伤的神经消融治疗本身并不需要与药物治疗和神经调控治疗那样进行专门的随访。然而，确保患者能够获得并接受持续的强迫症和其他伴随的精神疾病的护理，对于改善患者的预后至关重要[3, 25, 52]。

开发新的技术并调整我们对现有技术的使用来进行强迫症的神经消融手术是改善患者预后的另一个关键组成部分。以 GVC 为例，虽然 GVC 是一种有前途的治疗方法，而且其副作用有限，但放射线外科损伤的风险是不容忽视的，因此调整辐射剂量，改变消融方法，或者可以使用其他方案来保留靶点的有益功能，同时防止这些严重不良事件的发生。这一原则同样适用于其他的治疗过程，精神神经外科研究人员应积极研究可以使患者受益的新技术及治疗方案。

这一研究领域由于缺乏临床试验和研究样本量小而受到严重限制，进一步的临床研究和现有的神经外科技术对比是至关重要的。Brown 及其同事最近的一项研究旨在通过对已发表的观察性研究的系统回顾，比较内囊切开术和背侧扣带回前部切开术的疗效。通过分析 10 项研究结果，研究团队评估 193 例接受内囊切开术或扣带回切开术患者的疗效结果发现，总的来说，内囊切开术的完全有效率为 54%，扣带回切开术为 42%。此外，内囊切开术的严重不良事件发生率明显高于扣带回切开术，分别为 21.4% 和 5.2%[15]。然而，由于这些研究的观察性质，无法对这些研究之间的差异进行系统的回顾和直接的比较，因此作者认为数据表明两者同样具有有效性和安全性[15]。

需要采用更多创新研究设计和（或）统计学方法的研究，以发现现有数据中受小样本量和显著差异变量限制的结果，以及进行设计研究，使研究人员获得尽可能多的信息。研究结果的预测因素，改善预后的非手术治疗方面，以及强迫症的神经生物学基础和功能病理生理学，对改善这种严重疾病患者的治疗至关重要。

## 六、结论

对于精神类药物治疗和认知行为疗法难以治愈的重度强迫症患者，神经外科手术是安全的、可靠的和有效的辅助治疗方法。

随着新技术的出现，如 DBS 在神经外科治疗强迫症中的应用，毁损仍然是一个重要的治疗方式。首先，值得注意的是，目前强迫症的 DBS 治疗方案的设计原理与毁损非常相似，因为它们都造成了许多相同的白质纤维束传导的中断，尽管在 DBS 中是可逆的。DBS 治疗强迫症的主要靶点是腹侧内囊 / 腹侧纹状体，这与内囊切开术的靶区相同，数据显示40%～61% 的患者的强迫症症状程度得到显著改善[3, 6, 11, 12, 15, 41, 49]。值得注意的是，毁损和 DBS 的疗效惊人地相似，这使得毁损成为治疗药物难治性强迫症的一种方法。此外，DBS 治疗还需要考虑其他因素，如 DBS 专业团队的规律随访及 OCD 程控参数，后续更换电池，刺激产生的副作用，以及治疗的费用[15]。这些因素可能会使一些患者最终选择毁损手术，例如，他们可能住在离能够程控刺激参数的专门场所比较远，或者有其他精神病治疗的病史。

目前，国际上一些专业的机构由精神科医生、神经心理学家和神经外科医生组成的多学科小组采用神经束切开术治疗严重的难治性强迫症。这些治疗方案是基于大脑中某些 CSTC 纤维束的过度激活是强迫症病理生理学基础的假设，选择性地破坏这些通路可以调节它们并治疗强迫症症状。为了指导重症强迫症患者进行神经外科手术治疗，临床医生采用谨慎、详细的方案来选择和筛选患者，利用各种技术手段来执行详细的消融手术，并进行广泛的后续护理和监测。

临床医生能够有效和安全地治疗精神疾病所使用的医疗设备比以往任何时候都要多，这对于神经外科治疗严重的、顽固性 OCD 尤其重要。除了新的刺激方法外，还有许多安全有效的毁损方法，临床医生和患者有多种效果相似的选择空间，可以进行优化和个性化的选择。尽管如此，由于影响手术结果因素的数据有限，毁损手术的比较研究也很难区分哪种治疗方案是最好的。而且，我们对强迫症的神经生物学基础的了解仍在不断增加，尽管对某些神经纤维束消融治疗有效的原因了解有限，但毁损手术等临床干预措施仍显示出疗效。更清楚地了解目前神经消融如何干预强迫症的原理，有助于改善患者的治疗效果，并揭示最致残的精神疾病神经回路异常的神经生理学基础。

# 参考文献

[1] Ruscio AM, Stein DJ, Chiu WT, Kessler RC. The epidemiology of obsessive-compulsive disorder in the National Comorbidity Survey Replication. Mol Psychiatry. 2010;15:53–63.

[2] Rasmussen SA, Eisen JL. Treatment strategies for chronic and refractory obsessive-compulsive disorder. J Clin Psychiatry. 1997;58 Suppl 13:9–13.

[3] Rasmussen SA, Noren G, Greenberg BD, Marsland R, McLaughlin NC, Malloy PJ, et al. Gamma ventral capsulotomy in intractable obsessive-compulsive disorder. Biol Psychiatry. 2018;84:355.

[4] de Haan S, Rietveld E, Stokhof M, Denys D. The phenomenology of deep brain stimulation-induced changes in OCD: an enactive affordance-based model. Front Hum Neurosci. 2013;7:653.

[5] de Haan S, Rietveld E, Stokhof M, Denys D. Effects of deep brain stimulation on the lived experience of obsessive-compulsive disorder patients: in-depth interviews with 18 patients. PLoS One. 2015;10:e0135524.

[6] Kohl S, Schönherr DM, Luigjes J, Denys D, Mueller UJ, Lenartz D, et al. Deep brain stimulation for treatment-refractory obsessive compulsive disorder: a systematic review. BMC Psychiatry. 2014;14:214.

[7] Heyman I, Mataix-Cols D, Fineberg NA. Obsessive-compulsive disorder. BMJ. 2006;333(7565):424–9.

[8] Greenberg BD, Price LH, Rauch SL, Friehs G, Noren G, Malone D, et al. Neurosurgery for intractable obsessive-compulsive disorder and depression: critical issues. Neurosurg Clin N Am. 2003;14:199–212.

[9] Ferrão YA, Shavitt RG, Bedin NR, de Mathis ME, Carlos Lopes A, Fontenelle LF, et al. Clinical features associated to refractory obsessive–compulsive disorder. J Affect Disord. 2006;94:199–209.

[10] Cosgrove GR, Rauch SL. Psychosurgery – Neurosurgical Service – Massachusetts General Hospital. Neurosurgery Massachusetts General Hospital. 2005.

[11] McLaughlin NCR, Stewart C, Greenberg BD. Deep brain stimulation for obsessive-compulsive disorder and major depressive disorder. In: Psychiatric neurotherapeutics. New York: Springer New York; 2016. p. 141–63.

[12] Greenberg BD, Rauch SL, Haber SN. Invasive circuitry-based neurotherapeutics: stereotactic ablation and deep brain stimulation for OCD. Neuropsychopharmacology. 2010;35:317–36.

[13] Fernandez de la Cruz L, Rydell M, Runeson B, D'Onofrio BM, Brander G, Ruck C, et al. Suicide in obsessive-compulsive disorder: a population-based study of 36 788 Swedish patients. Mol Psychiatry. 2017;22(11):1626–32.

[14] Lopes AC, Greenberg BD, Canteras MM, Batistuzzo MC, Hoexter MQ, Gentil AF, et al. Gamma ventral capsulotomy for obsessive-compulsive disorder. JAMA Psychiat. 2014;71:1066.

[15] Brown LT, Mikell CB, Youngerman BE, Zhang Y, McKhann GM, Sheth SA. Dorsal anterior cingulotomy and anterior capsulotomy for severe, refractory obsessive-compulsive disorder: a systematic review of observational studies. J Neurosurg. 2016;124:77–89.

[16] Manjila S, Rengachary S, Xavier AR, Parker B, Guthikonda M. Modern psychosurgery before Egas Moniz: a tribute to Gottlieb Burckhardt. Neurosurg Focus. 2008;25(1):E9. https://doi.org/10.3171/FOC/ 2008/25/7/E9.

[17] El-Hai J. The lobotomist: a maverick medical genius and his tragic quest to rid the world of mental illness. BMJ. 2005;330:1275.

[18] Sheth SA, Neal J, Tangherlini F, Mian MK, Gentil A, Cosgrove GR, et al. Limbic system surgery for treatment-refractory obsessive-compulsive disorder: a prospective long-term follow-up of 64 patients. J Neurosurg. 2013; 118(3):491–7.

[19] Woerdeman PA, Willems PW, Noordmans HJ, Berkelbach van der Sprenkel JW, van Rijen PC. Frameless stereotactic subcaudate tractotomy for intractable obsessive-compulsive disorder. Acta Neurochir. 2006;148(6):633–7; discussion 7

[20] Anderson CA, Arciniegas DB. Neurosurgical interventions for neuropsychiatric syndromes. Curr Psychiatry Rep. 2004;6:355–63.

[21] Feldman RP, Alterman RL, Goodrich JT. Contemporary psychosurgery and a look to the future. J Neurosurg. 2001;95:944–56.

[22] Jenike MA, Rauch SL, Baer L, Rasmussen SA. Neurosurgical treatment of obsessive-compulsive disorder. In: Jenike MA, Baer L, Minichiello WE, editors. Obsessive-compulsive disorders: practical management. St. Louis: Mosby; 1998. p. 592–610.

[23] Shah DB, Pesiridou A, Baltuch GH, Malone DA, O'Reardon JP. Functional neurosurgery in the treatment of severe obsessive compulsive disorder and major depression: overview of disease circuits and therapeutic targeting for the clinician. Psychiatry (Edgmont). 2008;5:24–33.

[24] Doshi PK. Surgical treatment of obsessive compulsive disorders: current status. Indian J Psychiatry. 2009;51:216–21.

[25] Spofford CM, McLaughlin NCR, Penzel F, Rasmussen SA, Greenberg BD. OCD behavior therapy before and after gamma ventral capsulotomy: case report. Neurocase. 2014;20:42–5.

[26] Goodman WK, Price LH, Rasmussen SA, Mazure C, Fleischmann RL, Hill CL, et al. The Yale-Brown obsessive compulsive scale. Arch Gen Psychiatry. 1989;46:1006.

[27] López-Pina JA, Sánchez-Meca J, López-López JA, Marín-Martínez F, Núñez-Núñez RM, Rosa-Alcázar AI, et al. The Yale-Brown obsessive compulsive scale: a reliability generalization meta-analysis. Assessment. 2015;22:619–28.

[28] Banks GP, Mikell CB, Youngerman BE, Henriques B, Kelly KM, Chan AK, et al. Neuroanatomical characteristics associated with response to dorsal anterior cingulotomy for obsessive-compulsive disorder. JAMA Psychiat. 2015;72(2):127–35.

[29] Ahmari SE, Dougherty DD. Dissecting OCD circuits: from animal models to targeted treatments. Depress Anxiety. 2015;32:550–62.

[30] McGovern RA, Sheth SA. Role of the dorsal anterior

cingulate cortex in obsessive-compulsive disorder: converging evidence from cognitive neuroscience and psychiatric neurosurgery. J Neurosurg. 2017;126:132–47.

[31] Kopell BH, Greenberg B, Rezai AR. Deep brain stimulation for psychiatric disorders. J Clin Neurophysiol. 2004;21:51–67.

[32] Kopell BH, Rezai AR. The continuing evolution of psychiatric neurosurgery. CNS Spectr. 2000;5:20–31.

[33] Wichmann T, DeLong MR. Deep brain stimulation for neurologic and neuropsychiatric disorders. Neuron. 2006;52:197–204.

[34] Rauch SL, Savage CR, Alpert NM, Fischman AJ, Jenike MA. The functional neuroanatomy of anxiety: a study of three disorders using positron emission tomography and symptom provocation. Biol Psychiatry. 1997;42:446–52.

[35] Nakao T, Nakagawa A, Yoshiura T, Nakatani E, Nabeyama M, Yoshizato C, et al. Brain activation of patients with obsessive-compulsive disorder during neuropsychological and symptom provocation tasks before and after symptom improvement: a functional magnetic resonance imaging study. Biol Psychiatry. 2005;57:901–10.

[36] Rauch S, Shin LM, Dougherty DD, Alpert NM, Fischman AJ, Jenike MA. Predictors of fluvoxamine response in contamination-related obsessive compulsive disorder a PET symptom provocation study. Neuropsychopharmacology. 2002;27:782–91.

[37] Rauch SL, Dougherty DD, Malone D, Rezai A, Friehs G, Fischman AJ, et al. A functional neuroimaging investigation of deep brain stimulation in patients with obsessive–compulsive disorder. J Neurosurg. 2006;104:558–65.

[38] Szeszko PR, Ardekani BA, Ashtari M, Malhotra AK, Robinson DG, Bilder RM, et al. White matter abnormalities in obsessive-compulsive disorder. Arch Gen Psychiatry. 2005;62:782.

[39] Hartmann CJ, Lujan JL, Chaturvedi A, Goodman WK, Okun MS, McIntyre CC, et al. Tractography activation patterns in dorsolateral prefrontal cortex suggest better clinical responses in OCD DBS. Front Neurosci. 2016;9:519.

[40] Sheth SA, Ogas P, Eskandar EN. Future of neurosurgery. In: Psychiatric neurotherapeutics. New York: Springer New York; 2016. p. 209–20.

[41] Greenberg BD, Gabriels LA, Malone DA, Rezai AR, Friehs GM, Okun MS, et al. Deep brain stimulation of the ventral internal capsule/ventral striatum for obsessive-compulsive disorder: worldwide experience. Mol Psychiatry. 2010; 15:64–79.

[42] Rasmussen S, Greenberg B, Mindus P, Friehs G, Noren G. Neurosurgical approaches to intractable obsessive-compulsive disorder. CNS Spectr. 2000;5(11):23–34.

[43] Knight G. Bifrontal stereotaxic tractotomy in the substantia innominata: an experience of 450 cases. In: Hitchcock E, Laitinen L, Vaernet K, editors. Psychosurgery. Springfield: Charles C Thomas; 1972. p. 267–77.

[44] Newcombe R. The lesion in stereotactic subcaudate tractotomy. Br J Psychiatry. 1975;6:478–81.

[45] Bourne SK, Sheth SA, Neal J, Strong C, Mian MK, Cosgrove GR, et al. Beneficial effect of subsequent lesion procedures after nonresponse to initial cingulotomy for severe, treatment-refractory obsessive-compulsive disorder. Neurosurgery. 2013;72(2):196–202; discussion

[46] Ruck C, Karlsson A, Steele JD, Edman G, Meyerson BA, Ericson K, et al. Capsulotomy for obsessive-compulsive disorder: long-term follow-up of 25 patients. Arch Gen Psychiatry. 2008;65(8):914–21.

[47] Miguel EC, Lopes AC, McLaughlin NCR, Noren G, Gentil AF, Hamani C, et al. Evolution of gamma knife capsulotomy for intractable obsessive-compulsive disorder. Mol Psychiatry. 2019;24(2):218–40.

[48] Kim SJ, Roh D, Jung HH, Chang WS, Kim CH, Chang JW. A study of novel bilateral thermal capsulotomy with focused ultrasound for treatment-refractory obsessive-compulsive disorder: 2–year follow-up. J Psychiatry Neurosci. 2018;43(4):170188.

[49] Interview with Dr. Benjamin Greenberg, (2017).

[50] Camprodon JA, Rauch SL, Greenberg BD, Dougherty DD. Psychiatric neurotherapeutics: contemporary surgical and device-based treatments. Totowa: Humana Press; 2016. p. 230.

[51] Garnaat SL, Boisseau CL, Yip A, Sibrava NJ, Greenberg BD, Mancebo MC, et al. Predicting course of illness in patients with severe obsessive compulsive disorder. J Clin Psychiatry. 2015;76:e1605–10.

[52] Ruck C, Larsson JK, Mataix-Cols D, Ljung R. A register-based 13–year to 43–year follow-up of 70 patients with obsessive-compulsive disorder treated with capsulotomy. BMJ Open. 2017;7(5):e013133.

# 第 31 章　抽动秽语综合征：脑深部电刺激
## Gilles de la Tourette Syndrome: Deep Brain Stimulation

Michael H. Pourfar　Alon Y. Mogilner　著
韩建国　译
陶　蔚　校

## 一、概述

无论是通过毁损还是刺激，神经外科治疗抽动秽语综合征（Gilles de la Tourette syndrome，TS）都是建立在通过干预关键部位后可以改善病灶无序异常放电的概念上的。在撰写本文时，一个重要的未解决的问题是哪些部位的哪些结构是治疗 TS 的关键手术位点。TS 通常以强迫症状和注意力缺陷为主要表现，也伴有过度运动和声音抽动，由于 TS 的临床表现多样和个体差异明显的性质，使得这个问题更具挑战性。正如我们将回顾的那样，既往的手术方式通常以强迫症中抽搐特征相关的区域为靶点（如扣带回与内囊前肢），或者更常见的运动过度障碍疾病相关的区域为靶点（例如：运动丘脑和腹后苍白球）。随着时间的推移，苍白球前内侧和丘脑背内侧代表运动功能和边缘功能的交叉部位，已经成为立体定向的选择靶点。这两个靶点将得到我们更大的关注，也不排除其他已在使用的靶点。

## 二、抽动秽语综合征的网络

了解 TS 中潜在的异常传导通路，可以更好地了解手术治疗 TS 的历史。TS 的发病原因目前尚不清楚。遗传学家特别关注的单核苷酸多态性显然在许多病例中起着重要作用，但确切的遗传基础尚未被确定[1, 2]。有报道称有细微的神经病理学异常（例如尾状核和丘脑体积的改变），但并不一致[3, 4]。然而，通过反复的观察发现，局部的脑代谢差异支持皮层 - 纹状体 - 丘脑 - 皮层回路（cortico-striato-thalamo-cortical，CSTC）异常这一病理生理学理论[5]。在这个简化的模型中，纹状体神经元的异常激活与苍白球内侧部 / 黑质（GPi/SN）的抑制性连接导致丘脑皮层投射的去抑制，其结果是自主活动正常激活的不平衡，导致不自主的、特定的运动模式，表现为抽动。多巴胺阻断和消耗疗法（几十年来的主要医学治疗方法）后症状改善，以及成功的外科手术后代谢"正常化"的证据，支持了纹状体的显著作用[6]。

## 三、手术治疗历史

关于外科手术治疗 TS 的最早的参考文献及个案报道是在 20 世纪 50 年代，一些合并精神症状的患者通过前额叶切除术来改善症状（Stevens，1955；Baker，1960）。从 20 世纪 60 年代开始，内侧丘脑开始作为 TS 治疗的特异性靶点[7]。Cooper 是早期立体定向治疗运动障碍病的先驱，他以丘脑腹外侧核为靶点取得了一些理想的效果，随后不久，Dieckmann 和 Hassler 根据他们对强迫症患者的治疗经验，提出抽动是一种"运动强迫现象"的理论 [8]，他们以内侧丘脑区域为靶点，毁损范围相当广泛，包括腹侧板内核、腹嘴核和中央中核 – 束旁核，他们报道 3 例患者的症状改善了 70%～100%，有趣的是，在 DBS 治疗之前，在毁损前进行刺激测试时发现了不同的症状反应。他们的方法得出了良好的结果和安全性，为大约 35 年后最早的 DBS 干预提供了路线图，因此被视为一个重要的里程碑。然而在那个时候，他们使用各种各样的术式，包括齿状核切开术、边缘白质切开术、前扣带回切开术 [9, 10]。20 世纪 50—80 年代，大约有 65 例个案报道了毁损上述这些靶点和其他一些被认为与 TS 网络有关的靶点。报道对毁损准确位置提供的信息往往有限，结果通常在治疗前后对抽动的评估方面缺乏详细的信息。而且，在 DBS 出现之前的并发症通常是相当多的，包括轻微的构音障碍（双侧丘脑损伤的一种常见的并发症）、肌张力障碍、共济失调和偏瘫 [7, 11]。有趣的是，这些有限的数据表明，以对强迫症有效的扣带回为靶点，对运动性抽搐的效果较差，这表明 TS 和强迫症虽然有许多共同的表现，但并不一定采用相同的治疗措施 [10]。从 20 世纪 80 年代末的 DBS 时代开始，人们重新燃起了对 TS 手术治疗的兴趣，即使理想的治疗靶点仍然依靠推测。通过报道的利用 STN DBS 治疗帕金森病和 TS 患者，以及 GPI DBS 治疗肌张力障碍和 TS 患者后抽动改善的相关内容，似乎增加了靶向治疗的可能性 [12, 13]。首例针对 TS 进行 DBS 的治疗是在 1999 年由 Vandewalle 报道的，他将 Hassler 之前提到的丘脑中央中核作为靶点，在 1 年后抽动消失 [14]。从那时起，大约有 200 例 DBS 病例（通常是小病例系列的一部分）被报道使用

多达 9 个立体定向靶点，尽管主要集中在内侧丘脑亚区、苍白球亚区和内囊的前肢。由于需要手术干预的患者人数相对较少，最佳的手术适应证、最佳的手术靶点和最佳的手术路径仍然是争论的话题，尚未形成共识。然而，正如下文所讨论的，有些结论明显地支持对于有手术适应证的患者行手术治疗后症状会有改善。

## 四、患者选择

2006 年提出了手术患者适应证的共识指南，并在 2015 年进行了适当的修改 [15, 16]。作为一种伴随风险的外科手术（如下所述），接受手术的患者应该有严重的 TS 症状，并且在决定手术之前应该进行过常规的药物治疗。耶鲁大学综合抽动严重程度量表（Yale Global Tic Severity Scale Score，YGTSS）通常被用作严重程度的评价指标，它根据一些变量对运动和发音抽动进行评分，最高得分为 50 分（如果包括 50 分的损伤评分，总分为 100 分）。最新的共识指南建议达到 35 分（满分为 50 分）表明 TS 严重到需要手术治疗。虽然这种评分是可以采用的，但应该记住的是，该分数不能完全将抽动的潜在危害风险进行分层，并且根据相关的报道，该评分系统可能会在任何给定的时间点过高或过低地评估严重程度。例如，在没有其他更复杂抽动的情况下，单一的、强烈的颈部抽动可能会得到相对较低的 YGTSS，但是却漏掉了引起颈椎病的风险。相反，一个人可能有许多复杂的运动和声音抽动，但是所有这些都是轻度的，即使 YGTSS 分数很高，也不会对生活质量产生很大影响。因此，了解抽动造成的伤害和损害的风险比一个单一的数字更重要，这一点现在已成为共识。尽管治疗 TS 的各种特定药物的证据不足，但标准的治疗包括

α肾上腺素能药、多巴胺阻断或消耗药物的试验性治疗。并不是所有类别的药物都需要尝试，但很显然，经过经验丰富的 TS 专家进行合理的药物治疗之后，患者才能被视为药物难治性。除了药物治疗，有充分的证据表明认知行为疗法和习惯逆转疗法对一些 TS 患者有帮助，应该在 DBS 手术之前进行治疗。从实践的角度来看，要确定经验丰富的认知行为专家并不容易，而且缺乏证据证明其在严重的 TS 病例中的有效性，但考虑到受益的可能性，还是应该努力在 DBS 手术之前让患者接受认知行为医生的治疗。

对于适应手术治疗的最小年龄一直是一个争议的问题。TS 的症状通常在成年早期逐渐减轻，因此人们对一个可能会随着时间的推移而症状改善的未成年人进行脑部手术有所担忧。在最初由抽动秽语综合征协会提出的建议中[15]，将手术适应证的最小年龄认定为 25 岁，认为此时症状自我改善的可能性在减小。反对这种保守方法的观点认为：更年轻的严重 TS 患者可能与严重的身体和心理残疾有关，因此早期进行干预可能会产生更有意义的远期效果。抽动秽语综合征协会修订后的指南有了更微妙的改变[16]，建议只有在多学科团队和当地伦理委员会审查了病例资料，并权衡了可能的风险和收益后，才能对 18 岁以下的患者进行手术治疗。目前对于还没有获得 FDA 批准适应证的病例，我们会把所有病例交由一个不涉及该病例的多学科委员会进行审查，并为 18 岁以下的患者增加 1 名儿科专家，尽管这不是绝对的，但通常不会对 16 岁以下的患者进行手术。

TS 经常伴随其他神经精神和行为症状，包括抑郁、焦虑、强迫症和多动症，这些症状不总是随着抽动严重程度的缓解而好转（例如，强迫症在大多数情况下会随着抽动好转而改善，但在某些情况下，即使抽动有所好转，强迫症状可能变化不明显，甚至恶化）。因此，了解抽动对手术适应证患者的生活质量有多大的影响是很有帮助的，而且比较理想地是选择那些不会被显著而持续的抑郁症或强迫症影响手术效果的患者。在手术前进行病例讨论和优化手术方案已经作为多学科团队协作的一部分工作，也是获得最佳结果的关键。特别强调的是，评估自杀或成瘾行为可能在 DBS 后恶化（特别是结果不像希望的那样积极）是非常重要的。按照这样的思路，判断患者的预期效果是选择手术适应证的一个非常重要的部分。正如下面将详细介绍的，结果是多样的而且是难以预测的，所以患者应该理解症状无改善或只有很小改善的可能，仔细考虑患者的期望是否能现实。

总之，一个理想的手术适应证是一个健康的明确诊断为 TS 的患者，由经验丰富的专家评估认为通过正规的药物和行为治疗无效，并且主要是由于运动和（或）声音抽动引起严重的损害，患者能有合理的手术预期并理解可能出现的结果和风险。

## 五、手术靶点

最近国际抽动秽语综合征脑深部电刺激公共数据库和注册中心发表了一篇来自多个中心的 185 例患者数据的文章[17]，报道了最常见的外科手术靶点为丘脑中央中核（57.1%），其次是苍白球前内侧部（25.2%）、苍白球后内侧部（15.3%）和内囊前肢（2.5%）。目前没有足够的证据表明哪一个靶点能提供最有效的临床效果，因为靶点之间的结果没有显著差异。

## 六、手术技术

就像 DBS 治疗常见的运动障碍性疾病（帕

金森病、特发性震颤、肌张力障碍）一样，各个中心的手术技术也各不相同。TS 人群特有的挑战包括患者的年龄相对年轻，以及由于这些患者中相当一部分存在自残和（或）强迫症行为而导致手术并发症发生率增加的可能[18]。虽然作者的手术靶点（丘脑中央中核，在发表的文章里描述为 CM/Pf/Voi）在过去的 10 年里没有变化，但是结合自己的临床经验及辅助技术的引入，笔者改进了手术技术。

1. 分阶段进行

笔者倾向于分阶段进行手术，住院期间同时植入双侧颅内电极，2 周后在门诊放置脉冲发生器。

2. 发生器的选择

考虑到上述患者的年龄较小，以及现实中保险公司尽管承担了最初植入手术的费用，但是拒绝负担更换发生器的手术费用，笔者已经从双边单通道设备更换为双通道可充电的设备。

3. 麻醉技术

在电极植入时，使用丙泊酚和右美托咪定，采取了传统的清醒镇静方式，这为微电极的记录和宏刺激提供了评估临床疗效和副作用的机会。由于许多患者都有严重剧烈抽动的表现，再加上术中 CT 的应用，导致很难维持适当的清醒镇静水平，笔者已经开始在全身麻醉下进行所有的电极植入手术，这种麻醉技术仍然可以进行微电极记录。他们将基于框架的立体定向和 MRI-CT 融合，并在手术前几周在全身麻醉下进行 MRI 扫描。安置框架后进行 CT，用于立体定向靶点的计算，并在植入电极后确认电极的位置。

4. 手术靶点

靶点的选择决定了识别解剖靶点的手术方式。虽然在 MRI 上可以看到苍白球和内囊靶点，但单个丘脑核团（包括中央中核）仍然难以直接定位，因此基于前后联合的间接定位方法仍然是主要的定位方法。我们的丘脑坐标为中线旁开 5mm，连合线中点后 4mm，在 AC-PC 平面上（Z=0）。这些坐标反映了电极尖端的位置，对应于脑室周围 Hassler 质（Spv）。最深的触点（最腹侧的）刺激很少使用，根据笔者的经验，实际的刺激靶点是在 Voi/CmPf 的连接处[19]（图 31-1）。对于这个比较靠内侧的靶点，向外侧倾斜一定的角度（通常在冠状面上超过 30°）是必要的。矢状面的倾角与传统用于丘脑腹中间核和丘脑底核为靶点的角度相似，在矢状面后 50°～70°（图 31-2）。

**微电极记录与宏刺激**

笔者在内侧丘脑微电极记录( microelectrode recording，MER ) 过程中的发现与文献中报道的结果相似[20]。他们发现丘脑爆发活动的停止有助于确定手术路径的偏移性。丘脑爆发细胞信号通常会一直存在，直到微电极尖端离开丘脑进入 SPv，在靶点上方约 2mm 处。在穿刺过程中较早地丧失了丘脑的活动说明向内侧发生了偏移，而越靠近靶点持续的丘脑活动说明向相反的方向发生了偏移。

由于内侧丘脑距离皮层脊髓束和内侧丘系较远，因此在宏刺激下看不到运动和感觉效应。在清醒的患者中，丘脑腹侧刺激会导致主观上的头晕症状。虽然在手术中很难确认直接的抽动抑制，但在一些患者中，丘脑背侧的刺激可以引起"平静"的感觉。

## 七、转归

在众多研究中 TS 结果的简要总结是，大约 50% 的患者得到了 50% 左右的改善。但是，如果对数据进行更严格的审查，就会对结果进行更为细致和谨慎的评估，同时更清楚地认识到相对较少的和多变的数据缺陷和局限性。绝

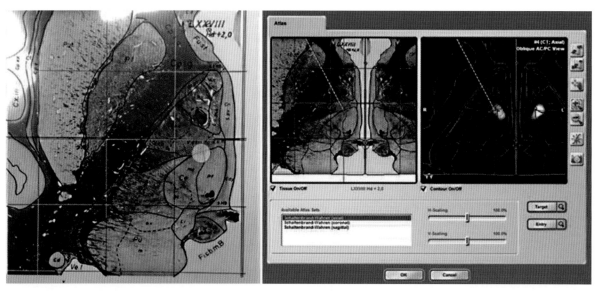

▲ 图 31-1　图片来自 Schaltenbrand 和 Wahren 立体定向图谱，轴位片位于前连合 – 后连合平面上方 2.0mm 处。黄色标记代表通过术后影像学检查计算出的平均刺激区域，这一点与笔者计算的平均刺激区域相对应

经 Journal of Neurosurgery 许可转载，引自 Dowd 等[19]

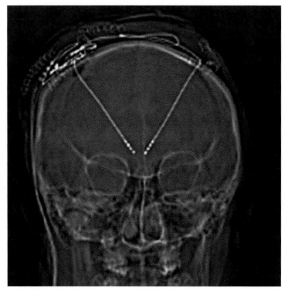

▲ 图 31-2　头颅 X 线显示以丘脑中央中核为靶点的侧方入路的倾斜角度

大多数报道的结果来源于小样本的、回顾性的、非盲的、非安慰剂对照的病例研究。不同的年龄范围，不同的评分标准，不同的手术靶点，不同的刺激模式，以及不同的随访周期，这些都使得收集详细的数据变得困难，更不用说在不同的研究中进行令人信服的比较了。尽管有这些重要的因素，来自大约 200 例患者的报道

（在撰写本文时），包括一些小型的随机试验和已发表的 Meta 分析，仍允许进行一些一般性评论。与其深入研究每个个案的细节，我们将重点介绍几个代表性的病例，希望能为更好地理解一些综合性分析提供背景。

### （一）丘脑 DBS 治疗 TS

如上所述，内侧丘脑是 DBS 应用前治疗 TS 的早期靶点，也是 1999 年 DBS 治疗的第一个专门靶点，在 Vandewalle 报道的长达 72 个月的随访中，3 例患者的抽动程度降低了 72%～90% [14, 21, 22]。随后丘脑成为最常见的靶点，但在不同的中心，内侧丘脑的精确定位是不同的。例如，迄今为止发表最多丘脑病例系列的 Milan-Bergamot 组，其手术靶点在 Vandewalle 的靶点前约 2mm 处，在 18 例患者的 18 个月随访中 YGTSS 评分改善了 24%～72% [23]。有趣的是，虽然抽动症状的改善在统计学上非常显著，但令人惊讶的是，在近一半的病例中，患者和医生对结果的看法缺乏一致性。这种脱节也许说明了 TS 患者所面

临问题的复杂性，而这些问题没有被抽动相关评分量表包括在内。笔者所在小组报道了 13 例接受了内侧丘脑 DBS 治疗患者的结果，在最后的随访中（6 个月到 5 年）症状缓解了 50%[19]。在对每个病例的改善情况进行详细的研究发现，显著改善者与轻度至很小改善者之间存在的差异是没有明确的前瞻性特征的。值得注意的是，所有的受试者（包括那些 YGTSS 减少不太明显的受试者）都说在知道现在状态的情况下，他们会重复这个过程。双盲、交叉研究在一定程度上说明了在该患者群体中进行此类研究的挑战。Maciunas 等对 5 例患者进行了为期 4 周的双盲、随机刺激与假刺激对比研究，随后进行了 3 个月的开放、无盲刺激[24]，刺激组和非刺激组相比，视频评估作为主要结果确实显示了显著的整体改善性，但 YGTSS 作为次要结果没有达到显著性改善，可能与病例数少或整体结果偏差有关，5 例患者中有 3 例表现出明显的改善。没有明确的因素可以将改善者和 2 个无改善者进行区分。Ackermans 等也进行了一项双盲的研究，采取了随机的刺激，在 3 个月的时候进行评估，在 4 年的时间里只招募到 8 例受试者，其中只有 6 例受试者完成了 1 年的随访[25]。在 3 个月时，刺激组与非刺激组相比有 37% 的改善（尽管没有统计学意义），1 年后有 49% 的改善，同样有不同程度的个人改善。尽管症状有所改善，但所有患者都描述有精力减退和视觉不适，而在体检中没有相关的体征。

## （二）苍白球 DBS 治疗 TS

苍白球 DBS 的效果也主要来源于病例分析。在一项小样本双盲试验中，3 例患者同时植入了苍白球和丘脑电极，在 20～60 个月的随访中，对苍白球刺激的反应比对丘脑或丘脑和苍白球同时刺激的效果更好[26]。虽然从一个小的研究中进行概括是困难的，但它确实增加了对苍白球刺激的兴趣。与内侧丘脑一样，一些中心使用传统的腹后部的"运动"靶点，而另一些中心使用更靠前内侧的靶点，有些研究将两者结合起来。最大的涉及双侧苍白球靶点（尽管主要是前内侧靶点）的病例报告包括 15 例患者，其中 13 例患者成功完成了双盲、交叉试验，进行了为期 3 个月的开启和关闭刺激评估，随后是开放式的刺激并随访 36 个月[27]。双盲试验期症状改善不明显，没有统计学意义，但是开放式随访期与生活质量改善相关量表的 YGTSS 评分有 40% 的改善。Martinez-Torres 等也报道了 5 例 GPI 前内侧和腹后侧 DBS 的混合队列研究，发现改善程度不同，前内侧靶点效果比腹后侧的效果更好[28]。Sachdev 等报道了 17 例前内侧 GPI 患者的开放研究，在随访了 46 个月时 YGTSS 评分平均降低了 54%，17 例中有 12 例改善超过了 50%，除了 1 例之外其他例都感觉有一些改善[29]，17 例中有 11 例的强迫症状有所改善。

## （三）TS 的其他靶点（内囊前肢、丘脑底核）

内囊前肢（anterior limb of the internal capsule, ALIC）是强迫症的治疗靶点，由于 TS 具有强迫症的临床特点，因此它被用来作为治疗 TS 的靶点也就不足为奇了。大多数关于 TS 的 ALIC DBS 治疗仅限于单个病例报告[30-33]，从这些小样本的病例中得出归纳性的结论很困难，特别是治疗效果从抽动恶化到抽动和强迫症明显好转之间波动[30, 33]。在一个公开的病例报告中，1 例患者在 ALIC DBS 治疗后整体严重程度的 YGTSS 评分改善了 25%，但在程控过程中经历了淡漠和轻度躁狂。在 1 例电极折断的患者中，ALIC 电极被内侧丘脑电极取代，尽管刺激参数更高，但总体改善率为 50%，且没有刺激相关的情绪问题[34]。在众多潜在的 TS 靶点中，STN 是另一个很有潜力的竞争者。刺激 STN 通常是治疗帕金森病的首选，有报道称也可以改善强迫症症状[35]，在一个病例报告中，同时患有 PD 和 TS 患者的抽动症状得到改善[13]。

### （四）Meta 分析

最近有两份报道，一份是基于已发表文献的 Meta 分析，另一份是对国际脑深部电刺激登记和 TS 数据库数据的 Meta 分析[17, 36]，发布迄今为止所取得的成果。Baldermann 等回顾了 57 篇文献包括 156 例病例，其中丘脑 78 例，苍白球 64 例，ALIC 9 例[36]，手术时的平均年龄为 30 岁（15—60 岁），平均改善 53%（主要来源于 YGTSS 评分从平均的 83 降低到 35），运动抽动减少的程度与声音抽动减少的程度相似，分别为 39% 和 40%，一半以上的患者症状改善超过 50%。在比较不同靶点的结果时，他们发现丘脑 DBS 后 YGTSS 评分的平均改善率为 48%，GPi 腹后侧为 58%，GPi 前内侧为 55%，ALIC 为 44%。使用 YBOCS 量表进行强迫症的评分平均提高了 31%（中位数 16 到 11），并且在不同的靶点之间结果相似。在年轻患者中有更大的改善趋势，但是没有一个特定的靶点是有明确优势的，也没有什么确定的因素是可以区分有反应者和无反应者的。DBS 注册中心和数据库汇总了来自 9 个国家 31 个积极参与的 DBS 中心的数据，最近报道了 163 例患者的 12 个月统计数据（其中许多患者也包括在上述的 Meta 分析中）。在人口统计方面，72% 的患者为男性，手术时的平均年龄为 29.5 岁（最年轻的 13 岁）。57% 的患者接受了丘脑刺激，25% 接受了前内侧苍白球刺激，15% 接受了后内侧苍白球刺激，3% 接受了 ALIC 刺激。YGTSS 评分的总体改善率为 44.1%，其中声音方面改善的程度略高于运动抽动。大部分改善在 6 个月以上并维持到 1 年，尽管在前内侧苍白球组中发现了改善明显现象，但各靶点之间没有明显的差异，还没有就首选靶点的选择提出任何明确的建议。

## 八、并发症

尽管在经验丰富的中心进行 DBS 术后发生严重不良事件的风险很低，但大家反复强调，与 DBS 的其他适应证如帕金森病等相比，TS 人群出现手术并发症的风险似乎更高[19, 23, 29]。造成这种情况的原因可能包括存在强迫行为，如在切口处牵拉或强迫转动脉冲发生器，从而导致感染或硬件故障（这两种情况在笔者的病例中都发生过，发生后需要取出硬件而不会出现其他后遗症）[37]。在经验丰富的中心，严重的术中并发症相对少见，在国际 TS-DBS 登记中报道为 1.3%。1 例患者因电极尖端的丘脑出血而导致凝视性麻痹[25]。同样，术后感染和硬件故障在 TS 中也更常见，据报道有 2.5% 的发生率。Servello 回顾了所有的 DBS 病例，报道了接受 DBS 治疗的 TS 患者感染并发症的发生率较高[18]。似乎没有一个特定的靶点与发生风险倾向有内在的相关性。由于许多 TS 患者在相对年轻的年龄接受 DBS，长期留置硬件和 IPG 替换的复合风险也需要考虑。刺激相关的并发症在 TS 中并不少见（虽然一般是可逆的）。TS 注册报告显示，多达 30% 的患者出现了与刺激相关的副作用，考虑某些患者使用高频的刺激参数，这也许并不奇怪。尽管缺乏客观的神经眼科检查结果，丘脑刺激仍与体力下降和视觉障碍的主观感觉有关[25]。虽然构音障碍和感觉异常也很常见，但是反复出现的话需要重新设定刺激参数。前内侧 GPI 刺激偶尔与较高的焦虑水平有关，如情绪恶化、冲动和失衡[29, 38]。虽然在 DBS 治疗 TS 后，强迫症状通常有所改善或保持不变，但仍有一些丘脑和苍白球 DBS 病例在抽动症状改善后强迫症状恶化[19, 23]。

## 九、注意事项和结论

尽管数据主要的来源是通过不同的靶点、方法和结果测量分析小样本病例得到的，具有异质性，但人们普遍认为 DBS 是治疗难治性 TS 的有效方法。很少有研究能够确定什么是最佳靶点、最佳刺激参数或术后效果最明显的患者。这些仍然是我们目前理解的主要局限性。进一步阻碍临床共识的是需要 DBS 治疗的患者相对较少，这使得大型多中心、盲法研究难以完成。最好的办法似乎是国际登记中心正在进行的数据汇总，并继续公布成果数据，希望能提供更清晰的情况。在这一点上，有充足的病例资料证明，对于严重的药物难治性 TS 进行苍白球或内侧丘脑的 DBS 治疗是安全的。然而，关于术后症状缓解程度的差异（包括症状无改善的可能性）和较高的并发症发生率，都需要明确地向拟行手术治疗的患者进行说明，特别是潜在的更脆弱的年轻患者。理想情况下，持续深入和系统地收集术前和术后数据，可以更直接地评估 DBS 在治疗中的地位。

## 参考文献

[1] Scharf JM, Yu D, Mathews CA, Neale BM, Stewart SE, Fagerness JA, et al. Genome-wide association study of Tourette's syndrome. Mol Psychiatry. 2013;18(6):721–8.

[2] Mufford M, Cheung J, Jahanshad N, van der Merwe C, Ding L, Groenewold N, et al. Concordance of genetic variation that increases risk for tourette syndrome and that influences its underlying neurocircuitry. Transl Psychiatry. 2019;9(1):120.

[3] Greene DJ, Williams Iii AC, Koller JM, Schlaggar BL, Black KJ, The Tourette Association of America Neuroimaging C. Brain structure in pediatric Tourette syndrome. Mol Psychiatry. 2017;22(7):972–80.

[4] Peterson BS, Thomas P, Kane MJ, Scahill L, Zhang H, Bronen R, et al. Basal ganglia volumes in patients with Gilles de la Tourette syndrome. Arch Gen Psychiatry. 2003;60(4):415–24.

[5] Pourfar M, Feigin A, Tang CC, Carbon-Correll M, Bussa M, Budman C, et al. Abnormal metabolic brain networks in Tourette syndrome. Neurology. 2011;76(11):944–52.

[6] Jo HJ, McCairn KW, Gibson WS, Testini P, Zhao CZ, Gorny KR, et al. Global network modulation during thalamic stimulation for Tourette syndrome. Neuroimage Clin. 2018;18:502–9.

[7] Babel TB, Warnke PC, Ostertag CB. Immediate and long term outcome after infrathalamic and thalamic lesioning for intractable Tourette's syndrome. J Neurol Neurosurg Psychiatry. 2001;70(5):666–71.

[8] Hassler R, Dieckmann G. Stereotaxic treatment of tics and inarticulate cries or coprolalia considered as motor obsessional phenomena in Gilles de la Tourette's disease. Rev Neurol (Paris). 1970;123(2):89–100.

[9] Beckers W. Gilles de la Tourette's disease based on five own observations. Arch Psychiatr Nervenkr (1970). 1973;217(2):169–86.

[10] Kurlan R, Kersun J, Ballantine HT Jr, Caine ED. Neurosurgical treatment of severe obsessive-compulsive disorder associated with Tourette's syndrome. Mov Disord. 1990;5(2):152–5.

[11] Asam U, Karrass W. Gilles de la Tourette syndrome and psychosurgery. Acta Paedopsychiatr. 1981;47(1):39–48.

[12] Hwynn N, Tagliati M, Alterman RL, Limotai N, Zeilman P, Malaty IA, et al. Improvement of both dystonia and tics with 60 Hz pallidal deep brain stimulation. Int J Neurosci. 2012;122(9):519–22.

[13] Martinez-Torres I, Hariz MI, Zrinzo L, Foltynie T, Limousin P. Improvement of tics after subthalamic nucleus deep brain stimulation. Neurology. 2009;72(20):1787–9.

[14] Vandewalle V, van der Linden C, Groenewegen HJ, Caemaert J. Stereotactic treatment of Gilles de la Tourette syndrome by high frequency stimulation of thalamus. Lancet. 1999;353(9154):724.

[15] Mink JW, Walkup J, Frey KA, Como P, Cath D, Delong MR, et al. Patient selection and assessment recommendations for deep brain stimulation in Tourette syndrome. Mov Disord. 2006;21(11):1831–8.

[16] Schrock LE, Mink JW, Woods DW, Porta M, Servello D, Visser-Vandewalle V, et al. Tourette syndrome deep brain stimulation: a review and updated recommendations. Mov Disord. 2015;30(4):448–71.

[17] Martinez-Ramirez D, Jimenez-Shahed J, Leckman JF, Porta M, Servello D, Meng FG, et al. Efficacy and safety of deep brain stimulation in Tourette syndrome: the international Tourette syndrome deep brain stimulation public database and registry. JAMA Neurol. 2018;75:353.

[18] Servello D, Sassi M, Gaeta M, Ricci C, Porta M. Tourette syndrome (TS) bears a higher rate of inflammatory complications at the implanted hardware in deep brain stimulation (DBS). Acta Neurochir. 2011;153(3):629–32.

[19] Dowd RS, Pourfar M, Mogilner AY. Deep brain stimulation for Tourette syndrome: a single-center series. J Neurosurg. 2018;128:596–604.

[20] Bour LJ, Ackermans L, Foncke EM, Cath D, van der Linden C, Visser Vandewalle V, et al. Tic related local field potentials in the thalamus and the effect of deep brain stimulation in Tourette syndrome: report of three cases. Clin Neurophysiol. 2015;126(8):1578–88.

[21] Visser-Vandewalle V, Temel Y, Boon P, Vreeling F, Colle H, Hoogland G, et al. Chronic bilateral thalamic stimulation: a new therapeutic approach in intractable Tourette syndrome. Report of three cases. J Neurosurg. 2003;99(6):1094–100.

[22] Visser-Vandewalle V, Kuhn J. Deep brain stimulation for Tourette syndrome. Handb Clin Neurol. 2013;116:251–8.

[23] Porta M, Servello D, Zanaboni C, Anasetti F, Menghetti C, Sassi M, et al. Deep brain stimulation for treatment of refractory Tourette syndrome: long-term follow-up. Acta Neurochir. 2012;154(11):2029–41.

[24] Maciunas RJ, Maddux BN, Riley DE, Whitney CM, Schoenberg MR, Ogrocki PJ, et al. Prospective randomized double-blind trial of bilateral thalamic deep brain stimulation in adults with Tourette syndrome. J Neurosurg. 2007;107(5):1004–14.

[25] Ackermans L, Duits A, van der Linden C, Tijssen M, Schruers K, Temel Y, et al. Double-blind clinical trial of thalamic stimulation in patients with Tourette syndrome. Brain. 2011;134(Pt 3):832–44.

[26] Welter ML, Mallet L, Houeto JL, Karachi C, Czernecki V, Cornu P, et al. Internal pallidal and thalamic stimulation in patients with Tourette syndrome. Arch Neurol. 2008;65(7):952–7.

[27] Kefalopoulou Z, Zrinzo L, Jahanshahi M, Candelario J, Milabo C, Beigi M, et al. Bilateral globus pallidus stimulation for severe Tourette's syndrome: a double-blind, randomised crossover trial. Lancet Neurol. 2015;14(6):595–605.

[28] Martinez-Fernandez R, Zrinzo L, Aviles-Olmos I, Hariz M, Martinez-Torres I, Joyce E, et al. Deep brain stimulation for Gilles de la Tourette syndrome: a case series targeting subregions of the globus pallidus internus. Mov Disord. 2011;26(10):1922–30.

[29] Sachdev PS, Mohan A, Cannon E, Crawford JD, Silberstein P, Cook R, et al. Deep brain stimulation of the antero-medial globus pallidus interna for Tourette syndrome. PLoS One. 2014;9(8):e104926.

[30] Burdick A, Foote KD, Goodman W, Ward HE, Ricciuti N, Murphy T, et al. Lack of benefit of accumbens/ capsular deep brain stimulation in a patient with both tics and obsessive-compulsive disorder. Neurocase. 2010;16(4):321–30.

[31] Flaherty AW, Williams ZM, Amirnovin R, Kasper E, Rauch SL, Cosgrove GR, et al. Deep brain stimulation of the anterior internal capsule for the treatment of Tourette syndrome: technical case report. Neurosurgery. 2005;57(4 Suppl):E403; discussion E

[32] Kuhn J, Lenartz D, Huff W, Mai JK, Koulousakis A, Maarouf M, et al. Transient manic-like episode following bilateral deep brain stimulation of the nucleus accumbens and the internal capsule in a patient with Tourette syndrome. Neuromodulation. 2008;11(2):128–31.

[33] Neuner I, Podoll K, Lenartz D, Sturm V, Schneider F. Deep brain stimulation in the nucleus accumbens for intractable Tourette's syndrome: follow-up report of 36 months. Biol Psychiatry. 2009;65(4):e5–6.

[34] Shields DC, Cheng ML, Flaherty AW, Gale JT, Eskandar EN. Microelectrode-guided deep brain stimulation for Tourette syndrome: within-subject comparison of different stimulation sites. Stereotact Funct Neurosurg. 2008;86(2):87–91.

[35] Mallet L, Polosan M, Jaafari N, Baup N, Welter ML, Fontaine D, et al. Subthalamic nucleus stimulation in severe obsessive-compulsive disorder. N Engl J Med. 2008;359(20):2121–34.

[36] Baldermann JC, Kohl S, Visser-Vandewalle V, Klehr M, Huys D, Kuhn J. Deep brain stimulation of the ventral capsule/ventral striatum reproducibly improves symptoms of body dysmorphic disorder. Brain Stimul. 2016;9(6):957–9.

[37] Pourfar M, Budman C, Mogilner A. A case of deep brain stimulation in Tourette's complicated by Twiddler's syndrome. Mov Disord Clin Pract. 2015;2(2):192.

[38] Cannon E, Silburn P, Coyne T, O'Maley K, Crawford JD, Sachdev PS. Deep brain stimulation of anteromedial globus pallidus interna for severe Tourette's syndrome. Am J Psychiatry. 2012;169(8):860–6.

# 第 32 章　慢性疼痛的神经调控治疗
## Chronic Pain: Neuromodulation

Zoe E. Teton　Ahmed M. Raslan　**著**

苏　里　**译**

陶　蔚　**校**

## 一、概述

在美国，每 5 个人中就有 1 个人受到慢性疼痛的困扰，同时慢性疼痛也是就医时患者最常主诉的疾病[1]。另外，医疗花费及工作能力的丧失会产生近 5 亿美元的经济损失，这对患者本身及其家庭产生严重的经济负担[2]。随着出生潮一代的老龄化及阿片类药日益盛行，已造成数千人丧生，寻找和利用有效的解决方案来治疗慢性疼痛至关重要[3]。

在治疗慢性疼痛时阿片类药的疗效缺乏证据支持，但多种热门的神经调控技术作为潜在的治疗方案为疼痛医生增添了新的选择[4]。对于治疗慢性疼痛的神经外科医生来说，有很多治疗疼痛的靶点——从周围神经和背根神经节到脊髓和中脑，再到丘脑和大脑皮层[5]。尽管潜在靶点非常多，但治疗效果千差万别，并且多年来，手术方法的普及程度也在不断变化[2, 6]。本文旨在综述神经外科医生用于治疗慢性疼痛最常见的神经调控技术。

## 二、药物治疗

### （一）鞘内阿片泵

在 20 世纪 80 年代初首次阐述了应用鞘内泵治疗顽固性疼痛，引入了一种新的镇痛药治疗途径，该途径使吗啡的使用量仅是皮下注射类阿片的 1/400[7]。尽管有这种益处，但鞘内注射阿片类药并没有得到特别普遍的应用，一部分原因是缺乏研究，另一部分则是由于通过泵注射阿片类药的担忧及随后可能出现的并发症[8]。然而，2016 年一项关于脊柱手术患者使用鞘内注射吗啡的 Meta 分析显示了 8 个项目涉及近 400 例患者的随机对照试验（RCT），发现术后 24h 内使用吗啡的患者疼痛程度明显缓解[9]。德国研究人员试图通过长期使用鞘内治疗来评估疗效、不良反应和剂量递增程度[8]。在对 36 例通过鞘内阿片类药治疗的患者平均持续时间超过 11 年的回顾中，疼痛能够得到长期显著缓解。他们还报道了在语言、行动能力和焦虑 / 抑郁量表评分方面的改善情况。与先前的研究一致，吗啡平均使用剂量从 1mg/d 增加到 4.6mg/d，该研究报道称鞘内阿片类药使用者平均年剂量增加 12%。不良反应与口服阿片类药相似，包括便秘（58%）、疲劳（36%）、性功能障碍（33%）和尿潴留（30%）[8]。鞘内阿片类药已广泛应用于癌症患者中，有效率非常高，有 77% 的患者在使用鞘内镇痛后疼痛达到长期缓解[7]。

### （二）脑室内阿片类药

使用脑室内（ICV）阿片类药已变得越来越罕见，现在一般仅用于姑息治疗其他难治性癌症疼痛[10]。输液器本身体积小，安装和使用相对简单，最终为某些临终关怀患者在保持生活质量的同时，能够从医院过渡到家庭生活提供了可能。2011 年一项关于 ICV 阿片类药使用的综述报道，起效时间为 20～40min，镇痛作用持续时间为 12～16h，具体时间取决于剂量，有报道称呼吸抑制和便秘的症状非常少[10]。

## 三、电刺激

### （一）脊髓电刺激

慢性疼痛最常用的神经外科治疗方法是脊髓电刺激（在第 13 章中详细讨论）。最初引入是在 20 世纪 60 年代末，但当时并不流行。直到 20 世纪 80 年代脊髓刺激（SCS）才得到广泛应用，并于 1989 年经 FDA 正式批准用于治疗躯干、上肢或下肢慢性疼痛[11, 12]。现在每年大约有 34 000 个脊髓刺激器被植入，占所有神经调控手术的 2/3 以上[12]。在评估 SCS 时，有 3 个因素很重要，即疗效、适应证和成本效益。

传统观点认为，SCS 是通过在脊髓硬膜外腔产生一个小电流来工作的，这个电流可以用轻微的刺痛或感觉异常来代替患者感觉到的疼痛。电极可以是经皮穿刺植入硬膜外腔的穿刺电极（图 32-1），也可以是经椎板切除后植入的外科电极（图 32-2）。一般来说，患者在接受永久脉冲发生器植入之前，将接受外部电源的刺激试验，以确定刺激疗效[13]。

脊髓电刺激对于治疗伴有伤害性或神经病理性疼痛的混合性神经痛特别有效，并且由于它能为患者提供微创、相对安全和可逆的治疗

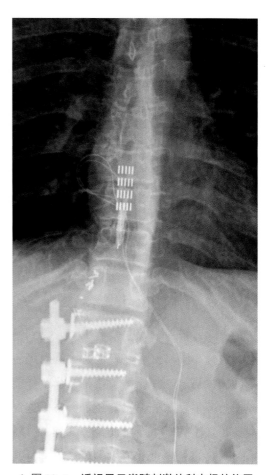

▲ 图 32-1　透视显示脊髓刺激外科电极的位置

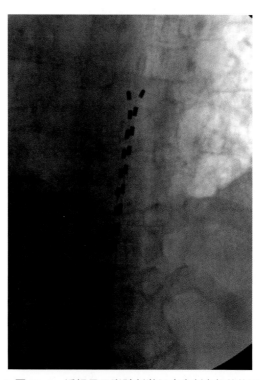

▲ 图 32-2　透视显示脊髓刺激经皮穿刺电极的位置

选择而广受欢迎[4]。刺激器根据不同的参数进行编程。这使得配置更加复杂，当更新变量时有可能增加使用范围。神经刺激的强度、脉宽和频率可以改变，每次变化都会引入一组需要单独调整（和研究）的新变量。频率范围从低频（5Hz）到高频（高达 1400Hz），常规设置参数为 40～60Hz 的经典刺激[14-16]。

2016 年发布的脊髓电刺激 Meta 分析中，回顾了 SCS 治疗慢性脊柱疼痛的疗效。它包括 6 个随机对照试验，其中 3 个是疗效试验，3 个是刺激试验[11]。该作者认为，有充分的证据表明（Ⅰ～Ⅱ级证据）脊髓电刺激可用于治疗背部手术失败综合征（FBSS），有中等证据（Ⅱ～Ⅲ级证据）显示高频刺激的有效性，最终结论认为，SCS 对研究的每一个适应证都有获益。这与之前在 2014 年的一项大型 Meta 分析一致，该分析包括 74 项针对 3000 多名慢性腰腿痛（CBLP）患者的研究，其中大部分是由于 FBSS 引起的[17]。作者证实，平均随访 2 年，有 53% 的患者达到至少 50% 的疼痛减轻。虽然之前有人认为 SCS 对腿痛明显的 CBLP 更有效，但该研究没有发现差异[13]。

英国健康与护理卓越研究所（NICE）在一次评论中也表达了这一观点。该评论分析了 11 项随机对照试验，其中 8 项用于治疗缺血性疼痛，3 项用于治疗神经病理性疼痛[18]。该小组最终推荐 SCS 作为治疗药物难治性慢性神经病理性疼痛（如 FBSS）的一种经济有效的治疗方法，但他们无法对 SCS 治疗缺血性疼痛的疗效得出结论。

由于其"无感觉异常"的特点和更高的有效率，新的潜在的更有前景的刺激模式正日益流行，如高达 10 000Hz（HF10-SCS）的超高频 SCS 和爆发式刺激（短暂的爆发式脉冲刺激，随后是静止期）。有Ⅰ类证据支持短期和长期使用 HF10-SCS 治疗背部和腿部疼痛的有

效性[16, 19]。此外，还有Ⅰ类证据支持使用爆发式 -DR® 治疗腰腿疼痛[20]。在 2018 年，同一组研究人员发表的两篇研究描述这些新的刺激模式，发现 HF10-SCS 和爆发式刺激在治疗 CLBP 方面比传统 SCS 具有显著的长期疗效[15, 16, 21]。

最近发明的背根神经节刺激术（DRGS）也属于 SCS 的治疗方法。它为复杂区域性疼痛综合征（CPRS）和其他类型的神经病理性疼痛患者提供了一种替代治疗方案，其治疗效果大致相同[22]。一项关于术后 3 个月 DRGS 与 SCS 在 CRPS 治疗中疗效的随机对照试验发现，DRGS 人群的治疗成功率更高（81% vs. 55%，$P < 0.001$）[23]。两组并发症发生率相似，其中植入性脉冲发生器（IPG）疼痛（10%）和切口疼痛（8%）是 DRGS 组中最常见的并发症。

SCS 的并发症通常较轻，但发生率较高，据报道为 30%～40%[4]。通常，这些并发症是与硬件相关，包括电极断裂（5%～9%）和电极移位（0%～27%）。生物并发症（感染、变态反应、疼痛、血肿等）发生率较低，以感染最为常见，占 3%～8%[4]。

## （二）周围神经电刺激

周围神经刺激（PNS）是治疗慢性疼痛的另一种神经调控方法，最常见的应用是枕神经刺激（ONS）治疗枕神经痛。PNS 治疗头面部疼痛的详细结果见第 14 章，在这里简要阐述。枕神经痛是一种罕见的导致枕部疼痛的原因，其特征是在枕大、枕小或第三枕神经分布区域的间歇性疼痛[24]。关于使用 ONS 进行枕神经痛治疗的研究很少，一些病例报道有效率高达 85%（17/20），而并发症相对较少[25]。神经外科医生大会（CNS）发表了一篇系统性综述和循证指南，以回应"ONS 是否是医学上难治性枕神经痛的有效治疗方式？"，9 项研究符合入选标准[26]。他们也注意到，因为只研究了医学

上难治性枕神经痛患者，所以样本的规模有限，最终得出的结论是Ⅲ级证据。ONS被认为是这类患者的一种治疗方法。最常见的并发症是感染（高达29%）和电极移位（高达10%）。

近年来三叉神经周围电刺激的出现有助于治疗三叉神经病理性疼痛[27]。然而，可参考的数据甚至比枕神经数据更少。在关于三叉神经周围电刺激较多病例系列研究中（n=10）发现，平均随访期超过2年，外周神经刺激（PNS）中70%的患者至少达到50%的疼痛缓解，80%的患者表示他们对该治疗基本或完全满意[28]。然而，几乎有1/3的患者因并发症需要再次手术。

### （三）脑深部电刺激

使用脑深部电刺激（DBS）治疗慢性疼痛在20世纪70年代达到了顶峰，随后一直在下降，很大程度上是由于靶点和手术技术的诸多变化，从而使得个体研究的疗效难以解释[29]。脑深部电刺激术最常用于治疗脑卒中后中枢性疼痛、非典型性面痛、臂丛神经损伤后疼痛，以及某些经SCS治疗失败的患者[2]。

由于多个靶点使用及治疗适应证尺度不一，导致在美国一项重要的DBS试验中止。因此，DBS目前不在保险范围或FDA批准的疼痛治疗范围内[30]。目前DBS在治疗疼痛的研究是在欧洲进行的。牛津大学的一个团队对目前全世界采用DBS治疗慢性疼痛的知识做出了重大贡献。该小组最初采用了双侧丘脑（VPL/VPM）、脑室旁灰质和导水管周围灰质PAG/PVG刺激[31]。后来，他们将手术方法改为前扣带回皮层（ACC）刺激，尽管意外出现了诱导癫痫发作的并发症，但获得了令人鼓舞的长期结果[32, 33]。

Bittar等的综述得出结论，DBS对伤害性疼痛更有效，其成功率高达80%，而对去神经传入性疼痛则成功率较低，在所有研究中最高的成功率为67%。这一差异在所查阅的6项回顾性研究中是显著的[29]。2015年的一篇综述认为DBS治疗疼痛被证明是有效的，遗憾的是需要临床试验才能更有力地证明这种效果[5]。

### （四）运动皮层电刺激

运动皮层电刺激（MCS）是缓解中枢性疼痛的一种潜在的替代方法[29]。通过刺激运动皮层治疗神经病理性疼痛被认为是通过抑制过度活跃的丘脑感觉神经元发挥作用，从而达到传入神经阻滞的目的[6, 34]。运动皮层刺激涉及额顶骨开颅术，在运动皮层植入硬膜外电极。虽然缺乏对比性研究，仍然希望这种对颅内神经调控的微创治疗方式与DBS有类似的疼痛缓解率[2]。在20世纪90年代初，这种神经调控技术就已经出现，然而有效性在个体间存在明显差异，并且缺少标准化刺激阈值[34-36]。2009年的一份来自对210例患者的Meta分析发现，55%的患者对MCS反应良好（疼痛缓解率至少为40%～50%），在随访到的152例患者中有45%可将疗效维持1年。并发症包括术后早期癫痫发作（12%）、感染（5.7%）和植入物并发症（5.1%）。然而，所有的研究都不是盲法或对照的，疼痛缓解患者中多达35%在试验中并没有打开刺激器，表现出一个显著的安慰剂作用。神经病理性疼痛的患者比伤害性疼痛表现出更好的效果，面部疼痛（68%）较中枢性疼痛（54%）有更高的有效率，这些病例中患者的选择尤为重要[6, 34, 37]。

## 四、结论

慢性疼痛缺乏直接治疗方案，虽然神经外科医生有多种选择去完成治疗，但由于报告病例的异质性、个体疼痛的主观感受及手术本身固有的可变性，使得对每种选择的研究很难解释。然而，对于选择得当的其他顽固性疼痛的

患者，神经调控是减轻痛苦的一种有效选择。下一步研究应着眼于进行更大规模的随机对照试验，以明确每种治疗方式的疗效以及并发症。

# 参考文献

[1] Dahlhamer J, Lucas J, Zelaya C, et al. Prevalence of chronic pain and high-impact chronic pain among adults — United States, 2016. Morb Mortal Wkly Rep. 2018;67:1001–6.

[2] Farrell SM, Green A, Aziz T. The current state of deep brain stimulation for chronic pain and its context in other forms of neuromodulation. Brain Sci. 2018;8(8):158.

[3] Clark DJ, Schumacher MA. America's opioid epidemic: supply and demand considerations. Anesth Analg. 2017;125(5):1667–74.

[4] Verrills P, Sinclair C, Barnard A. A review of spinal cord stimulation systems for chronic pain. J Pain Res. 2016;9:481–92.

[5] Boccard SG, Pereira EA, Aziz TZ. Deep brain stimulation for chronic pain. J Clin Neurosci. 2015;22(10):1537–43.

[6] Raslan AM, McCartney S, Burchiel KJ. Management of chronic severe pain: cerebral neuromodulatory and neuroablative approaches. Acta Neurochir Suppl. 2007;97(Pt 2):17–26.

[7] Textor LH. CE: intrathecal pumps for managing cancer pain. Am J Nurs. 2016;116(5):36–44.

[8] Kleinmann B, Wolter T. Intrathecal opioid therapy for non-malignant chronic pain: a long-term perspective. Neuromodulation. 2017;20(7):719–26.

[9] Pendi A, Acosta FL, Tuchman A, et al. Intrathecal morphine in spine surgery: a meta-analysis of randomized controlled trials. Spine (Phila Pa 1976). 2017;42(12):E740–e747.

[10] Raffa RB, Pergolizzi JV Jr. Intracerebroventricular opioids for intractable pain. Br J Clin Pharmacol. 2012;74(1):34–41.

[11] Grider JS, Manchikanti L, Carayannopoulos A, et al. Effectiveness of spinal cord stimulation in chronic spinal pain: a systematic review. Pain Physician. 2016;19(1):E33–54.

[12] Simon Thomson M, FRCA, FIPP, FFPMRCA. Spinal cord stimulation: its role in managing chronic disease symptoms. 2016. https://www.neuromodulation.com/ assets/documents/ Fact_Sheets/fact_sheet_spinal_ cord_stimulation.pdf. Accessed 10 Dec 2018.

[13] Dones I, Levi V. Spinal cord stimulation for neuropathic pain: current trends and future applications. Brain Sci. 2018;8(8):138.

[14] Miller JP, Eldabe S, Buchser E, Johanek LM, Guan Y, Linderoth B. Parameters of spinal cord stimulation and their role in electrical charge delivery: a review. Neuromodulation. 2016;19(4):373–84.

[15] Chakravarthy K, Richter H, Christo PJ, Williams K, Guan Y. Spinal cord stimulation for treating chronic pain: reviewing preclinical and clinical data on paresthesia-free high-frequency therapy. Neuromodulation. 2018;21(1):10–8.

[16] Kapural L, Yu C, Doust MW, et al. Novel 10–kHz high-frequency therapy (HF10 therapy) is superior to traditional low-frequency spinal cord stimulation for the treatment of chronic back and leg pain: the SENZA-RCT randomized controlled trial. Anesthesiology. 2015;123(4):851–60.

[17] Taylor RS, Desai MJ, Rigoard P, Taylor RJ. Predictors of pain relief following spinal cord stimulation in chronic back and leg pain and failed back surgery syndrome: a systematic review and meta-regression analysis. Pain Pract. 2014;14(6):489–505.

[18] Simpson EL, Duenas A, Holmes MW, Papaioannou D, Chilcott J. Spinal cord stimulation for chronic pain of neuropathic or ischaemic origin: systematic review and economic evaluation. Health Technol Assess. 2009;13(17):iii, ix–x, 1–154.

[19] Kapural L, Yu C, Doust MW, et al. Comparison of 10–kHz high-frequency and traditional low-frequency spinal cord stimulation for the treatment of chronic back and leg pain: 24–month results from a multicenter, randomized, controlled pivotal trial. Neurosurgery. 2016;79(5):667–77.

[20] Deer T, Slavin KV, Amirdelfan K, et al. Success using neuromodulation with BURST (SUNBURST) study: results from a prospective, randomized controlled trial using a novel burst waveform. Neuromodulation. 2018;21(1):56–66.

[21] Chakravarthy K, Kent AR, Raza A, Xing F, Kinfe TM. Burst spinal cord stimulation: review of preclinical studies and comments on clinical outcomes. Neuromodulation. 2018;21(5):431–9.

[22] Liem L. Stimulation of the dorsal root ganglion. Prog Neurol Surg. 2015;29:213–24.

[23] Deer TR, Levy RM, Kramer J, et al. Dorsal root ganglion stimulation yielded higher treatment success rate for complex regional pain syndrome and causalgia at 3 and 12 months: a randomized comparative trial. Pain. 2017;158(4):669–81.

[24] Dougherty C. Occipital neuralgia. Curr Pain Headache Rep. 2014;18(5):411.

[25] Keifer OP Jr, Diaz A, Campbell M, Bezchlibnyk YB, Boulis NM. Occipital nerve stimulation for the treatment of refractory occipital neuralgia: a case series. World Neurosurg. 2017;105:599–604.

[26] Sweet JA, Mitchell LS, Narouze S, et al. Occipital nerve stimulation for the treatment of patients with medically refractory occipital neuralgia: congress of neurological surgeons systematic review and evidence-based guideline. Neurosurgery. 2015;77(3):332–41.

[27] Feletti A, Santi GZ, Sammartino F, Bevilacqua M, Cisotto P, Longatti P. Peripheral trigeminal nerve field stimulation: report of 6 cases. Neurosurg Focus. 2013;35(3):E10.

[28] Johnson MD, Burchiel KJ. Peripheral stimulation for treatment of trigeminal postherpetic neuralgia and trigeminal

posttraumatic neuropathic pain: a pilot study. Neurosurgery. 2004;55(1):135–41; discussion 141–132.

[29] Bittar RG, Kar-Purkayastha I, Owen SL, et al. Deep brain stimulation for pain relief: a meta-analysis. J Clin Neurosci. 2005;12(5):515–9.

[30] Coffey RJ. Deep brain stimulation for chronic pain: results of two multicenter trials and a structured review. Pain Med. 2001;2(3):183–92.

[31] Owen SL, Green AL, Stein JF, Aziz TZ. Deep brain stimulation for the alleviation of post-stroke neuropathic pain. Pain. 2006;120(1–2):202–6.

[32] Boccard SG, Pereira EA, Moir L, et al. Deep brain stimulation of the anterior cingulate cortex: targeting the affective component of chronic pain. Neuroreport. 2014;25(2):83–8.

[33] Boccard SGJ, Prangnell SJ, Pycroft L, et al. Long term results of deep brain stimulation of the anterior cingulate cortex for neuropathic pain. World Neurosurg. 2017;106:625–37.

[34] Ostergard T, Munyon C, Miller JP. Motor cortex stimulation for chronic pain. Neurosurg Clin N Am. 2014;25(4):693–8.

[35] Ivanishvili Z, Poologaindran A, Honey CR. Cyclization of motor cortex stimulation for neuropathic pain: a prospective, randomized, blinded trial. Neuromodulation. 2017;20(5):497–503.

[36] Radic JA, Beauprie I, Chiasson P, Kiss ZH, Brownstone RM. Motor cortex stimulation for neuropathic pain: a randomized cross-over trial. Can J Neurol Sci. 2015;42(6):401–9.

[37] Fontaine D, Hamani C, Lozano A. Efficacy and safety of motor cortex stimulation for chronic neuropathic pain: critical review of the literature. J Neurosurg. 2009;110(2):251–6.

# 第 33 章　慢性疼痛的毁损技术
## Chronic Pain: Lesions

Patrick J. Karas　Ashwin Viswanathan　**著**

苏　里　**译**

陶　蔚　**校**

## 一、概述

对于大多数慢性疼痛患者来说，神经调控或鞘内给药是治疗疼痛的最佳方法。但对于神经调控不能有效控制疼痛的患者，外科毁损技术仍然是一个重要的替代方案。颅内或脊髓毁损技术是治疗难治性癌症疼痛的重要方法。脊髓前外侧束切断术，即脊髓丘脑束离断术和脊髓后正中切开术，即脊髓后索内脏疼痛传导通路的切断，以上手术可以通过经皮或经椎板切开进行。扣带回切开术，即扣带回前部的毁损，对于患有显著情感障碍的疼痛患者是一种有效的方法。毁损技术具有立即止痛的优点，无须为维护植入式设备进行常规随访，并且与神经调控相比具有更低的花费。在本章中，我们将回顾脊髓前外侧束切开术、脊髓后正中切开术和治疗顽固性疼痛的扣带回前部切开术。

## 二、脊髓前外侧束切开术

目前已经探索了多种途径毁损脊髓丘脑束，其中脊髓前外侧束切开术是一种成熟的技术。颈髓或胸髓开放性切开术和经皮射频消融术都是常用的方法。由 Kanpolat 首创在 CT 引导下脊髓前外侧束切开术使得该术式变得更加安全

和有效。神经外科对 CT 引导下脊髓前外侧束切开术的两个重要的大型系列研究文章已经发表。其中之一是对 41 例接受脊髓前外侧束切开术的患者进行前瞻性研究，80% 的患者术后当时及术后 1 个月疼痛消失 [1]。在术后 6 个月的患者中，32% 的患者疼痛完全消失，另有 48% 的患者疼痛得到部分缓解。同样，Kanpolat 在一项 207 例脊髓前外侧束切开术研究中发现，该术式可显著缓解疼痛强度，从术前平均 7.6 分到术后平均 1.3 分 [2]。Kanpolat 报道了 108 例肺癌患者，术后 89% 的患者疼痛消失。

最近，Viswanathan 及其同事进行了一项前瞻性的随机交叉试验，其中顽固性疼痛患者被随机分配接受脊髓前外侧束切开术和持续综合性姑息治疗 [3]。在脊髓前外侧束切开术的患者中，疼痛强度显著缓解，而那些持续姑息治疗的患者，疼痛没有进一步缓解。此外，选择持续姑息治疗的大多数患者随机交叉进行脊髓前外侧束切开术，所有手术后患者的疼痛也都显著缓解。

### （一）适应证

脊髓前外侧束切开术是治疗癌性疼痛的有效方法。伤害性疼痛是由肿瘤直接影响组织而引起的。为了避免损伤相邻的双侧网状脊髓束，

我们强烈建议行单侧高颈段脊髓前外侧束切开术。有报道称双侧高颈段脊髓前外侧束切开术后，双侧网状脊髓束中断可导致中枢低通气综合征（Ondine's curse）[4, 5]。由于脊髓丘脑纤维存在交叉，脊髓前外侧束切开术对靶点以下 $2\sim5$ 节段产生的疼痛有效。因此，$C_{1\sim2}$ 经皮脊髓前外侧束切开术通常能减少 $C_5$ 或 $C_6$ 及以下皮肤的疼痛。

虽然脊髓前外侧束切开术对伤害性疼痛非常有效，但对神经病理性疼痛的效果受多因素影响。根据笔者的经验，对于完全性去传入神经疼痛，脊髓前外侧束切开术的效果要差得多。大多数与癌症相关的疼痛都有伤害性和神经病理性疼痛因素。由于这种混合性疼痛类型，笔者已经遇到了脊髓前外侧束切开术后一些患者表现出不同的治疗效果[6]。虽然神经病理性疼痛因素是造成这种变异性的主要原因，但脊髓丘脑束的部分毁损也可能起到一定作用。

### （二）术中影像学注意事项

一篇重要文献显示使用独立的 X 线透视进行脊髓前外侧束切开术。如今的术中三维成像技术使定位更安全和更精确，从而带来更好的疼痛控制效果。常用的成像方式有两种，传统的脊髓 CT，无论是在放射科或在手术室，都能提供极好的脊髓图像，而且扫描速度非常快。CT 扫描仪内的可移动工作台极大地促进了患者快速进出扫描仪以调整穿刺针的位置。O 形臂（Medtronic）是一种术中成像技术，在美国越来越普及。O 形臂允许在脊柱穿刺针推进过程中进行 X 射线检查，而不是进行间断的 CT 扫描。与传统 CT 相比，O 形臂可以节省时间，且在穿刺时辐射剂量较低，但 O 形臂不能在狭窄工作区域进行节段性扫描，如 $C_{1\sim2}$ 区。每个 O 形臂脊柱扫描都能获得完整的颈椎关节图像。虽然 O 形臂已足够行脊髓前外侧束切开术，但其脊柱成像质量不如常规 CT 清晰。内窥镜是完成脊髓前外侧束切开术第三种方法，Fonoff 及其同事对此进行了详细的描述[7]。

### （三）外科技术

术前必须进行头颅 CT 扫描，以避免在 $C_{1\sim2}$ 椎管穿刺时可能出现的组织疝出。腰椎穿刺注射造影剂进行颈髓造影，注射造影剂后，患者取头低足高位 $15\sim20min$，以便在 CT 扫描前使造影剂分布均匀。笔者是在 CT 扫描之后进行脊髓前外侧束切开术的。

在手术过程中，麻醉医生协助控制疼痛对手术是很有帮助的，特别是进行脊髓前外侧束切开术的患者会有严重的基础疼痛。我们建议在连续输注的基础上，通过间歇注射异丙酚来进行轻度静脉镇静。脊髓前外侧束切开术的穿刺点大约在乳突尖端后下方 1cm 处。使用少量利多卡因（1%）进行皮肤麻醉。以 $C_{1\sim2}$ 区为中心进行颈椎 CT 扫描，并在扫描中测量皮肤到硬脊膜的距离。在一次性经皮脊髓前外侧束切开电极套件（LCED, Boston Scientific）中的 20G 穿刺针上标出测量的距离。将穿刺针经皮肤穿刺点向 $C_{1\sim2}$ 间隙刺入。在进针过程中，以针为中心进行多个节段 CT 扫描，以便将针沿着正确的轨迹指向硬脊膜和脊髓前半部分（图 33-1）。如果以下肢疼痛为靶点，穿刺针应指向脊髓中线稍前方（前后方向）。如果是以上肢或躯干疼痛为靶点，穿刺针应再多向前偏 $1\sim2mm$。利用图像引导，针尖通过硬脊膜进入脑脊液。接着使用 LCED 电极替换针芯。然后通过触觉、阻抗测量和成像来引导电极。在脑脊液中，电极的阻抗测量值一般低于 $300\Omega$。当电极接触并开始穿透颈脊髓软膜时，将显著增加到几百欧姆（$300\sim500\Omega$）的范围。当电极进入脊髓时，会有明显而清晰的触觉感知，同时阻抗显著增加到 $700\Omega$ 以上。此时，再进

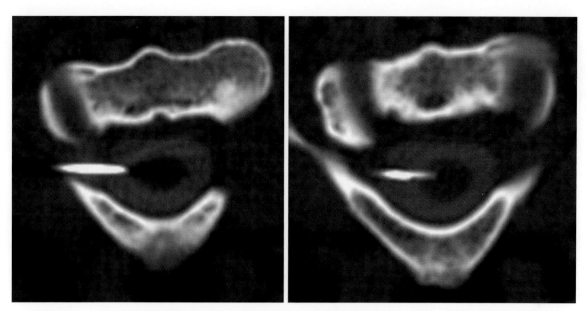

▲ 图 33-1　在 $C_{1\sim2}$ 间隙进行小范围 CT 扫描（鞘内注射脊髓造影剂后），引导经皮射频消融穿刺针的运动轨迹。针头应垂直于地面向前，对准脊髓前半部分，正好位于脊髓前后平面中线前方。在进入硬膜囊（左）和进入软脊膜后进行感觉 / 运动测试和射频消融前进行 CT 扫描（右）

经 Elsevier Books 许可转载，引自 Viswanathan [6]

行一次 CT 扫描，以确定射频电极在脊髓内的位置。如有必要，可将电极取出，直至在 X 线透视下其位于脊髓丘脑束预期的位置内。

为了确定电极在感觉和运动传导束中的确切位置，在放置电极后进行术中电生理测试。感觉测试在 100Hz 和 0.1ms 脉宽下进行，而运动测试在 2Hz 和 0.1ms 脉宽下进行。测试前必须停止镇静，以便与患者能够交流。进行感觉测试以对脊髓丘脑束进行电生理定位，确保刺激的感觉范围覆盖疼痛区域，测试中患者通常会有温暖的感觉。感觉刺激可以增加到 1V，但刺激反应通常在较低的电压（例如，0.2V）下诱发。运动测试通常也在 1V 以内的刺激下进行，以明确与皮层脊髓束的安全距离。

确认电极放置在所需的影像学靶点和生理靶点后，开始进行毁损。在毁损过程中不需要额外的麻醉，因为毁损脊髓丘脑束本身不会产生疼痛。笔者通常是在 80℃的温度下持续 60s 完成两个部位的毁损，以达到充分消融的目的。毁损不足会导致疼痛缓解不充分或短暂缓解。

在毁损过程中检查是否出现新的感觉减退是重要的。如果患者针刺感没有减退，可能需要额外的毁损。恰当的脊髓前外侧束切开术应产生适度的痛觉减退。

### （四）并发症

总之，脊髓前外侧束切开术是一种非常安全的手术。在 CT 引导下进行可以增加手术的安全性。通过颈段硬膜和软膜插入穿刺针的风险很小。在笔者超过 70 例的脊髓前外侧束切开术中，即使通过绘制脊髓丘脑束视图以达到最佳的电极位置，也需要多次穿刺软膜，也从未出现过因穿刺或射频电极插入而引起的并发症。

然而，射频消融术会引起相应的并发症。不充分、过多或错位的毁损是脊髓前外侧束切开并发症的主要原因。在保证安全的前提下尽可能通过毁损达到持久的止痛效果，同时避免由于过度或错位毁损而产生不良的副作用，利用经验的积累在两者之间取得最佳的平衡。

笔者在 80℃的温度下进行两次 60s 的毁损，是因为这一参数为脊髓丘脑束靶点进行了足够的毁损，同时又尽量避免了过度损伤引起的副作用。在某些病例中，笔者在 80℃下、60s 完成 3 次毁损；然而，增加脊髓毁损的次数也增加了造成中重度感觉障碍的风险，术后患者可能会感到不适。在 70℃的温度下持续 60s 完成 2 次毁损，很少导致令人困扰的感觉障碍。

损伤邻近的皮层脊髓外侧束引起的同侧运动障碍是一种可能存在的并发症，但是很少见。利用 CT 引导确保穿刺针位于脊髓前后平面中线的前方，有助于预防这种并发症。此外，如果高达 1V 的运动刺激（在 2Hz 和 0.1ms 脉宽下）不能引起肌肉收缩，消融后不可能出现运动障碍。如果根据感觉刺激需要将射频电极放置在脊髓中点以对脊髓丘脑束进行适当的毁损，可能会导致短暂的运动障碍。在笔者的 70 例患者中，2%～6% 的患者出现短暂的同侧下肢无力。腿部无力症状很轻，并且至少能保持 4/5 的力量，可以继续步行。术后 3 周，肌无力逐渐改善。

除了肌无力，2% 的患者在脊髓前外侧束切开术后还出现感觉障碍。虽然传统上认为呼吸功能并发症与脊髓前外侧束切开术有关（来自网状脊髓束的毁损），但采用 CT 引导下的脊髓前外侧束切开术后，我们还没有出现呼吸功能并发症的病例。在 CT 引导下完成手术，其他严重的神经损伤极为罕见。

超过 300 例 CT 引导下的脊髓前外侧束切开术数据已经在多个文献中发表。Raslan 在 2008 年的 41 例手术患者中，术后没有患者出现新的神经功能缺损 [1-3]。Kanpolat 在 2009 年 207 例脊髓前外侧束切开术的患者中，报道了 5 例（2.4%）新发的暂时性肌无力和 5 例（2.4%）暂时性共济失调。所有的肌无力和共济失调症状都在术后 3 周内消失。在大约 2% 的病例中，

感觉障碍会给患者带来明显的不适。在近期的文献中没有其他严重并发症的报道。

## 三、脊髓切开术

脊髓切开术包含一系列手术技术，包括切断前外侧连合纤维 [8]，或切断中线内脏疼痛通路纤维，或有时将两者都切断。从现在起，笔者用"脊髓后正中切开术"这个术语来表示切断脊髓背柱中间部内脏疼痛传递纤维。该术式对于治疗顽固性内脏疼痛非常有效，这种疼痛多来自于腹部或盆腔的恶性肿瘤。

可使用多个不同的手术技术完成脊髓后正中切开术。开放性脊髓后正中切开术 [9]、立体定向 [10, 11] 或 CT 引导下 [12] 经皮脊髓后正中切开和脊髓后正中点状切开术 [13] 都是很好的方法。Armour 于 1927 年介绍脊髓正中连合切开术 [14]，Hitchcock 于 1968 年完成了第一次立体定向经皮脊髓切开术，患者坐位，头部需要弯曲固定在立体定向头架中。在寰枕筋膜中点穿刺，用于完成脊髓造影。Hitchcock 使用间隙热凝仪进行脊髓后连合毁损 [10]。在手术之后，Hitchcock 阐述了在他的患者身上观察到的效果比仅仅损伤连合纤维有更好的疼痛缓解；他的观察结果支持了先前关于内脏疼痛的脊髓通路的假说。

笔者对中线脊髓背柱内脏疼痛通路的理解已经得到了一些临床前研究的支持。中央管背侧固有核和脊髓灰质的细胞体接受来自背侧内脏痛通路的初级传入纤维，在同侧背柱的中线上行后，轴突在薄束核内形成突触 [15-18]。

### （一）外科技术

目前，脊髓后正中切开术通过三种方式进行：开放性脊髓后正中切开术、经皮射频脊髓后正中切开术和脊髓后正中点状切开术 [19]。

### 1. 开放性局限性脊髓后正中切开术

开放性脊髓后正中点状切开术，该技术最初由 Nauta [13, 20] 及其同事 [21-23] 提出，患者采用俯卧位在全身麻醉下进行。手术中需要使用透视进行定位，手术阻断了上行的疼痛通路。$T_3$ 或 $T_4$ 水平通常用于上腹部疼痛，$T_{6\sim8}$ 水平用于会阴疼痛患者。一个宽的单节段胸椎椎板切除术可以显示双侧背根入髓区。如此宽的椎板切除术并不会破坏胸椎的稳定性，因为这个区域是由胸廓维持稳定的。双侧背根入髓区的可视化是非常重要的，因为它有助于脊髓中点的定位。硬脊膜沿中线切开，用缝线固定。如有必要，可通过观察中线背侧静脉来识别后正中沟。然后用双极电凝灼烧中线软脊膜，并使用 16G 留置针完成毁损。双侧毁损深度为 5mm，距中线 0.5mm。为了使毁损达到所需的深度，应剪去留置针的外鞘，使其仅露出 5mm 的针尖（图 33-2）。在每个部位，留置针插入到软膜中 4 次，并旋转 90°。在形成满意的毁损灶后，用凝血酶浸泡的吸收性明胶海绵止血，并连续缝合硬脊膜。手术当天晚上患者即可以活动。

### 2. 经皮射频毁损

经皮射频毁损可在枕部 $C_1$ 水平和胸椎进行。考虑到 Kanpolat 在脊髓后正中切开术中使用更大直径射频电极疗效更佳的报道，笔者使用定制的直径为 0.46mm 的 26G 射频电极（Boston Scientific，CA），比 0.33mm 的脊髓前外侧束切开术的电极大 [12]。首先，取俯卧位，头部弯曲，脊髓造影可以直观显示脊髓。对于枕骨至 $C_1$ 脊髓后正中切开术，术中 CT 引导定位枕骨与 $C_1$ 的间隙。采用后入路，穿刺针朝向脊髓中线（图 33-3）。穿刺硬膜后，取下针芯，将射频电极导入脊髓实质。射频电极的靶点指向脊髓前后的中点，阻抗测试证实电极在脊髓实质中。感觉刺激以小于 0.2V（100Hz，100μs）的振幅诱发下肢感觉异常，可以认为电

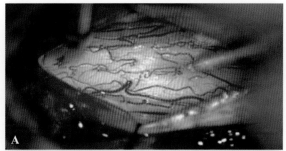

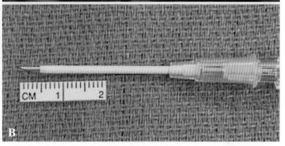

▲ 图 33-2　A. 开放性脊髓后正中切开术术中毁损的图像，暴露脊髓背侧中线，用留置针在距中线 0.5mm 处完成 5mm 深的双侧病灶毁损；B. 留置针的外鞘被修剪，露出 5mm 针尖，以确保准确的病变毁损深度

经 Elsevier Books 许可转载，引自 Viswanathan [6]

极到达正确位置。在 70～80℃下进行两次 60s 射频消融。同样的手术可以在合适的胸椎节段进行。

### 3. 经皮机械性毁损

笔者进行与 Villela Filho [24] 所述相似的经皮机械性脊髓后正中切开术，不过他们更喜欢对比明显的脊髓造影而不是空气脊髓造影。患者取俯卧位，做脊髓造影。术中 CT 引导有助于正确定位脊柱水平。用血管导管组件 16G 针头进行穿刺，注意保持针头沿中线轨迹行进。在 CT 引导下，穿刺针进入脊髓实质。经 CT 检查证实沿脊髓后方中线穿刺至 5mm 深度。

### （二）并发症

开放性脊髓后正中切开术是安全的，运动障碍并发症极为罕见。运动和感觉监测是预防并发症的有效辅助手段。然而，主要的预防措施仍然是谨慎的，并保持操作位于脊髓中线。图像引导经皮穿刺技术的运动障碍并发症发生

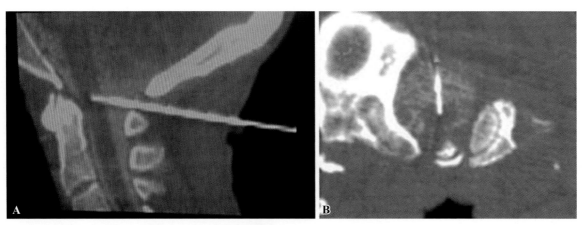

▲ 图 33-3　枕骨至 $C_1$ 间隙入路经皮射频脊髓后正中切开术的矢状位 CT 表现。注意穿刺针和射频电极（A）的轨迹和深度；严格保持中线轨迹，同时使用轴位 CT（B）提供引导

经 Elsevier Books 许可转载，引自 Viswanathan[6]

率也很低，这主要归功于皮层脊髓束与脊髓中线的距离较远。

毁损位于后柱之间，可能会发生短暂的后柱功能障碍。这些症状表现为刺痛、发凉或本体感觉减弱。虽然这些症状很明显，但患者通常能很好地耐受，并最终在不进行干预的情况下得到改善。

## 四、扣带回切开术

扣带回切开术是指在扣带回白质束穿过扣带回前部灰质处的毁损。扣带回前部毁损治疗疼痛的发展和应用起源于扣带回前部切除的手术方法，最初在 20 世纪中叶作为额叶切开术的替代方法使用。扣带切开术是随着 20 世纪 40 年代和 50 年代立体定向技术的发展而发展起来的一种微创手术，Ballantine 在 20 世纪 60 年代在马萨诸塞州总医院应用该技术完成扣带回切开手术[25]。扣带回切开术能够在精神病患者中产生有益的结果，而不会产生明显的副作用，如扣带回切除术或脑叶切除术。在接下来的几十年里，发现早期接受扣带回切开术的患者在术后对止痛药的依赖性减少了。Foltz 和 Whit 于 1968 年首次发表了用扣带回切开术治疗难治

性慢性疼痛的系列文章[26]，从那时起，许多病例报告都说明了扣带回前部切开术在缓解严重的药物难治性慢性疼痛方面的疗效。

近几十年来神经调控技术日益流行，包括脊髓电刺激和植入的慢性镇痛泵在内的替代疗法导致了扣带回前部切开术的使用减少。现代实践经验发现非毁损性干预失败后通常采用扣带回切开术作为的二线或三线手术治疗方法[27]。在某些情况下，扣带回切开术可被考虑作为一线手术。恶病质或营养消耗患者不能耐受异物植入；患晚期恶性肿瘤的患者，预期寿命很短；对于不想植入异物或嫌设备管理烦琐的患者，可以在神经调控之前考虑采用扣带回前部切开术。慢性疼痛情感成分较多的患者，在神经调控之前行扣带回前部切开术也可能受益，因为扣带回切开术对减轻慢性疼痛的心理和情感成分有更大的作用。

顽固性慢性疼痛的病因多种多样。慢性疼痛通常分为与癌症相关（例如，肿瘤治疗相关的神经病理性疼痛或肿瘤的浸润）或与癌症无关（例如，慢性下背部痛、糖尿病神经病变、创伤后神经病理性疼痛、非典型面痛、幻肢痛）。广泛的病因导致患者出现不同临床表现，这些患者评估后需要外科干预。对既往治疗无

效的慢性疼痛患者，特别是对神经调控有禁忌的情况下，应考虑行扣带回前部切开术[28]。

### （一）决策选择

扣带回前部皮层在疼痛的情感方面起着重要作用，主要表现为与疼痛感受相关的心理不适。毁损扣带回前部通过改变对疼痛的感知可以调节疼痛反应[29]，这是由对疼痛刺激有响应的扣带回前部兴奋性突触长期刺激而产生的。即使没有来自周围神经系统的持续传入，这种增强作用同样可以继续。通过这种方式，扣带回前部皮层与慢性疼痛的产生和感知密切相关。

### （二）外科技术

射频消融（RFA）和激光间质热疗（LITT）是目前最常用的扣带回前部皮层手术消融技术。RFA 是一种公认的毁损中枢神经系统的技术，是一种快速而廉价的技术，可以在患者清醒的情况下进行，使外科医生在造成永久性损伤之前监测患者可能出现的并发症。LITT 是一种新的、更昂贵的技术，但允许外科医生用 MR 测温技术近实时监测毁损的大小和位置。LITT 必须在全身麻醉下在磁共振机上进行。

对于 RFA 和 LITT，术前应用解剖薄层立体定向磁共振成像（MRI）扫描对扣带回前部毁损部位进行规划和定位。前扣带回位于大脑正中矢状面附近，部分位于胼胝体周围。

靶点定位的具体方法因外科医生的偏好而异，通常是基于解剖学而不是标准化的坐标系。一般靶点位于冠状面侧脑室前角后 20mm，距中线外侧 10mm，侧脑室顶上方 1～2mm。准确的靶点需要根据术前影像调整。关于最佳的前后靶点存在一些争议，文献中显示在侧脑室前角后 17.5～37.5mm。Sharim 和 Pouratian 的 Meta 分析显示，多数靠前的毁损越接近侧脑室前缘后 17.5mm 的位置，比越靠后方毁损的效果更

好[30]。Steele 及其同事在接受扣带回切开术治疗的顽固性抑郁症患者的研究中也显示出毁损位置靠前的能够改善预后[31]。对于 RFA 和 LITT 技术，可以在完成第一次毁损后，通过将毁损装置撤出 10mm，随后可以沿着相同的路径进行第二次毁损。

在射频消融术中，依据计划的立体定向轨迹和双侧颅骨钻孔的位置设计皮肤切口。在放置 RFA 探针之前打开硬脑膜，注意尽量减少CSF 丢失。过多的脑脊液丢失会导致脑组织移位和立体定向准确性的丧失。避开脑沟和浅表的血管结构，以减少围术期颅内出血的机会。使用一个头端显露 10mm 的射频电极进行毁损。将电极置于目标位置后，将其加热至 80℃并持续 90s。第二次背侧毁损是沿着相同的轨迹进行的，方法是将 RFA 电极拔出 10mm，然后像第一次毁损一样重新加热。术后磁共振可以确定毁损的位置和大小（图 33-4）。

最近，LITT 越来越多被用于扣带回前部切开术，并且具有实时 MR 热成像监测毁损大小的优点。正如 Patel 等报道的[32]，首先将激光套管/光纤组件放置在使用标准经皮立体定向技术的靶点处，头盖骨安装螺栓用于固定套管/光纤组件。患者在全身麻醉下进行磁共振扫描，在选定的视野范围内磁共振热成像技术每隔 2～8s 测量 1 次激光探头周围的温度，在消融过程中估算不可逆和可逆热毁损的程度，以提供毁损灶大小的估算值。在消融完成后，进行钆对比剂 $T_1$ 磁共振成像，记录病变范围并筛查有无相关颅内出血情况。

毁损后，患者需要住院观察一晚，第二天出院。1～2 周后再逐渐减少类固醇用量，以防止毁损灶周围的广泛性水肿。

### （三）并发症

最常见的不良反应包括恶心、头痛、呕吐

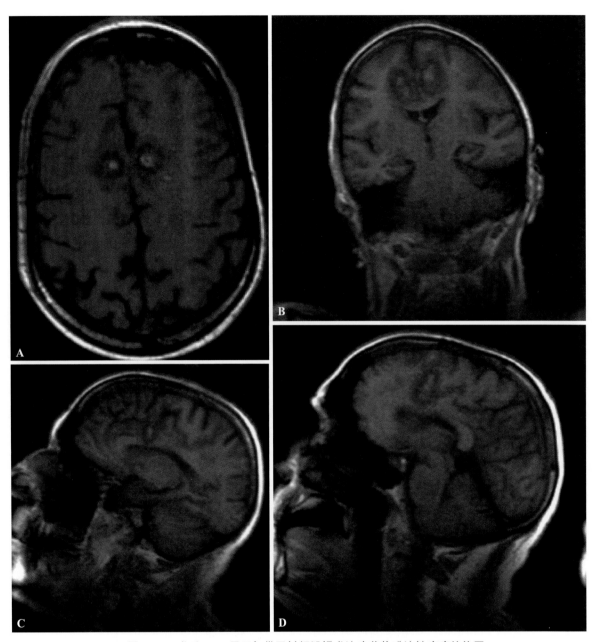

▲ 图 33-4 术后 MRI 显示扣带回射频毁损术治疗药物难治性疼痛的位置

A. 轴位；B. 冠状位；C. 旁矢状位；D. 矢状位（经 Journal of Neurosurgery 许可转载，引自 Viswanathan 等 [27]）

和精神错乱。如果出现这些症状，通常在手术后几天内消失，同时可以通过类固醇减量和温和的止痛药来暂时缓解。尿失禁和步态困难更为罕见，但通常也会随着时间的推移而消失，这些症状被认为是继发于邻近的排尿和下肢运动区周围的水肿。癫痫和颅内出血不太常见，只发生于不到 5% 的病例中。人格改变（如情感淡漠）、新的精神症状（如偏执意念）和执行功能障碍（如注意力、视觉处理或简单运动技能）也有报道，但很少。这些症状一般在毁损后 12 个月内消失。永久性的认知功能副作用罕有出现，包括自发造词困难、造句和集中注意力障碍。

（四）转归

Sharim 和 Pouratian 回顾性分析了 11 个研

究中 224 例因顽固性慢性疼痛而接受扣带回前部切开术的患者。这些研究包含了 2 个病种，除了非癌症相关疼痛外，还包含癌性疼痛[30]。总体来说，67%（n=149）的患者术后即刻疼痛明显缓解。有趣的是，癌性疼痛和非癌症相关疼痛的患者群体的疗效没有表现出明显的不同。术后 12 个月的持续疼痛缓解率达 65%（82 例患者中 53 例缓解）；然而，第二次随访中由于癌性疼痛患者大多数死于癌症，因此不包括大多数癌性疼痛患者（癌性疼痛 9 例中的 6 例，73 例非癌症疼痛中的 47 例疼痛持续缓解）。10 例患者再次手术，其中 8 例与初次毁损相比疼痛明显减轻或改善。随访 1 个月以上的 6 例患者中，有 4 例（67%）疼痛明显减轻。

Agarwal 及其同事进行了第二次 Meta 分析显示，41 例患者的疼痛评估量表上的疼痛改善了 50%～100%[33]。再次说明，这些结果在癌性疼痛和非癌症相关疼痛队列之间是相似的。

尽管在过去的 10 年中，随着神经调控的日益普及，扣带回前部切开术的使用已经减少，但其仍然是治疗顽固性慢性疼痛的安全有效的手术。扣带回前部切开术对于神经调控无效的患者，以及不适合以设备为基础治疗的人群仍然是一个可行的选择。尤其是对有显著情绪成分的疼痛患者，应考虑扣带回前部切开术。目前的神经调控方法很难解决疼痛的心理方面问题，采用扣带回前部切开术可能更有效。

## 五、结论

颅内和脊髓毁损技术对治疗难治性疼痛都是有用的。虽然应该考虑非破坏性的治疗方法，但是毁损可以在不进行设备植入的情况下提供直接的益处。影像技术的发展使这些操作变得更加精确和安全。随着这些技术证据水平的提高，将有助于其更广泛的使用。

## 参 考 文 献

[1] Raslan AM. Percutaneous computed tomography-guided radiofrequency ablation of upper spinal cord pain pathways for cancer-related pain. Neurosurgery. 2008;62(3 Suppl 1):226–33; discussion 233–4.

[2] Kanpolat Y, Ugur HC, Ayten M, Elhan AH. Computed tomography-guided percutaneous cordotomy for intractable pain in malignancy. Oper Neurosurg. 2009;64(3 Suppl):ons187–94.

[3] Viswanathan A, Vedantam A, Hess KR, Ochoa J, Dougherty PM, Reddy AS, et al. Minimally invasive cordotomy for refractory cancer pain: a randomized controlled trial. Oncologist. 2019;24(7):):e590–6. https://doi.org/10.1634/theoncologist.2018–0570.

[4] Krieger AJ, Rosomoff HL. Sleep-induced apnea. 1. A respiratory and autonomic dysfunction syndrome following bilateral percutaneous cervical cordotomy. J Neurosurg. 1974;40(2):168–80.

[5] Nannapaneni R, Behari S, Todd NV, Mendelow AD. Retracing "Ondine's curse". Neurosurgery. 2005;57(2):354–63.

[6] Viswanathan A. Spinal ablation for cancer pain (cordotomy and myelotomy). In: Burchiel KJ, Raslan AM, editors. Functional neurosurgery and neuromodulation. St. Louis: Elsevier; 2019. p. 63–8.

[7] Fonoff ET, de Oliveira YSA, Lopez WOC, Alho EJL, Lara NA, Teixeira MJ. Endoscopic-guided percutaneous radiofrequency cordotomy. J Neurosurg. 2010;113(3):524–7.

[8] Šourek K. Commissural myelotomy. J Neurosurg. 1969;31(5):524–7.

[9] Gildenberg PL, Hirshberg RM. Limited myelotomy for the treatment of intractable cancer pain. J Neurol Neurosurg Psychiatry. 1984;47(1):94–6.

[10] Hitchcock E. Stereotactic cervical myelotomy. J Neurol Neurosurg Psychiatry. 1970;33(2):224–30.

[11] Schvarcz JR. Stereotactic extralemniscal myelotomy. J Neurol Neurosurg Psychiatry. 1976;39(1):53–7.

[12] Kanpolat Y, Savas A, Caglar S, Akyar S. Computerized tomography-guided percutaneous extralemniscal myelotomy. Neurosurg Focus. 1997;2(1):e5.

[13] Nauta HJ, Soukup VM, Fabian RH, Lin JT, Grady JJ, Williams CG, et al. Punctate midline myelotomy for the relief of visceral cancer pain. J Neurosurg. 2000;92(2 Suppl):125–30.

[14] Armour D. Lettsomian lecture on the surgery of the spinal cord and its membranes. Lancet. 1927;209(5405):691–8.

[15] Brogan SE, Sindt J, Viswanathan A. Interventional pain therapies. In: Ballantyne JC, Fishman Scott M, Rathmell JP,

editors. Bonica's management of pain. 5th ed. Philadelphia: Wolters Kluwer Health; 2019.

[16] Al-Chaer ED, Lawand NB, Westlund KN, Willis WD. Pelvic visceral input into the nucleus gracilis is largely mediated by the postsynaptic dorsal column pathway. J Neurophysiol. 1996;76(4):2675–90.

[17] Wang Y, Wu J, Lin Q, Nauta H, Yue Y, Fang L. Effects of general anesthetics on visceral pain transmission in the spinal cord. Mol Pain. 2008;4:50.

[18] Willis WD, Al-Chaer ED, Quast MJ, Westlund KN. A visceral pain pathway in the dorsal column of the spinal cord. Proc Natl Acad Sci. 1999;96(14):7675–9.

[19] Vedantam A, Koyyalagunta D, Bruel BM, Dougherty PM, Viswanathan A. Limited midline myelotomy for intractable visceral pain: surgical techniques and outcomes. Neurosurgery. 2018;83(4):783–9.

[20] Nauta HJW, Hewitt E, Westlund KN, Willis WD. Surgical interruption of a midline dorsal column visceral pain pathway. J Neurosurg. 1997;86(3):538–42.

[21] Hong D, Andrén-Sandberg A. Punctate midline myelotomy: a minimally invasive procedure for the treatment of pain in inextirpable abdominal and pelvic cancer. J Pain Symptom Manag. 2007;33(1):99–109.

[22] Hwang S-L, Lin C-L, Lieu A-S, Kuo T-H, Yu K-L, Ou-Yang F, et al. Punctate midline myelotomy for intractable visceral pain caused by hepatobiliary or pancreatic cancer. J Pain Symptom Manag. 2004;27(1):79–84.

[23] Kim YS, Kwon SJ. High thoracic midline dorsal column myelotomy for severe visceral pain due to advanced stomach cancer. Neurosurgery. 2000;46(1):85–90; discussion 90–2.

[24] Vilela Filho O, Araujo MR, Florencio RS, Silva MA, Silveira MT. CT-guided percutaneous punctate midline myelotomy for the treatment of intractable visceral pain: a technical note. Stereotact Funct Neurosurg. 2001;77(1–4):177–82.

[25] Ballantine HT, Cassidy WL, Flanagan NB, Marino R. Stereotaxic anterior cingulotomy for neuropsychiatric illness and intractable pain. J Neurosurg. 1967;26(5):488–95.

[26] Foltz EL, White LE. The role of rostral cingulumotomy in "pain" relief. Int J Neurol. 1968;6(3–4):353–73.

[27] Viswanathan A, Harsh V, Pereira EAC, Aziz TZ. Cingulotomy for medically refractory cancer pain. Neurosurg Focus. 2013;35(3):E1.

[28] Hunt PJ, Karas PJ, Viswanathan A, Sheth SA. Cingulotomy for intractable pain. In: Sagher O, Levin E, Pilitsis J, editors. Pain neurosurgery (neurosurgery by example). New York: Oxford University Press; 2019.

[29] Wang G-C, Harnod T, Chiu T-L, Chen K-P. Effect of an anterior Cingulotomy on pain, cognition, and sensory pathways. World Neurosurg. 2017;102:593–7.

[30] Sharim J, Pouratian N. Anterior cingulotomy for the treatment of chronic intractable pain: a systematic review. Pain Physician. 2016;19(8):537–50.

[31] Steele JD, Christmas D, Eljamel MS, Matthews K. Anterior cingulotomy for major depression: clinical outcome and relationship to lesion characteristics. Biol Psychiatry. 2008;63(7):670–7.

[32] Patel NV, Agarwal N, Mammis A, Danish SF. Frameless stereotactic magnetic resonance imaging-guided laser interstitial thermal therapy to perform bilateral anterior cingulotomy for intractable pain: feasibility, technical aspects, and initial experience in 3 patients. Oper Neurosurg (Hagerstown, Md). 2015;11(Suppl 2): 17–25; discussion 25.

[33] Agarwal N, Choi PA, Shin SS, Hansberry DR, Mammis A. Anterior cingulotomy for intractable pain. Interdiscip Neurosurg. 2016;6:80–3.

# 第 34 章　丛集性头痛：脑深部电刺激

## Cluster Headache: Deep Brain Stimulation

Harith Akram　Ludvic Zrinzo　**著**

商继峰　**译**

陶　蔚　**校**

## 一、概述

丛集性头痛（CH）是属于三叉神经自主神经头痛（TAC）的面部疼痛障碍。国际头痛疾病分类Ⅲ（ICHD-Ⅲ）将 CH 发作描述为"严格的单侧剧烈疼痛，即眼眶、眶上、颞部或这些部位同时疼痛，从每隔 1 天发生 1 次到每天 8 次不等，每次持续 15～180min。疼痛可伴随同侧结膜充血、流泪、鼻塞、流涕、额和面部出汗、瞳孔缩小、上睑下垂或眼睑水肿等症状；也可伴随不安或烦躁情绪"[1]。尽管这些发作被描述为"严格意义上的单侧"，但侧别改变的情况并不少见[2, 3]。CH 通常被认为是"人类已知的最大的痛苦"。疼痛的严重程度被描述为像燃烧的火柴刺穿了眼睛，被经历者描述为"比分娩更痛苦"。因为可导致高自杀风险，CH 也被称为"自杀性头痛"[2, 4]。当 CH 发作超过 1 年没有缓解，或缓解时间少于 3 个月时，定义为慢性丛集性头痛（CCH），10%～15% 的患者患有 CCH[5]。

## 二、丛集性头痛的诊断标准[1]

1. 至少 5 次发作符合以下 2～4 标准。

2. 持续 15～180min 的单侧眼眶、眶上或颞部剧烈疼痛（未经治疗）。

3. 下列其中 1 种或 2 种症状或体征。

（1）至少出现下列 1 种症状或体征，且和头痛同一侧别。

①结膜充血或流泪。

②鼻塞或流涕。

③眼睑水肿。

④额和面部出汗。

⑤瞳孔缩小或上睑下垂。

（2）坐立不安或烦躁。

4. 发作频率为每隔一天 1 次到每天 8 次之间。

5. 不能通过其他 ICHD-Ⅲ疾病诊断更好地解释症状。

CH 的患病率为 0.2%，通常为年轻人，以男性为主[6-8]。大多数患者可通过标准药物干预控制急性发作，并通过预防性治疗以防止发作或降低发作频率和严重程度。基于循证的急性期治疗措施是高流量给氧（在 7～15L/min 给氧时血氧饱和度达 100%），舒马曲坦（Sumatriptan）皮下注射曲普坦（Triptan）鼻腔给药。预防性治疗包括维拉帕米、锂制剂、美西麦角、托吡酯、加巴喷丁、褪黑素和丙戊酸盐[9]。

其他 TAC 包括阵发性偏头痛（PH）、短暂性单侧神经性头痛发作、短暂性单侧神经性头痛伴结膜充血和流泪（SUNCT）、短暂性单侧神经性头痛伴自主脑神经症状（SUNA）和持续性偏头痛（HC）[1]。

## 三、丛集性头痛的病理生理学

丛集性头痛的潜在病理生理机制尚未完全了解[10-17]。发作通常包括伤害性疼痛（三叉神经眼支分布的面部疼痛）和副交感神经兴奋（流泪、结膜充血、流鼻涕等）。

虽然脑内 CH 发作的确切触发部位尚不清楚，但下丘脑参与了疾病过程[18-22]，三叉神经副交感脑干反射的病理性激活被认为与三叉神经和颅面副交感神经纤维同步激活相关，从而分别导致特征性的同侧头痛和自主神经症状[15,23]。个体患者的周期性发作、复发缓解周期和季节性复发规律都提示下丘脑可能参与CH 发作机制[2,15]。这得到了神经内分泌学研究[18,19]和神经影像研究[20,21]的支持。副交感神经介导的海绵窦内颈内动脉扩张可偶尔导致继发性颅交感神经功能障碍。

## 四、神经调控在丛集性头痛的治疗中的作用

虽然大多数患者对药物治疗有反应，但一小部分不能忽视的患者属于药物难治性的。对于这些患者，外周或者中枢神经调控可能是最后的治疗选择，或者同时应用这两者。应该首先考虑外周神经调控，因为它比中枢神经调控侵袭性小。这是通过使用连接到植入式脉冲发生器（IPG）的 2 个皮下电极长期刺激双侧枕大神经[24]，或者通过使用带有蝶腭窝电极的黏膜下口腔植入电极间歇性刺激蝶腭神经节（SPG）来实现的[25,26]。枕神经刺激（ONS）和 SPG 刺激治疗 CH 是通过激活三叉神经颈复合

体（TCC）起作用的[27,28]。可以在外周神经调控无效或不可用的特定患者中实施中枢神经调控。这种治疗侵入性相对较强，是对同侧或双侧腹侧被盖区（VTA）进行持续高频脑深部电刺激（DBS）。这个靶点也被描述为"下丘脑后区域"，但是从解剖学上严格来说，它位于中脑被盖的下丘脑后缘[29]。

## 五、腹侧被盖区 DBS 治疗丛集性头痛的原理

1998 年，急性丛集性头痛发作期间的一项正电子发射体层成像（PET）研究报告显示头痛发作同侧的下丘脑后部区域的激活增加（尽管我们现在知道，正如之前强调的那样最大的激活集中在腹侧被盖区）。随后的神经影像研究也指出同一区域的活动和神经元密度增加[20-22,29,30]。这一发现促成了 2001 年第一次使用该靶点的脑深部刺激手术，刺激开始 48h 内发作消失[30]。2003 年报道了第一组 5 名接受 DBS 治疗的 CH 患者，随后在 2013 年报道了 19 名 DBS 患者的队列研究[31,32]。这个用于DBS 治疗 CH 的大脑区域之前曾被 Sano 等描述为用于 51 名具有病态攻击行为患者的立体定向损毁靶点[33]。在 DBS 治疗抑郁症的试验中也使用了类似的靶点[34]。到目前为止，不同的中心已经公布了 120 多名患者应用 DBS 治疗难治性 CCH 的数据，这些患者的反应率各不相同，除了 1 名在微电极引导操作中发生了致命脑出血，其余总体疗效和安全性记录良好[3,31-33,36-42]。Fontaine 等在 2009 年进行了 DBS治疗慢性丛集性头痛的随机对照试验，11 名患者在手术后接受为期 1 个月的刺激或安慰剂"假刺激"，只采用间隔 1 周洗脱期的交叉设计，对照组和治疗组效果之间没有明显差异。尽管如此，同一篇论文报道显示非盲法研究延长 10

个月后头痛出现显著的改善，11 名患者中有 6 名对长期刺激有反应，每周发作频率减少超过 50%；更有 3 名受试者在随访结束时疼痛完全消失[35]。这并不令人惊讶，因为大多数前瞻性开放式研究表明，需要更长的刺激时间才能获得显著改善；此外，在长期植入"迷惑"效应的情况下，假刺激很可能比基线有一定程度的改善，从而使比较没有意义[3]。

在几项前瞻性研究中，VTA 的长期高频脑深部刺激（DBS）已被证明是治疗难治性慢性丛集性头痛（CCH）的一种安全有效的治疗方式[3, 30, 31, 36-40]。一般在头痛症状的同侧植入电极，对于双侧交替性丛集性头痛的患者推荐双侧植入电极。

## 六、患者选择、手术流程和 DBS 程控

应用多学科方法选择合适的患者进行手术是必不可少的。符合 ICHD- Ⅲ 诊断标准的 CCH 患者，日常生活能力严重受限，药物难治性症状至少 2 年，并且没有立体定向手术禁忌证的患者被认为是合适的选择。在笔者的实践中，如果患者充分应用以下 7 种药物中的至少 5 种仍不能有效地控制疼痛，他们就被归类为药物难治性患者：维拉帕米、锂制剂、美西麦角、托吡酯、褪黑素、加巴喷丁和丙戊酸盐。药物无效的原因包括不能满意止痛、副作用大、不能耐受和用药禁忌证[41]。在实施 DBS 之前应优先考虑进行 ONS 和 SPG 刺激。应先进行神经心理评估和脑 MRI 扫描以排除认知障碍、脑损伤或明显的脑萎缩再进行 MDT 评估。

推荐使用 MRI 引导和 MRI 验证的方法植入电极，避免使用微电极记录[3, 42, 43]。先前报道过 1 例应用 DBS 治疗 CH 与使用微电极记录相关的死亡病例[36]。手术可以在全身麻醉下安全地进行[3]。然而，在清醒的患者中，使用宏刺激进行术中测试可能会引发一过性心动过速、血压升高、垂直复视；更高电压刺激可引起恐慌或厄运降临的感觉，这些效应在患者中往往是可重复的。解剖靶点位于同侧腹侧被盖区。对于有过疼痛侧别变换的双侧发作史患者建议进行双侧手术。在笔者的实践中，最深触点的位置在 $T_2$ 加权立体定向 MR 图像的轴位片上位于乳头体正上方，位于低信号的红核前内侧和低信号的乳头体丘脑束后外侧。在没有接受枕神经刺激的患者植入电极后应立即进行立体定向 MRI 扫描（图 34-1）确认电极位置。也可以进行立体定向 CT 扫描以确认电极位置。然后，将电极连接到单通道或双通道可植入脉冲发生器，脉冲发生器可在电极植入的同一天或稍后作为阶段性过程被植入锁骨下区域。

对于一些患者来说，植入术后出现"微毁损效应"并不少见。这种情况可以持续几周，这期间在没有任何刺激的情况下发作会有所改善。一旦微毁损效应消失，或在没有微毁损效应的患者中术后 1～2 周电极周围的水肿稳定下来应进行 DBS 程控以确定最佳刺激参数。最佳刺激频率和脉宽没有确切证据可寻。早期的报道描述了使用 180Hz 的频率 60μs 的脉宽[30, 31]。根据自限性副作用（复视、眩晕、眼震和眼肌麻痹）单次或逐步调整电压，具体取决于患者。

## 七、头痛的评估和对治疗的反应

在临床实践中，对慢性疼痛的"客观"评估仍然是一项挑战。通常使用患者报告的评分，但由于 CH 是间歇性发作，可以根据严重程度、频率和持续时间来衡量。传统上，一直采用头痛严重程度或频率的变化评价对治疗的反应，

而忽视了发作持续时间的变化，这可能不代表患者主观感受到的真实情况。头痛负荷量表（HAL）是另一种更有意义地评价症状严重程度的测量方法。通过累计 2 周内每次发作的严重性（依据疼痛语言评价量表）乘以发作持续时间的总和来计算，即 ∑（语言评价量表）×（持续小时）[3]。虽然国际头痛协会指南提倡对于丛集性头痛临床试验将头痛频率减少 50% 作为治疗有效的标准[44]，笔者的经验是仅在一个变量上实现显著改善的患者也可以对所提供的治疗非常满意。例如，如果一个患者有每天有 6 次 1h 的发作，严重程度为 8/10，在 DBS 之后经历了每天 5 次 1h 的发作，严重程度为 2/10，就头痛频率而言，他不是治疗反应者，但从头痛负荷和总体疾病负担来看，他肯定是反应者。因此，笔者认为患者在 HAL 下降超过 30% 即为反应者。这一阈值被认为与临床试验中的方法、测量和疼痛评估倡议指南（IMMPACT）一致，并与药物试验反应的类似阈值一致[45]。其

他可用于评价预后的衡量标准包括药物的减量和生活自理能力、情绪和生活质量量表以及患者自我评价的改善率[3]。

## 八、DBS 术后改善情况

在一项大型非盲法前瞻性研究中，对 21 名接受了 MRI 引导和 MRI 验证的腹侧被盖区 DBS 患者进行了 1～5 年的随访并报道了 DBS 术后的改善情况，结果表明对于难治性慢性丛集性头痛患者来说 DBS 是一种安全有效的手术。疼痛症状随着时间的推移会持续改善，生活质量也随之显著改善[3]。

在随访结束时，总体上头痛发作频率中位数有 50% 的改善，严重程度有 30% 的改善。HAL 在 1 年期随访时比基线提高了 79%，在随访结束时比基线提高了 68%。DBS 可以改善头痛发作的严重程度，对发作频率的改善更为显著。在随访结束时，发作的中位频率和中

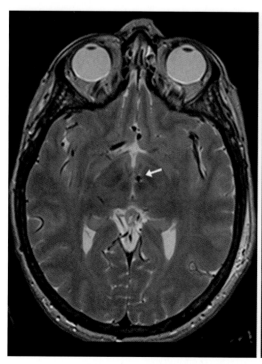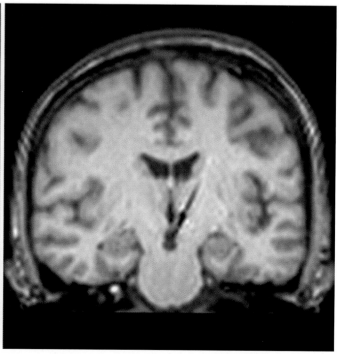

▲ 图 34-1　脑深部电刺激电极在轴位（左）和冠状位（右）MRI 上的左侧腹侧被盖区位置
经 Wolters Kluwer Health，Inc 许可转载，引自 Akram 等[3]

位严重程度至少降低 30% 的患者比例分别为 62% 和 43%；头痛负荷减少 30% 以上的患者为 81%。该组的每月曲坦类摄入量整体下降了 57%。按照目前的英国成本估算[46]，这 21 名患者每月节省 8291.15£，仅使用的曲坦类的患者每位每月节省约 395£。

在这项研究中，一些生活质量、自理能力和情绪改善量表评估比基线有了显著的提高[ 偏头痛功能障碍评估分数（MIDAS）[47]，头痛影响测定 –6（HIT-6）[47]，健康调查简表 – 躯体综合评分（SF36–PCS）和欧洲五维健康量表（EQ-5D）]。改善最大的是 12 个月的 MIDAS（中位数 79%）和 6 个月的 SF36–PCS（中位数 13%）（图 34–2）。

在整个队列中，4 名患者（19%）对 DBS 没有任何反应。尽管 DBS 电极位置良好，但一些患者缺乏反应的情况在其他研究中也有报道[48]。这可能提示存在尚不确定的病理过程使 DBS 对这些患者无效。进一步研究这一组患者的结构和功能连接可能会揭示反应者和无反应者之间的潜在差异，从而有利于在丛集性头痛群体中选择合适的患者并改善 DBS 的疗效[3]。

## 九、第三脑室内 DBS 治疗慢性 CH

7 名患者在第三脑室后壁植入了单一的 DBS 电极来验证这一概念，所有患者都有难治性 CCH，其中 1 名患者有双侧发作。采用术前 MRI 联合术中立体定向脑室造影术进行靶点定位。靶点坐标："X" 为 0，"Y" 为连合线中点后 6mm，根据第三脑室底的深度，"Z" 坐标为连合平面下 1～3mm[49]。

手术过程包括使用基于框架的立体定向机械臂将导引管插入侧脑室，随后将 DBS 电极

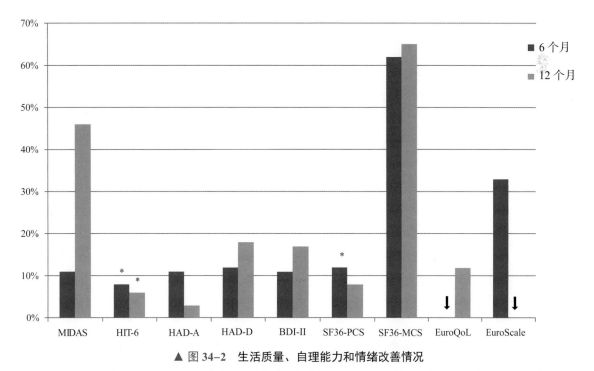

▲ 图 34–2　生活质量、自理能力和情绪改善情况

*. P ≤ 0.05；P 值通过 Bonferroni 校正；它们代表每个时间点相对于基线的测试（6 个月和 12 个月测试的比较次数 = 2）。生活质量（SF36，EuroQol）、自理能力（MIDAS，HIT6）和情绪（HAD-A，HAD-D）改善的中位数百分比；MIDAS. 偏头痛残疾评估评分；HIT6. 头痛影响 -6；HAD-A、HAD-D. 医院焦虑和抑郁量表；BDI- Ⅱ. 贝克抑郁量表 Ⅱ；SF36-PCS. 简易 36 生理成分量表；SF36-MCS. 简易 36 心理成分量表（经 Wolters Kluwer Health, Inc 许可转载，引自 Akram 等[3]）

沿着导引管朝门氏孔的入口前进。一旦进入第三脑室，取出导引管，弯曲，并在透视监测下重新引入，以便将电极放置在第三脑室底后部的内侧部分。然后使用术后 CT 和 1.5T MRI 扫描验证电极位置。在这项研究中，刺激幅度为 0.9~2.3V。一些患者用单极刺激模式，而另一些患者用双极刺激模式[49]。疼痛发作频率在刺激后 3 个月内出现改善，在 12 个月的随访点，3 名患者完全缓解，2 名患者改善了 90%，1 名患者改善了 75%，1 名患者没有明显改善。有趣的是，大多数患者在医院获得性抑郁评分（HAD-D）上有改善，但在焦虑评分（HAD-A）上没有改善。这可能归因于刺激扩散到了内侧前脑束，这一结构目前正在研究用于治疗抑郁症[50]。有 1 名患者由于电极移位在术后 3 个月重新调整了电极。所有患者都主诉了与刺激相关的"视觉颤抖"，并伴有眼球共轭性的快速圆周运动，这似乎可以通过调整刺激参数来解决。所有患者都主诉了刺激同侧面部温暖感觉和同侧流泪的自主神经症状。有 2 名患者体重变化明显，分别为减轻 14kg 和增加 5kg，原因是第 1 名患者的运动量增加，第 2 名患者术后情绪和食欲改善。在 60Hz 时，1 名患者在第一次刺激测试时有一种幸福感并伴随着思睡的愉悦感[49]。

总的来说，脑室内 DBS 治疗慢性丛集性头痛似乎是可行的，并且具有良好的疗效和安全性。这仍然是一个小型的先导性研究，需要更多的数据来支持这一方法，该方法提供了一种向下丘脑后部/腹侧被盖区实施刺激的替代方法[49]。

## 十、最优 VTA-DBS 靶点和 CH 网络

DBS 对 CH 的确切作用模式和涉及的神经网络仍然知之甚少。最佳刺激部位也尚未确定[29-32, 36-38, 48]。人类和非人类研究均已证明刺激下丘脑可能通过三叉神经 - 下丘脑束（THT）激活三叉神经和神经节[51-54]。

第一个接受 DBS 治疗 CCH 的患者[30]和患者系列[31]的靶点是所谓的下丘脑灰质。这个区域的靶点，也就是这里所说的 VTA 并不容易划定界限。这主要因为以下三个因素；首先，必须使用 MRI 上周围的标志物（如红核、乳头体丘脑束）来识别靶点；其次，DBS 激活以后刺激振幅（高达 4A）覆盖了触点周围相对较大的脑组织区域，因此在靶向准确性方面留有一定的回旋余地；最后，PET 研究在联合配准过程中可能会出现未对齐的情况从而可能导致空间误差[52]。另一项 PET 研究[53]和一项 fMRI 研究[54]也报道了激活坐标的差异。原始靶点的坐标在中线外侧 2mm，连合线中点（MCP）后方 6mm，AC-PC 平面下方 8mm[30]，这与早先的 PET 研究确定的区域相同[20]。其后靶点被修改为中线外侧 2mm，MCP 后方 3mm、下方 5mm[31]，这一"Franzini"靶点在其他外科手术中被普遍采用[48, 55, 56]。一项纳入了 10 名 CCH 患者使用 Franzini 靶点植入单侧 DBS 电极的研究采用了术后 DBS 激活触点中心的 AC-PC 坐标，投影在 Schaltenbrand 图谱上[57]和间脑 - 中脑连接图像的 3D 4.7T MRI 图谱，来确定有效 DBS 电极的解剖位置[48]。5 名患者对治疗有反应。反应者激活触点的平均坐标在中线外侧 3mm、MCP 后方 3.5mm 和 MCP 下方 3.3mm，但研究没有发现反应者和无反应者之间有统计学意义的差异。作者指出了触点定位方法的局限性，例如 AC-PC 坐标是在图集上的投影[48]。

在一项对 7 名接受 VTA-DBS 手术治疗难治性 CCH 患者的研究中，使用 DBS 触点周围的激活概率图来确定最佳刺激部位。这些概率图与手术 1 年后的结果相关。详细来说，在被

认为是反应者的 7 名患者中有 6 名应用最先进的弥散磁共振成像来绘制 DBS 靶点的结构连接图[58]。

反应者的平均激活体积位于红核和乳头体丘脑束之间的腹侧被盖区。预测 HAL 改善的簇位于组平均激活体积的上部、后部和外侧（MCP 外侧 6mm，后 2mm，下 1mm）。无反应者的激活体积位于有效簇之外（图 34-3）[58]。

从单个反应者 DBS 激活量产生的组平均基于概率纤维束成像流线见图 34-4。在前方，流线横穿下丘脑，然后分成两条路径：一条可能是通过杏仁核传出路径通往内侧颞叶和杏仁核复合体的外侧下方通路，另一条是通过内囊前肢通往前额叶的前上方通路。在后方，流线位于红核的内侧，朝向中脑导水管周围的灰质，然后向尾侧穿过脑桥和延髓上段，从背外侧传向三叉神经束和核团[58]。

解释 DBS 在 CH 中作用机制的困难之处在于缺乏对病理生理过程本身的明确了解[59, 60]。一些作者认为，对"下丘脑后灰质"或 VTA 活

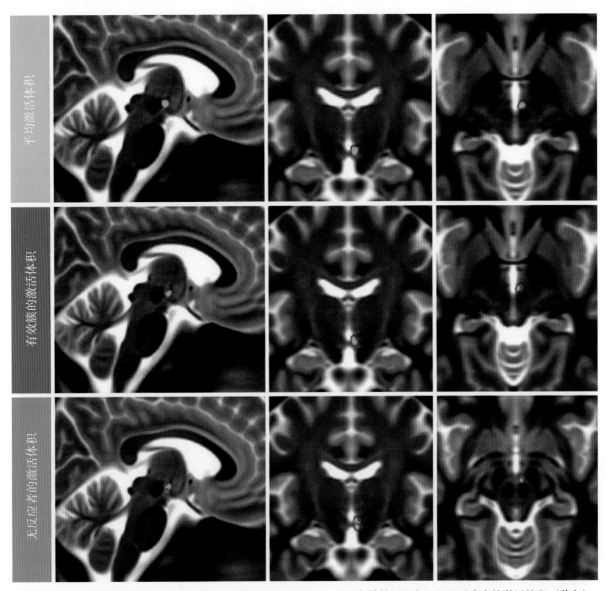

▲ 图 34-3　脑深部电刺激（DBS）的平均激活体积（绿色）、DBS 有效簇（红色）和无反应者的激活体积（蓝色）

经 Wolters Kluwer Health，Inc 许可转载，引自 Akram 等[58]

动简单的局部阻断并不是改善头痛的可能机制。这不能解释一些患者在仅仅植入 DBS 术后几天甚至几周内完全发作消失的微毁损效应，这表明该区域的病理神经活动受到干扰 [3, 15, 59]。自相矛盾的是，在几项研究（包括我们自己的研究）中发现，往往要度过潜伏期才能实现 DBS 的最大疗效。慢性刺激患者同侧三叉神经第一支的冷痛阈值升高可能是由抗伤害系统的调节引起的 [61]；然而，一般的抗伤害效应不能解释为什么 DBS 对三叉神经自主神经头痛有效，而对"非典型面痛"无效 [15, 59, 60, 62]。DBS 已被证明可以调节疼痛处理区域的复杂网络 [51]。刺激引起 DBS 电极周围的局部激活和同侧丘脑、躯体感觉皮层和楔前叶、前扣带回、同侧三叉神经核和神经节周围的远距离激活，而在双侧颞中回、扣带回后皮层、双侧颞下回和对侧岛叶前部则失活 [51]。然而，三叉神经系统的激活似乎不会引起 CH 疼痛发作或通常伴随三叉神经激活的典型感觉 [51]。在将神经肽促食素 B 注射到大鼠的"下丘脑后区"后增加了三叉神经尾侧核的自发活动（放电持续几分钟），并增强了核团对硬脑膜刺激和面部伤害性热刺激的反应，

先前已经观察到下丘脑后部和三叉神经系统之间的这种联系 [63]。

三叉神经系统和下丘脑之间的联系在整合躯体感觉和内脏信息（例如来自头皮、颅内血管和脑膜的神经支配）是通过内分泌和自主神经反应发挥关键作用 [64]。大鼠的单联记录和逆行微刺激技术已经通过 THT 在下丘脑后部和三叉神经脊束核之间建立了直接的双向联系 [64]。

其他脑干核团有对伤害性和非伤害性躯体感觉和内脏刺激做出反应的神经元 [65-69]。这些核团也向下丘脑传出信号，如臂旁核 [70-72]、孤束核 [73, 74]、中脑导水管周围灰质 [75-78] 和尾侧延髓腹外侧核 [79, 80]，提示躯体感觉信号通过几条多突触通路到达下丘脑 [64]。

本研究显示 DBS 激活区在下丘脑后部和脑干前方，位于腹侧被盖至下丘脑、前额叶和颞叶内侧的传导通路上，邻近臂旁核、孤束核和中脑导水管周围灰质，终止于三叉神经核、三叉神经束和上泌涎核（SSN）（图 34-4 和图 34-5）。

虽然这一发现没有解释 DBS 的作用机制，但它证实了靶点与相关脑干区域的解剖联系。

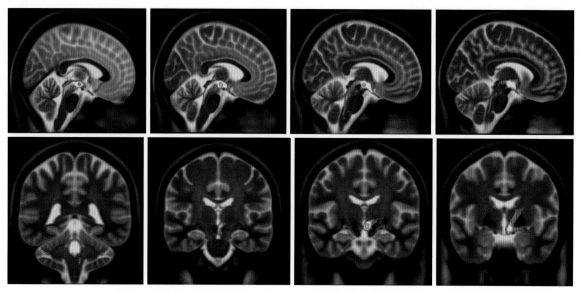

▲ 图 34-4　组平均概率的纤维束成像流线（红色 – 黄色）与组平均脑深部电刺激组织活化体积（绿色）

经 Wolters Kluwer Health，Inc 许可转载，引自 Akram 等 [58]

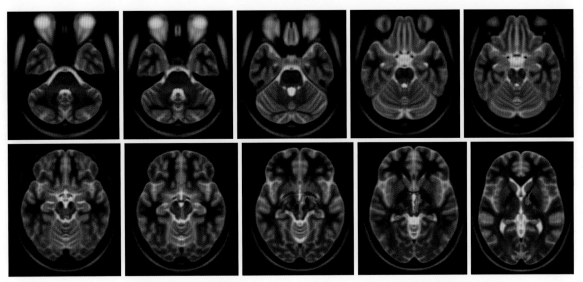

▲ 图 34-4（续）　组平均概率的纤维束成像流线（红色 – 黄色）与组平均脑深部电刺激组织活化体积（绿色）

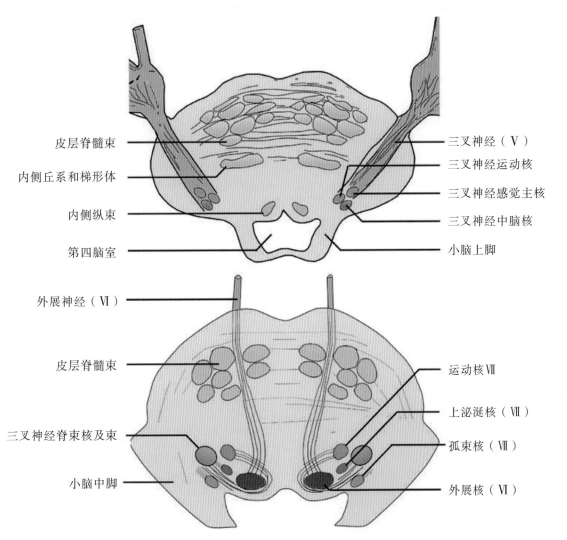

▲ 图 34-5　脑桥三叉神经的 2 个横截面，三叉神经感觉主核及中脑核（上），三叉神经脊核及束、上泌涎核及孤束（下）

经 Wolters Kluwer Health，Inc 许可转载，引自 Akram 等[58]

一种可能是通过自上而下发挥抗伤害性作用，另一种可能是通过调节三叉神经副交感反射，这一反射通常在原发性头痛中激活[81]，并被认为介导了 CH 的脑神经自主症状[82]。该通路可由三叉神经第一分支支配区皮下注射辣椒素[83]及各种三叉神经伤害性物质[60]触发。三叉神经第一分支中的三叉神经伤害性兴奋被传递到三叉神经脊束核和 $C_1/C_2$ 背角（即三叉神经 - 颈复合体或 TCC）[84]，它们与桥脑的 SSN 有反射联系[85]。输出信号之后由面神经的副交感神经通路传导，通过岩浅大神经内的膝状神经节[86]到达蝶腭神经节（SPG）[60, 87]。

然而，必须注意的是，疼痛和自主神经现象有时可以独立发生[23]，特别是在服用预防性药物的患者中，这表明要么是解剖路径不同，要么是介导这两个特征的激活阈值不同[5, 54, 87]。

## 参考文献

[1] Headache Classification Committee of the International Headache Society (IHS). The International Classification of Headache Disorders, 3rd edition. Cephalalgia. 2018;38(1):1–211.

[2] Donnet A, Lanteri-Minet M, Guegan-Massardier E, Mick G, Fabre N, Geraud G, et al. Chronic cluster headache: a French clinical descriptive study. J Neurol Neurosurg Psychiatry. 2007;78(12):1354–8.

[3] Akram H, Miller S, Lagrata S, Hyam J, Jahanshahi M, Hariz M, et al. Ventral tegmental area deep brain stimulation for refractory chronic cluster headache. Neurology. 2016;86(18):1676–82.

[4] Rothrock J. Cluster: a potentially lethal headache disorder. Headache. 2006;46(2):327.

[5] May A. Cluster headache: pathogenesis, diagnosis, and management. Lancet. 2005;366(9488):843–55.

[6] Leroux E, Ducros A. Cluster headache. Orphanet J Rare Dis. 2008;3(1):20.

[7] Russell MB. Epidemiology and genetics of cluster headache. Lancet Neurol. 2004;3(5):279–83.

[8] Bahra A, May A, Goadsby PJ. Cluster headache: a prospective clinical study with diagnostic implications. Neurology. 2002;58(3):354–61.

[9] May A, Leone M, Afra J, Linde M, Sándor PS, Evers S, et al. EFNS guidelines on the treatment of cluster headache and other trigeminal-autonomic cephalalgias. Eur J Neurol. Blackwell Publishing Ltd;. 2006;13:1066–77.

[10] de Tommaso M, Vecchio E. Primary headaches and trigeminal neuralgia: neuropathic pain yes or not? Evidences from neurophysiological procedures. Expert Rev Neurother. 2013;13(9):1031–9.

[11] Goadsby PJ. Trigeminal autonomic cephalalgias. Continuum (Minneap Minn). 2012;18(4):883–95.

[12] Holle D, Obermann M. Cluster headache and the hypothalamus: causal relationship or epiphenomenon? Expert Rev Neurother. 2011;11(9):1255–63.

[13] Waldenlind E, Sjöstrand C. Pathophysiology of cluster headache and other trigeminal autonomic cephalalgias. Handb Clin Neurol. Elsevier;. 2010;97:389–411.

[14] Holland PR. Modulation of trigeminovascular processing: novel insights into primary headache disorders. Cephalalgia. 2009;29 Suppl 3:1–6.

[15] Leone M, Bussone G. Pathophysiology of trigeminal autonomic cephalalgias. Lancet Neurol. 2009;8(8):755–64.

[16] Bussone G. Cluster headache: from treatment to pathophysiology. Neurol Sci. 2008;29(S1):1–6.

[17] Nardone R, Ausserer H, Bratti A, Covi M, Lochner P, Marth R, et al. Trigemino-cervical reflex abnormalities in patients with migraine and cluster headache. Headache. 2008;48(4):578–85.

[18] Waldenlind E, Gustafsson SA, Ekbom K, Wetterberg L. Circadian secretion of cortisol and melatonin in cluster headache during active cluster periods and remission. J Neurol Neurosurg Psychiatry. BMJ Group;. 1987;50(2):207–13.

[19] Leone M, Bussone G. A review of hormonal findings in cluster headache. Evidence for hypothalamic involvement. Cephalalgia. 1993;13(5):309–17.

[20] May A, Bahra A, Büchel C, Frackowiak RS, Goadsby PJ. Hypothalamic activation in cluster headache attacks. Lancet. 1998;352(9124):275–8.

[21] May A, Ashburner J, Büchel C, McGonigle DJ, Friston KJ, Frackowiak RS, et al. Correlation between structural and functional changes in brain in an idiopathic headache syndrome. Nat Med. 1999;5(7):836–8.

[22] Cutrer FM. Functional imaging in primary headache disorders. Headache. 2008;48(5):704–6.

[23] Goadsby PJ, Lipton RB. A review of paroxysmal hemicranias, SUNCT syndrome and other short-lasting headaches with autonomic feature, including new cases. Brain. 1997;120(Pt 1):193–209.

[24] Goadsby PJ, Bartsch T, Dodick DW. Occipital nerve stimulation for headache: mechanisms and efficacy. Headache. 2008;48(2):313–8.

[25] Goadsby PJ. Sphenopalatine (pterygopalatine) ganglion stimulation and cluster headache: new hope for ye who enter here. Cephalalgia. SAGE Publications;. 2013;33(10):813–5.

[26] Jürgens TP, May A. Role of sphenopalatine ganglion stimulation in cluster headache. Curr Pain Headache Rep. 2014;18(7):433.

[27] Bartsch T, Goadsby PJ. Stimulation of the greater occipital nerve induces increased central excitability of dural afferent input. Brain. 2002;125(Pt 7): 1496–509.

[28] Wolter T, Kaube H. Spinal cord stimulation in cluster headache. Curr Pain Headache Rep. 2013;17(5):324.

[29] Matharu MS, Zrinzo L. Deep brain stimulation in cluster headache: hypothalamus or midbrain tegmentum? Curr Pain Headache Rep. 2010;14(2):151–9.

[30] Leone M, Franzini A, Bussone G. Stereotactic stimulation of posterior hypothalamic gray matter in a patient with intractable cluster headache. N Engl J Med. 2001;345(19):1428–9.

[31] Franzini A, Ferroli P, Leone M, Broggi G. Stimulation of the posterior hypothalamus for treatment of chronic intractable cluster headaches: first reported series. Neurosurgery. 2003;52(5):1095–101.

[32] Leone M, Franzini A, Cecchini AP, Bussone G. Success, failure, and putative mechanisms in hypothalamic stimulation for drug-resistant chronic cluster headache. Pain. 2013;154(1):89–94.

[33] Sano K, Mayanagi Y, Sekino H, Ogashiwa M, Ishijima B. Results of stimulation and destruction of the posterior hypothalamus in man. J Neurosurg. 1970;33(6):689–707.

[34] Schlaepfer TE, Bewernick BH, Kayser S, Mädler B, Coenen VA. Rapid effects of deep brain stimulation for treatment-resistant major depression. Biol Psychiatry. 2013;73(12):1204–12.

[35] Fontaine D, Lazorthes Y, Mertens P, Blond S, Géraud G, Fabre N, et al. Safety and efficacy of deep brain stimulation in refractory cluster headache: a randomized placebo-controlled double-blind trial followed by a 1-year open extension. J Headache Pain. 2009;11(1):23–31.

[36] Schoenen J. Hypothalamic stimulation in chronic cluster headache: a pilot study of efficacy and mode of action. Brain. 2005;128(4):940–7.

[37] Magis D, Schoenen J. Advances and challenges in neurostimulation for headaches. Lancet Neurol. 2012;11(8):708–19.

[38] Clelland CD, Zheng Z, Kim W, Bari A, Pouratian N. Common cerebral networks associated with distinct deep brain stimulation targets for cluster headache. Cephalalgia. 2014;34(3):224–30.

[39] Schoenen J, Jensen RH, Lantéri-Minet M, Láinez MJA, Gaul C, Goodman AM, et al. Stimulation of the sphenopalatine ganglion (SPG) for cluster headache treatment. Pathway CH-1: a randomized, sham-controlled study. Cephalalgia. 2013;33(10): 816–30.

[40] Fontaine D, Vandersteen C, Magis D, Lantéri-Minet M. Neuromodulation in cluster headache. Adv Tech Stand Neurosurg. Cham: Springer International Publishing;. 2015;42(Chapter 1):3–21.

[41] Goadsby PJ, Schoenen J, Ferrari MD, Silberstein SD, Dodick D. Towards a definition of intractable headache for use in clinical practice and trials. Cephalalgia. SAGE Publications;. 2006;26(9):1168–70.

[42] Foltynie T, Zrinzo L, Martinez-Torres I, Tripoliti E, Petersen E, Holl E, et al. MRI-guided STN DBS in Parkinson's disease without microelectrode recording: efficacy and safety. J Neurol Neurosurg Psychiatry. 2011;82(4):358–63.

[43] Holl EM, Petersen EA, Foltynie T, Martinez-Torres I, Limousin P, Hariz MI, et al. Improving targeting in image-guided frame-based deep brain stimulation. Neurosurgery. 2010;67:ons437–47.

[44] Lipton RB, Micieli G, Russell D, Solomon S, Tfelt-Hansen P, Waldenlind E. Guidelines for controlled trials of drugs in cluster headache. Cephalalgia. 1995;15:452–62.

[45] Dworkin RH, Turk DC, Wyrwich KW, Beaton D, Cleeland CS, Farrar JT, et al. Interpreting the clinical importance of treatment outcomes in chronic pain clinical trials: IMMPACT recommendations. J Pain. 2008;9(2):105–21.

[46] Joint Formulary Committee. British National Formulary (online). London: BMJ Group and Pharmaceutical Press; 2015. http://www.medicinescomplete.com. Accessed March 2015.

[47] Kosinski M, Bayliss MS, Bjorner JB, Ware JE, Garber WH, Batenhorst A, et al. A six-item short-form survey for measuring headache impact: the HIT-6. Qual Life Res. 2003;12(8):963–74.

[48] Fontaine D, Lanteri-Minet M, Ouchchane L, Lazorthes Y, Mertens P, Blond S, et al. Anatomical location of effective deep brain stimulation electrodes in chronic cluster headache. Brain. 2010;133(4):1214–23.

[49] Chabardes S, Carron R, Seigneuret E, Torres N, Goetz L, Krainik A, et al. Endoventricular deep brain stimulation of the third ventricle: proof of concept and application to cluster headache. Neurosurgery. 2016;79(6):806–15.

[50] Coenen VA, Sajonz B, Reisert M, Bostroem J, Bewernick B, Urbach H, et al. Tractography-assisted deep brain stimulation of the superolateral branch of the medial forebrain bundle (slMFB DBS) in major depression. Neuroimage Clin. 2018;20:580–93.

[51] May A. Hypothalamic deep brain stimulation in positron emission tomography. J Neurosci. 2006;26(13):3589–93.

[52] Bailey DL, Townsend DW, Valk PE, Maisey MN. Positron emission tomography: Springer; 2006. 1 p.

[53] Sprenger T, Boecker H, Tölle TR, Bussone G, May A, Leone M. Specific hypothalamic activation during a spontaneous cluster headache attack. Neurology. 2004;62(3):516–7.

[54] Morelli N, Pesaresi I, Cafforio G, Maluccio MR, Gori S, Di Salle F, et al. Functional magnetic resonance imaging in episodic cluster headache. J Headache Pain. 2008;10(1):11–4.

[55] Starr PA, Barbaro NM, Raskin NH, Ostrem JL. Chronic stimulation of the posterior hypothalamic region for cluster headache: technique and 1-year results in four patients. J Neurosurg. 2007;106(6):999–1005.

[56] Bartsch T, Pinsker MO, Rasche D, Kinfe T, Hertel F, Diener HC, et al. Hypothalamic deep brain stimulation for cluster headache: experience from a new multicase series. Cephalalgia. 2008;28(3):285–95.

[57] Schaltenbrand G, Wahren W, Hassler R. Atlas for stereotaxy of the human brain. Stuttgart: Thieme Medical Publishers; 1977. 1 p.

[58] Akram H, Miller S, Lagrata S, Hariz M, Ashburner J, Behrens T, et al. Optimal deep brain stimulation site and target connectivity for chronic cluster headache. Neurology. 2017;89(20):2083–91.

[59] May A. Hypothalamic deep-brain stimulation: target and potential mechanism for the treatment of cluster headache. Cephalalgia. 2008;28(7):799–803.

[60] Eller M, Goadsby PJ. Trigeminal autonomic cephalalgias.

Oral Dis. 2016;22(1):1–8.

[61] Jürgens TP, Leone M, Proietti-Cecchini A, Busch V, Mea E, Bussone G, et al. Hypothalamic deep-brain stimulation modulates thermal sensitivity and pain thresholds in cluster headache. Pain. 2009;146(1–2):84–90.

[62] Broggi G, Franzini A, Leone M, Bussone G. Update on neurosurgical treatment of chronic trigeminal autonomic cephalalgias and atypical facial pain with deep brain stimulation of posterior hypothalamus: results and comments. Neurol Sci. 2007;28(S2):S138–45.

[63] Bartsch T, Levy MJ, Knight YE, Goadsby PJ. Differential modulation of nociceptive dural input to [hypocretin] orexin A and B receptor activation in the posterior hypothalamic area. Pain. 2004;109(3):367–78.

[64] Malick A, Strassman RM, Burstein R. Trigeminohypothalamic and reticulohypothalamic tract neurons in the upper cervical spinal cord and caudal medulla of the rat. J Neurophysiol. 2000;84(4):2078–112.

[65] Bernard JF, Besson JM. The spino (trigemino) pontoamygdaloid pathway: electrophysiological evidence for an involvement in pain processes. J Neurophysiol. 1990;63(3):473–90.

[66] Kannan H, Osaka T, Kasai M, Okuya S, Yamashita H. Electrophysiological properties of neurons in the caudal ventrolateral medulla projecting to the paraventricular nucleus of the hypothalamus in rats. Brain Res. 1986; 376(2):342–50.

[67] Pan B, Castro-Lopes JM, Coimbra A. Central afferent pathways conveying nociceptive input to the hypothalamic paraventricular nucleus as revealed by a combination of retrograde labeling and c-fos activation. J Comp Neurol. 1999;413(1):129–45.

[68] Person RJ. Somatic and vagal afferent convergence on solitary tract neurons in cat: electrophysiological characteristics. NSC. 1989;30(2):283–95.

[69] Zhang X, Fogel R, Renehan WE. Physiology and morphology of neurons in the dorsal motor nucleus of the vagus and the nucleus of the solitary tract that are sensitive to distension of the small intestine. J Comp Neurol. 1992;323(3):432–48.

[70] Cechetto DF, Standaert DG, Saper CB. Spinal and trigeminal dorsal horn projections to the parabrachial nucleus in the rat. J Comp Neurol. 1985;240(2):153–60.

[71] Saper CB, Loewy AD. Efferent connections of the parabrachial nucleus in the rat. Brain Res. 1980;197(2): 291–317.

[72] Slugg RM, Light AR. Spinal cord and trigeminal projections to the pontine parabrachial region in the rat as demonstrated with Phaseolus vulgaris leucoagglutinin. J Comp Neurol. 1994;339(1):49–61.

[73] Menétrey D, Basbaum AI. Spinal and trigeminal projections to the nucleus of the solitary tract: a possible substrate for somatovisceral and viscerovisceral reflex activation. J Comp Neurol. 1987;255(3):439–50.

[74] Ricardo JA, Koh ET. Anatomical evidence of direct projections from the nucleus of the solitary tract to the hypothalamus, amygdala, and other forebrain structures in the rat. Brain Res. 1978;153(1):1–26.

[75] Beitz AJ. The organization of afferent projections to the midbrain periaqueductal gray of the rat. NSC. 1982;7(1):133–59.

[76] Eberhart JA, Morrell JI, Krieger MS, Pfaff DW. An autoradiographic study of projections ascending from the midbrain central gray, and from the region lateral to it, in the rat. J Comp Neurol. 1985;241(3): 285–310.

[77] Lima D, Coimbra A. Morphological types of spinomesencephalic neurons in the marginal zone (lamina I) of the rat spinal cord, as shown after retrograde labelling with cholera toxin subunit B. J Comp Neurol. 1989;279(2):327–39.

[78] Liu RP. Laminar origins of spinal projection neurons to the periaqueductal gray of the rat. Brain Res. 1983;264(1):118–22.

[79] Lima D, Mendes-Ribeiro JA, Coimbra A. The spino-laterotreticular system of the rat: projections from the superficial dorsal horn and structural characterization of marginal neurons involved. NSC. 1991;45(1):137–52.

[80] Sawchenko PE, Swanson LW. Central noradrenergic pathways for the integration of hypothalamic neuroendocrine and autonomic responses. Science. 1981;214(4521):685–7.

[81] Goadsby PJ. Lacrimation, conjunctival injection, nasal symptoms... cluster headache, migraine and cranial autonomic symptoms in primary headache disorders–what's new? J Neurol Neurosurg Psychiatry. 2009;80(10):1057–8.

[82] May A, Goadsby PJ. The trigeminovascular system in humans: pathophysiologic implications for primary headache syndromes of the neural influences on the cerebral circulation. J Cereb Blood Flow Metab. SAGE Publications;. 1999;19(2):115–27.

[83] Frese A, Evers S, May A. Autonomic activation in experimental trigeminal pain. Cephalalgia. 2003;23(1):67–8.

[84] Goadsby PJ, Hoskin KL. The distribution of trigeminovascular afferents in the nonhuman primate brain Macaca nemestrina: a c-fos immunocytochemical study. J Anat. Wiley-Blackwell;. 1997;190(Pt 3): 367–75.

[85] Knight YE, Classey JD, Lasalandra MP, Akerman S, Kowacs F, Hoskin KL, et al. Patterns of fos expression in the rostral medulla and caudal pons evoked by noxious craniovascular stimulation and periaqueductal gray stimulation in the cat. Brain Res. 2005;1045(1–2):1–11.

[86] Goadsby PJ, Lambert GA, Lance JW. Effects of locus coeruleus stimulation on carotid vascular resistance in the cat. Brain Res. 1983;278(1–2):175–83.

[87] Goadsby PJ. Pathophysiology of cluster headache: a trigeminal autonomic cephalgia. Lancet Neurol. 2002; 1(4):251–7.

# 第五篇
# 功能神经外科的未来
## The Future of Functional Neurosurgery

**第35章** 扩展新适应证的策略与困境 / 426

Developing New Indications: Strategies and Hurdles to Discovery

**第36章** 影像学：患者的筛选、靶点和疗效生物标志物 / 434

Imaging: Patient Selection, Targeting, and Outcome Biomarkers

**第37章** 神经调控的临床研究设计 / 444

The Design of Clinical Studies for Neuromodulation

**第38章** 注册登记与大数据 / 458

Registries and Big Data

# 第 35 章　扩展新适应证的策略与困境

## Developing New Indications: Strategies and Hurdles to Discovery

Robert W. Bina　Jean-Philippe Langevin　**著**

邱　明　**译**

杜世伟　**校**

## 一、扩展新的适应证

当寻找新的适应证并通过客观标准评估认知或行为回路的复杂问题时，我们必须依靠自己的优势来客服困难。

回顾原发性震颤与帕金森病的历史，我们发现神经调控的成功原因。首先，关于神经调控治疗效果有一个客观的评价指标，例如刺激后震颤消失、僵硬缓解。神经调控在运动障碍病中成功应用的另一个关键因素是存在 3 个明确的手术靶点，偶然结扎脉络膜前动脉起到的治疗效果给了我们最初解剖学定位 [1]，通过解剖学及外科临床研究更准确的描述了相关信息，并通过功能神经影像研究进一步证实。

几种新的可能适应证，例如精神系统疾病，存在的主要问题之一是诊断和鉴别基于临床症状，缺乏客观的影像学和代谢学标准进行诊断及鉴别诊断 [2]。为了解决这些问题，我们需要以 "回路疾病" 及网络功能失调重新对其进行定义。我们需要回顾当前适应证的发展，利用新兴的神经生物学、行为神经科学和具有强烈伦理约束力的技术来发展和扩展新适应证。

在研究神经调控的最新进展时，识别新靶点出现了 3 种主要策略：①将先前毁损靶点转化为神经调控靶点；②疾病基于网络的模型；③使用动物模型测试特定的靶点。

## 二、毁损靶点转化为神经调控靶点

### （一）运动障碍病

帕金森病（PD）的脑深部电刺激治疗是从毁损靶点向神经调控转换的第一个例子。脑组织毁损治疗帕金森病相关震颤的方法偶然发现于对 1 例动脉瘤合并 PD 患者的治疗 [1]，此个案使得帕金森病患者的毁损手术量明显增加，并明确了苍白球和丘脑作为毁损靶点 [3, 4]。在卡比多巴 – 左旋多巴出现之前，热毁损和放射性毁损是治疗震颤的主要方式。由于多巴胺能药存在治疗蜜月期的问题，毁损术可以作为药物治疗的有效补充。

将恰当的可转化的技术引入医学被证明是培养新疗法的土壤 [5]。Benabid 等 [6, 7] 将电极植入丘脑腹中间核（VIM）治疗原发性震颤及帕金森病患者，其临床效果与毁损术类似。高频刺激被用来预测毁损的效果，并且随着心脏起搏器的出现，有可能长期使用刺激来代替毁损。

自从脑深部电刺激引入以来，它的好处就已经被阐明了，在这里简要地重申一下，即可逆、可塑性、适应性和可转化性。这些特征及治疗有效性，促使人们进一步探索扩展脑深部电刺激在其他神经系统回路疾病中的应用。识别潜在的局灶性神经调控靶点的两种重要策略包括：将毁损靶点转化为脑深部刺激靶点；基于疾病的脑网络模型选择靶点。

### （二）强迫症

精神系统疾病的神经外科治疗具有悠久的历史[8]，虽然多数治疗是有益的，但有时仍然存在伦理争议[9-13]。外科医生可以通过脑叶切除术、特定核团毁损术或离断术减轻患者精神衰弱症状[13]。Ballantine 开展一项长期的队列研究，通过毁损内囊前肢治疗严重的难治性精神症状以及慢性疼痛[14]。这项 1962—1987 年纳入 198 名患者的队列研究的结果为新适应证的扩展和巩固提供了有力的数据。无论临床症状表现如何，所有患者的靶点都是相同的。美国精神病学协会（APA）诊断和统计手册 III（DMS- III）定义的诊断为强迫症的患者中有 18/32（56%）症状显著改善，而精神分裂症和人格障碍无效。

在 Mindus[15] 发表的内囊切开术和 Jenike[16] 和 Baer[17] 发表的扣带回切开术治疗对标准疗法无效的强迫症患者的比较研究中，两种术式效果相似。45% 的内囊切开术患者有 35% 或更大的症状减轻，而 44% 的扣带回切开术患者有类似的疗效。

Nuttin 及其同事在 1999 年报道了双侧内囊前肢 DBS 作为难治性强迫症（OCD）的有效治疗[18]，并在 2003 年进行了后续系列报道[19]。本研究的科学和哲学基础是 DBS 对运动障碍的疗效[19] 和对 OCD 进行的毁损治疗。仔细选择合适的患者，术后在交叉刺激和非刺激状态下，使用包括 Yale-Brown 强迫症量表（Y-BOCS）在内的标准化症状量表进行严格的术后盲性症状评估。尽管该研究中的患者人数有限（初次

报道中共有 6 名患者，补充更新中则有 2 名患者），但其他报道也支持了这一发现并进一步完善了靶点[20-22]。

DBS 的应用源自毁损治疗的临床经验。例如，Lipsman 等[23] 回顾了前额叶白质切除术治疗 17 名 AN 患者的病例报告，该报告中结果未标准化。在这些不同的病例中，有一种朝着临床获益的趋势。这些毁损研究指导了针对 AN 的 DBS 治疗靶点[23-25]。此外，下丘脑外侧（LH）DBS 在肥胖症中的应用很大程度上是基于观察到 LH 病变后动物的体重减轻[26]。

## 三、开发基于网络模型的靶点

### 严重抑郁症

最近有几项研究集中于对特定的疾病网络进行描述，症状情况下的功能神经影像学为临床医生和研究人员提供了特定的神经调控靶点。例如，在暴露于高热量食物的 AN 患者中，fMRI 提示多种边缘结构的激活，包括内侧眶额叶皮层和扣带回前皮层。在战争后患有创伤后应激障碍的患者，杏仁核被激活[27]。这些功能性磁共振成像的发现得到了氟脱氧葡萄糖（FDG）正电子发射体层成像（PET）的证实[28, 29]。针对抑郁症的脑深部电刺激就是基于回路模型选择靶点的案例。基于 PET 的发现，Mayberg 等[30] 提出 Brodmann25 区（BA-25）异常与严重抑郁症（MDD）药物治疗效果欠佳相关。BA-25 位于膝下扣带回皮层，与悲伤和持续性烦躁不安有关，在 MDD 患者中过度活跃。对药物和其他治疗有反应的 MDD 患者表现出 BA-25 的 PET 活性降低。这一发现支持了 Mayberg 和 Lozano 在 2005 年发表的试验性工作的假设，在该研究中 DBS 电极被植入到胼胝体下扣带回白质，用于治疗难治性 MDD[22]。

由于 BA-25 在症状发作期间很活跃，而在改善期却很安静，因此它很适合作为 DBS 靶点。该试验的结果令人振奋，6 名患者中有 4 名抑郁症状减轻了至少 40%。不幸的是，由于无效性分析的结果，一个较大的试验被提前终止[31]。尽管令人失望，但这些结果鼓舞了研究人员使用弥散张量成像（DTI）结合 fMRI 进一步细化 25 区靶点[32-35]。这些研究已经证明了研究与神经刺激结果相关的 DTI 数据的效用，从而获得治疗的网络视角。例如，DBS 治疗抑郁症效果良好的患者在胼胝体额部放射与扣带束汇合处受到了刺激。这些发现凸显了在调控靶点时考虑整个网络的重要性。

## 四、动物模型测试新靶点

长期以来，动物模型为人类精神病和心理疾病的神经科学提供了重要的了解[36, 37]。动物模型能用作基于网络概念的体内验证。DBS 在治疗运动障碍病方面的成功部分是由于 MTPT 在啮齿动物中的可重复效应[3, 4]。

对啮齿动物成瘾的神经回路已经进行了充分的研究，确实的证据表明伏隔核、腹侧被盖区和中脑边缘通路[34-43]是网络中的关键节点。哺乳动物中奖励回路的高度进化保守性使得可以应用于人类。这些动物模型是进行人类阿片成瘾的毁损研究[44-46]和酒精中毒的神经调控研究[47-50]的基础。它们也是正在德国和中国进行的试验的基础[51]。

与奖励回路类似，恐惧回路也在哺乳动物中具有很高的保真度[52, 53]。这种进化的保守性在使用 PTSD 的啮齿动物模型中起到了重要作用[54]，从而改进了正在进行的 DBS 对这种疾病神经调控的研究[55-57]。在 2 名植入患者中，杏仁核基底外侧部分的 DBS 电极减轻了 PTSD 症状[55]（未发表的数据）。

肥胖研究人员还转向了动物模型来研究潜在靶点。这些模型已被用于接受 DBS 治疗时的热量摄入、体重减轻、生理生化止血的研究[20, 21]。

## 五、创新挑战

尽管在该领域进行了艰巨的工作，并且已经部署了各种可靠的策略来确定新的靶点，但是人体试验的结果还是很有限的。Mayberg 和 Lozano 工作[22, 58]的初步结果令人鼓舞。同样，针对强迫症[59, 60]、酗酒[47, 50]和 AN[25]的小型神经调控试验也取得了巨大成功。但是，BROADEN 试验[31]令人失望的结果使人们对较小的早期可行性试验的价值产生怀疑。与大型试验有关的费用是巨大的，到目前为止，潜在的经济效益仍然值得怀疑。总结 BROADEN 试验失败的原因应该可以为今后试验的设计和报告提供依据。首先，正如 BROADEN 报告中所提到的，在那些没有明确模型的疾病中，结果的时限可能会受到限制[61]。神经回路的调控可能有助于快速恢复适当的信息处理，但功能结果可能需要更长的时间来改善。例如，接受不稳定脊柱骨折固定的患者可能无法在术后立即表现出明显的功能改善，直到有足够的时间进行神经恢复和物理治疗为止。同样，改善认知功能障碍和精神疾病的时间滞后可能与疾病的严重程度和持续时间有关。其次，设备本身的编程可能会对进度构成挑战。由于并非总是从患者症状中获得直接反馈，因此尚不清楚如何选择最佳刺激参数。没有直接的迹象表明编程参数可以最佳地参与靶点神经回路。结果，许多编程算法都依赖于反复试验策略，其中将设备编程为在某些维度（即情绪，焦虑水平）上进行主观改善，并且随着时间的推移验证其效果。该策略的效率不如对靶点参与的特定生物标志物进行最佳编程并随后进行临床随访的效率高。

未来临床试验的成功很大程度上取决于能否成功克服这些障碍。一些新兴策略可能有助于推动该领域的发展，特别是寻找神经生物标志物和闭环 DBS 系统的使用已显示出一些希望。

## 六、创新的新策略

### （一）生物标志物的必要性

回顾 DBS 在运动障碍病方面的优势和成功，可以为将来如何通过 DBS 和其他方式开发新的神经调控适应证提供参考。震颤中可量化、客观性、征兆性生物标志物可使疗效评估标准化。运动障碍病中清晰、简明的脑运动网络使研究和治疗假设易于评估及理解。但是，有些情况缺乏脑回路参与和临床反应的明显标志。

例如，精神疾病中神经调控作用开始后的临床改善需要很长时间，并且不遵循线性路径。神经调控可以使回路活动正常化，但是患者仍然需要来改变其行为以注意到这种改善，然后从这种经验中学习以改变未来的决策。例如，接受 DBS 的 OCD 患者只有尝试使自己暴露于恐惧中以评估是否仍然存在强迫症。在完成此评估工作之前，心理测试的分数不可能提高。此外，随着更多相关因素的消除，患者可能会尝试进行更多模拟环境接触，从而导致心理测试分数的进一步下降。总而言之，在成功进行神经调控之后，患者需要进行心理治疗以发现自己的新能力并学习应对新生活挑战的策略。这段转变的时间在临床上是不稳定的，心理测验分数不太可能对未来的改善提供准确的评估。从这个意义上讲，准确的生物标志物对于确认回路参与并根据当前回路活动帮助预测未来结果非常必要。理想的生物标志物应该是实时跟踪回路活动并与症状缺陷相关的生物标志物。这类似接受治疗的脊髓损伤患者的瘫痪肌肉中正在进行的 EMG 活动。尽管临床上患者会经历因疲劳、倦怠和病情反复，但 EMG 可以更准确地跟踪肌肉纤维的逐步增加，从而预测随着时间的推移症状会逐步改善。

在生理条件下，电生理信号是此类生物标志物的天然候选者。假设电生理信号可以监测与特定疾病相关的反应频率和强度：恐惧、逃避、自我贬值、药物依赖、食物依赖和认知能力。在动物模型研究中恐惧反应的实验中已经暗示了这种生物标志物的存在。例如，在动物模型中使用经典恐惧条件范式进行的临床前研究已经报道了基底外侧杏仁核（BLA）存在可记录的电生理信号，该信号可预测暴露于恐惧反应中。在采集过程中，为动物提供正向条件刺激（CS+），配对伤害性刺激，如足部电击（无条件刺激, US）和未配对的负向条件刺激（CS-）。在测试过程中，给动物提供 CS+ 和 CS-（不含 US），而从 BLA 记录 LFP。猫脚底刺激时表现出 BLA 神经元放电和同步性的持续增加，在刺激后 30～50min 达到峰值 [53]。出现正向条件刺激的啮齿动物在低频率范围（25～40Hz）中显示出 BLA 局部场电位（LFP）功率增加 [62]。Stujenske 等 [63] 在经典恐惧条件下记录了来自 BLA、mPFC 和 vHPC 的局部场电位 LFP，BLA 记录显示，暴露于厌恶的正向条件刺激 CS+ 之后，θ 功率在约 6Hz 时增加 [63]。θ 功率增加是恐惧状态的一种特别明显的电生理信号，并且在其他几项研究中已有描述 [64-67]。使用相幅耦合分析，还可以研究一个原子核的特定振荡与远程原子核中另一个振荡的发生有关。理论上，当一个原子核对远端原子核的活动产生影响时，我们发现接收原子核的高频振荡与影响原子核的缓慢振荡的相位一致（即影响原子核的缓慢振荡的相位）确定何时将在接收核中发生快速振荡。在恐惧调节中，已提出缓慢的θ振荡的起因决定了最终的行为反应（恐惧与死亡）。当θ振荡起源于前额叶皮层时，该动物会死亡，但是当θ振荡起源于 BLA 时，则有望产生强烈的恐惧反应。因此，BLA 中θ功率的增加和相关的θ-fast 伽马耦合被描述为恐惧状态增强的"神经特征"[63]。

类似地，已经在肥胖症中鉴定出推定的生物标志物。食用不同饮食的小鼠在食用高脂饮食之前，场电位显示出显著增强的功率。此外，对应于这种生物标志物的发生而触发的刺激导致小鼠模型中食欲亢进的减少[68]。

这些发现仅代表支持症状状态的神经生物标志物的实例。可以针对每种特定情况识别这些类型的关键神经特征，以跟踪治疗过程中的回路参与和疾病波动。引入了可以同时对人类进行记录和治疗的新技术将促进生物标志物的发展。

### （二）开展新技术：虚拟现实与闭环 DBS

虚拟现实（VR）可以丰富神经记录的内容和特异性。在动物中，VR 已被用于让啮齿动物接触与跑步机活动相关的受控环境线索，而动物的头部固定在一个框架中，以允许记录整个神经元细胞活动（Lee 和 Brecht[69]）。这些记录揭示了动物通过位置场时位置细胞膜电位波动背后的神经机制[70]。在人类中，VR 已用于研究神经调控对空间记忆的影响。接受深部电极记录的癫痫患者正在完成一项任务，要求他们在虚拟环境中导航到不同的位置。发现患者获得信息时通过刺激内嗅皮层有更好的表现，而不是海马体。刺激触发了θ相复位，这被认为有助于学习[71]。

闭环 DBS 系统的出现也可以帮助识别神经生物标志物。反应性神经刺激装置（RNS,

NeuroPace）是市场在售的系统，用于调控难治性癫痫[72-74]。在这些患者中，闭环 RNS 系统可以检测到预先定义的癫痫样放电（即生物标志物），并通过发出电信号来做出反应进而中止即将发作的癫痫发作。该系统还通过每月记录和编译异常的神经放电来帮助跟踪疾病的严重程度。然后，临床医生还可以通过跟踪癫痫样放电的频率和强度来跟踪治疗（药物或神经调控）的结果。一旦确定了特定的生物标志物并显示出与症状事件相关，则理论上可以在其他条件下采用类似的策略。植入式系统的一个优势是，生物标志物记录可以在实验室诱发症状的条件下收集，也可以在现实生活中的症状阶段收集。例如，Aghajan 等[75]记录了自由运动患者的海马活动，并证明了与静止不动相比，运动期间θ振荡的能量增加。在这种情况下，θ能量可以被看作运动的生物标记。其他制造商也在开发类似的植入物。例如，美敦力（Medtronic）有望发布 Activa PC + S 的修订版，该版本具有按需刺激以响应特定检测的能力。理论上，该设备可以让研究人员记录那些曾经接受过 DBS 植入，而且现在需要更换脉冲发生器患者的神经活动。

这些记录可能为主观性疾病的严重程度量表提供必要的验证。特别是在症状发作的患者中神经活动可以被采集。此外，生物标志物可以随着时间的推移追踪潜在疾病的临床波动。

## 七、结论

神经调控正面临着其实用性的未来和扩展。运动障碍病[4]的历史、技术和解剖之间的碰撞与冲击是神经调控疗法建立的基础，但广泛应用于脑回路疾病仍然困难重重。尽管使用了所有可用工具与方法，但实现的速度仍然很慢。神经调控创新的传统方法依靠功能神经影像数据、网络建模和动物模型的结合来实现毁损靶点的转化和疾病模型的开发。创新方法部分集中在疾病状态的神经标志物的识别以及侵入技术在神经调控中的应用。随着这些策略在各种疾病中的应用，我们将获得必要的数据，挑战改变现有的状况并进一步丰富我们的知识。

## 参考文献

[1] Cooper IS. Ligation of the anterior choroidal artery for involuntary movements; parkinsonism. Psychiatry Q. 1953;27(2):317–9.

[2] Association AP. Diagnostic and statistical manual of mental disorders: DSM-5. Washington, DC: American Psychiatric Association; 2013.

[3] Duker AP, Espay AJ. Surgical treatment of Parkinson disease: past, present, and future. Neurol Clin. 2013;31(3):799–808.

[4] Gardner J. A history of deep brain stimulation: technological innovation and the role of clinical assessment tools. Soc Stud Sci. 2013;43:707–28. © The Author(s) 2013.

[5] Baier RR, Gardner RL, Coleman EA, Jencks SF, Mor V, Gravenstein S. Shifting the dialogue from hospital readmissions to unplanned care. Am J Manag Care. 2013;19(6):450–3.

[6] Benabid AL, Pollak P, Louveau A, Henry S, de Rougemont J. Combined (thalamotomy and stimulation) stereotactic surgery of the VIM thalamic nucleus for bilateral Parkinson disease. Appl Neurophysiol. 1987;50(1–6):344–6.

[7] Benabid AL, Wallace B, Mitrofanis J, et al. Therapeutic electrical stimulation of the central nervous system. C R Biol. 2005;328(2):177–86.

[8] Stone JL. Dr. Gottlieb Burckhardt–the pioneer of psychosurgery. J Hist Neurosci. 2001;10(1):79–92.

[9] O'Neal CM, Baker CM, Glenn CA, Conner AK, Sughrue ME. Dr. Robert G. Heath: a controversial figure in the history of deep brain stimulation. Neurosurg Focus. 2017;43(3):E12.

[10] Heath RG. Pleasure and brain activity in man. Deep and surface electroencephalograms during orgasm. J Nerv Ment Dis. 1972;154(1):3–18.

[11] Heath RG, Monroe RR, Mickle WA. Stimulation of the amygdaloid nucleus in a schizophrenic patient. Am J Psychiatry. 1955;111(11):862–3.

[12] Nudeshima J, Taira T. A brief note on the history of psychosurgery in Japan. Neurosurg Focus. 2017;43(3):E13.

[13] Patel SR, Aronson JP, Sheth SA, Eskandar EN. Lesion procedures in psychiatric neurosurgery. World Neurosurg. 2013;80(3–4):S31.e39–16.

[14] Ballantine HT Jr, Bouckoms AJ, Thomas EK, Giriunas IE. Treatment of psychiatric illness by stereotactic cingulotomy. Biol Psychiatry. 1987;22(7):807–19.

[15] Mindus P, Rasmussen SA, Lindquist C. Neurosurgical treatment for refractory obsessive-compulsive disorder: implications for understanding frontal lobe function. J Neuropsychiatry Clin Neurosci. 1994;6(4):467–77.

[16] Jenike MA, Baer L, Ballantine T, et al. Cingulotomy for refractory obsessive-compulsive disorder. A longterm follow-up of 33 patients. Arch Gen Psychiatry. 1991;48(6):548–55.

[17] Baer L, Rauch SL, Ballantine HT Jr, et al. Cingulotomy for intractable obsessive-compulsive disorder. Prospective long-term follow-up of 18 patients. Arch Gen Psychiatry. 1995;52(5):384–92.

[18] Nuttin B, Cosyns P, Demeulemeester H, Gybels J, Meyerson B. Electrical stimulation in anterior limbs of internal capsules in patients with obsessive-compulsive disorder. Lancet. England;. 1999;354:1526.

[19] Nuttin BJ, Gabriels LA, Cosyns PR, et al. Long-term electrical capsular stimulation in patients with obsessive-compulsive disorder. Neurosurgery. 2003;52(6):1263–72; discussion 1272–1264.

[20] Melega WP, Lacan G, Gorgulho AA, Behnke EJ, De Salles AA. Hypothalamic deep brain stimulation reduces weight gain in an obesity-animal model. PLoS One. 2012;7(1):e30672.

[21] Torres N, Chabardes S, Piallat B, Devergnas A, Benabid AL. Body fat and body weight reduction following hypothalamic deep brain stimulation in monkeys: an intraventricular approach. Int J Obes. 2012;36(12):1537–44.

[22] Mayberg HS, Lozano AM, Voon V, et al. Deep brain stimulation for treatment-resistant depression. Neuron. 2005;45(5):651–60.

[23] Lipsman N, Woodside B, Lozano AM. Evaluating the potential of deep brain stimulation for treatment-resistant anorexia nervosa. Handb Clin Neurol. 2013;116:271–6.

[24] Lipsman N, Woodside DB, Giacobbe P, et al. Subcallosal cingulate deep brain stimulation for treatment-refractory anorexia nervosa: a phase 1 pilot trial. Lancet. 2013;381(9875):1361–70.

[25] Lipsman N, Lam E, Volpini M, et al. Deep brain stimulation of the subcallosal cingulate for treatment-refractory anorexia nervosa: 1 year follow-up of an open-label trial. Lancet Psychiatry. 2017;4(4):285–94.

[26] Ho AL, Sussman ES, Zhang M, et al. Deep brain stimulation for obesity. Cureus. 2015;7(3):e259.

[27] Etkin A, Wager TD. Functional neuroimaging of anxiety: a meta-analysis of emotional processing in PTSD, social anxiety disorder, and specific phobia. Am J Psychiatry. 2007;164(10):1476–88.

[28] Whiting AC, Oh MY, Whiting DM. Deep brain stimulation for appetite disorders: a review. Neurosurg Focus. 2018;45(2):E9.

[29] Shin LM, Orr SP, Carson MA, et al. Regional cerebral blood flow in the amygdala and medial prefrontal cortex during traumatic imagery in male and female Vietnam veterans with

PTSD. Arch Gen Psychiatry. 2004;61(2):168–76.

[30] Mayberg HS, Liotti M, Brannan SK, et al. Reciprocal limbic-cortical function and negative mood: converging PET findings in depression and normal sadness. Am J Psychiatry. 1999;156(5):675–82.

[31] Holtzheimer PE, Husain MM, Lisanby SH, et al. Subcallosal cingulate deep brain stimulation for treatment-resistant depression: a multisite, randomised, sham-controlled trial. Lancet Psychiatry. 2017;4(11):839–49.

[32] Lujan JL, Chaturvedi A, Choi KS, et al. Tractography-activation models applied to subcallosal cingulate deep brain stimulation. Brain Stimul. 2013;6(5):737–9.

[33] Riva-Posse P, Choi KS, Holtzheimer PE, et al. Defining critical white matter pathways mediating successful subcallosal cingulate deep brain stimulation for treatment-resistant depression. Biol Psychiatry. 2014;76(12):963–9.

[34] Howell B, Choi KS, Gunalan K, Rajendra J, Mayberg HS, McIntyre CC. Quantifying the axonal pathways directly stimulated in therapeutic subcallosal cingulate deep brain stimulation. Hum Brain Mapp. 2019;40(3):889–903.

[35] Riva-Posse P, Choi KS, Holtzheimer PE, et al. A connectomic approach for subcallosal cingulate deep brain stimulation surgery: prospective targeting in treatment-resistant depression. Mol Psychiatry. 2018;23(4):843–9.

[36] Ahmari SE, Dougherty DD. Dissecting OCD circuits: from animal models to targeted treatments. Depress Anxiety. 2015;32(8):550–62.

[37] Nestler EJ. Is there a common molecular pathway for addiction? Nat Neurosci. 2005;8(11):1445–9.

[38] Wang J, Bina RW, Wingard JC, Terwilliger EF, Hammer RP Jr, Nikulina EM. Knockdown of tropomyosin-related kinase B receptor expression in the nucleus accumbens shell prevents intermittent social defeat stress-induced cross-sensitization to amphetamine in rats. Eur J Neurosci. 2014;39(6):1009–17.

[39] Koob GF, Volkow ND. Neurocircuitry of addiction. Neuropsychopharmacology. 2010;35(1):217–38.

[40] Luthi A, Luscher C. Pathological circuit function underlying addiction and anxiety disorders. Nat Neurosci. 2014;17(12):1635–43.

[41] Luigjes J, van den Brink W, Feenstra M, et al. Deep brain stimulation in addiction: a review of potential brain targets. Mol Psychiatry. 2012;17(6):572–83.

[42] Wang J, Bastle RM, Nikulina EM. VTA BDNF enhances social stress-induced compulsive cocaine bingeing. Oncotarget. 2017;8:5668–9.

[43] Volkow ND, Wang GJ, Fowler JS, Tomasi D. Addiction circuitry in the human brain. Annu Rev Pharmacol Toxicol. 2012;52:321–36.

[44] Gao G, Wang X, He S, et al. Clinical study for alleviating opiate drug psychological dependence by a method of ablating the nucleus accumbens with stereotactic surgery. Stereotact Funct Neurosurg. 2003;81(1–4):96–104.

[45] Li N, Wang J, Wang XL, et al. Nucleus accumbens surgery for addiction. World Neurosurg. 2013;80(3–4):S28.e29–19.

[46] Orellana C. Controversy over brain surgery for heroin addiction in Russia. Lancet Neurol. England;. 2002;1:333.

[47] Voges J, Muller U, Bogerts B, Munte T, Heinze HJ. Deep brain stimulation surgery for alcohol addiction. World Neurosurg. 2013;80(3–4):S28.e21–31.

[48] Muller UJ, Sturm V, Voges J, et al. Successful treatment of chronic resistant alcoholism by deep brain stimulation of nucleus accumbens: first experience with three cases. Pharmacopsychiatry. 2009;42(6): 288–91.

[49] Muller UJ, Voges J, Steiner J, et al. Deep brain stimulation of the nucleus accumbens for the treatment of addiction. Ann N Y Acad Sci. 2013;1282:119–28.

[50] Muller UJ, Sturm V, Voges J, et al. Nucleus accumbens deep brain stimulation for alcohol addiction – safety and clinical long-term results of a pilot trial. Pharmacopsychiatry. 2016;49(4):170–3.

[51] Clinical Trials. https://clinicaltrials.gov/ct2/show/NCT01245075; https://clinicaltrials.gov/ct2/show/NCT02282072. Accessed 2 Jan 2019; 2019.

[52] Tovote P, Fadok JP, Luthi A. Neuronal circuits for fear and anxiety. Nat Rev Neurosci. 2015;16(6):317–31.

[53] Pelletier JG, Likhtik E, Filali M, Pare D. Lasting increases in basolateral amygdala activity after emotional arousal: implications for facilitated consolidation of emotional memories. Learn Mem. 2005;12(2):96–102.

[54] Stidd DA, Vogelsang K, Krahl SE, Langevin JP, Fellous JM. Amygdala deep brain stimulation is superior to paroxetine treatment in a rat model of posttraumatic stress disorder. Brain Stimul. 2013;6(6):837–44.

[55] Langevin JP, De Salles AA, Kosoyan HP, Krahl SE. Deep brain stimulation of the amygdala alleviates post-traumatic stress disorder symptoms in a rat model. J Psychiatr Res. 2010;44(16):1241–5.

[56] Langevin JP. The amygdala as a target for behavior surgery. Surg Neurol Int. 2012;3(Suppl 1):S40–6.

[57] Langevin JP, Chen JW, Koek RJ, et al. Deep brain stimulation of the basolateral amygdala: targeting technique and electrodiagnostic findings. Brain Sci. 2016;6(3)

[58] Lozano AM, Mayberg HS, Giacobbe P, Hamani C, Craddock RC, Kennedy SH. Subcallosal cingulate gyrus deep brain stimulation for treatment-resistant depression. Biol Psychiatry. 2008;64(6):461–7.

[59] Greenberg BD, Malone DA, Friehs GM, et al. Three-year outcomes in deep brain stimulation for highly resistant obsessive-compulsive disorder. Neuropsychopharmacology. 2006;31(11):2384–93.

[60] Raymaekers S, Vansteelandt K, Luyten L, et al. Long-term electrical stimulation of bed nucleus of stria terminalis for obsessive-compulsive disorder. Mol Psychiatry. 2017;22(6):931–4.

[61] Widge AS, Deckersbach T, Eskandar EN, Dougherty DD. Deep brain stimulation for treatment-resistant psychiatric illnesses: what has gone wrong and what should we do next? Biol Psychiatry. 2016;79(4):e9–10.

[62] Fenton GE, Spicer CH, Halliday DM, Mason R, Stevenson CW. Basolateral amygdala activity during the retrieval of associative learning under anesthesia. Neuroscience. 2013;233:146–56.

[63] Stujenske JM, Likhtik E, Topiwala MA, Gordon JA. Fear and safety engage competing patterns of theta-gamma coupling in the basolateral amygdala. Neuron. 2014;83(4):919–33.

[64] Likhtik E, Stujenske JM, Topiwala MA, Harris AZ, Gordon JA. Prefrontal entrainment of amygdala activity signals safety in learned fear and innate anxiety. Nat Neurosci. 2014;17(1):106–13.

[65] Popa D, Duvarci S, Popescu AT, Lena C, Pare D. Coherent amygdalocortical theta promotes fear memory consolidation during paradoxical sleep. Proc Natl Acad Sci U S A. 2010;107(14):6516–9.

[66] Seidenbecher T, Laxmi TR, Stork O, Pape HC. Amygdalar and hippocampal theta rhythm synchronization during fear memory retrieval. Science. 2003;301(5634):846–50.

[67] Pare D, Collins DR. Neuronal correlates of fear in the lateral amygdala: multiple extracellular recordings in conscious cats. J Neurosci. 2000;20(7):2701–10.

[68] Wu H, Miller KJ, Blumenfeld Z, et al. Closing the loop on impulsivity via nucleus accumbens deltaband activity in mice and man. Proc Natl Acad Sci U S A. 2018;115(1):192–7.

[69] Lee AK, Brecht M. Elucidating neuronal mechanisms using intracellular recordings during behavior. Trends Neurosci. 2018;41(6):385–403.

[70] Harvey CD, Collman F, Dombeck DA, Tank DW. Intracellular dynamics of hippocampal place cells during virtual navigation. Nature. 2009;461(7266): 941–6.

[71] Suthana N, Haneef Z, Stern J, et al. Memory enhancement and deep-brain stimulation of the entorhinal area. N Engl J Med. 2012;366(6):502–10.

[72] Fountas KN, Smith JR. A novel closed-loop stimulation system in the control of focal, medically refractory epilepsy. Acta Neurochir Suppl. 2007;97(Pt 2):357–62.

[73] Morrell MJ. Responsive cortical stimulation for the treatment of medically intractable partial epilepsy. Neurology. 2011;77(13):1295–304.

[74] Sprengers M, Vonck K, Carrette E, Marson AG, Boon P. Deep brain and cortical stimulation for epilepsy. Cochrane Database Syst Rev. 2017;7:Cd008497.

[75] M Aghajan Z, Schuette P, Fields TA, et al. Theta oscillations in the human medial temporal lobe during real-world ambulatory movement. Curr Biol. 2017;27(24):3743–3751. e3743.

# 第 36 章　影像学：患者的筛选、靶点和疗效生物标志物

## Imaging: Patient Selection, Targeting, and Outcome Biomarkers

Vibhor Krishna　Nicole A. Young　Francesco Sammartino　著

梅　涛　译

陶　蔚　校

在脑深部电刺激（DBS）的临床应用方面，已有超过 30 年的经验，目前有 3 个预测结果成功的关键因素，即精确的立体定向刺激靶点 [1, 2]、系统刺激滴定 [3] 和选择合适的患者 [4, 5]。因此，应集中精力进一步完善这些流程。最近的调查发现了 DBS 功效的基础机制，尤其是在网络调控框架方面。最初，"功能损害"假说用来解释 DBS 的有效性 [6, 7]，因为高频刺激（high-frequency stimulation，HFS）降低了局部神经元的放电率 [8, 9]，DBS 诱导的临床效应类似于毁损和麝香酚注射 [10-12]。这种效应可能是由去极化阻断、电压依赖性通道失活 [13]、功能性去传入 [8, 9] 或突触抑制 [14] 介导的。然而，DBS 具有短期和长期的临床效果，但功能性损害无法完全解释这些影响，例如，刺激诱发的帕金森病震颤停止是立即发生的 [15]，而运动迟缓和步态改善可能需要更长的时间 [16]。类似地，节段性肌张力障碍症状在数小时到数天内得到改善，而强直运动需要几个月才能改善 [17-19]。此外，功能性损害假说不能解释 DBS 在运动不足（强直和运动迟缓）和运动亢进（震颤、肌张力障碍或运动障碍）中的疗效 [20-22]。

这些观察结果使我们相信 DBS 的临床改善可能涉及多种机制。除了局部效应外，DBS 还通过刺激区域内的轴突束，调节远端但相互关联的大脑区域（或脑网络）的活动 [23]。功能神经成像和直接神经元记录使我们能够观察到 DBS 的不同局域网络水平的影响 [24-26]。如头皮脑电图 [27, 28]（electroencephalogram，EEG）、脑磁图 [29]（magnetoencephalogram，MEG）、经颅磁刺激 [30]、正电子发射体层成像术 [31]（positron emission tomography，PET）和单正电子发射体层成像 [32] 等诊断模式为 DBS 网络效应的新兴证据做出了贡献。

总体而言，网络调控框架代表了我们在患者护理和研究方法方面的典型转变。在本章中，我们将讨论整合该方法的三个主要方面：①使用纤维束描记识别治疗区域；②优化刺激参数以解决患者特定的网络功能障碍；③除了临床表型外，还基于网络功能障碍的标志物以改进患者选择。这些影响将在单独的章节中讨论，包括目前在这三个领域取得的进展及未来可能的发展。

# 一、应用纤维束成像技术识别治疗区

人们普遍认为精准的立体定向靶点与较好的手术结果相关 [1, 2, 33]。网络调控框架最直接的应用涉及立体定向靶点特定大脑网络的可视化 [34]。为此，弥散张量成像（diffusion tensor imaging，DTI）或纤维束成像，是无创描绘大脑白质束的最合适技术 [35]。张量计算是基于对细胞外基质中水分子的限制（或各向异性）的程度和方向的体素分析。这种扩散各向异性的主要决定因素是细胞膜和髓鞘的层状组织 [36]。通常，白质（> 0.2）中的各向异性高于灰质（< 0.2）中的各向异性。与从功能性磁共振成像 [35]（functional magnetic resonance imaging，fMRI）得出的功能连接相反，通过计算的张量在远处的大脑区域中传播而重建的解剖学连接通常称为结构连接。结构连接与白质束区域的解剖结构具有很好的相关性 [37]，但是对灰质中感兴趣区（regions of interests，ROI）结构连接的解释更为复杂。总体而言，大的轴突投影仍然是灰质各向异性的主要决定因素 [36, 38]。因此，灰质内的结构连接代表主要的传入和传出连接，并且在临床上与以下两点有关：①识别具有广泛网络连通性的灰质核团（“节点”）；②开发外科靶点的影像生物标记物，以便 DBS 调控其活动。

张量的计算可以使用概率法或确定性法进行。概率追踪成像方法估计每个体素的结构连通性的概率，更适合于旨在获得固定见解或发现新途径的研究 [39, 40]。从最初的连续追踪（FACT）算法进行光纤分配 [41] 到考虑纤维交叉问题 [42] 的新方法，确定性纤维束成像是根据每个体素处特征向量主方向的预估来执行追踪 [43]。尽管高阶纤维束成像模型［例如，高角度分辨率扩散成像（HARDI）］解决了传统 DTI

模型的一些缺点 [44]，但其临床应用的实现尚未建立。DTI 模型表现了水分子扩散概率密度函数（pdf）的方向依赖性。DTI 模型的一个重要局限性是高斯弥散假设，这意味着每个体素只能有一个纤维群体。在 DTI 采集的分辨率方面，这是一个重要的问题，由于来自多个纤维交叉、分支、扇形或瓶颈中的非高斯弥散，许多体素具有较低的各向异性指数。因此，基于 DTI 模型的算法可以追踪各向同性张量区域中由于扩散曲线的提前或过早停止而产生的错误的纤维束。为了克服 DTI 模型的局限性，人们提出了新的高分辨率获取技术，如弥散光谱成像（diffusion spectrum imaging，DSI）、HARDI 和 Q 球成像（Q-ball imaging，QBI）。这些算法处理非高斯弥散过程，并重建具有多个最大值的球面函数。总的来说，多核计算机的可用性激发了人们对更先进的弥散率模型的探索，以解决“经典”DTI 算法的缺点，尤其是在神经退行性变或恶性白质浸润（如胶质瘤）的患者中。这些非参数算法的主要好处是它们能够对每个体素中的多条纤维进行建模，这在神经外科领域中非常重要。Yeh 等进一步提出了一种解决方案，使用基于方向分布函数（orientation distribution function，ODF）的自旋密度指数法解决光纤端接不当和部分体积问题 [45]。在一项研究中，新开发的弥散度量法定量各向异性（quantitative anisotropy，QA）具有较少的噪声，并且与分数各向异性（fractional anisotropy，FA）辅助或广义分数各向异性相比，QA 辅助的超声成像具有更好的空间分辨率。此外，这种新的非参数弥散算法模拟了每个体素中自由水的弥散率，可以去除这些弥散系数来改善具有部分容积效应的区域（例如水肿、神经退行性变）的信号。笔者的研究小组最近证明，基于这种方法的一种测量方法，即限制性弥散成像 [46]，在描绘聚焦超声丘脑切除术后的长期微观结构变化方面，优于传统的基于张量的指标，如 FA 和 MD [47]。在确定性纤维束造影的各种算法中，流线型算法具有高特异性（低假阳性率），特别适用于立体定向靶向治疗 [40]。

目前正在研究有效刺激 DBS 的神经束造影标记物。例如，Klein 等使用概率束线图比较了治疗性和非治疗性 VIM 核 DBS 患者的结构连接性 [48]。他们的结论是，与非有效接触者的小脑（半球）和运动前连通性相比，治疗性 DBS 接触具有明显的小脑（齿状核）和运动皮层连通性。对丘脑底核（subthalamic nucleus，STN）DBS 的 PD 患者的研究也得出了类似的结论，其中超直接通路被认为是与有效刺激相关的成像标记物 [49, 50]。

基于对与临床结果相关的纤维束造影的观察，一种基于纤维束造影的 VIM 靶向方法，用于震颤手术的治疗 [43, 51]。目前，神经外科医生主要依靠公式化的方法，因为在传统的 1.5T 或 3T 磁共振成像（MRI）[52] 上看不到 VIM 核。由于该靶点成像技术的应用，提高了临床疗效。为了最大限度地提高该方法在临床应用中的解剖精度，笔者对扫描采集和预处理步骤进行了优化。在这种方法中，首先通过使用流线束描记术（StealthViz, Medtronic Inc., Minneapolis, MN；图 36-1）来追踪 VIM 的外侧边界和后边界。

这些轨迹对于避免 PT 和 ML 相关的副作用（分别是收缩和运动麻痹、感觉异常和感觉缺陷）尤为重要。在下一步中，创建一个与边界相关的 VIM ROI（与 PT 和 ML 的安全距离分别为 3mm）。ROI 的大小保持在 4mm × 4mm × 6mm 不变，以匹配人类 VIM 的大小。如果 VIM ROI 与解剖 VIM 重叠，它在结构上与同侧运动皮层（M1）及同侧和对侧小脑（特别是齿状核）相连。结果表明，该方法对 VIM 的预期立体定位是准确的，短期震颤控制效果满意。

随着诸如光遗传学等强大的临床前沿技术的不断应用，笔者将更好地了解临床上的治疗网络，这些网络既可以调节治疗效果，也可以导致不良反应 [17, 53-57]。这项研究的转化应用，以及具有电流控制功能的电极设计的发展（即

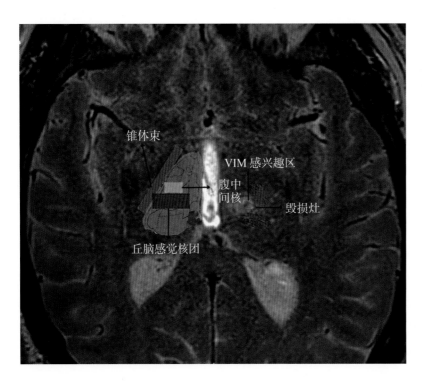

◀ 图 36-1　使用基于 DTI 影像识别腹中间核（VIM）的"安全"边界（PT 和 ML 束）的方法

经 Oxford University Press 许可转载，引自 Krishna 等 [112]

电极设计允许在特定方向上引导电流的散布），对于优化结果并最小化与刺激相关的副作用至关重要。下一代植入式电极[58]采用了多个微电极触点，而不是几个大的电极触点，以增加刺激传递的表面积，并可能激活其附近的更多神经元件[59]。虽然多源电流控制有助于形成电场以优化效益[60]，但它也对刺激滴定和编程提出了重大挑战。在下一节中，我们将讨论网络动力学在有效 DBS 滴定中的应用。

## 二、优化刺激参数以解决患者特定的网络功能障碍

目前对 DBS 介导的网络调控的理解主要从头皮脑电图[61-64]的后处理或有创颅内监测[53, 65-69]收集的数据中得出的。最近，de Hemptine 及其同事利用运动皮层电图研究了 STN-DBS 的网络水平效应[70, 71]。STN 刺激减少了初级运动皮层（M1）中 β（13～30Hz）和宽带 γ（50～200Hz）振荡之间的相位 - 振幅耦合。关键的是，这种 β 宽带 γ 耦合的减少与帕金森病运动症状的改善同时进行。这些观察结果强调了在闭环系统设计中纳入 DBS 网络级效应的重要性[72]。通过个体化治疗，这种方法可以在较低的振幅或持续时间下进行刺激，以获得更好的治疗效果，并延长电池寿命。闭环设计的其他方法包括局部神经元信号的反馈[73, 74]或通过测量外周活动患者的临床状态[17, 67, 68, 75-84]。基于设计的整体可行性（测量大脑皮层活动的附加电极的手术风险、整合必要计算能力的技术挑战）和临床实用性，最终将出现闭环刺激系统。

除了生理学之外，功能神经影像学还可以提高对植入 DBS 电极网络整合的理解。基于概率的纤维束成像是此应用的理想选择，因为它提供了结构连通性的客观估计[35]。基于体内电流扩散的模型[85-87]，通过拟合每个体素处纤维分布的贝叶斯模型，可以创建组织激活体积（volume of tissue activated，VTA）的真实模型，并将其用作基于概率的纤维束描记的雏形[88]。生成的不同连接模式可以输入到自动渠道中，以模拟不同的设置，并在刺激滴定之前预测与刺激相关的临床疗效和副作用（图 36-2）。

笔者的研究小组最近展示了一种学习分类器，它根据与每个刺激诱发的急性临床效应（ACE）相关的连通性进行训练，能够仅根据相关联的连接对 STN-DBS 触点进行排序。该算法预测的有效触点与长期（1 年）刺激的触点相匹配[89]。目前笔者正在进行积极研究，以确定与急性和慢性刺激相关的临床效应，与结构连接性的临床相关性（图 36-3）。这种方法本身可能不足以进行更精细的刺激滴定，因此，研究刺激诱导的实时网络调控显得很重要。

功能性磁共振成像越来越多地被用来描述神经和精神疾病的网络功能紊乱[90, 91]，但是由于电极加热的安全性问题，植入 DBS 的患者不能进行 3T MRI 检查[92, 93]。在 1.5T MRI 中，对 DBS 开关条件下的功能连通性研究，可为 DBS 介导的网络调节提供了初步的探索[94, 95]；然而，由于图像分辨率优于 1.5T，3T MRI 仍然是脑网络无创研究的首选[96]。最近的几项动物研究展现了 DBS 开关条件下功能连接性的变化，但缺乏对人类的研究[97-99]。Phillips 等于 2006 年第一次发表了在 PD 患者中运用 3T MRI 对双侧 DBS 电极的安全性研究[24]。最近的一项研究表明植入 DBS 系统在关机状态下行 3T MRI 检查是安全的[100]。对植入 DBS 系统的患者进行更多的 3T 成像安全性研究，以发现不同刺激参数的 fMRI 相关性。这项重大的研究可能使笔者开发一种基于功能性磁共振成像的客观反馈指标，以优化刺激参数，并有可能改善临床结

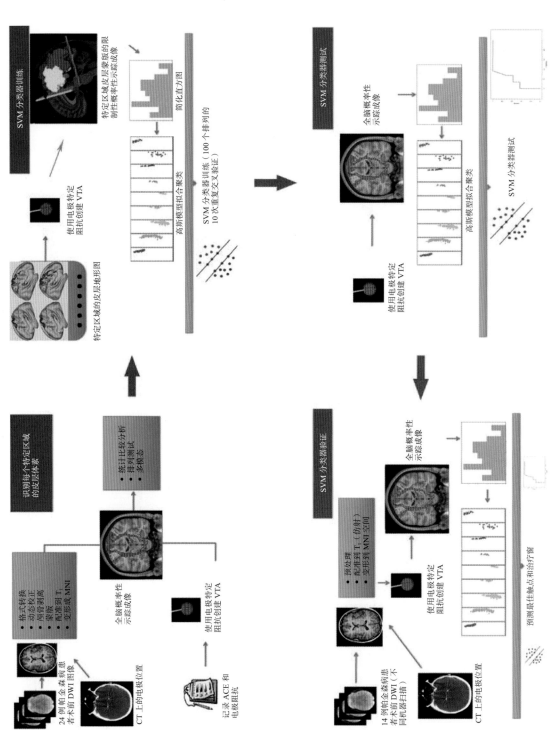

▲ 图 36-2　单独基于连通性的 STN-DBS 触点选择的自动机器学习渠道，引自 Krishna 等[89]
经 John Wiley and Sons 许可转载。

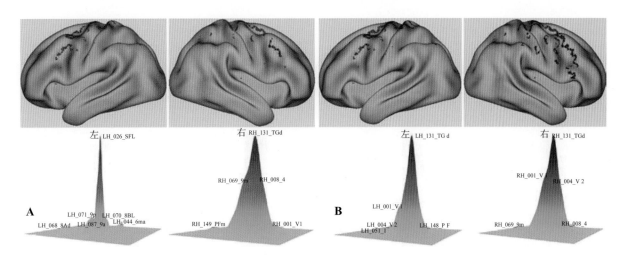

▲ 图 36-3　与疗效相关的皮层体素汇总

A. 改善僵硬、运动迟缓、震颤和副作用；B. 感觉、运动和视觉（经 John Wiley and Sons [89] 许可转载）

果。随着进一步了解 DBS 术后的预后因素，笔者可以扩展这方面知识来指导患者选择，这将在下一节描述。

## 三、基于网络动力学改进的患者筛选

虽然 DBS 的临床效果比较显著，但临床效果改善的一致性和持久性仍然不稳定 [101, 102]。在预后因素的预测中，选择合适的患者尤为重要 [4]。因此，通过网络动态的客观测量来选择患者的可能性仍然是网络调控框架最具前途和最具变革性的应用。神经退行性疾病中的网络功能障碍常伴随着神经细胞丢失、神经递质调节不足等出现 [103, 104]。类似的神经网络功能障碍也开始出现在精神疾病中 [62, 105]。尽管可以用常规头皮脑电图研究异常的连接性，但最近的研究获得了侵入性神经记录和功能成像，这些方法在诊断疾病方面发挥了越来越大的作用 [105, 106]。如前所述，基于成像的两个相关参数是结构连接（反映轴突直接投射）和功能连接（作为神经振荡介导的协调神经元活动的替代物）。功能研究，特别是使用 3T MRI，将是无创评估人脑网络动力学的重要工具 [23, 65, 90, 97]。功能性磁共振成像测量的血氧水平依赖（blood oxygen level-dependent，BOLD）信号也被认为与局部场电位活动相关 [107]。除了静息状态下的神经网络动力学之外，利用非侵入性方法（如经颅磁刺激）结合脑电图或 MRI 可以研究对感兴趣网络的瞬时扰动，以潜在地筛选患者进行有创性神经调控。类似地，低频聚焦超声的刺激能力也可用于研究网络动态与瞬态治疗性神经调控，这种技术可用于脑深部结构 [108]。

虽然 DTI 主要用于显示大脑的结构连通性，但用 FA 和弥散率（轴向和径向）定量评估水分子扩散，可以作为微结构完整性和神经元退化的标志 [109]。弥散指标的变化是特定于疾病和网络的，例如，在肌萎缩性侧索硬化症中，内囊、脑桥和锥体束的 FA 明显低于对照组 [110]。同样，原发性震颤的 FA 变化在齿状核和小脑上脚最为明显 [111]。所以，最终的筛选方式可能涉及结构和功能网络连接性的组合。

## 四、结论

DBS 已被证明对帕金森病、原发性震颤、肌张力障碍和强迫症等疾病有效。最近的证据表明，神经网络病理学是许多神经和精神疾病的基础，DBS 将这些神经网络恢复到"正常"的状态以改善临床症状。越来越多的证据表明，刺激特定脑网络中的关键节点可以改善临床症状，而不会逆转潜在的病理学。这种调控是通过刺激轴突及重置病理来实现的。在 DBS 临床实践中整合网络调制框架对该领域具有重要意义，例如在使用纤维束描记识别治疗区域方面，一个综合征可能以一个特定的症状或网络为特征。未来的研究可以从整个临床综合征中与特定症状相关的网络功能障碍开始。识别特定的网络功能障碍包括：①对潜在治疗靶点进行批判性分析；②识别可滴定的网络功能障碍标记以获得客观反馈；③发现闭环刺激的最有效参数。

# 参考文献

[1] Sammartino F, Krishna V, King NK, Bruno V, Kalia S, Hodaie M, et al. Sequence of electrode implantation and outcome of deep brain stimulation for Parkinson's disease. J Neurol Neurosurg Psychiatry. 2016;87(8):859–63.

[2] Papavassiliou E, Rau G, Heath S, Abosch A, Barbaro NM, Larson PS, et al. Thalamic deep brain stimulation for essential tremor: relation of lead location to outcome. Neurosurgery. 2004;54(5):1120–30; discussion 9–30.

[3] Okun MS, Tagliati M, Pourfar M, Fernandez HH, Rodriguez RL, Alterman RL, et al. Management of referred deep brain stimulation failures: a retrospective analysis from 2 movement disorders centers. Arch Neurol. 2005;62(8):1250–5.

[4] Bronstein JM, Tagliati M, Alterman RL, Lozano AM, Volkmann J, Stefani A, et al. Deep brain stimulation for Parkinson disease: an expert consensus and review of key issues. Arch Neurol. 2011;68(2):165.

[5] Filkowski MM, Mayberg HS, Holtzheimer PE. Considering eligibility for studies of deep brain stimulation for treatment-resistant depression: insights from a clinical trial in unipolar and bipolar depression. J ECT. 2016;32(2):122–6.

[6] Benazzouz A, Gross C, Feger J, Boraud T, Bioulac B. Reversal of rigidity and improvement in motor performance by subthalamic high-frequency stimulation in MPTP-treated monkeys. Eur J Neurosci. 1993;5(4):382–9.

[7] Benazzouz A, Piallat B, Pollak P, Benabid AL. Responses of substantia nigra pars reticulata and globus pallidus complex to high frequency stimulation of the subthalamic nucleus in rats: electrophysiological data. Neurosci Lett. 1995;189(2):77–80.

[8] Meissner W, Leblois A, Hansel D, Bioulac B, Gross CE, Benazzouz A, et al. Subthalamic high frequency stimulation resets subthalamic firing and reduces abnormal oscillations. Brain. 2005;128(Pt 10):2372–82.

[9] Filali M, Hutchison WD, Palter VN, Lozano AM, Dostrovsky JO. Stimulation-induced inhibition of neuronal firing in human subthalamic nucleus. Exp Brain Res. 2004;156(3):274–81.

[10] Pahapill PA, Levy R, Dostrovsky JO, Davis KD, Rezai AR, Tasker RR, et al. Tremor arrest with thalamic microinjections of muscimol in patients with essential tremor. Ann Neurol. 1999;46(2):249–52.

[11] Lozano AM, Lang AE, Galvez-Jimenez N, Miyasaki J, Duff J, Hutchinson WD, et al. Effect of GPi pallidotomy on motor function in Parkinson's disease. Lancet. 1995; 346(8987):1383–7.

[12] Schuurman PR, Bosch DA, Bossuyt PM, Bonsel GJ, van Someren EJ, de Bie RM, et al. A comparison of continuous thalamic stimulation and thalamotomy for suppression of severe tremor. N Engl J Med. 2000;342(7):461–8.

[13] Beurrier C, Bioulac B, Audin J, Hammond C. High-frequency stimulation produces a transient blockade of voltage-gated currents in subthalamic neurons. J Neurophysiol. 2001;85(4):1351–6.

[14] Zucker RS, Regehr WG. Short-term synaptic plasticity. Annu Rev Physiol. 2002;64:355–405.

[15] Hristova A, Lyons K, Troster AI, Pahwa R, Wilkinson SB, Koller WC. Effect and time course of deep brain stimulation of the globus pallidus and subthalamus on motor features of Parkinson's disease. Clin Neuropharmacol. 2000;23(4):208–11.

[16] Fasano A, Deuschl G. Therapeutic advances in tremor. Mov Disord. 2015;30(11):1557–65.

[17] Udupa K, Chen R. The mechanisms of action of deep brain stimulation and ideas for the future development. Prog Neurobiol. 2015;133:27–49.

[18] Udupa K, Ghahremani A, Chen R. Are we close to the advent of closed loop deep brain stimulation in Parkinson's disease? Mov Disord. 2015;30(10):1326.

[19] Lee JY, Deogaonkar M, Rezai A. Deep brain stimulation of globus pallidus internus for dystonia. Parkinsonism Relat Disord. 2007;13(5):261–5.

[20] Marsden CD, Obeso JA. The functions of the basal ganglia and the paradox of stereotaxic surgery in Parkinson's disease. Brain. 1994;117(Pt 4):877–97.

[21] Vitek JL. Deep brain stimulation: how does it work? Cleve Clin J Med. 2008;75 Suppl 2:S59–65.

[22] McCairn KW, Iriki A, Isoda M. Common therapeutic mechanisms of pallidal deep brain stimulation for hypo- and hyperkinetic movement disorders. J Neurophysiol. 2015;114(4):2090–104.

[23] van Hartevelt TJ, Cabral J, Deco G, Moller A, Green AL, Aziz TZ, et al. Neural plasticity in human brain connectivity: the effects of long term deep brain stimulation of the

subthalamic nucleus in Parkinson's disease. PLoS One. 2014;9(1):e86496.

[24] Phillips MD, Baker KB, Lowe MJ, Tkach JA, Cooper SE, Kopell BH, et al. Parkinson disease: pattern of functional MR imaging activation during deep brain stimulation of subthalamic nucleus--initial experience. Radiology. 2006;239(1):209–16.

[25] Rezai AR, Lozano AM, Crawley AP, Joy ML, Davis KD, Kwan CL, et al. Thalamic stimulation and functional magnetic resonance imaging: localization of cortical and subcortical activation with implanted electrodes. Technical note. J Neurosurg. 1999;90(3):583–90.

[26] Lee KH, Chang SY, Roberts DW, Kim U. Neurotransmitter release from high-frequency stimulation of the subthalamic nucleus. J Neurosurg. 2004;101(3):511–7.

[27] Ashby P, Paradiso G, Saint-Cyr JA, Chen R, Lang AE, Lozano AM. Potentials recorded at the scalp by stimulation near the human subthalamic nucleus. Clin Neurophysiol. 2001;112(3):431–7.

[28] Silberstein P, Pogosyan A, Kuhn AA, Hotton G, Tisch S, Kupsch A, et al. Cortico-cortical coupling in Parkinson's disease and its modulation by therapy. Brain. 2005;128(Pt 6):1277–91.

[29] Litvak V, Eusebio A, Jha A, Oostenveld R, Barnes GR, Penny WD, et al. Optimized beamforming for simultaneous MEG and intracranial local field potential recordings in deep brain stimulation patients. NeuroImage. 2010;50(4):1578–88.

[30] Kuriakose R, Saha U, Castillo G, Udupa K, Ni Z, Gunraj C, et al. The nature and time course of cortical activation following subthalamic stimulation in Parkinson's disease. Cereb Cortex (New York, NY: 1991). 2010;20(8):1926–36.

[31] Ko JH, Tang CC, Eidelberg D. Brain stimulation and functional imaging with fMRI and PET. Handb Clin Neurol. 2013;116:77–95.

[32] Paschali A, Constantoyannis C, Angelatou F, Vassilakos P. Perfusion brain SPECT in assessing motor improvement after deep brain stimulation in Parkinson's disease. Acta Neurochir. 2013;155(3):497–505.

[33] Hamel W, Köppen JA, Alesch F, Antonini A, Barcia JA, Bergman H, et al. Targeting of the subthalamic nucleus for deep brain stimulation: a survey among Parkinson disease specialists. World Neurosurg. 2017;99:41–6.

[34] Accolla EA, Herrojo Ruiz M, Horn A, Schneider GH, Schmitz-Hubsch T, Draganski B, et al. Brain networks modulated by subthalamic nucleus deep brain stimulation. Brain. 2016;139(Pt 9):2503–15.

[35] Mori S, Zhang J. Principles of diffusion tensor imaging and its applications to basic neuroscience research. Neuron. 2006;51(5):527–39.

[36] Beaulieu C. The basis of anisotropic water diffusion in the nervous system – a technical review. NMR Biomed. 2002;15(7–8):435–55.

[37] Jbabdi S, Lehman JF, Haber SN, Behrens TE. Human and monkey ventral prefrontal fibers use the same organizational principles to reach their targets: tracing versus tractography. J Neurosci. 2013;33(7):3190–201.

[38] Krishna V, Sammartino F, Yee P, Mikulis D, Walker M, Elias G, et al. Diffusion tensor imaging assessment of microstructural brainstem integrity in Chiari malformation Type I. J Neurosurg. 2016;125(5):1112–9.

[39] Behrens TEJ, Johansen-Berg H, Woolrich MW, Smith SM, Wheeler-Kingshott CAM, Boulby PA, et al. Non-invasive mapping of connections between human thalamus and cortex using diffusion imaging. Nat Neurosci. 2003;6(7):750–7.

[40] Thomas C, Ye FQ, Irfanoglu MO, Modi P, Saleem KS, Leopold DA, et al. Anatomical accuracy of brain connections derived from diffusion MRI tractography is inherently limited. Proc Natl Acad Sci U S A. 2014;111(46):16574–9.

[41] Mori S, Crain BJ, Chacko VP, van Zijl PC. Three-dimensional tracking of axonal projections in the brain by magnetic resonance imaging. Ann Neurol. 1999;45(2):265–9.

[42] Taylor PA, Saad ZS. FATCAT: (an efficient) Functional and Tractographic Connectivity Analysis Toolbox. Brain Connect. 2013;3(5):523–35.

[43] Sammartino F, Krishna V, King NK, Lozano AM, Schwartz ML, Huang Y, et al. Tractography-based ventral intermediate nucleus targeting: novel methodology and intraoperative validation. Mov Disord. 2016;31(8):1217–25.

[44] Descoteaux M. High angular resolution diffusion imaging (HARDI). In: Webster JG, editor. Wiley encyclopedia of electrical and electronics engineering. Hoboken, NJ: Wiley; 2015.

[45] Yeh F-C, Verstynen TD, Wang Y, Fernández-Miranda JC, W-YIJPo T. Deterministic diffusion fiber tracking improved by quantitative anisotropy. PLoS One. 2013;8(11):e80713.

[46] Yeh F-C, Wedeen VJ, W-YIJItomi T. Generalized ${q}$ $-Sampling. Imaging. 2010;29(9):1626–35.

[47] Sammartino F, Yeh F-C, VJNC K. Longitudinal analysis of structural changes following unilateral focused ultrasound thalamotomy. Neuroimage Clin. 2019;22:101754.

[48] Klein JC, Barbe MT, Seifried C, Baudrexel S, Runge M, Maarouf M, et al. The tremor network targeted by successful VIM deep brain stimulation in humans. Neurology. 2012;78(11):787–95.

[49] Vanegas-Arroyave N, Lauro PM, Huang L, Hallett M, Horovitz SG, Zaghloul KA, et al. Tractography patterns of subthalamic nucleus deep brain stimulation. Brain. 2016;139(Pt 4):1200–10.

[50] Oswal A, Beudel M, Zrinzo L, Limousin P, Hariz M, Foltynie T, et al. Deep brain stimulation modulates synchrony within spatially and spectrally distinct resting state networks in Parkinson's disease. Brain. 2016;139(5):1482–96.

[51] King NK, Krishna V, Basha D, Elias G, Sammartino F, Hodaie M, et al. Microelectrode recording findings within the tractography-defined ventral intermediate nucleus. J Neurosurg. 2017;126(5):1669–75.

[52] Abosch A, Yacoub E, Ugurbil K, Harel N. An assessment of current brain targets for deep brain stimulation surgery with susceptibility-weighted imaging at 7 tesla. Neurosurgery. 2010;67(6):1745–56; discus sion 56.

[53] Hammond C, Ammari R, Bioulac B, Garcia L. Latest view on the mechanism of action of deep brain stimulation. Mov Disord. 2008;23(15):2111–21.

[54] Wagle Shukla A, Moro E, Gunraj C, Lozano A, Hodaie M, Lang A, et al. Long-term subthalamic nucleus stimulation improves sensorimotor integration and proprioception. J Neurol Neurosurg Psychiatry. 2013;84(9):1020–8.

[55] Chen R, Udupa K. Measurement and modulation of plasticity of the motor system in humans using transcranial magnetic stimulation. Mot Control. 2009;13(4):442–53.

[56] Ogura M, Nakao N, Nakai E, Uematsu Y, Itakura T. The mechanism and effect of chronic electrical stimulation of the globus pallidus for treatment of Parkinson disease. J Neurosurg. 2004;100(6):997–1001.

[57] Benazzouz A, Hallett M. Mechanism of action of deep brain stimulation. Neurology. 2000;55(12 Suppl 6):S13–6.

[58] Pollo C, Kaelin-Lang A, Oertel MF, Stieglitz L, Taub E, Fuhr P, et al. Directional deep brain stimulation: an intraoperative double-blind pilot study. Brain. 2014;137(Pt 7):2015–26.

[59] Arcot Desai S, Gutekunst CA, Potter SM, Gross RE. Deep brain stimulation macroelectrodes compared to multiple microelectrodes in rat hippocampus. Front Neuroeng. 2014;7:16.

[60] Timmermann L, Jain R, Chen L, Maarouf M, Barbe MT, Allert N, et al. Multiple-source current steering in subthalamic nucleus deep brain stimulation for Parkinson's disease (the VANTAGE study): a non-randomised, prospective, multicentre, open-label study. Lancet Neurol. 2015;14(7):693–701.

[61] Baker KB, Montgomery EB Jr, Rezai AR, Burgess R, Luders HO. Subthalamic nucleus deep brain stimulus evoked potentials: physiological and therapeutic implications. Mov Disord. 2002;17(5):969–83.

[62] Bahramisharif A, Mazaheri A, Levar N, Richard Schuurman P, Figee M, Denys D. Deep brain stimulation diminishes cross-frequency coupling in obsessive-compulsive disorder. Biol Psychiatry. 2016;80(7):e57–8.

[63] Zumsteg D, Lozano AM, Wennberg RA. Mesial temporal inhibition in a patient with deep brain stimulation of the anterior thalamus for epilepsy. Epilepsia. 2006;47(11):1958–62.

[64] Zumsteg D, Lozano AM, Wieser HG, Wennberg RA. Cortical activation with deep brain stimulation of the anterior thalamus for epilepsy. Clin Neurophysiol. 2006;117(1):192–207.

[65] Duchin Y, Abosch A, Yacoub E, Sapiro G, Harel N. Feasibility of using ultra-high field (7 T) MRI for clinical surgical targeting. PLoS One. 2012;7(5):e37328.

[66] Lenglet C, Abosch A, Yacoub E, De Martino F, Sapiro G, Harel N. Comprehensive in vivo mapping of the human basal ganglia and thalamic connectome in individuals using 7T MRI. PLoS One. 2012;7(1):e29153.

[67] Ho AL, Sussman ES, Zhang M, Pendharkar AV, Azagury DE, Bohon C, et al. Deep brain stimulation for obesity. Cureus. 2015;7(3):e259.

[68] Sankar T, Chakravarty MM, Bescos A, Lara M, Obuchi T, Laxton AW, et al. Deep brain stimulation influences brain structure in Alzheimer's disease. Brain Stimul. 2015;8(3):645–54.

[69] McIntyre CC, Savasta M, Walter BL, Vitek JL. How does deep brain stimulation work? Present understanding and future questions. J Clin Neurophysiol. 2004;21(1):40–50.

[70] de Hemptinne C, Swann NC, Ostrem JL, Ryapolova-Webb ES, San Luciano M, Galifianakis NB, et al. Therapeutic deep brain stimulation reduces cortical phase-amplitude coupling in Parkinson's disease. Nat Neurosci. 2015;18(5):779–86.

[71] Swann NC, Hemptinne CD, Miocinovic S, Qasim S, Ostrem JL, Galifianakis NB, et al. Chronic multisite brain recordings from a totally implantable bidirectional neural interface: experience in 5 patients with Parkinson's disease. J Neurosurg. 2018;128(2):605–16.

[72] Rosin B, Slovik M, Mitelman R, Rivlin-Etzion M, Haber SN, Israel Z, et al. Closed-loop deep brain stimulation is superior in ameliorating parkinsonism. Neuron. 2011;72(2):370–84.

[73] Wozny TA, Lipski WJ, Alhourani A, Kondylis ED, Antony A, Richardson RM. Effects of hippocampal low-frequency stimulation in idiopathic non-human primate epilepsy assessed via a remote-sensing-enabled neurostimulator. Exp Neurol. 2017;294:68–77.

[74] Tinkhauser G, Pogosyan A, Little S, Beudel M, Herz DM, Tan H, et al. The modulatory effect of adaptive deep brain stimulation on beta bursts in Parkinson's disease. Brain. 2017;140(4):1053–67.

[75] Lipsman N, Neimat JS, Lozano AM. Deep brain stimulation for treatment-refractory obsessive-compulsive disorder: the search for a valid target. Neurosurgery. 2007;61(1):1–11; discussion −3.

[76] Lipsman N, Giacobbe P, Lozano AM. Deep brain stimulation in obsessive-compulsive disorder: neurocircuitry and clinical experience. Handb Clin Neurol. 2013;116:245–50.

[77] Foffani G, Priori A. Deep brain stimulation in Parkinson's disease can mimic the 300 Hz subthalamic rhythm. Brain. 2006;129(Pt 12):e59; author reply e60.

[78] Deniau JM, Degos B, Bosch C, Maurice N. Deep brain stimulation mechanisms: beyond the concept of local functional inhibition. Eur J Neurosci. 2010;32(7):1080–91.

[79] Benabid AL, Krack PP, Benazzouz A, Limousin P, Koudsie A, Pollak P. Deep brain stimulation of the subthalamic nucleus for Parkinson's disease: methodologic aspects and clinical criteria. Neurology. 2000;55(12 Suppl 6):S40–4.

[80] Visanji NP, Kamali Sarvestani I, Creed MC, Shams Shoaei Z, Nobrega JN, Hamani C, et al. Deep brain stimulation of the subthalamic nucleus preferentially alters the translational profile of striatopallidal neurons in an animal model of Parkinson's disease. Front Cell Neurosci. 2015;9:221.

[81] Tekriwal A, Baltuch G. Deep brain stimulation: expanding applications. Neurol Med Chir. 2015;55:861.

[82] Jha A, Litvak V, Taulu S, Thevathasan W, Hyam JA, Foltynie T, et al. Functional connectivity of the pedunculopontine nucleus and surrounding region in Parkinson's disease. Cereb Cortex (New York, NY: 1991). 2017;27(1):54–67.

[83] Blumenfeld Z, Koop MM, Prieto TE, Shreve LA, Velisar A, Quinn EJ, et al. Sixty-hertz stimulation improves bradykinesia and amplifies subthalamic low-frequency oscillations. Mov Disord. 2017;32(1):80–8.

[84] Malekmohammadi M, Herron J, Velisar A, Blumenfeld Z, Trager MH, Chizeck HJ, et al. Kinematic adaptive deep brain stimulation for resting tremor in Parkinson's disease. Mov Disord. 2016;31(3):426–8.

[85] McIntyre CC, Mori S, Sherman DL, Thakor NV, Vitek JL. Electric field and stimulating influence generated by deep brain stimulation of the subthalamic nucleus. Clin Neurophysiol. 2004;115(3):589–95.

[86] McIntyre CC, Grill WM, Sherman DL, Thakor NV. Cellular effects of deep brain stimulation: model-based analysis of activation and inhibition. J Neurophysiol. 2004;91(4):1457–69.

[87] Madler B, Coenen VA. Explaining clinical effects of deep brain stimulation through simplified target-specific modeling of the volume of activated tissue. AJNR Am J Neuroradiol. 2012;33(6):1072–80.

[88] Behrens TE, Woolrich MW, Jenkinson M, Johansen-Berg H, Nunes RG, Clare S, et al. Characterization and propagation

of uncertainty in diffusion-weighted MR imaging. Magn Reson Med. 2003;50(5):1077–88.

[89] Vibhor Krishna M, Sammartino F, Rabbania Q, Changizi B, Agrawal P, Deogaonkar M, Knopp M, Young N, Rezai A. Connectivity-based approach for selection of optimal deep brain stimulation contacts: a feasibility study. Ann Clin Transl Neurol. 2019;6(7):1142–50.

[90] Raichle ME. Two views of brain function. Trends Cogn Sci. 2010;14(4):180–90.

[91] Fox MD, Buckner RL, Liu H, Chakravarty MM, Lozano AM, Pascual-Leone A. Resting-state networks link invasive and noninvasive brain stimulation across diverse psychiatric and neurological diseases. Proc Natl Acad Sci U S A. 2014;111(41):E4367–75.

[92] Sharan A, Rezai AR, Nyenhuis JA, Hrdlicka G, Tkach J, Baker K, et al. MR safety in patients with implanted deep brain stimulation systems (DBS). Acta Neurochir Suppl. 2003;87:141–5.

[93] Henderson JM, Tkach J, Phillips M, Baker K, Shellock FG, Rezai AR. Permanent neurological deficit related to magnetic resonance imaging in a patient with implanted deep brain stimulation electrodes for Parkinson's disease: case report. Neurosurgery. 2005;57(5):E1063; discussion E.

[94] Figee M, Luigjes J, Smolders R, Valencia-Alfonso CE, van Wingen G, de Kwaasteniet B, et al. Deep brain stimulation restores frontostriatal network activity in obsessive-compulsive disorder. Nat Neurosci. 2013;16(4):386–7.

[95] Kahan J, Urner M, Moran R, Flandin G, Marreiros A, Mancini L, et al. Resting state functional MRI in Parkinson's disease: the impact of deep brain stimulation on 'effective' connectivity. Brain. 2014;137(Pt 4):1130–44.

[96] Blow N. Functional neuroscience: how to get ahead in imaging. Nature. 2009;458(7240):925–8.

[97] Min HK, Ross EK, Lee KH, Dennis K, Han SR, Jeong JH, et al. Subthalamic nucleus deep brain stimulation induces motor network BOLD activation: use of a high precision MRI guided stereotactic system for nonhuman primates. Brain Stimul. 2014;7(4):603–7.

[98] Gibson WS, Ross EK, Han SR, Van Gompel JJ, Min HK, Lee KH. Anterior thalamic deep brain stimulation: functional activation patterns in a large animal model. Brain Stimul. 2016;9(5):770–3.

[99] Ross EK, Kim JP, Settell ML, Han SR, Blaha CD, Min HK, et al. Fornix deep brain stimulation cir cuit effect is dependent on major excitatory transmission via the nucleus accumbens. NeuroImage. 2016;128:138–48.

[100] Sammartino F, Krishna V, Sankar T, Fisico J, Kalia SK, Hodaie M, et al. 3–Tesla MRI in patients with fully implanted deep brain stimulation devices: a preliminary study in 10 patients. J Neurosurg. 2016;127(4):892–8.

[101] Shih LC, LaFaver K, Lim C, Papavassiliou E, Tarsy D. Loss of benefit in VIM thalamic deep brain stimulation (DBS) for essential tremor (ET): how prevalent is it? Parkinsonism Relat Disord. 2013;19(7):676–9.

[102] Houeto JL, Bejjani PB, Damier P, Staedler C, Bonnet AM, Pidoux B, et al. Failure of long-term pallidal stimulation corrected by subthalamic stimulation in PD. Neurology. 2000;55(5):728–30.

[103] Voytek B, Knight RT. Dynamic network communication as a unifying neural basis for cognition, development, aging, and disease. Biol Psychiatry. 2015;77(12):1089–97.

[104] Nimmrich V, Draguhn A, Axmacher N. Neuronal network oscillations in neurodegenerative diseases. NeuroMolecular Med. 2015;17(3):270–84.

[105] Deisseroth K. Circuit dynamics of adaptive and maladaptive behaviour. Nature. 2014;505(7483):309–17.

[106] Fornito A, Zalesky A, Breakspear M. The connectomics of brain disorders. Nat Rev Neurosci. 2015;16(3):159–72.

[107] Bentley WJ, Li JM, Snyder AZ, Raichle ME, Snyder LH. Oxygen level and LFP in task-positive and tasknegative areas: bridging BOLD fMRI and electrophysiology. Cereb Cortex. 2016;26(1):346–57.

[108] Legon W, Sato TF, Opitz A, Mueller J, Barbour A, Williams A, et al. Transcranial focused ultrasound modulates the activity of primary somatosensory cortex in humans. Nat Neurosci. 2014;17(2):322–9.

[109] Mac Donald CL, Dikranian K, Bayly P, Holtzman D, Brody D. Diffusion tensor imaging reliably detects experimental traumatic axonal injury and indicates approximate time of injury. J Neurosci. 2007;27(44):11869–76.

[110] Toosy AT. Diffusion tensor imaging detects corticospinal tract involvement at multiple levels in amyotrophic lateral sclerosis. J Neurol Neurosurg Psychiatry. 2003;74(9):1250–7.

[111] Nicoletti G, Manners D, Novellino F, Condino F, Malucelli E, Barbiroli B, et al. Diffusion tensor MRI changes in cerebellar structures of patients with familial essential tremor. Neurology. 2010;74(12):988–94.

[112] Krishna V, Sammartino F, Agrawal P, Changizi BK, Bourekas E, Knopp MV, Rezai A. Prospective tractography-based targeting for improved safety of focused ultrasound thalamotomy. Neurosurgery. 2019;84(1):160–8.

# 第 37 章　神经调控的临床研究设计
## The Design of Clinical Studies for Neuromodulation

Wael F. Asaad　Peter M. Lauro　Shane Lee　著
吴　冲　译
杜世伟　校

## 一、概述

随着我们对神经精神疾病潜在的电生理学和神经回路越多的了解，局部神经调控将越有可能成为可行的治疗策略。尽管用药可以是神经调控的一种形式，但我们对神经系统的调控方式进行了区分，即化学靶向形式和解剖靶向形式，且使用术语"神经调控"来专门指后者。与全身用药相比，基于解剖结构的神经调控策略不受分子层面靶点分布的限制。尽管可能存在一些由少数的可逆分子结构紊乱导致的疾病，但大多数是卒中和外伤性大脑或脊髓损伤，在这些疾病中病理结果与现有的细胞分子界限不一致。在某些情况下，一些疾病（例如癫痫）可能是由于外在的结构紊乱引起的，但随着时间的推移，可能会不按照病变的界限而建立新的更多的回路[1, 2]。在这种情况下，需要一种通过适应病变表面的电活动而不受分子靶点分布限制的方式来解决神经功能异常。此外，虽然新的分子靶点可能以解剖学上的靶向方式引入，与全身性给药的药物相互作用（例如，设计药物的受体），但这种策略受到这里讨论的许多考虑因素的影响。

当然，目前的神经调控策略通常需要侵入性操作的，像全身给药一样，可能在靶点具有有限的特异性，并且在邻近、上游和下游位点具有不明确的、扩展的作用。然而，空间靶向神经调控技术的前景在不断增加，其解剖和功能特异性超出了大脑本身赋予的特定分子在特定部位的能力。

设计和测试新型的神经调控策略的过程与药物治疗的发展具有某些共同点，但是对神经调控的关注也将众多新颖的要素引入设计和测试过程中，这既是机遇又是挑战。本章我们将探讨临床研究的共性与特色，这些研究旨在探索神经功能障碍的潜在的神经调控方法。尽管所有此类研究最初的愿望是确定一种既定的干预策略的潜在或实际临床实用性，但事实上，对于实现以治疗为最终目的而言，此类研究有失败的可能性。考虑到这一点，必须优化临床研究的设计，不仅要最大限度地提高成功的概率，而且还要从成功或失败中吸取经验教训，以便将来以循序渐进和卓有成效的方式来巩固所获得的新知识。

## 二、研究范围和研究动力

很少有样本量足够大的、前瞻性、双盲、对照的神经调控试验研究（表 37-1）。由于植入设备（如脑深部电刺激系统）、治疗传递系统

表 37-1　关于神经调控的前瞻性随机临床试验 *

| 研究名称 | 病例数 | 试验设计 | 主要结果 | 是否成功 + |
|---|---|---|---|---|
| **运动障碍病** | | | | |
| 苍白球 DBS 治疗原发性全面性或节段性肌张力障碍 [3] | 40 | 所有在 GPi 中植入 DBS 的患者，随机分为刺激组或假刺激组（不给予刺激）3 个月，随后进行 3～6 个月的开放标签治疗 | Burke-Fahn-Marden 肌张力障碍评定量表从基线到 3 个月变化 | 是 |
| 晚期 PD 的 STN-DBS 治疗与最佳药物治疗的比较 [4] | 156 | 非盲的 1∶1 随机分为刺激组或最佳药物治疗组 | 帕金森病问卷（PDQ-39、生活质量），统一帕金森病评分量表（UPDRS- Ⅲ），基线到 6 个月 | 是 |
| 双侧丘脑底核与苍白球 DBS 治疗晚期帕金森病（NSTAPS 研究）[5] | 128 | 患者 1∶1 随机分为 STN 和 GPi DBS 组；评估者对靶点单盲 | 基线到 12 个月：AMC 线性残疾评分（ALDS）、可靠变化指数（RCI）、迷你国际神经精神病学访谈（MINI）、UPDRS | 否 |
| 最佳药物治疗与丘脑底核和苍白球 DBS 治疗帕金森病的比较 [6] | 255 | 1∶1 随机分为最佳药物治疗组或 DBS 组，DBS 患者附加随机 / 分成 GPi 或 STN 组；由单盲的神经学家进行运动评估 | 基线到 6 个月：开期时间，有 / 无异动（通过运动日记） | 是 |
| CSP#468 第二阶段——最佳药物治疗与丘脑底核和苍白球 DBS 治疗帕金森病的比较 [7] | 299 | 患者 1∶1 随机分为 STN 或 GPi 组，DBS 神经专家对靶点单盲 | 基线到 24 个月：UPDRS- Ⅲ的变化 | 否 |
| ExAblate 经颅 MR 引导聚焦超声治疗原发性震颤 [8] | 76 | 患者 3∶1 随机分为单侧 HIFU 丘脑切开术组或假手术组 | 临床震颤评定量表及特发性震颤术后 3 个月生活质量调查问卷 | 是 |
| 帕金森病中 *AAV-GAD* 基因转入丘脑底核的研究 [9] | 45 | 1∶1 随机分为假手术组和 AAV2–GAD 灌注组 | 术后 6 个月的 UPDRS- Ⅲ | 是 |
| CERE-120 在特发性帕金森病患者中的双盲、多中心、假手术对照研究 [10] | 51 | 患者 1∶1 随机分为 AAV2–NRTN 灌注组和假手术组 | 术后 15 个月的 UPDRS- Ⅲ | 否 |
| 帕金森病脑内胶质细胞源性神经营养因子输注的随机对照试验 [11] | 34 | 患者 1∶1 随机分为胶质细胞源性神经营养因子组或盐水灌注组 | 术后 6 个月的 UPDRS- Ⅲ | 否 |
| **精神疾病** | | | | |
| 胼胝体下扣带回 DBS 治疗难治性抑郁症：一项多组随机假刺激对照试验 [12] | 90 | 所有植入双侧胼胝体下扣带回白质 DBS 的患者，随机分为 6 个月的刺激组（60 例）和假刺激组（30 例），随后进行 6 个月开放标签刺激 | 抑郁严重程度比基线降低 ≥ 40% | 否 |
| 一项腹侧内囊 / 腹侧纹状体 DBS 治疗慢性难治性抑郁症的随机假刺激对照试验 [13] | 30 | 所有植入腹侧内囊 / 腹侧纹状体 DBS 的患者，以盲法 1∶1 随机分为刺激组和假刺激组治疗 16 周，然后是开放标签治疗 | 16 周时 Montgomery-Åsberg 抑郁量表比基线改善 ≥ 50% | 否 |
| STOC 研究：丘脑底核 DBS 治疗重度强迫症 [14] | 17 | 患者 1∶1 随机分为开关刺激和关开刺激，各 3 个月，中间间隔 1 个月洗脱期，双盲 | 在每周期 3 个月共 2 个周期结束时评估 Yale-Brown 强迫症量表 | 是 |

（续　表）

| 研究名称 | 病例数 | 试验设计 | 主要结果 | 是否成功 + |
|---|---|---|---|---|
| 强迫症的放射外科治疗 [15] | 16 | 患者 1 : 1 随机分为 γ 线腹侧内囊切开术组或假手术组，患者术后 1 年内单盲 | 术后 1 年评估 Yale-Brown 强迫症量表 | 否 |
| 前瞻试验：穹隆 DBS 治疗早期可能的阿尔茨海默病 [16] | 42 | 所有患者植入穹隆 DBS，1 : 1 随机分为刺激组和假刺激组治疗 12 个月，在次年均进行刺激 | ADAS-Cog（阿尔茨海默病评估量表 – 认知成分），临床痴呆评分总和，用 PET 测量脑葡萄糖代谢 | 否 |
| 伏隔核 DBS 治疗难治性强迫症 [17] | 16 | 所有患者植入，刺激 8 个月，1 个月双盲（刺激开 2 周，刺激关 2 周） | 每隔 2 周进行一次 Yale-Brown 强迫症评分 | 是 |
| 内囊前肢 DBS 治疗抑郁症 [18] | 25 | 所有植入式患者，16 名随机分为先关后开组和先开后关组（交叉设计，每个阶段持续 2～3 周） | Hamilton–D 17 项量表减少大于 50% | 是 |
| **癫痫** | | | | |
| 颞叶癫痫手术的随机对照试验 [19] | 80 | 患者 1 : 1 随机分为手术组和最佳药物治疗组 | 没有伴有意识障碍的癫痫发作 | 是 |
| RNS 系统关键试验：反应性神经电刺激治疗癫痫 [20] | 191 | 所有患者植入 1 个或 2 个病灶，术后 1 个月，1 : 1 随机分为刺激和假刺激组；3 个月后评估 | 癫痫发作频率 | 是 |
| 放射外科与开放手术治疗颞叶内侧癫痫：随机对照的 ROSE 试验 [21] | 58 | 1 : 1 随机分为立体定向放射治疗组和前颞叶切除术组；评估的神经科医生单盲 | 术后 25～36 个月自我报告癫痫发作频率 | 是 |
| 一项多中心前瞻性试验研究伽马刀放射外科治疗颞叶内侧癫痫：癫痫反应、不良事件和词语记忆 [22] | 30 | 患者 1 : 1 随机分为 20 或 24Gy 组，以杏仁核、海马和海马旁回为靶点 | 术后 36 个月自我报告癫痫发作频率 | 是 |
| SANTE：丘脑前核 DBS 治疗癫痫 [23] | 110 | 所有植入丘脑前核 DBS，前 3 个月按 1 : 1 分配为刺激组和不刺激组，第 4～13 个月刺激 | 3 个月后癫痫每月发作降低率 | 是 |
| **脊髓脊柱** | | | | |
| 脊髓刺激与反复腰骶椎手术治疗慢性疼痛：一项随机对照试验 [24] | 60 | 患者 1 : 1 随机分为腰骶椎再手术组和脊髓刺激组 | 疼痛缓解 ≥ 50%，患者满意度，6 个月后再次手术 | 是 |
| 脊髓刺激与传统药物治疗神经病理性疼痛：一项对背部手术失败综合征的多中心随机对照试验 [25] | 100 | 患者 1 : 1 随机分为脊髓刺激组和传统药物治疗组（无盲） | 6 个月时腿部疼痛减轻 ≥ 50% | 是 |
| 比较 10kHz 超高频与传统低频脊髓刺激治疗慢性腰腿痛 [26] | 198 | 患者 1 : 1 随机分为常规脊髓刺激组（约 50Hz）和 10kHz 脊髓刺激组 | 背部疼痛减轻 ≥ 50%，3 个月无刺激相关神经功能障碍 | 是 |
| 鞘内巴氯芬治疗严重脊髓源性痉挛状态 [27] | 20 | 患者接受盐水或巴氯芬的 2×3 天交替试验 | 在巴氯芬结束的 3 天内用 Ashworth 量表评估肌张力 | 是 |
| **脑卒中** | | | | |
| 珠穆朗玛峰试验：硬膜外电刺激在脑卒中康复中的应用 [28] | 164 | 患者 2 : 1 随机分为植入式硬膜外运动皮层电刺激组或对照组（无假手术），所有患者都接受了相同的康复治疗，评估的临床医生单盲 | 康复后 4 周进行上肢 Fugl-Meyer（UEFM）和手臂运动能力测试（AMAT） | 否 |

**\***. 这些试验至少有 15 例受试者参与

**+**. 指是否成功达到预期结果

（如聚焦超声）、辅助神经成像，或仅仅是神经外科手术和相关住院治疗成本的昂贵，无疑提高了开展神经调控疗法研究的门槛。因此，很少有人愿意在没有足够令人信服的、小规模的初步研究的前提下，投入所需的时间、精力和资金来进行这类试验。即使是那些表面上被设计为可行性和安全性研究的研究方案，通常也会根据可能的有效性进行评估，以证明进行下一阶段试验的成本是合理的，不管这种合理性是否由政府、企业、学术界或慈善团体来进行评测。不幸的是，这种利用之前研究的不足作为进一步评估临床疗效的研究基础的趋势，会对发现和寻求潜在有效疗法的过程增添更多的干扰。因为由于上述初步研究的动力不足，阴性结果可能是假阴性，但即使是阳性结果也可能是假阳性，这取决于测试的条件数量和未知的真正有效治疗条件的潜在比例。

举个例子，假设设计了一项关于 DBS 的可行性研究来评估高频和低频刺激对某一特定靶点在难治性强迫症的作用，评估的终点是强迫症状的减轻。该研究的阳性预测能力为 0.8，结果被认为具有统计学意义，$P < 0.05$。在这种情况下进一步假设，DBS 在这个靶点上未知的真实效果是只有低频刺激才有效，而且只针对强迫症，而非强迫性行为。因此，本试验中真实结果所占比例为 1/4。那么，总的来说，这次试验的结果反映潜在真实情况的可能性有多大？在 80% 的病例中会发现真正的阳性。然而，由于只有 1/4 的评估条件是真正有效的，假阳性将在 14.3% 的情况下被检测出来。因此，将假阴性率（20%）和假阳性率（14.3%）结合起来，导致试验的结果与现实不符，偏差的概率接近 1/3（小于 0.20 和 0.143 的简单总和，因为这些事件并不是相互排斥的，所以一些成果会重叠）。从本质上说，这是多重比较问题向临床试验的推断，而临床试验无法事先知道在测试条件下真实阳性效应，即所谓的基准率。

在早期临床研究中，关注结果整体有效性尤其重要，虽然研究目标是仅仅确立疗效的可行性或安全性，但通常会包括疗效终点。为此，它们通常效力相对较低，并可能探索更广泛的参数和结果，以评估特定治疗策略的更大潜力。尽管这些研究在统计和结构上有局限性，但它们常常被评估为有意义的"信号"，即使这不是这些研究的主要目的，研究者也会根据这些早期疗效结果进行更大规模试验。尽管如此，对这些较小的早期研究在统计上局限性的清晰理解可能说明，假阳性和假阴性的组合可能性足够高，以至于过分强调与动力不足、过度探索的终点相关的任何结果是不可靠的。

因此，从统计的角度来看，可以采取限制测试样本的操作次数和评估结果指标的数量。然而，神经调控领域中，尤其是当应用电刺激时，这种方法似乎太局限：鉴于潜在较大的刺激参数空间和复杂的神经精神疾病，选择一个小样本的研究，结果可能类似于盲人捕鱼。而理想情况下我们要做的是通过"广撒网"来发现一些有用的治疗方法。

因为毁损手术的自由度更小（也就是说，无刺激参数调整），在临床试验的背景下，这些干预可能看起来是一种更简单和更强大的神经调控技术，并可能促进建立在这些毁损结果之上的电刺激技术的后期发展。然而，单一病例不能同时获得多种刺激方案所能达到的全部效果，所以如果只基于毁损研究来尝试神经刺激，可能会被假阴性所误导。此外，对病变进行电刺激这种实验方式本身在解剖特异性和重复性方面存在差异；例如，根据病灶的精确大小或位置来评估结果的回顾性分析，也会面临类似的潜在的多重比较问题。

为了限制与研究性治疗方案和评估有关的参数多样性，神经调控研究必须建立在合理的科学前提之上。例如，假设某一特定的神经解剖通路介导了某种特定的功能障碍，通过其调节可以减轻相关症状，计算分析（例如电场和神经元反应的有限元建模）可以产生一组调控范围较窄的刺激参数，以产生预期的电路效果（如 CENTURY-S，NCT02881151；ADvance Ⅱ，NCT03622905）。当然，这假定至少需要了解神经反应的类型和传导途径。换句话说，神经反应的类型和传导是否被驱动、抑制或以其他方式募集以产生可塑性或释放调节性化学因子？如果这个问题得不到合理的解释，这可能是实验研究计划不成熟的迹象。

一个有趣的来探索神经调控潜在的巨大空间的方法（例如，电刺激点位和模式）就是在试验设计加入一个探索性阶段，在此阶段我们的目标是对一个被假设的预期治疗效果良好的生物标记物产生作用。例如，如果额中回 θ 波影响抑郁[29]，可以实现灵活的实验设计，在实验中在每个患者身上"调整"刺激在该区域产生所需的 θ 调制，这种由经验决定的刺激模式将在试验的下一阶段持续进行，以评估疗效。这种自适应试验设计，如果严格按照预先指定的计划进行，可能会加速向有效的神经调控治疗的进展[30]。

## 三、阐明治疗模型

所有研究都隐含或明确地提出了一种特定的因果结构来支持变量之间潜在相互作用，包括实验操作、结果测量，以及其他相关因素。尽管传统的统计方法是在没有因果关系的传统中发展起来的，但过去 30 年的工作显示出在假定的因果关系互动的合理框架内设计研究和进行分析以最大限度减少偏差的重要性[31]。因此，为建议的治疗模型构建明确的因果图可能会为适当研究设计提供有用的清晰度

（图 37-1）。这样的图将揭示出所提议的研究逻辑，从而有助于对科学前提的合理性进行批判性分析。此外，该图将清楚地确定中介因素和混杂因素，使前者可用于得出次要结果量度，而后者可通过设计或分析中的适当控制加以解决。

为了强调提出的因果模型在实验设计中的重要性，假设进行了一项非随机的、前瞻性的试点研究，以评估一种新的神经刺激方法对特定神经精神疾病的影响。所有的患者都接受刺激和随访，以便他们的结果能与术前基线进行比较。总的来说，没有观察到显著的积极治疗趋势。为了确定是否存在一个反应者亚组，表达假定生物标志物的患者进行亚组分析，该生物标志物被假设为能够实现或介导治疗效果——可能是特定的神经节律或代谢神经成像改变。换句话说，这个生物标志物被假设为治疗所使用，而它本身是有益行为效果的原因。然而，如果假设相反，虽然刺激确实倾向于增加该生物标志物的表达，但碰巧表现出改善（例如，由于安慰剂效应或其他研究活动）的患者也倾向于表现出独立于刺激的该生物标志物。换句话说，对该生物标志物的观察可能来自刺激和（或）行为变化。因此，它实际上是一个碰撞因素，而不是中介因素（图 37-1）。在这个因果分析中，尽管可能没有从刺激到行为结果的因果通路，但可以观察到寄生关系：如果选择阈值用于选择生物标志物水平子群，这样刺激或行为反应可能足以跨越它，可以观察到一个假的负相关；然而，如果阈值的选择使得刺激和行为反应的联合（独立）影响更有可能产生一个超阈值水平，那么就可以观察到刺激和行为结果之间虚假的正相关。在每种情况下，这种错误的关联被称为碰撞偏差，是在生物标志物和行为结果之间的"真实"因果关系的背景下，通过应用阈值筛选出一组无刺激

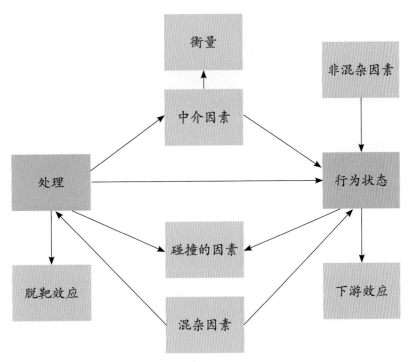

▲ 图 37-1　描述任何特定神经调控试验设计中可能存在的变量类型的因果

一种随机试验，通过以随机的方式分配试验操作，除"抛硬币"之外不受任何因果输入的影响，原则上消除了混杂因素的可能性。这在实践中是否正确，取决于所研究样本的规模和群体之间的特征分布，特定特征的偶然聚集，如年龄、性别、疾病严重程度或亚类型等，可能破坏随机化。干扰因素与治疗效果有因果关系，而它们的替代物与治疗效果的关系仅在于它们直接对应于这些干扰因素本身；因此，次要结果报告说明的干扰因素只有在某种对应程度上是有效的。注意，下游效应可以用作行为结果的代理，受相同类型的约束。当一个因素有多个潜在原因时，就会出现冲突因素，这里描述了由操作和评估结果（行为状态）引起。在非随机、观察性研究中，这些经常被误认为是混杂因素，通过"控制"这些因素对结果的事后分层，可能导致假设的治疗和效应之间的虚假相关性 [32]。请注意，这种"冲突"也发生在行为结果上，由操纵和非混杂因素的输入造成。对结果进行分层以评估潜在相关的试验变量之间的关系可能会导致操作和这些非混杂因素之间的虚假关联，类似于冲突因素的情况，因为在这里，行为状态在技术上也是一个冲突因素

和无反应的患者（以类似于伯克森悖论的方式 [33]），这种因果联系与建议的治疗模型相反。

这只是众多可以证明设计和进行临床研究的各种结构缺陷的例子之一。因此，在给定的实验设计基础上，明确阐述所提出的治疗模型，并在该模型中对假设的因果步骤进行严格验证，将降低推理错误的可能性。

## 四、选择结果指标

理想情况下，主要疗效指标或结果是对判断生命质量和（或）生命长度有明确的价值。不幸的是，在现实世界中，指标如此简单的例子相对较少，尤其是在复杂的神经精神疾病中。例如，一种根据标准量表（如 MADRS 或 HAM-D）减少患者抑郁但未能改善整体社会和经济功能的新疗法，是否成功取决于个人的观点。混淆的部分原因在于，这些标准量表基本上只是替代指标，而不是真正的统计意义上的终点。真正的主要指标将反映出患者对治疗的期望（撇开当患者无法表达这些期望或缺乏对自身需求的洞察力时出现的棘手问题不谈）。然而，这种愿望是异质的，难以量化，所以使用替代措施实际上是常规，而不是例外。换句话说，我们的目标是改善患者的生活，但是他们可能会想象自己的病情会有所改善，但是临床研究必须通过选择或设计适当的替代措施来使个体差异同质化。在许多领域，特定的替代措

施无论好坏已成为评估治疗效果的公认标准（例如，帕金森病中的 UPDRS）。

尽管以替代标准作为统计学分析的研究更为普遍，但它们的正确使用仍存在争议 [34]。争议主要是关于在最终结果度量中是否使用替代标准，这些标准通常存在以下误解：可行的替代标准就是与"真实"结果密切关联的任何结果 [35]。然而，理想的替代标准是完全预测治疗对真实结果的影响。在实践中，有许多可用的分析方法来评估替代标准的有效性，每种方法都有其优缺点和也有其理想的应用场景 [36]。

为支持特定治疗模型的因果关系而制定次要结果时，试验的信息价值可明显提高 [37]。例如，如果同时满足主要结果和次要结果，那么成功的主要结果的有效性将变得更加合理。相反，当既没有达到主要结果又没有达到次要结果时，人们就会知道要么治疗模型根本不正确，要么模型是正确的，但是实验计划早期的失败阻碍了主要成果的实现。同时，失败的次要结果与成功的主要结果表明该模型不正确，或者主要结果的实现并不真实。对于那些具有编写计算机代码经验的人来说，此过程类似于通过在代码运行时报告关键变量的中间状态来调试功能。

## 五、设计适当的控制条件

与大多数药物试验不同，神经调控试验不能简单地给对照组服用安慰剂。相反，在许多外科试验中使用的"安慰剂"是假装为患者做了某些手术操作，我们可以称其"手术对照组" [38]。神经外科的神经调控提供了额外形式的调控可能性：控制条件可以采取病变和输注研究中的假手术、输注研究中的安慰剂输送或在神经刺激研究中保持某组植入患者处于盲、非刺激状态的形式。后者可以采取延迟启动或退出协议或交叉设计的形式。

应用"手术对照组"在神经外科的临床研究中的使用困难重重。除了这种操作有可能为患者带来短暂安慰剂效应之外，没有其他任何好处，患者也将接受手术带来的困扰。在"假手术"中，什么刺激程度阈值很难确定。例如，在研究中，如果需要将刺激装置直接插入病变中，则可能会产生一种持续存在的微毁损效应，这样一来，这种操作成为一次治疗。相反，如果刺激装置未完全插入靶点，则这些对照患者的刺激装置在靶点处的毁损效应会较小（例如只产生了组织水肿），因此这不能代表了真正的对照，在治疗组中观察到的任何改善，尤其是短暂的改善，都有可能是这种微毁损效应引起的。

AAV2-GAD 这项研究 [9, 39] 对接受基因治疗后帕金森病患者的丘脑底核的功能变化进行了评价，这是一个应用药物对照组来进行临床研究的研究范例，该研究出现后，关于设计"手术对照组"是否有局限性产生了分歧。因为颅骨薄厚存在差异，可能导致药物输送导管没有准确插入脑内。在 DBS 手术中靶点周围常出现微损伤，而这项研究因没有考虑操作可能引起的微损伤效应而受到一些学者质疑。多数质疑者认为，药物治疗与毁损治疗不同，使用药物治疗疾病的研究有更好的可控性。因此，最终结果上的差异可以更明确地归因为使用不同药剂所导致的。但实际上，从满足入组标准的角度来看，更好的选择是告知患者他们随机分配到了对照组，但这意味着他们将不会接受任何治疗。然而，一些患者无法承受这种对照组的实验方案 [40]。

最近，随着聚焦超声（FUS）的使用，越来越多的学者接受将其应用于研究中。如在 FUS 对原发性震颤（ET）的关键性试验 [8] 中，尽管对入组患者进行剃头及常规的各种治疗前准备，但并没有真正的开启 FUS。但是，由于目前手术治疗对 ET 的效果非常明确，受试患者预知超声能量会对其靶点造成相应的损毁而达到治疗目的，这使他们产生了很强的期望。所以该手术对照并不能避免研究对象的主观偏倚。实际上，唯一要明确的不稳定因素是 FUS 设备是否可以准确地对目标靶点造成毁损，并且至少有一些患者相信这种治疗方式是有可能有效的才可以开始试验。

设计试验来评估这种难治性 ET 的治疗效果，从法规的角度来看，是足以获得 FDA 批准的。但是，从临床角度来看，患者主要想了解的是 FUS 或 DBS，哪一种才是更好的治疗方法。对于专业领域的许多学者来说，鉴于 FUS 可以产生局灶性病变，并且已知 VIM 丘脑切开术是 ET 的有效治疗方法，因此该试验在减轻震颤方面的成功并不让人感到意外，也没有引起人们的兴趣。相反，与其他神经外科治疗方法（尤其是 DBS）相比，评估疗效和持久性以及相关并发症（例如构音障碍、共济失调、持续性感觉异常等）是主要关注的问题。因此，有人可能会争辩说，一旦 FUS 装置的技术能力已经确立，考虑丘脑通透性对 ET 更普遍的疗效，对 FUS 丘脑通透性的假对照试验不太可能提供很多信息，而真正需要的是与其他外科治疗 ET 方法的比较。在特定的毁损手术的基本疗效仍然不确定的情况下（例如，精神病，其中几乎不进行随机假手术对照的研究，有时甚至不确定 [15]），这种方法可能更有价值。对于 ET，是否应该进行 DBS 与 FUS 的对照试验，是否以严格的方式进行，是否以检验新方法的疗效与现有 DBS 治疗进行比较？是否应该将 FUS 与其他治疗方法进行比较，而不是假手术或 DBS？再者，实际上，谁来为这种面对面的比较买单？在许多方面，即使没有直接解决最紧迫的临床问题，进行的试验也是最简单和最纯粹的。目前，单独试验的荟萃分析是唯一可用的比较的方法 [41]。

所得到教训是，"理想"的控制试验可能取决于一个人的视角。从工业或商业角度来看，需要最简单的设计来获得监管机构的批准。但是，从科学的角度来看，治疗组和对照组之间的比较应该为临床上相关的决策提供依据。这些目标不一定在每种情况下都是一致的。

在许多方面，神经电刺激试验可能采用最简单的对照方法。最近的许多研究采用了将每个受试者进行植入，然后将"关"机与"开"机进行比较的策略，无论是在受试者之间（例如，在一组中交错地开始或停止刺激）还是在受试者内部（交叉设计）。使用这些方法中的哪一个可能取决于预期提供刺激的收益类型。例如，如果预期神经刺激将提供简单的症状益处（例如，减少震颤），那么交叉设计可能是理想的，因为每个患者都可以作为自己的对照（除了能够比较"开"与"关"患者的状况）；如果有效，则一旦试验完成，所有患者最终都可以置于"开"的状态。如果预计刺激将提供一种改善疾病的益处，尤其是随着时间的推移而累积的益处，那么可能值得跟随患者更长的时间，并避免在系统开启后将其关闭。在这种情况下，延迟开始模式可能更理想，因为可以继续监视最初处于"开"状态的组随时间推移对疾病进展的累积效应（而不是将它们先打开然后再关闭，然后再重新打开可能会再次开始累积过程），这就像在 ADvance 试验中通过穹隆 DBS 治疗阿尔茨海默病一样 [16, 42]。

为了达到双盲效果，这些神经电刺激研究设计均假设患者无法区分"开"与"关"状态。因此，在这些研究中纳入一个正式的实验可能是可行的，在这个实验中，需设置参数让患者需区分刺激器在不同的设置下是活动的还是不活动的，这可以作为确定哪些设置符合双盲"开"与"关"评估目标的重要指导。

## 六、选择解剖靶点

在神经调控研究中，核心问题是确定最佳的解剖学靶点，而这所涉及的问题与待治疗的疾病几乎一样多。在这里，需要考虑的总原则可能与广泛的研究相关。

理想情况下，靶点结构或路径与疾病表现之间应该有因果联系的证据。然而，当建立在一个良好支持的回路模型上时，靶点活动和疾病表达的共同变化可能是有帮助的；例如，即使某个区域位于直接导致症状表现的大脑区域的下游，也有可能受到电刺激的逆向影响。逆行、顺行或靶点刺激更有效还是更有特异性，可能因靶点和疾病不同而异。

原则上，这些方法的结合（例如，对目标回路中的多个位点进行多点刺激）可以提高特定刺激效果的功效或特异性；可以想象，如果将较低级别的刺激应用于单个网络中的多个节点，其特异性应该得到增强，这样可以减少局部脱靶效应，但是应用于该系统的有效干扰仍反映了适用于各个位点的总和。当然，毁损也可能具有协同作用。例如，扣带回联合尾状核下束切开术（所谓的边缘脑白质切断术）似乎对以前仅进行了扣带回切开术而没有明显改善的强迫症患者有效 [43]。

认为神经调控靶点是神经网络而不是单个解剖部位的这一观念已得到广泛的认可和接受，尤其是在癫痫手术中 [44-47]。就潜在的神经活动的强度和一致性而言，癫痫疾病可能存在变异，但无论是正常的还是异常的行为，都是源于一组分布式连接神经结构的协同活动引起的 [48]。尚不清楚针对多个神经调控位点是否会持续改善治疗效果，或者是否存在单个最佳位点。在某些情况下，疾病表现的复杂性与最佳位点网络之间可能存在直接关系。鉴于在每个靶点观察到的治疗效果之间不完全重叠，功能神经外

科医生似乎更了解帕金森病中 STN 和 GPi DBS 的联合治疗是否能产生协同作用 [5, 49-51]。这种高强度的双重治疗可能反映了这些靶结构之间的单突触关系。分布式神经调控可能有益于一种疾病状态的多个维度，这可能与各个维度的效应范围与网络距离（突触的数量）和靶点位点之间的连接强度有关。

任何特定的神经解剖位点可提供的自由度（即，不同维度的行为的数量可以进行差异化修改）可能与其在系统发育层次中的位置有关。换句话说，更复杂的行为是最近进化的，并且可能由新出现的结构所介导。因此，提升神经调控系统的脑干刺激可能在对觉醒、注意力、强化或决断力阈值的某些方面起相当简单的增益调控作用 [52-55]，而皮层刺激可能对某些特定行为产生更复杂的影响。实际上，考虑到皮层中反应存在着显著异质性，尤其是前额叶等皮层，单个神经元可对特异性功能的复杂混合进行不同编码 [56]。因此，尽管目前确实有对开发这种功能感兴趣的机构（例如，Neuralink 和 Kernel 之类的公司）以解决这些区域可用信息处理的全部空间，但这需要对特定的皮层束或皮层进行更精细的掌控。

白质靶点提供了一种在小体积内处理潜在的大面积皮层（或其他连接结构）的方法。内囊腹侧毁损或刺激是这种方法的一个例子，其目标是广泛地改变难治性、衰弱性强迫症患者的眶额皮层的功能 [57]。然而，这样的策略必然会放弃获得高度特异性治疗效果的希望。但是，在某些疾病状态下，实际上可能需要在广泛的行为范围内发挥非特异性作用。相反，相当令人惊讶是脑白质毁损导致的认知后遗症有明显的局限性，尤其是额叶内的脑白质毁损，扣带回切开术、内囊腹侧切开术和尾状核下束切开术通常会导致相对细微的认知变化 [58-63]，甚至可能会改善某些认知领域的表现 [64]。这些可能

反映了额叶的分布复杂性和可塑性，以及在病灶周围传递信息的潜在能力（例如，当内囊切开术切断许多皮层下眶额连接时，皮层 – 皮层连接保持完整）。但是，这是否是对该区域整体功能的简单增益控制，还是以一般方式影响其功能的某些细微变化尚不清楚。例如，在内囊切开术中，眶额皮层是否只是通过皮层 – 基底神经节 – 丘脑 – 皮层回路较少地接触强化机制，但它仍然像以前一样保留了处理来自其他皮层区域信息的能力？

这表明我们在辨别特定疾病神经调控的最佳神经解剖靶点的过程中会受到限制，在很大程度上是因为我们对疾病神经网络回路机制并不非常了解，以及对相关脑区正常功能仅有初步地认识。即使确定了候选区域，要修改其活动的方式也是另一个重大挑战。目的是阻断活动以模拟毁损的获益吗？还是使作为有效神经处理的"载体"信号的节律正常化吗？像许多脑 – 机接口技术研究一样，是否旨在"桥接"受损或功能异常的网络通路？哪种类型的神经刺激将达到所需的效果？这些问题尽管超出了本章讨论的范围，但显然是开发新的神经调控治疗的核心。

## 七、选择患者

在选定的某一疾病中，选择合适的受试患者人群需满足两个重要条件：患者应符合该疾病相对普遍和典型的类型；患者应能够反映该疾病在不同阶段中症状学或病理生理学上的变化。另外，在理想情况下选择标准要能够很容易地被实施，这样，则不会因缺少必要的工具（例如，超高场强 MRI，昂贵且稀缺的分子检测等）使患者的选择受到限制，或因患者选择方案太过复杂，导致研究人群与实际受试人群不匹配。

例如，当帕金森病患者病情进展超出疾病的特定阶段时，则不再适用于 DBS 治疗[65]；是由于痴呆和其他非运动症状已成为影响帕金森病患者的主要问题，所以运动症状的改善不太能显著提高患者的整体生活质量，甚至 DBS 治疗可能直接加重其痴呆症状。因此，此类患者的疾病"可改善"的程度是有限的，特别是从运动角度来看。在阿尔茨海默病的患者中，早期对其进行干预将有更好的预后，这也是阿尔茨海默病的"ADvance"试验的穹隆 DBS 治疗的设计前提，因此，该研究选择招募了轻度和"可能"阿尔茨海默痴呆的患者[16]。但是，该研究也纳入了非典型的早发性痴呆患者。事后分析表明，这些患者可能会对 DBS 效果产生负面影响（当然，鉴于事后可以进行大量潜在的比较，此类事后分析应谨慎对待）。因此，该试验的下一阶段提高了最低纳入年龄，以便更好地与典型的阿尔茨海默症人群保持一致（ADvance Ⅱ：NCT03622905）。

在已有的三项关于抑郁症 DBS 治疗的重要研究中，一项是针对胼胝体下扣带回[12]，另一项是针对腹侧纹状体和内囊前肢的腹侧部分[13]，第三项则是针对内囊前肢的相似区域[18]。尽管在个别病例中可以看到明显的治疗效果（例如，发现症状突然再次出现与脉冲发生器电池的耗尽有关），但前两次试验未能达到总体疗效目标。这些失败可能是由于患者选择不佳以及相关解剖部位存在的个体差异所导致[66]。同时，要根据《诊断和统计手册》（DSM）中的指南纳入抑郁症患者，并对检查项目的总数进行汇总，以超过某个任意的阈值。因此，表现不同症状的患者可得到相同的诊断。重要的是，抑郁症患者可以在某些可能具有独特神经生物学机制的类型中表现出明显的症状[67]。因此，疾病的亚型异质性可能干扰了这些抑郁症研究的结果。例如内囊前肢毁损手术不太适用于特定亚型（例如"储物狂"）的强迫症患者[68]。出于这些原因，如果存在已知疾病亚型而没有预知哪些亚组可能治疗有效的情况下，可能需要研究者先对预先指定的亚组进行充分的研究，或者将研究限定于某些特定的亚组中。

DSM 疾病分类的概念可能不足以区别出不同的神经病理学疾病，这使得有了基于神经系统角度的基本特征来表征疾病行为的研究。具体来说，美国国立卫生研究院的"研究领域标准"（RDoC）框架通过 6 个领域（正价，负价，认知系统，社会过程，唤醒 / 调节系统和感觉运动系统）来观察行为。每个领域都包含了着重于特定功能的构造（例如，在正价系统中，对奖励的敏感性和使用奖励进行学习的能力）。评估这些功能的一系列任务的行为表现被假设为比传统标准更敏感和更具体的神经心理功能分类器[69]。尽管用于评估这些功能的检测方式不像常规的临床评估手段（即 DSM 类别，标准量表和常规的神经心理学测试）那样标准化或有效，但根据潜在的机制去定义神经精神疾病的这种"第一原则"方法，对于神经调控试验来说无疑是更理想的。

## 八、确定随访的频率和持续时间

像所有临床试验一样，神经调控研究必须在频繁和长期随访与患者负担、费用和结果及时报告等实际因素之间取得平衡。在许多情况下，患者需要长途跋涉才能参加这些研究，因此，频繁、持续的随访会带来很多的财务和家庭问题。尽管如此，仍需要最大限度地收集数据以提高结果的整体可靠性。

大多数的神经调控研究都以预先设定的时间间隔去进行一些行为评估。鉴于受试者在跨时段、跨天和跨月中的行为表现存在高变异性，所以更频繁的测量将有助于减少误差。因为一项研究的可行性与测量数据的变异性成反比，所以在某种程度上为更准确地评估单个受试者（例如，取多次评估的平均值），可通过这种方式以减少研究所需的受试者数量。即使患者需要承担旅行、住房和其他相关费用，这对接受了额外评估的神经调控研究的患者来说节省了总体成本，甚至可以肯定地说，与其他进行更多治疗的患者相比，它的成本更低。

由于许多神经调控疗法是逐渐产生疗效，因此需要足够的随访时间去评估新方法。其中一个由于持续时间不足而导致治疗失败的突出例子就是丘脑 DBS 治疗癫痫的 SANTE 试验[23]。该试验没能在预先指定的 3 个月时间点减少癫痫发作，因此没有立即获得 FDA 的批准。然而，在 6 个月及以后的随访时间中，癫痫发作的频率明显减少[70]。最终，基于这些延长期一系列随访的数据，获得了监管部门的批准。同癫痫一样，肌张力障碍和强迫症对神经调控的反应也表现出随着时间的推移而逐渐改善[71, 72]。因此，牢记这些例子可能会有益于将来的试验。

## 九、患者术后管理的规划

神经刺激研究的独特之处在于，受试对象被植入了复杂的电子设备，而这些设备通常是永久性的。当研究结束时，这些设备仍然存在。所以这些设备可能需要长时间的维护（更换植入的电池，更换或修理无线充电设备等）。如果研究成功并且获得了监管部门的批准，则长期管理可能不会成为问题。但是，当研究失败时，就发起方和成本而言，设备的日常维护状态会变得不确定。

尽管人们可能认为失败的试验不应再继续提供无效器械，但患者通常会有不同的感觉。在某些情况下，确实有个别患者从植入设备中受益。而在这种情况下，患者经历了植入设备并参与研究的风险和麻烦，这时撤回设备支持会被视为不道德。然而，即使没有明确的证据表明患者正在获得有效治疗，许多患者仍会感觉获益——无论是通过安慰剂作用的影响，还是因为他们确实体验到了研究方案中没有捕捉到的效果——或者他们至少可以继续对疗效抱有希望。在这些病例中，许多人会认为最合乎道德的做法是继续提供设备支持。然而因与实际情况中这类患者的个人利益相冲突，所以即使预先告知了患者，如果研究失败，将无法继续提供设备支持，这仍然不是避免这种道德责任的理由。

因此，最好的方法是尽可能地长期提供设备支持和预算。设备制造商通常会为失败的试验继续提供支持和帮助。而保险公司的支付方式更加多样化，它们通常会选择足够稳定并且能够克服诸多障碍的临床团队来进行买单。随着神经调控试验数量的增加，这一问题已普遍存在，学术界和行业内的竞争者希望通过对每个试验征税的方式来建立一个基金，以扩大整个研究领域。这样至少可以支付在无法通过其他方式（保险或慈善事业）来承担医疗费用的情况下设备长期维护所需的医疗费用。

# 十、结论

成功的临床研究将推动神经调控的发展。然而，这些研究的成功并不仅仅在于实现了基本的治疗目标，还源于它们解决问题的能力。实际上，我们应该期望大多数试验无法达到预期的治疗结果，因为这样，可促使提高研究者去解决神经精神病患者所面临的最困难和紧迫问题的决心。无论试验是失败或成功，这对于该领域的发展以及那些参与并承担了研究风险的患者均有良好的参考价值。

在没有充分准备的情况下进行试验为时过早，这不仅会给患者带来潜在的不必要风险，而且还会影响到整个研究领域的发展。同样，仅通过次优研究设计方法进行的神经调控试验，可能无法保证该项检测数据的真实性。随着检查技术和神经科学知识的提高，人们对神经调控的兴趣大大增加，但是无论从经济还是人力资本角度来看，可用于大量和大规模的研究的资源都是有限的。因此，可通过吸取先前研究的正面和负面经验来优化试验设计，这对实现神经调控最光明的未来至关重要。

# 参 考 文 献

[1] Teskey GC, Monfils MH, VandenBerg PM, Kleim JA. Motor map expansion following repeated cortical and limbic seizures is related to synaptic potentiation. Cereb Cortex. 2002;12:98–105.

[2] van Rooyen F, Young NA, Larson SE, Teskey GC. Hippocampal kindling leads to motor map expansion. Epilepsia. 2006;47:1383–91.

[3] Kupsch A, Benecke R, Muller J, Trottenberg T, Schneider GH, et al. Pallidal deep-brain stimulation in primary generalized or segmental dystonia. N Engl J Med. 2006;355:1978–90.

[4] Deuschl G, Schade-Brittinger C, Krack P, Volkmann J, Schäfer H, et al. A randomized trial of deep-brain stimulation for Parkinson's disease. N Engl J Med. 2006;355:896–908.

[5] Odekerken VJJ, van Laar T, Staal MJ, Mosch A, Hoffmann CFE, et al. Subthalamic nucleus versus globus pallidus bilateral deep brain stimulation for advanced Parkinson's disease (NSTAPS study): a randomised controlled trial. Lancet Neurol. 2013;12:37–44.

[6] Weaver FM, Follett K, Stern M, Hur K, Harris C, et al. Bilateral deep brain stimulation vs best medical therapy for patients with advanced Parkinson disease: a randomized controlled trial. JAMA. 2009;301:63–73.

[7] Follett KA, Weaver FM, Stern M, Hur K, Harris CL, et al. Pallidal versus subthalamic deep-brain stimulation for Parkinson's disease. N Engl J Med. 2010;362:2077–91.

[8] Elias WJ, Lipsman N, Ondo WG, Ghanouni P, Kim YG, et al. A randomized trial of focused ultrasound thalamotomy for essential tremor. N Engl J Med. 2016;375:730–9.

[9] LeWitt PA, Rezai AR, Leehey MA, Ojemann SG, Flaherty AW, et al. AAV2–GAD gene therapy for advanced Parkinson's disease: a double-blind, shamsurgery controlled, randomised trial. Lancet Neurol. 2011;10:309–19.

[10] Marks WJ Jr, Bartus RT, Siffert J, Davis CS, Lozano A, et al. Gene delivery of AAV2–neurturin for Parkinson's disease: a double-blind, randomised, controlled trial. Lancet Neurol.

2010;9:1164–72.

[11] Lang AE, Gill S, Patel NK, Lozano A, Nutt JG, et al. Randomized controlled trial of intraputamenal glial cell line-derived neurotrophic factor infusion in Parkinson disease. Ann Neurol. 2006;59:459–66.

[12] Holtzheimer PE, Husain MM, Lisanby SH, Taylor SF, Whitworth LA, et al. Subcallosal cingulate deep brain stimulation for treatment-resistant depression: a multisite, randomised, sham-controlled trial. Lancet Psychiatry. 2017;4:839–49.

[13] Dougherty DD, Rezai AR, Carpenter LL, Howland RH, Bhati MT, et al. A randomized sham-controlled trial of deep brain stimulation of the ventral capsule/ventral striatum for chronic treatment-resistant depression. Biol Psychiatry. 2015;78:240–8.

[14] Mallet L, Polosan M, Jaafari N, Baup N, Welter ML, et al. Subthalamic nucleus stimulation in severe obsessive-compulsive disorder. N Engl J Med. 2008;359:2121–34.

[15] Lopes AC, Greenberg BD, Canteras MM, Batistuzzo MC, Hoexter MQ, et al. Gamma ventral capsulotomy for obsessive-compulsive disorder: a randomized clinical trial. JAMA Psychiat. 2014;71:1066–76.

[16] Lozano AM, Fosdick L, Chakravarty MM, Leoutsakos JM, Munro C, et al. A phase II study of fornix deep brain stimulation in mild Alzheimer's disease. J Alzheimers Dis. 2016;54:777–87.

[17] Denys D, Mantione M, Figee M, van den Munckhof P, Koerselman F, et al. Deep brain stimulation of the nucleus accumbens for treatment-refractory obsessive-compulsive disorder. Arch Gen Psychiatry. 2010;67:1061–8.

[18] Bergfeld IO, Mantione M, Hoogendoorn ML, Ruhe HG, Notten P, et al. Deep brain stimulation of the ventral anterior limb of the internal capsule for treatment-resistant depression: a randomized clinical trial. JAMA Psychiat. 2016;73:456–64.

[19] Wiebe S, Blume WT, Girvin JP, Eliasziw M, Group EaEoSfTLES. A randomized, controlled trial of surgery for temporal-lobe epilepsy. N Engl J Med. 2001;345:311–8.

[20] Heck CN, King-Stephens D, Massey AD, Nair DR, Jobst BC, et al. Two-year seizure reduction in adults with medically intractable partial onset epilepsy treated with responsive neurostimulation: final results of the RNS System Pivotal trial. Epilepsia. 2014;55:432–41.

[21] Barbaro NM, Quigg M, Ward MM, Chang EF, Broshek DK, et al. Radiosurgery versus open surgery for mesial temporal lobe epilepsy: the randomized, controlled ROSE trial. Epilepsia. 2018;59:1198–207.

[22] Barbaro NM, Quigg M, Broshek DK, Ward MM, Lamborn KR, et al. A multicenter, prospective pilot study of gamma knife radiosurgery for mesial temporal lobe epilepsy: seizure response, adverse events, and verbal memory. Ann Neurol. 2009;65:167–75.

[23] Fisher R, Salanova V, Witt T, Worth R, Henry T, et al. Electrical stimulation of the anterior nucleus of thalamus for treatment of refractory epilepsy. Epilepsia. 2010;51:899–908.

[24] North RB, Kidd DH, Farrokhi F, Piantadosi SA. Spinal cord stimulation versus repeated lumbosacral spine surgery for chronic pain: a randomized, controlled trial. Neurosurgery. 2005;56:98–106; dis cussion 06–7.

[25] Kumar K, Taylor RS, Jacques L, Eldabe S, Meglio M, et al. Spinal cord stimulation versus conventional medical management for neuropathic pain: a multicentre randomised controlled trial in patients with failed back surgery syndrome. Pain. 2007;132:179–88.

[26] Kapural L, Yu C, Doust MW, Gliner BE, Vallejo R, et al. Novel 10–kHz high-frequency therapy (HF10 therapy) is superior to traditional low-frequency spinal cord stimulation for the treatment of chronic back and leg pain: the SENZA-RCT randomized controlled trial. Anesthesiology. 2015;123:851–60.

[27] Penn RD, Savoy SM, Corcos D, Latash M, Gottlieb G, et al. Intrathecal baclofen for severe spinal spasticity. N Engl J Med. 1989;320:1517–21.

[28] Brown JA, Lutsep HL, Weinand M, Cramer SC. Motor cortex stimulation for the enhancement of recovery from stroke: a prospective, multicenter safety study. Neurosurgery. 2006;58:464–73.

[29] Broadway JM, Holtzheimer PE, Hilimire MR, Parks NA, Devylder JE, et al. Frontal theta cordance predicts 6–month antidepressant response to subcallosal cingulate deep brain stimulation for treatment-resistant depression: a pilot study. Neuropsychopharmacology. 2012;37:1764–72.

[30] Chow SC. Adaptive clinical trial design. Annu Rev Med. 2014;65:405–15.

[31] Mansournia MA, Higgins JP, Sterne JA, Hernan MA. Biases in randomized trials: a conversation between trialists and epidemiologists. Epidemiology. 2017;28:54–9.

[32] Pearl J. An introduction to causal inference. Int J Biostat. 2010;6:Article 7.

[33] Porta M, Vineis P, Bolumar F. The current deconstruction of paradoxes: one sign of the ongoing methodological "revolution". Eur J Epidemiol. 2015;30:1079–87.

[34] Weintraub WS, Luscher TF, Pocock S. The perils of surrogate endpoints. Eur Heart J. 2015;36:2212–8.

[35] Alonso A, Van der Elst W, Molenberghs G, Buyse M, Burzykowski T. On the relationship between the causal-inference and meta-analytic paradigms for the validation of surrogate endpoints. Biometrics. 2015;71:15–24.

[36] Molenberghs G, Burzykowski T, Alonso A, Assam P, Tilahun A, Buyse M. A unified framework for the evaluation of surrogate endpoints in mental-health clinical trials. Stat Methods Med Res. 2010;19:205–36.

[37] Landau S, Emsley R, Dunn G. Beyond total treatment effects in randomised controlled trials: baseline measurement of intermediate outcomes needed to reduce confounding in mediation investigations. Clin Trials. 2018;15:247–56.

[38] Probst P, Grummich K, Harnoss JC, Huttner FJ, Jensen K, et al. Placebo-controlled trials in surgery: a systematic review and meta-analysis. Medicine (Baltimore). 2016;95:e3516.

[39] Niethammer M, Tang CC, LeWitt PA, Rezai AR, Leehey MA, et al. Long-term follow-up of a randomized AAV2–GAD gene therapy trial for Parkinson's disease. JCI Insight. 2017;2:e90133.

[40] Cohen PD, Isaacs T, Willocks P, Herman L, Stamford J, et al. Sham neurosurgical procedures: the patients' perspective. Lancet Neurol. 2012;11:1022.

[41] Harary M, Segar DJ, Hayes MT, Cosgrove GR. Unilateral thalamic deep brain stimulation versus focused ultrasound thalamotomy for essential tremor. World Neurosurg, vol. 126; 2019. p. e144.

[42] Leoutsakos J-MS, Yan H, Anderson WS, Asaad WF, Baltuch G, et al. Deep brain stimulation targeting the fornix for mild Alzheimer dementia (the ADvance trial): a two year follow-up including results of delayed activation. J Alzheimers Dis. 2018;64:597–606.

[43] Bourne SK, Sheth SA, Neal J, Strong C, Mian MK, et al. Beneficial effect of subsequent lesion procedures after nonresponse to initial cingulotomy for severe, treatment-refractory obsessive-compulsive disorder. Neurosurgery. 2013;72:196–202; discus sion 02.

[44] Bartolomei F, Lagarde S, Wendling F, McGonigal A, Jirsa V, et al. Defining epileptogenic networks: contribution of SEEG and signal analysis. Epilepsia. 2017;58:1131–47.

[45] Bernhardt BC, Bonilha L, Gross DW. Network analysis for a network disorder: the emerging role of graph theory in the study of epilepsy. Epilepsy Behav. 2015;50:162–70.

[46] Laxpati NG, Kasoff WS, Gross RE. Deep brain stimulation for the treatment of epilepsy: circuits, targets, and trials. Neurotherapeutics. 2014;11:508–26.

[47] Spencer SS. Neural networks in human epilepsy: evidence of and implications for treatment. Epilepsia. 2002;43:219–27.

[48] Stam CJ. Modern network science of neurological disorders. Nat Rev Neurosci. 2014;15:683–95.

[49] Baizabal-Carvallo JF, Roze E, Aya-Kombo M, Romito L, Navarro S, et al. Combined pallidal and subthalamic nucleus deep brain stimulation in secondary dystonia-parkinsonism. Parkinsonism Relat Disord. 2013;19:566–8.

[50] Boel JA, Odekerken VJJ, Schmand BA, Geurtsen GJ, Cath DC, et al. Cognitive and psychiatric outcome 3 years after globus pallidus pars interna or subthalamic nucleus deep brain stimulation for Parkinson's disease. Parkinsonism Related Disord. 2016;33:90–5.

[51] Weaver FM, Follett KA, Stern M, Luo P, Harris CL, et al. Randomized trial of deep brain stimulation for Parkinson disease: thirty-six-month outcomes. Neurology. 2012;79:55–65.

[52] Avery MC, Krichmar JL. Neuromodulatory systems and their interactions: a review of models, theories, and experiments. Front Neural Circuits. 2017;11:108.

[53] Carter ME, Yizhar O, Chikahisa S, Nguyen H, Adamantidis A, et al. Tuning arousal with optogenetic modulation of locus coeruleus neurons. Nat Neurosci. 2010;13:1526–33.

[54] Lee SH, Dan Y. Neuromodulation of brain states. Neuron. 2012;76:209–22.

[55] Lin SC, Brown RE, Hussain Shuler MG, Petersen CC, Kepecs A. Optogenetic dissection of the basal forebrain neuromodulatory control of cortical activation, plasticity, and cognition. J Neurosci. 2015;35:13896–903.

[56] Rigotti M, Barak O, Warden MR, Wang X-J, Daw ND, et al. The importance of mixed selectivity in complex cognitive tasks. Nature. 2013;497(7451):585–90.

[57] Rasmussen SA, Norén G, Greenberg BD, Marsland R, McLaughlin NC, et al. Gamma ventral capsulotomy in intractable obsessive-compulsive disorder. Biol Psychiatry. 2018;84(5):355–64.

[58] Kartsounis LD, Poynton A, Bridges PK, Bartlett JR. Neuropsychological correlates of stereotactic subcaudate tractotomy. A prospective study. Brain. 1991;114(Pt6):2657–73.

[59] Nyman H, Andreewitch S, Lundback E, Mindus P. Executive and cognitive functions in patients with extreme obsessive-compulsive disorder treated by capsulotomy. Appl Neuropsychol. 2001;8:91–8.

[60] Ochsner KN, Kosslyn SM, Cosgrove GR, Cassem EH, Price BH, et al. Deficits in visual cognition and attention following bilateral anterior cingulotomy. Neuropsychologia. 2001;39:219–30.

[61] Ridout N, O'Carroll RE, Dritschel B, Christmas D, Eljamel M, Matthews K. Emotion recognition from dynamic emotional displays following anterior cingulotomy and anterior capsulotomy for chronic depression. Neuropsychologia. 2007;45:1735–43.

[62] Subramanian L, Bracht T, Jenkins P, Choppin S, Linden DE, et al. Clinical improvements following bilateral anterior capsulotomy in treatment-resistant depression. Psychol Med. 2017;47:1097–106.

[63] Williams ZM, Bush G, Rauch SL, Cosgrove GR, Eskandar EN. Human anterior cingulate neurons and the integration of monetary reward with motor responses. Nat Neurosci. 2004;7:1370–5.

[64] Batistuzzo MC, Hoexter MQ, Taub A, Gentil AF, Cesar RC, et al. Visuospatial memory improvement after gamma ventral capsulotomy in treatment refractory obsessive-compulsive disorder patients. Neuropsychopharmacology. 2015;40:1837–45.

[65] Daniels C, Krack P, Volkmann J, Pinsker MO, Krause M, et al. Risk factors for executive dysfunction after subthalamic nucleus stimulation in Parkinson's disease. Mov Disord. 2010;25:1583–9.

[66] Riva-Posse P, Choi KS, Holtzheimer PE, Crowell AL, Garlow SJ, et al. A connectomic approach for subcallosal cingulate deep brain stimulation surgery: prospective targeting in treatment-resistant depression. Mol Psychiatry. 2018;23:843–9.

[67] Drysdale AT, Grosenick L, Downar J, Dunlop K, Mansouri F, et al. Resting-state connectivity biomarkers define neurophysiological subtypes of depression. Nat Med. 2017;23:28–38.

[68] Gentil AF, Lopes AC, Dougherty DD, Rück C, Mataix-Cols D, et al. Hoarding symptoms and prediction of poor response to limbic system surgery for treatment-refractory obsessive-compulsive disorder. J Neurosurg. 2014;121:123–30.

[69] Cuthbert BN, Insel TR. Toward the future of psychiatric diagnosis: the seven pillars of RDoC. BMC Med. 2013;11:126.

[70] Salanova V, Witt T, Worth R, Henry TR, Gross RE, et al. Long-term efficacy and safety of thalamic stimulation for drug-resistant partial epilepsy. Neurology. 2015;84:1017–25.

[71] Kupsch A, Tagliati M, Vidailhet M, Aziz T, Krack P, et al. Early postoperative management of DBS in dystonia: programming, response to stimulation, adverse events, medication changes, evaluations, and troubleshooting. Mov Disord. 2011;26 Suppl 1:S37–53.

[72] Rasmussen SA, Noren G, Greenberg BD, Marsland R, McLaughlin NC, et al. Gamma ventral capsulotomy in intractable obsessive-compulsive disorder. Biol Psychiatry. 2018;84:355–64.

# 第 38 章　注册登记与大数据
## Registries and Big Data

Douglas Kondziolka　**著**

吴　冲　**译**

杜世伟　**校**

　　立体定向和功能性神经外科非常适合注册表的开发。该领域具有基于数据收集和报告分析的外科研究和创新的悠久历史。我们将神经生物学或组织生物学的发现转化成真正为患者维持或改善功能的手术。手术通常使用数学原理和计算机辅助来精确定位。在我们的程序中，收集了大量临床、影像、神经生理、电或物理方面的信息。我们拥有标准化的评分系统来衡量残疾、疾病和转归，所有这些元素都非常适合注册表使用。而且由于标准化，许多元素早已适用于自动上传到数据收集系统。

　　大数据是为一个目的收集大量数据并用于另一目的。在我们自己的领域，我们正在慢慢地接触这种方法。但是，为了真正有意义的使用，数据收集必须非常大，并且针对此数据提出的问题要集中且相关。在过去 10 年左右的科学文献中，使用国家保险样本的 CPT 代码是一种常见的工具。这些样本可以说明人口统计学，某些阳性结果，住院时长和其他方面的信息。如果患者被编码为感染了，那么也许可以理解为什么住院时间更长。但是你可能想从此类数据中了解的问题通常是难以想象的。是否仅由于外科医生的偏好或外科医生的培训而更频繁地进行手术？这类数据库相对容易挖掘。有趣的是，作者却不常提供自己机构某个话题的数据，这些数据具有很高的保真度，可以与国家数据进行比较或作为基准。如果他们足够关心该话题，为什么不分享自己的经验？一个答案是这需要做更多的工作。

　　理想情况下，我们希望收集我们重视的数据元素，收集大量的数据元素，并将其纳入大数据范围。长期以来，胸外科医师协会（STS）一直有一个大型的外科登记处。美国神经外科委员会（ABNS）已启动其 POST 系统（外科治疗的实践和结果）作为神经外科医生资格认证和委员会认证程序的一部分。该系统将从新执业的神经外科医生那里收集一定数量的病例和结果，并配以图像，由 ABNS 进行评估和审核。每年从将近 200 名候选神经外科医师中，收集多达 30 000 例病例。该数据库将成为同类数据库中最大的。目的是帮助 ABNS 评估单个外科医生的委员会认证。ABNS 代表公众和专业人士，该系统用于了解实践动态、疾病状态和并发症发生率。这将帮助 ABNS 了解其自身的认证做法并帮助其进行改进。这也使口语考试的要素更贴近考生，效率更高。这是开机自检数据的主要目的。虽然这不是它的主要目的，但收集到的数据有可能被用作"大数据"的资源。这可能是为了神经外科教育、培训和促进其他研究提供信息〔例如，腰椎间盘突出症后硬膜切开的发生率是多少；外科医生如何实际处理慢性硬膜下血肿；由于收集了图像，切除的小体积的脑膜瘤的百分比是多少（例如＜ 3cc）；帕金森病患者从诊断到脑深部刺激手术的时间范围是多少？］，这些都是大数据问题。

## 一、需要做什么

注册表的开发需要大量的工作、时间和金钱。如果在你自己的机构完成，肯定会获得某种形式的科学信息支持。如果是为多中心使用而构建的更快更多收集的数据库，则可能需要一个合作伙伴，融资机构或其他利益相关者。有人可能会称其为"其他关心的人"。匹兹堡大学（Kondziolka，Lunsford，Niranjan，Kano）的四名神经外科医生开发了第一个立体定向放射外科注册表，该注册表是为局部或全球使用而设计的，其他中心的临床医生分享了他们的研究数据库，Elekta（Sunnyvale，CA）的软件工程师也提供了支持[1, 2]。第二个放射外科注册系统由 Brainlab（德国慕尼黑）开发，同样与临床医生合作[3]。两者都受到代表美国神经外科医师协会的 NeuroPoint 联盟（NPA）的追捧，创建了一个基于美国的放射外科注册机构。放射外科是一个有趣的研究领域，因为它涉及神经外科实践的许多不同元素——良性和恶性肿瘤、血管畸形和功能障碍。最初的目标是在 3 年内收集 30 000 例患者的数据，仅关注肿瘤。这个目标没有实现。机构的律法对有关数据共享、软件安装和培训，以及在每个站点找人"实际完成工作"的担心是造成延迟的部分原因。尽管第一年的大部分病例来自我们在 NYU 的中心，使用的是 Elekta 系统，但最终只使用了 Brainlab Quentry 系统的数据。一部分的数据字段已经匹配，这些并不重要，值得赞扬的是 Brainlab 对这一重要项目的支持仍在继续。

高保真的注册表开发是劳动密集型的，但回报可能是巨大的。

## 二、当前使用的大型注册表

截至撰写本文时，我们的前瞻性注册处中有 3200 多个立体定向放射外科病例。这还不是大数据，但是它已经很强大了并且正在增长。表 38-1 显示了纽约大学目前对该注册处的使用。

表 38-1 纽约奥克大学立体定向放射外科注册

| 项 目 | | 说 明 |
|---|---|---|
| 数据 | 手术 | 每个病例的护理要点 |
| | 随访 | 在门诊、护理或通知反馈 |
| 患者信息 | | 用诊所既往的治疗信息——比电子健康记录更好 / 更快 |
| 患者宣教 | | 在办公室向患者显示的实时检查结果 |
| 研究 | | 为多中心项目寻找关键词 / 填写电子登记表格 |
| | | 按需求分析问题（同一天） |
| 研究课题 | | 分析为一个特定课题收集了多少数据 |
| 研究图形学 | | 选择自动统计构建（Kaplan-Meier 曲线） |
| | | 在分级系统中显示治疗前后标准化数据 |
| 医院管理 | | 病例编号、地理编码的人口统计数据和转诊模式 |
| 审计 | | 由职员和学生执行，缺少的数据元素每半年检查一次，并从医疗记录中补充 |
| 支持 | | 纽约大学信息科 |

医生希望工具能够让他们有效地收集有用的医疗信息，并将这些信息用于不同的任务。这些可能包括实践评估、付款人要求的报告、数据基准和研究[4, 5]。我们实践的感知或测量质量将源于我们记录的数据。因此，维护自己的数据库越来越重要，这些数据库可以与有用的分析工具相结合。在一些部门，这可能不是一

个优先事项，因为它可能是低效和耗时的。

从多个机构收集了大量数据的其他医学专业的注册机构已经改变了医学实践。例如，50年前的弗雷明汉研究报道了5209例患者的心血管疾病的开创性发现，证明了患者登记的作用[6]。尽管这些成果的取得是在个人计算机时代之前，但是直到最近10年，神经外科大规模临床注册的工具仍然令人惊讶地未被充分利用。其他领域在20世纪90年代已经更快地采用了注册技术，包括心胸外科[7]。该注册处的开发者确定了6个基本组成部分，其中之一是使用通用语言和术语。我们非常同意这项评估，目前采用由工作组制定的标准化术语，该工作组在澳大利亚悉尼举行的第16届国际Leksell伽马刀协会会议上实现标准化术语[8]。我们也认识到多国专业组织提供支持的重要性，例如胸外科医师协会对国家成人心脏数据库的认可[9]。我们使用的注册表为另一个被美国放射肿瘤学会（ASTRO）和美国神经外科医师协会（AANS）批准的注册项目提供数据。

一旦充分开发和标准化，针对特定疾病和患者数据的合并将使我们能够以新的方式研究结果。当我们考虑到患者年龄、放射治疗的总剂量、放射线传输率和肿瘤体积时，那么放射治疗后听力图会如何变化？乳腺癌脑转移的激素受体亚型与放射治疗前肿瘤周围炎症的存在如何相关，以及放射治疗后该过程是会改善还是恶化？如果人们前瞻性地收集了所有这些数据元素，那么问题可以在几秒钟内得到回答。但是，这些并不是使用传统的数据收集技术能问出的显而易见的问题，主要是因为一旦提前收集了一些数据，高级问题就形成了（要求收集更多的数据可能需要数周或数月的时间）。我们过去和现在的文献根据传统的临床问题广泛地描述了结果。新的科学使用大数据工具将使我们能够探索数据，提出新问题并提供新发现。其他研究领域已经使用的一些例子包括数据挖掘、机器学习、地理编码和新的图形表示形式[10-12]。

## 三、挑战与局限

维护和收集高质量数据具有挑战性。创建描述患者及其疾病的数据集，遵循临床就诊的逻辑流程，明确临床表现和影像学结果及任何相关的处理方法。我们使用了公认的疾病参数定义和有效的评分标准。一些自由文本的输入是必要的，但由于缺乏标准化和基于网络显示上没有适当的分块，因此尽可能避免。面临的挑战是收集全面的数据，这将消除使用单独的临床图表的需要，但不要收集太多的字段，以免数据输入过程过于繁重。我们的目标是在医疗点输入数据，以提高记录的准确性，并且在所有中心的绝大多数病例中严格做到这一点。

从开发该数据库中学到的经验教训表明，质量控制至关重要。在最初300例患者的测试阶段，仅由一人输入临床数据以测试一致性和系统可靠性。人口统计数据由行政助理输入，然后由外科医生检查。但是，错误仍然会发生。数据输入时的错误（通过输入错误的小数点或在下拉菜单上选择错误的选项）在记录保存之前已通过一单独的复查得到了纠正。对于本地和共享使用，数据审核都是至关重要的。对于多中心研究，应通过对另一档案库（即医院电子病历）记录的子集进行评估来验证数据的保真度，这应是研究设计的一部分，并在预算的时间和资源内。

与前瞻性的注册相关的另一个挑战是确保受保护的健康信息的安全性。安全功能已集成到我们的系统中，以允许每个用户使用一组特定的权限。这样可以防止经验不足的用户出错。其中包括"只读"设置（允许用户查看数据但不能输入或更改记录），"标准用户"设置（允许创建和编辑患者记录），数据库管理员有能力创建新用户并编辑权限。所有中心和个人用户必须符合机构和国家机构的监管要求[13]。由于这与数据共享有关，所以必须知道，所有国家/地区都不允许使用受保护的健康信息（即使已取消标识）。必须对此进行检查，不要以为参与很容易。这将是参与大规模研究的一个障碍，也可能会对疾病或与管理和随访相关的文化差异的结果造成影响。

## 四、潜在障碍和监管注意事项

一旦准备好进行投产使用，维护这样的注册中心几乎与成立之初一样具有挑战性。数据管理员不断进行定期审查对于确保数据的原始性至关重要。当学术机构决定采取这样的举措时，重要的是临床医生和信息技术人员应不断合作，以使数据不仅有用，而且在适当的政策、程序和合规性之下。

Asher 等重点描述了创建供本地或国家使用的大型注册中心的重要监管问题[13]。有几个外科护理质量注册机构，包括由美国外科医生学会和胸外科医师协会维护的注册机构。国家神经外科质量和结果数据库（N2QOD）建立的初衷是关注脊柱外科。正如他们在报道中所描述的，人类受试者、研究和质量改进工作之间的新重叠对注册管理机构的设计有很大的影响[4]。

在当前的更新过程中，我们为立体定向放射外科设计的注册表就是我所描述的"研究级的"[2]。我们希望为任何项目收集几乎所有重要数据元素，并限制电子病历或其他外源性的工作。因此，研究被归入人类主体研究的范畴。患者隐私和数据控制由机构的本地 IRB 监管。获得知情同意豁免的能力是最大限度地收集数据和减少偏见的关键，因为那些愿意提供信息的人通常是一个独特的、积极性高的患者群体。每个中心的 IRB 都必须决定注册登记不仅是一个内部审查委员会审查可以免除的质量改进项目，还是一个要求知情同意或同意豁免的研究。Dokholyan 等回顾了临床和行政数据库合并的问题[14]。显然，数据收集不会给单个患者带来直接的风险。无论如何，都必须遵循临床治疗或研究中已经存在的 HIPAA 合规性和患者保护。N2QOD 明确将其活动描述为"不主要用作研究措施"，参与的主要目的是"针对医疗保健业务，由 HIPAA 定义为包括质量评估、改进措施和结果评估"[13]。注册管理机构开发人员和用户将重视联邦立法机构在此主题上的进一步声明。

## 五、全国数据抽样

利用全国或全州范围的数据库进行神经外科研究已变得很流行。有了组织好的、数字化的和可用的数据，访问这些数据和进行分析的时间成本很低，前提是你知道如何有效的查找它。基于实际的、真实的医疗数据库能够描述特定领域的主题，比如人口统计、治疗、并发症、效果和经济指标（通常是收费而非成本）。还可以研究疾病和治疗模式的地理和社会经济差异。这些数据资料可能很大，因此更适合于进行统计评估[15]。

然而，一个主要的问题是使用非神经外科医师设计的现成数据库进行神经外科疾病研究的研究报告，在许多情况下，这些甚至都不是为研究而设计的[15]。在神经外科领域，已通过社论和文章发出了警告[16-19]。Kestle 指出了一些主要的局限性，例如数据源、编码问题、联系、混淆因素、定义和数据验证[16]。

最严重的一个问题是数据的完整性。卡尔加里大学的研究人员比较了颈动脉内膜剥脱术患者的图表记录和管理数据[20]。他们回顾了 2061 张图表，发现只有 43% 的图表被很好地记录下来。此外，记录不详细的图表直接转换为无效的管理数据。另一组研究人员将大学卫生系统联合会（UHC，最近更名为 Vizient）的再入院率与他们前瞻性维护的科室数据库进行了比较，以确定是否所有编码的再入院都应被视为与临床相关的再入院，以便进行质量监控[21]。根据他们的回顾，他们建议排除 25% 的 UHC 指定的与临床无关的再入院病例（即，重新安排或分期的程序，与索引程序无关）。

Bohl 等和 Lawson 等进行了两个大型数据库（分别是 NIS vs. NSQIP 和 CMS vs. NSQIP）的比较，发现两个数据集之间的编码事件发生率不同且阳性预测值较低[22, 23]。其他报道的关于神经外科疾病或手术的数据库的不准确之处包括：脊髓栓系松解术编码、腰椎融合适应证、腰椎间盘切除术并发症、脊柱和脊髓损伤的分类，以及脊柱手术患者肥胖存在和程度的编码[15]。一些数据元素可以被准确地捕捉到，比如患者死亡。然而，还有许多问题仍然存在。当然，对于外科手术，为什么有人要做手术却很少被包括在内。因此，虽然大型数据库可能能够提供精确的结果，但这样的结果可能不准确[24]。

如果您在自己的机构中进行回顾性研究，您将高度专注于决定收集哪些数据点、实际数据收集及随之而来的质量控制（即数据完整性），这些都非常耗时。有趣的是，大多数作者并没有将自己中心的数据进行比较。例如，Oravec 等仅回顾了 3 篇出版物，包括来自主要或资深作者自己机构的比较数据，包括 Woodworth 等和 Amin 等的研究，以及另一篇比较了机构数据和全国住院样本数据的出版物，以验证新型蛛网膜下腔评分系统[15, 21, 25]。换句话说，大多数使用外部数据的研究人员都没有试图用内部数据来回答相同的问题。

在大型数据库研究中，假设只能源自现有的数据。使用国家或州的数据库，神经外科研究人员被迫提出与其他神经外科医师有争议或感兴趣的问题。通常随访结果是短期的，一般来说，捕获的字段可能更适合回答关于质量、保险支付、并发症或结果的更肤浅的问题，但不能考虑与外科医生和读者最相关的神经外科手术的具体细节。因此，创建有意义的注册表的工作必须集中在要收集的特定数据上。它们应尽可能全面，但同时也不至于过于烦琐而妨碍数据收集。

在过去的 10 年里，我们的期刊发表了越来越多的来自大型外部数据库分析的文章。报告有时被认为是权威且准确的。它们的统计可能很强大，但是它们有意义吗？作为外科医生，我们知道我们想知道什么。我们也对来自缺失信息元素的数据得出的结论持谨慎态度。这导致一些人引用在计算机科学领域首先使用的"垃圾输入，福音输出"这句话作为警告，以避免在收集到的数据有问题时盲目相信结果[26]。

## 六、未来

注册登记在神经外科中还没有得到充分利用和发展，其价值在很大程度上仍然没有得到证实。尽管我们致力于为了自己的分析和研究的价值进行数据收集，但仍然担心外部实体（即付款人）可能会使用注册管理机构来批准或拒绝付款。我们已经注意到一些中介机构可能拒绝为未进入"批准的注册机构"的患者付款。谁会批准并资助一个大数据注册中心？是国家组织、政府机构还是其他团体？是否会创建一个类似于电子病历相关的新注册"行业"？显然，任何注册机构的最初目的、设计和实现都需要仔细考虑、规划、执行和监督。

电子病历中的文本可用于自动填充某些字段，但这可能需要更改文本输入方式，以便能够理解和排序文本。其次，应获取可无缝集成到医院诊断成像软件（DICOM 或 DICOM-RT）中的患者三维图像，以便进行存档和分析。我们需要融合计划和跟踪图像的工具，以自动化或辅助方式测量目标响应并进行记录的工具。最后，我们需要复杂的分析工具，以不同方式使用数字或文本过滤器分析注册表数据。从注册数据中随机选择数据是减少偏差的一种工具。自然语言处理器也可以在该注册表中工作，根据对整个数据集的询问，建议临床随访或对单个病例的预测分析。未来医学大数据的研究将依赖于新数据库技术的集成，该技术可以汇集来自各种来源的数据，提供快速访问的分析，并为数据验证和质量维护提供有效机制。

## 参 考 文 献

[1] Berkowitz O, Kondziolka D, Bissonette D, Niranjan A, Kano H, Lunsford LD. The evolution of a clinical registry during 25 years of experience with Gamma Knife radiosurgery in Pittsburgh. Neurosurg Focus. 2013;34(1):E4.

[2] Kondziolka D, Cooper BT, Lunsford LD, Silverman JS. Development, implementation and use of a local and global clinical registry for stereotactic radiosurgery. Big Data. 2015;3(2):80–9. https://doi. org/10.1089/big.2014.0069 .

[3] Sheehan JP, Grills I, Chiang V, Dong H, Berg A, Warnick R, Kondziolka D, Kavanaugh B. Quality of life outcomes for brain metastasis patients treated with stereotactic radiosurgery: pre-procedural predictive factors from a prospective national registry. J Neurosurg. 2018:1–7. https://doi.org/10.3171/2018.8. JNS181599.

[4] McGirt MJ, Speroff T, Dittus RS, Harrell FE Jr, Asher AL. The National Neurosurgery Quality and Outcomes Database (N2QOD): general overview and pilot-year project description. Neurosurg Focus. 2013;34(1):E6.

[5] Selden NR, Ghogawala Z, Harbaugh RE, Litvack ZN, McGirt MJ, Asher AL. The future of practice science: challenges and opportunities for neurosurgery. Neurosurg Focus. 2013;34(1):E8.

[6] Kannel WB, Schwartz MJ, McNamara PM. Blood pressure and risk of coronary heart disease: the Framingham study. Dis Chest. 1969;56(1):43–52.

[7] Clark RE. The Society of Thoracic Surgeons National Database status report. Ann Thorac Surg. 1994;57(1):20–6.

[8] Torrens M, Chung C, Chung HT, Hanssens P, Jaffray D, Kemeny A, et al. Standardization of terminology in stereotactic radiosurgery: Report from the Standardization Committee of the International Leksell Gamma Knife Society: special topic. J Neurosurg. 2014;121 Suppl:2–15.

[9] Shahian DM, Edwards F, Grover FL, Jacobs JP, Wright CD, Prager RL, et al. The Society of Thoracic Surgeons National Adult Cardiac Database: a continuing commitment to excellence. J Thorac Cardiovasc Surg. 2010;140(5):955–9.

[10] Hassani H, Saporta G, Silva E. Data mining and official statistics: the past, present and future. Big Data. 2014; 2(1):34–43.

[11] Kondziolka D, Nawn D, Zimmerman B, Sochats K. Knowledge network for authoring, reviewing, editing, searching, and using scientific or other credible information. Disrupt Sci Technol. 2012;1(1):3–10.

[12] Schell K, Puri C, Mahler P, Dukatz C. Teaching an old log new tricks with machine learning. Big Data. 2014;2(1):7–11.

[13] Asher AL, McGirt MJ, Glassman SD, Groman R, Resnick DK, Mehrlich M, et al. Regulatory considerations for prospective patient care registries: lessons learned from the National Neurosurgery Quality and Outcomes Database. Neurosurg Focus. 2013;34(1):E5.

[14] Dokholyan RS, Muhlbaier LH, Falletta JM, Jacobs JP, Shahian D, Haan CK, et al. Regulatory and ethical considerations for linking clinical and administrative databases. Am Heart J. 2009;157(6):971–82.

[15] Oravec C, Motiwala M, Reed K, Kondziolka D, Barker FG, Michael LM, Klimo P. Big data research in neurosurgery: a critical look at this popular new study design. Neurosurgery. 2017;82:728–46.

[16] Kestle JR. Administrative database research. J Neurosurg. 2015;122:441–2.

[17] Sampson JH, Lad SP, Herndon JE 2nd, Starke RM, Kondziolka D. SEER insights. J Neurosurg. 2014;120:297–8.

[18] Sarda S, Moore MK, Chern JJ. Letter to the editor: readmission and reoperation after shunt surgery. J Neurosurg Pediatr. 2015;15(5):544–5.

[19] Brockmeyer D. Editorial: does it pass the sniff test? Mining the NSQIP-P database for neurosurgical diseases. J Neurosurg Pediatr. 2016;18(4):413–5.

[20] So L, Beck CA, Brien S, et al. Chart documentation quality and its relationship to the validity of administrative data discharge records. Health Informatics J. 2010;16(2):101–13.

[21] Amin BY, Tu TH, Schairer WW, et al. Pitfalls of calculating hospital readmission rates based on nonvalidated administrative data sets: presented at the 2012 Joint Spine Section Meeting: clinical article. J Neurosurg Spine. 2013;18:134–8.

[22] Bohl DD, Russo GS, Basques BA, et al. Variations in data collection methods between national databases affect study results: a comparison of the nationwide inpatient sample and

national surgical quality improvement program databases for lumbar spine fusion procedures. J Bone Joint Surg Am. 2014;96(23):e193.

[23] Lawson EH, Louie R, Zingmond DS, Brook RH, Hall BL, Han L, Rapp M, Ko CY. A comparison of clinical registry versus administrative claims data for reporting of 30-day surgical complications. Ann Surg. 2012;256(6):973-81.

[24] Grimes DA. Epidemiologic research with administrative databases: red herrings, false alarms and pseudoepidemics.

Hum Reprod. 2015;30:1749-52.

[25] Woodworth GF, Baird CJ, Garces-Ambrossi G, Tonascia J, Tamargo RJ. Inaccuracy of the administrative database: comparative analysis of two databases for the diagnosis and treatment of intracranial aneurysms. Neurosurgery. 2009;65:251-6.

[26] Grimes DA. Epidemiologic research using administrative databases: garbage in, garbage out. Obstet Gynecol. 2010;116:1018-9.